Thieme

Klinische Neuroanatomie und kranielle Bilddiagnostik

Atlas der Magnetresonanztomographie und Computertomographie

Hans-Joachim Kretschmann
Wolfgang Weinrich

Zeichnungen von Ingeborg Heike und Rudolf Mutschall

3., neubearbeitete und erweiterte Auflage

664 Abbildungen

Georg Thieme Verlag
Stuttgart · New York

Bibliografische Information der Deutschen Bibliothek

Die Deutsche Bibliothek verzeichnet diese Publikation in der Deutschen Nationalbibliografie; detaillierte bibliografische Daten sind im Internet über http://dnb.ddb.de abrufbar

1. Auflage 1984
(erschienen unter dem Titel: *Neuroanatomie der kraniellen Computertomographie*)
1. englische Auflage 1986
1. japanische Auflage 1986
1. spanische Auflage 1988
1. italienische Auflage 1989
2. Auflage 1991
(erschienen unter dem Titel: *Klinische Neuroanatomie und kranielle Bilddiagnostik, Computertomographie und Magnetresonanztomographie*)
Gefördert von der Volkswagen Stiftung I/64 360.
2. englische Auflage 1992
2. japanische Auflage 1995

Prof. em. Dr. med. Hans-Joachim Kretschmann
Ehemaliger Direktor der Abteilung Neuroanatomie
der Medizinischen Hochschule Hannover
Carl-Neuberg-Str. 1
D-30625 Hannover

Prof. Dr. med. Wolfgang Weinrich
Ehemaliger Chefarzt der Neurologischen Klinik
Krankenhaus Nordstadt
Klinikum Hannover
Haltenhoffstraße 41
D-30167 Hannover

Dipl.-Graphikerin Ingeborg Heike
Abteilung Neuroanatomie der Medizinischen
Hochschule Hannover
Carl-Neuberg-Str. 1
D-30625 Hannover

Dr. med. dent. Rudolf Mutschall
Wacholderweg 44
D-26209 Hatten

Wichtiger Hinweis: Wie jede Wissenschaft ist die Medizin ständigen Entwicklungen unterworfen. Forschung und klinische Erfahrung erweitern unsere Erkenntnisse, insbesondere was Behandlung und medikamentöse Therapie anbelangt. Soweit in diesem Werk eine Dosierung oder eine Applikation erwähnt wird, darf der Leser zwar darauf vertrauen, dass Autoren, Herausgeber und Verlag große Sorgfalt darauf verwandt haben, dass diese Angabe **dem Wissensstand bei Fertigstellung des Werkes** entspricht.
Für Angaben über Dosierungsanweisungen und Applikationsformen kann vom Verlag jedoch keine Gewähr übernommen werden. **Jeder Benutzer ist angehalten**, durch sorgfältige Prüfung der Beipackzettel der verwendeten Präparate und gegebenenfalls nach Konsultation eines Spezialisten festzustellen, ob die dort gegebene Empfehlung für Dosierungen oder die Beachtung von Kontraindikationen gegenüber der Angabe in diesem Buch abweicht. Eine solche Prüfung ist besonders wichtig bei selten verwendeten Präparaten oder solchen, die neu auf den Markt gebracht worden sind. **Jede Dosierung oder Applikation erfolgt auf eigene Gefahr des Benutzers.** Autoren und Verlag appellieren an jeden Benutzer, ihm etwa auffallende Ungenauigkeiten dem Verlag mitzuteilen.

Rüdigerstraße 14
D- 70469 Stuttgart
Unsere Homepage: http://www.thieme.de

Printed in Germany

Umschlaggestaltung: Thieme Verlagsgruppe
Umschlaggrafik: Renate Stockinger
Satz: primustype R. Hurler GmbH, Notzingen
Druck: Grammlich, Pliezhausen

ISBN 3-13-615203-4 1 2 3 4 5

Vorwort

1984 erschien unser Buch „Neuroanatomie der kraniellen Computertomographie“. Dieses damals junge diagnostische Verfahren der Computertomographie revolutionierte die Medizin, ganz besonders die Neurologie und Neurochirurgie. Hierzu vermittelte unser Buch funktionell orientiertes Basiswissen der Neuroanatomie in Schichtbildern. Der Arzt sollte in Bild und Text die notwendigen neuroanatomischen Informationen für eine korrekte Beschreibung der Bildpathologie finden.

Die sich dynamisch entwickelnde Magnetresonanztomographie ermöglichte multiplanare Darstellungen in allen Ebenen. Die 1991 folgende 2. Auflage mit dem neuen Titel „Klinische Neuroanatomie und kranielle Bilddiagnostik“ lieferte die graphischen Darstellungen anatomischer Schnitte in den 3 Standardebenen.

In der vorliegenden 3. Auflage wurden die MR- und CT-Bilder des Bildatlas durch großformatige Abbildungen ersetzt. Ihre Anzahl wurde nahezu verdoppelt. In den nun großen Abbildungen konnte die Zahl der bezeichneten Hirnstrukturen wesentlich erhöht werden. Neues Wissen wurde in den Text und in die Abbildungen aufgenommen. Nur exemplarisch konnte der aktuelle Wissensstand zur Vernetzung neurofunktioneller Systeme untereinander und deren Zusammenspiel bei Gesunden und Kranken berücksichtigt werden. Zur Beschreibung auch der arteriellen Territorien des infratentoriellen Raumes ermutigten uns Freunde und Kritiker der vorherigen Auflagen.

Durch diese Erweiterungen ist der Umfang des Buches gewachsen. Trotzdem blieben Übersicht und Handlichkeit erhalten. Dieses Buch soll ein Werkzeug für die Praxis bleiben. Dem Arzt soll die vorliegende funktionell orientierte Neuroanatomie in Schichtbildern erleichtern, seine klinischen Erhebungen den pathologischen, magnetresonanztomographischen oder computertomographischen Befunden zuzuordnen. Angesprochen werden Neurologen, Neurochirurgen, Neuropädiater, Neuroradiologen, Radiologen, Nuklearmediziner, Neurophysiologen, Anatomen sowie Internisten, Traumatologen, Onkologen, aber auch die an den Neurofächern interessierten Studierenden sowie besonders die in der Weiterbildung befindlichen Ärzte.

Hannover, im Herbst 2002 Hans-Joachim Kretschmann
Wolfgang Weinrich

Dank

Viele Mitarbeiter, Kollegen und Freunde haben die Vorarbeiten und nun die Erweiterung dieses Buches gefördert. Im Vorwort der Auflagen 1984 und 1991 haben wir denen gedankt, die uns seinerzeit unterstützt haben. Wir verzichten deshalb jetzt darauf, sie erneut namentlich zu nennen. Der Kreis der Helfer und Förderer ist gewachsen.

Wir danken Kollegen der Medizinischen Hochschule Hannover aus Nachbarfächern, die uns motiviert und tatkräftig gefördert haben. Genannt seien Herr Prof. Dr. H. Becker, Abt. Neuroradiologie, Herr Priv.-Doz. Dr. G. Berding, Abt. Nuklearmedizin, Herr Prof. Dr. K. Gärtner, Zentrales Tierlabor, Frau Prof. Dr. C. Grothe, Abt. Neuroanatomie, die Herren Prof. Dr. Dr. H. Lippert, Herr Prof. Dr. R. Pabst und Dr. U. Thorns, Abt. Funktionelle und angewandte Anatomie.

Herr Prof. Dr. Dr. hc. M. Samii gewährte uns freizügig Arbeitsmöglichkeiten im neueröffneten International Neuroscience Institute, Hannover. Die in die 3. Auflage neu aufgenommenen MR- und CT-Bilder entstanden dort mit Unterstützung durch Herrn Prof. Dr. U. Piepgras, Herrn Dr. H. Liebig und Herrn Dr. C. Dalle Feste. Für die Geduld und Ausdauer bei der Vorbereitung und Durchführung dieser Arbeiten sei den technischen Radiologie-Assistentinnen Frau B. Gehrmann und Frau M. Houbolt und Frau A. Hohensee gedankt.

Herr Prof. Dr. A. Schwartz und Herr OA P. Brunotte der Neurologischen Klinik des Klinikum Hannover Nordstadt haben mehrere Kapitel kritisch durchgesehen und uns wertvolle praxisbezogene Hilfe gegeben und zur Verbesserung des Textes beigetragen.

Frau Prof. Dr. J. A. Büttner-Ennever, Anatomische Anstalt der Ludwig-Maximilians-Universität München, half mit hoher Sachkompetenz bei der Überarbeitung des okulomotorischen Systems.

Wir danken ehemaligen Mitarbeitern der Abt. Neuroanatomie der Medizinischen Hochschule Hannover, die ausgezeichnete Dissertationen über funktionelle Systeme und Großhirnarterien in dreidimensionaler Orientierung anfertigten: Herr Dr. C. Buhmann, Frau Dr. A. Gloger, Herr Dr. S. Gloger, Frau Dr. A. Schmidt, Frau Dr. B. Vogt, Herr Dr. H. Vogt, Herr Dr. D. Weirich. Die Ergebnisse dieser Arbeiten sind im Text unseres Buches zitiert. Im technischen Bereich unterstützten uns mit Rat und Tat: Frau N. van Dornick, Frau I. Heike, Herr K. Rust. – Frau Dr. A. Schmidt und Herr Dr. C. Schrader lasen erfolgreich die Korrektur des Rohmanuskriptes. Frau cand. med. C. Loock und Frau cand. med. R. Hawi führten sorgfältig Manuskriptarbeiten aus.

Sachkundige Hilfen und praxisbezogene Tipps erhielten wir von Herrn Prof. Dr. B. Terwey, Institut für Magnet-Resonanz-Diagnostik, Zentralklinikum Bremen, von Herrn Dr. W. Ruempler, Radiologisch-onkologisch-nuklearmedizinische Praxisgemeinschaften Stade sowie von Herrn Dr. A. Majewski und Herrn Dr. R.-H. Prawitz, MRT-Praxisgemeinschaft am Klinikum Hannover Nordstadt.

Herr Dipl.-Ing. J. Graessner, Siemens Hamburg, eröffnete uns mit großem Fachwissen neue technische Möglichkeiten bei der Erstellung der MR-Atlasbilder und förderte unsere Arbeiten.

Herrn Dipl.-Ing. H. Mahramzadeh, Regionales Rechenzentrum Niedersachsen der Universität Hannover, verdanken wir tatkräftige Unterstützung bei der computergraphischen Bearbeitung der Druckvorlagen.

Zu Kürzungen oder Textergänzungen veranlassten uns nach Durchsicht mehrerer Textkapitel Frau Dr. G. Engelcke, Radiologische Abteilung des Kinderkrankenhauses auf der Bult, Hannover, sowie Herr OA Dr. G. Glinzer und Herr OA Dr. R. Metz, Neurologische Abteilung Agnes-Karll-Krankenhaus, Laatzen/Hannover.

Wir danken unseren Familien für die Geduld und ihr Verständnis, besonders Frau Dr. B. Kretschmann und Frau F. Weinrich für viele Verbesserungen des Textes.

Herr G. Krüger, Production Director im Thieme Verlag, betreut unser Buch seit 1984. Er sorgte für die hervorragende didaktische Gestaltung und ermöglichte die großzügige Ausstattung des Werkes. Wir danken ihm auch die Auszeichnung als eines der schönsten deutschen Bücher des Jahres 1991 durch die Stiftung Buchkunst. Die kollegiale Zusammenarbeit mit den Herren Dr. C. Bergman, Dr. Th. Pilgrim und Dr. O. Schneider im Thieme Verlag führten zu einer guten Einheit von Text und Bild.

Inhaltsverzeichnis

1 Einleitung

1.1 Aufgaben und Ziele

Die medizinischen und technischen **Fortschritte der Neuroradiologie** in den letzten drei Jahrzehnten haben eine Neuorientierung im diagnostischen und therapeutischen Handeln bewirkt. Die klassischen neuroradiologischen Verfahren (Pneumenzephalographie, Ventrikulographie, zerebrale und spinale Angiographie und Myelographie) standen wegen ihrer hohen Invasivität am Ende der neurologischen Diagnostik. Sie erforderten eine strenge Indikation – und somit eine sorgfältige klinische neurologische „Absicherung". Die Pneumenzephalographie, Ventrikulographie, zerebrale und spinale Angiographie sowie Myelographie wurden ersetzt oder in der Indikation wesentlich eingeschränkt.

Die moderne **Schichtbilddiagnostik** (Computertomographie, Magnetresonanztomographie, Emissionstomographie und auch die Sonographieverfahren) ist weitgehend non-invasiv. Sie steht deshalb häufig bereits am Anfang der apparativen Diagnostik, oft sogar noch vor der Labordiagnostik. Somit ist die Gefahr des Versäumens oder Verzögerns des zeitgerechten Nachweises einer bedrohlichen intrakraniellen Raumforderung oder einer Liquorzirkulationsstörung oder einer Rückenmarkskompression derzeit wesentlich reduziert. Das gilt zumindest für die meisten Industrienationen mit flächendeckender und ausreichender Großgeräteversorgung und einer ausgewogenen medizinischen Infrastruktur.

Die Schichtbilddiagnostik hat die Dominanz in der apparativen **Primärdiagnostik** übernommen. Das moderne Neuroimaging stellt durch unmittelbare und kurzfristige radiologische Verlaufskontrollen auch eine Konkurrenz zur klinischen Verlaufsbeobachtung dar. Das gilt beispielsweise für die Beobachtung der Spontanrückbildung subduraler Hämatome und Hygrome oder deren Operationsbedürftigkeit aus dem Verlauf. Die magnetresonanztomographische **Therapiekontrolle** der multiplen Sklerose hat zur Entwicklung neuer therapeutischer Konzepte und ihrer Effizienzkontrolle geführt. Die hohe Sensitivität der MRT ermöglicht den Nachweis kleiner millimetergroßer Tumoren (zum Beispiel Mikroadenome der Hypophyse, intrakanalikuläre Akustikusneurinome), sodass deren mikrochirurgische operative Entfernung im Einzelfall ohne Funktionsausfall gelingt.

Schließlich hat sich aus der diagnostischen Neuroradiologie eine die Therapie begleitende und die Therapie mitbestimmende Neuroradiologie (Verlaufskontrolle) entwickelt. Zusätzlich entstand die **interventionelle Neuroradiologie**. Durch sie sind vaskuläre Störungen, speziell Gefäßfehlbildungen, auch stenosierende Gefäßprozesse oft schonender als durch offene Operationen zu bessern bzw. zu heilen.

Die „freie Verfügbarkeit" der erstaunlichen diagnostischen Möglichkeiten der modernen Bilddiagnostik für alle Ärzte kann auch **Nachteile** und sogar Gefahr für den Patienten bringen. Keineswegs alle intrakraniellen, zerebralen oder meningealen Krankheiten lassen sich zu jedem Zeitpunkt gleich sicher mit MRT oder CT erfassen oder ausschließen. Nicht immer ist eine Halbseiten-Symptomatik zerebralen Ursprungs. Nicht immer ist die auf den ersten Blick entdeckte augenfällige „Bild-Pathologie" verantwortlich für die Klinik. Die Korrelation von Bildpathologie und Klinik erfordert funktionell und topisch-orientierte anatomische Kenntnisse. Das ist Aufgabe des Buches. Radiologische und neurologische Erfahrung müssen täglich neu erworben werden. Bildpathologie haben wir nicht beschrieben und auch nicht in Abbildungen dargestellt. Hierzu verweisen wir auf die einschlägigen neuroradiologischen Fachbücher (17, 66 a, 198, 344, 403, 404, 440). Jeder überweisende Arzt und Radiologe sollte nicht nur die Vorzüge der neuroradiologischen Verfahren, sondern auch ihre Grenzen und Schwächen kennen. So vermeidet man „Fehlsicherheit", d. h. falsche Untersuchung zum falschen Zeitpunkt an der falschen Stelle. Untersucher und überweisender Arzt müssen konkrete Daten zur Krankheitsentwicklung (Alter einer Blutung oder Ischämie, auch Entzündung usw.) kennen bzw. nennen.

Die **Erwartungen der Neurowissenschaft** an die Neuroradiologie und deren weiteren Fortschritte sind unverändert hoch. Das gilt für die Magnetresonanzspektroskopie, die Weiterentwicklung der Spiral-Computertomographie und in besonderem Maße für die funktionelle MRT. Wir haben deshalb in dieser Neuauflage annähernd **gleich große MR- oder CT-Bilder** den großformatigen anatomischen Atlaszeichnungen gegenübergestellt. Neu aufgenommen wurden T2-gewichtete MR-Bilder, die mit den T1-gewichteten MR-Bildern korrespondieren (s. Kap. 8). Einige Atlasbilder erfuhren Korrekturen in Details, dort, wo neue oder genauere Angaben in der Literatur zu finden waren oder wir in eigenen Untersuchungen neue Erkenntnisse gewonnen haben.

Mit der modernen **digitalen Bilddiagnostik** werden Schichtbilder des menschlichen Körpers gewonnen. In der Regel werden Scheiben von 1–10 mm Dicke dargestellt. Diese Scheiben setzen sich aus kleinen Quadern (**Voxel** = **Vo**lumen **x El**ement) zusammen. Ihre Höhe entspricht der Schichtdicke, ihre Kantenlänge der Bildmatrix (s. Kap. 2.1). Für jedes Voxel wird bei der Computertomographie die Röntgenstrahlenabsorption, bei der Magnetresonanztomographie die Signalintensität und bei der Emissionstomographie die Radioaktivität bestimmt. Dem jeweils gefundenen Messwert aus einem Voxel wird auf einen Monitor oder Filmträger im entsprechenden Bildpunkt (**Pixel** = **Pi**cture **x** **El**ement) ein Grauwert oder eine Farbe zugeordnet.

Mit der **Computertomographie** und der Emissionstomographie wurden in der Regel axiale (transversale) Schichten (also quer zur Körperlängsachse) aus Gründen der erforderlichen Rotationsbewegung des Scanners untersucht. Frontale (koronale) Schichten konnten durch Kippung der Gantry sowie durch Retroflexion des Kopfes in Bauch- oder Rückenlage computertomographisch abgebildet werden. Bei der **Magnetresonanztomographie** (MRT) kann die Schnittebene frei gewählt werden. Dies ist einer der Vorzüge des Verfahrens. Bei der **Sonographie** werden die Schnittebenen ebenfalls abhängig vom Untersuchungsobjekt durch den Untersucher mit Einschränkungen frei gewählt. Beim Säugling wird der intrakranielle Raum durch die große Fontanelle, das „akustische Fenster", in fächerförmigen Schnitten untersucht.

Die heutigen **Computertomographen mit Spiraltechnik** (Helical-CT) tasten das Messobjekt nicht scheibenförmig, Scheibe nach Scheibe die Messdaten sammelnd und diese weiterverarbeitend, ab. Hier rotiert eine besonders leistungsfähige Röntgenröhre ständig um den Patienten, der kontinuierlich vorgeschoben wird. Es wird ein Datensatz aus einem größeren Messvolumen (Volumen-Scan) erstellt und erst sekundär zu einzelnen Schichten weiterverarbeitet. Rechnerisch ist somit aus dem Datensatz des Messvolumens eine beliebige Schichtlage und Schichtdicke wählbar. Mit der so genannten Multislicetechnik im Spiral-CT liegen die Scanzeiten weit unter 1 Minute (s. Kap. 2.1). Dreidimensionale Rekonstruktionen interessierender Strukturen sind mit einem entsprechenden Rechenprogramm und einer leistungsfähigen Workstation möglich. So lassen sich nach i. v.-Injektion eines Röntgenkontrastmittels als Bolus Hirngefäße darstellen (CTA).

Die digitalen Schichtbildverfahren erforderten eine **Neuorientierung der Hirnanatomie** und führten zu einer veränderten topischen Ausrichtung für den klinischen Einsatz. Die traditionelle Neuroanatomie geht von der Evolution des Säugergehirns aus. Bei der Evolution des menschlichen Gehirns wurde infolge der starken Neuhirnbildung und durch den aufrechten Gang das Vorderhirn gegen den Hirnstamm aus einer ursprünglich gestreckten Horizontallage in einem stumpfen Winkel abgeknickt. In vielen Lehrbüchern wird die Neuroanatomie des menschlichen Gehirns in mindestens zwei Schichtserien dargestellt: Eine Serie von Bildern (so genannte Frontalserie) wird senkrecht zur Längsachse des Vorderhirns (Forelsche Achse), die andere senkrecht zur Längsachse des Hirnstamms (Meynertsche Achse) ausgerichtet (219). Dieses Vorgehen ist vor allem für die vergleichende Neuroanatomie zweckmäßig, um neuroanatomische Befunde von Tieren besser mit denen des Menschen vergleichen zu können. Bei den meisten Säugern liegen die Achsen des Vorderhirns und des Hirnstamms annähernd auf einer Geraden. Beim menschlichen Gehirn bilden die beiden Längsachsen einen stumpfen Winkel von etwa 110–120°. Es gibt deshalb beim Menschen keine „ideale" Einstellebene für axiale Schnitte, mit der gleichzeitig Bilder gewonnen werden können, die sowohl für das Vorderhirn als auch für den Hirnstamm mit den konventionellen Darstellungen in der Neuroanatomie übereinstimmen.

Ambrose (9) wählte als Einstellebene für die Computertomographie die **kanthomeatale Basisebene.** Sie verbindet den äußeren Augenlidwinkel (Kanthus) mit dem äußeren Gehörgang. Diese Ebene bezeichnete Ambrose (9) als Orbitomeatalebene. Die Eigenschaften dieser und anderer axialer Schichtebenen werden im Kapitel 1.2 beschrieben.

Die in den frontal und kanthomeatal orientierten Parallelschichten intravital gewonnenen Bilder des Gehirns weichen von den postmortalen, konventionellen neuroanatomischen Darstellungen ab (s. Kap. 1.3). Die Vorteile der neuen Bildverfahren lassen sich jedoch erst dann voll ausschöpfen, wenn ausreichende Kenntnisse der dreidimensionalen Strukturen vorhanden sind. In den vergangenen zwei Jahrzehnten erschien deshalb eine Reihe von Werken, die die makroskopische Anatomie in axialen und **multiplanaren Schnittrichtungen** wiedergeben (41, 160, 168, 264, 346, 422, 452). Allein makroskopisch lassen sich jedoch neurofunktionelle Systeme nicht darstellen, weil sie erst aus einer Synthese von makroskopischen und mikroskopischen Befunden, vor allem aber aus hodologischen Ergebnissen erschlossen werden können. Hodologie ist die Lehre der neuronalen Verschaltungen im Zentralnervensystem (s. Kap. 6). Aus diesem Grund kann man selbst mit bester Technik der Makro- und Mikrophotographie an Hirnschnitten die synaptischen Schaltpläne der einzelnen neurofunktionellen Systeme nicht abbilden.

Wir stellten uns deshalb folgende Ziele:

1. **Darstellung der Anatomie des Gehirns in den 3 für die digitale Schichtbilddiagnostik gebräuchlichen Ebenen** (Atlasteil des Buches). Hierzu sind wir von anatomischen Schnitten ausgegangen.

Für eine schnelle und trotzdem genaue Orientierung wurde eine **neue Zeichentechnik** entwickelt, bei der die anatomischen Strukturen den Grauwerten der CT- und MR-Bilder angeglichen wurden. Die Grauwerte der T1-gewichteten MR-Bilder korrespondieren nur bedingt mit den Zeichnungen (s. Kap. 2.2). Das breite Spektrum des Signalverhaltens biologischer Strukturen in der MR-Technik, das von der gewählten Untersuchungssequenz abhängig ist, konnte jedoch nicht in den Zeichnungen berücksichtigt werden. Durch korrespondierende, großformatige (neu) CT- und MR-Bilder im Atlasteil (Farbstreifen am Seitenrand) soll der Leser die Möglichkeit erhalten, Vergleiche anzustellen. Alle Zeichnungen des Atlasteils stammen von Originalpräparaten (s. Kap. 8). Makrophotographien können nur die Oberfläche von Scheiben abbilden. Die neuen Bildverfahren geben jedoch den Inhalt einer Scheibe wieder, weil sie – wie geschildert – Voxel in Pixel transformieren. Zeichnungen sind vorteilhaft, weil wichtige neuroanatomische Strukturen wie Bahnen oder Kerngebiete, die nicht an der

Oberfläche der Scheibe sichtbar sind, jedoch innerhalb der Scheibe liegen, mit unterbrochenen Linien oder schraffierten Flächen graphisch dargestellt wurden. In unsere Zeichnungen wurden auch mikroskopisch erkennbare Strukturen wie bestimmte Rindenareale aufgenommen, die mit der Makrophotographie nicht isoliert darstellbar sind.

Die **Atlasbilder dieses Buches** (Abb. 4–17, 32–37, 47–60, 69a–78a) wurden nach ähnlichen Prinzipien wie die der stereotaktischen Atlanten (4, 11, 44, 406, 453, 454) **in definierten Koordinatensystemen** maßstabsgerecht wiedergegeben, um anatomische und neuroanatomische Strukturen der „Modellgehirne" über ein bestimmtes Koordinatensystem auf ein Patientengehirn übertragen zu können. Die ausführliche Begründung dafür wird im Kapitel 1.2 gegeben.

2. **Graphische Wiedergabe der wichtigsten arteriellen Territorien im supratentoriellen und infratentoriellen (neu) Raum.**

Es werden daher die Blutgefäße und ihre Versorgungsbezirke in den frontalen, sagittalen und axialen Schnittebenen ausführlich dargestellt und mit angiographischen Bildern verglichen. Damit soll dem Kliniker die Deutung der angiocomputertomographischen (CTA) und MR-angiographischen (MRA) Bilder und die Zuordnung von CT- und MR-Befunden zu angiographischen Darstellungen (DSA) erleichtert werden.

3. **Beschreibung und Abbildung der wichtigsten neurofunktionellen Systeme in multiplanaren Parallelschichten.**

Die Hauptbahnen der **neurofunktionellen Systeme** werden in axialen Schichten, die wichtigsten zusätzlich in frontalen und/oder sagittalen Scheiben, anschaulich dargestellt. Wir verwenden dazu äquidistante Scheiben in einem rechtwinkligen Koordinatensystem. Die Entfernung zwischen zwei Schnittebenen der Frontal-, Sagittal- und Kanthomeatalserie beträgt 1 cm und der Hirnstammserie 5 mm. Die maßstabsgetreuen Zeichnungen der Scheiben sind in einem grauen Umfeld so positioniert, wie sie sich bei einem Blick senkrecht von oben auf die kanthomeatal orientierten Parallelscheiben sowie von vorn auf die frontalen und von links auf die sagittalen Parallelscheiben darstellen. Durch die maßstabsgetreue Wiedergabe und die passgerechte Positionierung der einzelnen Scheiben in einem dreidimensionalen Koordinatensystem kann der Betrachter in Gedanken eine dreidimensionale Rekonstruktion einzelner Strukturen (Abb. 79–108) oder neurofunktioneller Systeme (Abb. 109–151) vornehmen.

Eine computergraphische Darstellung neurofunktioneller Systeme und der Großhirnarterien über die hier gewählten Schichtbilder hinaus wurde von uns als Buch und CD-ROM publiziert (242, 244). Dort sind diese Systeme pseudodreidimensional und dreidimensional dargestellt. Am PC lassen sich mit einer Rot-Blau-Brille echte 3D-Rekonstruktionen in unterschiedlichen Projektionen und Kombinationen gewinnen.

4. **Erläuterung der Topographie der neufunktionellen Systeme mit dem Ort einer Läsion und deren klinische Symptome.**

Es werden deshalb die einzelnen neurofunktionellen Systeme und ihre Leitsymptome beschrieben. Diese räumlichen Kenntnisse sollen die Diagnostik präzisieren: Eine Übereinstimmung zwischen klinischem Syndrom und der in der Bilddiagnostik erfassten Läsion sichert die topische Diagnose. Eine Diskrepanz zwischen Klinik und Bilddiagnostik erfordert das Überdenken der klinischen Befunde und die Erweiterung der diagnostischen Verfahren. – Weiterhin kann der Ort der Läsion in räumlicher Beziehung zu neurofunktionellen Systemen prognostische Hinweise geben.

5. **Darstellung des Hirnstamms in Lupenvergrößerung und Ergänzung durch T1- und T2-gewichtete MR-Bilder.**

Im Hirnstamm liegen die Kerngebiete und die Bahnsysteme besonders dicht gedrängt. Sie verlangen daher für ihre graphische Darstellung eine Lupenvergrößerung. Die Knochenartefakte der Computertomographie verhindern eine befriedigende Abbildung dieser feinen Strukturen. Erst mit der Magnetresonanztomographie ist eine störungsarme Darstellung des Hirnstamms möglich. Außerdem ist die Signaldifferenz zwischen grauer und weißer Substanz im MR-Bild größer als im CT-Bild. Deshalb wurde eine **Hirnstammserie** in einem durch die Meynertsche Ebene definierten Koordinatensystem in 5 mm Schichten als Ergänzung der kanthomeatal orientierten axialen Serie angefügt (s. Kap. 1.2).

Anatomische Strukturen mit ihren Varianten, die für die Praxis relevant sind, wurden im Textteil dieses Buches dargestellt. Demgegenüber wurden systematische, embryologische, vergleichende und deskriptiv-mikroskopische Details der Neuroanatomie des Kopfes möglichst gekürzt. Bei den neurofunktionellen Systemen beschränkten wir uns auf die heute sicher erscheinenden Ergebnisse. Spekulative Angaben und noch nicht allgemein anerkannte Forschungsresultate wurden nicht berücksichtigt. Zahlen in Klammern führen den Leser zu Literaturstellen, die er im Kapitel 9 findet.

Der Schwerpunkt von Atlasteil, Text und den ergänzenden Abbildungen liegt in der Darstellung und Beschreibung der Neuroanatomie des **Gehirns und seiner neurofunktionellen Systeme.** Die normale Topographie des Kopfes und des kraniozervikalen Übergangs wird ebenfalls besprochen und in Abbildungen dargestellt, weil Erkrankungen dieser Regionen auf das Gehirn oder Erkrankungen des Gehirns auf diese Gebiete übergreifen können. Vorrangig soll immer die **normale** Schichtbildanatomie mit der derzeit möglichen CT- und MR-Darstellung der intravitalen anatomischen Verhältnisse unter Berücksichtigung funktioneller Gesichtspunkte sein. Auf Spezialeinstellungen, Vergrößerungsdarstellungen oder Kontrastmittelgabe zur optimierten Abbildung einzelner Regionen oder Strukturen (Hypophyse, Blutgefäße usw.) haben wir verzichtet. Emissionstomographie und Ultraschall werden am Rande behandelt, aber nicht durch Abbildungen oder ausführliche Beschreibungen erläutert.

Die graphische Darstellung und die Wiedergabe von MR- und CT-Bildern mit pathologischen Veränderungen werden bewusst unterlassen. Im Text werden einige Hinweise auf pathologische Veränderungen und klinische Zusammenhänge gegeben. Auf diese Weise erhält der Arzt Anregungen zur optimalen Untersuchung und Bildgestaltung, um die Aussagefähigkeit des jeweils gewählten Untersuchungsverfahrens zu verbessern. Unter Einbeziehung der Untersuchungsergebnisse einschließlich der neurophysiologischen Daten kann das geeignete Bildverfahren ausgewählt und mit gezielter Fragestellung die Diagnostik vereinfacht und die Therapie optimiert werden. Für bestmöglichen Einsatz und umfassende Aussage der modernen Bilddiagnostik sind fachübergreifende Kenntnisse eine wesentliche Voraussetzung. Der Neuroradiologe benötigt subtile, funktionell orientierte neuroanatomische Kenntnisse, um klinische Fragestellungen kompetent beantworten zu können. Der Neurologe, Neurochirurg, Strahlentherapeut, Internist, Pädiater usw. muss die Leistungsspektren, aber auch die diagnostischen Schwächen der modernen Schichtbildverfahren kennen, um deren Stärke richtig nutzen zu können. Beide Seiten eng zusammenzuführen, ihnen die gleiche Sprache zu geben und die gleichen Inhalte zu vermitteln, bleibt die Aufgabe dieses Buches. Der neuroradiologische Befund ist für manche therapeutische Entscheidungen bei Erkrankungen des ZNS und seiner Hüllen mit dem klinischen Befund, mit den Laborbefunden und mit den Ergebnissen der klinischen Neurophysiologie gleichrangig oder im Einzelfall dominierend.

1.2 Dreidimensionale Koordinatensysteme zur Lokalisation von Hirnstrukturen

1637 beschreibt der Philosoph und Mathematiker Descartes (latinisiert Cartesius) die analytisch-geometrischen Grundlagen des **dreidimensionalen Koordinatensystems.** Koordinatensysteme sind Mittler zwischen Punkten und Zahlen. Punkte im Raum lassen sich durch ein rechtwinkliges oder cartesisches Koordinatensystem festlegen. Zahlen geben den Abstand von der jeweiligen x-, y- oder z-Achse an, die durch einen gemeinsamen 0-Punkt gehen.

1906 führten Clarke und Horsely das cartesische Koordinatensystem zur Lokalisation von Hirnstrukturen in die tierexperimentelle Hirnforschung ein. Nach der Idee von Clarke wurde ein Apparat aus Messing konstruiert, dessen Koordinatensystem nach der Medianebene des Kopfes und der Ebene durch den äußeren Gehörgang und den oberen Orbitarand ausgerichtet wurde. Diese Orientierung diente als Plattform, um für die experimentelle Forschung einzelne Hirnstrukturen zu lokalisieren und zu untersuchen (44). Erst 40 Jahre später wurde diese stereotaktische Technik beim Menschen angewandt. 1947 führten Spiegel und Wycis die erste stereotaktische Operation am Gehirn eines Patienten durch. Inzwischen werden extrazerebrale oder intrazerebrale Koordinatensysteme verwendet.

Sagittale Ebenen

Eine wesentliche Orientierungsebene für Koordinatensysteme am menschlichen Kopf ist die Medianebene, die den „bilateral-symmetrischen" Kopf in zwei annähernd gleiche Hälften teilt. Schon Clarke und Horsely fanden, dass die Asymmetrien des Kopfes beim Menschen größer als die bei Katze und Rhesusaffe sind. Die Medianebene wird häufig als y,z-Ebene des Koordinatensystems definiert. Sie lässt sich im Vergleich mit den übrigen Ebenen leicht einstellen, weil die Bilateralität eine Orientierungshilfe ist. Die Parallelebenen der Medianebene sind die sagittalen Ebenen.

Axiale Ebenen

Die horizontale Ebene beim aufrecht stehenden Menschen ist die Transversalebene. In den Neurowissenschaften werden verschieden geneigte axiale Schnittebenen verwendet. Die **Deutsche Horizontale** (DH) = Frankfurter Horizontale verbindet den unteren Orbitarand mit dem Oberrand des Porus acusticus externus (Abb. 44, DH). Die **Reidsche Ebene** (baseline) hat als Bezugspunkte den unteren Orbitarand und den Mittelpunkt des Porus acusticus externus.

Die **kanthomeatale Ebene** verbindet den äußeren Augenlidwinkel (Kanthus) mit der Mitte des Porus acusticus externus. Ambrose (9) bezeichnet diese Ebene als Orbitomeatalebene. Dieser Begriff wird jedoch auch für die Deutsche Horizontalebene verwendet. Zur Vermeidung von Verwechslungen sollte deshalb der Begriff Kanthomeatalebene an Stelle Orbitomeatalebene bevorzugt werden.

In der kraniellen Computertomographie und in der Positronenemissionstomographie wird das Gehirn häufig in kanthomeatal orientierten Parallelschichten untersucht. In dieser Einstellung sind bei konstanter Schichtdicke weniger Schichten als bei horizontalen Ebenen notwendig, um ein Gehirn vollständig zu untersuchen. Dies ist durch die abgeplattete äußere Form des Vorderhirns bedingt, dessen Längsachse nicht senkrecht zur Körperlängsachse, sondern annähernd parallel zur Kanthomeatalebene verläuft. In der Praxis bringt die kanthomeatale Einstellung eine verkürzte Untersuchungszeit und für den Patienten eine geringere Strahlenbelastung. Allerdings liegt die strahlenempfindliche Linse im Untersuchungsfeld (s. unten, Supraorbitomeatalebene). Die Kanthomeatalebene lässt sich beim Patienten von technischen Mitarbeitern leicht einstellen und deshalb gut reproduzieren. Vom theoretischen Standpunkt spricht für die Kanthomeatalebene, dass die Bikommissurallinie im statistischen Mittel parallel zur Kanthomeatalebene verläuft. Die Bikommissurallinie stellt in der stereotaktischen Neurochirurgie eine wichtige Orientierungshilfe dar (s. unten).

Die **Bikommissurallinie nach Talairach** (453, 454) verbindet den Oberrand der Commissura anterior mit dem Unterrand der Commissura posterior (epithalamica). An einer Stichprobe von 50 Gehirnen zeigte sich im Mittel ein Winkelunterschied von weniger als 2° zwischen der Kanthomeatalebene und dieser Bikommissurallinie. Die Extremabweichungen lagen bei +9° und −5° (Standardabweichung s = 1,4).

Das bei **CT-Untersuchungen** abrufbare digitale Röntgenbild (Scoutview, Topogramm) hat einige Untersucher veranlasst, als Routineeinstellung für den Kopf Parallelebenen zum Orbitadach zu wählen. Die Tangentialebene zum Orbitadach kann mithilfe des Scoutview leicht eingestellt werden, während der laterale Augenlidwinkel im Scoutview nicht sichtbar ist. Die **Orbitadach-Ebene** (Frontobasisebene) weicht nach unseren Untersuchungen zwischen 5° und 23°, im Durchschnitt bei 200 Individuen um 14° von der Kanthomeatalebene ab und nähert sich der Supraorbitomeatalebene. Die rasche Einstellung der Orbitadach-Ebene durch Gantryneigung, die hohe intraindividuelle Konstanz bei Wiederholungsuntersuchungen und die bei den meisten Untersuchungen außerhalb des Strahlenfeldes liegende Augenlinse geben Vorzüge, auch für die Untersuchung der hinteren Schädelgrube (s. unten). Die interindividuellen Abweichungen sind allerdings größer als bei der kanthomeatalen Einstellung (s. oben).

Die Schichten parallel zur supraorbitomeatalen Ebene sind besonders geeignet, um die Strukturen der hinteren Schädelgrube computergraphisch zu untersuchen. In den supraventrikulären Schichten liegt der Sulcus centralis mit dem benachbarten G. precentralis im Bildausschnitt mehr anterior im Vergleich zu den Bildern der kanthomeatalen Parallelebenen. An den eingetragenen kanthomeatalen Parallelebenen (Abb. 44, 45a, 45b, 46) lässt sich die Veränderung der Schnittbilder bei Beugung oder Streckung des Kopfes veranschaulichen.

Für **MR-Untersuchungen** des Gehirns wird der Patient möglichst bequem gelagert, um Bewegungsartefakte zu vermeiden. Zur anatomischen Orientierung wird eine mediane Schicht dargestellt. Als Nächstes werden meistens axiale Schichten gewählt (s. unten). In Abhängigkeit von der Fragestellung erfolgen Ergänzungen durch frontale und/oder sagittale Bilder.

Für Standarduntersuchungen ist eine einheitliche Einstellebene wünschenswert, um eine zusätzliche Variabilität von topographischen Relationen durch unterschiedliche Schnittwinkel zu vermeiden. Wir erstellten für die Atlaszeichnungen in axialer Schichtung Kopfscheiben parallel zur kanthomeatalen Ebene (Abb. 44–66, „Kanthomeatalserie") und für den Hirnstamm Kopfscheiben senkrecht zur Meynertschen Achse (Abb. 67, 69–78, „Hirnstammserie").

Frontale Ebenen

Für die Frontalserie der Atlaszeichnungen wurden in diesem Buch die Schnittebenen gewählt, die senkrecht auf der Deutschen Horizontalen stehen (Abb. 1–28). Dazu wurde am Fernröntgenbild des Kopfes S 63/86 die Deutsche Horizontale bestimmt und auf die Kopfhaut übertragen. Mithilfe eines rechten Winkels und einer Spezialarretierung wurden genaue Frontalscheiben gewonnen (s. Kap. 8).

Die frontalen Ebenen werden auch **koronale Ebenen** genannt. Eine durch die Mitte des Zickzack-Verlaufs der Kranznaht konstruierte koronale Ebene schneidet die Deutsche Horizontale nicht wie die Frontalebene im Winkel von 90°, sondern im Winkel von etwa 65°. Frontale und axiale Schichten erlauben infolge der bilateralen Symmetrie einen „Seitenvergleich". Hierdurch lassen sich Raumforderung, umschriebene Atrophien und abnormes Dichte- und Signalverhalten gut erkennen. Am isolierten, nicht halbierten Gehirn fehlen Bezugsebenen. Deshalb unterscheiden sich die Abbildungen der Frontalscheiben des Gehirns in konventionellen Atlanten oft erheblich durch abweichende Einstellwinkel (85, 99, 182, 350, 370). Die so veränderten topographischen Relationen der Hirnstrukturen können eine Variabilität vortäuschen.

Intrazerebrale Koordinaten

Die Erfahrungen der stereotaktischen Eingriffe zeigten, dass die knöchernen und extrazerebralen Bezugsebenen zu den Hirnstrukturen eine größere Variabilität aufweisen als die intrazerebralen Bezugssysteme (44). Die unter Neurochirurgen am häufigsten verwandte intrazerebrale Orientierungsebene für den **supratentoriellen Raum** geht von der Bikommissuralebene aus. Die bereits erwähnte Definition der Bikommissurallinie nach Talairach verwendet den Oberrand der Commissura anterior und den Unterrand der Commissura posterior (epithalamica), weil diese Strukturen in den Zeiten der Ventrikulographie am besten zu erkennen waren. Mit der MR-Technik lassen sich heute die beiden Kommissuren in der Medianebene genau bestimmen. Der Durchmesser der Commissura anterior variiert zwischen 2 mm und mehr als 5 mm. Der Vergleich der Bikommissullinie nach Talairach mit einer Bikommissurallinie, die durch die Mittelpunkte der beiden Kommissuren verläuft, kann zu Abweichungen von 7° führen. Bei einer mittleren Länge von 17 cm zwischen dem Frontalpol und dem Okzipitalpol des Gehirns kann dies in den äußeren Teilen des Gehirns zu Abweichungen von mehr als 1 cm führen. Deshalb können durch die Verwendung der **Bikommissurallinie**, die **durch die Mittelpunkte** der Commissura anterior und der Commissura posterior definiert ist, potenzielle Fehler bei der Lokalisation von Hirnstrukturen verkleinert werden. Außerdem sind infolge des Teilvolumeneffektes die Mittelpunkte der beiden Kommissuren genauer als ihre Ränder zu bestimmen. Die Definition der Bikommissurallinie, die durch die Mittelpunkte der beiden Kommissuren verläuft, sollte international akzeptiert werden. Als Ursprung für dieses bikommissurale Koordinatensystem kann der Mittelpunkt der Strecke zwischen der Commissura anterior und der Commissura posterior verwendet werden.

Sagittale Schichten ermöglichen keinen unmittelbaren Seitenvergleich. Die sagittalen Parallelschichten haben als einzige Bezugsebene die Medianebene. Am Gehirn sind ihre besonderen Vorzüge die gute Möglichkeit der Identifikation und Beurteilung der Mittelstrukturen des Gehirns, besonders des Hirnstamms. Außerdem sind an der Oberfläche des Gehirns liegende Furchen und

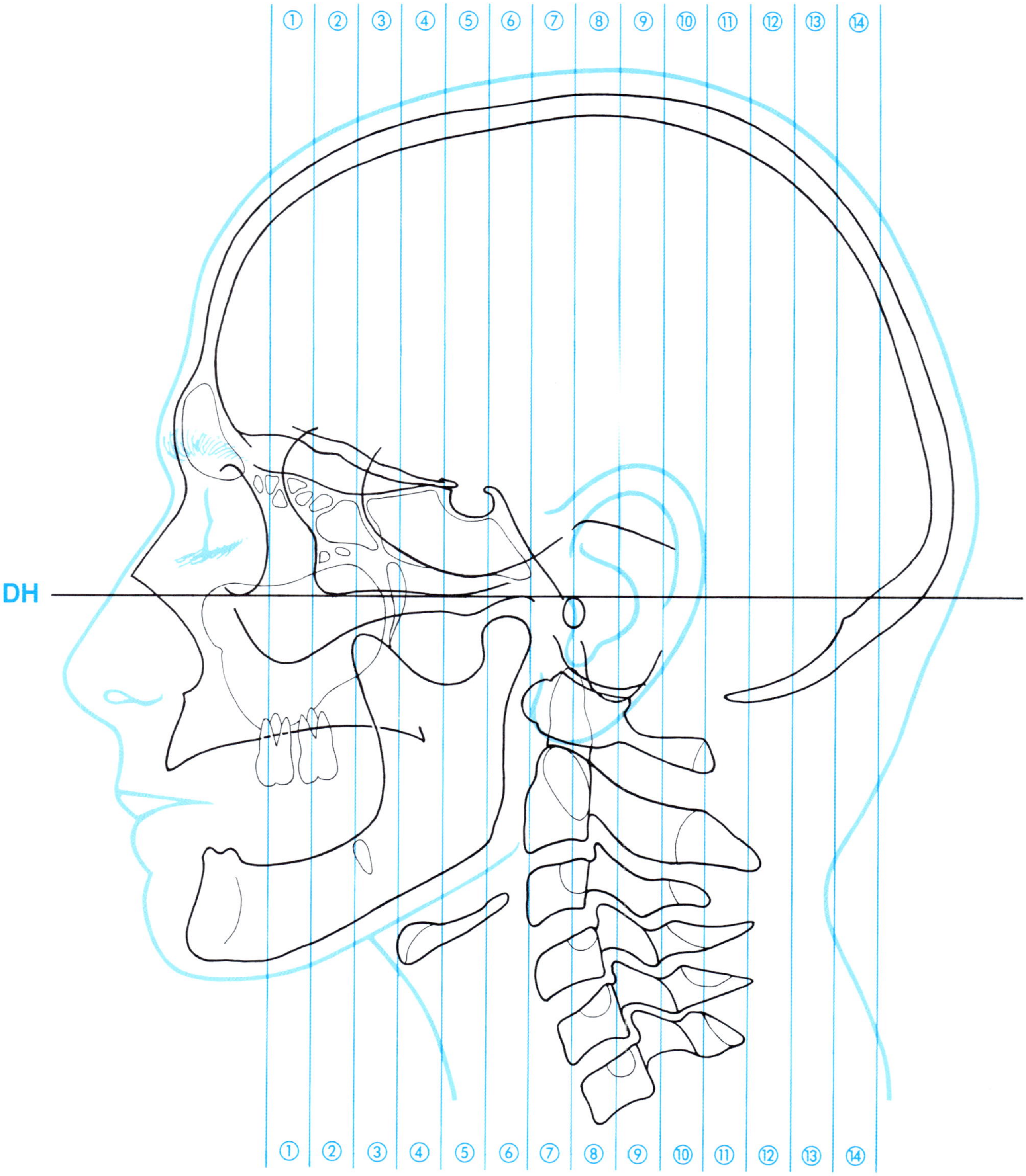

Abb. **1** Position der Frontalscheiben in Seitenansicht. Im Atlasteil dieses Buches (Abb. 4a–17a und 4c–17c) werden 14 Schichten von vorn nach hinten beschrieben. Die Zahlen im Kreis geben die Nummern der 1 cm dicken Scheiben an, die in der Ansicht von vorn dargestellt werden. Die gezeichnete Schnittfläche entspricht immer der Linie, die anterior (im Bild links) von der umrandeten Zahl der betreffenden Scheibe liegt (Einzelheiten s. Kapitel 8 Untersuchungsgut).
DH = Deutsche Horizontale.

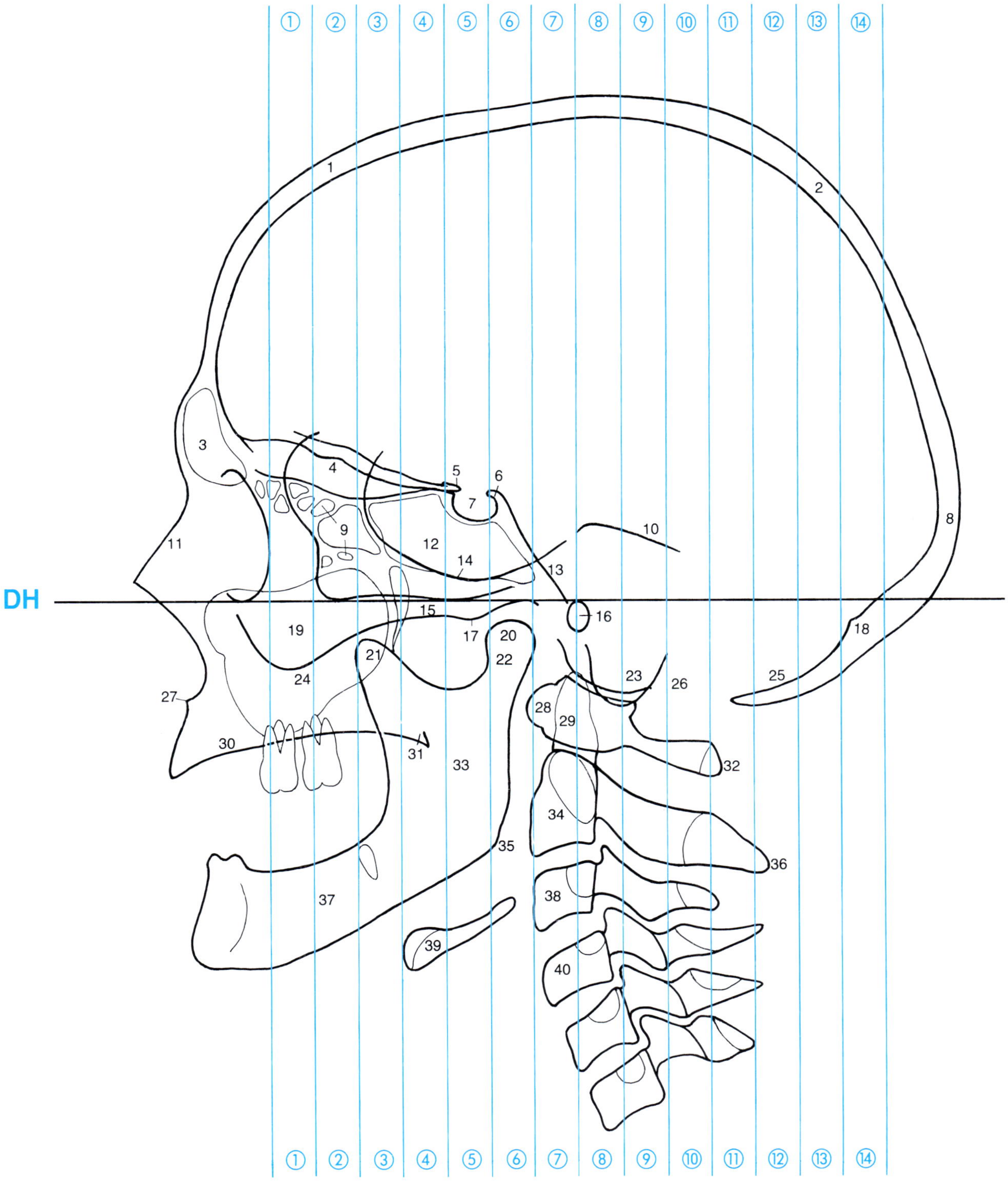

1 Os frontale
2 Os parietale
3 S. frontalis
4 Boden der Fossa cranii anterior
5 Processus clinoideus anterior
6 Processus clinoideus posterior
7 Fossa hypophysialis
8 Os occipitale
9 Cellulae ethmoidales
10 Felsenbeinoberkante
11 Os nasale
12 S. sphenoidalis
13 Clivus
14 Boden der Fossa cranii media
15 Arcus zygomaticus
16 Porus acusticus externus
17 Tuberculum articulare
18 Protuberantia occipitalis interna
19 Os zygomaticum
20 Caput mandibulae
21 Processus coronoideus
22 Collum mandibulae
23 Processus mastoideus
24 S. maxillaris
25 Boden der Fossa cranii posterior
26 Foramen magnum
27 Spina nasalis anterior
28 Arcus anterior atlantis
29 Dens axis
30 Palatum durum
31 Spina nasalis posterior
32 Arcus posterior atlantis
33 Ramus mandibulae
34 Axis
35 Angulus mandibulae
36 Processus spinosus axis
37 Corpus mandibulae
38 3. Halswirbelkörper
39 Os hyoideum
40 4. Halswirbelkörper

Abb. **2a** Zeichnung nach einem Fernröntgenbild. Die Schnittflächen der 14 Frontalscheiben wurden passgerecht auf das Röntgenbild übertragen und fortlaufend von vorn nach hinten mit Zahlen im Kreis wie in Abb. 1 und auch in Abb. 2b nummeriert (s. 8. Kapitel Untersuchungsgut).
DH = Deutsche Horizontale.

1 Lobulus paracentralis
2 Sulcus cinguli
3 G. cinguli
4 Precuneus
5 Corpus callosum, Truncus
6 Sulcus parietooccipitalis
7 Septum pellucidum
8 Stirnpol
9 Corpus callosum, Genu
10 Fornix
11 Foramen interventriculare (Monro)
12 Corpus callosum, Splenium
13 Adhesio interthalamica
14 Commissura anterior
15 3. Ventrikel
16 Cuneus
17 Lamina terminalis
18 Commissura posterior (epithalamica)
19 Glandula pinealis (Corpus pineale)
20 Chiasma opticum
21 Colliculus superior
22 Corpus mammillare
23 Sulcus calcarinus
24 Bulbus olfactorius
25 Tr. olfactorius
26 N. opticus
27 Hypophyse
28 Infundibulum
29 N. oculomotorius
30 Aqueductus mesencephali (cerebri Sylvius)
31 Colliculus inferior
32 Culmen (IV et V)
33 Fissura prima cerebelli
34 Okzipitalpol
35 Declive (VI)
36 Temporallappen
37 Pons
38 4. Ventrikel
39 Nodulus vermis (X)
40 Folium vermis (VII A)
41 Uvula vermis (IX)
42 Tuber vermis (VII B)
43 Pyramis vermis (VIII)
44 Medulla oblongata
45 Tonsilla cerebelli (H IX)
46 Medulla spinalis

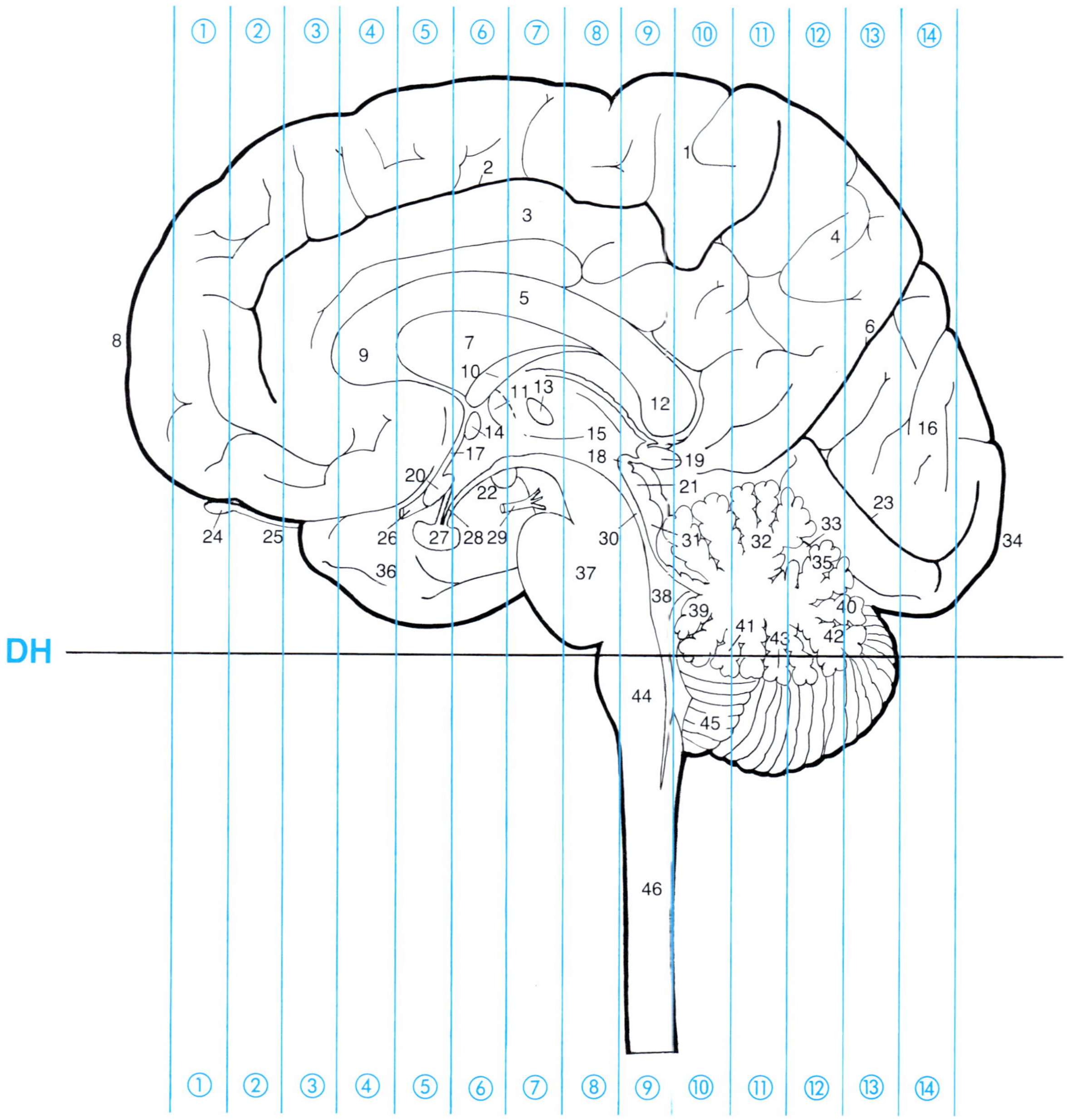

Abb. **2b** Mediananansicht des Gehirns und des oberen Rückenmarks desselben Kopfes wie in Abb. 1 und 2a. Die Frontalscheiben wurden passgerecht zusammengesetzt und wie in Abb. 2a nummeriert (s. 8. Kapitel Untersuchungsgut).
DH = Deutsche Horizontale.

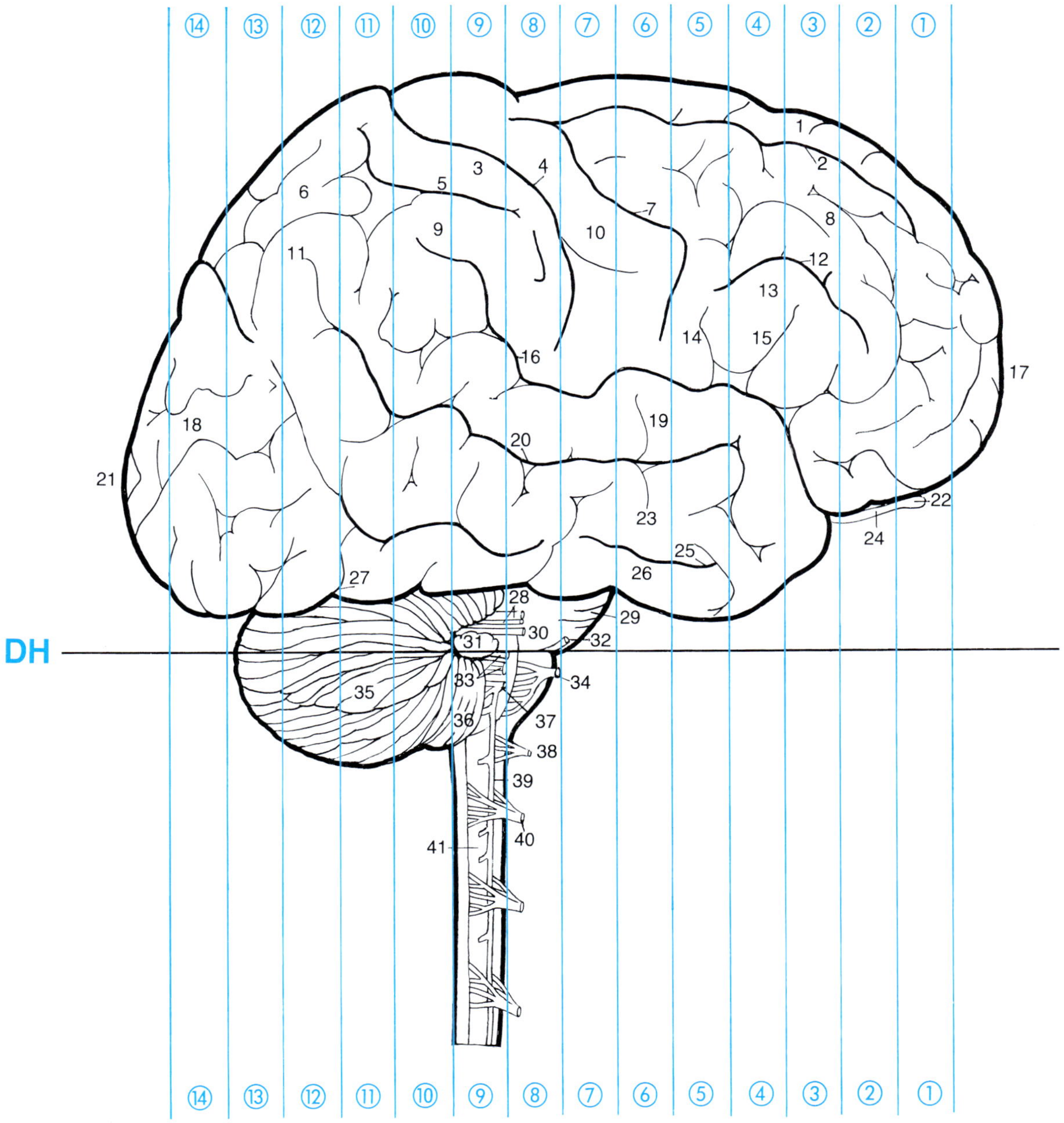

1 G. frontalis superior
2 Sulcus frontalis superior
3 G. postcentralis
4 Sulcus centralis
5 Sulcus postcentralis
6 Lobulus parietalis superior
7 Sulcus precentralis
8 G. frontalis medius
9 G. supramarginalis
10 G. precentralis
11 G. angularis
12 Sulcus frontalis inferior
13 G. frontalis inferior
14 Sulcus lateralis, Ramus ascendens
15 Sulcus lateralis, Ramus anterior
16 Sulcus lateralis, Ramus posterior
17 Stirnpol
18 Gyri occipitales
19 G. temporalis superior
20 Sulcus temporalis superior
21 Okzipitalpol
22 Bulbus olfactorius
23 G. temporalis medius
24 Tr. olfactorius
25 Sulcus temporalis inferior
26 G. temporalis inferior
27 Incisura preoccipitalis
28 N. facialis mit N. intermedius
29 Pons
30 N. vestibulocochlearis
31 Flocculus (H X)
32 N. abducens
33 N. glossopharyngeus und N. vagus
34 N. hypoglossus
35 Cerebellum
36 Tonsilla cerebelli (H IX)
37 N. accessorius
38 Radix anterior C1
39 Radix spinalis nervi accessorii
40 Spinalnerv C2
41 Medulla spinalis

Abb. **3** Lateralansicht des Gehirns und des oberen Rückenmarks desselben Kopfes wie in Abb. 1, 2a, b. Die Frontalscheiben wurden passgerecht zusammengesetzt und wie in Abb. 2b nummeriert (s. 8. Kapitel Untersuchungsgut).
DH = Deutsche Horizontale.

Windungen gut zu erkennen. So lassen sich paramedian Sulcus parietooccipitalis mit Sulcus calcarinus und an der Konvexität Sulcus centralis und Sulcus lateralis mit ihren begleitenden Gyri gut identifizieren. Wenn die Spalten der Furchen vereinfacht als Flächen betrachtet werden, erkennt man, dass beispielsweise diese Flächen des Sulcus calcarinus in den Paramedianschichten mehr vertikal und in den kanthomeatal orientierten Parallelschichten mehr tangential zu den Schnittebenen verlaufen. Die für die intrazerebralen Koordinatensysteme notwendigen Bezugsebenen (Bikommissuralebene und Meynertsche Ebene) sind in der Medianschicht gut zu erkennen. Bei den Atlasbildern der Sagittalserie dieses Buches wird außer der Deutschen Horizontalebene (DH) die Bikommissurallinie (B) angegeben. Die von uns gewählte **Bikommissurallinie** verbindet die Mittelpunkte der Commissura anterior und der Commissura posterior und verläuft in der Bikommissuralebene, die senkrecht auf der Medianebene steht (Abb. 32a.8, 32a.11, 32b.12, 32b.15). Die Bikommissuralebene erlaubt den Vergleich mit stereotaktischen Atlanten (11, 406, 453, 454). Sie ermöglicht die dreidimensionale Orientierung zu extrazerebralen Strukturen wie Hirnnerven, Blutgefäßen, Knochen- und Weichteilstrukturen, die in den erwähnten Atlanten nicht angegeben sind. Nach (441) begrenzt die große Variabilität der kortikalen Windungen und Furchen des Großhirns den Einsatz standardisierter Lokalisationssysteme wie das stereotaktische System nach Talairach (453, 454). Deshalb wurden für die klinische Praxis neuroradiologische Leitstrukturen entwickelt, um klinisch wichtige und für die Orientierung bedeutsame Gyri und Sulci bestimmen zu können (508).

Für den **infratentoriellen Raum** wird ein cartesisches Koordinatensystem verwendet, deren Hauptebenen die Medianebene, die Ebene durch den Boden des 4. Ventrikels (Meynertsche Ebene) und die Fastigium-Ebene sind (4). Die **Fastigium-Ebene** steht senkrecht auf der Medianebene und auf dem Boden des 4. Ventrikels und verläuft durch das Fastigium (Abb. 67.28). Die Gerade, die in der Medianebene tangential am Boden des 4. Ventrikels verläuft, wird **Meynertsche Achse** genannt. Sie bestimmt die Meynertsche Ebene, die senkrecht auf der Medianebene steht. Der Ursprung oder Nullpunkt dieses Koordinatensystems ist der Schnittpunkt der drei erwähnten Ebenen. In diesem Koordinatensystem wurde die Hirnstammserie des Atlasteils (Abb. 69–78) erstellt. Die vergrößerte Wiedergabe des Hirnstamms (Abb. 69b–78b) trägt der räumlichen Dichte der Kerne und Bahnen sowie der klinischen Bedeutung dieser Strukturen Rechnung.

Diese geometrisch-analytischen Überlegungen zur Lokalisation von anatomischen Strukturen sind von den Herstellern der CT-, MR- und PET-Geräte so realisiert worden, dass die CT-, MR- und PET-Bilder in einem Koordinatensystem orientiert wiedergegeben werden. Ein abgebildeter Maßstab oder die L(inks)-R(echts)-Buchstaben sind Orientierungshilfen in diesem Koordinatensystem.

Koordinatenkreuze oder Koordinatenrahmen werden in stereotaktischen Atlanten verwendet (11, 44, 406, 453, 454). Ihr Vorteil ist im Vergleich mit konventionellen Atlanten die Möglichkeit, mithilfe von Orientierungsebenen, die sich am Koordinatenkreuz oder am Koordinatenrahmen ausrichten, komplizierte Hirnstrukturen wie Nucleus (Nucl.) caudatus, Capsula interna oder Sulcus centralis „in Gedanken" besser rekonstruieren zu können, um ihren Verlauf in der Schichtserie zu verfolgen und damit Läsionen anatomisch und neurofunktionell zuordnen zu können. Aus diesen Gründen sind die vier Schnittserien dieses Buches in definierten Koordinatensystemen orientiert, geschnitten und gezeichnet worden.

Die Überlegungen, **Koordinatensysteme** auch für die Lokalisation knöcherner Strukturen zu verwenden, gelten für die „mentale" Rekonstruktion komplizierter knöcherner Räume wie dem N. facialis-Kanal oder dem Innenohr im Felsenbein. Die knöchernen Bezugsebenen wie die Deutsche Horizontale, infra- oder supraorbitale Ebene behalten ihre lokalisatorische Bedeutung für den Chirurgen, der sich für seine operativen Eingriffe zuerst am Schädel orientieren muss, um bei seinen Eingriffen die venösen Blutleiter und die Arterien zu schonen.

Mithilfe der Deutschen Horizontalen und der meatovertikalen Linie (MV) lässt sich die Inkonstanz der Lagebeziehung von Schädelknochen und Gehirn zeigen. Die meatovertikale Linie steht senkrecht auf der Deutschen Horizontalen und verläuft durch den Mittelpunkt des Porus acusticus externus. Bei einer Untersuchung von 25 Köpfen konnte gezeigt werden, dass die größere Gruppe (14 Köpfe) einem frontopetalen Typ, die kleinere Gruppe (11 Köpfe) einem okzipitopetalen Typ zugeordnet werden kann (136). Bei dem **frontopetalen Typ** erscheint in der Lateralansicht das Großhirn stirnwärts verschoben. Die Zentralfurche verläuft steiler nach oben als bei dem okzipitopetalen Typ. Der Okzipitallappen des Großhirns liegt weit oberhalb der Deutschen Horizontalen. In der Lateralansicht ist das Os occipitale kürzer als beim okzipitopetalen Typ. Bei dem **okzipitopetalen Typ** ist in der Lateralansicht das Großhirn mehr nach okzipital verschoben. Die Zentralfurche zieht nicht so steil aufwärts und weiter nach hinten im Vergleich mit dem frontopetalen Typ. Die Basis des Okzipitallappens liegt dicht oberhalb der Deutschen Horizontale oder berührt die Deutsche Horizontale. Die Lage des Großhirns der Frontalserie (Abb. 3) zur Deutschen Horizontale entspricht einem okzipitopetalen Typ. Die Topographie des abgebildeten Gehirns der Kanthomeatalserie (Abb. 46) entspricht einem frontopetalen Typ.

1.3 Intravitale und postmortale Neuroanatomie

Die neuen Bildverfahren haben die Unterschiede zwischen der intravitalen und postmortalen Hirnmorphologie deutlich gemacht. Nach dem Tode sammelt sich Luft im Subarachnoidalraum an. Die Grenzen zwischen grauer und weißer Substanz werden besonders im CT-Bild postmortal unschärfer. Im MR-Bild finden sich nach dem Tode keine Strömungssignale des Blutflusses. Postmortale MR-Bilder intrakraniell fixierter Gehirne zeigen so viele Artefakte, dass In-vivo-MR-Bilder zum Vergleich mit den Atlasbildern der anatomischen Schnittserien geeigneter als MR-Bilder des postmortalen Stadiums sind. Obwohl MR-Bilder vom gleichen Untersuchungsgut der Atlasbilder existieren, haben wir deshalb vergleichbare intravitale MR-Bilder anderer Individuen vorgezogen.

Die postmortalen und durch histologische Techniken verursachten Veränderungen müssen jedoch beachtet werden, wenn an anatomischen Präparaten erhobene Befunde auf Verhältnisse am Lebenden übertragen werden. Die intravitalen Volumina der intrakraniellen Kompartimente Blut, **Liquor cerebrospinalis** und Hirngewebe sind intravital, aber auch postmortal schwer exakt zu bestimmen. Es gibt aber Anhaltspunkte dafür, dass der Liquor cerebrospinalis post mortem teilweise in das Hirngewebe eindringt. Dafür sprechen die Messungen des Liquor cerebrospinalis (424). Nach dem Tode nimmt das Volumen der Liquorräume ab. In 159 untersuchten Fällen betrug das Volumen des Liquor cerebrospinalis drei Stunden post mortem im Mittel 100 ml, nach etwa 21 Stunden nur noch 49 ml (424). Die Differenz zwischen dem Volumen der Schädelhöhle und dem Hirnvolumen wird postmortal kleiner (348). Nach dem Tode nimmt das Hirnvolumen durch Liquoraufnahme zu, die vom zeitlichen Intervall zwischen Tod und Sektion beeinflusst wird. Bei Mittelwerten von 100–150 ml für den Liquor cerebrospinalis und 1200–1400 ml für das Hirnvolumen Erwachsener sind bei gleichmäßiger postmortaler Diffusion der Hälfte des Liquor cerebrospinalis in das Gehirn Fehler von etwa 5% zu erwarten. Bei den wahrscheinlich nichtlinearen Diffusionsverhältnissen wird die postmortale Volumenzunahme für die betroffenen Hirnareale entsprechend größer sein. Auch die Übertragung der postmortalen Größe der Zisternen auf In-vivo-Verhältnisse ist nur näherungsweise möglich.

Bei extrakranieller Fixation von Gehirnen tritt in der Regel eine Veränderung der Proportion zwischen Hirnstamm und Vorderhirn auf. Meistens wird das Gehirn während der Fixation an der A. basilaris aufgehängt. Durch sein im Vergleich zum Formalin-Fixations-Gemisch etwas höheres spezifisches Gewicht sinkt das im Behälter „nach unten" hängende Endhirn besonders mit dem Hinterhauptslappen nach unten und verändert dadurch seine Lage und Proportion zum Hirnstamm. Daher können Schnittbilder von extrakraniell fixierten Gehirnen stark von den In-vivo-Proportionen abweichen. Für den Vergleich der neuen Bildverfahren mit anatomischen Schnitten sind **intrakraniell fixierte Gehirne** den extrakraniell fixierten Gehirnen vorzuziehen. Alle Atlaszeichnungen dieses Buches stammen von intrakraniell fixierten Gehirnen (s. Kap. 8).

Bei der Herstellung von **histologischen Schnitten** verliert das Gehirn während der Paraffin- oder Celloidineinbettung 40–50% seines Volumens (177, 240). Dabei schrumpft das Gehirn bei der Einbettung in Paraffin nicht gleichmäßig. Die wasserreichere graue Substanz verliert mehr Volumen als die wasserärmere weiße Substanz. Die etwa 84% Wasser enthaltende Frontalrinde schrumpft im Mittel um 51%, die etwa 71% Wasser enthaltende weiße Substanz um 42% (241). Größe und Form der Hirnstrukturen können aus histologischen Präparaten nur mit Einschränkung auf In-vivo-Verhältnisse übertragen werden.

1.4 Terminologie

Die internationale anatomische Nomenklatur dient einer besseren übernationalen Verständigung. Der Dachverband der nationalen Anatomischen Gesellschaften (International Federation of Associations of Anatomists) bildete eine neue Nomenklaturkommission (Federative Committee on Anatomical Terminology), in die die nationalen anatomischen Gesellschaften Vertreter entsandten. Deren Nomenklaturentwurf wurde allen Anatomen zur Diskussion zugänglich gemacht. Die endgültige Fassung wurde 1997 beschlossen und 1998 als **Terminologia Anatomica** publiziert (122). Jedem lateinischen anatomischen Namen wurde der äquivalente englische Terminus erstmals gegenübergestellt. Damit können Wissenschaftler und Ärzte den gleichen Namen für eine anatomische Struktur weltweit verwenden. Dies ist eine wesentliche Voraussetzung für die internationale medizinische Kommunikation. Deshalb haben wir die Terminologia Anatomica übernommen.

In der Terminologia Anatomica wurden bei den anatomischen Namen des Kopfes die Richtungsbezeichnungen cranialis-caudalis durch superior-inferior sowie ventralis-dorsalis durch anterior-posterior ersetzt. Deshalb werden die topographischen Relationen am Kopf mit den Bezeichnungen superior oder inferior sowie anterior oder posterior benannt. Eponyme werden in nicht-latinisierter und nicht-deklinierter Form angegeben.

Die Terminologia Anatomica unterscheidet bei einzelnen Arterienästen zwischen Arteria und Ramus. Oft ist der Durchmesser dieser so genannten Rami dicker als der von Arterien (Beispiel: R. parietooccipitalis und Aa. centrales anterolaterales). Die Bezeichnung Ramus ist außerdem für Venen-, Nerven-, Knochen- und Bronchienäste gebräuchlich. Wir haben deshalb nach klinischem Sprachgebrauch bei allen Arterienästen (238, 474) nur die eindeutige Bezeichnung Arteria verwandt.

Klammern mit Zahlen geben die Veröffentlichungen an, die im Literaturverzeichnis zu finden sind (s. Kap. 9).

1.5 Abkürzungen und Benutzerhinweise

Folgende Abkürzungen werden verwendet:

A.	Arteria
Aa.	Arteriae
AEP	Akustisch evozierte Potenziale
AICA	Arteria inferior anterior cerebelli
B	Bikommissurallinie
C.	Cisterna
CT	Computertomograph(ie)
CTA	Computerangiographie, CT-Angio

DH	Deutsche Horizontale
DSA	Digitale Subtraktions-Angiographie
EEG	Elektroenzephalogramm
EP	Evozierte Potenziale
fMRT	funktionelle Magnetresonanztomographie
G.	Gyrus
HE	Hounsfield-Einheiten
Kap.	Kapitel
LH	Luteinisierungshormon
M	Medianebene
M.	Musculus
MA	Meynertsche Achse
ME	Meynertsche Ebene
MEG	Magnetenzephalographie
MEP	Motorisch evozierte Potenziale
Mm.	Musculi
MR	Magnetresonanz
MRA	Magnetresonanz-Angiographie, MR-Angio
MRT	Magnetresonanztomograph(ie)
MV	Meatovertikale Linie
N.	Nervus
Nn.	Nervi
Nucl.	Nucleus
PET	Positronenemissionstomograph(ie)
PICA	Arteria inferior posterior cerebelli
S.	Sinus
SEP	Sensorisch evozierte Potenziale
SP	Substanz P
SPECT	Single Photon Emission Computed Tomography
Tr.	Tractus
V.	Vena
(Var.)	Variante
VEP	Visuell evozierte Potenziale
VIP	Vasoaktives intestinales Polypeptid
Vv.	Venae

Die **Atlas- und Serienbilder** dieses Buches beschreiben wir in folgender Ordnung: Die Frontalscheiben (Abb. 4–17) werden in der Reihenfolge von vorn nach hinten (anterior-posterior), die Sagittalscheiben der rechten Kopfhälfte (Abb. 32–37) von medial nach lateral und die axialen Scheiben (Abb. 47–60, 69–78) von inferior nach superior dargestellt. Die axialen Scheiben werden in der Aufsicht von superior gezeigt. Die linke Körperseite wird also in den axialen Abbildungen immer links abgebildet. Dies entspricht der üblichen Betrachtung des Gehirns in der Neurochirurgie oder bei der Kopfsektion. Entsprechend erfolgte die Rechts- und Linksorientierung bei den ersten Computertomographen.

Mit der Einführung der Ganzkörper-Computertomographie wurden die Bilder in der Ansicht von inferior wiedergegeben. Die linke Körperseite erscheint somit im Bild rechts. Diese Darstellung hat sich fast überall auch in der MRT und CT des Kopfes durchgesetzt. Für die computertomographische Auswertung einer Scheibe ist es durch die Umwandlung von Voxel in Pixel gleichwertig, ob die Betrachtung von oben oder von unten erfolgt – nur die Seitenbezeichnung links und rechts muss beachtet werden. Die MRT und CT sind Volumenauswertungen von Schichten und nicht Oberflächenbetrachtungen von Scheiben. Für die bildlichen Darstellungen einer anatomischen Scheibe ist es hingegen wesentlich, ob das Bild von der Oberseite oder von der Unterseite der Scheibe stammt.

Die für die **räumliche Lokalisation** der einzelnen Parallelscheiben wichtigen Schnittnummern werden angegeben:

- für die 14 Frontalscheiben in den Abb. 1–3,
- für die 6 Sagittalscheiben in den Abb. 29–31,
- für die 14 Scheiben der Kanthomeatalserie in den Abb. 44–46 und
- für die 10 Scheiben der Hirnstammserie in der Abb. 67.

Der **Atlasteil** des Buches wurde mit **Farbstreifen** am Außenrand versehen, um das Auffinden der einzelnen Serien zu erleichtern.

In den entsprechenden Serienbildern (Abb. 79–151) wird die Schnittnummerierung durch ein besonderes Symbol (Kreis) hervorgehoben. Die **Schnittnummer im Kreis** kann in den oben zitierten Abbildungen für die jeweilige Serie zur sicheren Orientierung aufgesucht werden.

Die **anatomischen Strukturen** werden in den Abbildungen **durch Zahlen** gekennzeichnet. Nach Möglichkeit stehen diese Zahlen im optischen Schwerpunkt der Struktur. Wo dies graphisch nicht möglich ist, hilft eine Hinweislinie. In den Abbildungen sind die Zahlen fortlaufend von links nach rechts und von oben nach unten eingetragen. Dies entspricht unserer Lesegewohnheit. In Regionen mit dichter Bezifferung wird ausnahmsweise diese Regel verlassen. Es werden dort topographisch benachbarte Strukturen fortlaufend beschriftet. Eine paarige Struktur, die in den Zeichnungen symmetrisch erscheint, wird einmal beziffert. Eine paarige Struktur, die in unterschiedlicher Position zum Beispiel in der rechten und linken Hirnhälfte liegt, wird zweimal mit der gleichen Zahl gekennzeichnet. Wenn eine Struktur in einer Schnittebene mehrfach getroffen ist, z. B. S. sagittalis superior (Abb. 59b.2, 59c.2), dann behält diese Struktur in der Abbildung ihre Kennzahl (z. B. 2). In den Serienbildern kann eine gleiche Struktur zwei verschiedene Kenn-Nummern erhalten, wenn sie von der Schnittfläche unterschiedlich getroffen wurde, z. B. Caput nuclei caudati von der Schnittfläche nicht getroffen (liegt im posterioren Teil der Scheibe) (Abb. 136.1) und Caput nuclei caudati von der Schnittfläche getroffen (Abb. 136.2). **Jedes Atlasbild** besitzt eine **gesonderte Nummerierung**. Bei den Schemata der Blutgefäße (Abb. 88–97b) berücksichtigt die Nummerierung auch die Stromgebiete und Strömungsrichtung. Bei den neurofunktionellen Systemen werden die einzelnen Strukturen in der Folge der Schnitte gekennzeichnet.

In der bewusst knapp gehaltenen Beschreibung der Topographie finden sich zahlreiche **Abbildungshinweise.** Sie können den Lesefluss stören, erleichtern jedoch das Auffinden der entsprechenden Bilder. Dadurch kann der Leser verbale und graphisch-visuelle Informationen verknüpfen. Wenn für eine anatomische Struktur mehr als neun Abbildungshinweise vorliegen, erfolgte eine Auswahl. In vielen Fällen wurden im Text bei den T1- und T2-gewichteten MR-Bildern Hinweise nur auf eine Abbildung genannt. Trotzdem empfiehlt es sich, die zweite Abbildung zu vergleichen. Im Sachregister sind sämtliche Abbildungshinweise aufgeführt.

Bitte beachten im Atlasteil (Abb. 1–78):

Die anatomischen Atlaszeichnungen stammen von **4 Individuen**.

Die Frontal-, Sagittal- und Hirnstammserie wurde durch MR-Bilder in T1- und T2-Gewichtung von **einem 5. Individuum** ergänzt. Auch die T1-gewichteten MR-Bilder der Kanthomeatalserie wurden von demselben Individuum erstellt.

An Stelle der T2-gewichteten MR-Bilder wählten wir bei der Kanthomeatalserie eine CT-Serie von einem **6. Individuum** aus. Einzelheiten (s. Kap. 8).

Hinweise mit dem Buchstaben s. in Klammern geben die Dezimalklassifikation der Kapitelüberschrift an, deren Seitenangabe im Inhaltsverzeichnis zu finden ist.

Außerdem ist die Dezimalklassifikation in den Kolumnenüberschriften der rechten Buchseite angegeben.

2 Schichtbilddiagnostik und Leitstrukturen

Mit der Computertomographie, der Magnetresonanztomographie, der Emissionscomputertomographie und der Ultraschalldiagnostik im B-Bildverfahren wurden neue Verfahren der Bilddarstellung des Körpers in die radiologische Diagnostik eingeführt. Diese Verfahren beruhen einerseits auf verschiedenen physikalischen Grundlagen und auf entsprechend verschiedenen Messtechniken. Andererseits ist einigen von ihnen die mathematische Methode der Bilderzeugung aus den gewonnenen Messwerten unter Anwendung der elektronischen Datenverarbeitung gemeinsam (272, 403, 425, 462, 515). Die vier angesprochenen Verfahren werden bei Untersuchung des Nervensystems als **Neuroimaging** bezeichnet. Sie sind in der zweiten Hälfte des 20. Jahrhunderts entstanden und haben innerhalb weniger Jahrzehnte die traditionellen invasiven Röntgenkontrastverfahren der Neuroradiologie, die Pneumenzephalographie und die Ventrikulographie ersetzt. Die Indikationen zur Angiographie (auch der digitalen Subtraktionsangiographie DSA) wie auch die zur Myelographie wurden erheblich eingeschränkt.

Als Computertomographie wurde zunächst das mit Röntgenstrahlen durchgeführte digitale Schichtbildverfahren bezeichnet. Dieses müsste nach Einführung weiterer rechnergestützter bildgebender Verfahren exakt Röntgen-Computertomographie oder Transmissions-Computertomographie genannt werden. Da sich der Name Computertomographie im klinischen Alltag durchgesetzt hat, wird er von uns benutzt (s. Kap. 2.1). Ihr stehen die Magnetresonanztomographie oder Kernspintomographie (s. Kap. 2.2) und die Emissionscomputertomographie (s. Kap. 2.3) als physikalisch andere, in der Bildberechnung aber ähnliche Schichtbildverfahren zur Seite. Mit diesen Verfahren werden dreidimensionale Scheiben wählbarer Schichtdicke nacheinander oder kontinuierlich im Rahmen einer spiralförmigen (helicalen) Abtastung vermessen. Nach entsprechender Datenverarbeitung werden zweidimensionale digitale Bilder erstellt. Ein weiteres Bildverfahren ist die B-Bild-Sonographie, bei der Ultraschallechos zur Bildgebung eingesetzt werden. Dabei können neuerdings farbkodierte Dopplerinformationen kombiniert werden. Im Unterschied zu den vorbeschriebenen Verfahren sind keine Schichten und Schichtdicken einstellbar. Die räumliche Auflösung erfolgt letztlich durch die manuelle Positionierung des Schallkopfes und die Wahl der Sendefrequenz (1–20 MHz).

2.1 Computertomographie

Mit der Computertomographie wird eine Scheibe aus einem Körper durch Röntgenstrahlentransmission abgebildet. Hierzu tasten fein gebündelte Röntgenstrahlen das Messobjekt kreis- oder spiralförmig ab. Die Schwächung der Strahlungsintensität wird von einem dem Röntgenstrahler gegenüberliegenden und mitlaufenden, hochempfindlichen Detektorsystem Projektion für Projektion gemessen. Die Abtastung des Messobjekts erfolgt heute nahezu ausschließlich mit einem Fächerstrahlsystem in Rotationsbewegung. Es handelt sich also um ein **Röntgen-Transversalschichtverfahren.** Die Messwerte der Detektoren werden an einen Computer weitergegeben, der die durchstrahlte Scheibe in eine wählbar große Zahl einzelner Volumenelemente (Voxel) definierter Größe aufteilt und für jedes Volumenelement die Schwächung bestimmt. Die Größe des Voxels ist bei den einzelnen Gerätetypen unterschiedlich und in Grenzen wählbar. Seine Grundfläche liegt bei 1 mm^2 oder darunter, abhängig von der Größe des Messfeldes und von der Bildmatrix. Das Gesamtvolumen ist abhängig von der gewählten Schichtdicke, die zwischen 0,5 mm und 10 mm in bestimmten Stufen ebenfalls gerätetypabhängig wählbar ist. Die untersuchte Region (Scheiben oder Spirale aus dem menschlichen Körper) mit den aufgeteilten Messvolumina wird als Rasterbild mithilfe der Fernsehtechnik in Grauwerten auf dem Monitor dargestellt (198, 275, 373). Jedes Bildelement (Pixel) entspricht einem Voxel aus dem Messobjekt. Hellere Grauwerte eines Pixels bedeuten bei der üblichen Darstellung eine stärkere Schwächung der Röntgenstrahlung durch das in einem Voxel vorhandene Gewebe. Diese so berechneten Einzelschichten mit einer Scheibendicke von 0,5–10 mm werden mit den modernen Geräten in **Spiraltechnik** (Helical-Verfahren) kontinuierlich gewonnen. Aus den durch axiale Abtastung des untersuchten Messvolumens gesammelten Daten können sekundär im CT-Rechner Schichten in beliebiger dreidimensionaler Orientierung und wählbarer Dicke rekonstruiert werden (126, 220, 272, 275, 403).

Die Bilddarstellung erfolgt nach der Messung der Röntgenstrahlabsorption der Voxel im untersuchten Volumen. Die Röntgendichte eines interessierenden Gewebeabschnittes wird in **Hounsfield-Einheiten** angegeben. Die Zuordnung erfolgt nach gewissen Standardwerten. Die wenigen zur Verfügung stehenden Grauwertstufen des Monitorbildes erlauben bei Zuordnung zum gesamten Dichtemessbereich nach der Hounsfield-Skala keine ausreichende visuelle Differenzierung der klinisch interessierenden Strukturen („zu weites Fenster"). Deshalb erfolgt eine elektronische Manipulation des Monitorbildes für die Betrachtung und Befundauswertung: Die zur Verfügung stehenden **Grauwertstufen** des Monitorbildes werden durch Wahl der Fenstermitte (center oder level) und Fensterweite (window oder width) auf die interessierenden Dichtewerte eingestellt. Mit großer Fensterweite lassen sich Knochenstrukturen „plastisch" darstellen, weil eine große Zahl von Dichtesprüngen nur einem einzelnen Grauwert zugeordnet wird und dadurch der Binnenkontrast abnimmt. Anatomische Grenzen werden damit deutlicher. Umgekehrt lassen sich mit kleinem Fenster geringe Dichteunterschiede, beispielsweise der Hirnsubstanz, besser erkennen.

Grenzen sind durch die Messgenauigkeit des Systems gegeben. Sie kann anatomische Ungenauigkeiten verursachen. Besondere Bedeutung hat der **Teilvolumeneffekt:** Die Graustufe des Monitorbildes stellt den Durchschnittswert aller in einem Volumenelement gemessenen Kompartimente dar. Große Dichteunterschiede benachbarter Strukturen führen besonders bei dicken Schichten zu Verfälschungen des Dichtewertes an den Grenzen dieser Kompartimente, zu Vergröberungen von Strukturen und deren Verzerrung sowie zu einer Maskierung von Spalträumen, weil in einem Pixel nur der Mittelwert der im Voxel enthaltenen unterschiedlichen Dichtewerte dargestellt wird. Durch eine hochauflösende Matrix und geringe Schichtdicken lassen sich Teilvolumeneffekte verringern. Teilvolumeneffekt, Bildartefakte und die jeweiligen Untersuchungsbedingungen (Kontrastmittelgabe, Bewegungsunruhe, Lagerung) erzeugen Besonderheiten, die bei der Bildauswertung berücksichtigt werden müssen (198, 310, 321, 373, 403, 462). Artefakte können durch Einstellungen, bzw. Berechnung der Bildebene unter Vermeidung von Strahlenaufhärtung sowie durch Addition von mehreren dünnen Schichten zu einer Schicht in der gewünschten Stärke reduziert werden (198).

Die intravenöse Gabe eines jodhaltigen **Röntgenkontrastmittels** erhöht die Aussagefähigkeit der Untersuchung durch Dichteanhebung physiologischer (Blutgefäße), aber auch pathologischer Strukturen (viele Tumoren, Entzündungen u. a.) (189, 373). Durch Einsatz schneller Computertomographen (kurze Abtastzeiten, kontinuierlich helicale Messung) mit kurzer Untersuchungszeit ist unter intravenöser Röntgenkontrastmittelinjektion als Bolus die **Angio-Computertomographie** (CTA, dynamische CT) möglich geworden. Hiermit lassen sich auch kleinere Hirngefäße bei Datenakquisition in Spiraltechnik entweder als so genannte dreidimensionale Oberflächenrekonstruktion, durch MIP (Maximum-Intensity-Projection) oder im Volume-Rendering-Verfahren bildlich darstellen (198, 214, 391, 403, 462).

2.2 Magnetresonanztomographie

Bei der Magnetresonanztomographie (MRT) oder Kernspintomographie wird zur Bilderzeugung der magnetisch wirksame Drehimpuls (Spin) der Atomkerne mit ungerader Nukleonenzahl (Protonen und Neutronen) ausgenutzt. Der Wasserstoffkern besitzt ein sehr großes magnetisches Moment und ist im Organismus häufig anzutreffen. Somit sind mit der Magnetresonanztomographie wasserhaltige Gewebe, aber auch Lipide und Proteine durch ihren hohen Gehalt an Wasserstoffatomen besonders gut darstellbar (101, 275, 286, 344, 403, 440, 462).

Der Patient liegt in einem starken, homogenen **Magnetfeld,** das in den meisten Geräten mit supraleitenden Spulen erzeugt wird. Durch Anlegen so genannter **Gradientenfelder** über zusätzliche Spulen in der Patientenöffnung des Magneten wird für jedes Volumenelement (Voxel) aus der zu untersuchenden Scheibe des Objekts ein vom Hauptmagnetfeld abweichendes, meist orthogonal orientiertes Magnetfeld erzeugt. Dies ist eine der Voraussetzungen für die Ortscodierung der zu registrierenden Signale und damit für die Berechnung der Schichtbilder. Weiterhin schaffen die so genannten Gradienten in dem orthogonalen Magnetfeld kurzzeitig ein hochfrequentes elektromagnetisches Wechselfeld (Einstrahlung von Radiowellen), um die Protonen anzuregen. Einmal so angeregt, streben sie ihrem ursprünglichen niedrigen Energieniveau zu und geben dabei elektromagnetische Energie (wiederum in Form von Radiowellen) ab. Mit einer Antenne werden diese erzeugten ortscodierten **Kernresonanzsignale** empfangen. Spezielle Kopf- und Oberflächenantennen („Spulen") verbessern das Signal-Rausch-Verhältnis und damit beispielsweise die Ortsauflösung bei gleicher Messzeit.

Bei gegebener Magnetfeldstärke wird das MR-Signal von der Protonendichte, von den Relaxationszeiten T1 (Spin-Gitter-Relaxationszeit oder longitudinale Relaxationszeit) und T2 (Spin-Spin-Relaxationszeit oder transversale Relaxationszeit) und von den Protonenbewegungen im Messvolumen bestimmt. Die Signalhöhe im jeweiligen Messvolumen (Voxel) bestimmt den Grauwert in einem Bildpunkt (Pixel) auf dem Monitor.

Die Anregung der Wasserstoffkerne kann mit verschiedenen **Messsequenzen** erfolgen. Sie beeinflussen die Bildkontraste und damit die diagnostische Aussage entscheidend. Weite Verbreitung hat bereits in den ersten Jahren die Spin-Echo (SE)-Technik gefunden. Sie beruht auf der Abfolge eines 90°-(Anregungs-Puls) und eines 180°-Pulses (Echo-Puls). Eine Verkürzung der Repetitionszeit (Zeit zwischen zwei Anregungspulsen, TR) bei kurzer Echozeit (Zeit vom Anregungspuls zum Echopuls, TE) führt zu einer so genannten „T1-Gewichtung". Eine lange Echozeit (TE) und lange Repetitionszeit (TR) führt zur „T2-Betonung". T1-betonte Bilder und Sequenzen, die bevorzugt die Protonendichte erfassen, ergeben durch ein günstiges Signal-Rausch-Verhältnis besonders gute anatomische Darstellungen. Der Liquor erscheint signalarm, somit dunkel. In T2-gewichteten Bildern ist Liquor signalintensiv und somit hell. Bei T2-Gewichtung werden viele pathologische Veränderungen gut sichtbar.

Mit Gradienten-Echosequenzen (FLASH = Fast Low Angle Shot, FISP = Fast Imaging with Steady Precession) lassen sich Untersuchungszeiten verkürzen, Bewegungsartefakte vermindern, Fluss- und Gewebsdurchblutung in hoher zeitlicher Auflösung darstellen und auch Gefäße isoliert abbilden **(MR-Angiographie).** Die Gradienten-

Echosequenzen beruhen auf einer Anregung eines ganzen Volumensegments und paralleler schichtweiser Signalauslesung auf der Basis der Kenntnis des Anstiegs der Gradienten in der Transversalebene. Die schnellen Gradienten-Echosequenzen ermöglichen so volumenselektive 3D-Messungen, deren Vorzüge u. a. dünne Schichten ohne Schichtlücke und die Sekundärrekonstruktion anderer Schichtebenen sind (468). Ihr Nachteil ist der Hybridcharakter, bzw. ein geringer T2-Kontrast.

Die diagnostische Fragestellung bestimmt die zu wählenden Messbedingungen einer MRT-Untersuchung. Hierzu zählen das zu untersuchende Volumen, die Schichtlagen und die Messparameter, z. B. die Schichtdicke und Lücken, die Matrix und die Messsequenz. Die jeweils kritischen Bildelemente müssen gut erkennbar und artefaktfrei dargestellt sein (sog. Qualitätskriterien). Die Untersuchung des Hirnschädels soll in T1- und T2-Gewichtung mit kontrastreicher Darstellung von grauer und weisser Substanz erfolgen. Für bestimmte Fragestellungen sind T2*-gewichtete Sequenzen zusätzlich notwendig, z. B. bei zerebrovaskulären Störungen (223). Wegen der Vielzahl veränderbarer und voneinander abhängiger Messparameter sind die **Fehlermöglichkeiten** durch Artefakte und inadäquate Durchführung der Untersuchung erheblich größer als bei anderen bildgebenden Verfahren. Deshalb kommt nicht nur der technischen Qualitätssicherung, sondern vor allem auch der ärztlichen Qualifikation bei der Indikationsstellung, der Durchführung, der Auswertung und der Beurteilung der MRT eine besondere Rolle zu (212a, 445).

Die MRT benutzt mehrere Parameter (Protonendichte, Relaxationszeiten u. a.) der untersuchten Materie zur Bildgewinnung (117, 407, 440). Auch bei der MR-Tomographie erfolgt die Bildverarbeitung und Bildrekonstruktion ähnlich wie bei der Computertomographie nach Wahl von Fenstermitte (center) und Fensterweite (window) durch den Untersucher. Dieser bestimmt hiermit die Aussage der Untersuchung. Er kann das Ergebnis betonen oder auch – bei falscher Fragestellung – abschwächen.

Paramagnetische Substanzen (z. B. Gadolinium-DTPA, Gadolinium-Diamid, Mangan) bringen als **Kontrastmittel** in bestimmten Fällen eine Verbesserung der klinischen Aussage. Sie verkürzen in den von ihnen erreichten Verteilungsräumen die T1-Relaxationszeit, was im T1-gewichteten Bild zu einer Signalzunahme der Läsion gegenüber der gesamten Umgebung führt (205, 440). Vor der Kontrastmittelinjektion sollte eine T1-gewichtete Untersuchung in gleicher Einstellung durchgeführt worden sein (183).

Allgemein gelten als Hinweise für den Nutzen einer i. v.-Kontrastmittelgabe:

- das Vorhandensein oder das Fehlen der Kontrastanhebung einer Läsion,
- die Ausdehnung des kontrastverstärkten Bezirkes,
- das Muster dieses Bezirkes (101).

Mit der Magnetresonanztomographie sind die Strukturen der Hirnbasis und des infratentoriellen Raumes sowie des Spinalkanals wegen höherer Weichteilkontraste und fehlender Störungen durch Knochenartefakte besser zu erfassen als mit der Computertomographie.

Die **hohe Sensitivität** für pathologische zerebrale und spinale Prozesse als Folge der außerordentlich guten Kontrastauflösung rechtfertigten die rasche Akzeptanz der MR-Tomographie (440). Sie ermöglicht ohne Kontrastmittel eine sensitivere Erfassung fließender Protonen und somit der zerebralen Blutgefäße als die Computertomographie und ist ihr inzwischen auch hinsichtlich des Auflösungsvermögens gleichrangig (13, 403). Die MRT ist ein geeignetes Verfahren zur Darstellung der Myelinisation des Zentralnervensystems im Kleinkindesalter und kann somit auch zur Beantwortung der Frage einer Myelinisationsstörung, Markscheidenreifung, auch diffuser oder umschriebener Demyelinisation (232, 344, 403, 468) eingesetzt werden.

In der Differenzialdiagnostik des akuten Schlaganfalls beim Nachweis von Blutungen ist die MRT in Kombination morphologischer und funktioneller Verfahren der CT und CTA nahezu gleichrangig, im Ausschluss von Tumoren sogar überlegen. Mit einer diffusionsgewichteten Sequenz lässt sich der Infarktkern sicher und das Infarktareal bereits Minuten nach dem Gefäßverschluss nachweisen (212a).

Die **MR-Spektroskopie** in vivo hat sich in der täglichen Routine wegen der aufwändigen Technik (372, 509) noch nicht allgemein durchgesetzt, auch wenn zahlreiche viel versprechende Beobachtungen vorliegen (93, 259, 286). Die In-vivo-MR-Spektroskopie hat auf Grund der Erfassung des so genannten „chemical shifts" von Molekülen im Magnetfeld eine hohe Spezifität für das Gewebe im untersuchten Messvolumen. Sie ist nicht nur geeignet zur Identifikation abnormer Gewebezusammensetzungen (Tumoren, Entzündungen, Nekrose u. a.) im Zentralnervensystem, sondern sie tritt auch zunehmend in Konkurrenz zur Emissionscomputertomographie in der Differenzierung verschiedener Tumorentitäten (509).

Die **funktionelle MRT (fMRT)** ist seit Jahren ein für die Neurowissenschaften interessantes Verfahren (58, 96, 162, 229, 311, 334). Hiermit können lokale Veränderungen der Hirndurchblutung auf Grund der vasoneuronalen Kopplung nach gezielter motorischer, visueller oder sensibler Stimulation registriert und zur Lokalisation der unter definierten Paradigmen kurzfristig veränderten Hirnfunktionen eingesetzt werden (403, 445). Der Zeitaufwand dieser Technik ist groß, die Signalausbeute gering, sodass der praktische Einsatz bislang auf einige sehr stabile Paradigmen (motorische, visuelle, auditive, taktile) begrenzt ist. Die fMRT kann Entscheidungshilfe für oder gegen eine Cochlea-Implantation, gegebenenfalls für die Seitenwahl bringen (417).

2.3 Emissionscomputertomographie

Die Emissionscomputertomographie stellt eine Computertomographie-Variante der klassischen **Szintigraphie** dar (66). Es werden in der Regel durch intravenöse Injektion radioaktive Substanzen in das Untersuchungsobjekt eingebracht, die als Strahlungsquelle dienen. Die messtechnische Schwierigkeit der Emissionscomputertomographie ergibt sich aus dem Ziel, die räumliche Lage und Intensitätsverteilung des Radionuklids innerhalb eines unterschiedlich absorbierenden Mediums darzustellen. Auch ist die Zahl der registrierten Photonen, die den Informationsfluss bestimmen, wesentlich kleiner als bei der Röntgencomputertomographie (206). Die Ortsauflösung der Emissionscomputertomographie ist im Vergleich zur MRT und CT deutlich geringer.

Bei der **Single Photon Emission Computed Tomography, SPECT** (Photon-Emissions-Computertomographie) werden Radionuklide eingesetzt, die bei ihrem Zerfall **γ-Strahlen** bzw. Röntgenstrahlen aussenden. SPECT-Aufnahmen erfolgen überwiegend mit rotierenden Gamma-Kamera-Systemen. Dieses Untersuchungsverfahren dient u. a. dem Nachweis einer Blut-Hirn-Schranken-Störung und der Bestimmung der regionalen Hirndurchblutung (66, 206). Die Vorzüge der SPECT liegen in der nicht allzu aufwändigen messtechnischen Ausrüstung und der einfachen Verfügbarkeit der Gammastrahler.

Für die **Positronen-Emissions-Tomographie, PET** ist ein **β-strahlendes Nuklid** erforderlich (206). Mit diesem Verfahren wird in axialer Schichtbildtechnik die Verteilung radioaktiver Tracer dargestellt. Hierdurch können Stoffwechselvorgänge und die Durchblutung von Organen und Organteilen sowie von Tumoren gemessen werden (66, 193, 489). PET erweitert unser Verständnis von funktionellen zerebralen Geschehen über die durch CT und MRT gewonnenen strukturellen Veränderungen hinaus (76, 209). PET kann für Untersuchungen der funktionellen Neuroanatomie herangezogen werden (s. Kap. 6 und Kap. 7). Am besten untersucht ist auf Grund des stabilen Radionuklids der Glukosestoffwechsel des Gehirns einschließlich regionaler Veränderungen bei wechselnder Funktion. Seit mehreren Jahren stehen zahlreiche Radiopharmaka zur Darstellung von Transmitterrezeptoren und Neurotransmittern mit SPECT und PET zur Verfügung (66).

Die Positronenemissionstomographie stellt aus physiologischer und messtechnischer Sicht die optimale Methode der Emissionscomputertomographie dar. Allerdings sind die am Stoffwechsel unmittelbar beteiligten Elemente Kohlenstoff, Stickstoff und Sauerstoff in geeigneter radioaktiver Form nur mit sehr kurzen Halbwertzeiten von einigen Minuten bis wenigen Stunden verfügbar. Somit ist der Betrieb der PET an ein Generatorsystem, meist ein Zyklotron, und ein radiochemisches Labor gebunden (206).

2.4 Ultraschallverfahren

Die Ultraschalluntersuchung von Organen gestattete zunächst nur die Bestimmung von Struktur- und Organgrenzen im eindimensionalen **A-Bildverfahren** (A = Amplitude, A-Mode). Hiermit gelingt eine intravitale Entfernungsmessung (451). Das A-Bildverfahren wurde wegen der geringen anatomischen Information mit der Einführung des B-Mode und der Computertomographie verlassen (272). Ultraschallwellen werden heute vor allem zur Erzeugung von Schnittbildern (Sonographie) verwendet, um morphologische Gewebeeigenschaften aufzuzeichnen (B = Brightness, B-Bildverfahren, **B-Mode**). Zur Ultraschallpulserzeugung und zur Aufnahme der Echoschallpulse werden piezoelektrische Elemente verwendet. Vorzüge der Ultraschalldiagnostik im B-Bild sind die relativ freie Wahl der Schnittebenen und die gute Darstellbarkeit von Grenzschichten zwischen unterschiedlichen Geweben (272, 451). Die Amplituden der von den echogebenden Grenzflächen reflektierten Pulse dienen der Hellsteuerung der Lichtpunkte des Monitors. Es entsteht ein helligkeitsmoduliertes Bild.

Infolge der hohen Schallabschwächung an der nichteröffneten Schädelkalotte und der schwierigen Ankoppelung hat die **Ultraschalldiagnostik des Gehirns** zur Bildgebung beim Erwachsenen bislang keine breite Anwendung gefunden. Mit fortschreitender Geräteentwicklung und Einsatz von echokontrastverstärkenden Substanzen sind jedoch zunehmend intrakranielle Strukturen darstellbar (231). Mittellinienverlagerungen, Ventrikelweite oder Blutungsgröße sind nachweisbar und kontrollierbar. In der Untersuchung von Neugeborenen und Kleinkindern hat die Sonographie aber große praktische Bedeutung erlangt (167, 377). Besonders günstige Untersuchungsmöglichkeiten gibt die noch offene große Fontanelle (physiologisches akustisches Fenster) bei Säuglingen in den ersten Lebensmonaten und bei Frühgeborenen. Moderne Geräte mit automatischer dreidimensionaler Abtastung und mit Volumenbildspeicher ermöglichen eine Schnittbilddarstellung in drei Ebenen. Die fehlende Strahlenbelastung und die **Mobilität der Untersuchungseinheiten** mit „Realtime"-Technik sind wesentliche Vorteile für den Einsatz in der Pädiatrie, speziell auf Frühgeborenenstationen. Für bestimmte Fragestellungen ersetzt oder ergänzt dieses Verfahren die CT und MRT (98, 165) auch beim Erwachsenen (27a, 27b). Bei operativ eröffneter Schädelhöhle ergibt die Sonographie eine genaue Darstellung der Grenzflächen zwischen anatomischen und pathologischen Strukturen (auch in wechselnden Funktionen) aus dem Zugangswinkel des Operateurs (403, 422).

Die Sonographie hat als bildgebendes Verfahren für die Untersuchung des Bulbus oculi und der retrobulbären Strukturen sowie für die Diagnostik der Halsweichteile, besonders der Schilddrüse, große praktische Bedeutung. Auch die Nasennebenhöhlen, speziell Stirn- und Kieferhöhle sind der sonographischen Beurteilung gut zugänglich. Die ultraschallgeleitete Feinnadelpunktion ermöglicht eine gezielte Entnahme von Gewebe aus verschiedenen Regionen bei geringem Risiko (451).

Die **Doppler-Sonographie** ist ein nichtinvasives Ultraschallverfahren zur Messung von Strömungsgeschwindigkeiten in Gefäßen durch Ausnutzung des Dopplereffektes. Dieser besagt, dass Ultraschallwellen, die von bewegten Objekten reflektiert werden, bei ihrer Reflexion eine Frequenzverschiebung erfahren. Diese ist proportional zur Geschwindigkeit der reflektierenden

Teilchen. Eine Berechnung der Flussgeschwindigkeit im Gefäß wird so ermöglicht (98). Die Dopplersonographie findet Anwendung in der Untersuchung oberflächennaher Blutgefäße, in den letzten Jahren vor allem aber auch für die Strömungsmessung intrakraniell liegender, größerer schädelbasisnaher Arterien (63, 104, 488). Bei Frühgeborenen und Säuglingen mit offener Fontanelle lassen sich alle größeren Arterien besonders leicht dopplersonographisch untersuchen. Charakteristisch veränderte Flussprofile und Flussgeschwindigkeiten finden sich bei umschriebenen Gefäßstenosen, Gefäßwandprozessen, Vasospasmus und Hirndruck. Es sind Rückschlüsse auf die Hirndurchblutung möglich.

Als **Duplex-Scan** wird die Kombination von B-Bildverfahren und Dopplersonographie bezeichnet. Hiermit gelingt eine gute anatomische und hämodynamisch-funktionelle Diagnostik der A. carotis communis, ihrer Bifurkation und der nachgeschalteten intrakraniellen Gefäße. Stenosen, wandständige Plaques und Thrombosen sind zu erkennen (330). Durch Farbcodierung und Sonospektrogramme hat die Doppler-Sonographie an diagnostischer Bedeutung gewonnen. Durch die Möglichkeit, am Krankenbett zu untersuchen und durch die beliebige Wiederholbarkeit der Dopplersonographie, steht dieses Verfahren oft am Anfang der apparativ-technischen Diagnostik (15, 125, 231, 451, 488).

2.5 Leitstrukturen der Bilddiagnostik

Unter Leitstrukturen verstehen wir die mit der jeweiligen Bilddiagnostik gut erfassbaren und konstant dargestellten anatomischen Strukturen, die für eine topische Orientierung geeignet sind.

Bei den **konventionellen neuroradiologischen Verfahren** (der Pneumenzephalographie), der Angiographie und der Myelographie, waren die Leitstrukturen überwiegend die topographischen Relationen der knöchernen Strukturen zu den Liquorräumen und Blutgefäßen. Aus Verformungen der kontrastierten Liquorräume sowie aus Verlagerungen oder Veränderungen der Gefäße wurden pathologische Prozesse im intrakraniellen und intraspinalen Raum erkannt. Für die spezielle Bilddarstellung war jeweils nur ein System, das kontrastierte Liquorsystem oder das Gefäßsystem, nutzbar. Außerhalb des intrakraniellen Raumes dienten der topischen Orientierung zusätzlich die luftgefüllten Räume, z. B. Nasenräume, Nasennebenhöhlen, Pharynx und Trachea. Die Leitstrukturen sind also wichtige Hilfen für die räumliche Orientierung. Sie dienen auch der Kontrolle der achsengerechten Einstellung in der Bilddarstellung.

Die Computertomographie, Magnetresonanztomographie und Sonographie haben den Vorzug der gleichzeitigen Darstellung mehrerer, unterschiedlicher anatomischer Strukturen im untersuchten Raum. Dies wird möglich durch die hohe Weichteilauflösung, die auf unterschiedlichen physikalischen, z. T. auch chemischen Parametern beruht. Sie bringt eine weitaus bessere **Detailerkennung anatomischer Strukturen** und einen wesentlich verfeinerten Nachweis pathologischer Befunde. Durch die konstante Abbildung verschiedener anatomischer Strukturen und Räume wird die Bildinterpretation erleichtert. Gleichzeitig wird die topische Einordnung der Befunde infolge der Schichtbilddarstellung schwieriger. Voraussetzung für eine korrekte Interpretation und topographische Zuordnung sind die synoptische Betrachtung aller Schichten und soweit möglich auch der multiplanare Einsatz mehrerer Schnittebenen. Für die räumliche Orientierung, speziell an der Wirbelsäule, sind bei der Schichtbilddiagnostik (CT und MRT) digitale Bilder in sagittaler oder frontaler Abbildung (Scoutview, Pilot, Scanogramm, Radiogramm, Topogramm o.ä.) notwendig und gebräuchlich. Hieraus wird durch Messparameter eine **Schichtbildzuordnung** in der jeweiligen räumlichen Orientierung möglich. – Dieses in der Untersuchungspraxis geläufige Vorgehen hat uns veranlasst, zu den anatomischen Schnittzeichnungen und Originalabbildungen bildgebender Techniken jeweils eine Skizze der Schnittführung hinzuzufügen (Signet). Sie dient der topographischen Zuordnung jeder Einzelschicht.

Bei der **Computertomographie** wird die zweidimensionale Abbildung der Bildelemente (Pixel) in ihrer Grauwertdarstellung von der Strahlungsschwächung im korrespondierenden Volumenelement (Voxel) bestimmt. Die Skala der Absorptionswerte orientiert sich mit ihren Grenzwerten an biologisch wichtigen Strukturen. So sind Luft mit –1000 **Hounsfield-Einheiten (= HE)**, Wasser mit 0 HE und dichte Knochen mit +1000 HE und darüber festgelegt (189, 198, 373).

Am Schädelscan lassen sich nach (198, 321) verschiedene Qualitäten abgrenzen:

Luft		–1000 HE
Fettgewebe	–100 bis	–30 HE
Liquorräume	+5 bis	+10 HE
Hirnsubstanz	+20 bis	+40 HE
Blutleiter mit Kontrastmittel	+50 bis	+200 HE
Verkalkungen	+30 bis	+1000 HE
Schädelknochen		bis zu +1000 HE und darüber.

Im Gegensatz zur Emissionstomographie und zu den meisten Untersuchungssequenzen der MR-Tomographie sind knöcherne Strukturen des Kopfes und der Wirbelsäule gute anatomische Orientierungshilfen neben dem Liquorraum und den luftgefüllten Räumen (Nase, Nasennebenhöhlen, Pharynx und Trachea).

In der **Emissionscomputertomographie** erfolgt die Bilddarstellung durch die Radioaktivitätsbelegung des jeweiligen Volumenelements. Häufig werden hier zur differenzierten Bild- und Funktionserkennung Farbcodierungen benutzt. Im intrakraniellen Raum dienen die inneren Liquorräume, also das Ventrikelsystem, der Orientierung.

In der **Magnetresonanztomographie** wird die Bilderzeugung durch viel komplexere physikalische und chemische Vorgänge bestimmt. Eine große Zahl unterschiedlicher Anregungssequenzen des Messobjekts und verschiedene Bildausleseverfahren führen zu jeweils wechselnder Grauwertdarstellung der anatomischen Strukturen. Die klinische Fragestellung und die untersuchten Körperteile bzw. Organe bestimmen die Auswahl der Untersuchungssequenzen (T1-, T2-Gewichtung und Protonendichte). Für eine detaillierte Information sei auf die spezielle Literatur verwiesen (286, 344, 403, 468).

2.5.1 Gesichtsschädel

In der **Computertomographie** ermöglichen die knöchernen Strukturen und die **luftgefüllten Räume** (Nasenhöhle, Nasennebenhöhlen (Abb. 79, 47–51), Mundhöhle) eine anatomische Orientierung im koronalen und axialen Schichtbild. Sie wird erleichtert durch die bilaterale Symmetrie zahlreicher Strukturen in dieser Region. Hierdurch kann die korrekte und achsengerechte Einstellung des Kopfes im Scanfeld kontrolliert werden.

Zur Untersuchung der Orbita im axialen Schnittbild wird meist ein um 10° zur Kanthomeatalebene geneigter Winkel bevorzugt (194, 198), der sich der infraorbitomeatalen Linie nähert (s. Kap. 1.2). Hierdurch werden der N. opticus und die Mm. recti übersichtlicher abgebildet. Bei leichter Blickhebung wird der beim Geradeausblicken geschlängelt verlaufende N. opticus gestreckt (198, 321). Der **orbitale Fettkörper** gibt einen guten Kontrast zum übrigen Inhalt der knöchernen Orbita. Zusätzliche koronare Schichten ergänzen die Untersuchung (189, 198, 203, 403).

Die **Magnetresonanztomographie** muss auf die knöchernen Orientierungshilfen im Schichtbild weitgehend verzichten. Die Möglichkeiten multiplanarer Bilddarstellung bei freier Wahlmöglichkeit der Schnittebenen und der höhere Weichteilkontrast bedeuten besonders im Gesichtsschädel wesentliche Vorzüge. Zahnartefakte bleiben lokalisiert und stören den Bildaufbau nicht. Auch fehlen im Bereich der Schädelbasis die das CT-Bild störenden, knöchernen Aufhärtungsartefakte. Für die anatomische Orientierung in der MRT wird die **Bikommissurallinie** (Verbindung der vorderen mit der hinteren Kommissur) benutzt. In der Orbita gibt der retrobulbäre Fettkörper in der T1-Gewichtung ein hohes MR-Signal. Dadurch zeichnen sich die geraden und schrägen Augenmuskeln deutlich ab. Für besondere Fragestellungen der Orbitadiagnostik werden unterschiedliche Oberflächenspulen zur Verbesserung der Abbildung und zur Unterdrückung des Signals des retrobulbären Fettkörpers benutzt (286, 344, 440). Für die optimale Darstellung des N. opticus (Abb. 6b.10, 6d.10, 7b.14, 7d.14, 50b.5, 77c.1, 77d.1) bis zum Chiasma opticum (Abb. 8b.15, 8d.15, 32b.18, 32d.18, 77c.4, 77d.4) eignet sich die Untersuchung in paraxialer (oblique-sagittaler) Schichtung (203, 286). Für die Darstellung der Nasennebenhöhlen und des retromaxillären Raumes wird die Kopfspule bevorzugt. Die Nasenmuscheln (Abb. 4d.8, 5d.10, 6d.17, 33d.25, 33d.26, 69d.2) und die Muskulatur geben gute anatomische Orientierungshilfen. Im Nasopharynx lässt sich bei axialer Schichtführung häufig ein oberflächliches muköses Kompartiment von den tiefen Gewebsschichten abgrenzen, was praktisch-klinisch bedeutsam sein kann (17, 440).

2.5.2 Kopf-Hals-Bereich

Mit der **Computertomographie** gelingt eine optimale Beurteilung der Weite des knöchernen Wirbelkanals. Für die Schnitthöhenorientierung sind Übersichtsradiographien (Scoutview, Topogramm) erforderlich. Die luftgefüllten Räume (Pharynx (Abb. 47b.6), Kehlkopf) sind gut erkennbar. Ebenfalls gut abgrenzbar sind Dens axis (Abb. 47b.11), Atlas (Abb. 47b.8) und das Os occipitale (Abb. 48d.6, 50d.25) mit dem Rückenmark (Abb. 47b.13).

Wichtige Orientierungsstrukturen sind die knöchernen Anteile der **Schädelbasis und ihre Knochenlücken.** Für die Darstellung der Feinstrukturen sind spezielle Schnittführungen erforderlich, gegebenenfalls auch koronare (194, 198). Porus und Meatus acusticus internus sind bei kanthomeataler Einstellung konstant erkennbar und daher wichtige Leitstrukturen. Im Röntgenbild der 4. Scheibe der Kanthomeatalserie, die dem Knochenfenster des CT-Bildes ähnlich ist, ist der Meatus acusticus internus in Abb. 64.12 dargestellt. Die in der Klinik gebräuchlichen Spezialeinstellungen zur Abbildung von Feinstrukturen der knöchernen Schädelbasis finden sich bei folgenden Autoren (135, 194, 198, 237, 309, 450).

In der **Magnetresonanztomographie** sind Leitstrukturen neben der Halswirbelsäule das Rückenmark, die Medulla oblongata (Abb. 12b.27, 32b.34, 48b.11, 69c.8) sowie der spinale Subarachnoidalraum und die basalen Liquorzisternen. Die großen Blutgefäße am Hals (Aa. carotis interna und externa, V. jugularis interna) sind gut abgrenzbar. Die luftgefüllten Räume (Mundhöhle, Pharynx (Abb. 8d.20, 69c.3, 69d.3, 70c.3, 70d.3) sind mit allen Untersuchungssequenzen erkennbar. Auch für die Halsweichteile gilt, dass die anatomischen Verhältnisse am besten in protonendichten oder T1-gewichteten Bildern, die pathologischen Strukturen am deutlichsten in T2-gewichteten Bildern zu erkennen sind. Technische Details siehe Fachliteratur (16, 344).

Mit der **Doppler-** und weit besser mit der **Duplexsonographie** können die großen hirnversorgenden Arterien vom Thorax bis zur Schädelbasis fast durchgehend anatomisch und funktionell dargestellt werden.

2.5.3 Hirnschädel

In der **Computertomographie** sind die knöchernen Anteile der Basis und die Knochenlücken Orientierungsstrukturen. Sie geben Informationen über die gewählte Schnittführung und deren Lage. Grobe Orientierungen liefern Hinterhauptsknochen (Abb. 48d.6, 49d.23, 50d.25), Felsenbein (Abb. 49d.10, 50d.19), Mastoidzellen (Abb. 48d.12, 49d.20), Sinus (= S.) sphenoidalis (Abb. 49d.4, 50d.7), Sella turcica, Ethmoidalzellen (Abb. 49d.2, 50d.2), Arcus zygomaticus (Abb. 48d.3) und Orbitabegrenzung. Canalis nervi hypoglossi, Foramen jugulare, Porus und Meatus acusticus externus (Abb. 48d.9, 49d.16), Cavitas tympani, Foramen lacerum, Canalis caroticus, Foramen spinosum und Foramen ovale sind nicht regelmäßig darstellbare Feinstrukturen der knöchernen Basis. Sie können bei gelungener Abbildung als anatomische Leitpunkte für intrakranielle Strukturen dienen. Geringe Schichtdicke und Abweichungen von der Kanthomeatallinie sowie ergänzende koronale Schnittführung sind zur gezielten Darstellung von Einzelstrukturen der Basis notwendig. Die Untersuchung knöcherner Strukturen sollte in **High Resolution Technik** (HR-CT) erfolgen (403). Konventionelle Röntgenaufnahmen von anatomischen Scheiben der knöchernen Strukturen der Schädelbasis ergeben eine gute Abbildung von knöchernen Feinstrukturen. Deshalb wählten wir solche Röntgenaufnahmen zur Darstellung der Anatomie des knöchernen Schädels (Abb. 18–28, 38–43, 61–66).

2.5.4 Zisternen und Ventrikelsystem

Für die **Computertomographie** sind die liquorführenden Räume **entscheidende Leitstrukturen** (141, 189, 432). Feine subarachnoidale Spalträume können durch den Teilvolumeneffekt überlagert oder durch strahlendichtere Strukturen überdeckt werden. Nachweisbar sind die unpaaren C. cerebellomedullaris posterior (magna) (Abb. 48d.16) und C. pontis sowie die paarigen Cisternae pontocerebellares (Abb. 50d.13) in Höhe der Felsenbeine etwa in einer Einstellebene parallel zu der supraorbitomeatalen Linie (s. Kap. 1.2). Unmittelbar darüber stellen sich die vordere Basalzisterne, die C. interpeduncularis (Abb. 52d.11) und die C. cerebelli superior dar. Das „Pentagon" ist die mediane vordere Basalzisterne einschließlich der C. interpeduncularis. Im CT-Bild erscheint das „Pentagon" in der Regel fünfseitig. Es umgibt den Hypophysenstiel, die Nn. optici und das Chiasma opticum. Nach vorn grenzt das „Pentagon" an die Gyri recti, seitlich an den Uncus und den Gyrus (= G.) parahippocampalis und hinten an den Pons. Weitere wichtige liquorführende Leitstrukturen sind die C. ambiens und die C. quadrigeminalis (venae cerebri magnae) (Abb. 52d.20, 53d.21). Die Zisternen des Interhemisphärenspaltes und die Inselzisternen sind beim jungen Patienten sehr schmal. Sie stellen sich besonders bei älteren Patienten und bei Hirnatrophien deutlich weiter dar. Eine bessere Abbildung der Zisternen lässt sich bei bestimmten Fragestellungen mit einer **Kontrastanhebung** der äußeren Liquorräume, vor allem der Cisternen, durch lumbale Instillation eines geeigneten wasserlöslichen Kontrastmittels (z. B. Iopamidol, Iotrolan) erreichen.

Infolge der hohen physiologischen Variabilität der Weite des Ventrikelsystems und seiner Verformbarkeit bei raumfordernden Prozessen ergeben sich keine einheitlichen Bilder für die einzelnen Ventrikelabschnitte. Eine bilateral weite Darstellung spricht für einen Hydrozephalus. Das Volumen des Ventrikelsystems kann über Messungen der Ventrikelflächen an mehreren CT-Bildern berechnet werden (52, 305, 394, 510).

In der **Magnetresonanztomographie** stellen die Liquorräume auch eine Orientierungshilfe im intrakraniellen Raum dar. Die Abbildung der Liquorräume erfolgt frei von Knochenartefakten, was im basalen Bereich und im Übergang vom intrakraniellen zum spinalen Liquorraum klinisch besonders bedeutsam ist (440). Die C. cerebellomedullaris posterior (magna) (Abb. 13b.22, 13d.22, 32b.36, 32d.36, 48b.16, 69c.12, 69d.12), die C. pontocerebellaris (Abb. 73c.9, 73d.9), die C. pontis (Abb. 74c.5, 74d.5), die C. interpeduncularis (Abb. 11b.17, 11d.17, 52b.11, 77c.9, 77d.9), die C. ambiens (Abb. 52b.18, 77c.13, 77d.13, 78c.11, 78d.11), die C. quadrigeminalis (venae cerebri magnae) (Abb. 52b.20, 53b.21) und die C. valleculae cerebri (Abb. 78c.3, 78d.3) erscheinen im T1-gewichteten Bild signalarm, dagegen in der T2-Gewichtung signalintensiv. Die C. fossae lateralis cerebri (Abb. 11b.11, 36b.9, 53b.16) ist für die Lokalisation der Opercula frontale und parietale gegen das Operculum temporale nützlich.

Mit der **Sonographie** ist im Säuglingsalter durch die große Fontanelle oder intraoperativ nach Eröffnung der Schädelkalotte altersunabhängig eine zuverlässige und schonende Beurteilung einiger neuroanatomischer und pathologischer Strukturen sowie der Form und Weite des Ventrikelsystems möglich (451). Die Darstellung kleiner extraaxialer Hämatome kann schwierig sein (403).

2.5.5 Blutgefäße

In der **Computertomographie** lassen sich die Anschnitte großer Arterien erkennen, die A. basilaris (Abb. 50d.12, 51d.12) und die Aa. carotis internae (Abb. 49d.8, 51d.6). Vor allem unter i. v.-Kontrastmittelgabe lassen sich diese Arterien gut darstellen. Mit spezieller Technik können im Nativscan weitere Blutgefäße z. B. in der Orbita abgebildet werden. Im Kontrastscan sind regelmäßig die A. cerebri media im Sulcus lateralis und Teile des Circulus arteriosus (Willis) abgrenzbar. Von den venösen Blutleitern sind die V. cerebri magna (Galen), der S. sagittalis inferior, der S. rectus (Abb. 55d.20) sowie der S. sagittalis superior (Abb. 54d.29, 57d.2) und weniger konstant der S. transversus Leitstrukturen.

In der **Magnetresonanztomographie** sind die großen Blutgefäße gut erkennbar. Die gewählten Untersuchungssequenzen bestimmen die Signalintensität. Somit stellen die Blutgefäße eine wichtige Orientierungshilfe auch für die Beurteilung der MR-Bilder dar. Cerebrale Gefäßfehlbildungen sind im MR-Bild wesentlich besser und sicherer als mit der Computertomographie zu erfassen (17). Die ohne Kontrastmittelgabe mögliche MR-Angiographie (MRA) ersetzt im diagnostischen Bereich weitgehend die konventionelle und digitale Subtraktionsangiographie. Für die Darstellung kleiner Arterien und Venen sowie für die Beurteilung der Hämodynamik und kleiner vaskulärer Anomalien ist die Angiographie oft ergänzend notwendig (101, 344, 440).

Die transkranielle **Doppler-Sonographie** ermöglicht die nichtinvasive Beurteilung der Strömungsverhältnisse größerer Hirnarterien, den Nachweis eines Vasospasmus und häufig auch den Hinweis auf arterielle Stenosen (104, 330, 488).

2.5.6 Durastrukturen

Computertomographisch ist die Dura mater cranialis über den Hirnkonvexitäten nicht oder nur ausnahmsweise isoliert abgrenzbar. **Duraduplikaturen** sind meist eindeutig erkennbar. Konstant dargestellt ist die Falx cerebri (Abb. 53d.3, 54d.2, 55d.3, 56d.3, 57d.4, 58d.3, 59d.3) mit Dichtezunahme nach Kontrastmittelgabe, da sich in der venösen Phase die S. sagittales superior et inferior und der S. rectus sowie Brückenvenen mit Kontrastmittel füllen und somit Begrenzungen der Falx cerebri darstellen. Das Tentorium cerebelli ist mit seinen Begrenzungen nach unten und seitlich durch den Confluens sinuum, den S. transversus, den S. petrosus superior und seinen freien Rand in Richtung auf die vorderen Clinoidfortsätze sowie Teile des S. rectus unterschiedlich gut zu erkennen und oft erst nach Kontrastmittelgabe abzugrenzen (344, 345). Die topographische Lage der Incisura tentorii variiert zum Mittelhirn hin erheblich. Bilder der Schnitte durch Tentorium und Falx cerebri können die Form eines Y haben (Abb. 54a.40, 54a.3). Schnittbilder durch das Tentorium können V- oder M-förmig erscheinen. Die **Incisura tentorii** wird im Kontrast-CT durch die ventromedialen Teile der divergierenden Streifen (diverging bands) angedeutet (329). Bei fehlender Darstellung des Tentorium im Nativscan und axialer Schnittrichtung lassen sich die diverging bands durch eine Hilfslinie beiderseits konstruieren: Diese verläuft vom lateralen Abschnitt der C. ambiens (nicht vom medialen Teil der C. quadrigeminalis) nach hinten-seitlich zur Kalotte und bildet mit der Sagittalebene einen Winkel von 45°. Strukturen lateral dieser Hilfslinie liegen supratentoriell, medial infratentoriell (329). In frontaler Schnittführung ist das Tentorium cerebelli dagegen meist eindeutig abgrenzbar.

In der **Magnetresonanztomographie** stellt sich die Dura kaum oder nur nach Kontrastmittelgabe dar. Hingegen sind die von der Dura begrenzten Spalträume die C. interhemispherica (Abb. 4d.2, 5d.2, 7d.2, 16d.4, 17d.3, 76d.11, 78c.1, 78d.1) und der Raum zwischen Okzipitallappen und Kleinhirn, nämlich die Fissura transversa cerebri (Abb. 16d.11) sehr gut erkennbar, sodass sich hieraus wichtige Leitstrukturen ergeben. Duraverkalkungen sind meist ohne Signal, Verknöcherungen können auch signalarm oder signalreich sein.

2.6 Die klinische Wertigkeit der neuen Bilddiagnostik

Die neuen Bildverfahren (CT, CTA, MRT, MRA, PET, SPECT und Ultraschall) haben unser ärztliches Denken und Handeln verändert. Das gilt ganz besonders für die Diagnostik im intrakraniellen und intraspinalen Raum. Die klassischen Röntgenkontrastverfahren wie Pneumenzephalographie und Myelographie hatten wegen ihrer Invasivität eine hohe Indikationsschwelle. Sie standen deshalb am Schluss der Diagnostik und waren für eine Verlaufskontrolle ungeeignet. Die geringe Invasivität der modernen Bilddiagnostik, ihre ambulante Durchführbarkeit und die im Vergleich zu einer stationären Untersuchung nicht zu hohen Kosten ermöglichen den Einsatz zur **Verlaufsbeobachtung.** Die Myelographie und Angiographie sind mit spezieller Indikation weiterhin erforderlich (s. o.).

Die physikalisch unterschiedlichen Bildverfahren haben in den vergangenen Jahren ihren festen Platz in der Diagnostik erhalten. Abhängig von der jeweiligen Fachdisziplin, von der klinischen Fragestellung und dem zu untersuchenden Organ gibt es Schwerpunkte. Die Auswahl und die Ausführung des Verfahrens erfordert klinische Erfahrung und Sachkenntnis im Leistungsspektrum der jeweiligen Bilddiagnostik. Für die Indikation der Bilddiagnostik, für die Befunderhebung und deren Beschreibung und Bewertung sind funktionell orientierte, neuroanatomische Kenntnisse notwendig. Diese Informationen will dieses Buch dem Benutzer in Bild und Text vermitteln.

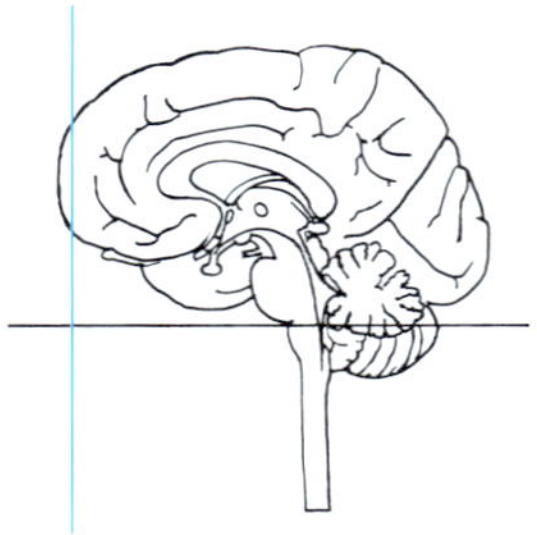

1 Fissura longitudinalis cerebri (Interhemisphärenspalt)
2 G. frontalis superior
3 Falx cerebri
4 G. frontalis medius
5 Dura mater cranialis
6 N. supraorbitalis
7 Cellulae ethmoidales
8 Discus nervi optici
9 Fovea centralis retinae
10 Bulla ethmoidalis
11 Bulbus oculi
12 Hiatus semilunaris
13 Meatus nasi medius
14 Concha nasalis media
15 N. infraorbitalis
16 Nasenhöhle
17 Septum nasi
18 Meatus nasi inferior
19 S. maxillaris
20 Concha nasalis inferior
21 Mundhöhle
22 Zunge
23 N. hypoglossus
24 N. alveolaris inferior

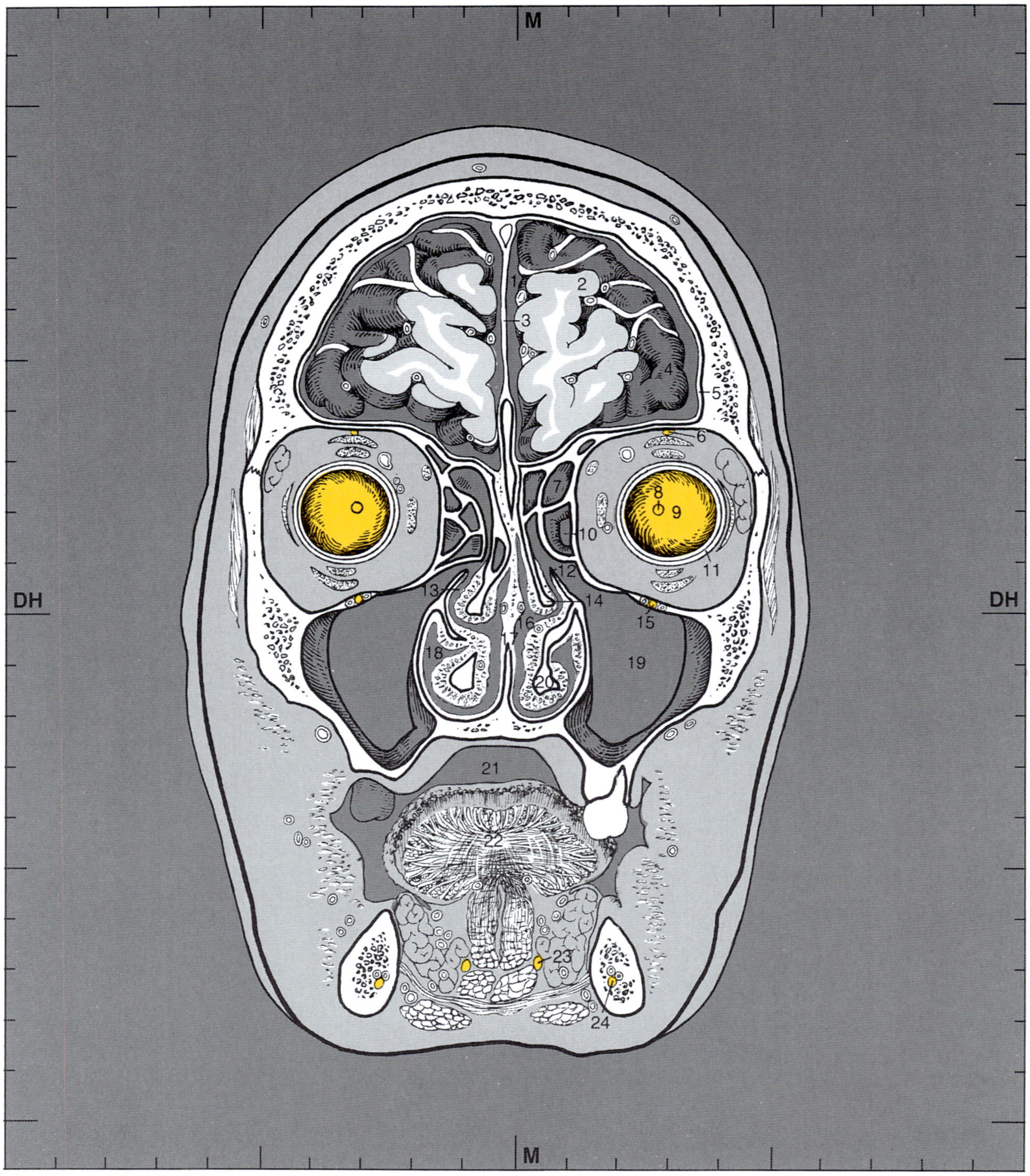

Abb. **4a** Ansicht der 1. Frontalscheibe von vorn. Links oben zeigt die blaue Linie den Verlauf der Schnittebene durch den vorderen Teil des Frontallappens (s. Abb. 2b). Nasenhöhle, Nasennebenhöhlen, Mundhöhle, Hirnstrukturen, Retina und Hirnnerven.

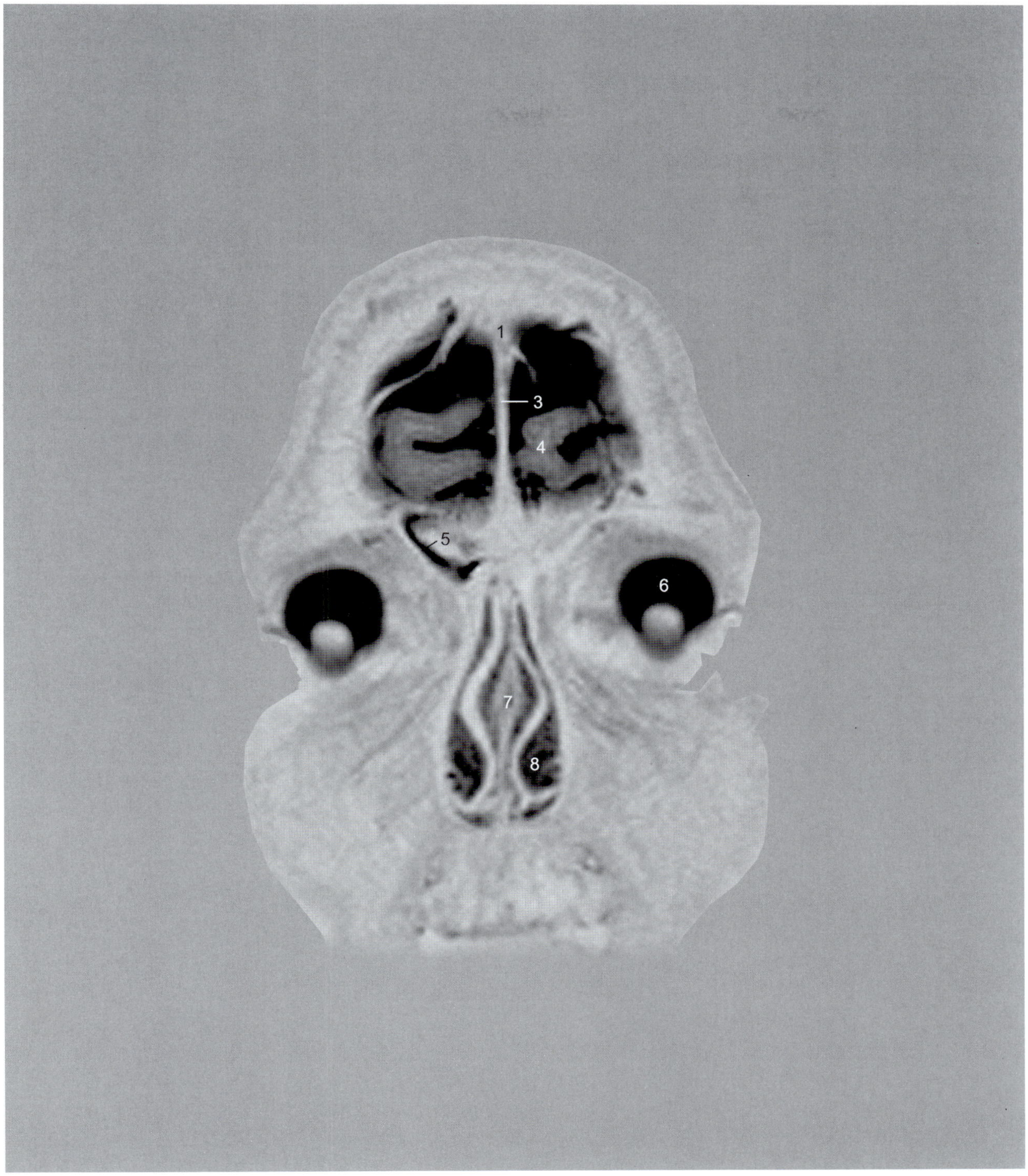

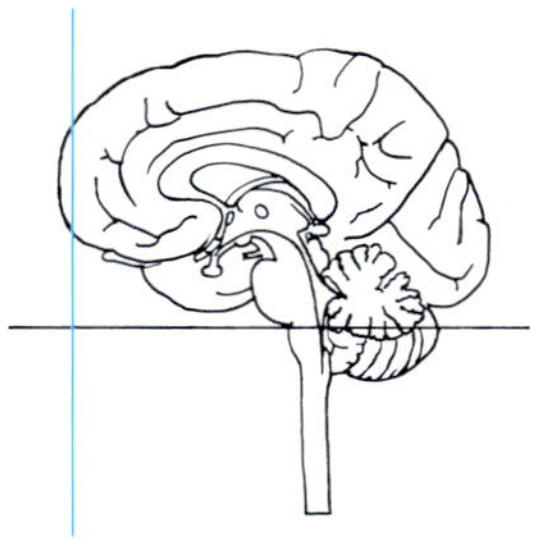

1 S. sagittalis superior
3 Falx cerebri
4 G. frontalis superior
5 S. frontalis
6 Bulbus oculi mit Linse
7 Septum nasi
8 Concha nasalis inferior

Abb. **4b** Frontal orientiertes, T1-gewichtetes MR-Bild (Turbo-Inversion-Recovery-Sequenz), das mit der Schnittebene der Abbildungen 4a und 4c annähernd korrespondiert. Die gewählte Sequenz betont die Hirnstrukturen und drängt die umgebenden Weichteilstrukturen in den Hintergrund. Die zwei frontalen MR-Serien (4b–17b und 4d–17d) stammen von einer 38 Jahre alten Frau. Eine fehlende Zahl mit ihrer Beschriftung bedeutet hier und in den folgenden Legenden der MR-Bilder, dass diese Zahl in der anderen, entsprechenden MR-Abbildung zu finden ist. Bitte umblättern (s. Abb. 4d). Technische Daten s. Kap. 8.

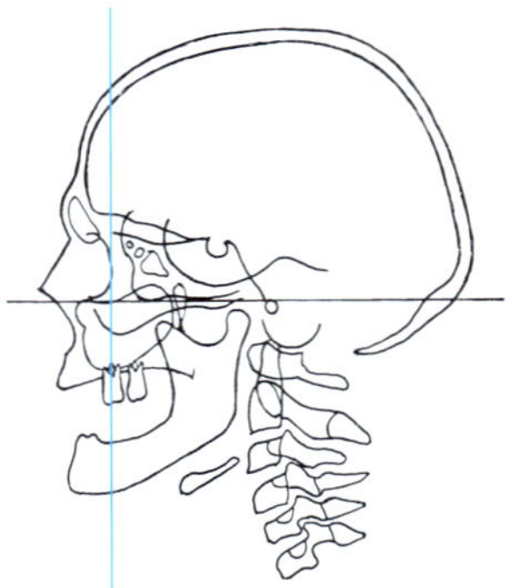

1 S. sagittalis superior
2 A. frontalis intermedio-medialis
3 A. frontalis anteromedialis
4 Os frontale
5 A. polaris frontalis
6 M. temporalis
7 Crista galli
8 A. frontobasalis medialis
9 Orbitadach
10 M. levator palpebrae superioris
11 V. ophthalmica superior
12 M. obliquus superior
13 M. rectus superior
14 Glandula lacrimalis
15 M. rectus medialis
16 Lamina orbitalis
17 Os zygomaticum
18 Sehne des M. rectus lateralis
19 M. orbicularis oculi
20 M. rectus inferior
21 M. obliquus inferior
22 Orbitaboden
23 A., V. infraorbitalis
24 Maxilla
25 Palatum durum
26 2. Molar
27 1. Molar (angeschnitten)
28 Ductus submandibularis
29 M. buccinator
30 M. genioglossus
31 A., V. sublingualis
32 Glandula sublingualis
33 Corpus mandibulae
34 M. geniohyoideus
35 A., V. alveolaris inferior
36 A., V. submentalis
37 M. mylohyoideus
38 M. digastricus, Venter anterior

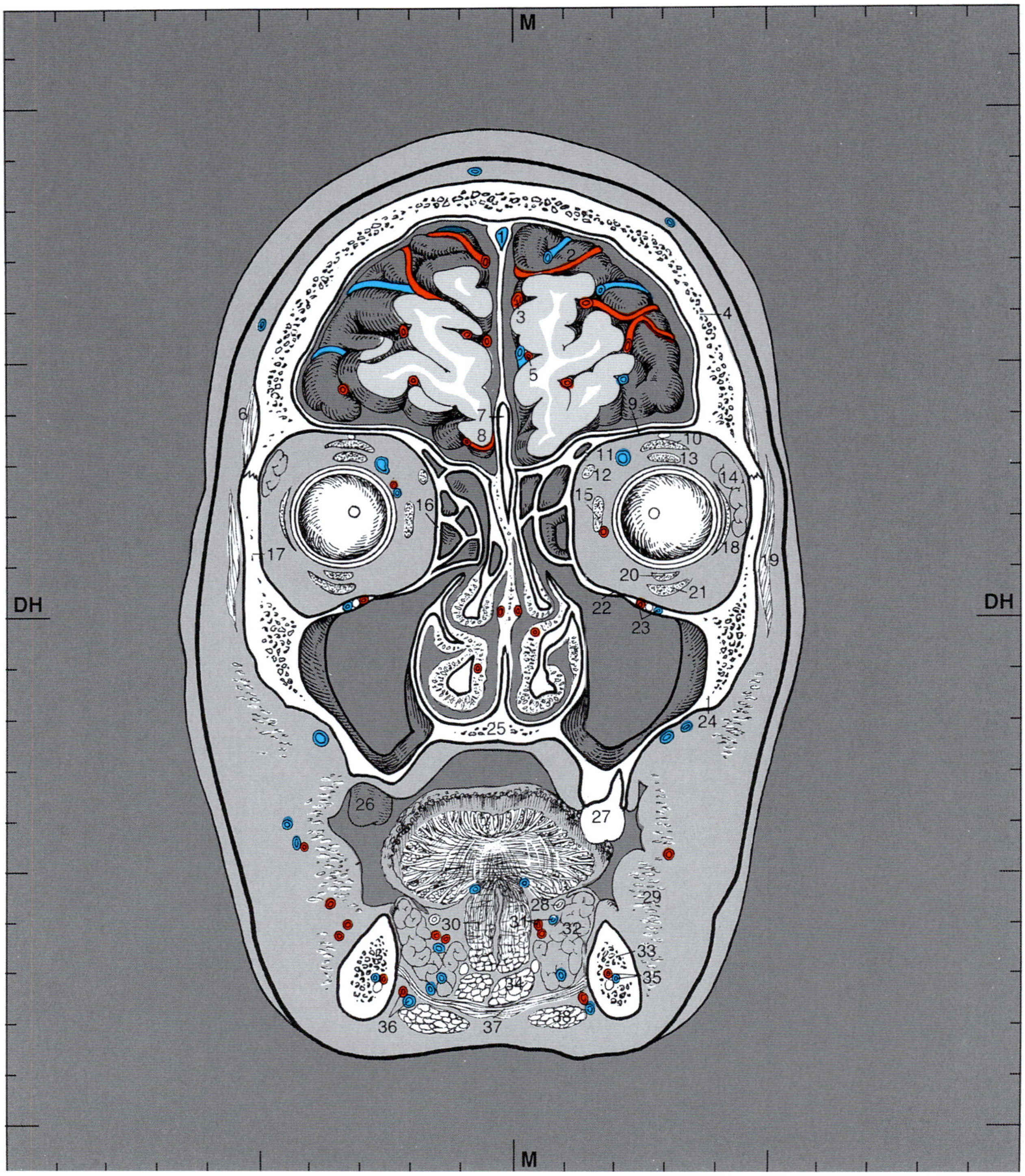

Abb. **4c** Ansicht der 1. Frontalscheibe von vorn. Links oben markiert die blaue Gerade die Position der Schnittebene in Höhe der Crista galli und der Orbita (s. Abb. 2a). Knochenstrukturen, Muskeln und Blutgefäße.
DH = Deutsche Horizontale, M = Medianebene.

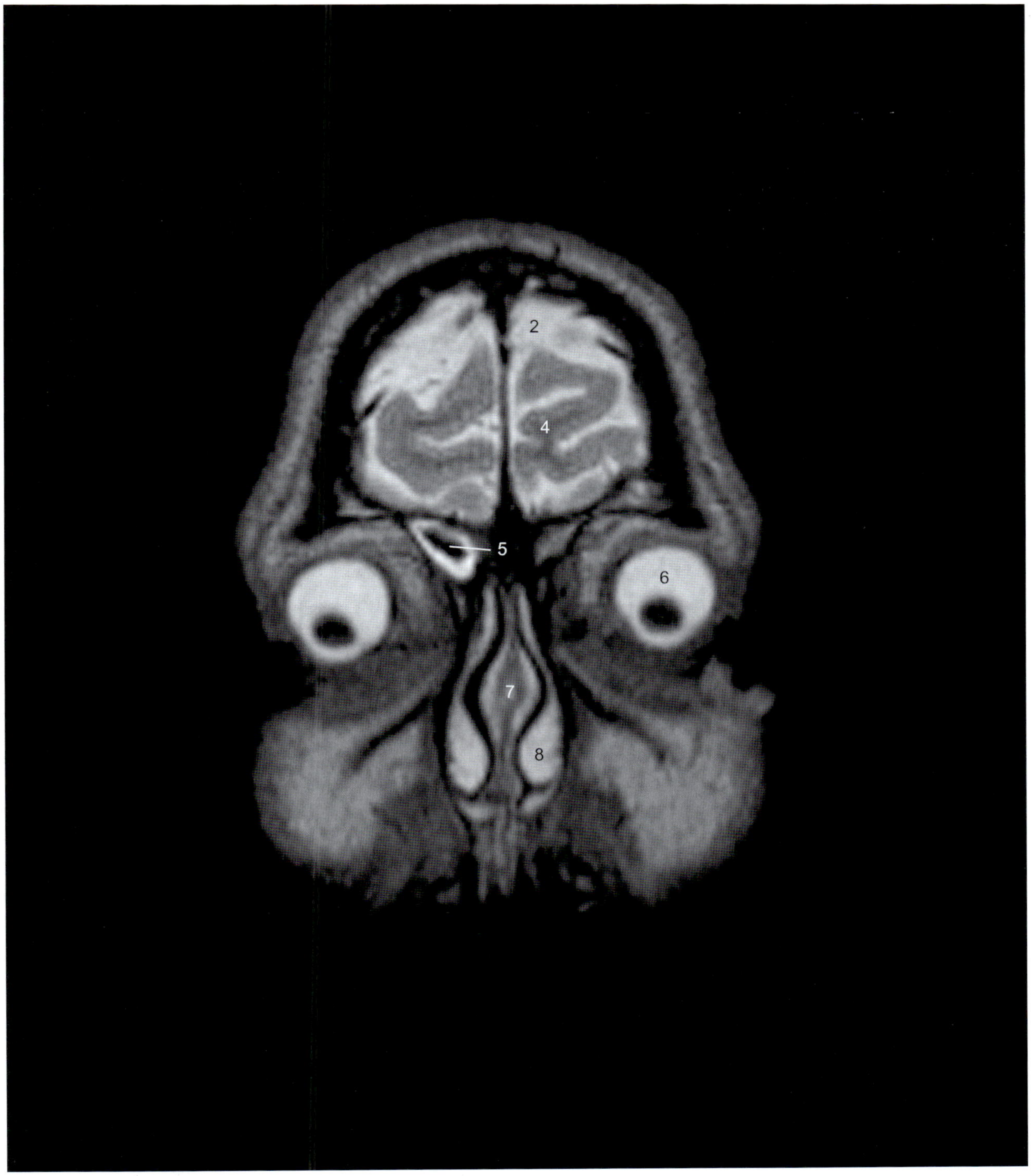

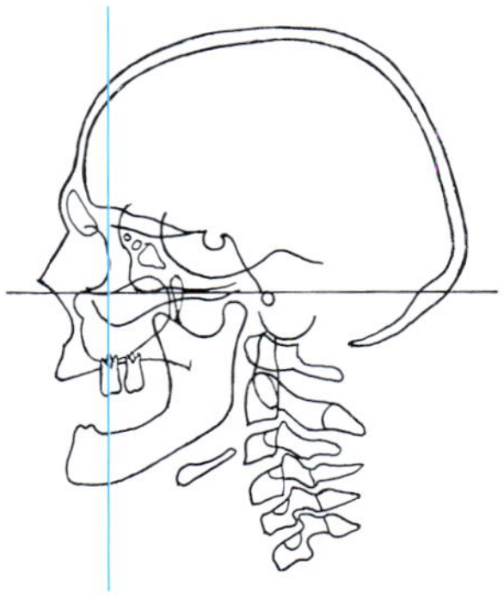

2 C. interhemispherica
4 G. frontalis superior
5 S. frontalis (mit Schleimhautschwellung)
6 Bulbus oculi mit Linse
7 Septum nasi
8 Concha nasalis inferior

Abb. **4d** Frontal orientiertes, T2-gewichtetes MR-Bild, das mit der Schnittebene der Abbildungen 4a und 4c annähernd korrespondiert. Das T2-gewichtete MR-Bild liegt etwa 3 mm posterior zur Abb. 4b. Eine fehlende Zahl mit ihrer Beschriftung bedeutet hier und in den folgenden Legenden der MR-Bilder, dass diese Zahl in der anderen, entsprechenden MR-Abbildung zu finden ist. Bitte rückblättern (s. Abb. 4b). Die beiden frontalen MR-Serien (Abb. 4b–17b und 4d–17d) stammen von einer 38 Jahre alten Frau. Technische Daten s. Kap. 8.

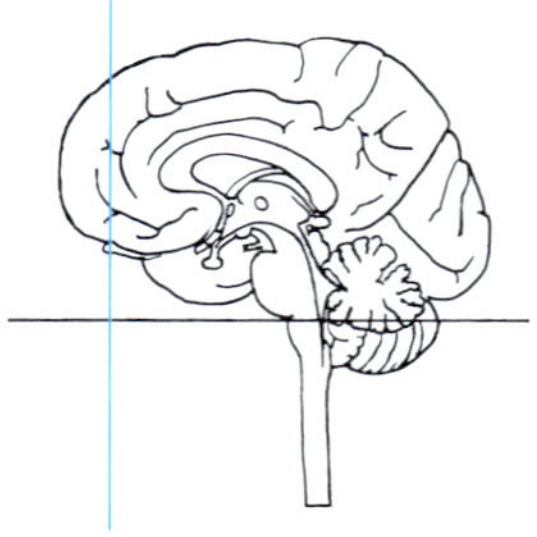

1 G. frontalis superior
2 Falx cerebri
3 G. frontalis medius
4 Dura mater cranialis
5 Gyri orbitales
6 G. frontalis inferior
7 G. rectus
8 N. supraorbitalis
9 N. nasociliaris
10 Bulbus olfactorius
11 N. opticus
12 Cellulae ethmoidales
13 Hiatus semilunaris
14 N. infraorbitalis
15 Meatus nasi medius
16 Concha nasalis media
17 Septum nasi
18 Nasenhöhle
19 S. maxillaris
20 Concha nasalis inferior
21 Meatus nasi inferior
22 N. palatinus major
23 Mundhöhle
24 Zunge
25 N. lingualis
26 N. hypoglossus
27 N. alveolaris inferior

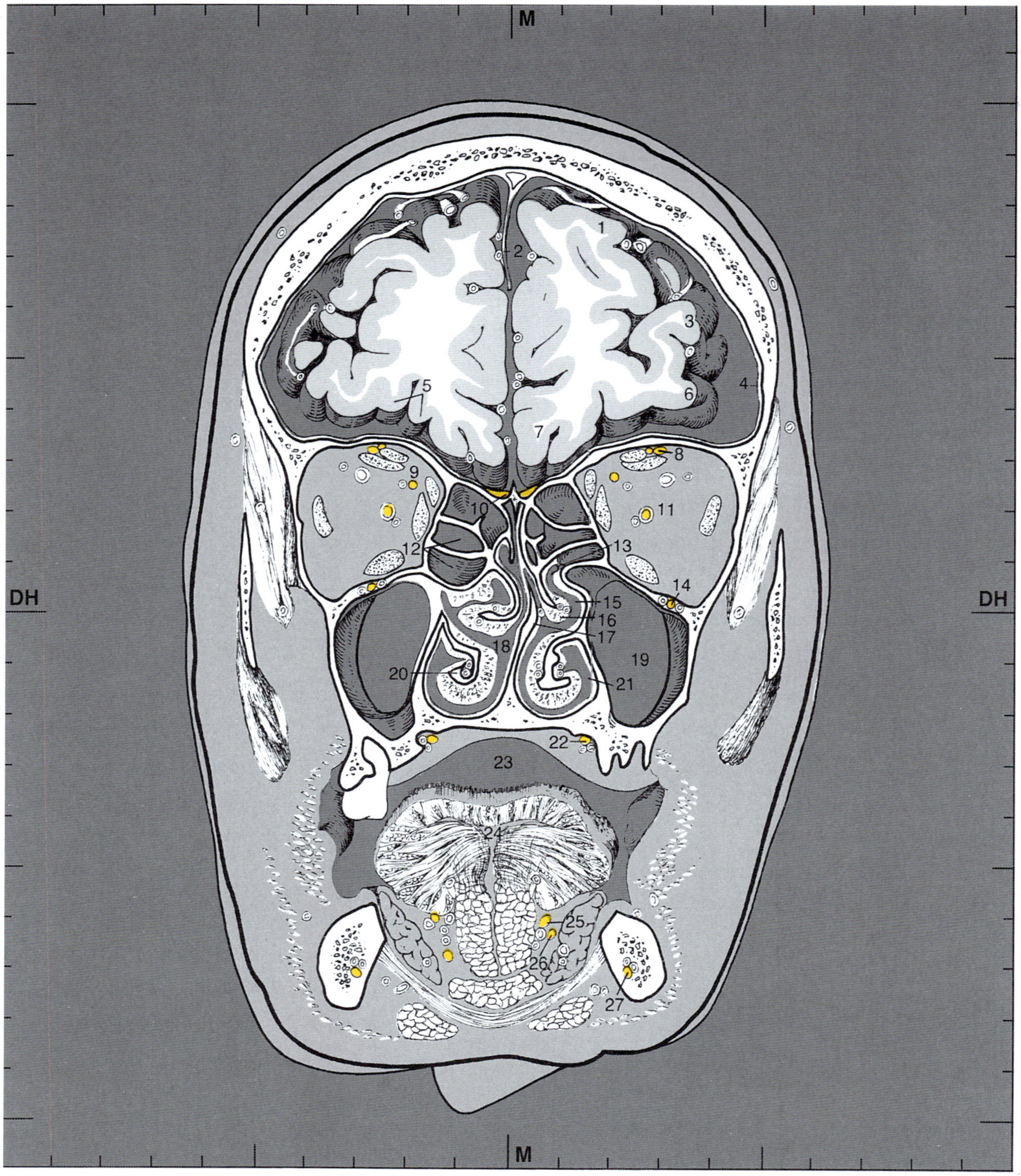

Abb. **5a** Ansicht der 2. Frontalscheibe von vorn. Der Frontallappen ist in Höhe des Bulbus olfactorius getroffen. Nasenhöhle, Nasennebenhöhlen und Hirnnerven.

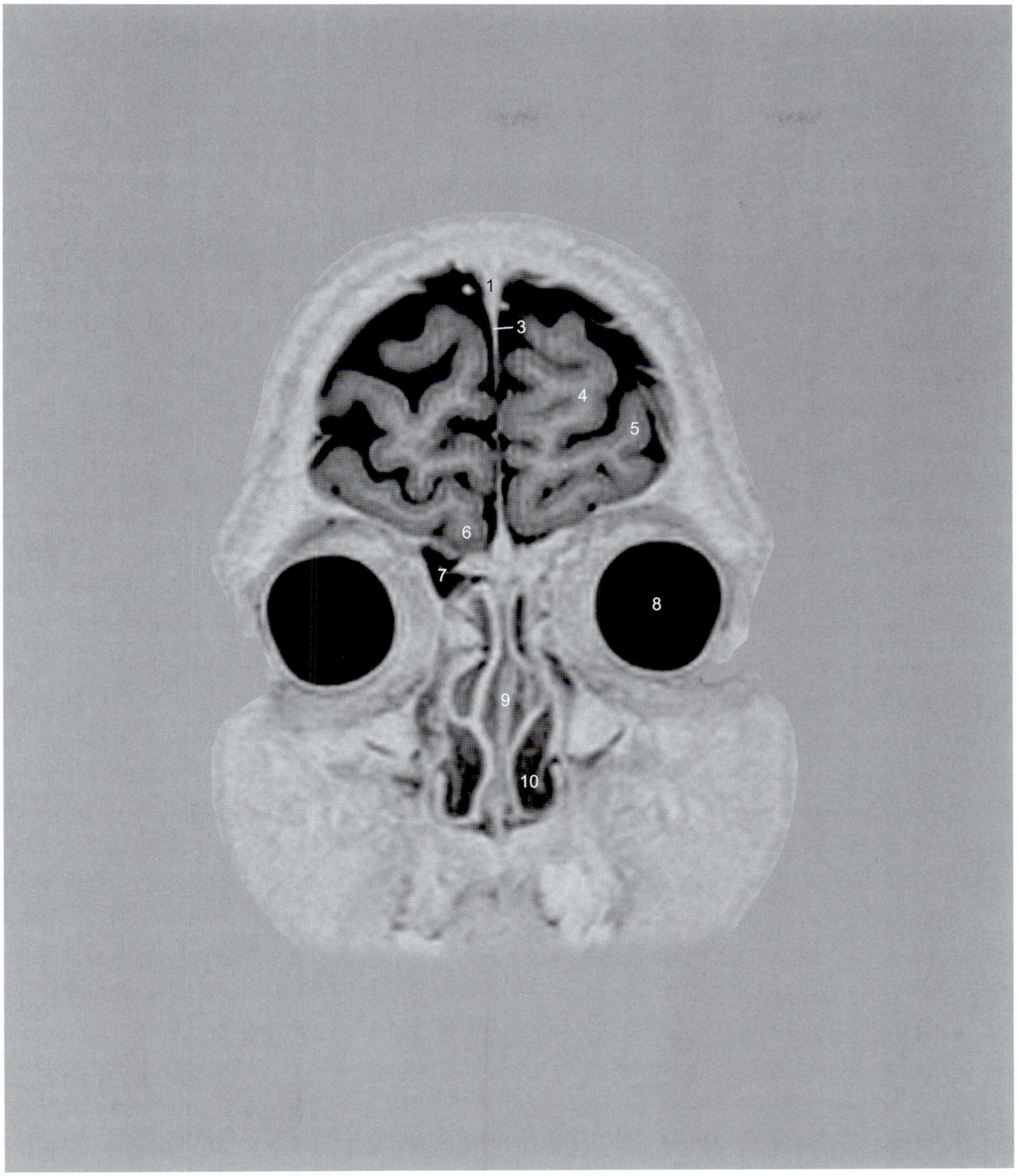

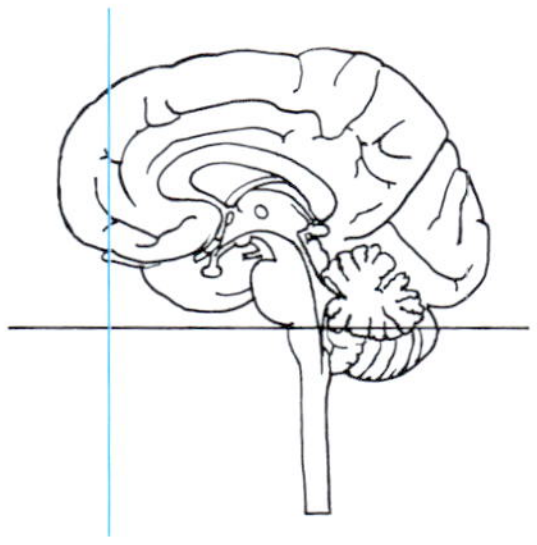

1 S. sagittalis superior
3 Falx cerebri
4 G. frontalis superior
5 G. frontalis medius
6 G. rectus
7 S. frontalis
8 Bulbus oculi
9 Septum nasi
10 Concha nasalis inferior

Abb. **5b** Frontal orientiertes, T1-gewichtetes MR-Bild, das mit der Schnittebene der Abbildungen 5a und 5c annähernd korrespondiert. Im MR-Bild liegt der Gesichtsschädel etwas weiter posterior als in der Schnittbildzeichnung, somit befindet sich der Bulbus oculi in der Schichtebene.

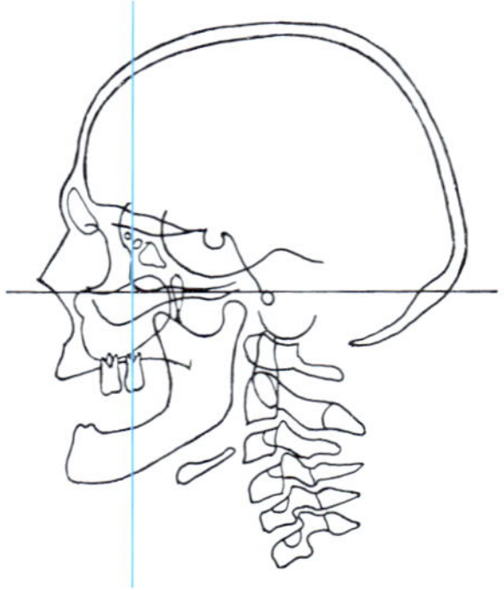

1 S. sagittalis superior
2 A. frontalis anteromedialis
3 Os frontale
4 A. frontalis intermediomedialis
5 A. polaris frontalis
6 Orbitadach
7 A. frontobasalis medialis
8 M. levator palpebrae superioris
9 M. obliquus superior
10 M. rectus superior
11 V. ophthalmica superior
12 A. ophthalmica
13 Os ethmoidale, Lamina cribrosa
14 M. rectus medialis
15 M. rectus lateralis
16 M. temporalis
17 Lamina orbitalis
18 M. rectus inferior
19 A., V. infraorbitalis
20 Orbitaboden
21 Os zygomaticum
22 Wangenfettpfropf
23 Maxilla, Processus alveolaris
24 Palatum durum
25 M. masseter
26 A., V. palatina major
27 2. Molar (angeschnitten)
28 M. buccinator
29 Glandula sublingualis
30 Ductus submandibularis
31 Corpus mandibulae
32 M. genioglossus
33 A. sublingualis
34 A., V. alveolaris inferior
35 A., V. submentalis
36 Platysma
37 M. geniohyoideus
38 M. mylohyoideus
39 M. digastricus, Venter anterior

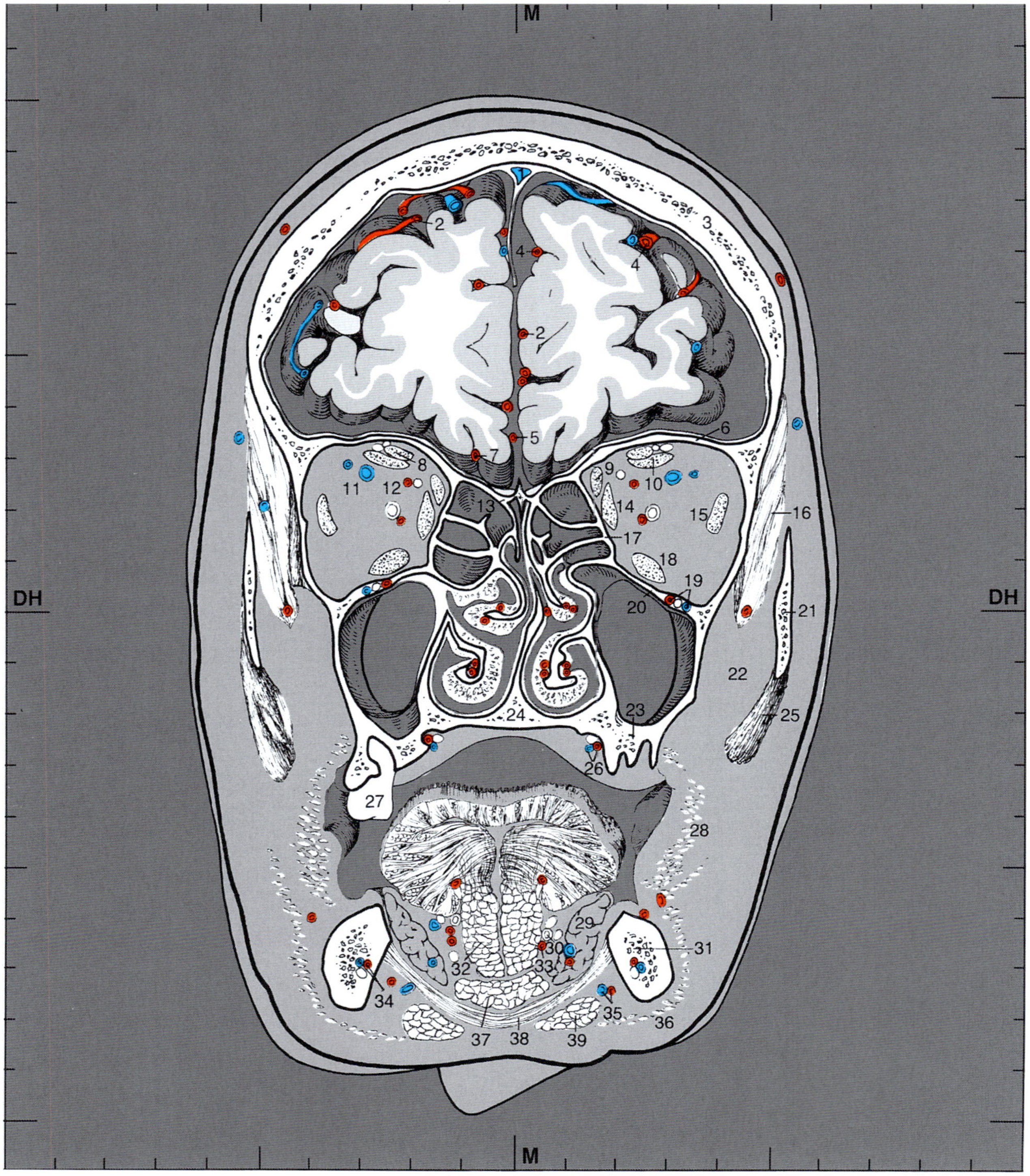

Abb. **5c** Ansicht der 2. Frontalscheibe von vorn. Die Schnittebene liegt etwa 6 mm hinter dem Augapfel und annähernd in der Mitte des Corpus mandibulae. Knochenstrukturen, Muskeln und Blutgefäße.

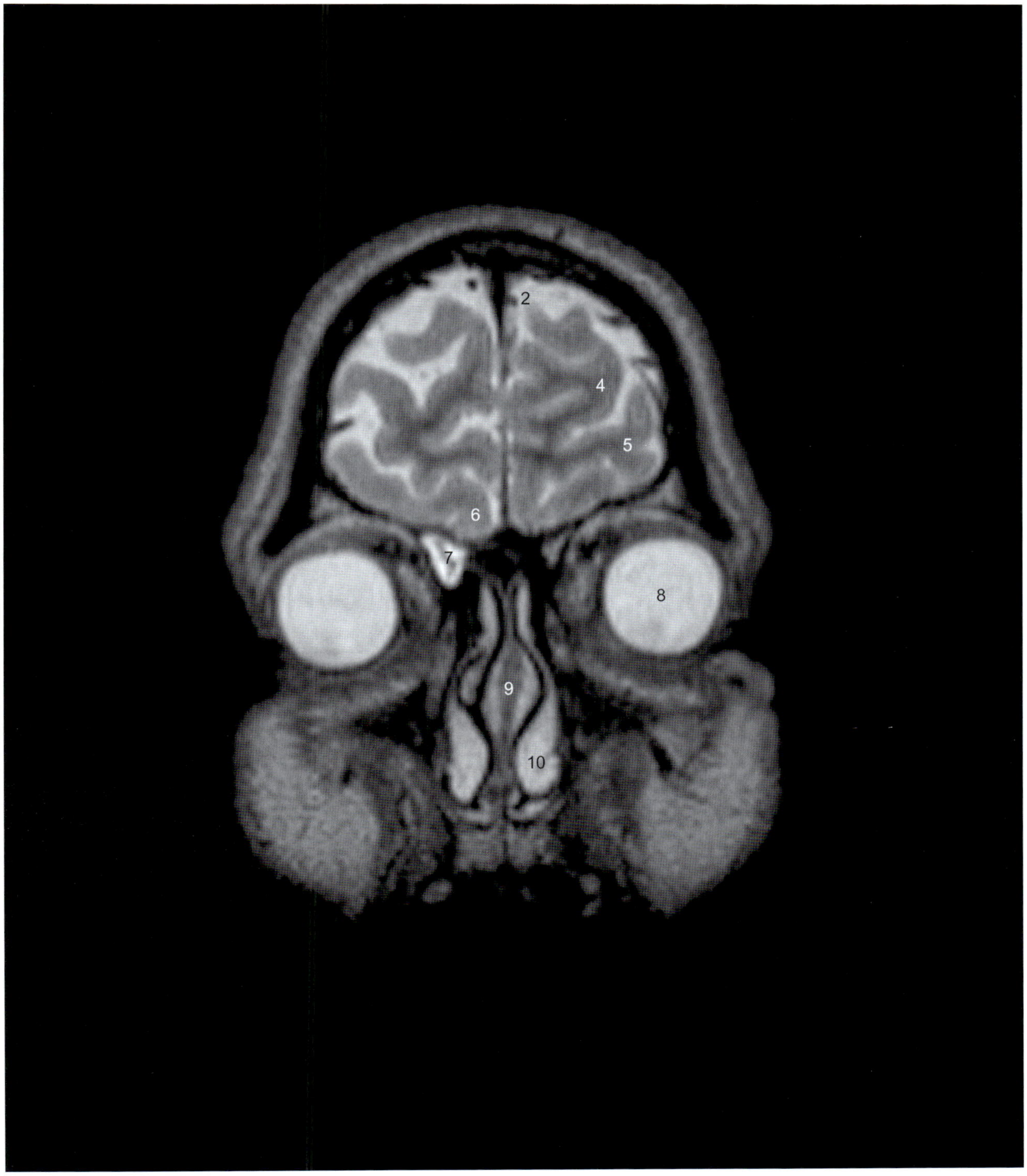

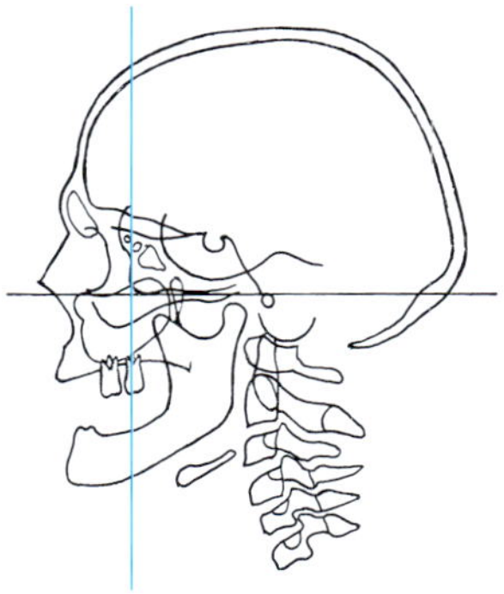

2 C. interhemispherica
4 G. frontalis superior
5 G. frontalis medius
6 G. rectus
7 S. frontalis (mit Schleimhautschwellung)
8 Bulbus oculi
9 Septum nasi
10 Concha nasalis inferior

Abb. **5d** Frontal orientiertes, T2-gewichtetes MR-Bild, das mit der Schnittebene der Abbildungen 5a und 5c annähernd korrespondiert. Im MR-Bild liegt der Gesichtsschädel etwas weiter posterior als in der Schnittbildzeichnung, somit befindet sich der Bulbus oculi in der Schichtebene.

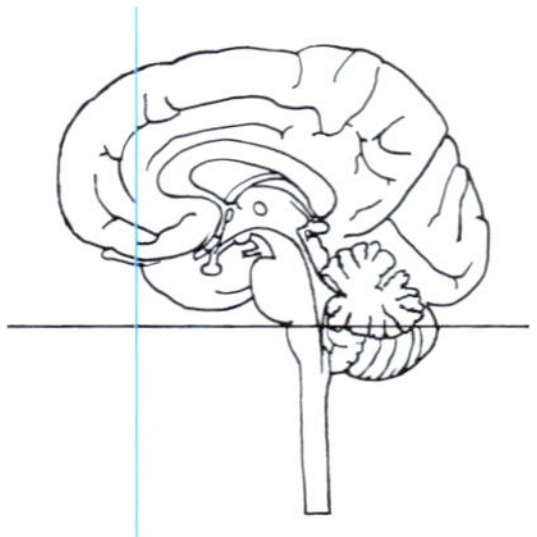

1 Falx cerebri
2 G. frontalis superior
3 G. frontalis medius
4 Sulcus cinguli
5 G. cinguli
6 Dura mater cranialis
7 G. frontalis inferior
8 Gyri orbitales
9 G. rectus
10 N. trochlearis
11 Tr. olfactorius
12 N. frontalis
13 N. nasociliaris
14 Cellulae ethmoidales
15 N. abducens
16 N. opticus
17 N. oculomotorius, unterer Ast
18 Concha nasalis media
19 Meatus nasi medius
20 N. infraorbitalis
21 Septum nasi
22 S. maxillaris
23 Concha nasalis inferior
24 Nasenhöhle
25 Meatus nasi inferior
26 Nn. palatini
27 Mundhöhle
28 Zunge
29 N. lingualis
30 N. alveolaris inferior
31 N. hypoglossus

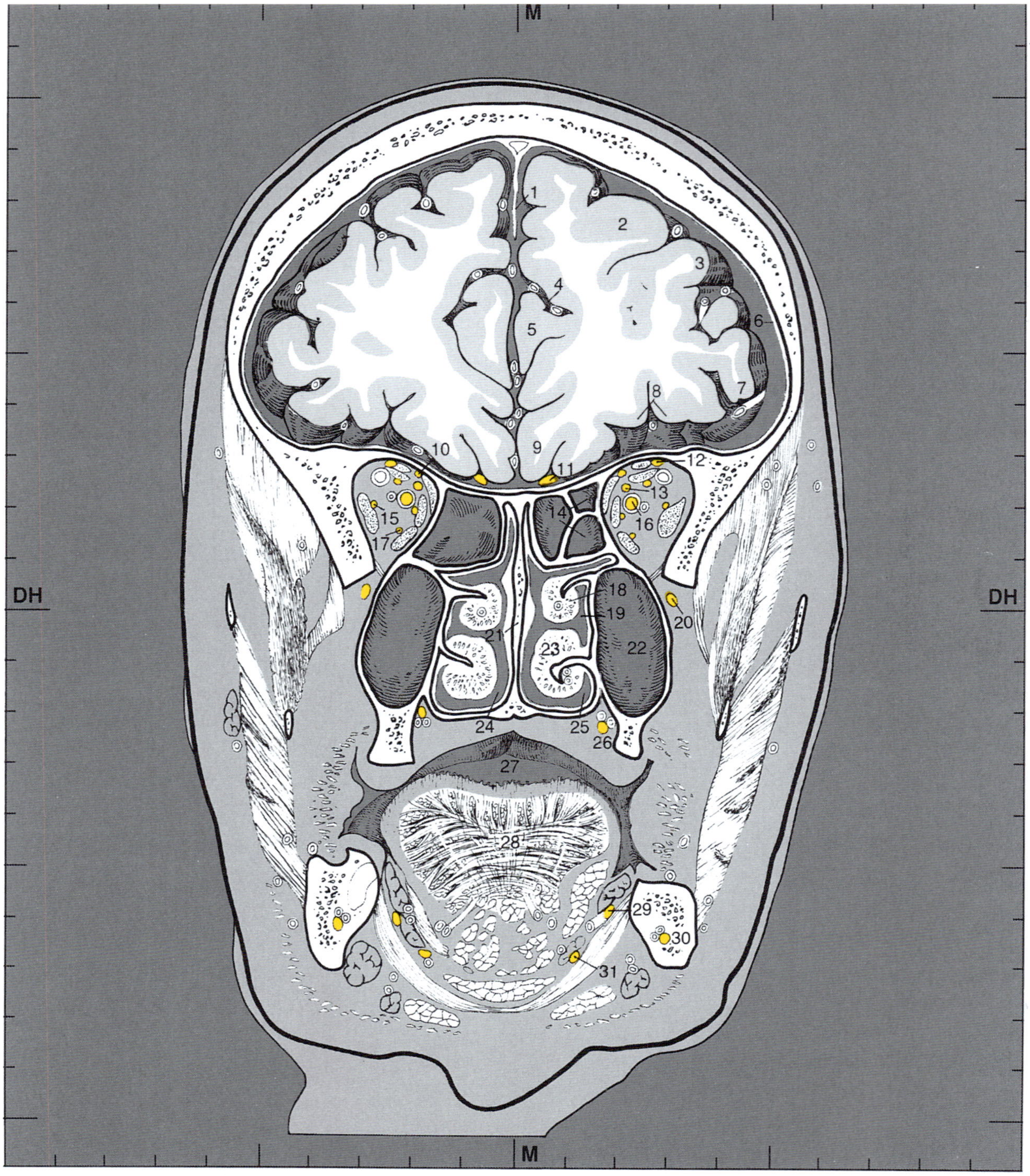

Abb. **6a** Ansicht der 3. Frontalscheibe von vorn. Die Schnittebene liegt im Frontallappen etwa 8 mm vor dem Balkenknie (s. Abb. 2b). Im Bereich des Gesichtsschädels sind der Sehnerv, die Äste des N. trigeminus und der N. hypoglossus getroffen. Nasenhöhle, Nasennebenhöhlen, Mundhöhle, Hirnstrukturen und Hirnnerven.

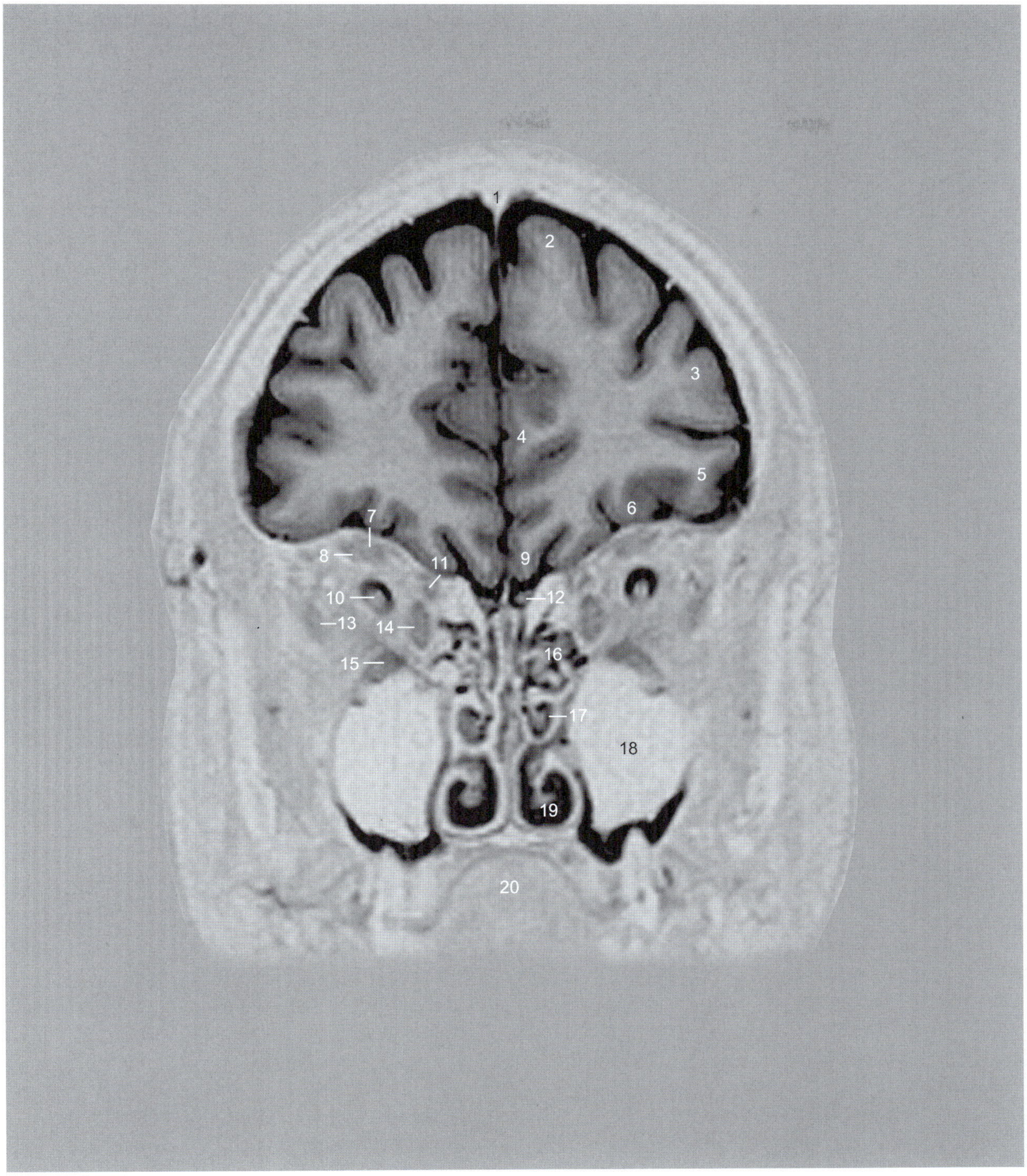

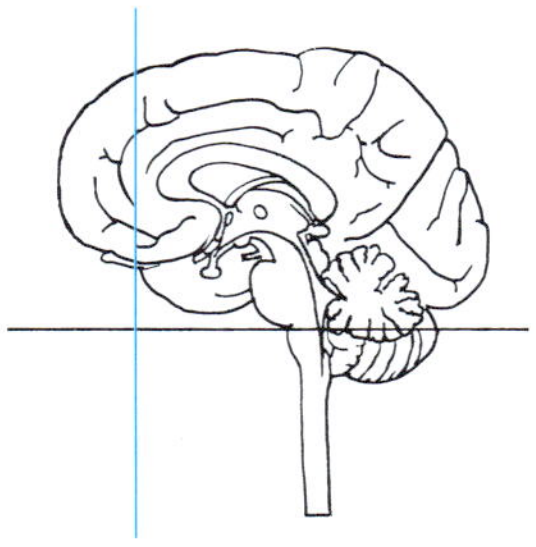

1 S. sagittalis superior
2 G. frontalis superior
3 G. frontalis medius
4 G. cinguli
5 G. frontalis inferior
6 G. orbitalis
7 M. levator palpebrae superioris
8 M. rectus superior
9 G. rectus
10 N. opticus
11 M. obliquus superior
12 Bulbus olfactorius
13 M. rectus lateralis
14 M. rectus medialis
15 M. rectus inferior
16 Cellulae ethmoidales
17 Concha nasalis media
18 S. maxillaris
19 Concha nasalis inferior
20 Zunge

Abb. **6b** Frontal orientiertes, T1-gewichtetes MR-Bild, das mit der Schnittebene der Abbildungen 6a und 6c annähernd korrespondiert.

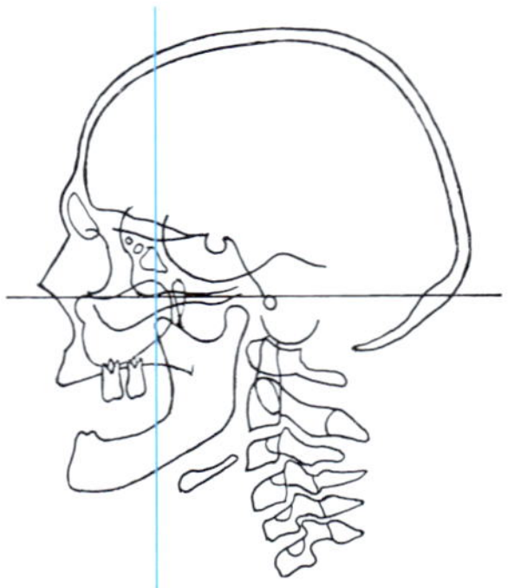

1 S. sagittalis superior
2 Os frontale
3 A. frontalis intermediomedialis
4 A. prefrontalis
5 A. frontalis anteromedialis
6 A. frontobasalis lateralis
7 A. polaris frontalis
8 A. frontobasalis medialis
9 V. ophthalmica superior
10 M. levator palpebrae superioris
11 M. rectus superior
12 M. obliquus superior
13 A. temporalis superficialis, frontaler Ast
14 Os sphenoidale, Ala major
15 M. rectus medialis
16 A. ophthalmica
17 M. rectus lateralis
18 M. temporalis
19 M. rectus inferior
20 M. orbitalis
21 Arcus zygomaticus
22 Maxilla
23 Palatum durum
24 A., V. palatina descendens
25 Processus coronoideus
26 Ductus parotideus
27 M. masseter
28 M. buccinator
29 Corpus mandibulae
30 A., V. facialis
31 A., V. alveolaris inferior
32 Ductus submandibularis
33 M. genioglossus
34 A. sublingualis
35 A., V. submentalis
36 Glandula submandibularis
37 M. digastricus, Venter anterior
38 M. geniohyoideus
39 M. mylohyoideus
40 Platysma

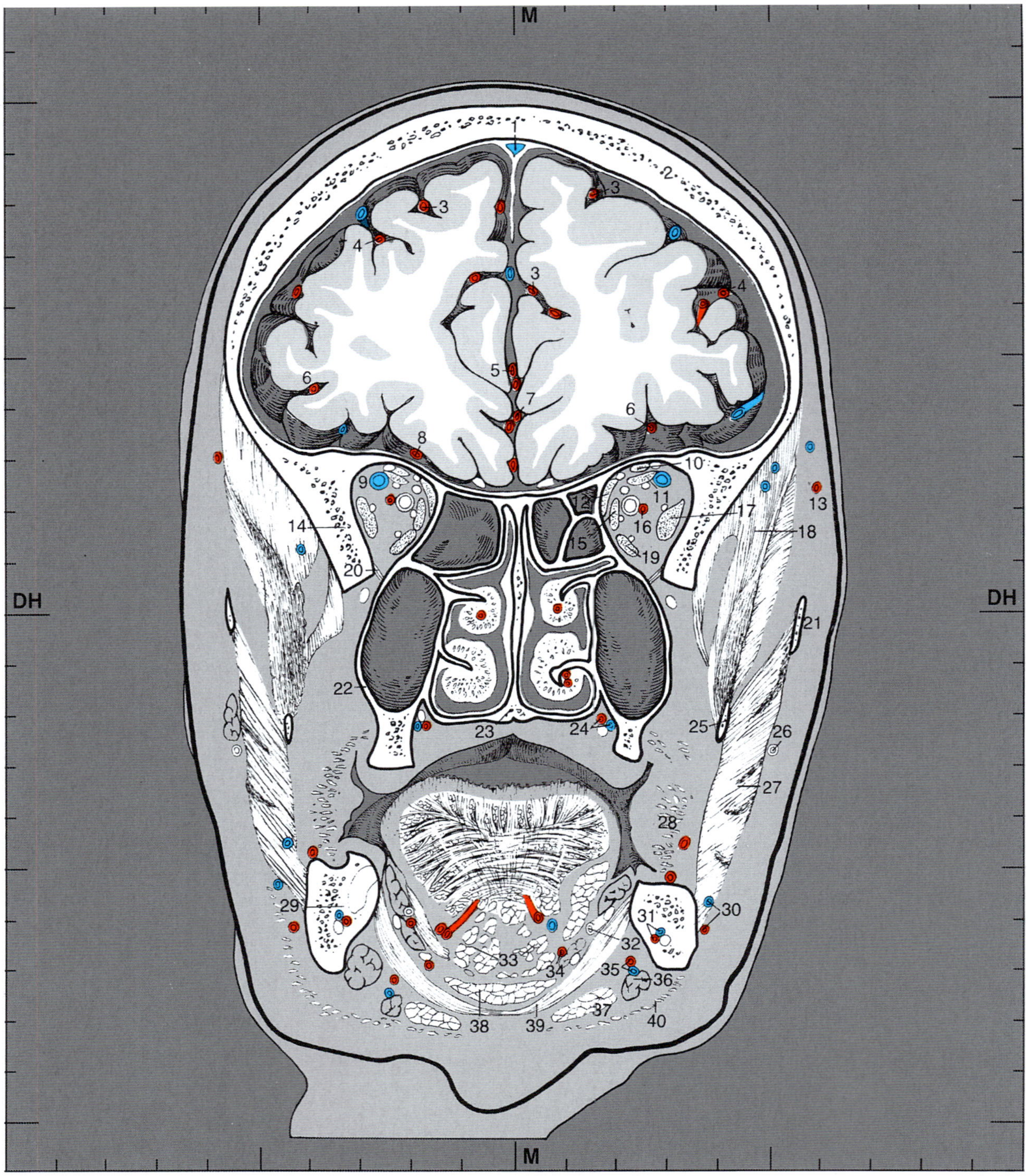

Abb. **6c** Ansicht der 3. Frontalscheibe von vorn. Die Schnittebene verläuft dicht hinter der Mitte der vorderen Schädelgrube, durch das hintere Drittel der Orbita und durch den Processus coronoideus der Mandibula. Knochenstrukturen, Muskeln und Blutgefäße.

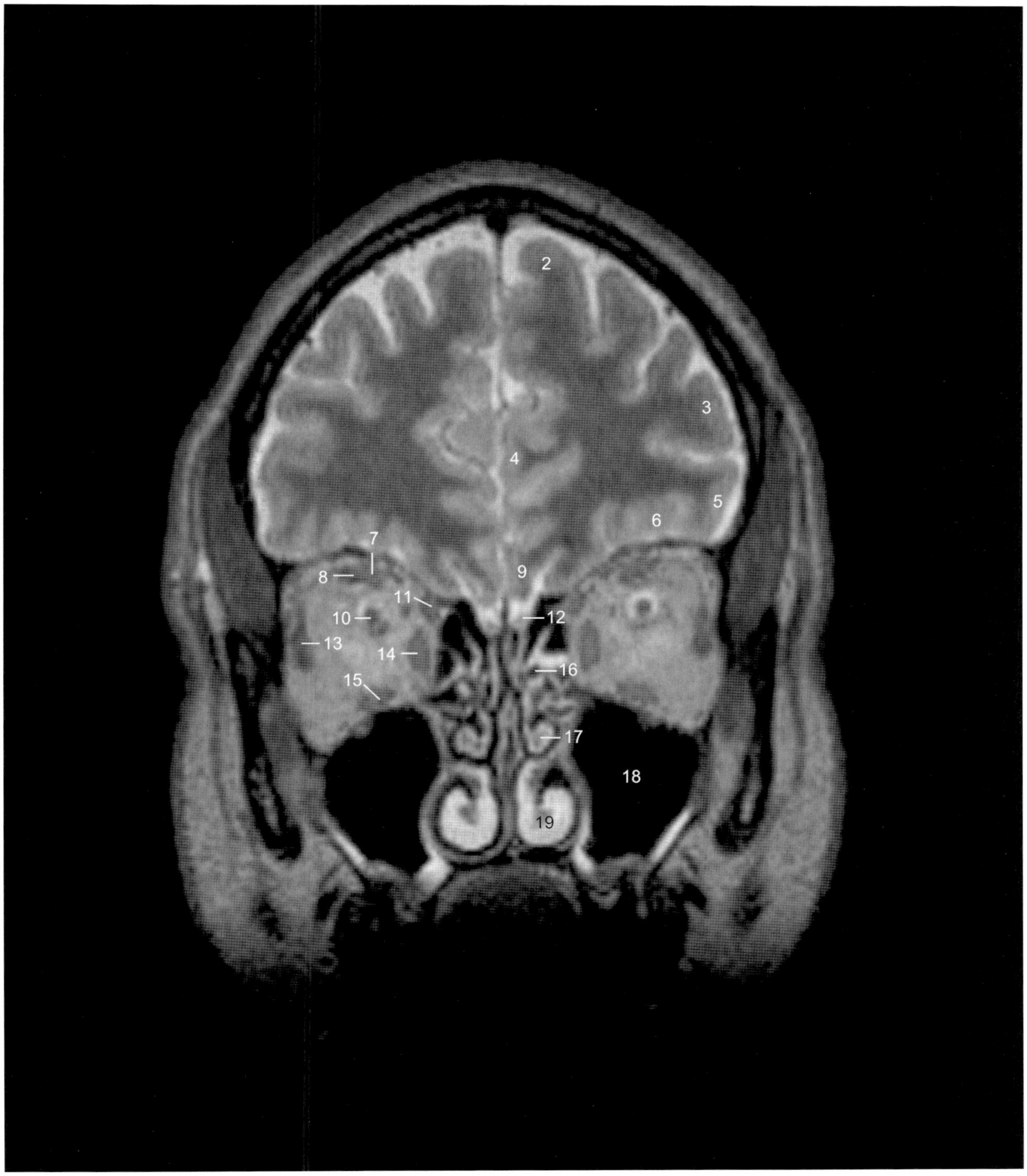

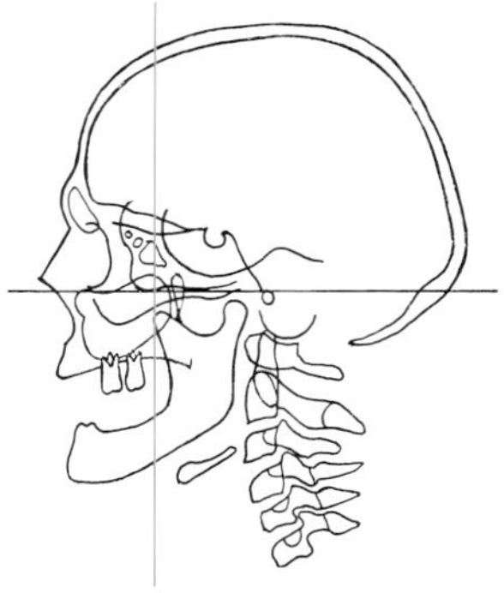

2 G. frontalis superior
3 G. frontalis medius
4 G. cinguli
5 G. frontalis inferior
6 G. orbitalis
7 M. levator palpebrae superioris
8 M. rectus superior
9 G. rectus
10 N. opticus
11 M. obliquus superior
12 Bulbus olfactorius
13 M. rectus lateralis
14 M. rectus medialis
15 M. rectus inferior
16 Cellulae ethmoidales
17 Concha nasalis media
18 S. maxillaris
19 Concha nasalis inferior

Abb. **6d** Frontal orientiertes, T2-gewichtetes MR-Bild, das mit der Schnittebene der Abbildungen 6a und 6c annähernd korrespondiert.

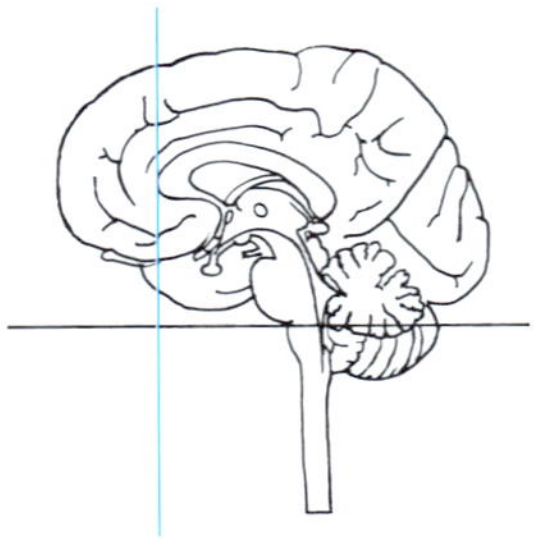

1 Falx cerebri
2 G. frontalis superior
3 Sulcus cinguli
4 G. frontalis medius
5 G. cinguli
6 Corpus callosum, Genu
7 G. frontalis inferior
8 Dura mater cranialis
9 Fissura longitudinalis cerebri (Interhemisphärenspalt)
10 G. rectus
11 G. orbitalis
12 Tr. olfactorius
13 N. opticus
14 N. trochlearis
15 N. oculomotorius
16 Pol des Temporallappens
17 N. ophthalmicus
18 N. abducens
19 S. sphenoidalis
20 N. maxillaris
21 Septum nasi
22 Concha nasalis media
23 Nasenhöhle
24 Concha nasalis inferior
25 Mundhöhle
26 Zunge
27 N. lingualis
28 N. alveolaris inferior
29 N. hypoglossus

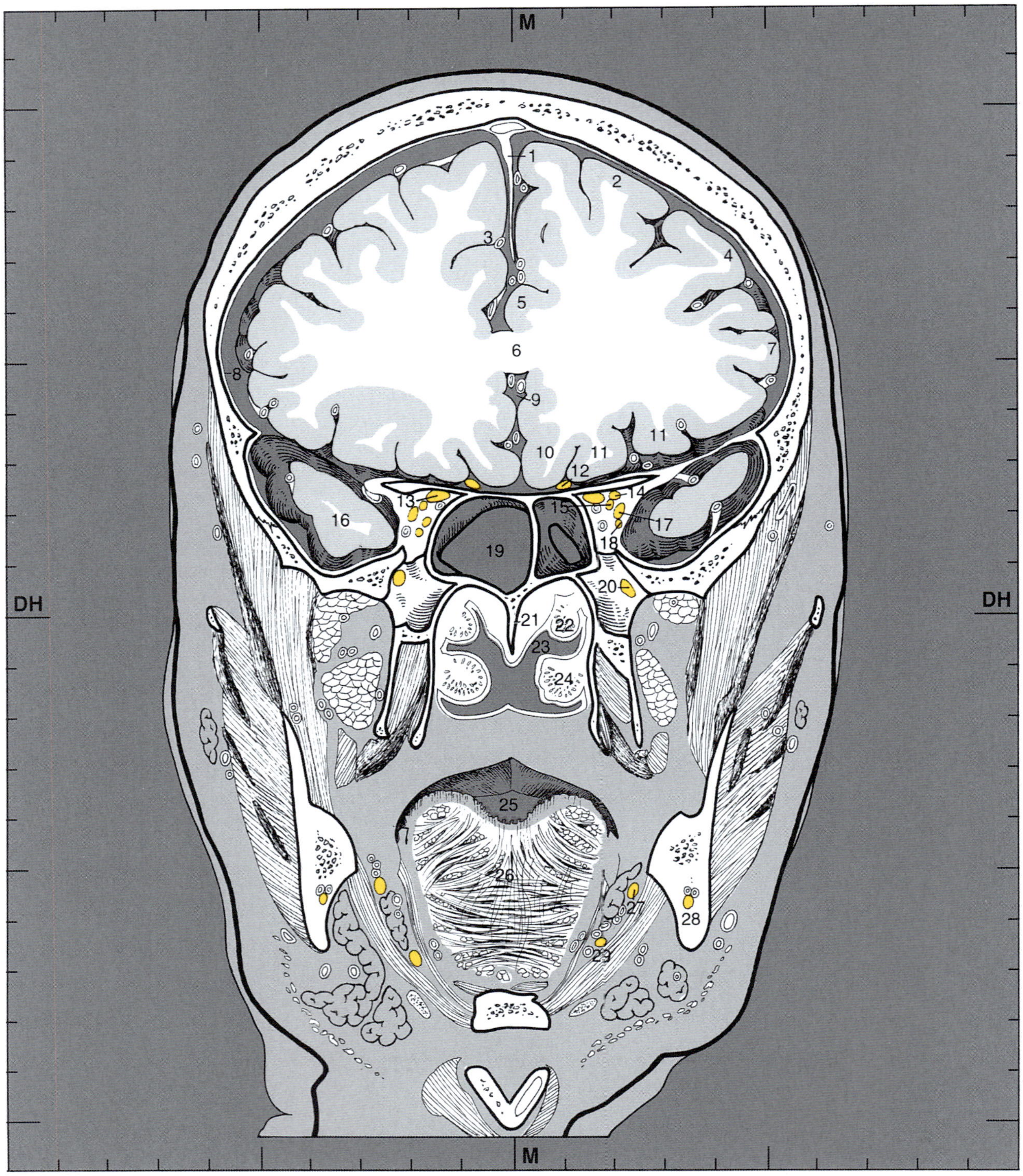

Abb. **7a** Ansicht der 4. Frontalscheibe von vorn. Der Frontallappen ist in Höhe des Balkenknies angeschnitten. Die Augenmuskelnerven und der Sehnerv liegen in der Orbitaspitze dicht nebeneinander. Im Bereich des Mundhöhlenbodens liegen der N. hypoglossus und Äste des N. mandibularis. Nasenhöhle und Nasennebenhöhlen, Hirnstrukturen und Hirnnerven.

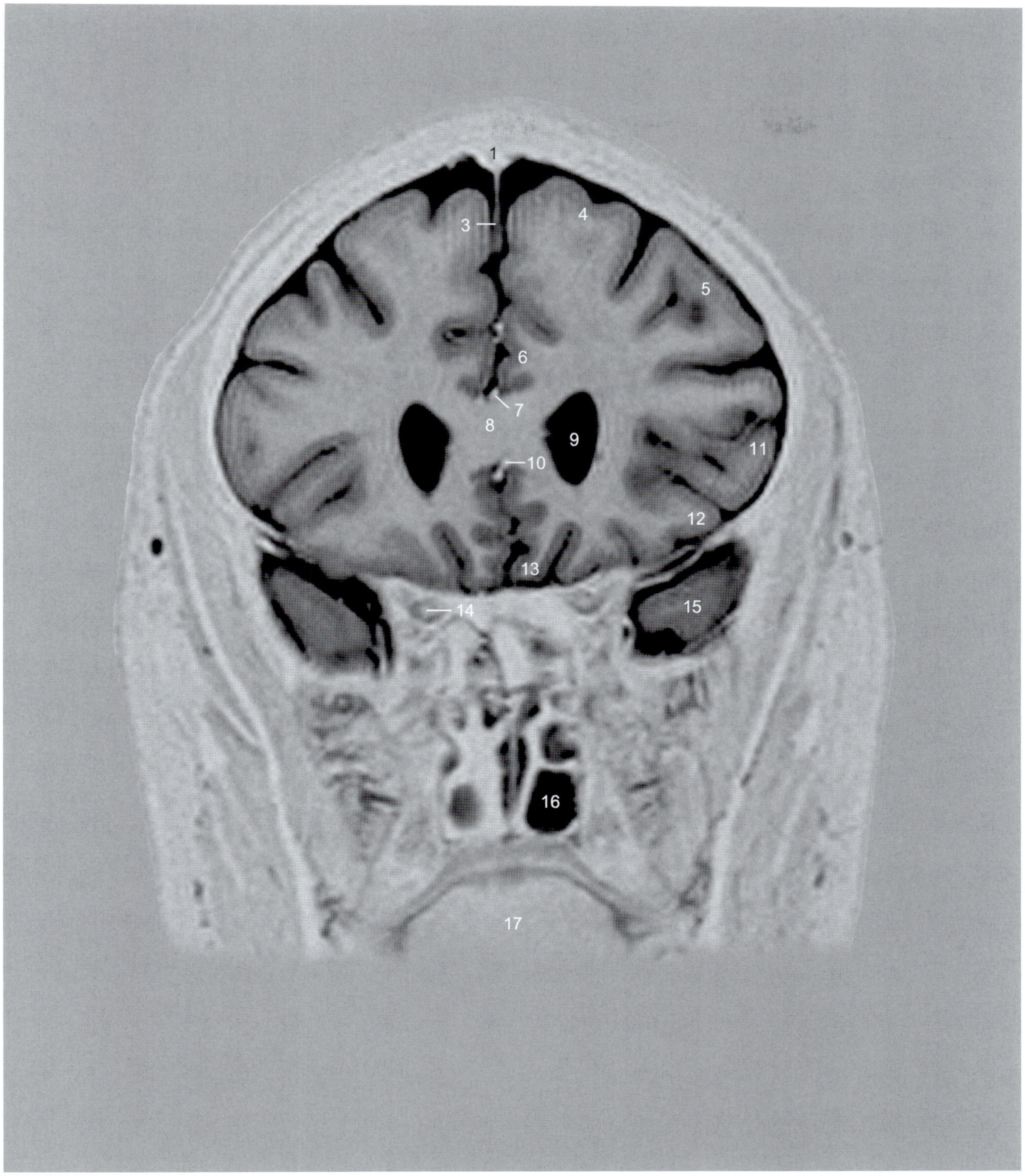

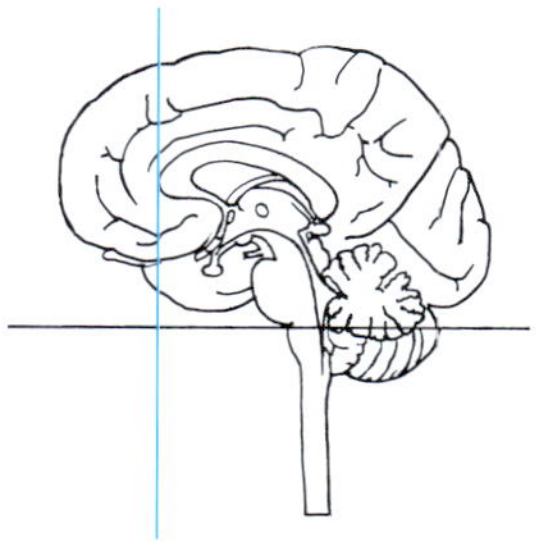

1 S. sagittalis superior
3 Falx cerebri
4 G. frontalis superior
5 G. frontalis medius
6 G. cinguli
7 A. pericallosa
8 Corpus callosum, Genu
9 Ventriculus lateralis, Cornu frontale
10 A. cerebri anterior
11 G. frontalis inferior
12 G. orbitalis
13 G. rectus
14 N. opticus
15 Pol des Temporallappens
16 Concha nasalis inferior
17 Zunge

Abb. **7b** Frontal orientiertes, T1-gewichtetes MR-Bild. Fehlende Übereinstimmung mit den Schnittbildzeichnungen zeigen die Vorderhörner der Seitenventrikel und die Keilbeinhöhle.

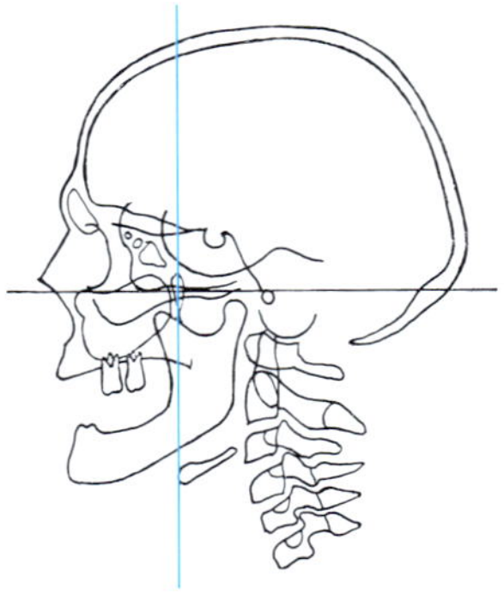

1 S. sagittalis superior
2 A. frontalis intermediomedialis
3 A. prefrontalis
4 A. pericallosa
5 A. cerebri anterior
6 A. frontobasalis lateralis
7 A. polaris temporalis
8 Os sphenoidale, Ala minor
9 A. ophthalmica
10 V. ophthalmica superior
11 Fissura orbitalis inferior
12 A. temporalis superficialis, frontaler Ast
13 Fossa pterygopalatina
14 Arcus zygomaticus
15 M. temporalis
16 A. maxillaris
17 Processus pterygoideus, Lamina lateralis
18 M. pterygoideus lateralis
19 M. pterygoideus medialis
20 Processus pterygoideus, Lamina medialis
21 Palatum molle
22 M. tensor veli palatini
23 Processus coronoideus
24 Ductus parotideus
25 Hamulus pterygoideus
26 M. masseter
27 Ramus mandibulae
28 A., V. alveolaris inferior im Canalis mandibulae
29 A. sublingualis
30 M. mylohyoideus
31 A., V. submentalis
32 Glandula submandibularis
33 Platysma
34 Sehne des M. digastricus
35 Os hyoideum
36 Cartilago thyroidea

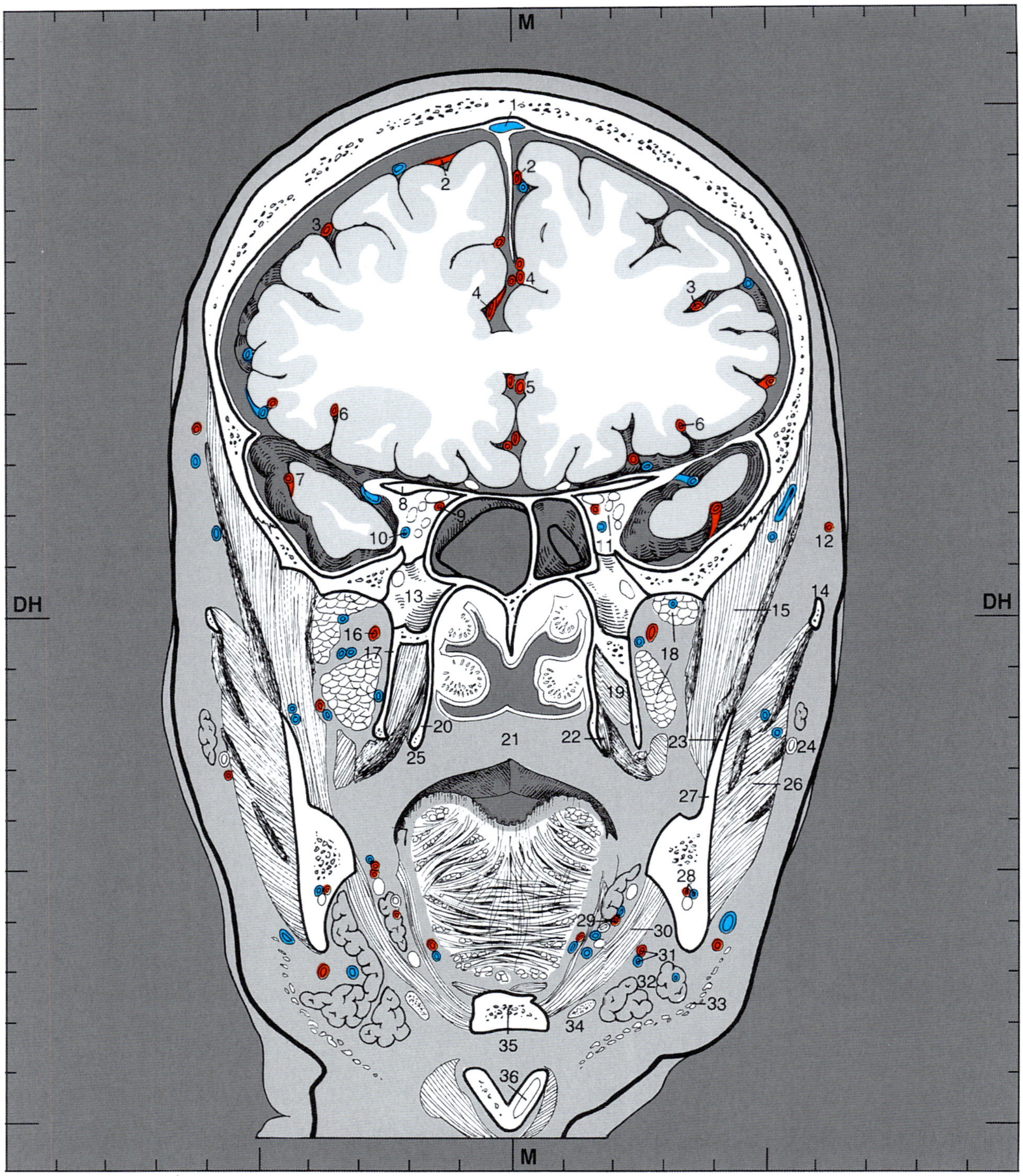

Abb. **7c** Ansicht der 4. Frontalscheibe von vorn. Die vorderen Pole der mittleren Schädelgrube sind getroffen und liegen unter den kleinen Flügeln des Keilbeins. Der Canalis opticus und die Fissura orbitalis superior liegen in der Schnittebene. Die Zunge ist in Höhe des Zungenbeins angeschnitten. Knochenstrukturen, Muskeln und Blutgefäße.

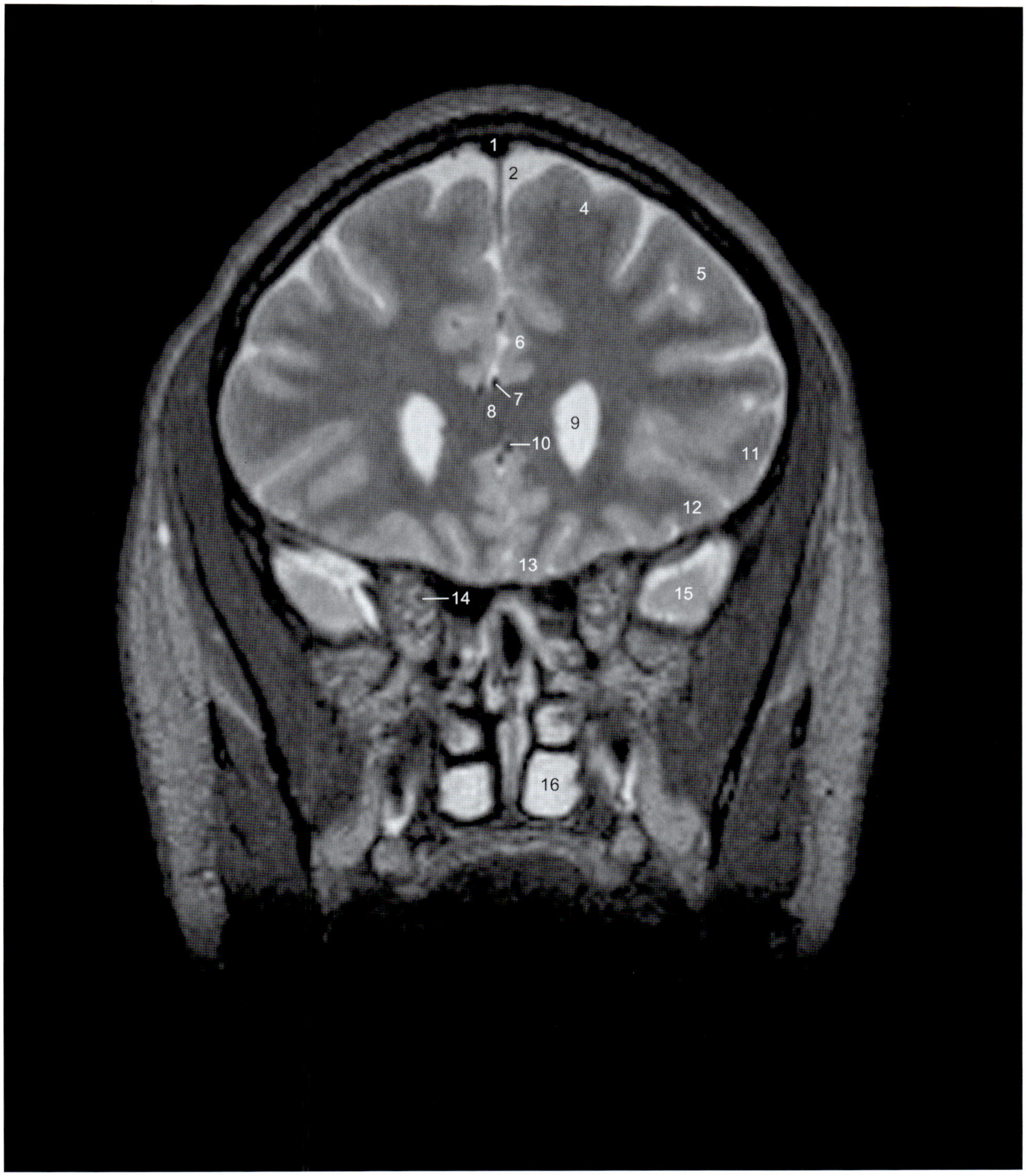

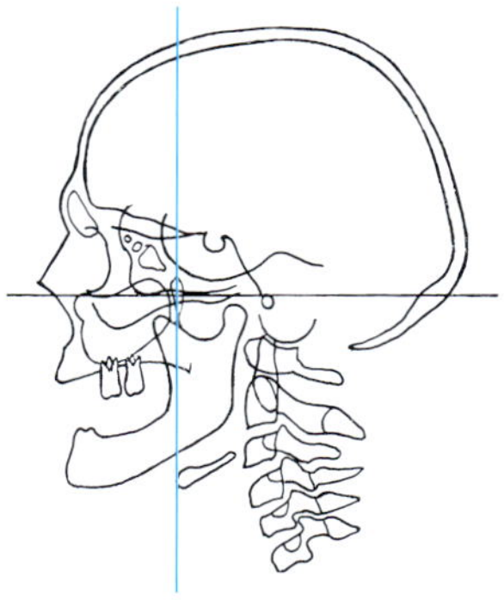

1 S. sagittalis superior
2 C. interhemispherica
4 G. frontalis superior
5 G. frontalis medius
6 G. cinguli
7 A. pericallosa
8 Corpus callosum, Genu
9 Ventriculus lateralis, Cornu frontale
10 A. cerebri anterior
11 G. frontalis inferior
12 G. orbitalis
13 G. rectus
14 N. opticus
15 Pol des Temporallappens
16 Concha nasalis inferior

Abb. **7d** Frontal orientiertes, T2-gewichtetes MR-Bild. Fehlende Übereinstimmung mit den Schnittbildzeichnungen zeigen die Vorderhörner der Seitenventrikel und die Keilbeinhöhle.

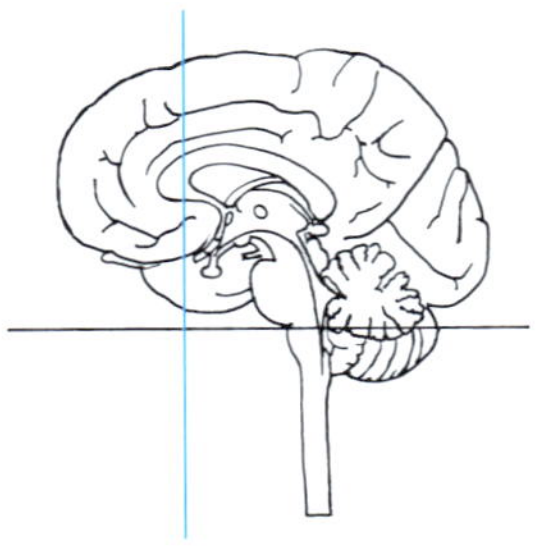

1 G. frontalis superior
2 Falx cerebri
3 G. frontalis medius
4 Sulcus cinguli
5 G. cinguli
6 G. frontalis inferior
7 Corpus callosum, Genu
8 Ventriculus lateralis, Cornu frontale
9 Caput nuclei caudati
10 Insel
11 Sulcus lateralis
12 Putamen
13 G. temporalis superior
14 G. rectus
15 Tr. olfactorius
16 Chiasma opticum
17 N. opticus
18 N. oculomotorius
19 N. trochlearis
20 G. temporalis medius
21 N. ophthalmicus
22 N. abducens
23 S. sphenoidalis
24 N. maxillaris
25 Pharynx, Pars nasalis
26 Uvula
27 N. alveolaris inferior
28 Tonsilla palatina
29 N. lingualis
30 Isthmus faucium
31 N. hypoglossus

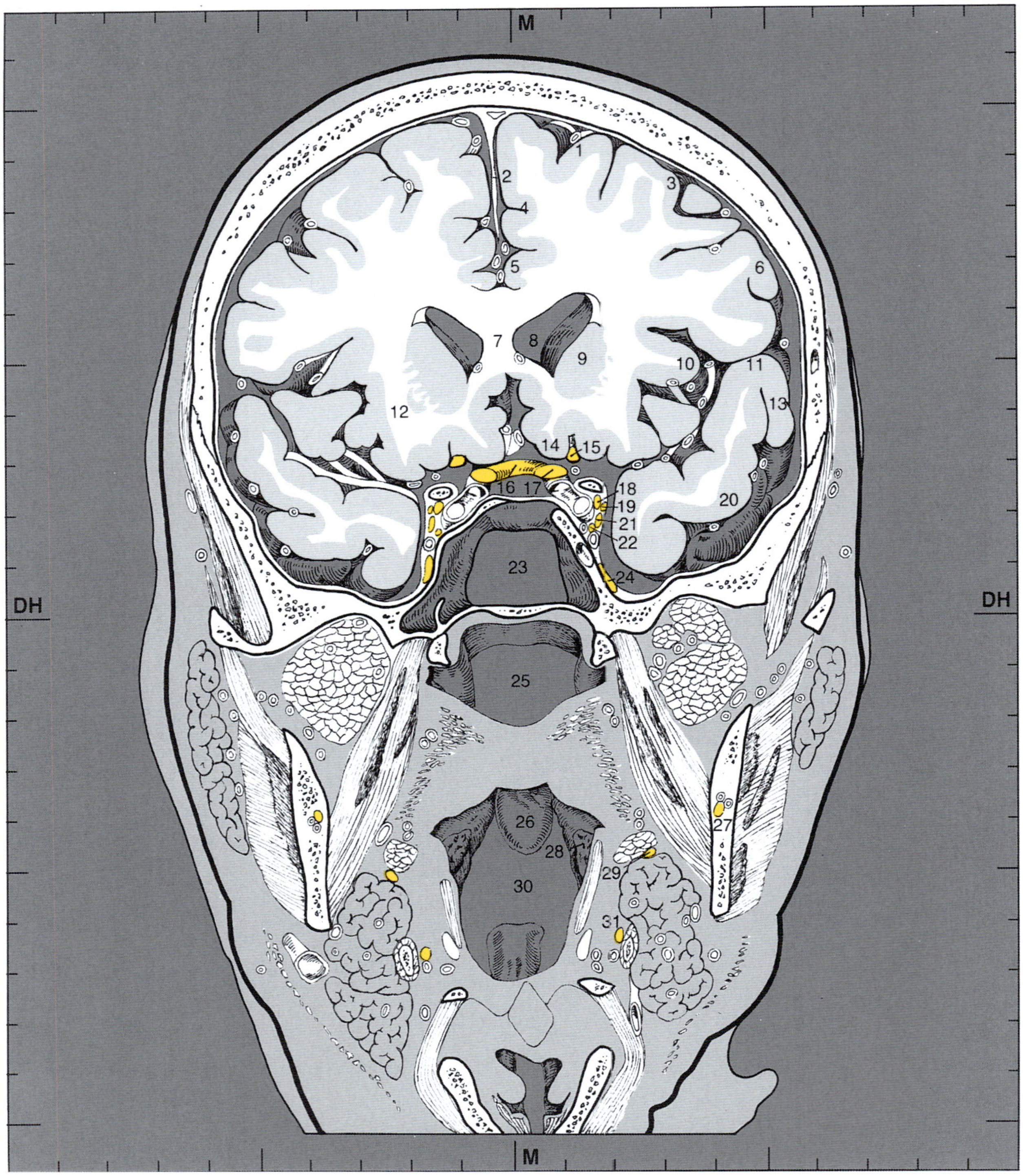

Abb. **8a** Ansicht der 5. Frontalscheibe von vorn. In dieser Ebene sind die Vorderhörner der Seitenventrikel angeschnitten. In der Scheibe liegt die Sehnervenkreuzung. Seitlich der Schlundenge sind N. lingualis und N. hypoglossus zu erkennen. Hirnstrukturen und Hirnnerven.

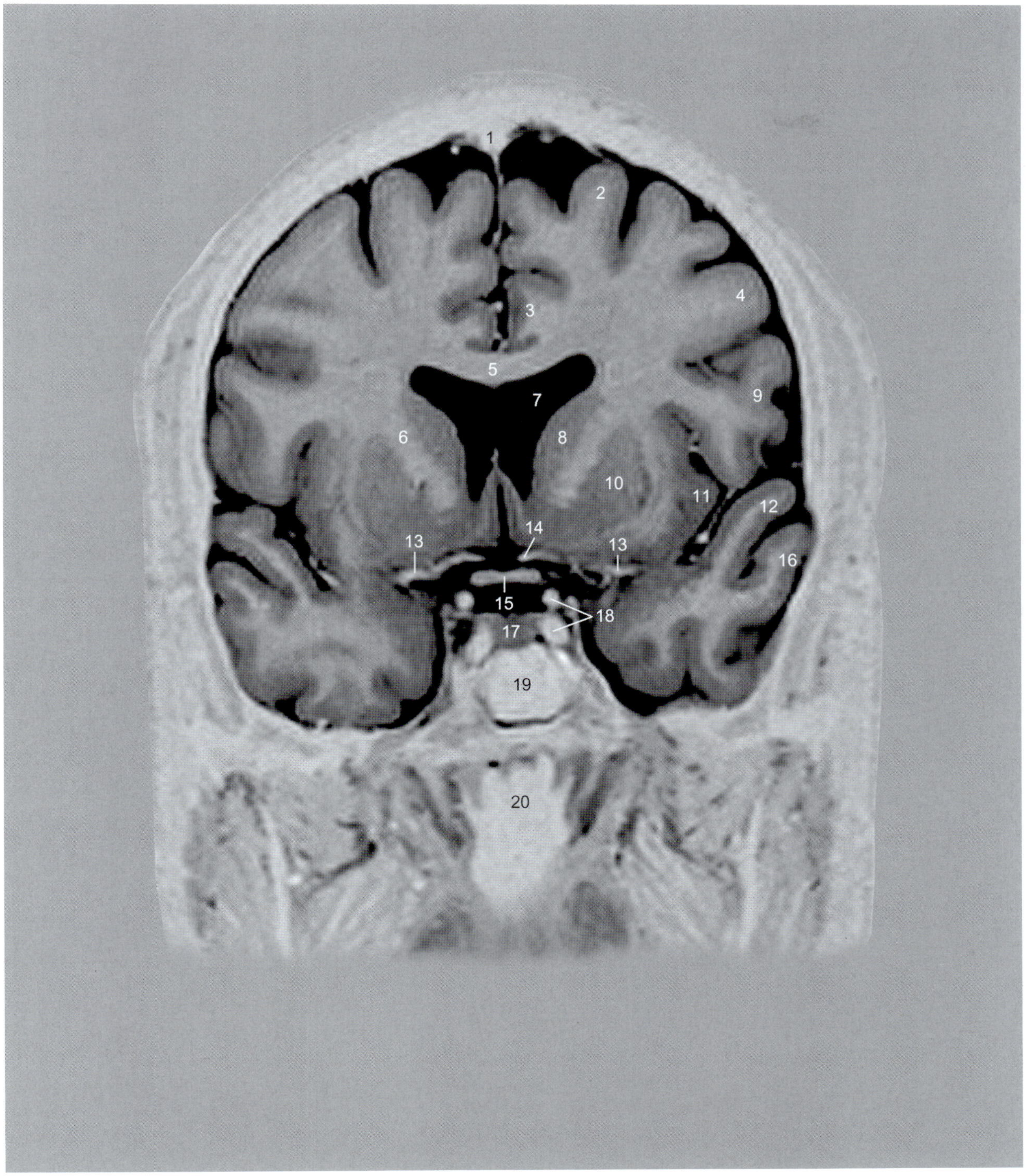

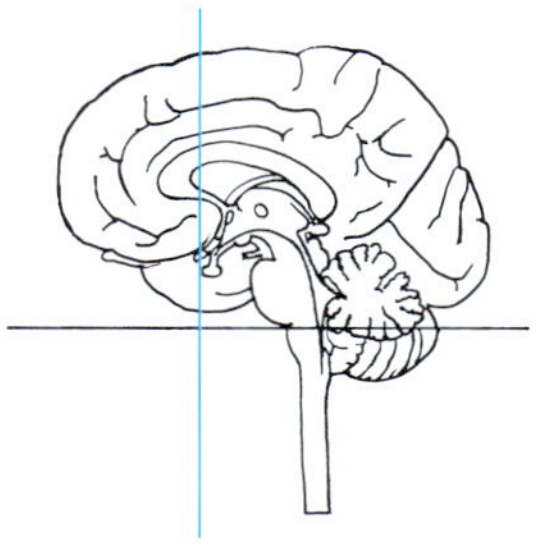

1 S. sagittalis superior
2 G. frontalis superior
3 G. cinguli
4 G. frontalis medius
5 Corpus callosum
6 Capsula interna
7 Ventriculus lateralis, Cornu frontale
8 Caput nuclei caudati
9 G. frontalis inferior
10 Putamen
11 Insel
12 G. temporalis superior
13 A. cerebri media
14 A. cerebri anterior
15 Chiasma opticum
16 G. temporalis medius
17 Hypophyse
18 A. carotis interna
19 S. sphenoidalis
20 Pharynx, Pars nasalis

Abb. **8b** Frontal orientiertes, T1-gewichtetes MR-Bild, das mit seiner Schichtebene weiter posterior als die Schnittebenen der Abbildungen 8a und 8c liegt.

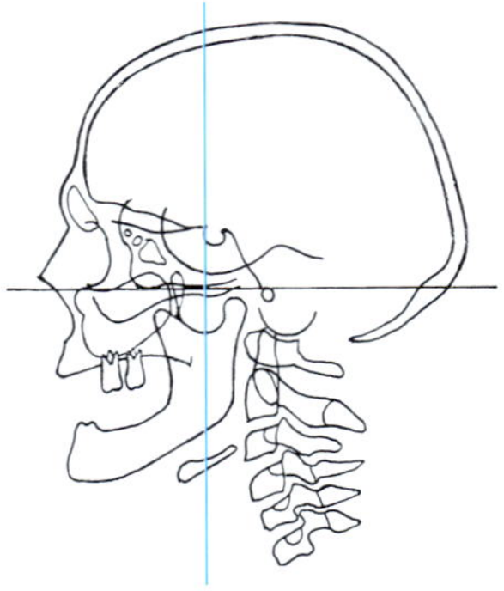

1 S. sagittalis superior
2 Os parietale
3 A. frontalis posteromedialis
4 Brückenvene
5 A. frontalis intermediomedialis
6 A. prefrontalis
7 A. paracentralis
8 A. pericallosa
9 Aa. insulares
10 A. cerebri anterior
11 V. basalis (Rosenthal)
12 Processus clinoideus anterior
13 A. carotis interna
14 temporaler Ast der A. cerebri media
15 S. cavernosus
16 Os temporale
17 A. temporalis superficialis, frontaler Ast
18 M. temporalis
19 Os sphenoidale
20 Arcus zygomaticus
21 A. maxillaris
22 M. pterygoideus lateralis
23 Pharynx, Pars nasalis
24 Glandula parotidea
25 Palatum molle
26 M. pterygoideus medialis
27 A., V. alveolaris inferior
28 M. masseter
29 Uvula
30 M. styloglossus
31 Ramus mandibulae
32 Glandula submandibularis
33 A. facialis
34 Epiglottis
35 Ligamentum stylohyoideum
36 A. lingualis
37 Sehne des M. digastricus mit M. stylohyoideus
38 Os hyoideum, Cornu majus
39 Platysma
40 Plica vestibularis
41 Cartilago thyroidea
42 Plica vocalis

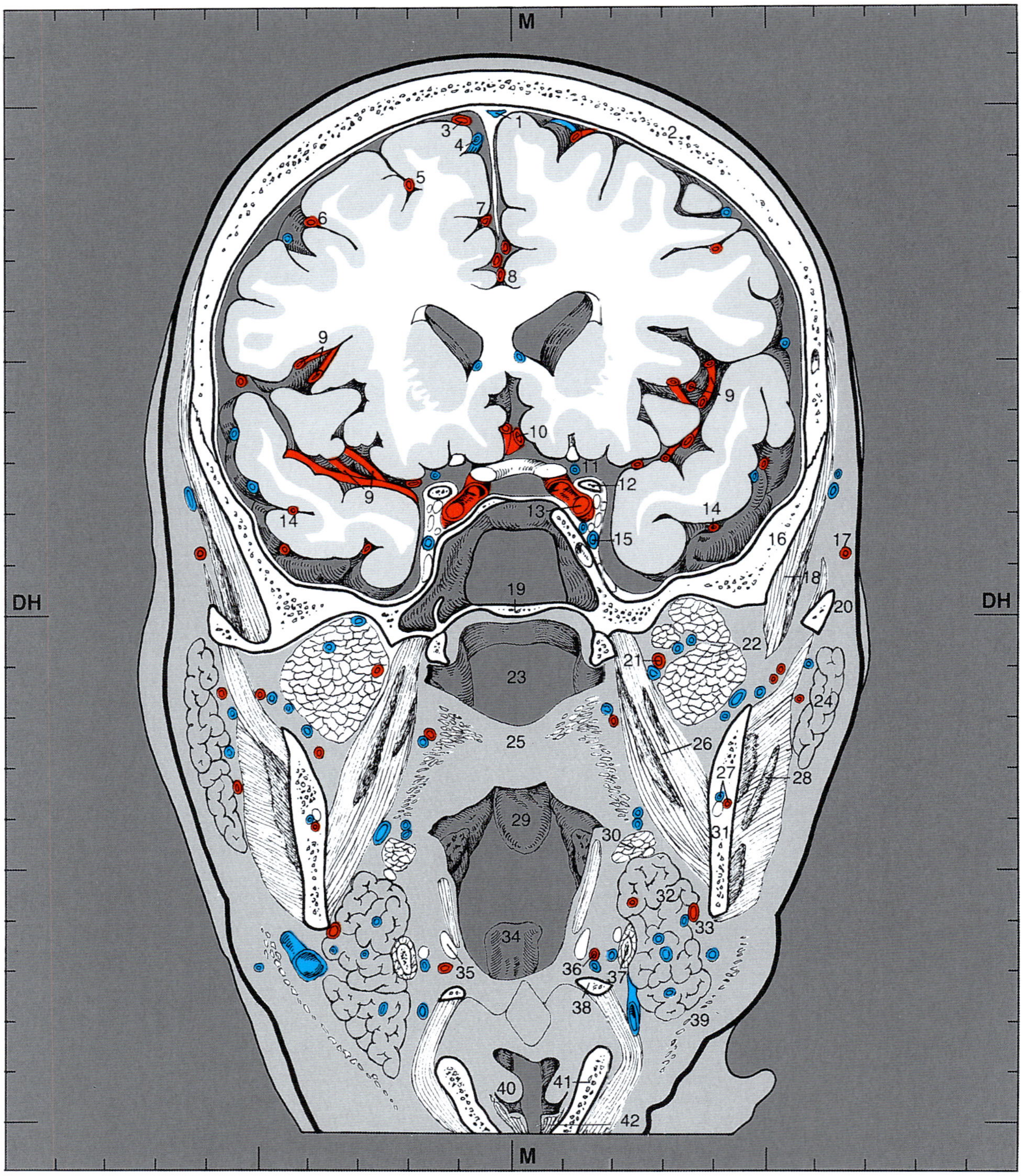

Abb. **8c** Ansicht der 5. Frontalscheibe von vorn. Die Schnittebene liegt etwa in der Mitte des Keilbeins in Höhe der vorderen Klinoidfortsätze und in der Mitte des Jochbogens. Es sind der nasale Teil des Rachens, weicher Gaumen und Zäpfchen in dieser Scheibe sichtbar. Knochenstrukturen, Muskeln und Blutgefäße.

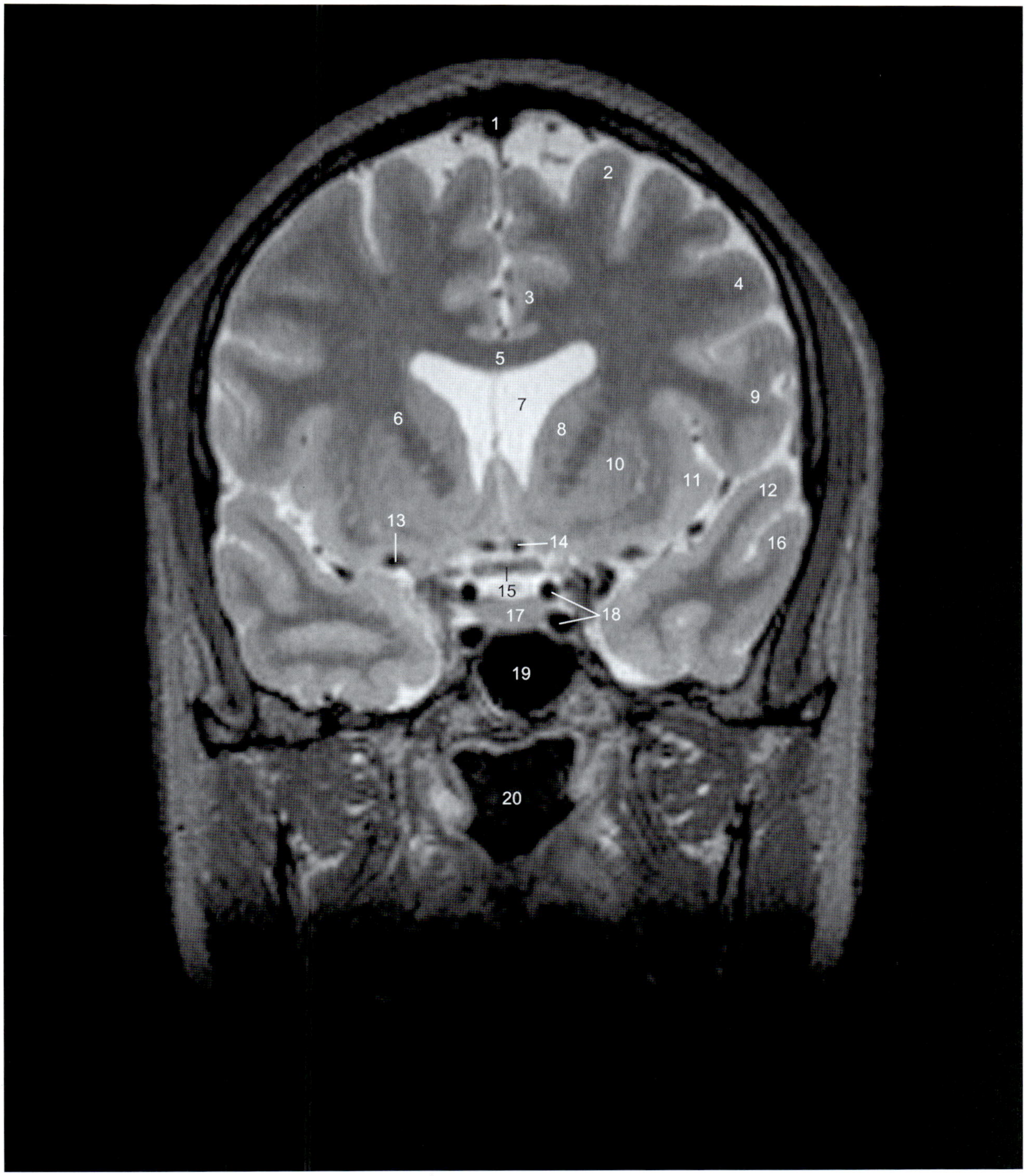

Abb. **8d** Frontal orientiertes, T2-gewichtetes MR-Bild, das mit seiner Schichtebene weiter posterior als die Schnittebenen der Abbildungen 8a und 8c liegt.

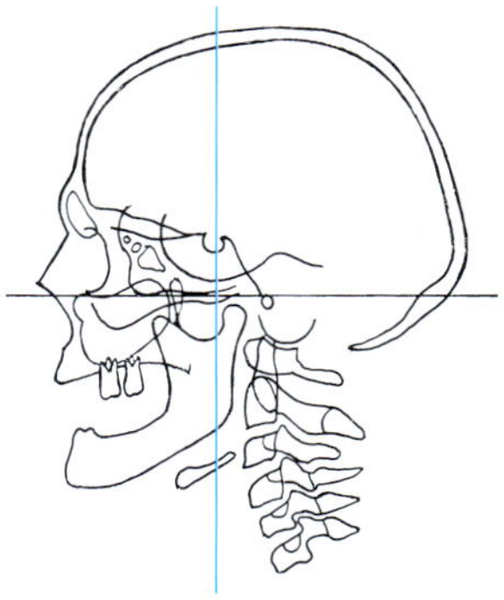

1 S. sagittalis superior
2 G. frontalis superior
3 G. cinguli
4 G. frontalis medius
5 Corpus callosum
6 Capsula interna
7 Ventriculus lateralis, Cornu frontale
8 Caput nuclei caudati
9 G. frontalis inferior
10 Putamen
11 Insel
12 G. temporalis superior
13 A. cerebri media
14 A. cerebri anterior
15 Chiasma opticum
16 G. temporalis medius
17 Hypophyse
18 A. carotis interna
19 S. sphenoidalis
20 Pharynx, Pars nasalis

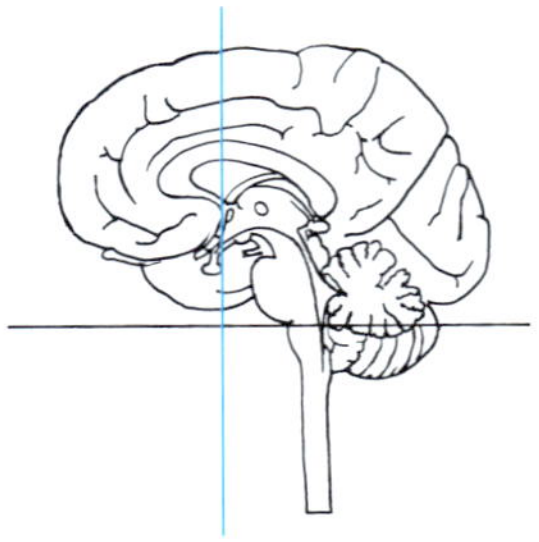

1 G. frontalis superior
2 Falx cerebri
3 G. frontalis medius
4 Sulcus cinguli
5 G. cinguli
6 Stratum subependymale
7 Corpus callosum, Truncus
8 G. frontalis inferior
9 Ventriculus lateralis, Cornu frontale
10 Caput nuclei caudati
11 Septum pellucidum
12 Capsula interna, Crus anterius
13 Sulcus lateralis
14 Putamen
15 Capsula externa
16 Claustrum
17 Capsula extrema
18 Insel
19 G. temporalis superior
20 Commissura anterior (innerhalb der Scheibe)
21 Commissura anterior
22 Sulcus temporalis superior
23 3. Ventrikel
24 Tr. opticus
25 G. temporalis medius
26 Recessus infundibuli
27 N. oculomotorius
28 N. trochlearis
29 G. parahippocampalis
30 N. abducens
31 Ganglion trigeminale
32 G. temporalis inferior
33 Sulcus temporalis inferior
34 S. sphenoidalis
35 G. occipitotemporalis lateralis
36 N. mandibularis
37 N. glossopharyngeus
38 N. hypoglossus

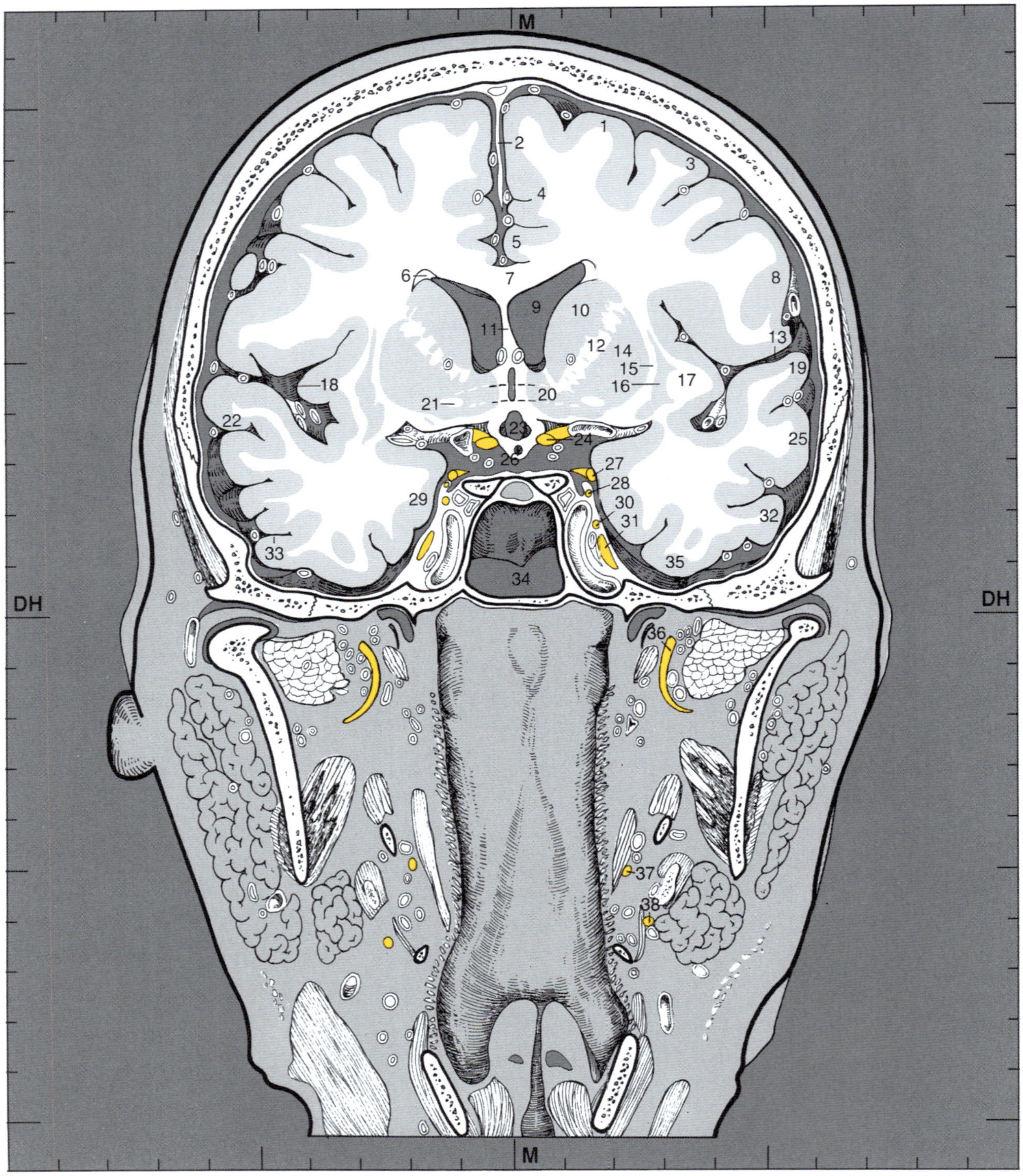

Abb. **9a** Ansicht der 6. Frontalscheibe von vorn. Die Schnittebene liegt im medianen Bereich 2 mm vor der Commissura anterior (unterbrochene Linien innerhalb der Scheibe). Ihre vorderen Ausläufer sind lateral in den Basalganglien getroffen. Die Augenmuskelnerven liegen seitlich der Hypophyse. Hirnstrukturen und Hirnnerven.

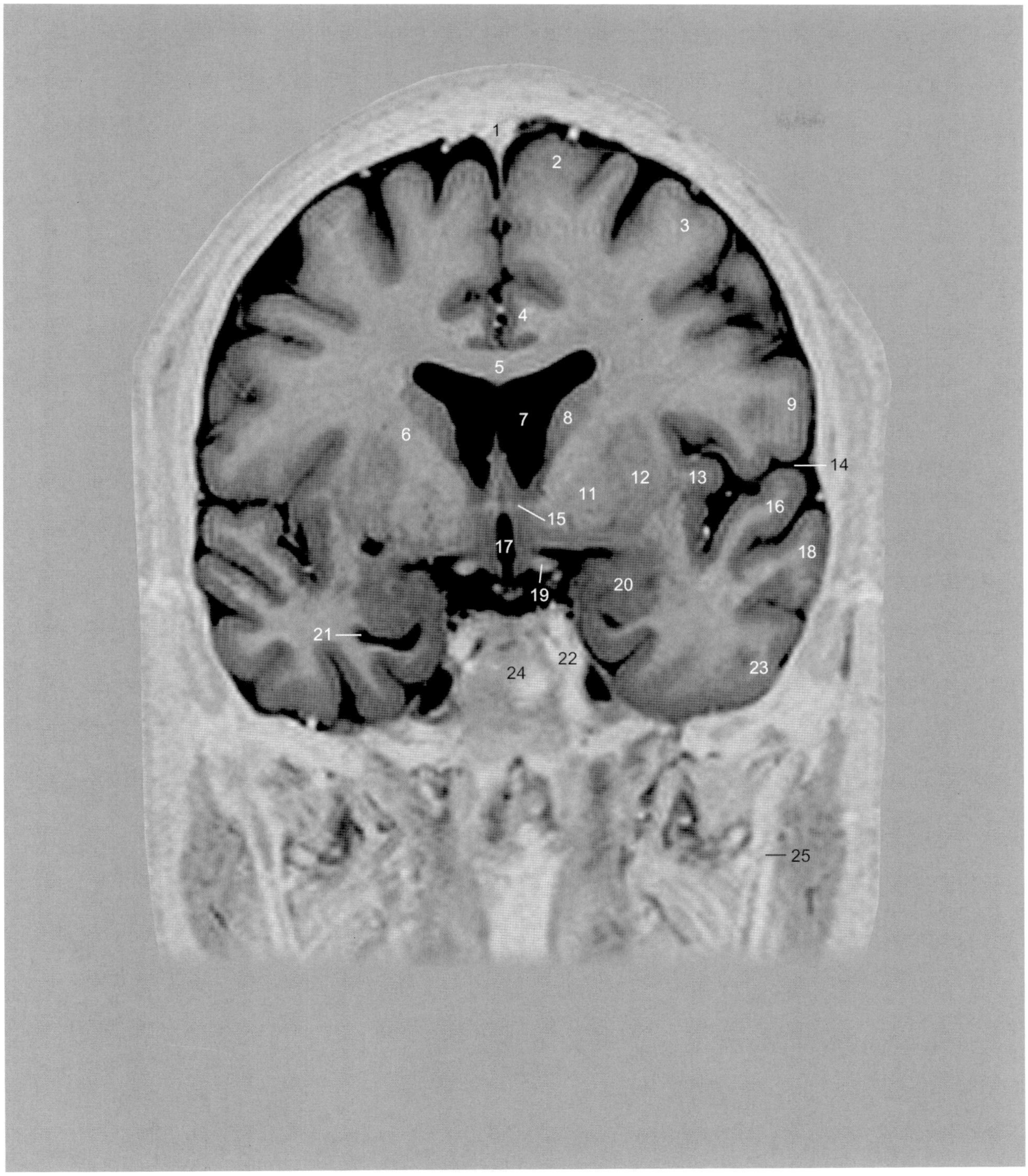

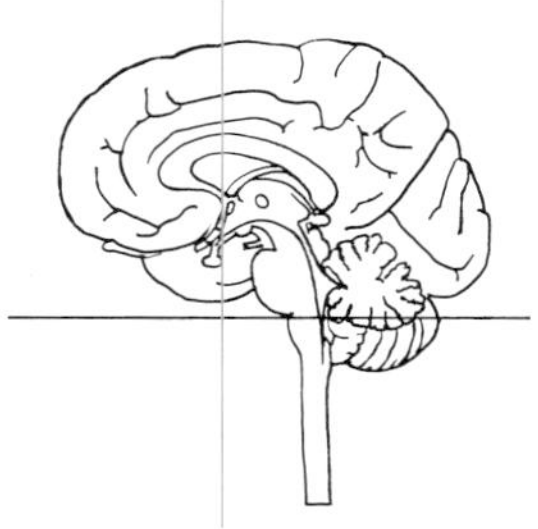

1 S. sagittalis superior
2 G. frontalis superior
3 G. frontalis medius
4 G. cinguli
5 Corpus callosum
6 Capsula interna, Crus anterius
7 Ventriculus lateralis, Cornu frontale
8 Nucl. caudatus
9 G. frontalis inferior
11 Globus pallidus
12 Putamen
13 Insel
14 Sulcus lateralis
15 Commissura anterior
16 G. temporalis superior
17 3. Ventrikel
18 G. temporalis medius
19 Tr. opticus
20 Corpus amygdaloideum
21 Ventriculus lateralis, Cornu temporale
22 A. carotis interna
23 G. temporalis inferior
24 S. sphenoidalis
25 Ramus mandibulae

Abb. **9b** Frontal orientiertes, T1-gewichtetes MR-Bild, das geringfügig weiter posterior als die Schnittebene der Abbildungen 9a und 9c liegt.

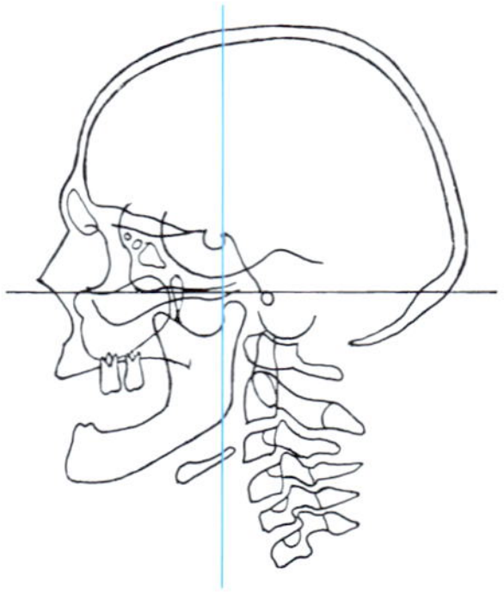

1 S. sagittalis superior
2 A. frontalis posteromedialis
3 Os parietale
4 A. paracentralis
5 A. pericallosa
6 A. sulci precentralis
7 V. thalamostriata superior (V. terminalis)
8 Aa. insulares
9 A. cerebri media
10 A. choroidea anterior
11 V. basalis (Rosenthal)
12 Processus clinoideus posterior
13 S. cavernosus
14 Hypophyse
15 M. temporalis
16 temporaler Ast der A. cerebri media
17 A. carotis interna
18 Os sphenoidale
19 Os temporale
20 A. temporalis superficialis
21 Fossa mandibularis
22 Discus articularis im Kiefergelenk
23 Caput mandibulae
24 Tuba auditiva, Knorpel
25 Plexus venosus pterygoideus
26 M. levator veli palatini
27 M. pterygoideus lateralis
28 A. maxillaris
29 hintere Pharynxwand, Pars nasalis
30 Ramus mandibulae
31 M. pterygoideus medialis
32 M. styloglossus
33 M. constrictor pharyngis
34 Glandula parotidea
35 hintere Pharynxwand, Pars oralis
36 A. facialis
37 M. masseter
38 Ligamentum stylohyoideum (verknöchert)
39 M. digastricus, Venter posterior
40 M. stylopharyngeus
41 A. lingualis
42 Os hyoideum, Cornu majus
43 Platysma
44 A. thyroidea superior
45 M. sternocleidomastoideus
46 Cartilago thyroidea

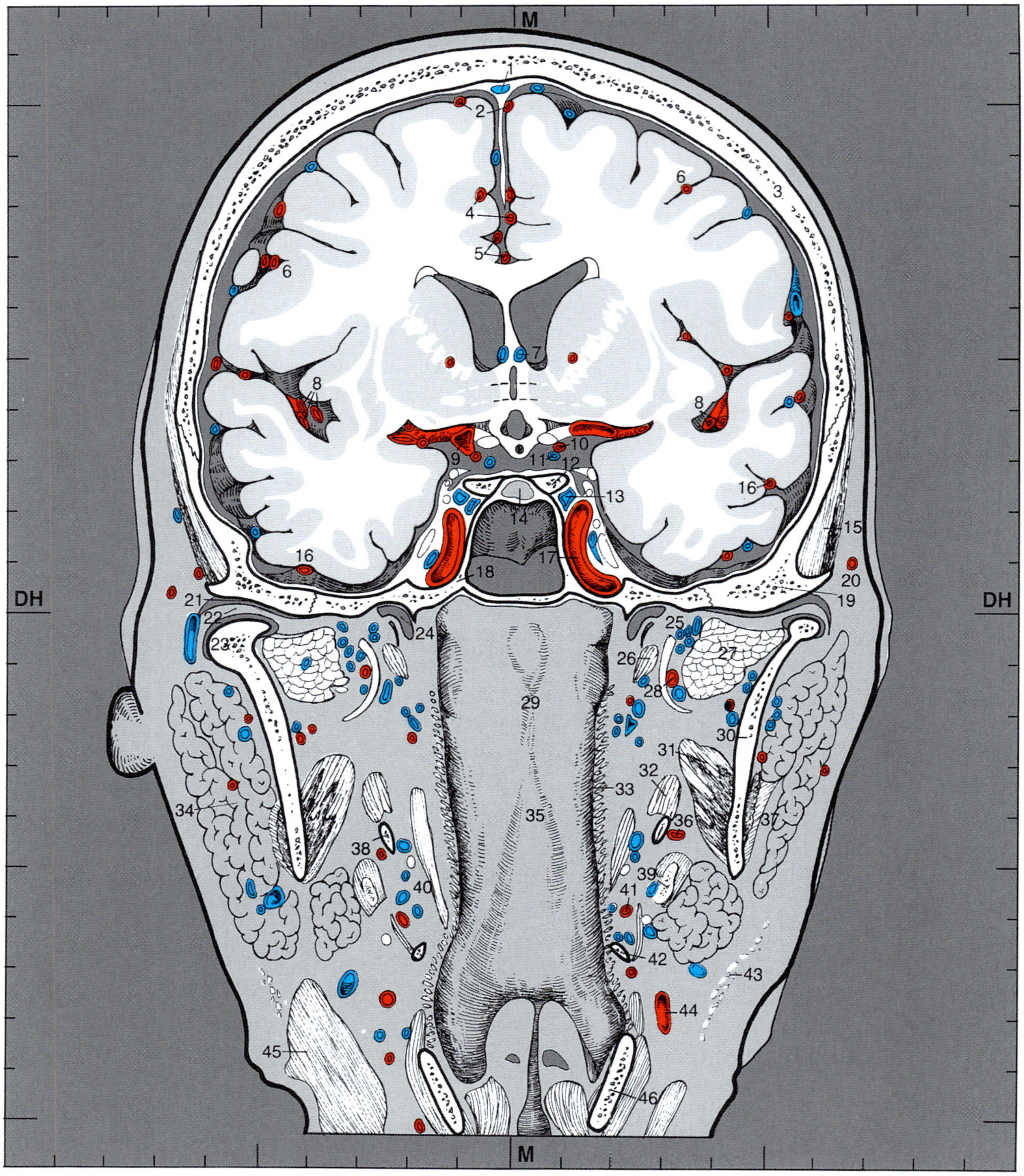

Abb. **9c** Ansicht der 6. Frontalscheibe von vorn. Die Schnittebene verläuft durch die Hypophysengrube in Höhe der hinteren Klinoidfortsätze und durch die beiden Kiefergelenke. Die hintere Wand des Pharynx liegt in der vorderen Hälfte der 1 cm dicken Scheibe. Knochenstrukturen, Muskeln und Blutgefäße.

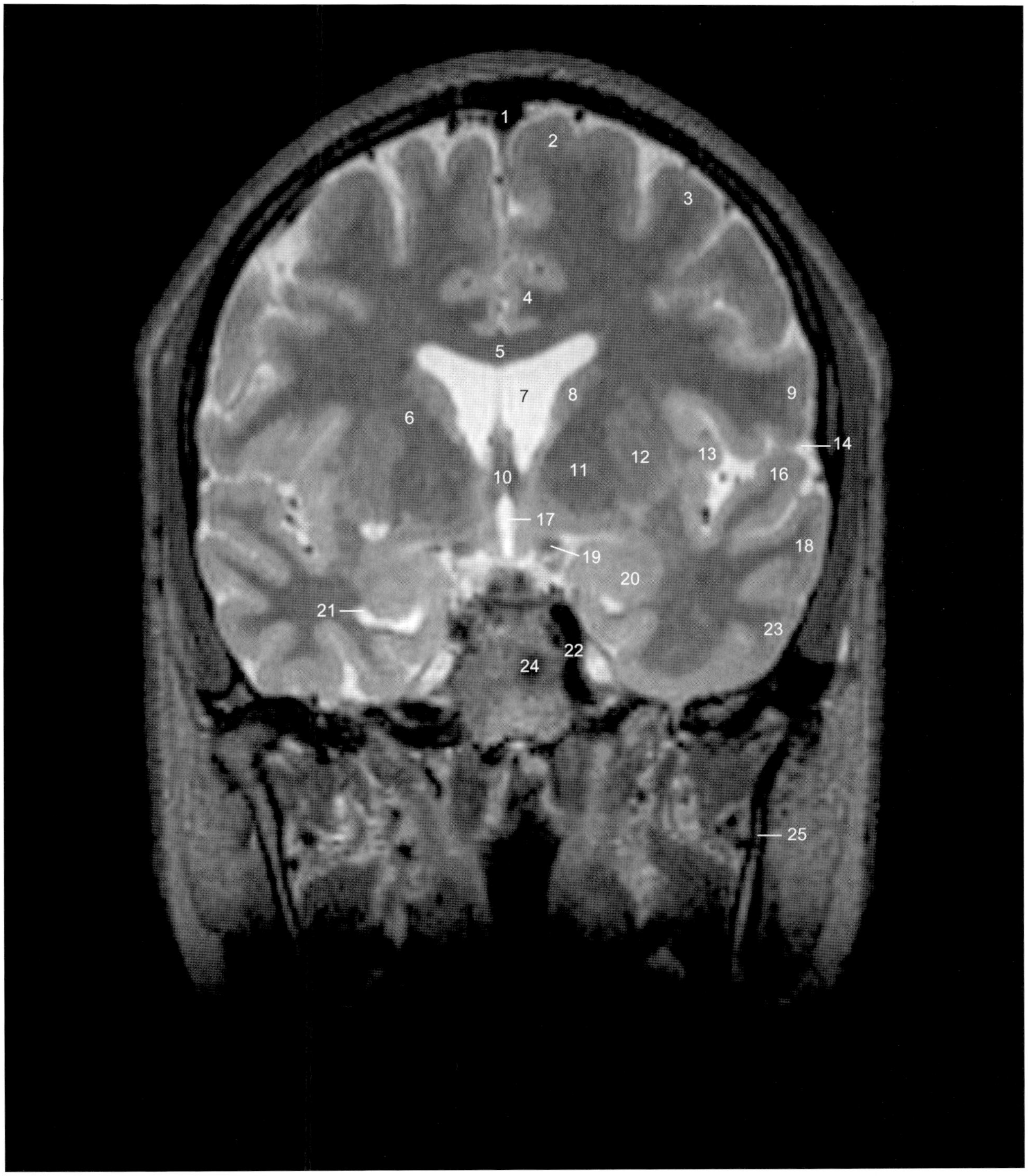

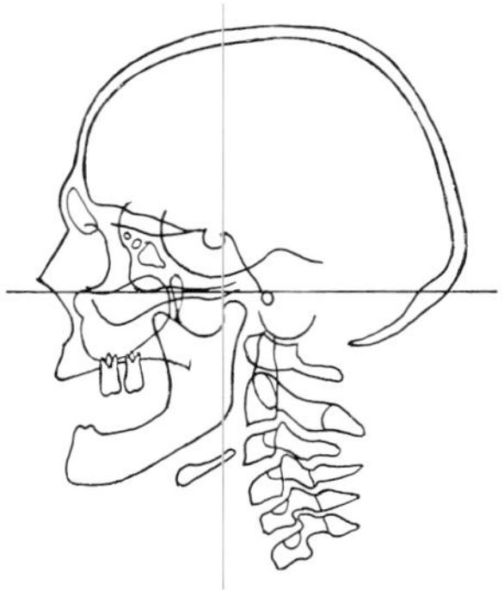

1 S. sagittalis superior
2 G. frontalis superior
3 G. frontalis medius
4 G. cinguli
5 Corpus callosum
6 Capsula interna, Crus anterius
7 Ventriculus lateralis, Cornu frontale
8 Nucl. caudatus
9 G. frontalis inferior
10 Fornix
11 Globus pallidus
12 Putamen
13 Insel
14 Sulcus lateralis
16 G. temporalis superior
17 3. Ventrikel
18 G. temporalis medius
19 Tr. opticus
20 Corpus amygdaloideum
21 Ventriculus lateralis, Cornu temporale
22 A. carotis interna
23 G. temporalis inferior
24 S. sphenoidalis
25 Ramus mandibulae

Abb. **9d** Frontal orientiertes, T2-gewichtetes MR-Bild, das geringfügig weiter posterior als die Schnittebene der Abbildungen 9a und 9c liegt.

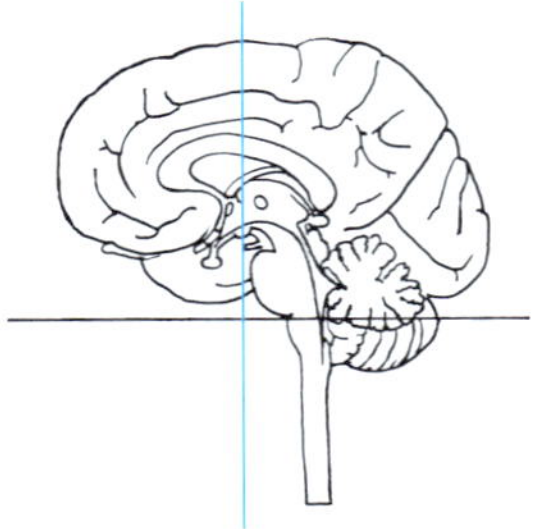

1 G. frontalis superior
2 G. frontalis medius
3 Falx cerebri
4 G. cinguli
5 G. precentralis
6 Corpus callosum, Truncus
7 Septum pellucidum
8 Ventriculus lateralis, Cornu frontale
9 Corpus nuclei caudati
10 Fornix
11 Plexus choroideus
12 Capsula interna, Genu
13 Foramen interventriculare (Monro)
14 Nuclei anteriores thalami
15 Globus pallidus
16 Putamen
17 Insel
18 Sulcus lateralis
19 G. temporalis superior
20 Capsula externa
21 Capsula extrema
22 Claustrum
23 Nucl. basalis (Meynert)
24 3. Ventrikel
25 Corpus mammillare mit Fornix
26 Tr. opticus
27 Corpus amygdaloideum
28 G. temporalis medius
29 Ventriculus lateralis, Cornu temporale
30 Hippocampus
31 N. oculomotorius
32 N. trochlearis
33 Plica petroclinoidea anterior
34 N. abducens
35 Pons
36 G. parahippocampalis
37 N. trigeminus
38 G. occipitotemporalis lateralis
39 G. temporalis inferior
40 S. sphenoidalis, hintere Wand
41 Ganglion cervicale superius
42 N. vagus (innerhalb der Scheibe)
43 Truncus sympathicus (innerhalb der Scheibe)
44 N. hypoglossus
45 N. laryngeus superior

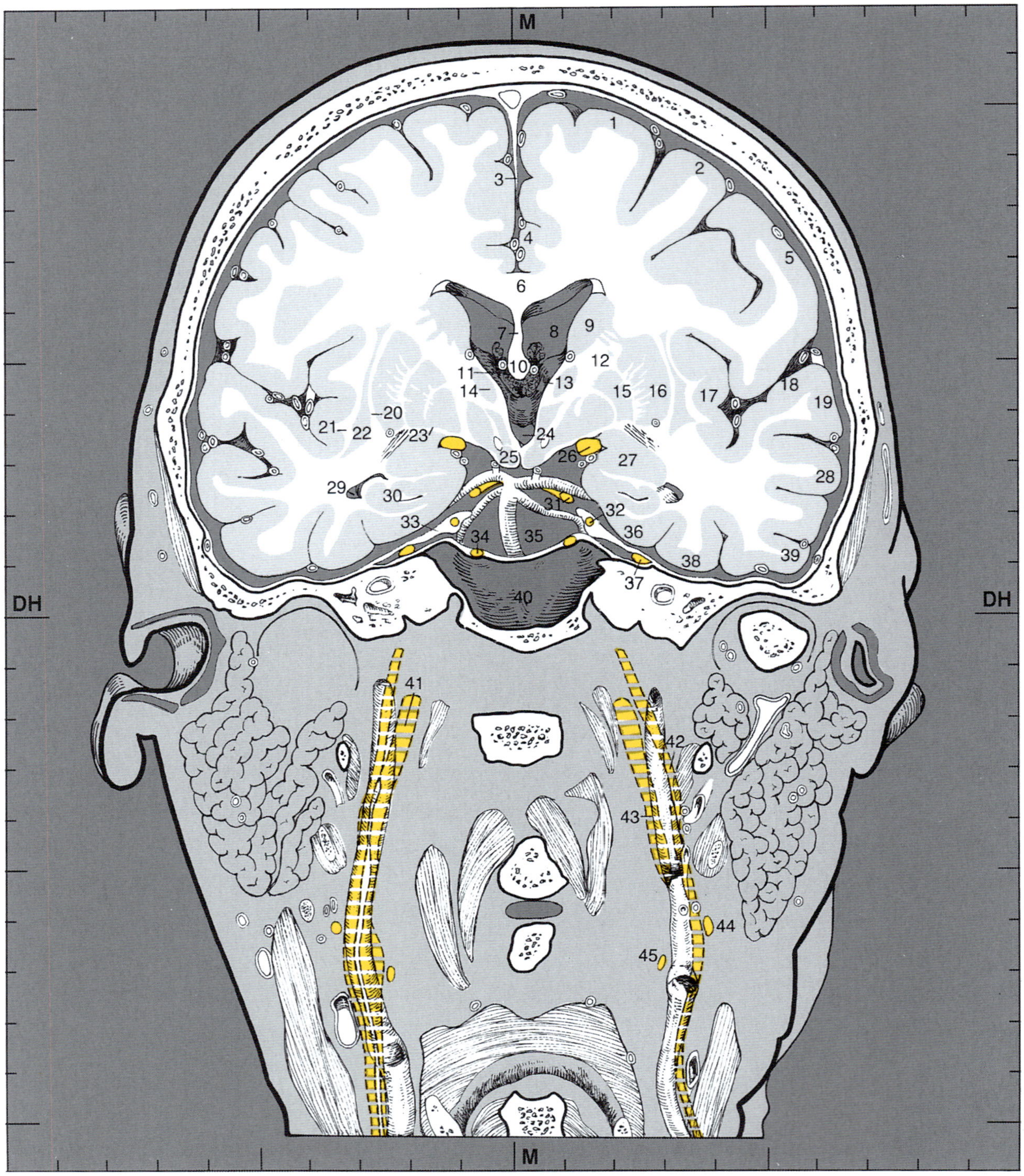

Abb. **10a** Ansicht der 7. Frontalscheibe von vorn. In dieser Ebene liegen die Foramina interventricularia, die Corpora mammillaria und der vordere Teil des Unterhorns der Seitenventrikel. Hirnstrukturen und Hirnnerven.

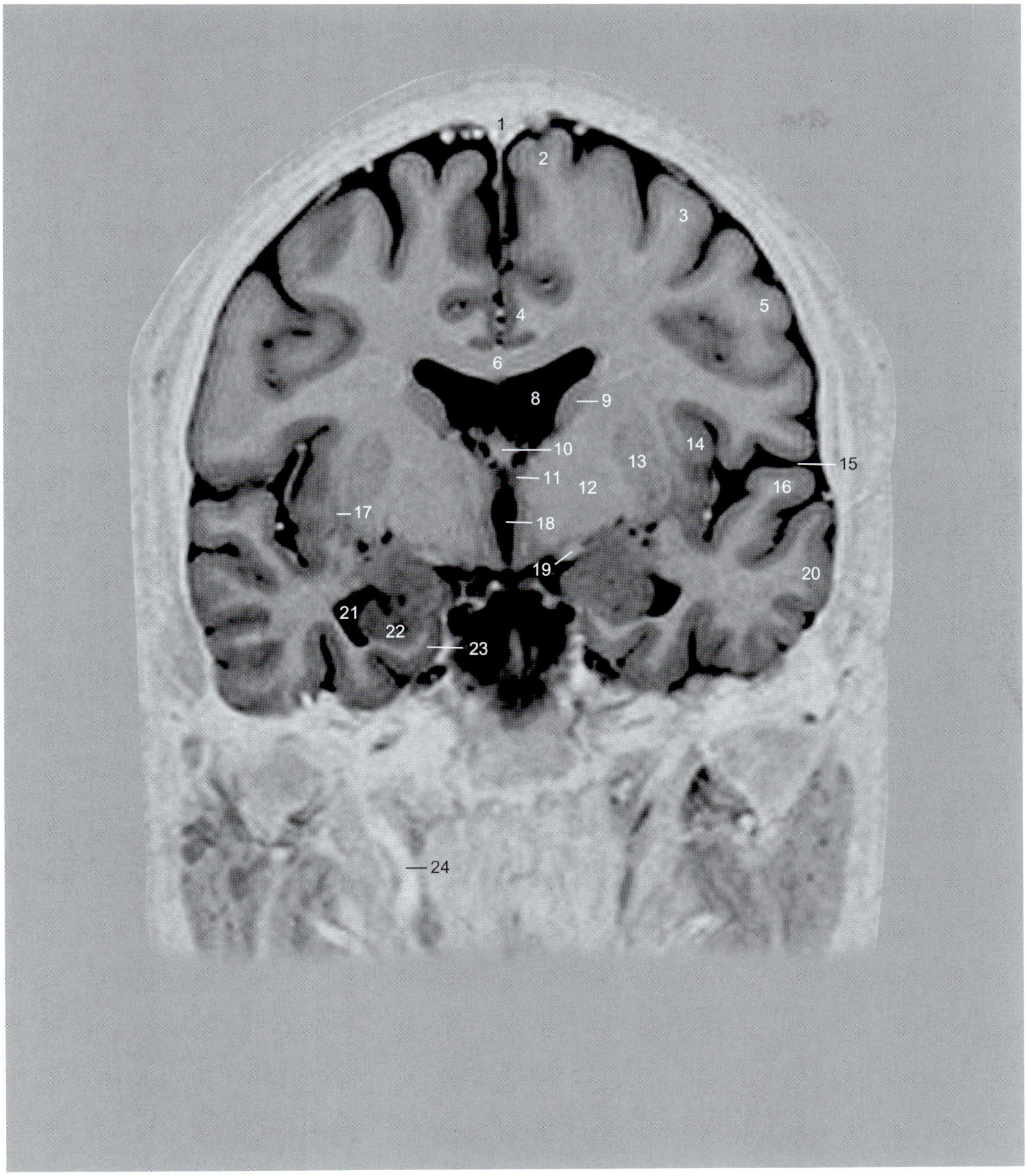

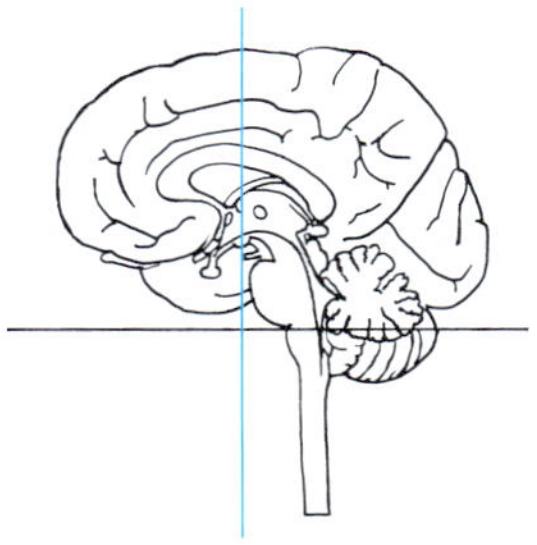

1 S. sagittalis superior
2 G. frontalis superior
3 G. frontalis medius
4 G. cinguli
5 G. precentralis
6 Corpus callosum, Truncus
8 Ventriculus lateralis, Cornu frontale
9 Corpus nuclei caudati
10 Fornix
11 Foramen interventriculare (Monro)
12 Globus pallidus
13 Putamen
14 Insel
15 Sulcus lateralis
16 G. temporalis superior
17 Claustrum
18 3. Ventrikel
19 Tr. opticus
20 G. temporalis medius
21 Ventriculus lateralis, Cornu temporale
22 Hippocampus
23 G. parahippocampalis
24 A. carotis interna

Abb. **10b** Frontal orientiertes, T1-gewichtetes MR-Bild, das mit der Schnittebene der Abbildungen 10a und 10c korrespondiert.

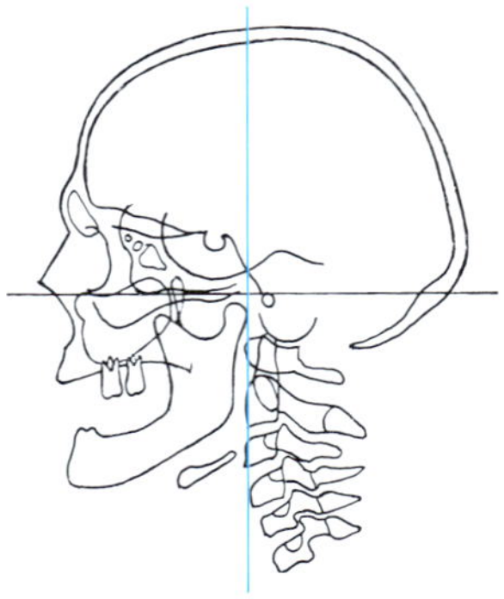

1 S. sagittalis superior
2 A. frontalis posteromedialis
3 A. paracentralis
4 Os parietale
5 A. sulci precentralis
6 A. pericallosa
7 A. sulci centralis
8 V. thalamostriata superior (V. terminalis)
9 Aa. insulares
10 A. choroidea anterior
11 A. communicans posterior
12 V. basalis (Rosenthal)
13 A. cerebri posterior
14 N. oculomotorius
15 M. temporalis
16 temporaler Ast der A. cerebri media
17 A. basilaris
18 A. superior cerebelli
19 A. meningea media
20 Os temporale
21 Os sphenoidale
22 Meatus acusticus externus
23 A. carotis interna
24 Caput mandibulae (angeschnitten)
25 Ohrmuschel
26 Arcus anterior atlantis
27 A. carotis externa
28 A. occipitalis
29 Ligamentum stylohyoideum (verknöchert)
30 Glandula parotidea
31 Axis
32 M. digastricus, Venter posterior
33 A. carotis externa (angeschnittene Hinterwand)
34 3. Halswirbel
35 M. sternocleidomastoideus
36 M. constrictor pharyngis
37 Cartilago cricoidea
38 A. carotis communis
39 Cartilago thyroidea

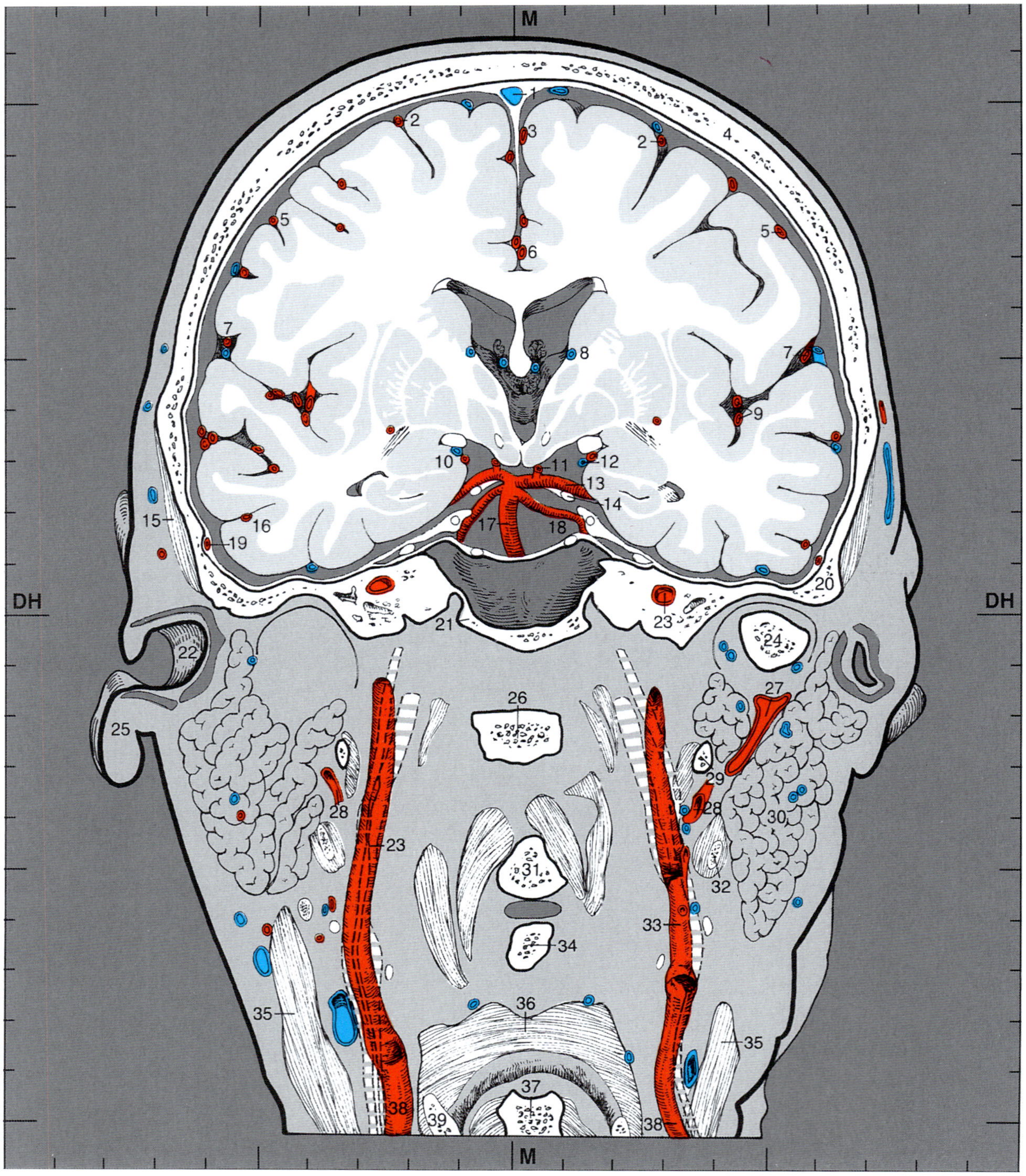

Abb. **10c** Ansicht der 7. Frontalscheibe von vorn. Die Schnittebene liegt in Höhe der vorderen Wand des knorpeligen, äußeren Gehörgangs. Die Körper der Halswirbel sind flach angeschnitten. Die Aa. carotis internae verlaufen aufsteigend innerhalb dieser Scheibe. Knochenstrukturen, Muskeln und Blutgefäße.

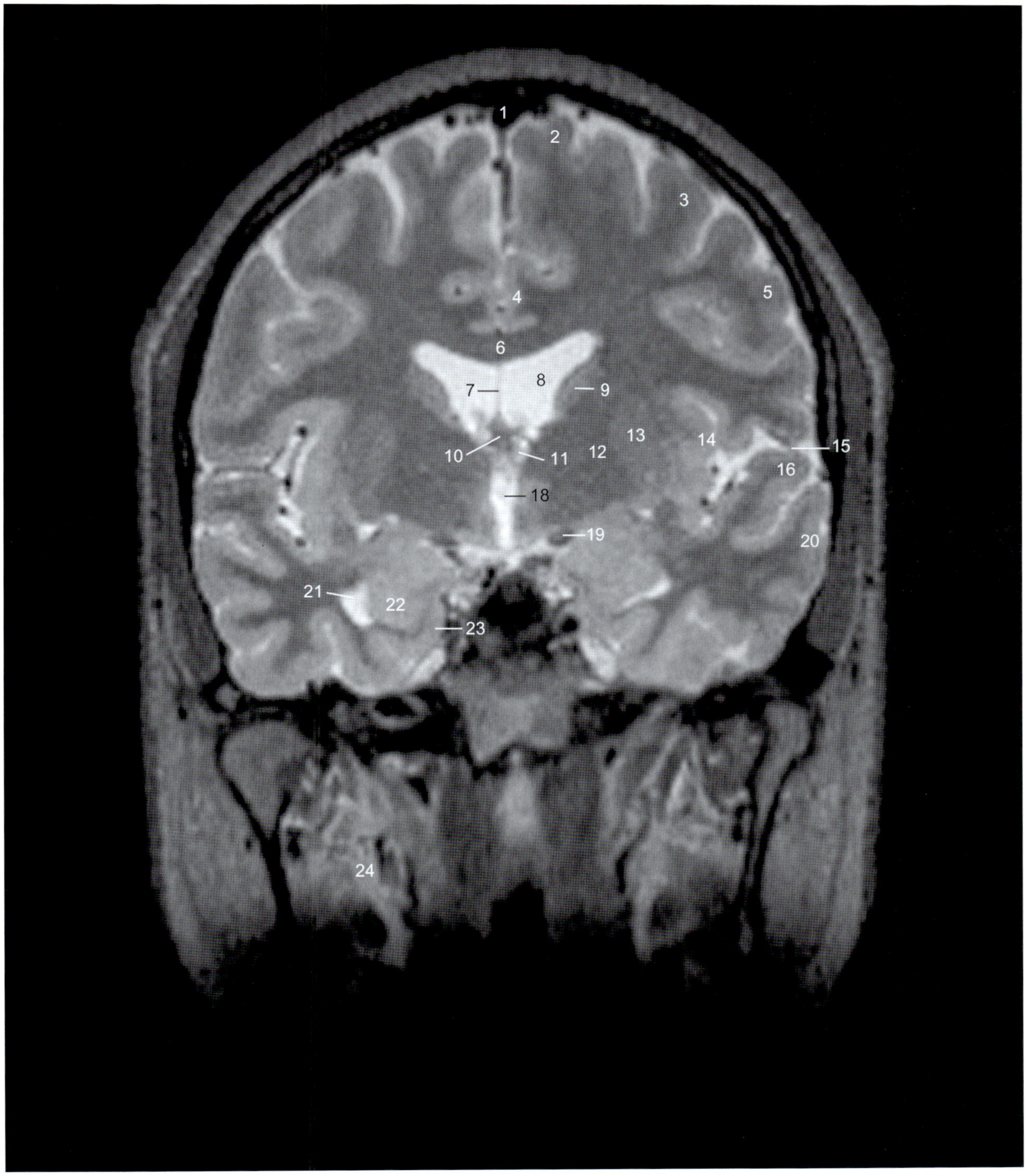

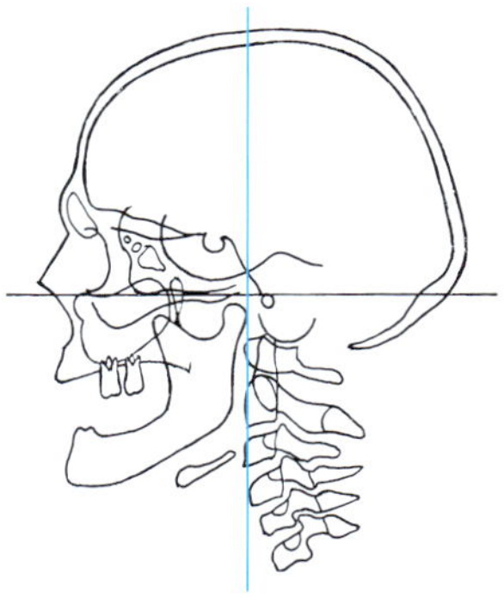

1 S. sagittalis superior
2 G. frontalis superior
3 G. frontalis medius
4 G. cinguli
5 G. precentralis
6 Corpus callosum, Truncus
7 Septum pellucidum
8 Ventriculus lateralis, Cornu frontale
9 Corpus nuclei caudati
10 Fornix
11 Foramen interventriculare (Monro)
12 Globus pallidus
13 Putamen
14 Insel
15 Sulcus lateralis
16 G. temporalis superior
18 3. Ventrikel
19 Tr. opticus
20 G. temporalis medius
21 Ventriculus lateralis, Cornu temporale
22 Hippocampus
23 G. parahippocampalis
24 A. carotis interna

Abb. **10d** Frontal orientiertes, T2-gewichtetes MR-Bild, das mit der Schnittebene der Abbildungen 10a und 10c korrespondiert.

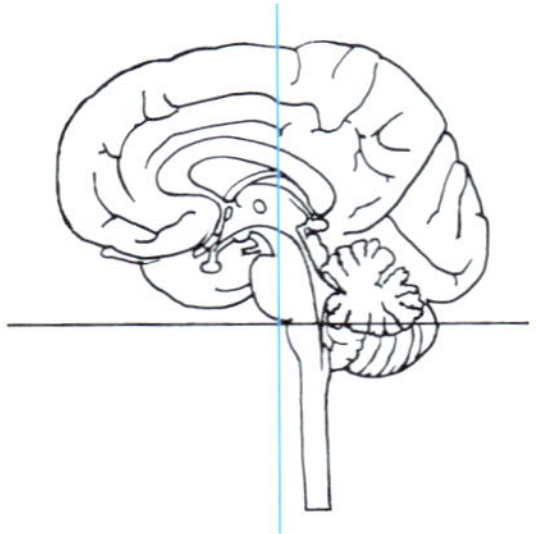

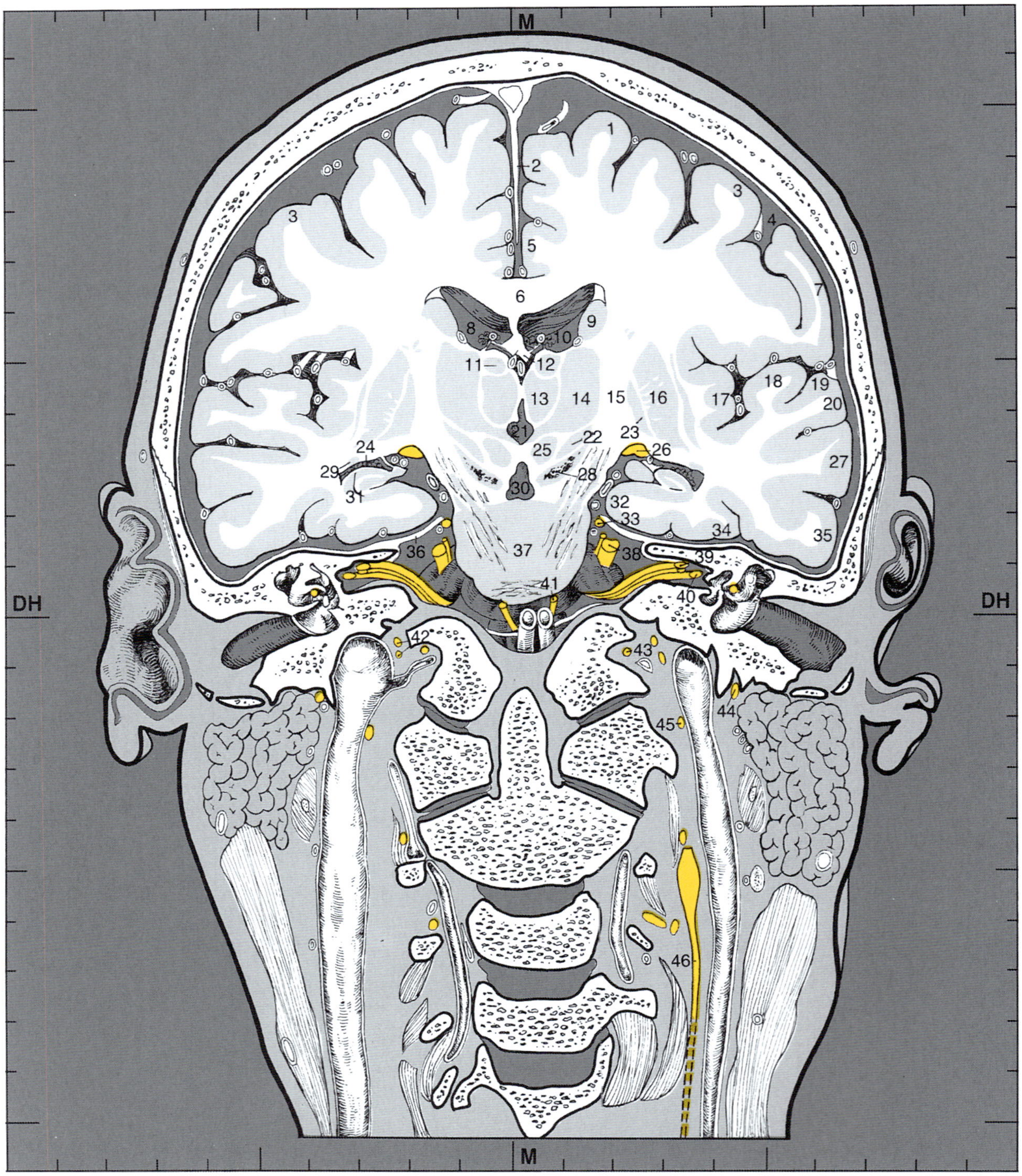

1 G. frontalis superior
2 Falx cerebri
3 G. precentralis
4 Sulcus centralis
5 G. cinguli
6 Corpus callosum, Truncus
7 G. postcentralis
8 Ventriculus lateralis, Pars centralis
9 Nucl. caudatus
10 Plexus choroideus ventriculi lateralis
11 Nucl. lateralis dorsalis thalami
12 Fornix
13 Nuclei mediales thalami
14 Nuclei ventrales laterales thalami
15 Capsula interna, Crus posterius
16 Putamen
17 Insel
18 G. temporalis transversus
19 Sulcus lateralis
20 G. temporalis superior
21 3. Ventrikel
22 Nucl. subthalamicus
23 Globus pallidus
24 Ventriculus lateralis, Cornu temporale
25 Nucl. ruber
26 Tr. opticus
27 G. temporalis medius
28 Substantia nigra
29 Cauda nuclei caudati
30 C. interpeduncularis
31 Hippocampus
32 G. parahippocampalis
33 N. trochlearis
34 G. occipitotemporalis lateralis
35 G. temporalis inferior
36 Tentorium cerebelli
37 Pons
38 N. trigeminus
39 N. facialis mit N. intermedius
40 N. vestibulocochlearis
41 N. abducens
42 Nn. vagus und glossopharyngeus
43 N. hypoglossus
44 N. facialis
45 N. accessorius
46 Truncus sympathicus

Abb. **11a** Ansicht der 8. Frontalscheibe von vorn. Die Schnittebene trifft Endhirn, Zwischenhirn, Mittelhirn und Brücke in Höhe der Fossa interpeduncularis. Die Hirnnerven IV, V, VI, VII und VIII sind in der Schädelhöhle, die Hirnnerven VII, IX, XI und XII außerhalb der Schädelhöhle zu erkennen. Hirnstrukturen und Hirnnerven.

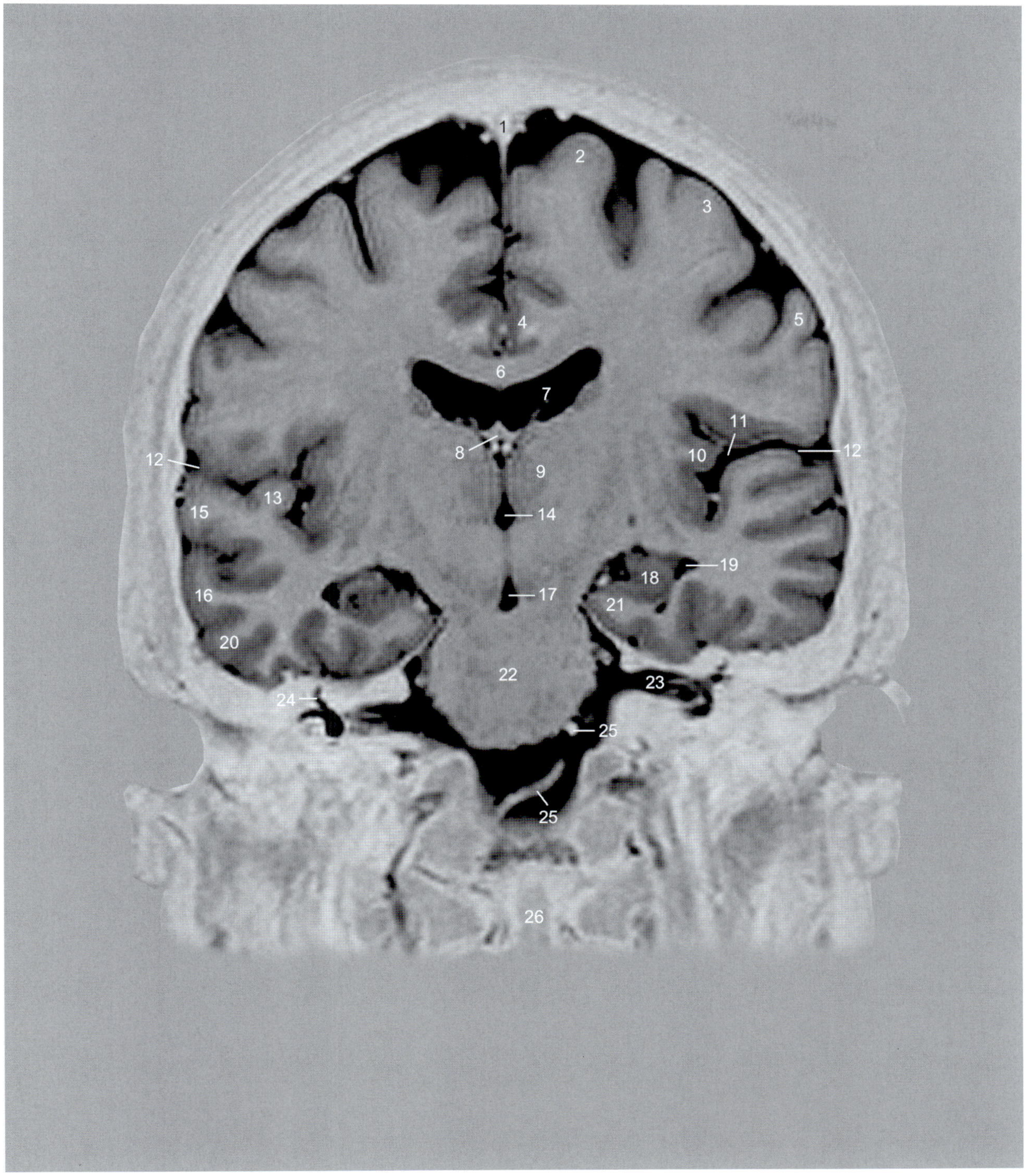

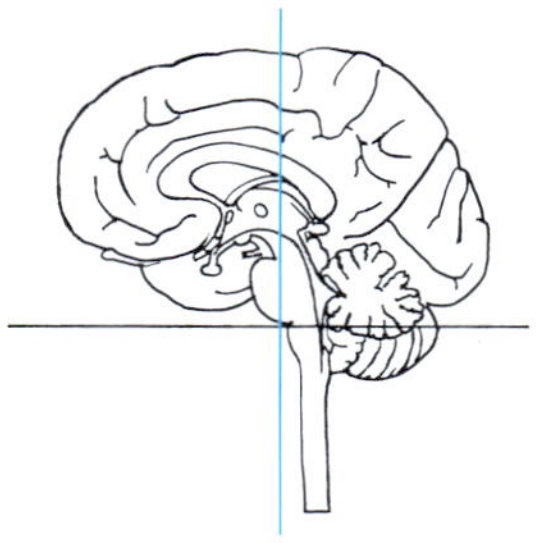

1 S. sagittalis superior
2 G. frontalis superior
3 G. precentralis
4 G. cinguli
5 G. postcentralis
6 Corpus callosum, Truncus
7 Ventriculus lateralis, Pars centralis
8 Fornix und V. interna cerebri
9 Thalamus
10 Insel
11 C. fossae lateralis cerebri
12 Sulcus lateralis
13 G. temporalis transversus
14 3. Ventrikel
15 G. temporalis superior
16 G. temporalis medius
17 C. interpeduncularis
18 Hippocampus
19 Ventriculus lateralis, Cornu temporale
20 G. temporalis inferior
21 G. parahippocampalis
22 Pons
23 Meatus acusticus internus mit N. facialis (liegt superior) und N. vestibulocochlearis (liegt inferior)
24 Canalis semicircularis anterior
25 A. vertebralis (Var.)
26 Dens axis

Abb. **11b** Frontal orientiertes, T1-gewichtetes MR-Bild, das mit der Schnittebene der Abbildungen 11a und 11c annähernd korrespondiert.

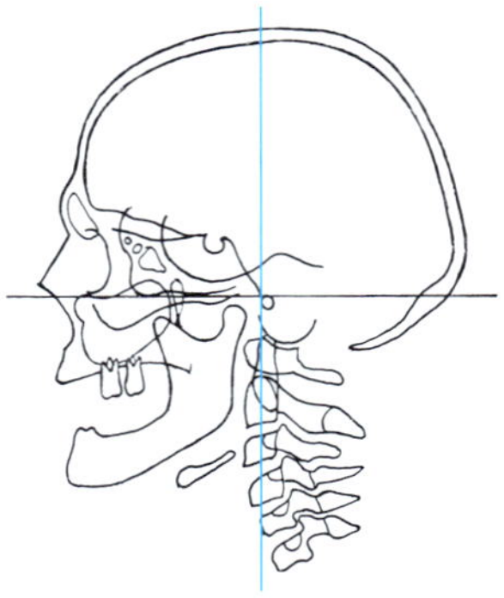

1 S. sagittalis superior
2 Brückenvene
3 A. paracentralis
4 A. sulci precentralis
5 Os parietale
6 A. precunealis
7 A. sulci centralis
8 A. pericallosa
9 V. thalamostriata superior (V. terminalis)
10 V. interna cerebri
11 Aa. insulares
12 temporaler Ast der A. cerebri media
13 A. choroidea posterior
14 V. basalis (Rosenthal)
15 A. cerebri posterior
16 temporaler Ast der A. cerebri posterior
17 A. superior cerebelli
18 Os temporale
19 Ohrmuschel
20 Meatus acusticus internus
21 A. inferior posterior cerebelli (PICA)
22 Cavitas tympani
23 Trommelfell
24 Meatus acusticus externus
25 A. vertebralis
26 Condylus occipitalis
27 Processus styloideus
28 Foramen stylomastoideum
29 Articulatio atlantooccipitalis
30 Dens axis
31 Massa lateralis atlantis
32 M. digastricus, Venter posterior
33 Axis
34 Articulatio atlantoaxialis lateralis
35 A. occipitalis
36 Bandscheibe
37 V. jugularis interna
38 3. Halswirbelkörper
39 M. sternocleidomastoideus
40 4. Halswirbel
41 5. Halswirbel

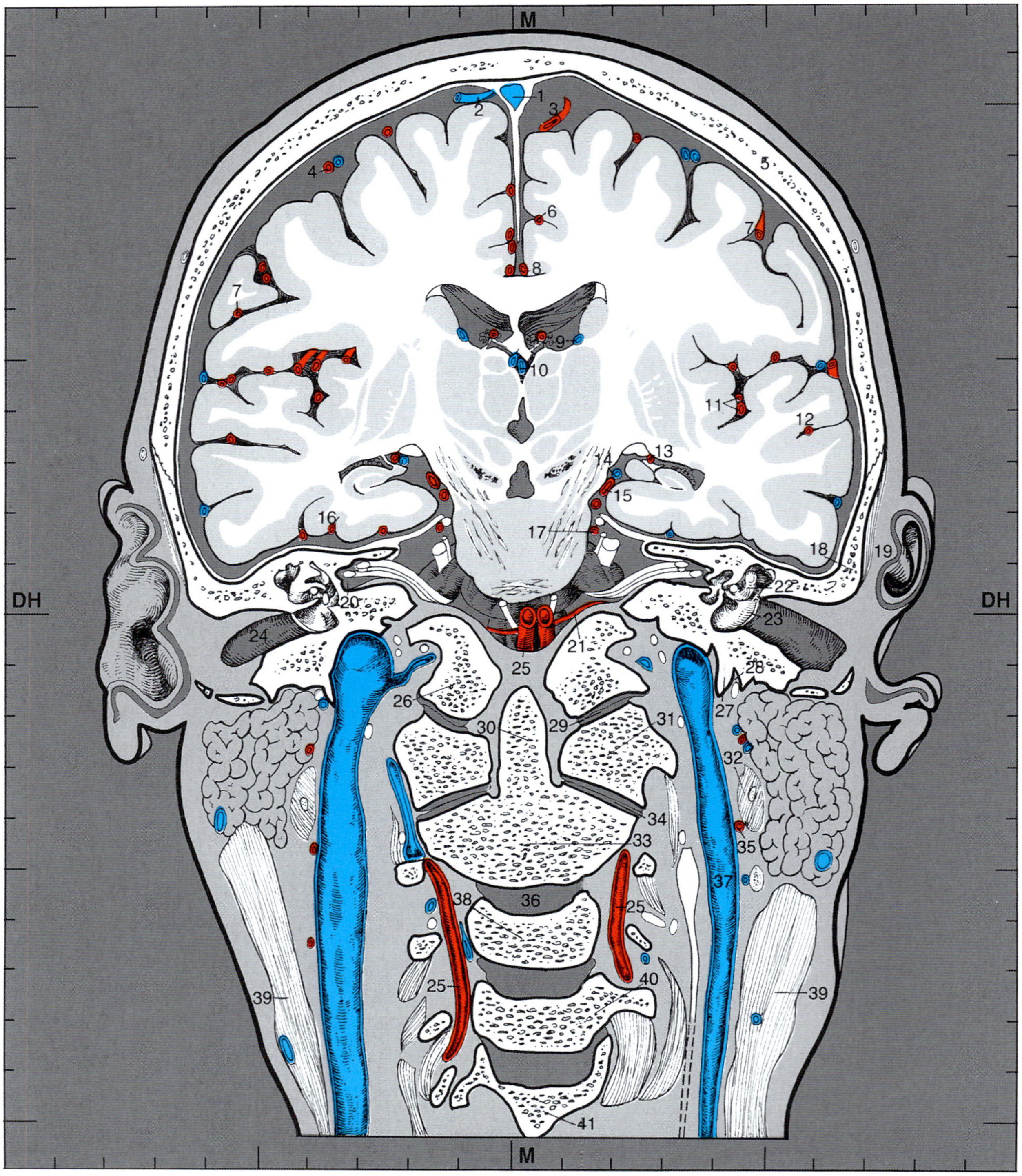

Abb. **11c** Ansicht der 8. Frontalscheibe von vorn. Der knöcherne, äußere Gehörgang, die Paukenhöhle und der innere Gehörgang liegen in der Schnittebene. Seitlich vom Dens axis und den Halswirbelkörpern verlaufen die Venae jugulares internae in der Scheibe. Knochenstrukturen, Muskeln und Blutgefäße.

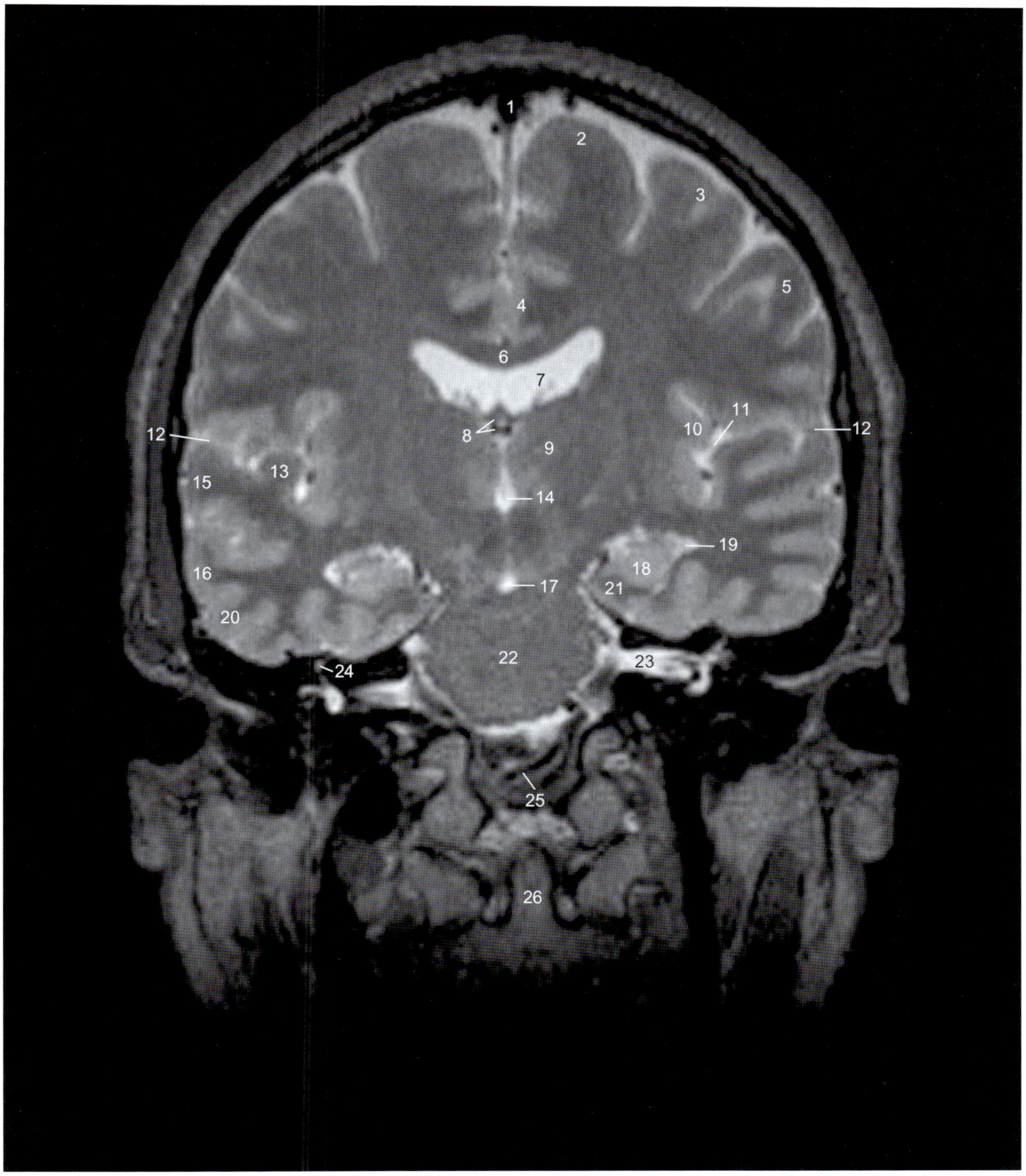

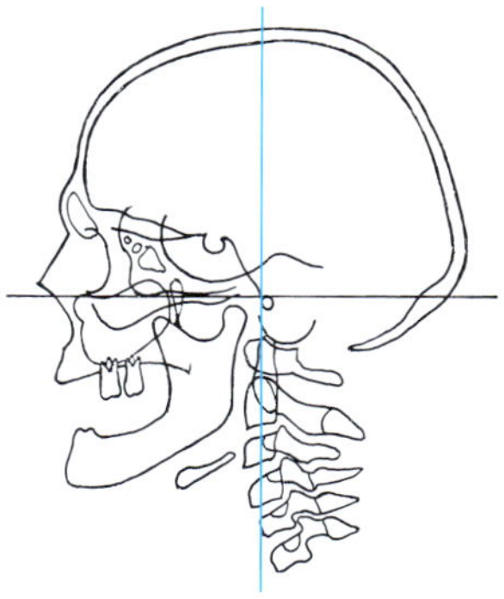

1 S. sagittalis superior
2 G. frontalis superior
3 G. precentralis
4 G. cinguli
5 G. postcentralis
6 Corpus callosum, Truncus
7 Ventriculus lateralis, Pars centralis
8 Fornix und V. interna cerebri
9 Thalamus
10 Insel
11 C. fossae lateralis cerebri
12 Sulcus lateralis
13 G. temporalis transversus
14 3. Ventrikel
15 G. temporalis superior
16 G. temporalis medius
17 C. interpeduncularis
18 Hippocampus
19 Ventriculus lateralis, Cornu temporale
20 G. temporalis inferior
21 G. parahippocampalis
22 Pons
23 Meatus acusticus internus mit N. facialis (liegt superior) und N. vestibulocochlearis (liegt inferior)
24 Canalis semicircularis anterior
25 A. vertebralis (Var.)
26 Dens axis

Abb. **11d** Frontal orientiertes, T2-gewichtetes MR-Bild, das mit der Schnittebene der Abbildungen 11a und 11c annähernd korrespondiert.

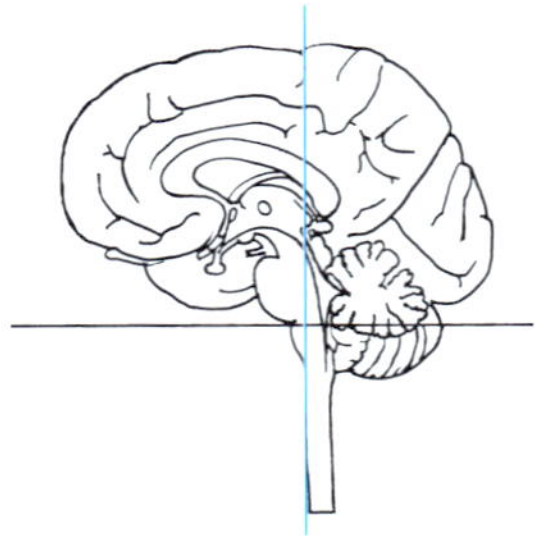

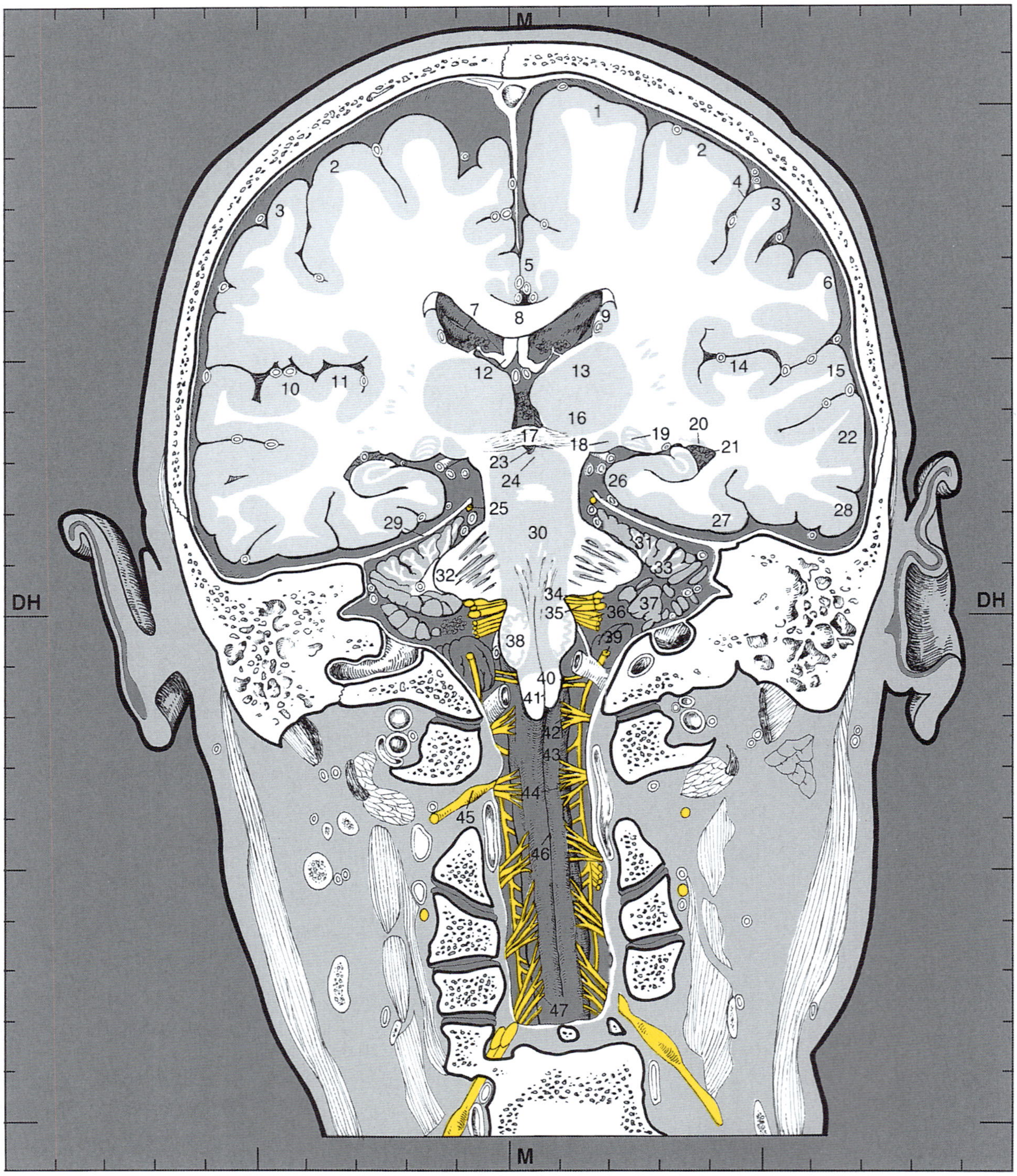

Abb. **12a** Ansicht der 9. Frontalscheibe von vorn. In dieser Schnittebene ist die Commissura posterior getroffen. Seitenventrikel mit Mittelteil und Unterhorn sowie der Anfangsteil des Aqueductus mesencephali sind zu erkennen. Vom Hirnstamm gehen die Hirnnerven VII, VIII, IX, X, XI und XII ab. Innerhalb der Scheibe liegt die Vierhügelplatte, die deshalb nicht sichtbar ist (s. Abb. 2b).

1 G. frontalis superior
2 G. precentralis
3 G. postcentralis
4 Sulcus centralis
5 G. cinguli
6 G. supramarginalis
7 Ventriculus lateralis, Pars centralis
8 Corpus callosum, Truncus
9 Nucl. caudatus
10 G. temporalis transversus posterior (hintere Heschlsche Querwindung)
11 G. temporalis transversus anterior (vordere Heschlsche Querwindung)
12 Fornix
13 Nuclei pulvinares thalami
14 G. temporalis transversus
15 G. temporalis superior
16 Nucl. centromedianus thalami
17 Commissura posterior (epithalamica)
18 Corpus geniculatum mediale
19 Corpus geniculatum laterale
20 Cauda nuclei caudati
21 Ventriculus lateralis, Cornu temporale
22 G. temporalis medius
23 Aqueductus mesencephali (cerebri Sylvius)
24 Substantia grisea centralis
25 N. trochlearis
26 G. parahippocampalis
27 G. occipitotemporalis lateralis
28 G. temporalis inferior
29 Tentorium cerebelli
30 Pons
31 Lobus cerebelli anterior
32 Pedunculus cerebellaris medius
33 Fissura prima
34 N. facialis mit N. intermedius
35 N. vestibulocochlearis
36 N. glossopharyngeus und N. vagus
37 Flocculus (H X)
38 Nuclei olivares inferiores
39 N. accessorius
40 N. hypoglossus
41 Pyramidenbahnkreuzung
42 Radix anterior nervi spinalis C1
43 Medulla spinalis
44 Radix anterior nervi spinalis C2
45 Spinalganglion C2
46 Fissura mediana anterior
47 Radix anterior C5

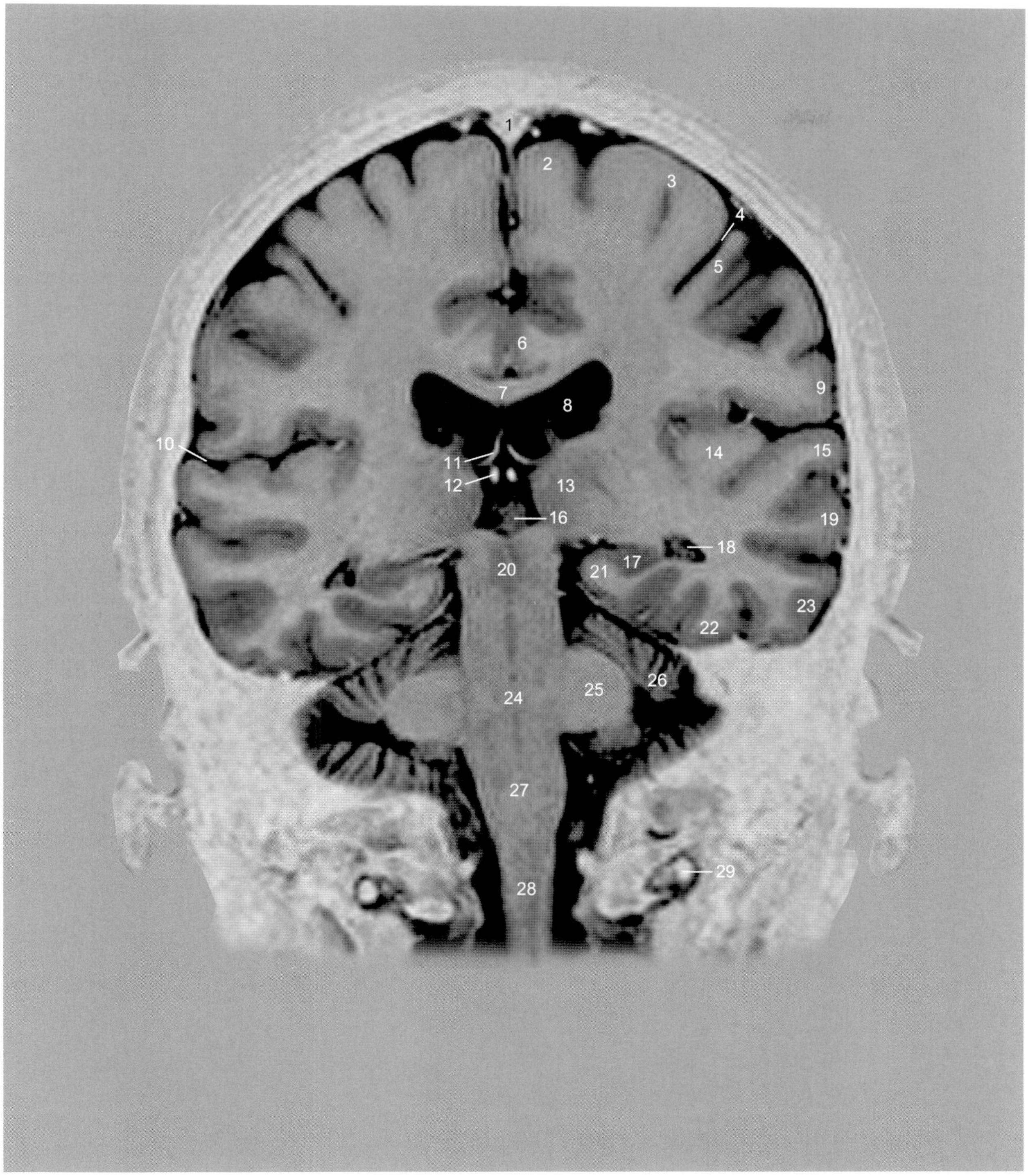

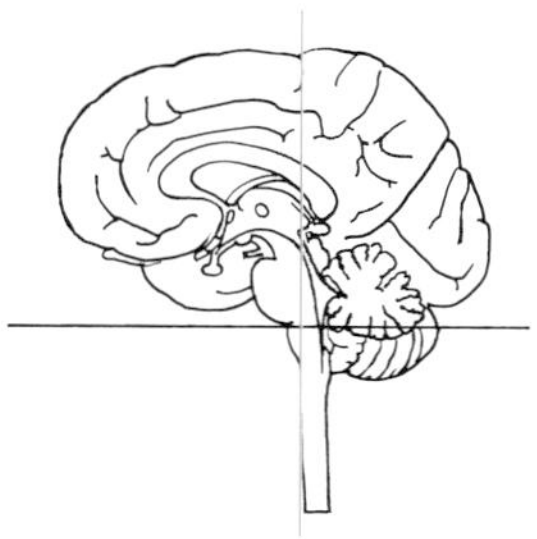

1 S. sagittalis superior
2 G. frontalis superior
3 G. precentralis
4 Sulcus centralis
5 G. postcentralis
6 G. cinguli
7 Corpus callosum, Truncus
8 Ventriculus lateralis, Pars centralis
9 G. supramarginalis
10 Sulcus lateralis
11 Fornix und Blutgefäß
12 V. interna cerebri
13 Thalamus, Pulvinar
14 G. temporalis transversus
15 G. temporalis superior
16 Glandula pinealis
17 Hippocampus
18 Ventriculus lateralis, Cornu temporale
19 G. temporalis medius
20 Mesencephalon
21 G. parahippocampalis
22 G. occipitotemporalis lateralis
23 G. temporalis inferior
24 Pons
25 Pedunculus cerebellaris medius
26 Cerebellum
27 Medulla oblongata
28 Medulla spinalis
29 A. vertebralis

Abb. **12b** Frontal orientiertes, T1-gewichtetes MR-Bild, das mit der Schnittebene der Abbildungen 12a und 12c annähernd korrespondiert.

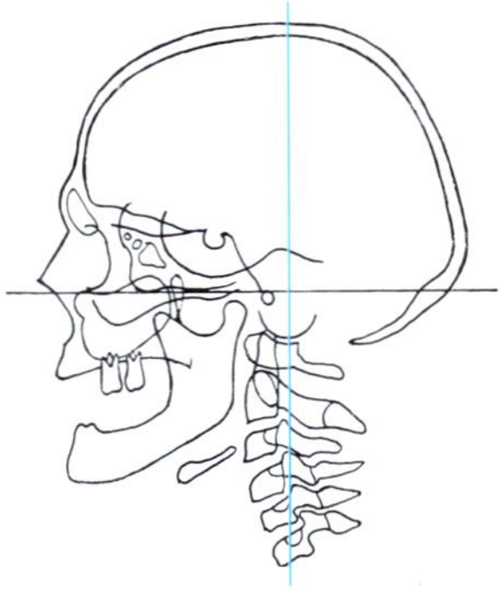

1 S. sagittalis superior
2 A. paracentralis
3 A. sulci centralis
4 A. precunealis
5 A. parietalis anterior
6 Os parietale
7 A. pericallosa
8 V. thalamostriata superior (V. terminalis)
9 A. gyri angularis
10 V. interna cerebri
11 temporaler Ast der A. cerebri media
12 A. choroidea posterior
13 A. occipitalis medialis
14 V. basalis (Rosenthal)
15 A. occipitalis lateralis
16 A. superior cerebelli
17 Ohrmuschel
18 Os temporale
19 S. sigmoideus
20 A. inferior posterior cerebelli (PICA)
21 A. vertebralis
22 Os occipitale
23 Processus mastoideus
24 Articulatio atlantooccipitalis
25 A. occipitalis
26 M. digastricus, Venter posterior
27 V. vertebralis
28 Massa lateralis atlantis
29 Processus articularis und Arcus axis
30 Processus articularis und Arcus des 3. Halswirbels
31 Processus articularis und Arcus des 4. Halswirbels
32 M. sternocleidomastoideus
33 5. Halswirbel

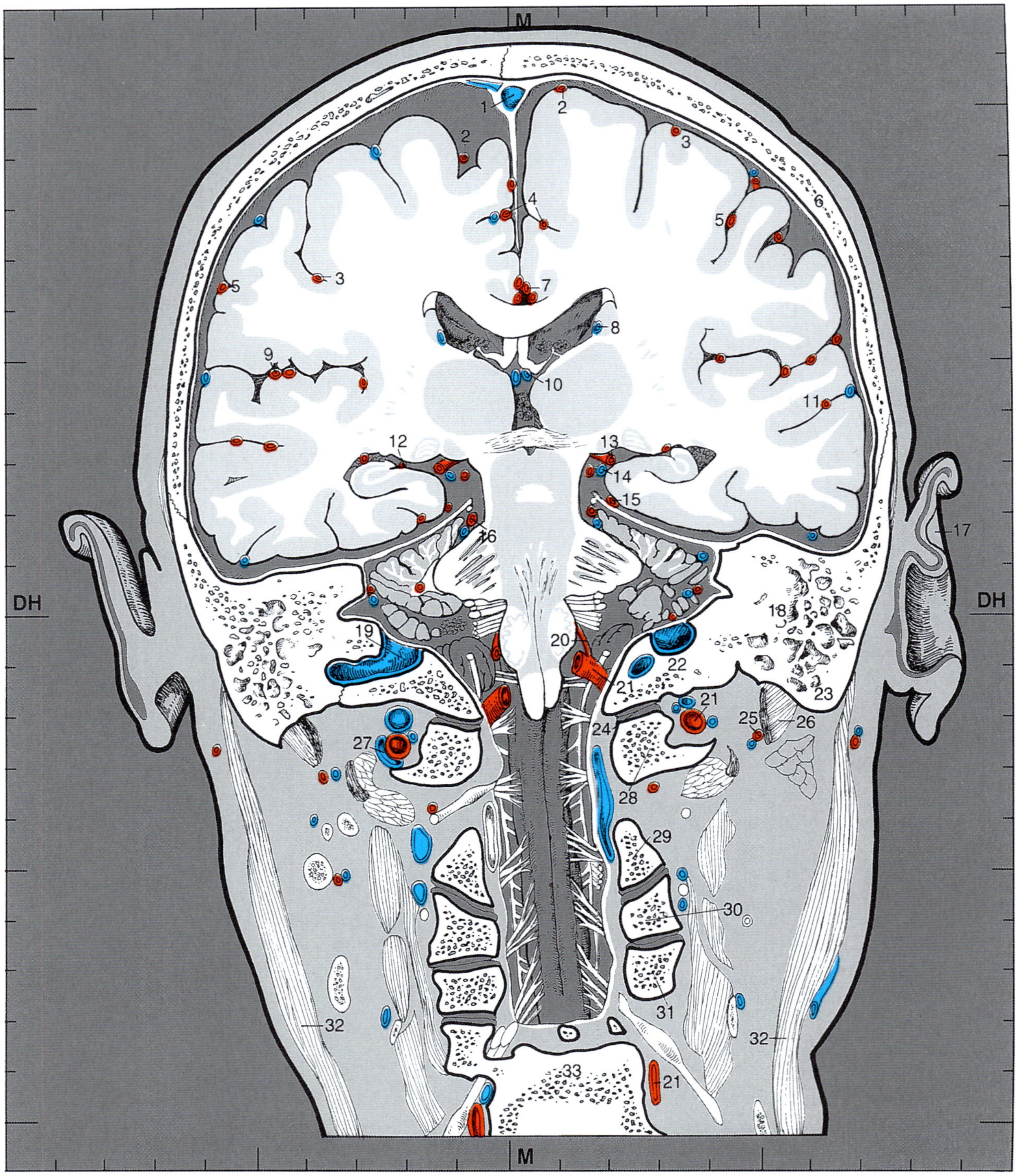

Abb. **12c** Ansicht der 9. Frontalscheibe von vorn. Die Schnittebene liegt etwa in der Mitte des Processus mastoideus und eröffnet die hintere Schädelgrube und den oberen Wirbelkanal im Bereich der ersten vier Halswirbel. Knochenstrukturen, Muskeln und Blutgefäße.

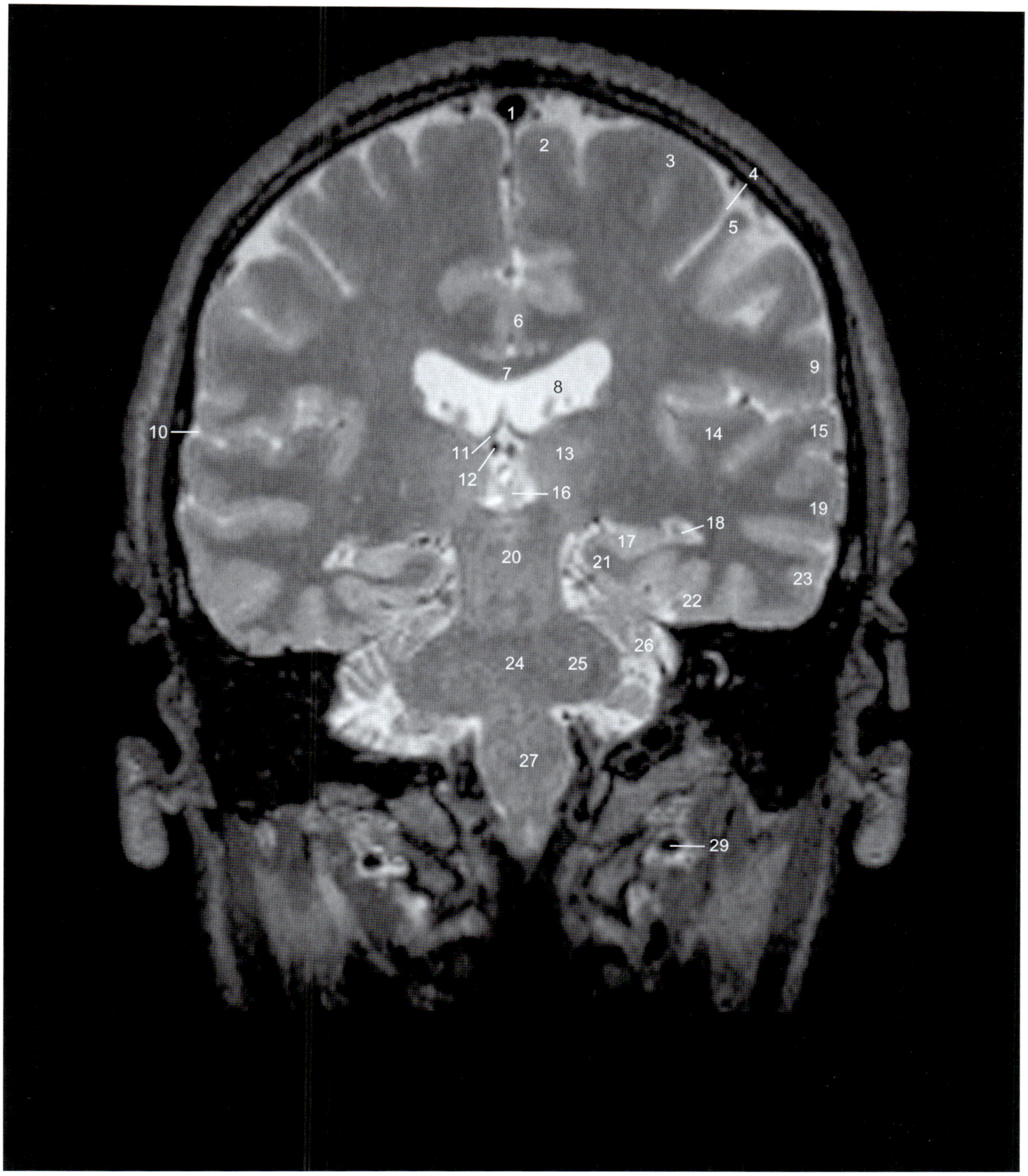

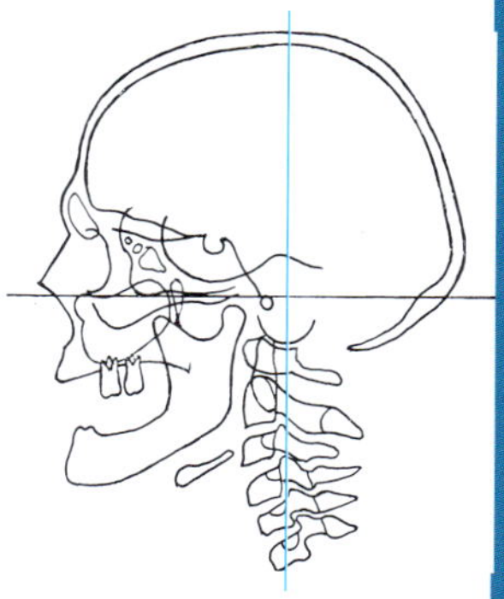

1 S. sagittalis superior
2 G. frontalis superior
3 G. precentralis
4 Sulcus centralis
5 G. postcentralis
6 G. cinguli
7 Corpus callosum, Truncus
8 Ventriculus lateralis, Pars centralis
9 G. supramarginalis
10 Sulcus lateralis
11 Fornix und Blutgefäß
12 V. interna cerebri
13 Thalamus, Pulvinar
14 G. temporalis transversus
15 G. temporalis superior
16 Glandula pinealis
17 Hippocampus
18 Ventriculus lateralis, Cornu temporale
19 G. temporalis medius
20 Mesencephalon
21 G. parahippocampalis
22 G. occipitotemporalis lateralis
23 G. temporalis inferior
24 Pons
25 Pedunculus cerebellaris medius
26 Cerebellum
27 Medulla oblongata
29 A. vertebralis

Abb. **12d** Frontal orientiertes, T2-gewichtetes MR-Bild, das mit der Schnittebene der Abbildungen 12a und 12c annähernd korrespondiert.

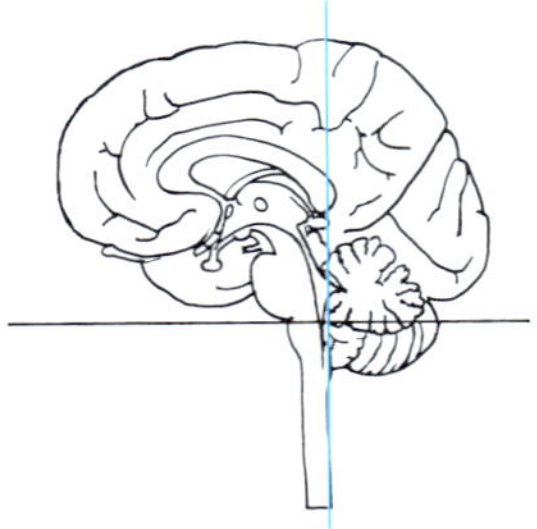

1 G. precentralis
2 Falx cerebri
3 Sulcus centralis
4 Lobulus paracentralis
5 G. postcentralis
6 G. cinguli
7 G. supramarginalis
8 Sulcus lateralis
9 Ventriculus lateralis, Trigonum collaterale
10 Corpus callosum, Splenium
11 Cauda nuclei caudati
12 G. temporalis superior
13 Fornix
14 Glandula pinealis (Corpus pineale)
15 Hippocampus
16 G. temporalis medius
17 Tentorium cerebelli
18 G. occipitotemporalis medialis
19 G. occipitotemporalis lateralis
20 G. temporalis inferior
21 Lobus cerebelli anterior
22 Fissura prima
23 Dach des 4. Ventrikels
24 Plexus choroideus ventriculi quarti
25 Lobus cerebelli posterior
26 Boden der Rautengrube (angeschnitten)
27 C. cerebellomedullaris posterior (magna)
28 N. suboccipitalis
29 N. occipitalis major
30 N. occipitalis tertius
31 Medulla spinalis

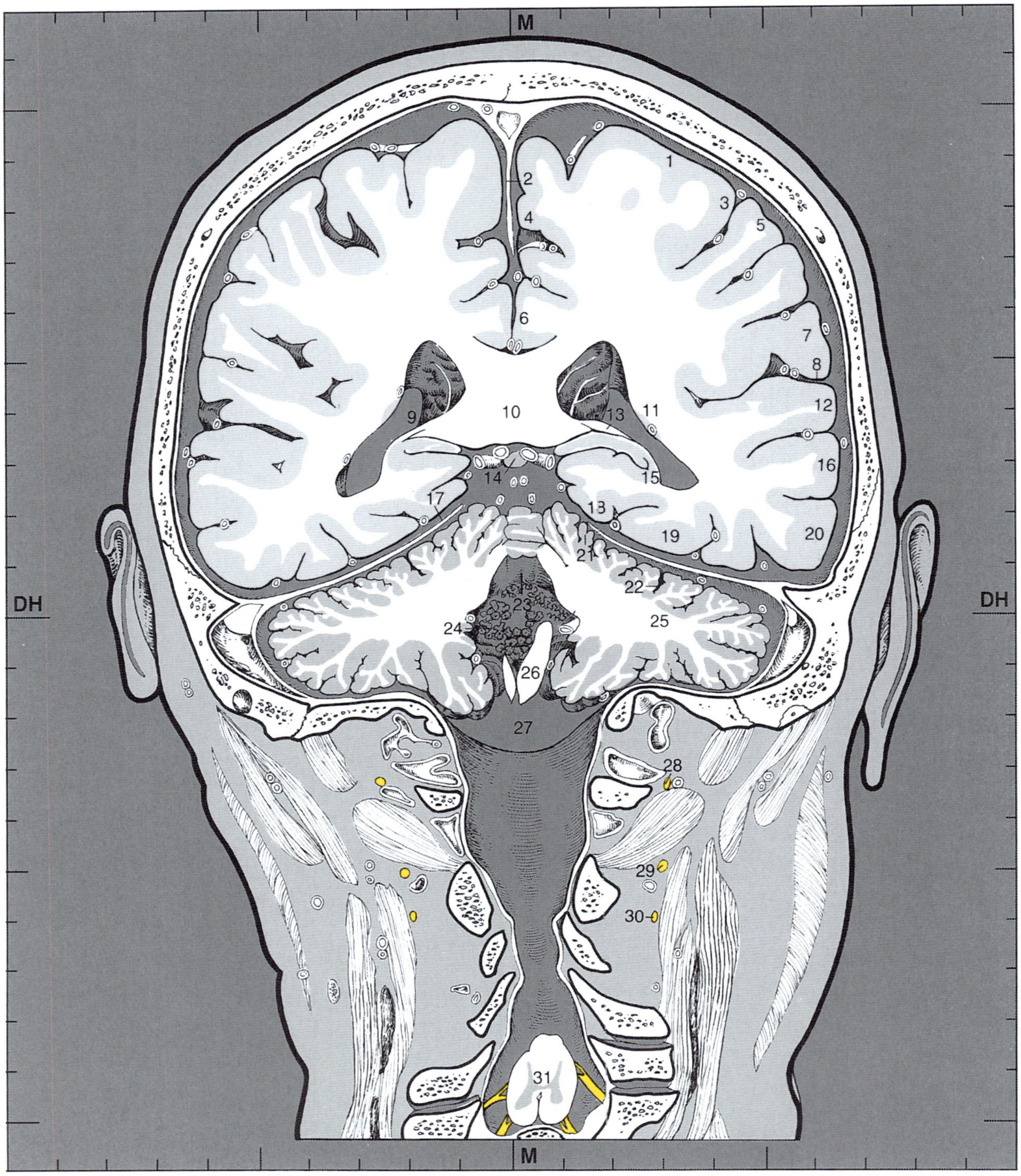

Abb. **13a** Ansicht der 10. Frontalscheibe von vorn. Die Schnittebene trifft das Splenium des Balkens, das Trigonum collaterale der Seitenventrikel, die Glandula pinealis, den Boden der Rautengrube und das Kleinhirn als Dach des 4. Ventrikels. Hirnstrukturen und Äste von Spinalnerven.

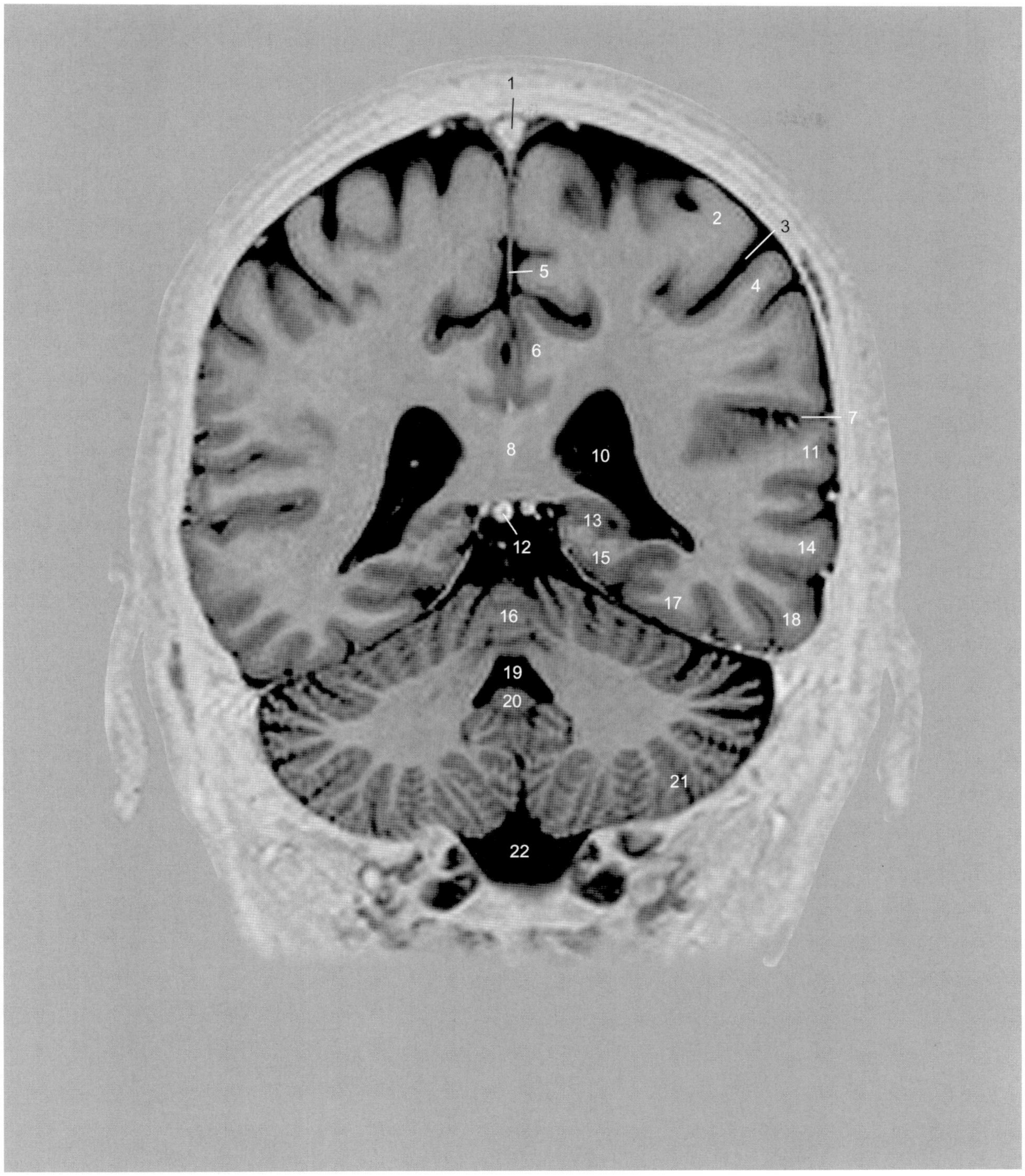

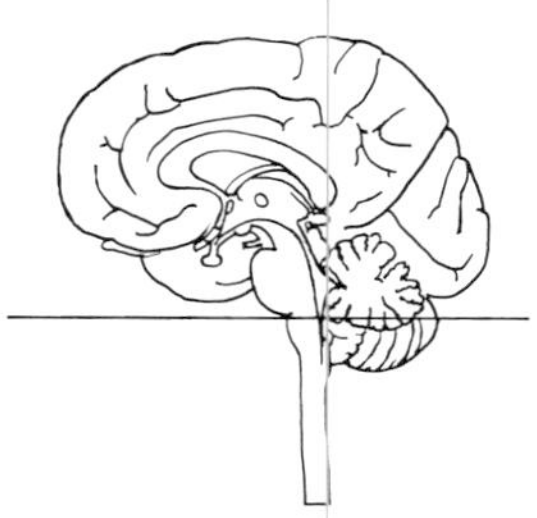

1 S. sagittalis superior
2 G. precentralis
3 Sulcus centralis
4 G. postcentralis
5 Falx cerebri
6 G. cinguli
7 Sulcus lateralis
8 Corpus callosum, Splenium
10 Ventriculus lateralis, Trigonum collaterale
11 G. temporalis superior
12 V. interna cerebri
13 Hippocampus
14 G. temporalis medius
15 G. occipitotemporalis medialis
16 Vermis des Lobus cerebelli anterior
17 G. occipitotemporalis lateralis
18 G. temporalis inferior
19 4. Ventrikel
20 Nodulus vermis (X)
21 Lobus cerebelli posterior
22 C. cerebellomedullaris posterior (magna)

Abb. **13b** Frontal orientiertes, T1-gewichtetes MR-Bild, das mit der Schnittebene der Abbildungen 13a und 13c annähernd korrespondiert.

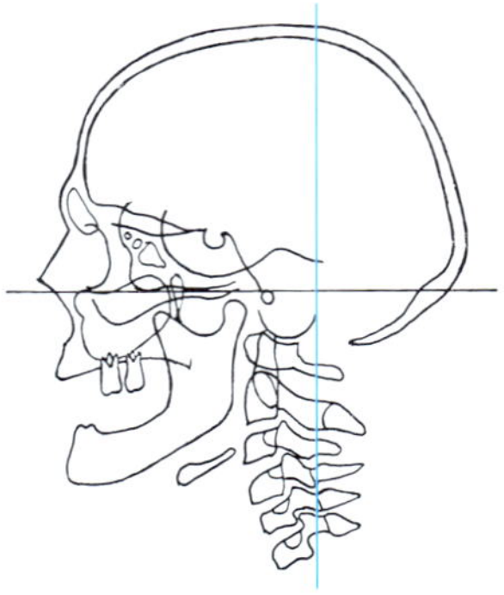

1 S. sagittalis superior
2 A. paracentralis
3 A. sulci centralis
4 Os parietale
5 A. precunealis
6 A. parietalis anterior
7 A. gyri angularis
8 V. thalamostriata superior (V. terminalis)
9 temporaler Ast der A. cerebri media
10 V. interna cerebri
11 V. basalis (Rosenthal)
12 A. occipitalis medialis
13 A. superior cerebelli
14 A. occipitalis lateralis
15 Os temporale
16 S. sigmoideus
17 A. inferior posterior cerebelli (PICA)
18 Ohrmuschel
19 Os occipitale
20 V. vertebralis (angeschnitten)
21 A. vertebralis (angeschnitten)
22 M. obliquus capitis superior
23 Vene des Plexus venosus suboccipitalis
24 Arcus posterior atlantis
25 A. occipitalis
26 M. obliquus capitis inferior
27 M. sternocleidomastoideus
28 Arcus axis
29 Arcus des 3. Halswirbels
30 Arcus des 4. Halswirbels
31 Arcus des 5. Halswirbels

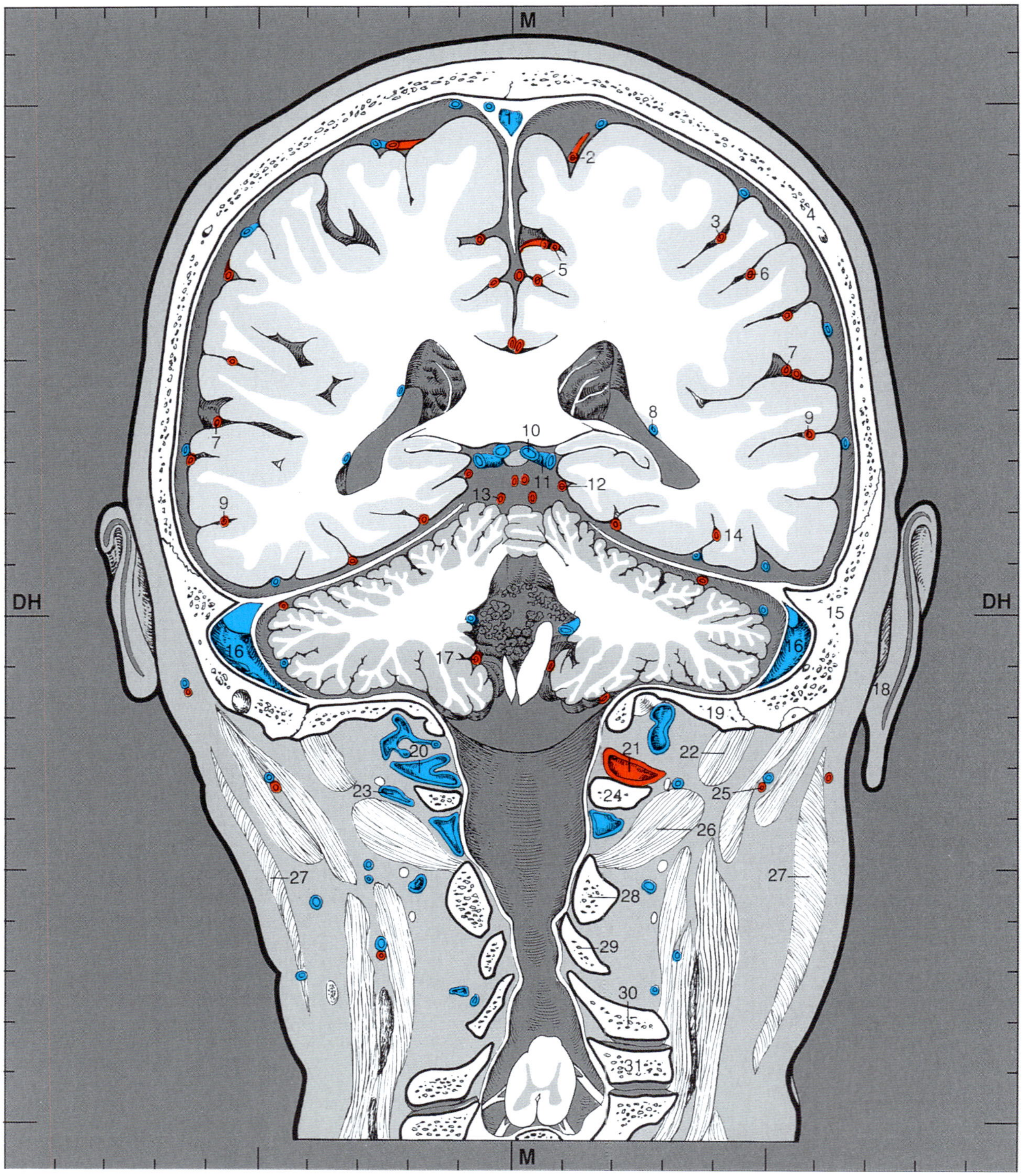

Abb. **13c** Ansicht der 10. Frontalscheibe von vorn. Die Schnittebene liegt dicht hinter dem Felsenbein und verläuft unmittelbar hinter der Mitte des Foramen magnum (s. Abb. 2a). Die oberen Halswirbel sind in Höhe ihrer Bogen getroffen. Knochenstrukturen, Muskeln und Blutgefäße.

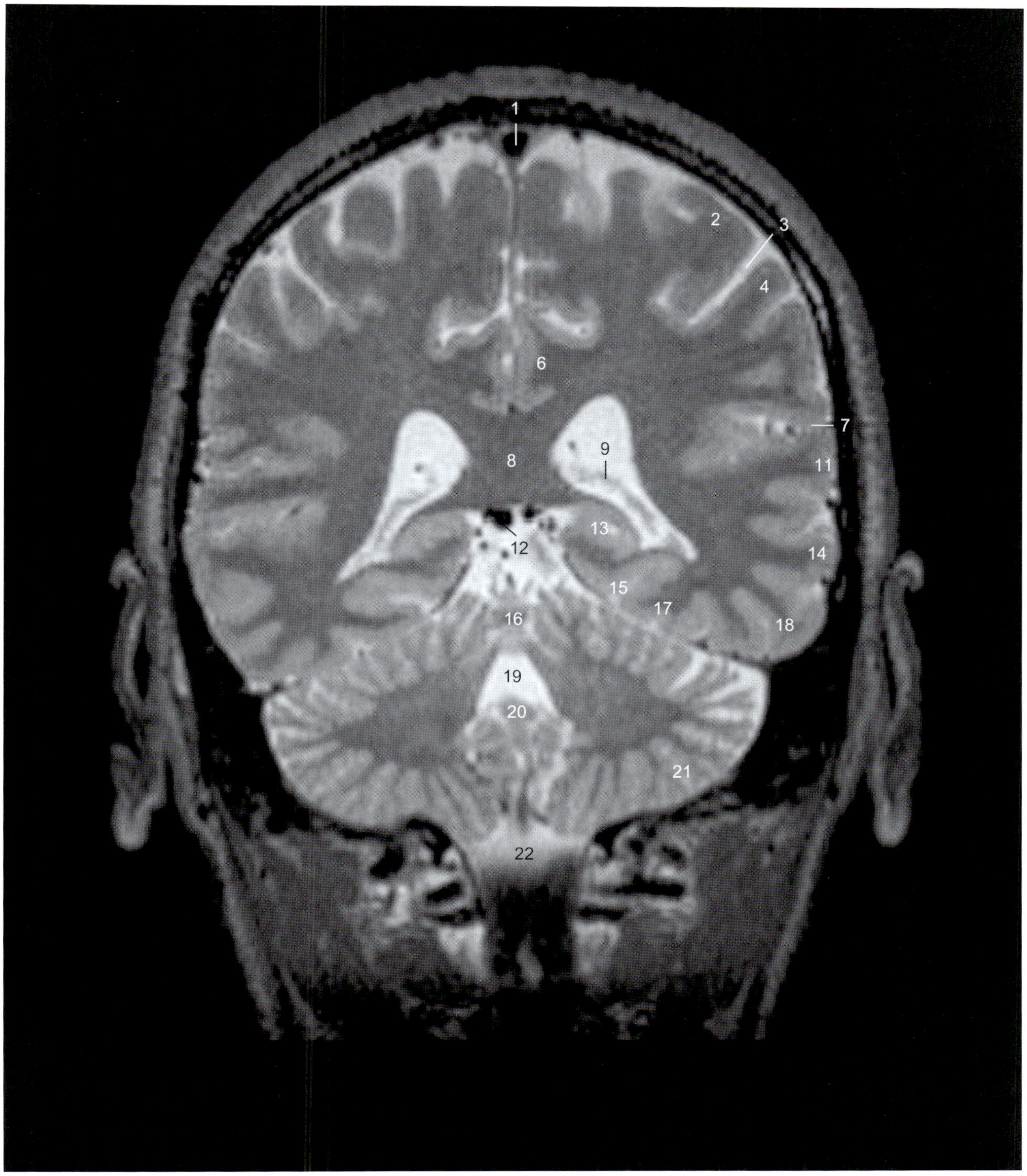

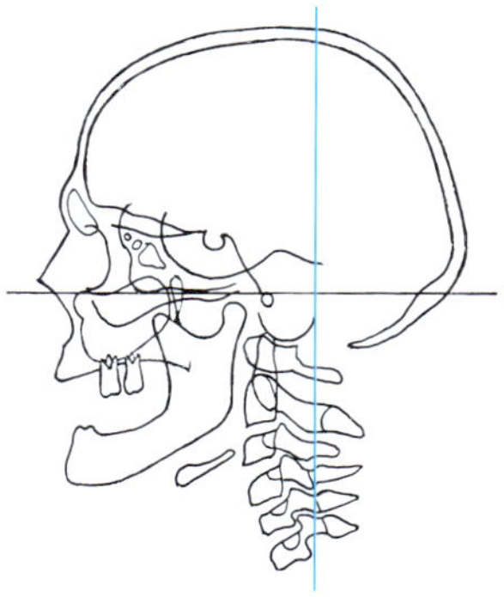

1 S. sagittalis superior
2 G. precentralis
3 Sulcus centralis
4 G. postcentralis
6 G. cinguli
7 Sulcus lateralis
8 Corpus callosum, Splenium
9 Plexus choroideus im Seitenventrikel
11 G. temporalis superior
12 V. interna cerebri
13 Hippocampus
14 G. temporalis medius
15 G. occipitotemporalis medialis
16 Vermis des Lobus cerebelli anterior
17 G. occipitotemporalis lateralis
18 G. temporalis inferior
19 4. Ventrikel
20 Nodulus vermis (X)
21 Lobus cerebelli posterior
22 C. cerebellomedullaris posterior (magna)

Abb. **13d** Frontal orientiertes, T2-gewichtetes MR-Bild, das mit der Schnittebene der Abbildungen 13a und 13c annähernd korrespondiert.

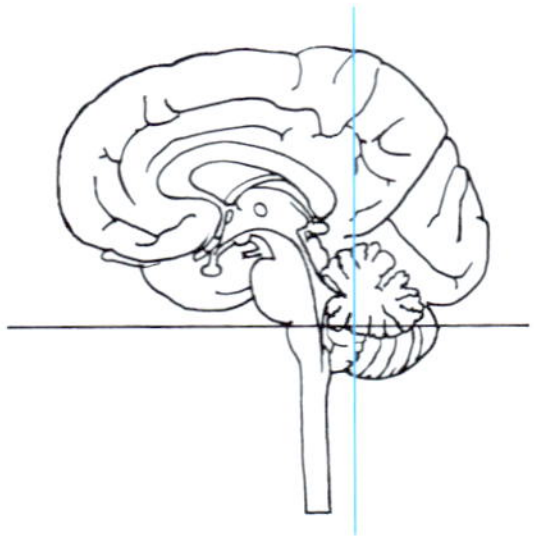

1 G. precentralis
2 G. postcentralis
3 Lobulus paracentralis
4 Falx cerebri
5 G. supramarginalis
6 Ventriculus lateralis, Cornu occipitale
7 Sulcus temporalis superior
8 G. temporalis superior
9 G. temporalis medius
10 Lobus cerebelli anterior
11 G. occipitotemporalis medialis
12 Tentorium cerebelli
13 G. occipitotemporalis lateralis
14 G. temporalis inferior
15 Fissura prima
16 Uvula vermis (IX)
17 Nucl. dentatus
18 Lobus cerebelli posterior
19 C. cerebellomedullaris posterior (magna)
20 N. occipitalis major
21 N. occipitalis tertius

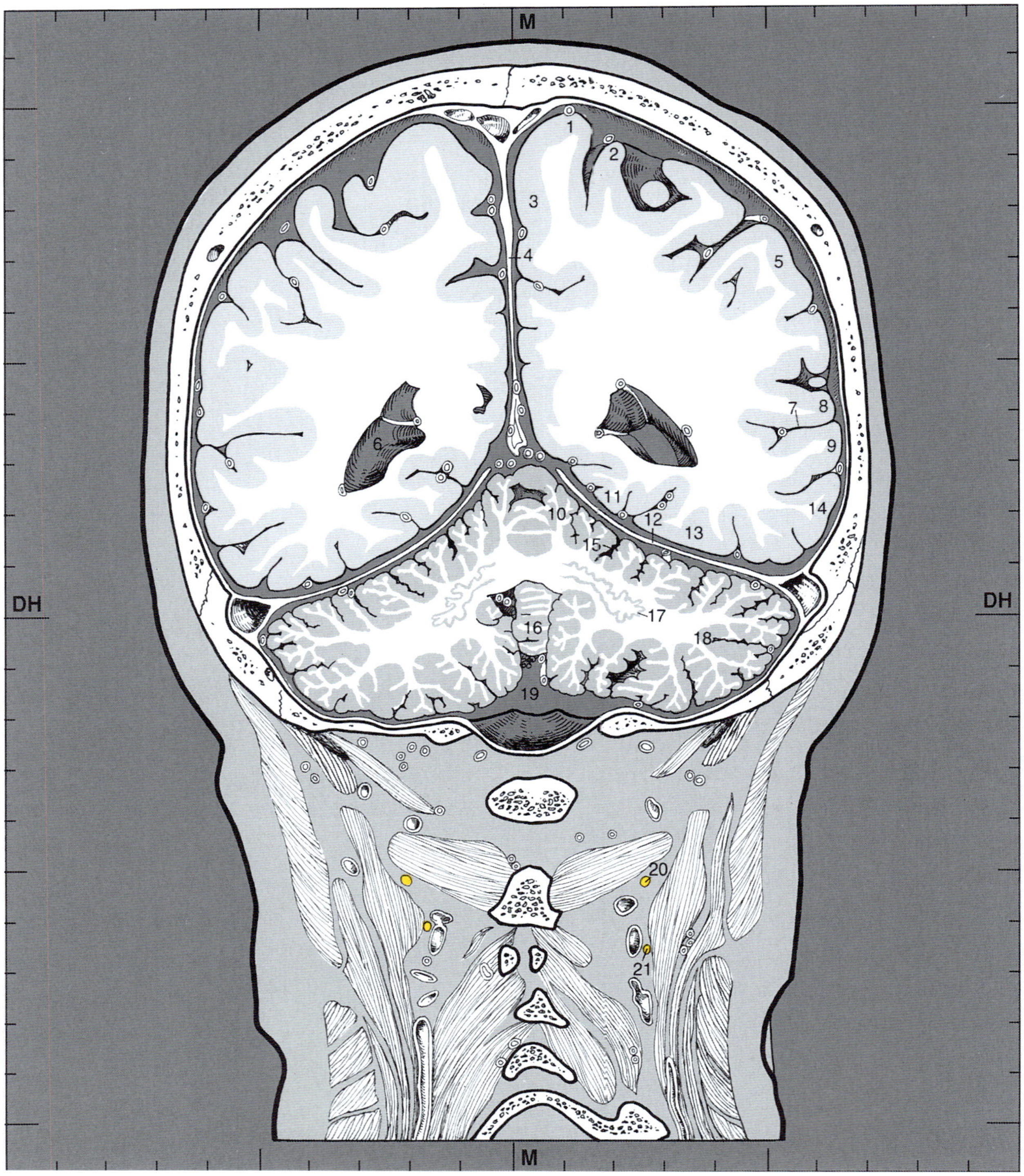

Abb. **14a** Ansicht der 11. Frontalscheibe von vorn. Im supratentoriellen Raum ist das Hinterhorn der Seitenventrikel eine Leitstruktur. Im infratentoriellen Raum befindet sich das Kleinhirn mit dem Nucl. dentatus. Hirnstrukturen und Äste von spinalen Nerven.

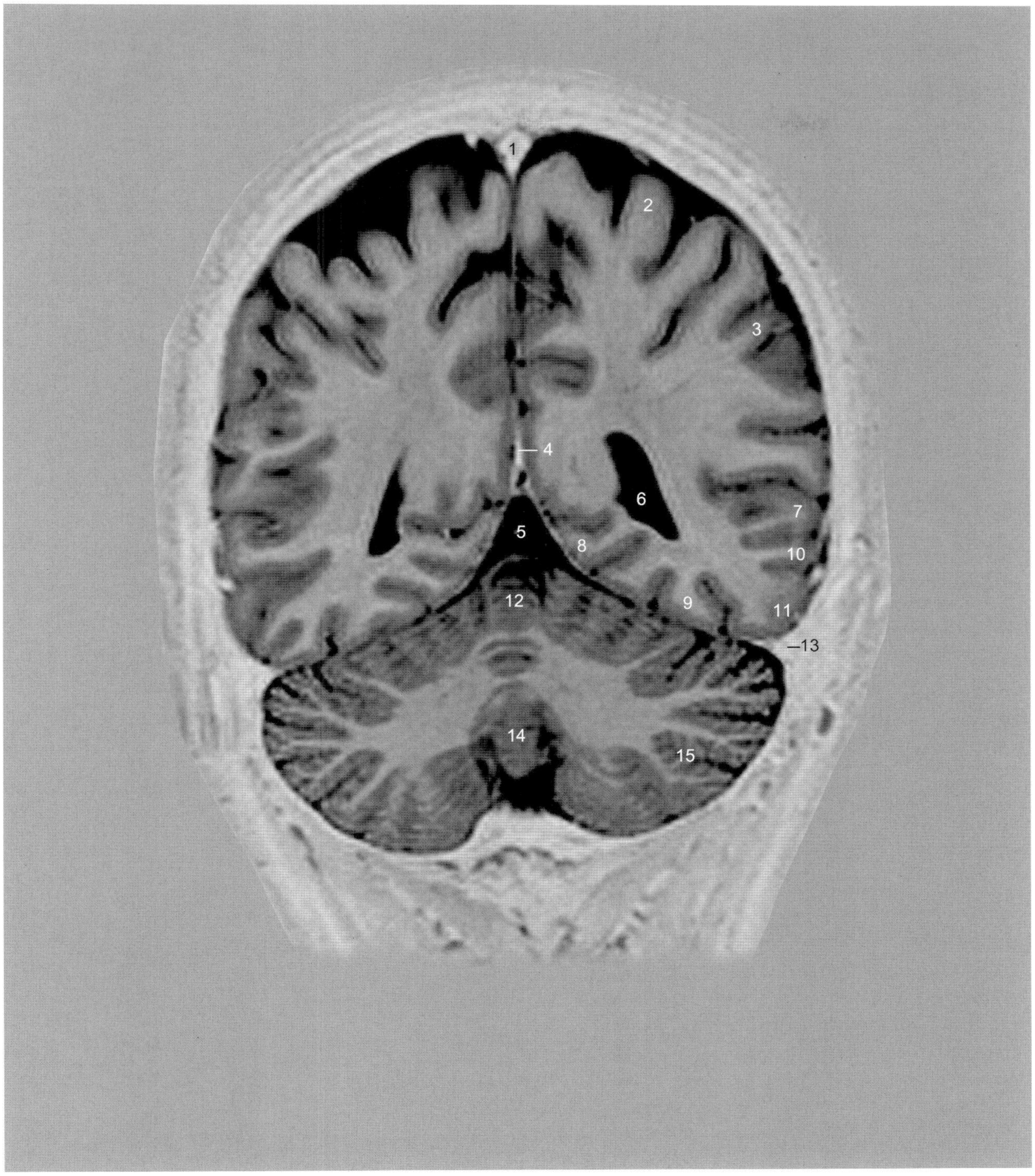

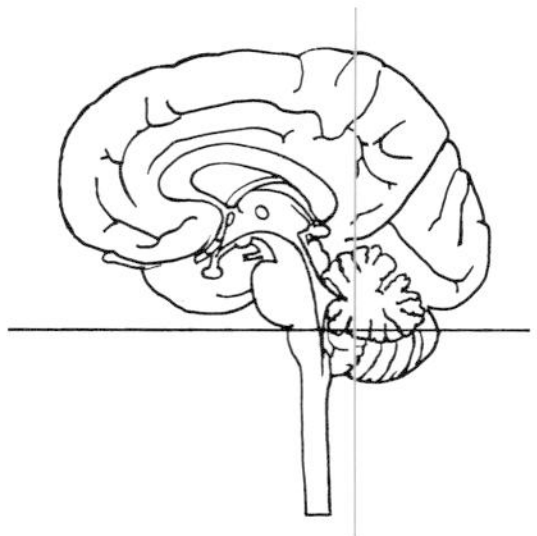

1 S. sagittalis superior
2 Lobulus parietalis superior
3 G. supramarginalis
4 S. rectus
5 C. cerebelli superior
6 Ventriculus lateralis, Cornu occipitale
7 G. temporalis superior
8 G. occipitotemporalis medialis
9 G. occipitotemporalis lateralis
10 G. temporalis medius
11 G. temporalis inferior
12 Vermis des Lobus cerebelli anterior
13 S. transversus
14 Vermis cerebelli
15 Lobus cerebelli posterior

Abb. **14b** Frontal orientiertes, T1-gewichtetes MR-Bild, das mit der Schnittebene der Abbildungen 14a und 14c annähernd korrespondiert.

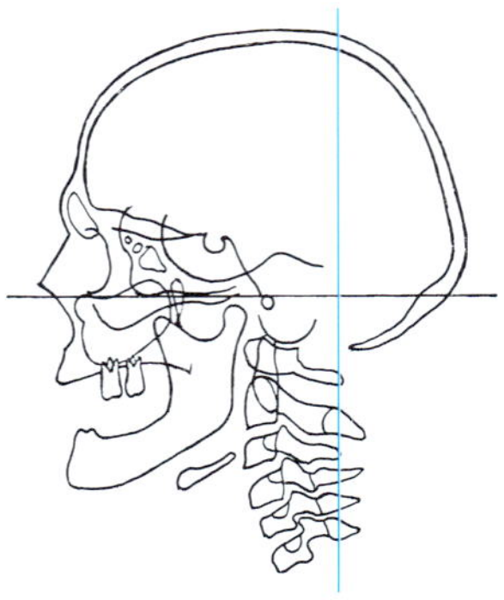

1 S. sagittalis superior
2 A. precunealis
3 A. parietalis anterior
4 Os parietale
5 A. parietalis posterior
6 A. gyri angularis
7 S. rectus
8 A. superior cerebelli
9 A. occipitalis medialis
10 A. occipitalis lateralis
11 S. transversus
12 A. inferior posterior cerebelli (PICA)
13 Foramen magnum
14 Os occipitale
15 M. rectus capitis posterior minor
16 M. obliquus capitis superior
17 Arcus posterior atlantis
18 A. occipitalis
19 M. splenius capitis
20 M. obliquus capitis inferior
21 Processus spinosus axis
22 Plexus venosus suboccipitalis
23 Processus spinosus des 3. Halswirbels
24 Processus spinosus des 4. Halswirbels
25 Arcus des 5. Halswirbels
26 Arcus des 6. Halswirbels

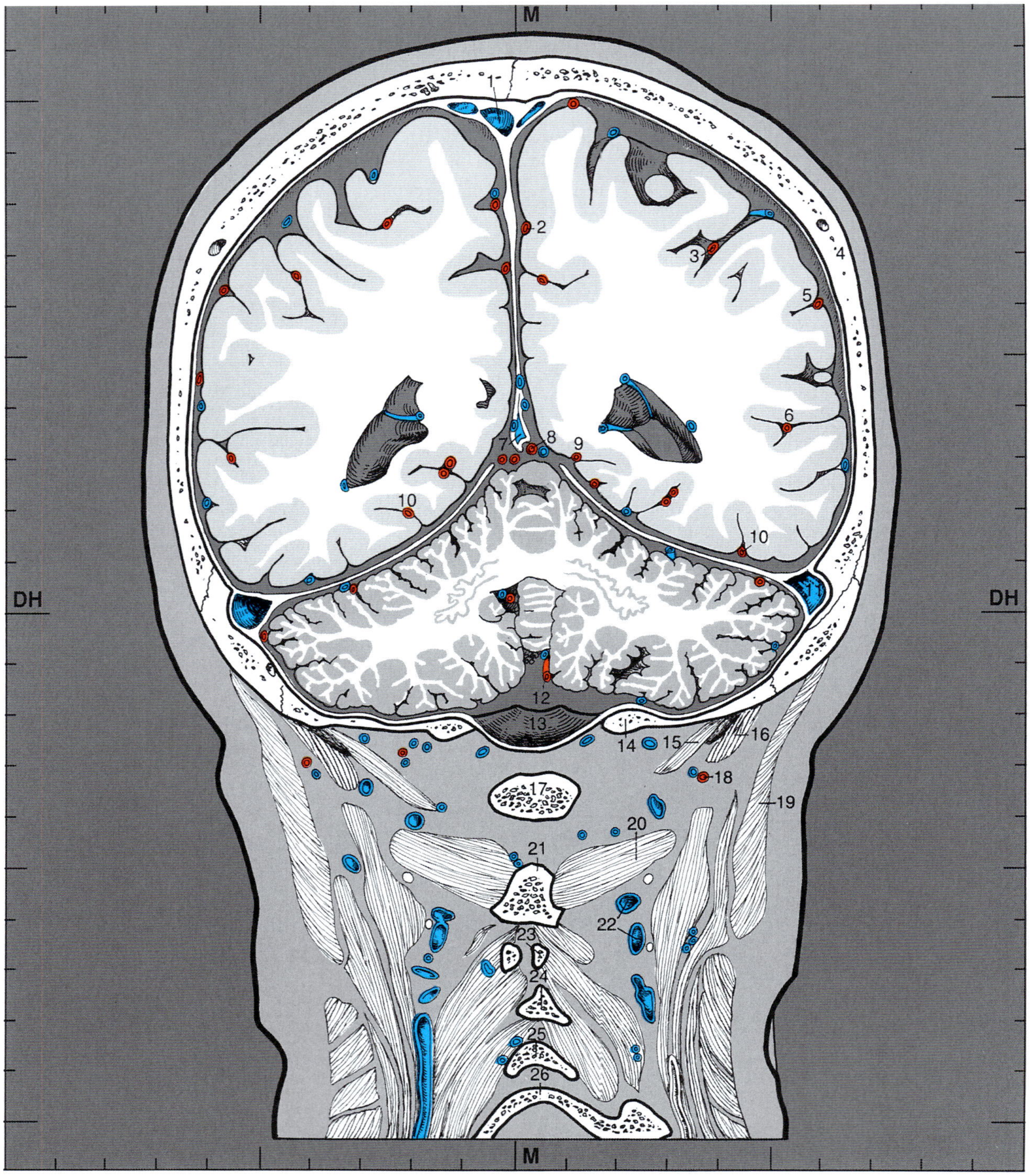

Abb. **14c** Ansicht der 11. Frontalscheibe von vorn. Der posteriore Teil des Foramen magnum liegt in der Scheibe. Knochenstrukturen, Nackenmuskeln und Blutgefäße.

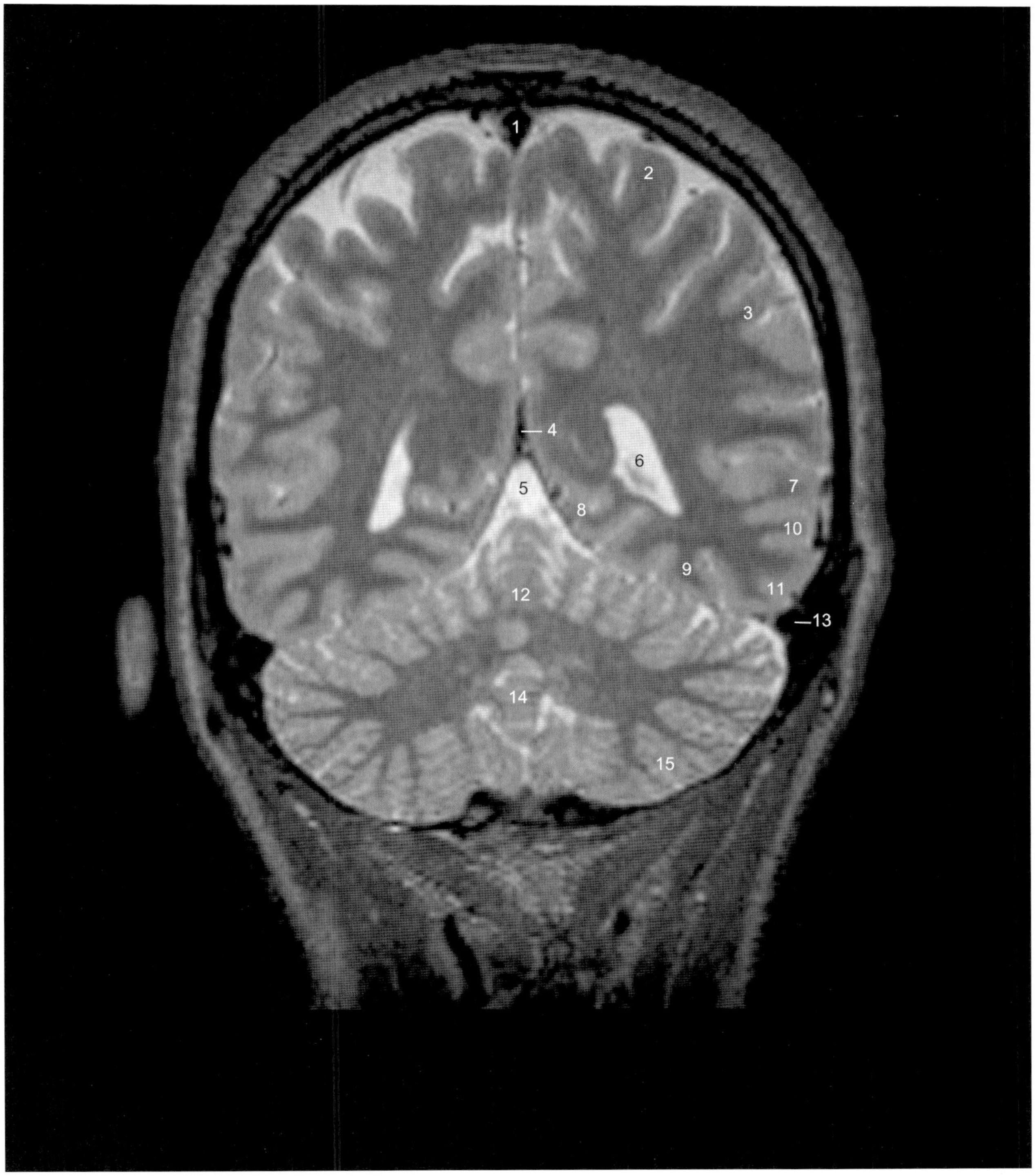

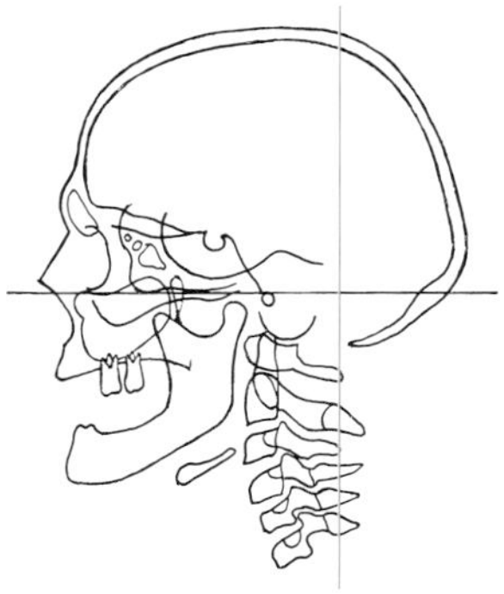

1 S. sagittalis superior
2 Lobulus parietalis superior
3 G. supramarginalis
4 S. rectus
5 C. cerebelli superior
6 Ventriculus lateralis, Cornu occipitale
7 G. temporalis superior
8 G. occipitotemporalis medialis
9 G. occipitotemporalis lateralis
10 G. temporalis medius
11 G. temporalis inferior
12 Vermis des Lobus cerebelli anterior
13 S. transversus
14 Vermis cerebelli
15 Lobus cerebelli posterior

Abb. **14d** Frontal orientiertes, T2-gewichtetes MR-Bild, das mit der Schnittebene der Abbildungen 14a und 14c annähernd korrespondiert.

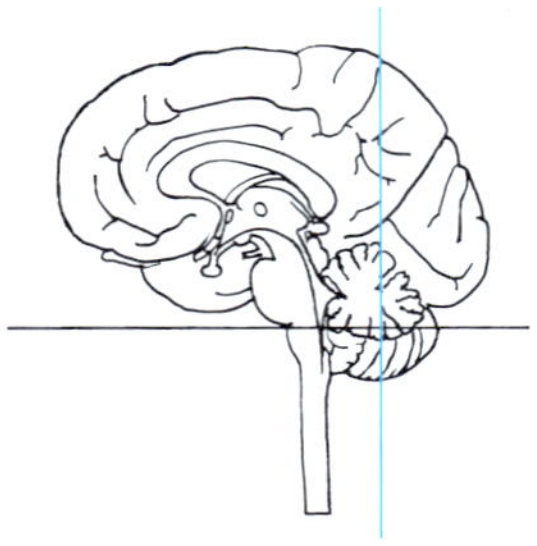

1 Lobulus parietalis superior
2 Fissura longitudinalis cerebri (Interhemisphärenspalt)
3 Falx cerebri
4 Precuneus
5 G. angularis
6 Sulcus parietooccipitalis
7 Dura mater cranialis
8 Area striata
9 Cuneus
10 Ventriculus lateralis, Cornu occipitale
11 G. temporalis medius
12 Sulcus calcarinus
13 Lobus cerebelli anterior
14 G. occipitotemporalis medialis
15 G. occipitotemporalis lateralis
16 G. temporalis inferior
17 Tentorium cerebelli
18 Fissura prima
19 Lobus cerebelli posterior
20 Pyramis vermis (VIII)
21 C. cerebellomedullaris posterior (magna)
22 N. occipitalis major
23 N. occipitalis tertius

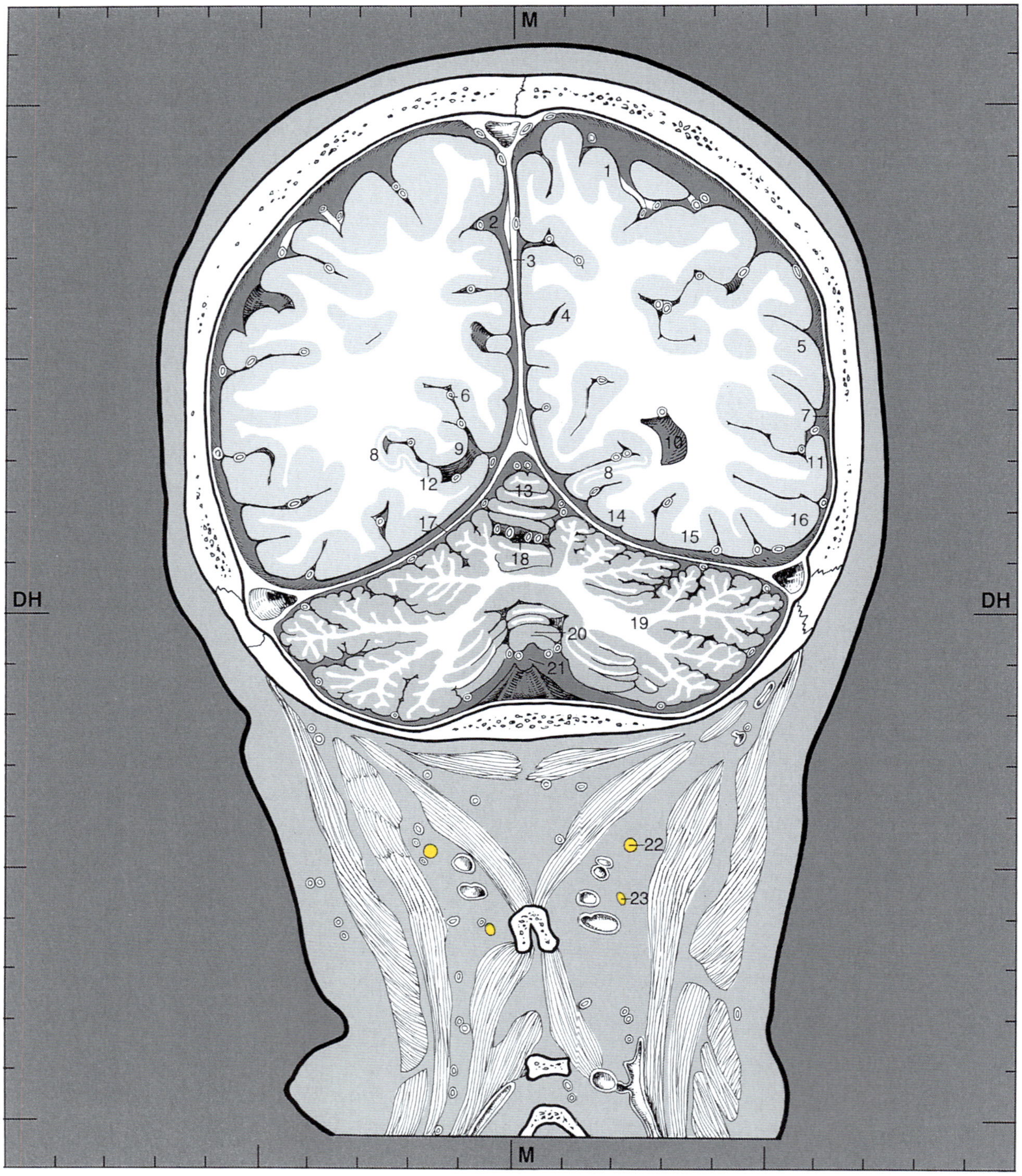

Abb. **15a** Ansicht der 12. Frontalscheibe von vorn. Nur in der linken Großhirnhemisphäre ist noch das Hinterhorn des Seitenventrikels in der Scheibe getroffen. Das Tentorium cerebelli trennt vollständig den supratentoriellen von dem infratentoriellen Raum. Hirnstrukturen und Äste von Spinalnerven.

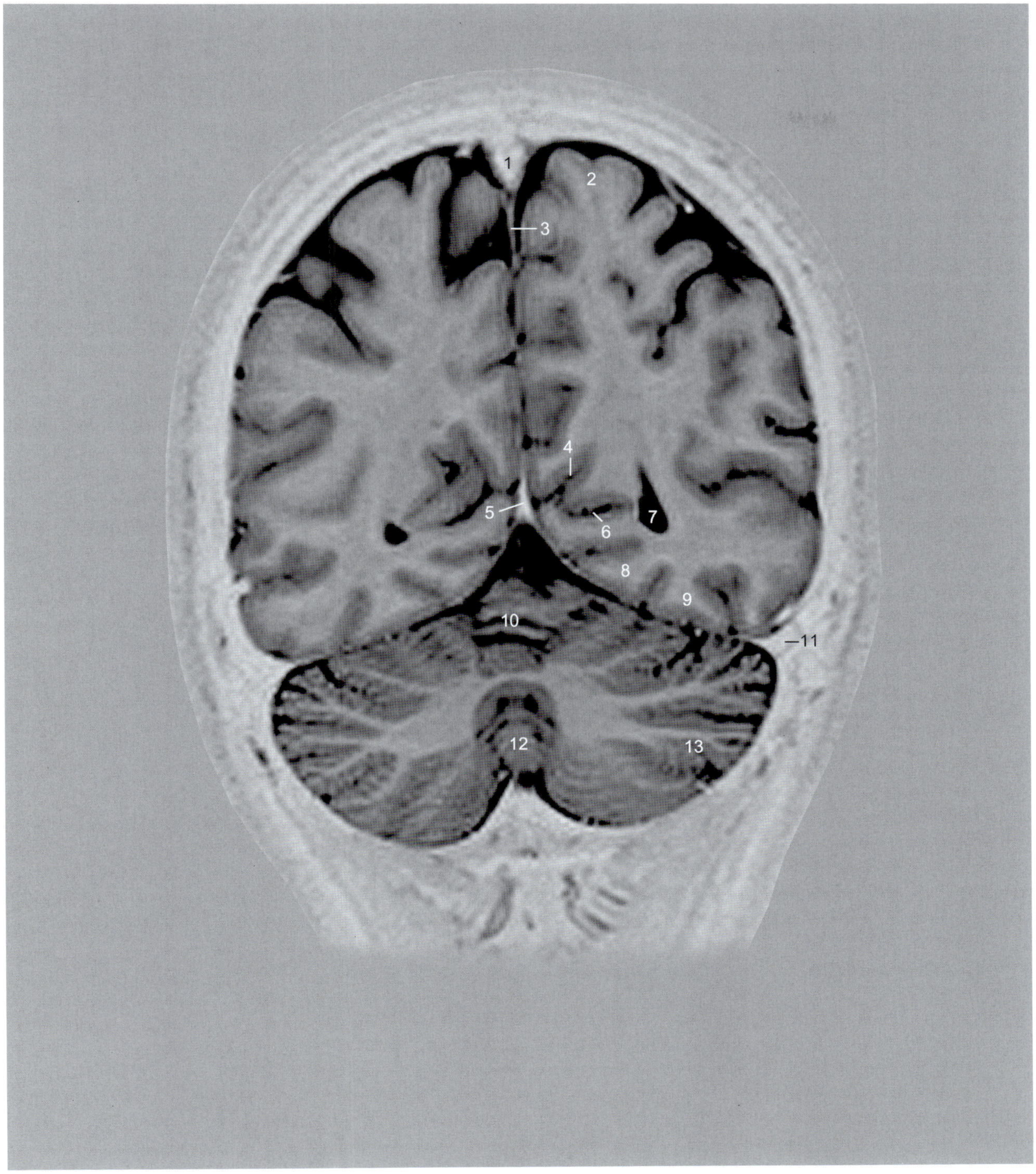

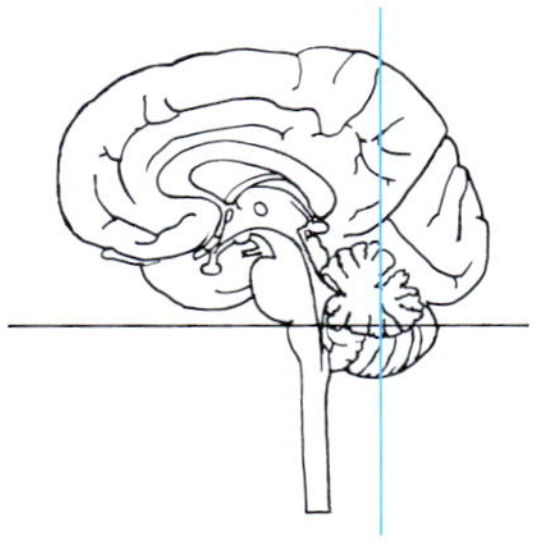

1 S. sagittalis superior
2 Lobulus parietalis superior
3 Falx cerebri
4 Sulcus parietooccipitalis
5 S. rectus
6 Sulcus calcarinus
6 7 Ventriculus lateralis, Cornu occipitale
8 G. occipitotemporalis medialis
9 G. occipitotemporalis lateralis
10 Vermis des Lobus cerebelli anterior
11 S. transversus
12 Vermis cerebelli
13 Lobus cerebelli posterior

Abb. **15b** Frontal orientiertes, T1-gewichtetes MR-Bild, das mit der Schnittebene der Abbildungen 15a und 15c annähernd korrespondiert.

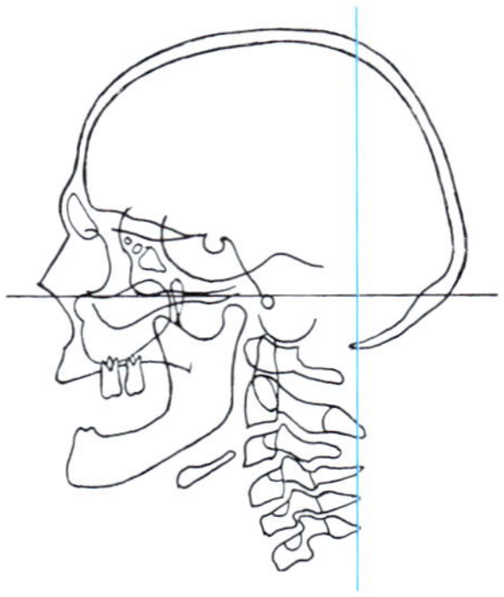

1 S. sagittalis superior
2 A. parietalis anterior
3 Os parietale
4 A. precunealis
5 A. parietalis posterior
6 Falx cerebri
7 A. parietooccipitalis
8 A. gyri angularis
9 S. rectus
10 A. temporooccipitalis
11 A. calcarina
12 A. superior cerebelli
13 A. occipitalis lateralis
14 Tentorium cerebelli
15 S. transversus
16 A. inferior posterior cerebelli (PICA)
17 Os occipitale
18 A. occipitalis
19 M. rectus capitis posterior minor
20 M. rectus capitis posterior major
21 M. splenius capitis
22 Processus spinosus axis
23 Plexus venosus suboccipitalis
24 Processus spinosus des 4. Halswirbels
25 Processus spinosus des 5. Halswirbels

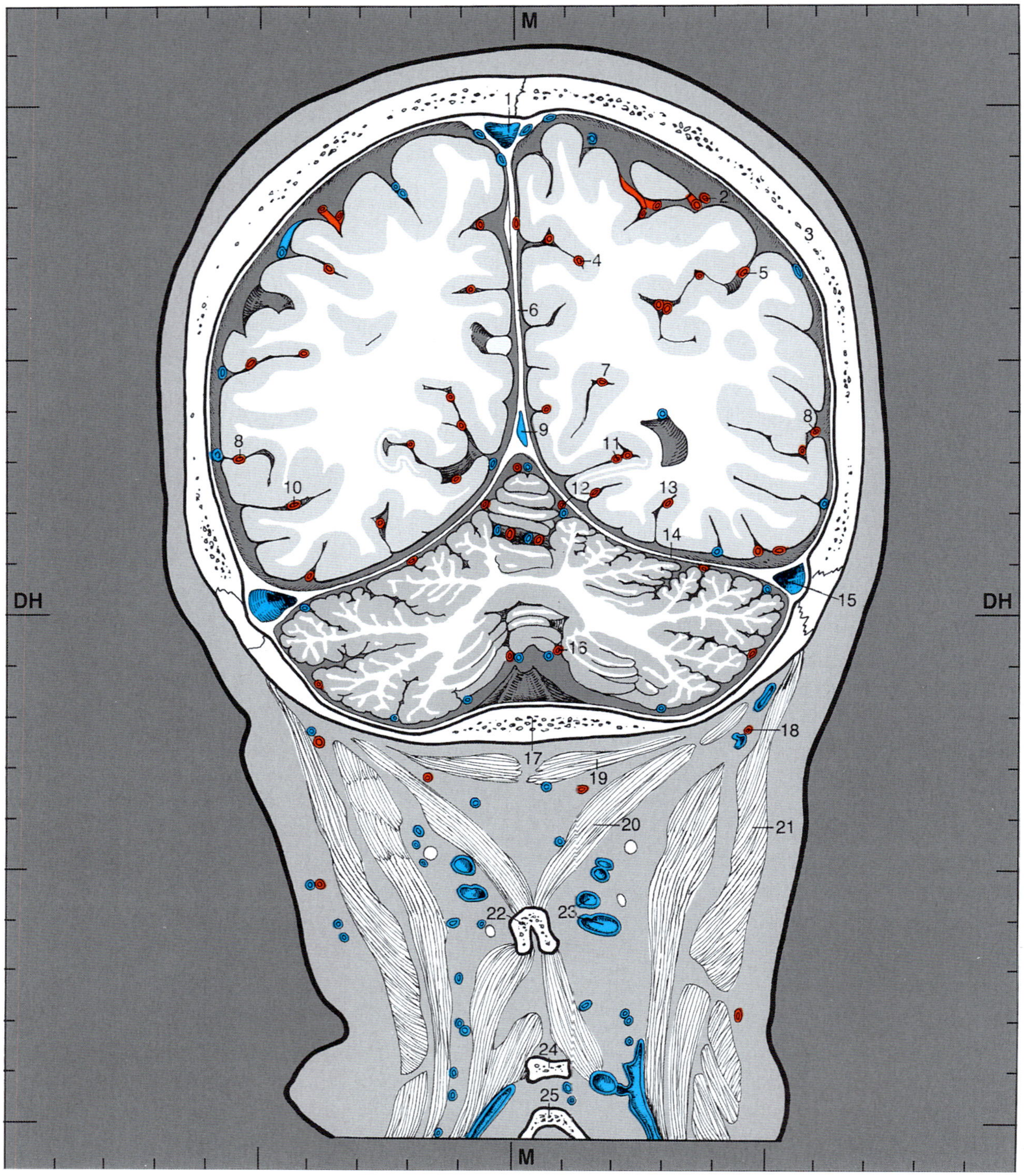

Abb. **15c** Ansicht der 12. Frontalscheibe von vorn. Der Schnitt liegt hinter dem Foramen magnum. Von den Halswirbeln sind nur drei Dornfortsätze getroffen. Knochenstrukturen, Nackenmuskeln und Blutgefäße.

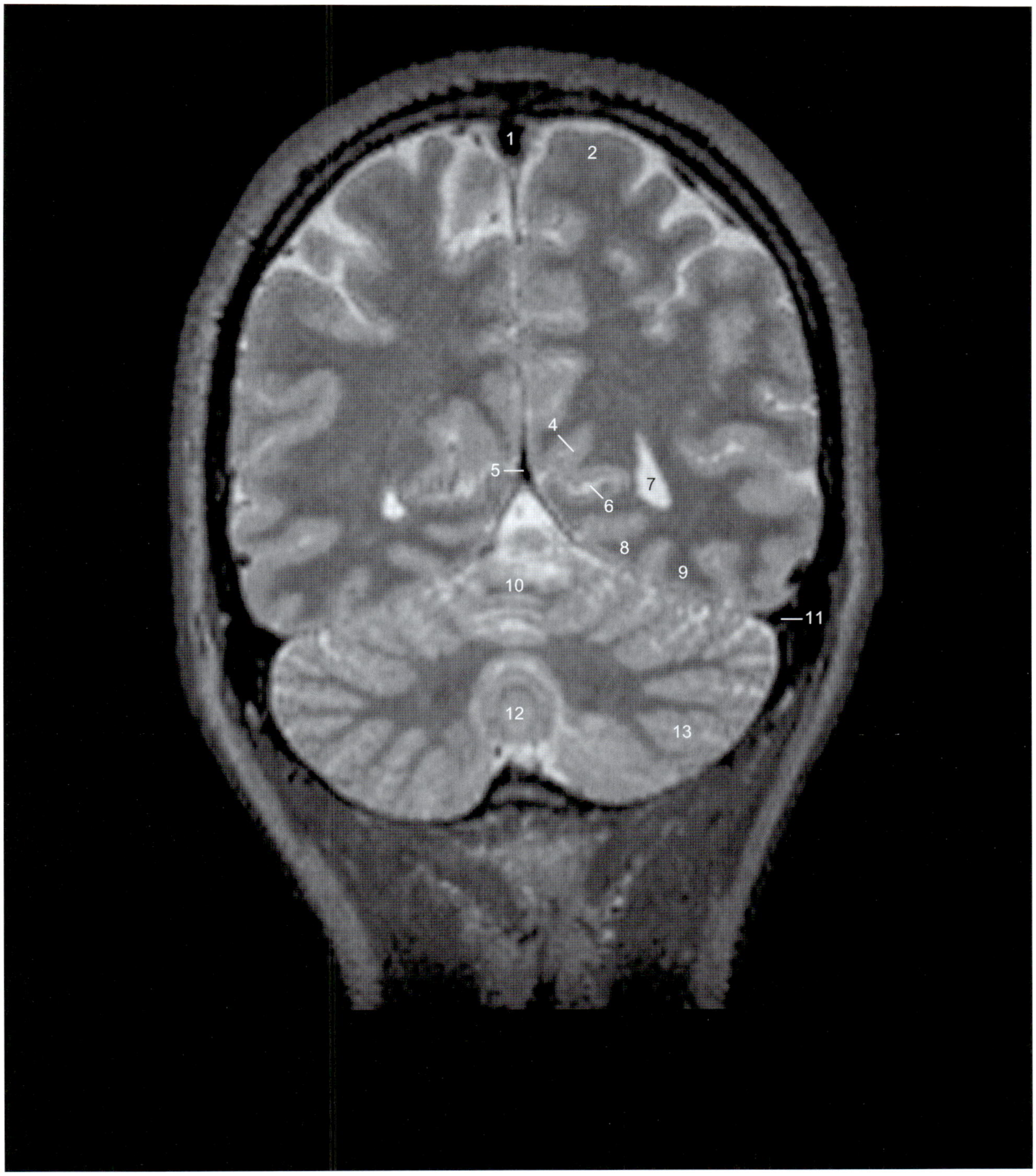

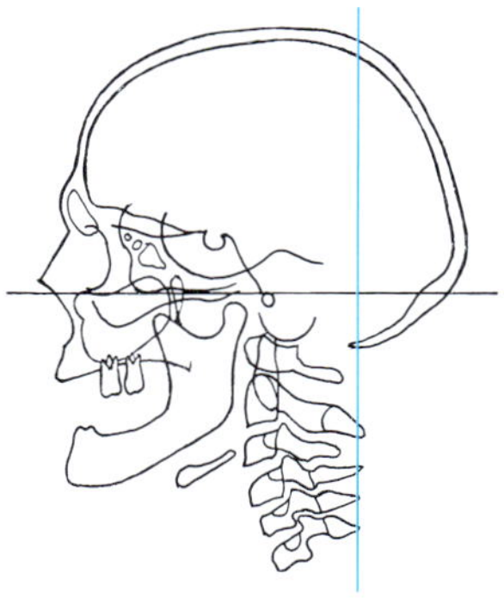

1 S. sagittalis superior
2 Lobulus parietalis superior
4 Sulcus parietooccipitalis
5 S. rectus
6 Sulcus calcarinus
7 Ventriculus lateralis, Cornu occipitale
8 G. occipitotemporalis medialis
9 G. occipitotemporalis lateralis
10 Vermis des Lobus cerebelli anterior
11 S. transversus
12 Vermis cerebelli
13 Lobus cerebelli posterior

Abb. **15d** Frontal orientiertes, T2-gewichtetes MR-Bild, das mit der Schnittebene der Abbildungen 15a und 15c annähernd korrespondiert.

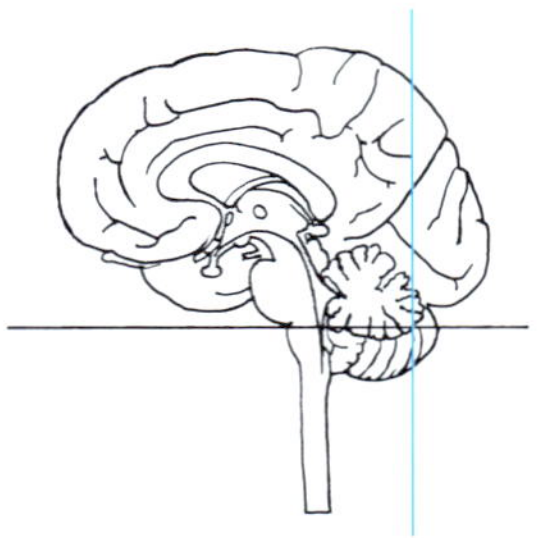

1 Lobulus parietalis superior
2 Fissura longitudinalis cerebri (Interhemisphärenspalt)
3 Precuneus
4 G. angularis
5 Falx cerebri
6 Sulcus parietooccipitalis
7 Cuneus
8 Gyri occipitales
9 Sulcus calcarinus
10 Area striata
11 Dura mater cranialis
12 G. occipitotemporalis medialis
13 G. occipitotemporalis lateralis
14 Tentorium cerebelli
15 Folium vermis (VII A)
16 Lobus cerebelli posterior
17 N. occipitalis major
18 N. occipitalis tertius

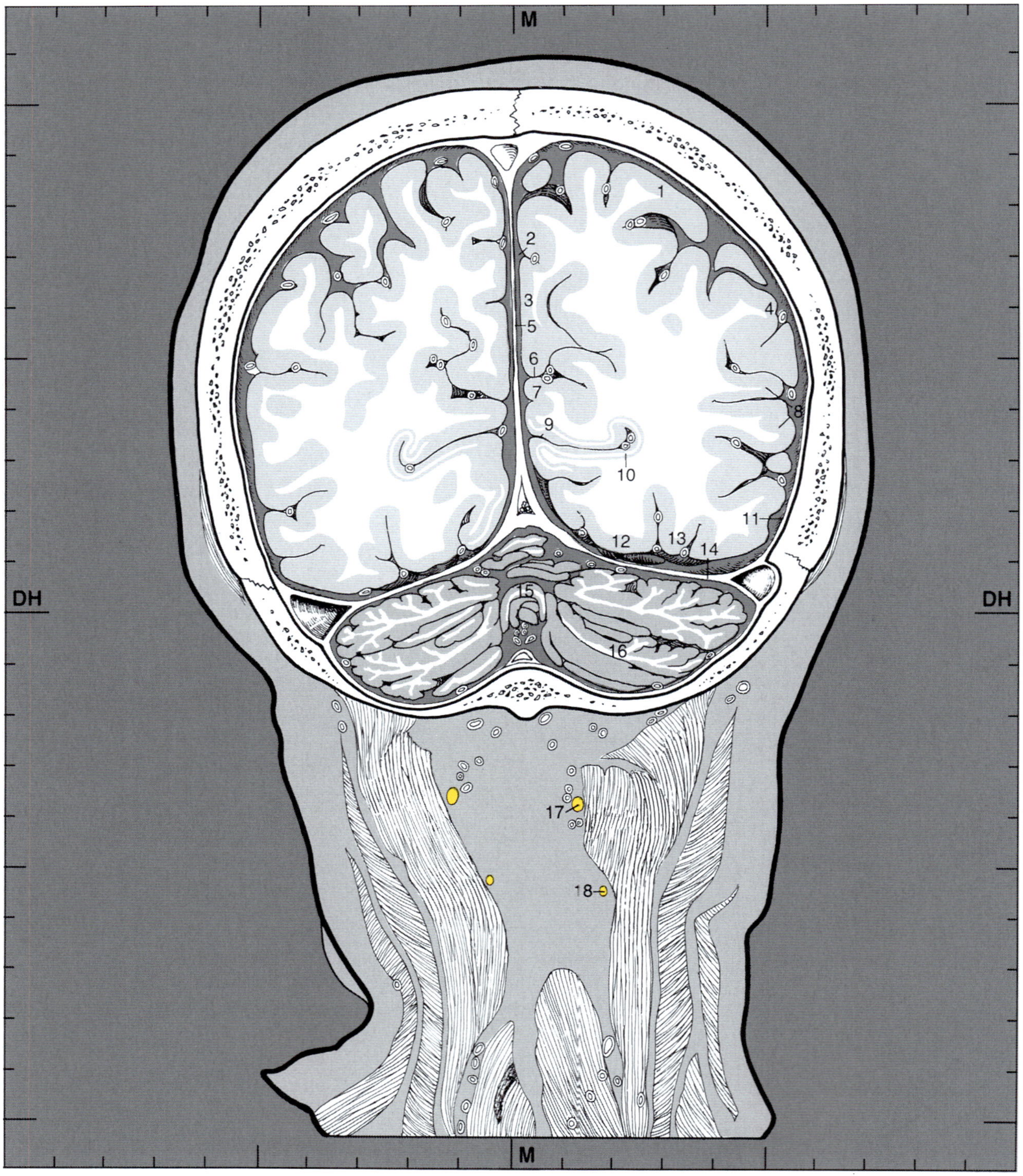

Abb. **16a** Ansicht der 13. Frontalscheibe von vorn. Vom Endhirn sind nur Teile der Parietal- und Okzipitallappen angeschnitten. Tangentialer Schnitt durch das Kleinhirn. Hirnstrukturen und Äste von Spinalnerven.

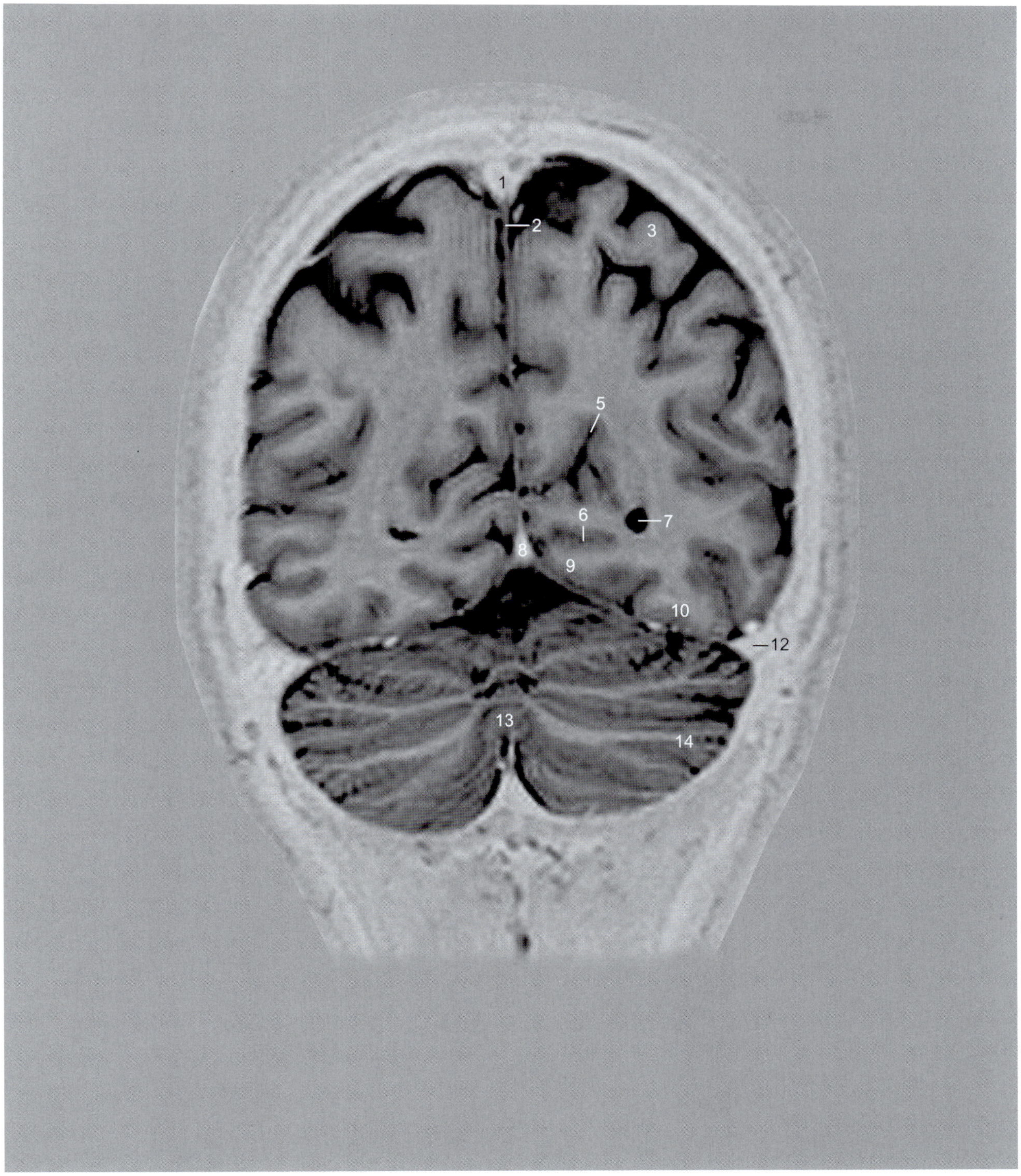

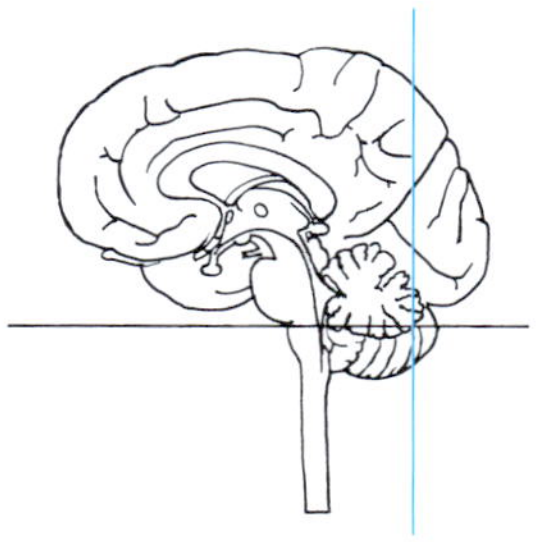

1 S. sagittalis superior
2 Falx cerebri
3 Lobulus parietalis superior
5 Sulcus parietooccipitalis
6 Sulcus calcarinus
7 Ventriculus lateralis, Cornu occipitale
8 S. rectus
9 G. occipitotemporalis medialis
10 G. occipitotemporalis lateralis
12 S. transversus
13 Vermis des Lobus cerebelli posterior
14 Hemisphäre des Lobus cerebelli posterior

Abb. **16b** Frontal orientiertes, T1-gewichtetes MR-Bild, das mit der Schnittebene der Abbildungen 16a und 16c annähernd korrespondiert.

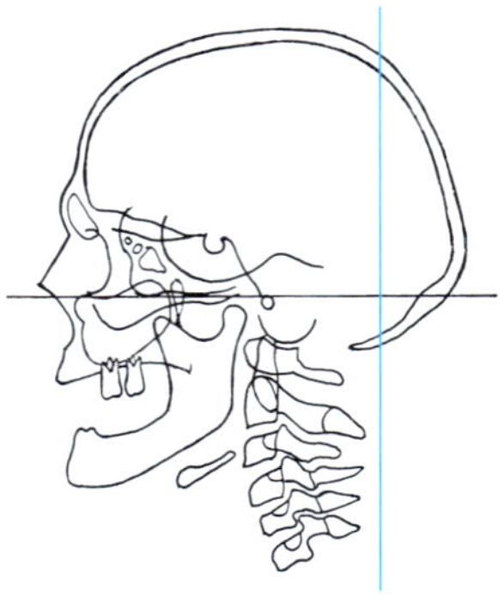

1 S. sagittalis superior
2 A. precunealis
3 A. parietalis posterior
4 Os parietale
5 Falx cerebri
6 A. parietooccipitalis
7 A. gyri angularis
8 A. calcarina
9 A. temporooccipitalis
10 S. rectus
11 Tentorium cerebelli
12 A. occipitalis lateralis
13 S. transversus
14 A. inferior posterior cerebelli (PICA)
15 Os occipitale
16 A. occipitalis
17 M. semispinalis capitis
18 M. splenius capitis
19 Ligamentum nuchae
20 M. trapezius

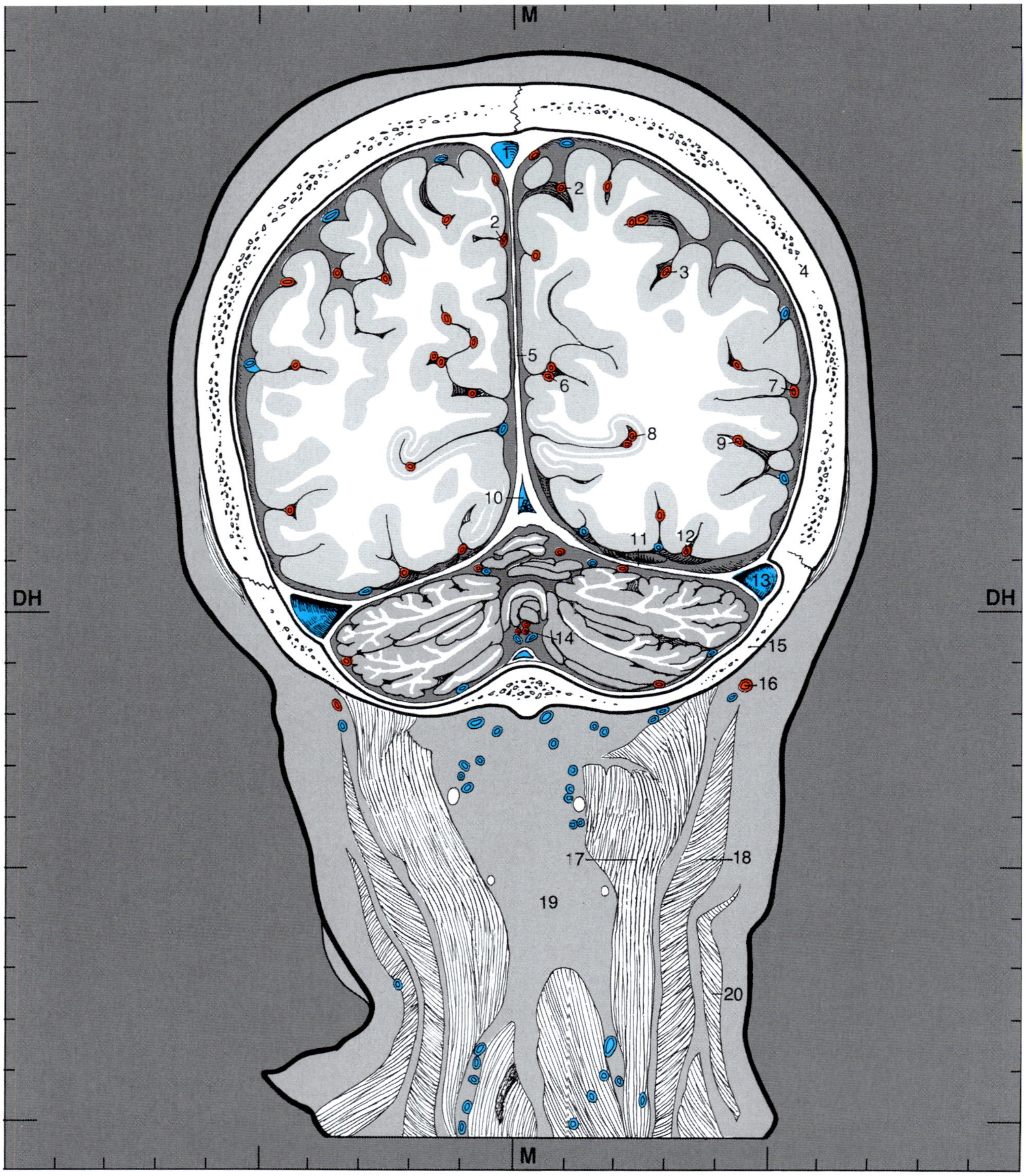

Abb. **16c** Ansicht der 13. Frontalscheibe von vorn. Die Scheitelbeine und das Hinterhauptsbein bilden einen runden Knochenring. Knochenstrukturen, Nackenmuskeln und Blutgefäße.

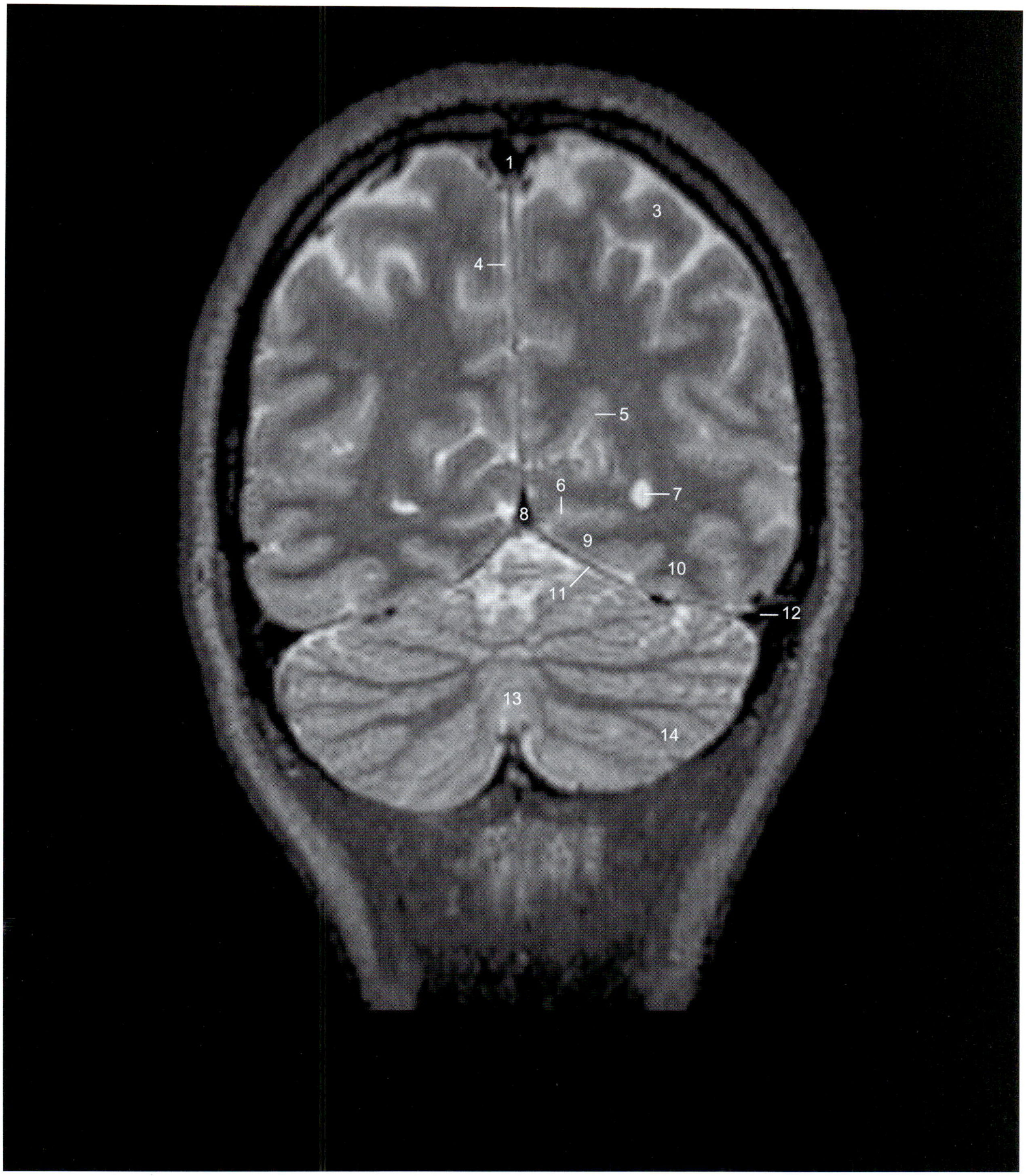

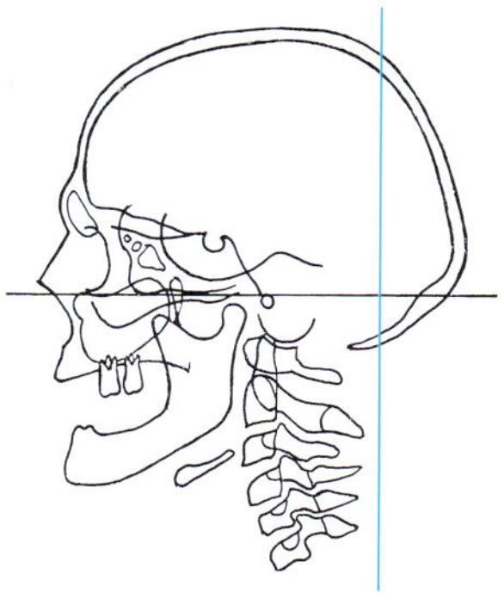

1 S. sagittalis superior
3 Lobulus parietalis superior
4 C. interhemispherica
5 Sulcus parietooccipitalis
6 Sulcus calcarinus
7 Ventriculus lateralis, Cornu occipitale
8 S. rectus
9 G. occipitotemporalis medialis
10 G. occipitotemporalis lateralis
11 Fissura transversa cerebri, Tentorium cerebelli
12 S. transversus
13 Vermis des Lobus cerebelli posterior
14 Hemisphäre des Lobus cerebelli posterior

Abb. **16d** Frontal orientiertes, T2-gewichtetes MR-Bild, das mit der Schnittebene der Abbildungen 16a und 16c annähernd korrespondiert.

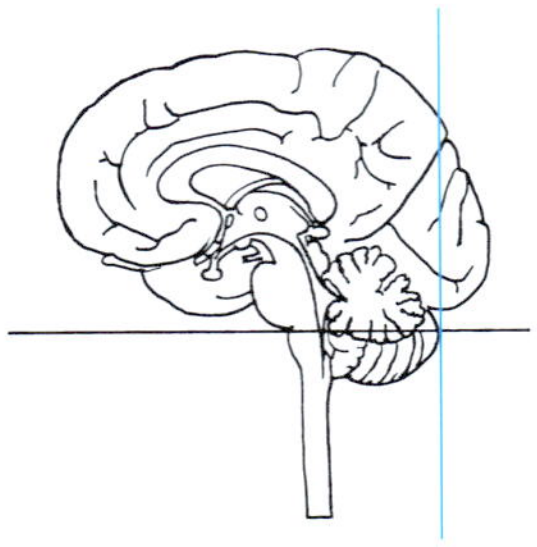

1 Precuneus
2 Fissura longitudinalis cerebri (Interhemisphärenspalt)
3 Sulcus parietooccipitalis
4 Falx cerebri
5 Gyri occipitales
6 Cuneus
7 Area striata
8 Sulcus calcarinus
9 Dura mater cranialis
10 G. occipitotemporalis medialis
11 G. occipitotemporalis lateralis
12 N. occipitalis major

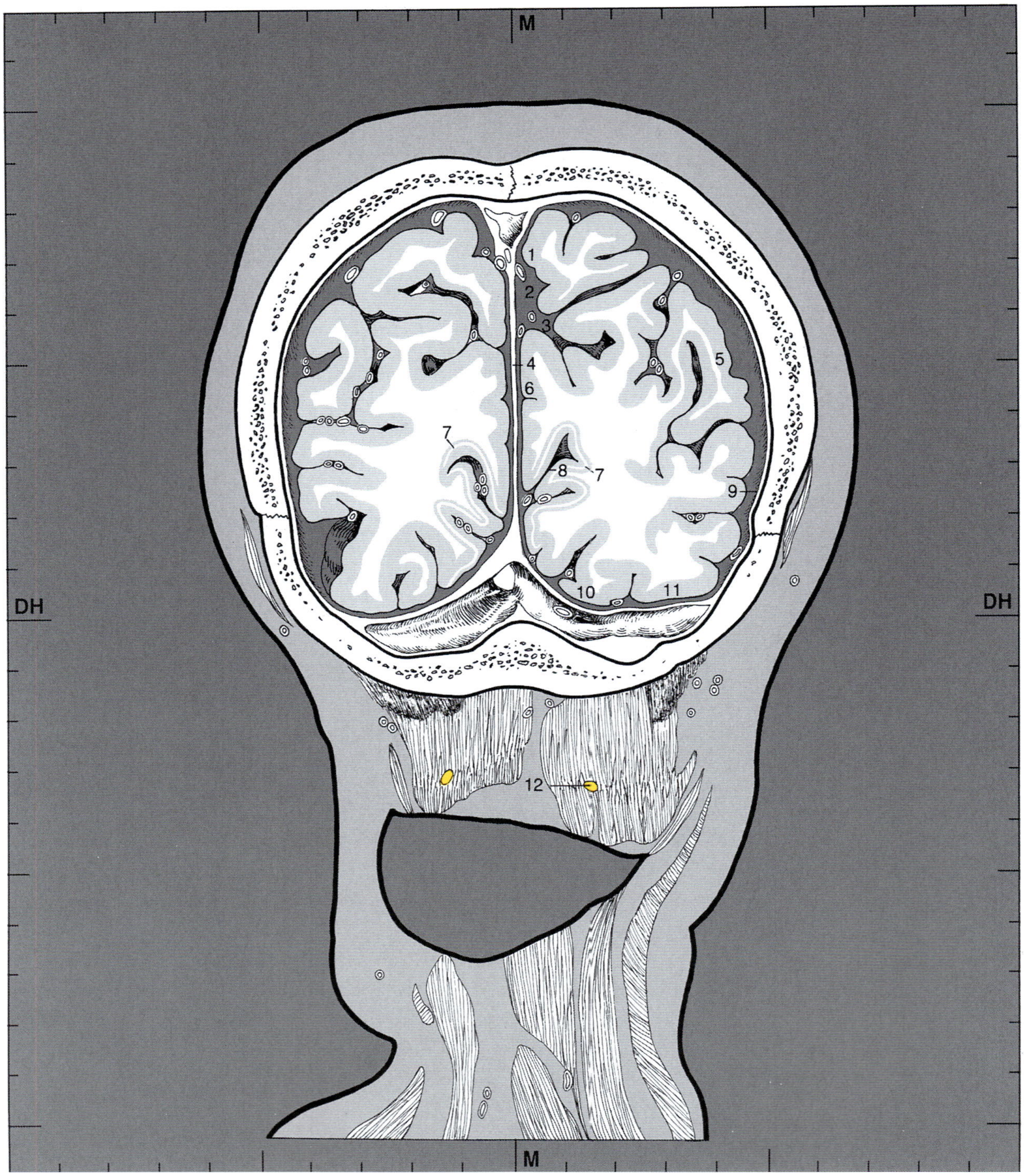

Abb. **17a** Ansicht der 14. Frontalscheibe von vorn. Dieser hintere Teil der beiden Großhirnhemisphären besteht fast nur aus Okzipitallappen. Hirnstrukturen und Ast des 2. Spinalnerven.

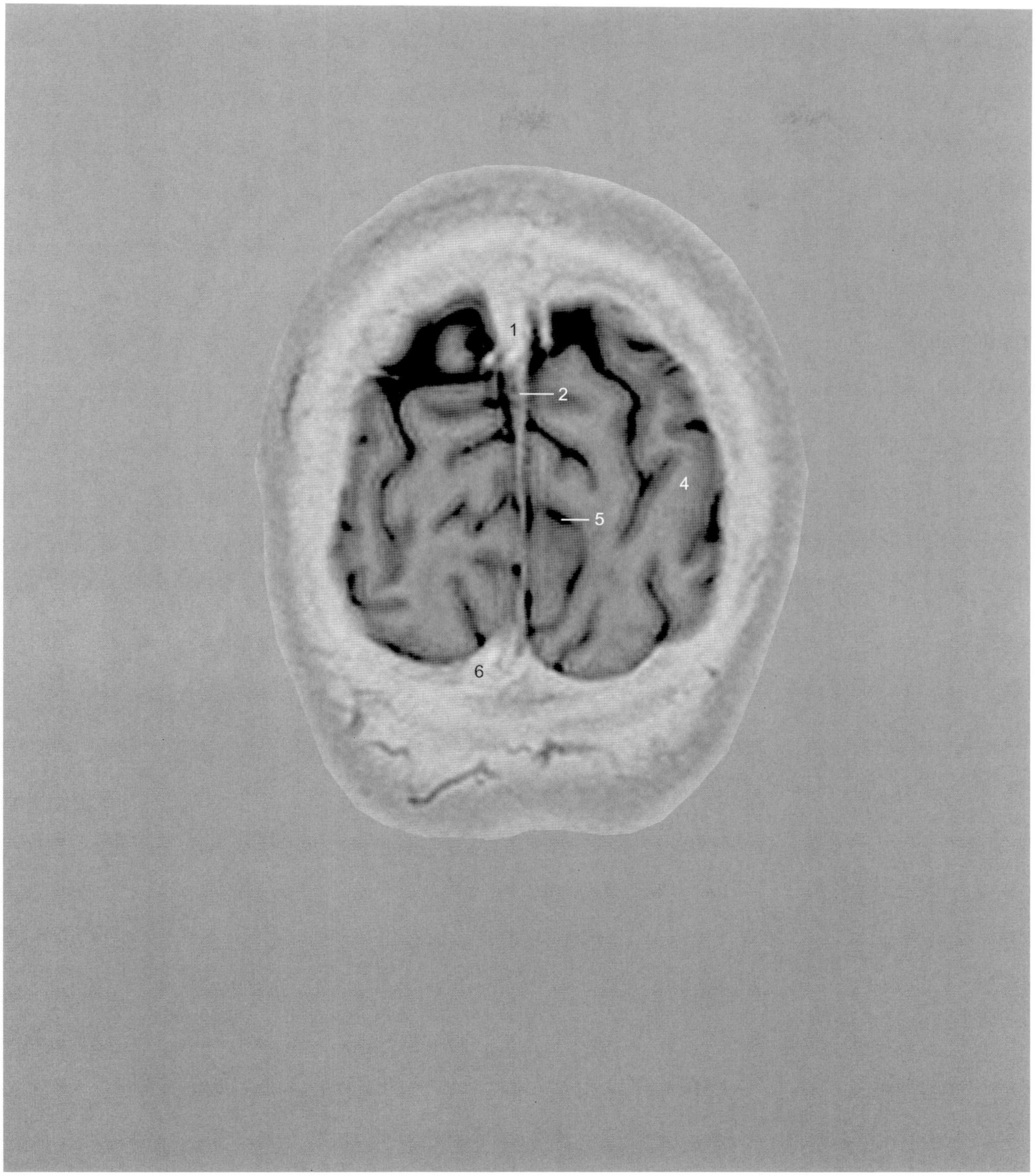

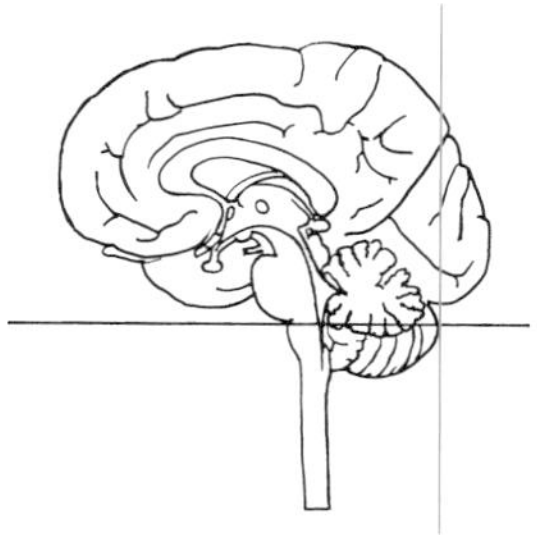

1 S. sagittalis superior
2 Falx cerebri
4 G. occipitalis
5 Sulcus calcarinus
6 S. transversus

Abb. **17b** Frontal orientiertes, T1-gewichtetes MR-Bild, das mit der Schnittebene der Abbildungen 17a und 17c annähernd korrespondiert.

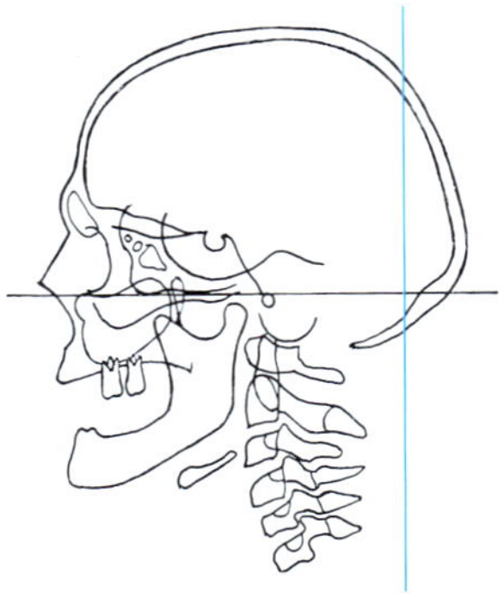

1 S. sagittalis superior
2 A. parietooccipitalis
3 Os parietale
4 A. gyri angularis
5 A. calcarina
6 A. temporooccipitalis
7 A. occipitalis lateralis
8 Confluens sinuum
9 S. transversus
10 Os occipitale
11 A. occipitalis
12 M. semispinalis capitis
13 M. splenius capitis
14 Ligamentum nuchae
15 M. trapezius

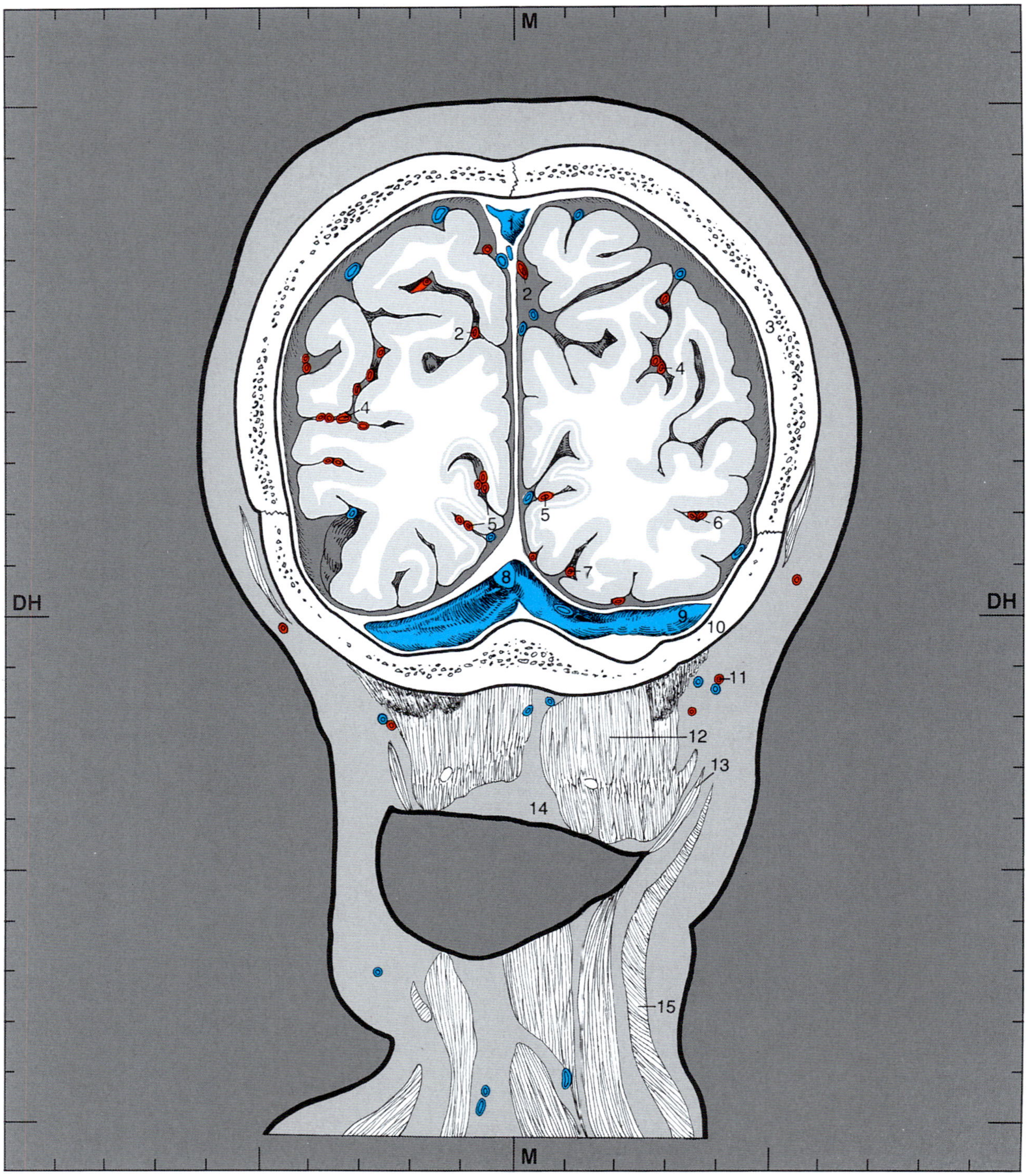

Abb. **17c** Ansicht der 14. Frontalscheibe von vorn, die das Confluens sinuum enthält. Die Krümmung des Nackens verursachte beim Schneiden ein Loch. Knochenstrukturen, Nackenmuskeln und Blutgefäße.

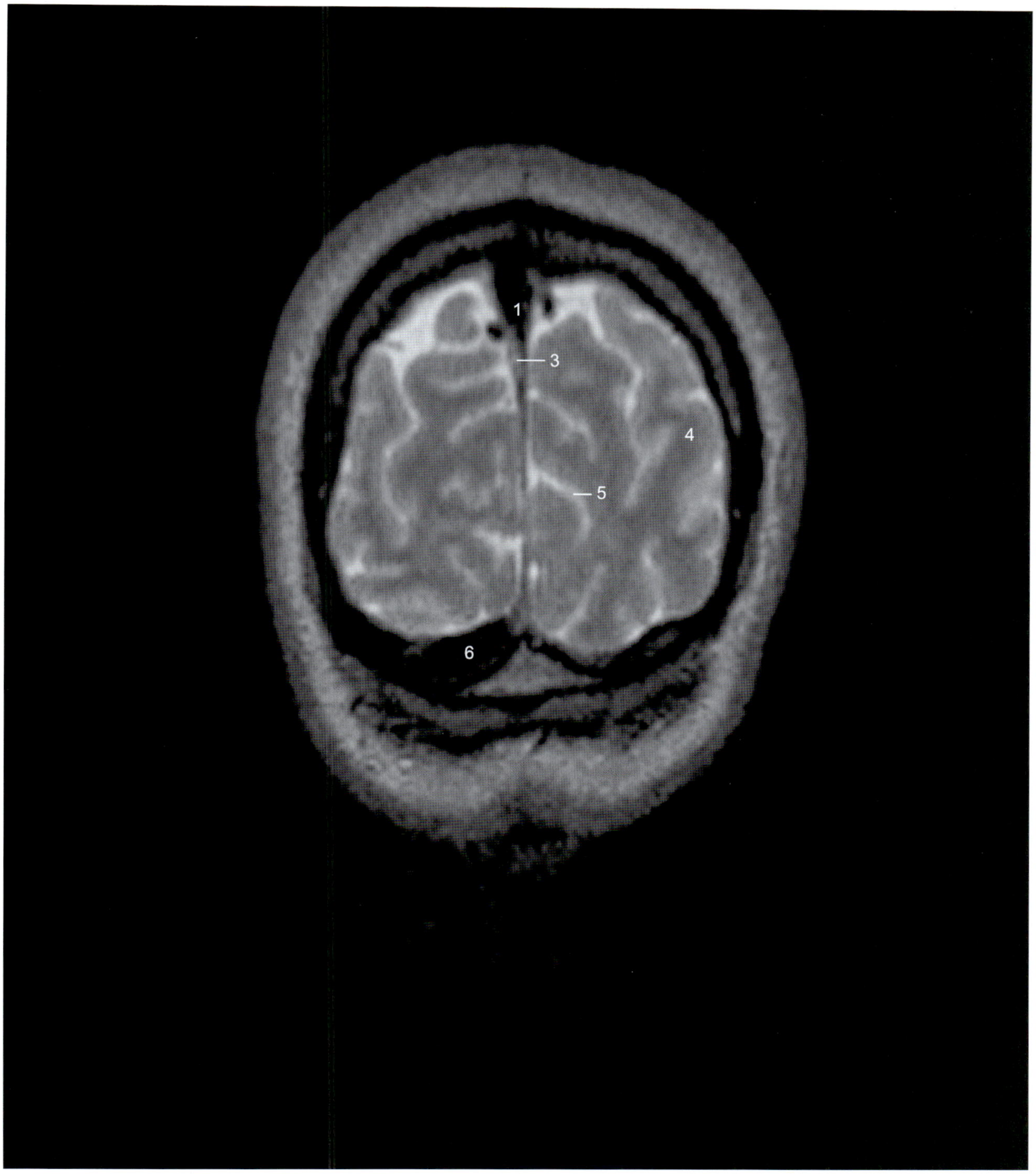

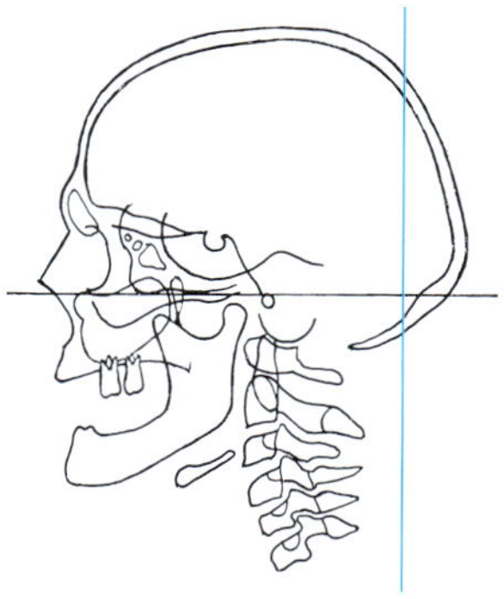

1 S. sagittalis superior
3 C. interhemispherica
4 G. occipitalis
5 Sulcus calcarinus
6 S. transversus

Abb. **17d** Frontal orientiertes, T2-gewichtetes MR-Bild, das mit der Schnittebene der Abbildungen 17a und 17c annähernd korrespondiert.

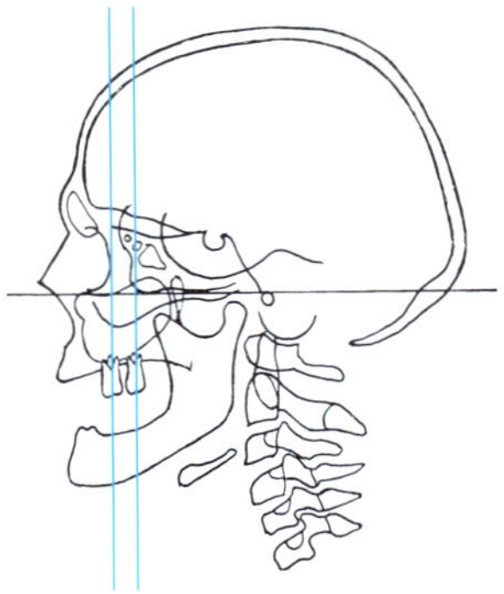

1 Os frontale
2 Crista galli
3 Fossa cranii anterior
4 Orbitadach
5 Sutura frontozygomatica
6 Lamina orbitalis
7 Cellulae ethmoidales
8 Orbita
9 Orbitaboden
10 Canalis infraorbitalis
11 Os zygomaticum
12 Concha nasalis media
13 Septum nasi
14 S. maxillaris
15 Concha nasalis inferior
16 Palatum durum
17 Maxilla
18 2. Molar
19 1. Molar (angeschnitten)
20 Corpus mandibulae
21 Canalis mandibulae

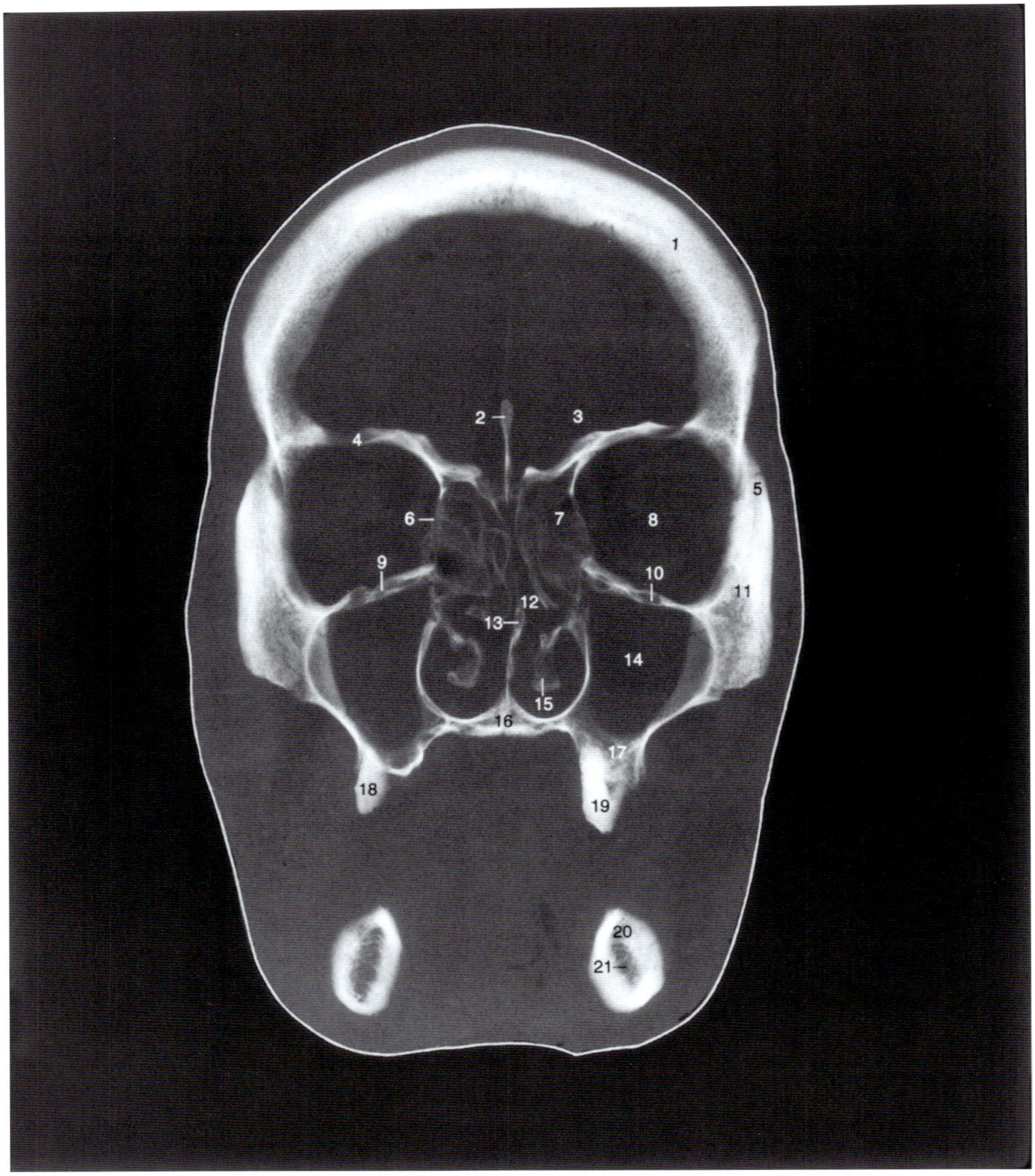

Abb. **18** Röntgenbild der 1. Frontalscheibe. Die Außengrenze der Weichteile wurde eingezeichnet. Leitstrukturen sind vordere Schädelgrube mit Crista galli, Orbita, Siebbeinzellen, die Nasenmuscheln, die Kieferhöhlen und der Unterkiefer.

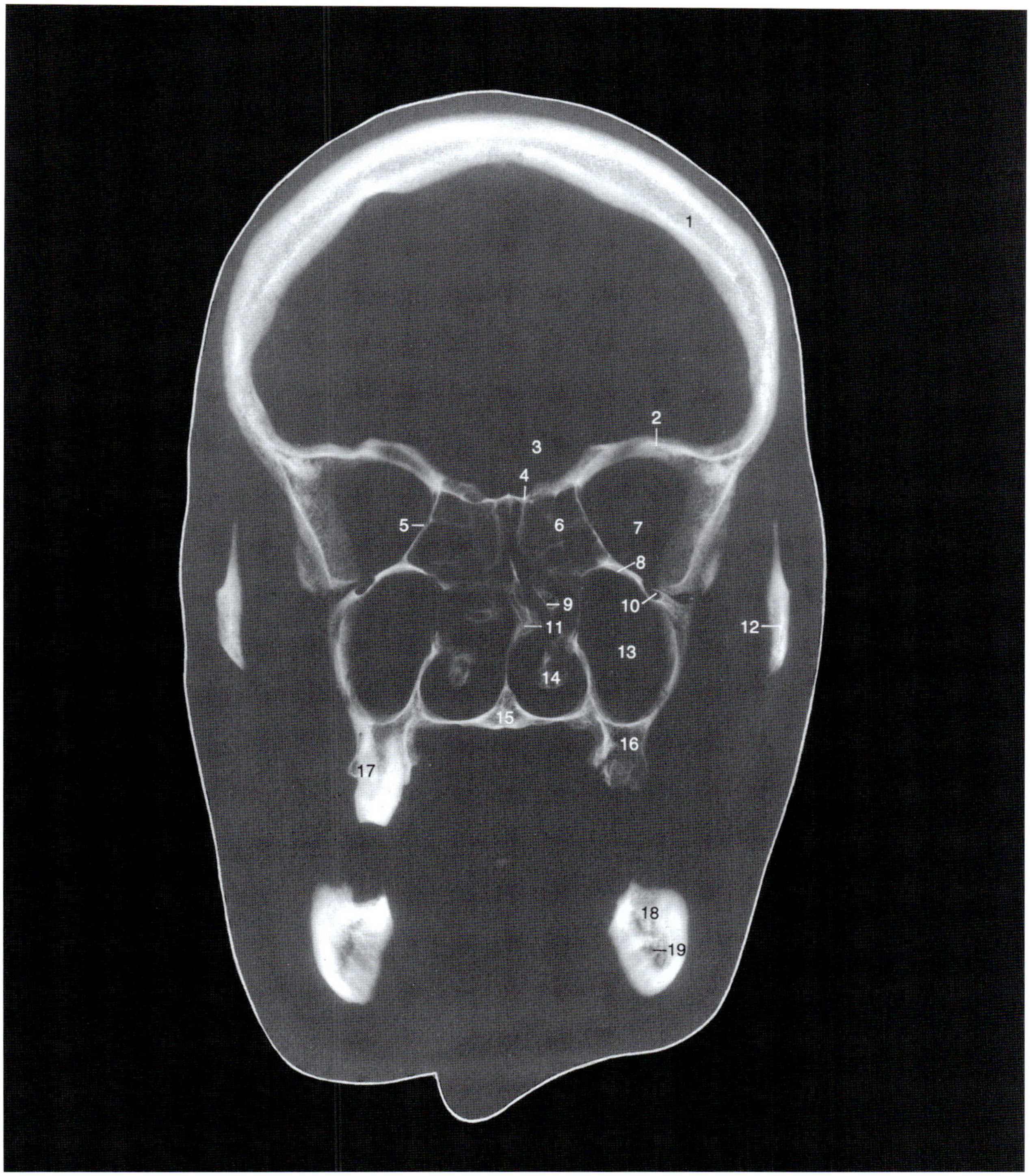

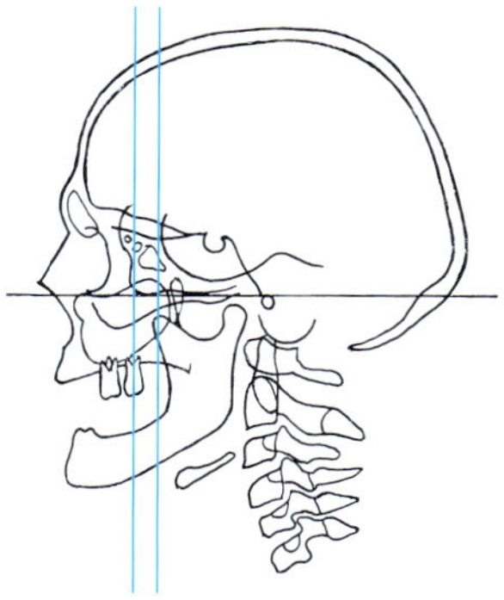

1 Os frontale
2 Orbitadach
3 Fossa cranii anterior
4 Lamina cribrosa
5 Lamina orbitalis
6 Cellulae ethmoidales
7 Orbita
8 Orbitaboden
9 Concha nasalis media
10 Canalis infraorbitalis
11 Septum nasi
12 Os zygomaticum
13 S. maxillaris
14 Concha nasalis inferior
15 Palatum durum
16 Maxilla
17 2. Molar
18 Corpus mandibulae
19 Canalis mandibulae

Abb. **19** Röntgenbild der 2. Frontalscheibe. Die Außengrenze der Weichteile wurde eingezeichnet. Knöcherne Leitstrukturen sind Orbitadach und Orbitaboden, die Nasenmuscheln, die Kieferhöhlen und der Unterkiefer.

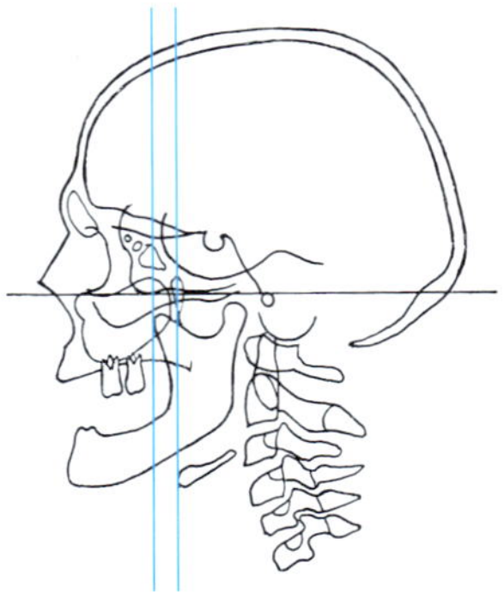

1 Os frontale
2 Fossa cranii anterior
3 Orbita
4 Fissura orbitalis superior
5 Os sphenoidale, Ala major
6 Cellulae ethmoidales und S. sphenoidalis
7 Fossa pterygopalatina
8 Concha nasalis media
9 Arcus zygomaticus
10 S. maxillaris (angeschnitten)
11 Septum nasi
12 Maxilla
13 Concha nasalis inferior
14 Processus coronoideus
15 Palatum durum
16 Hamulus pterygoideus
17 Ramus mandibulae
18 Canalis mandibulae

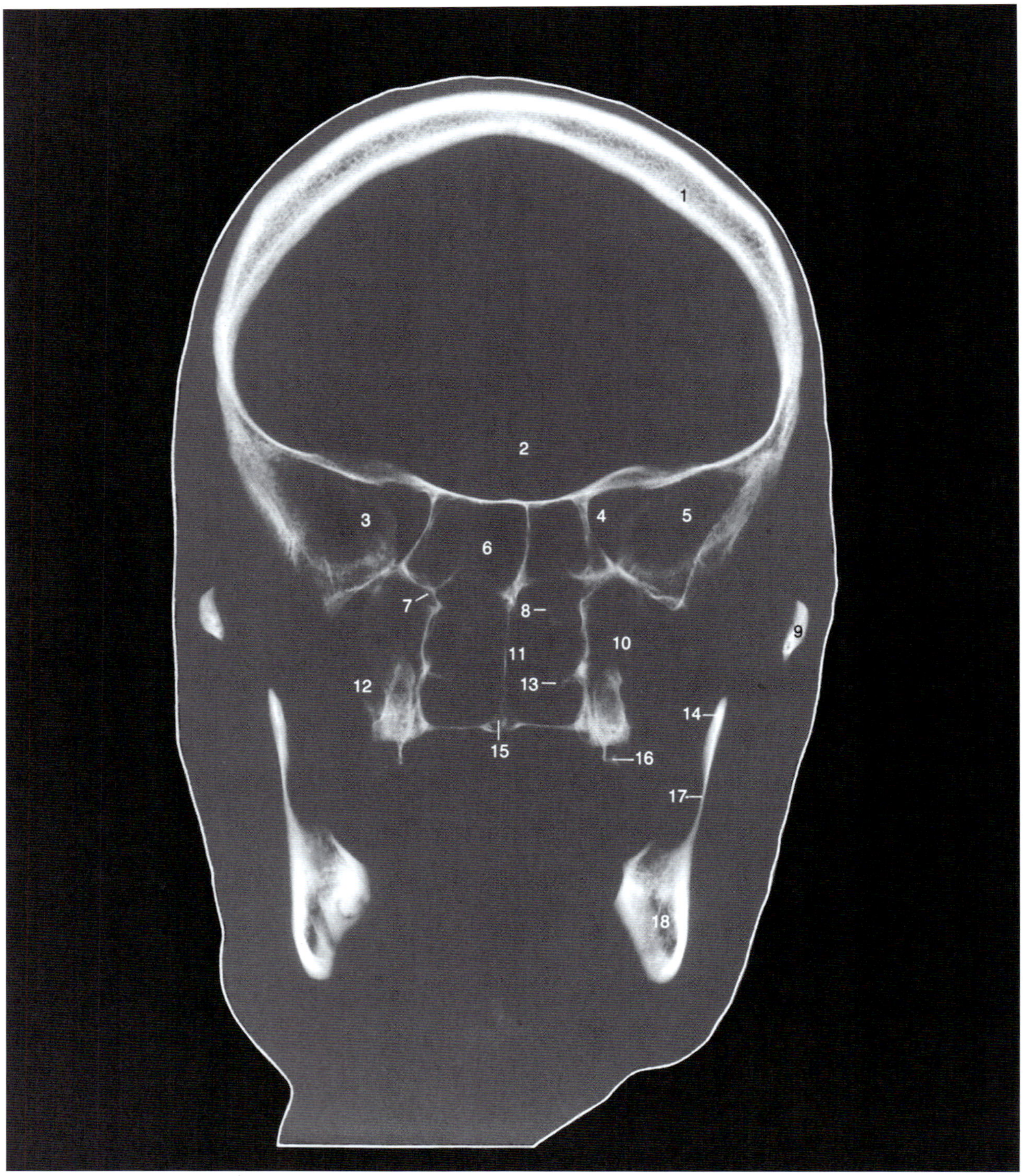

Abb. **20** Röntgenbild der 3. Frontalscheibe. Das Stirnbein bildet den Boden der vorderen Schädelgrube und das Orbitadach. Nasennebenhöhlen und Nasenmuscheln.

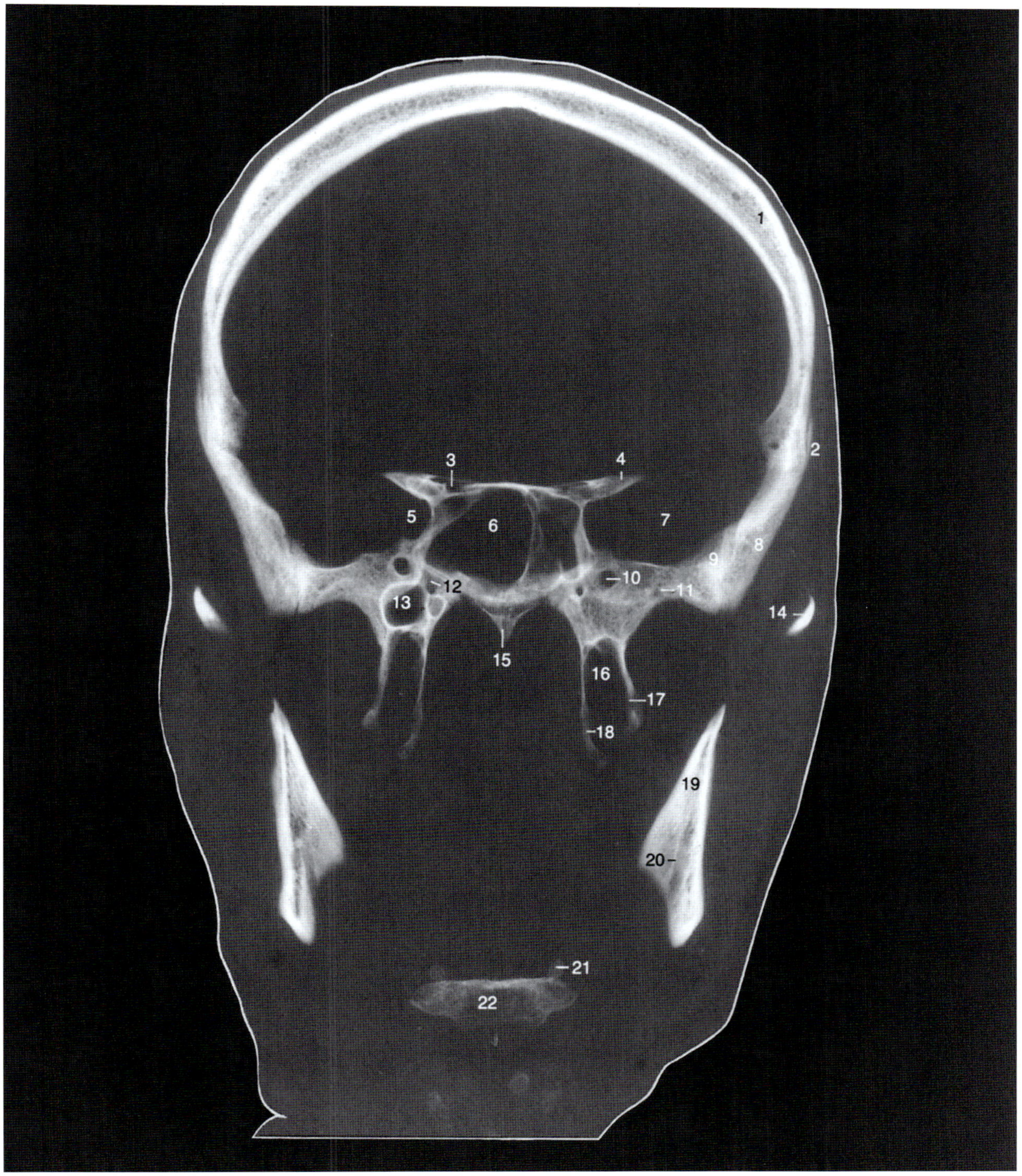

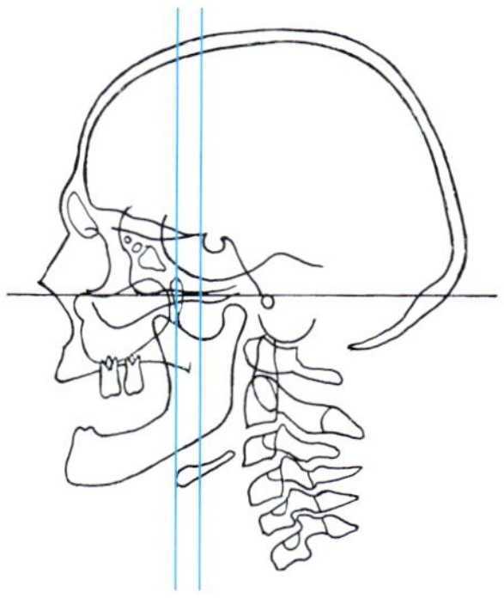

1 Os parietale
2 Sutura squamosa
3 Canalis opticus
4 Os sphenoidale, Ala minor
5 Fissura orbitalis superior
6 S. sphenoidalis
7 Fossa cranii media
8 Os temporale
9 Sutura sphenosquamosa
10 Foramen rotundum
11 Os sphenoidale
12 Canalis pterygoideus
13 Fossa pterygopalatina
14 Arcus zygomaticus
15 Septum nasi
16 Fossa pterygoidea
17 Processus pterygoideus, Lamina lateralis
18 Processus pterygoideus, Lamina medialis
19 Ramus mandibulae
20 Canalis mandibulae
21 Cornu minus des Os hyoideum
22 Corpus des Os hyoideum

Abb. **21** Röntgenbild der 4. Frontalscheibe, die den Canalis opticus, das Foramen rotundum und den Processus pterygoideus des Keilbeins enthält. Außerdem ist der Mittelteil des Zungenbeins sichtbar.

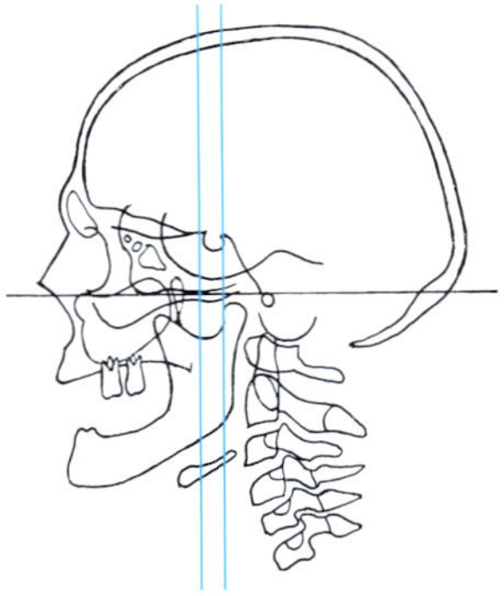

1 Os parietale
2 Processus clinoideus anterior
3 Fossa hypophysialis, Sellaboden
4 Sulcus caroticus
5 Fossa cranii media
6 Os temporale
7 S. sphenoidalis
8 Os sphenoidale
9 Ramus mandibulae
10 Canalis mandibulae
11 Ligamentum stylohyoideum (verknöchert)
12 Os hyoideum, Cornu majus
13 Cartilago thyroidea (verknöchert)

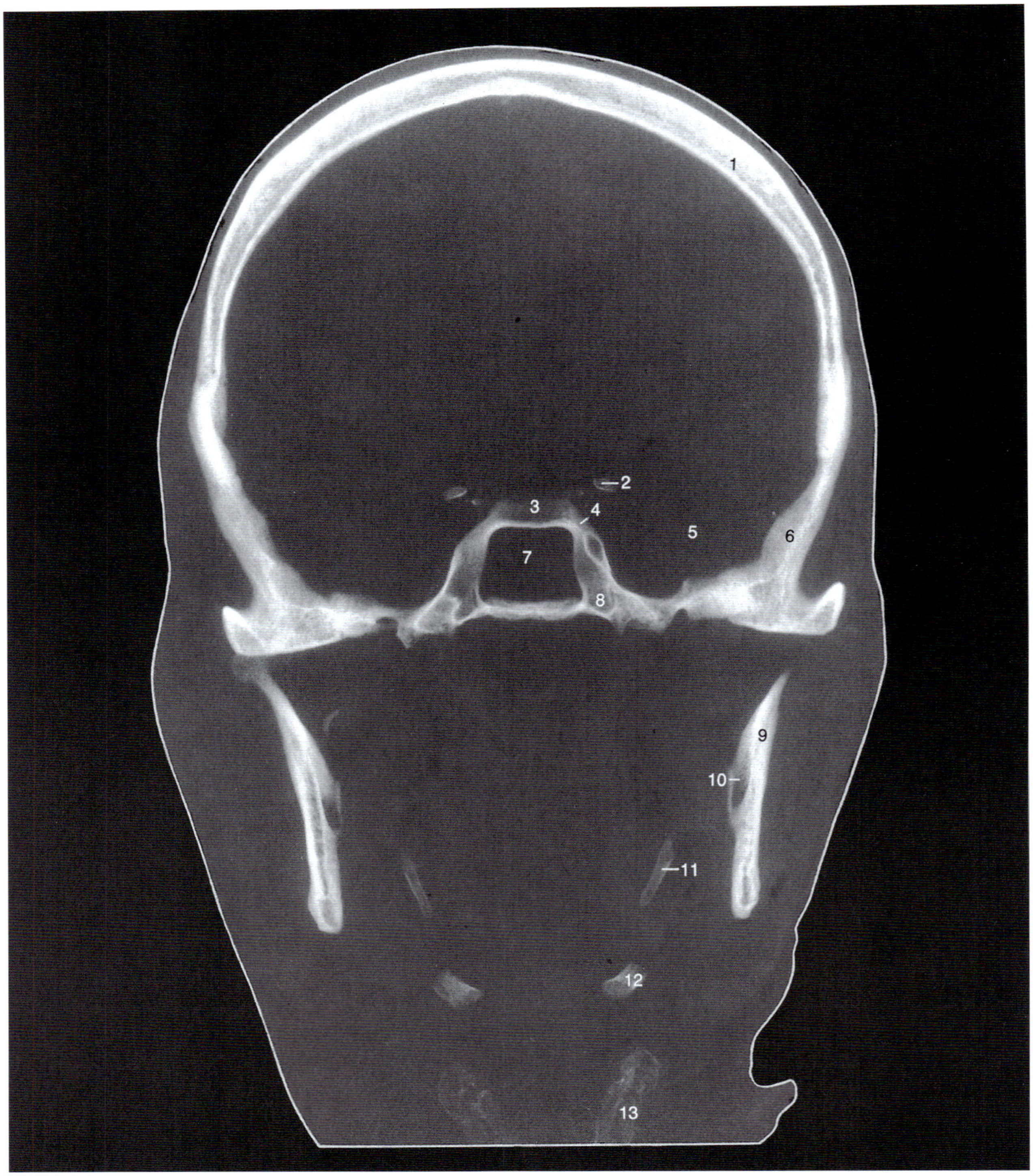

Abb. **22** Röntgenbild der 5. Frontalscheibe. Es sind mittlere Schädelgrube, Keilbeinhöhle, der Unterkieferast und die seitlichen Teile des Zungenbeins getroffen.

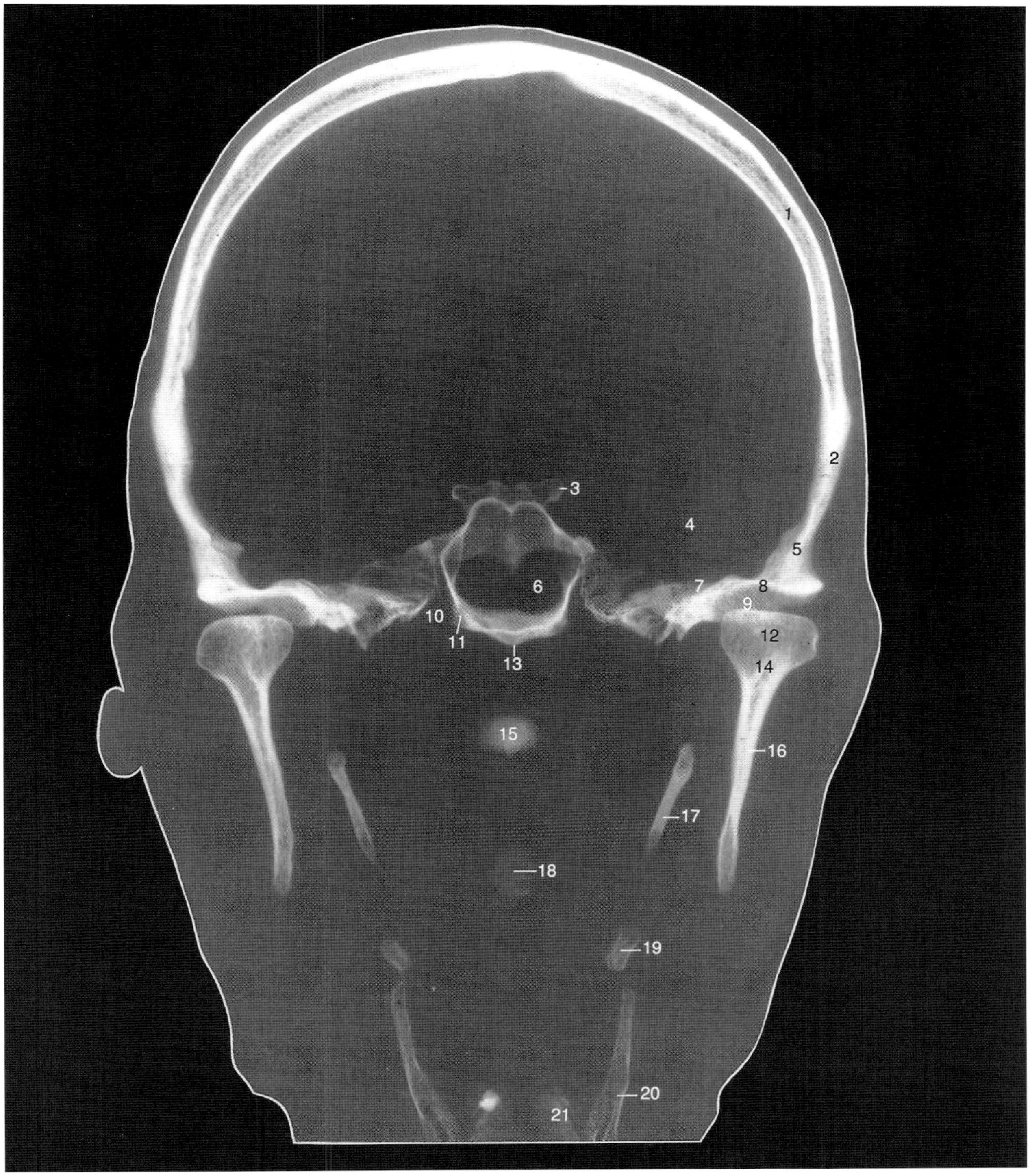

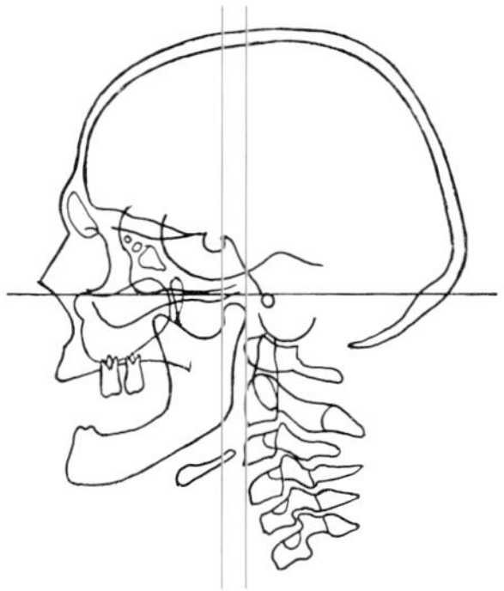

1 Os parietale
2 Sutura squamosa
3 Processus clinoideus posterior
4 Fossa cranii media
5 Os temporale
6 S. sphenoidalis
7 Sutura sphenosquamosa
8 Fossa mandibularis
9 Kiefergelenk
10 Canalis caroticus
11 Os sphenoidale
12 Caput mandibulae
13 Tuberculum pharyngeum
14 Collum mandibulae
15 Arcus anterior atlantis
16 Ramus mandibulae
17 Ligamentum stylohyoideum (verknöchert)
18 Axis, Corpus
19 Os hyoideum, Cornu majus
20 Cartilago thyroidea
21 Cartilago cricoidea

Abb. **23** Röntgenbild der 6. Frontalscheibe. Es sind die mittleren Schädelgruben in Höhe der hinteren Klinoidfortsätze, die Kiefergelenke und die seitlichen Teile des Zungenbeins getroffen.

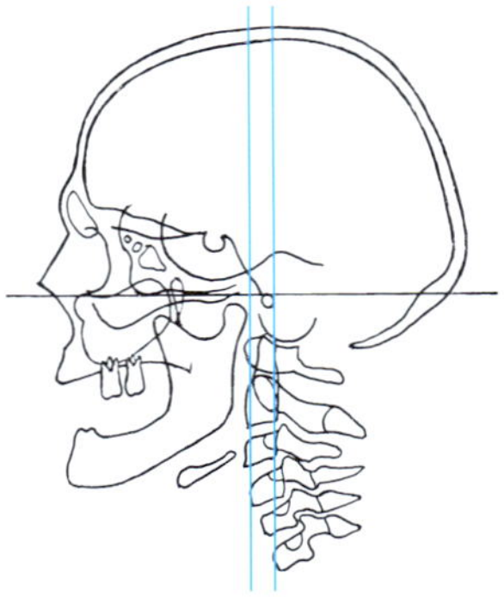

1 Os parietale
2 Sutura squamosa
3 Felsenbeinoberkante
4 Vestibulum
5 Os temporale
6 Cochlea
7 Os sphenoidale
8 Meatus acusticus externus
9 Synchondrosis sphenooccipitalis
10 Os occipitale
11 Processus styloideus
12 Arcus anterior atlantis
13 Dens axis
14 Ligamentum stylohyoideum (verknöchert)
15 Articulatio atlantoaxialis lateralis
16 Axis
17 3. Halswirbel
18 4. Halswirbel

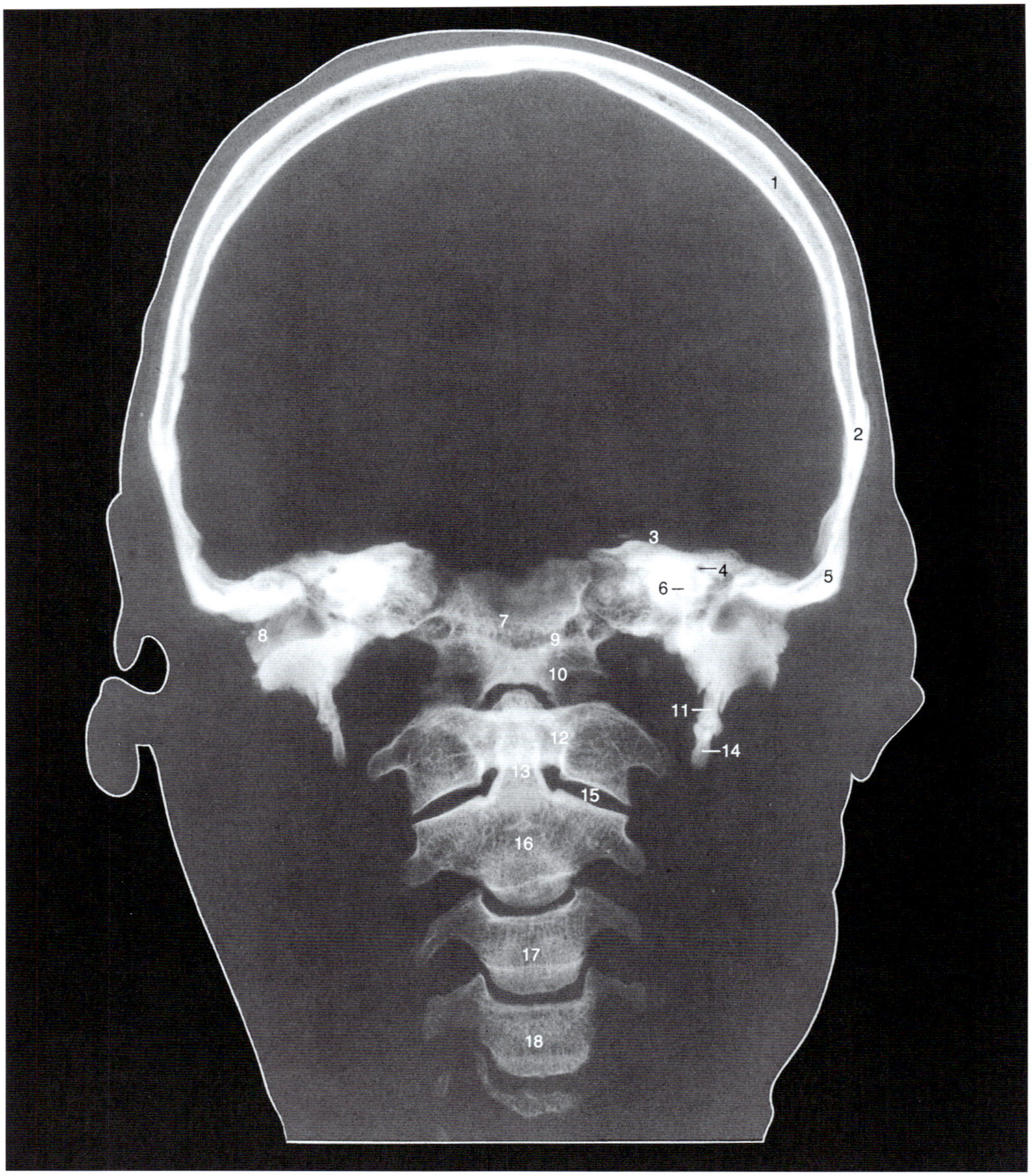

Abb. **24** Röntgenbild der 7. Frontalscheibe, die das Felsenbein mit der Cochlea und dem Processus styloideus sowie die vorderen Teile der oberen Halswirbelsäule enthält.

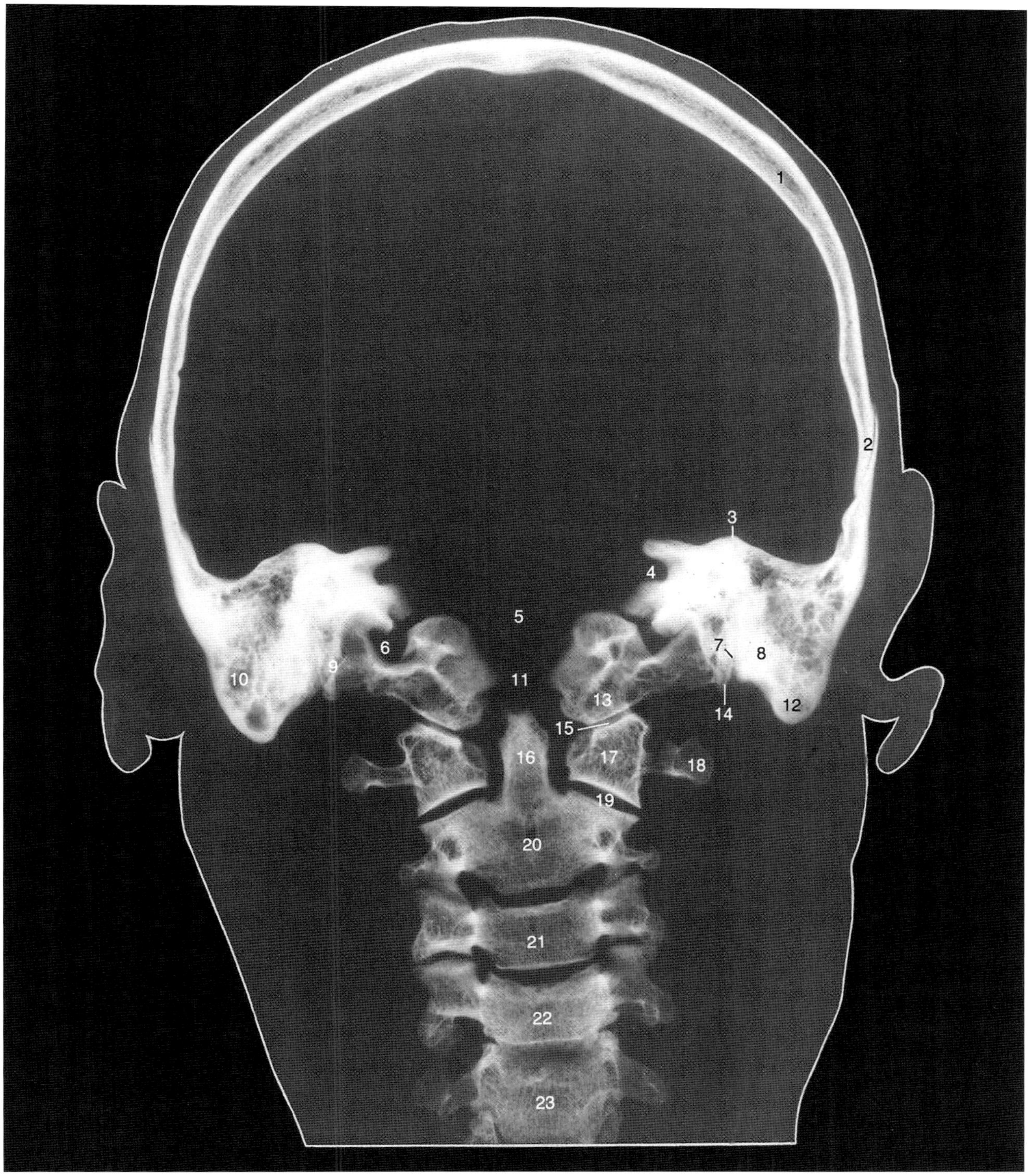

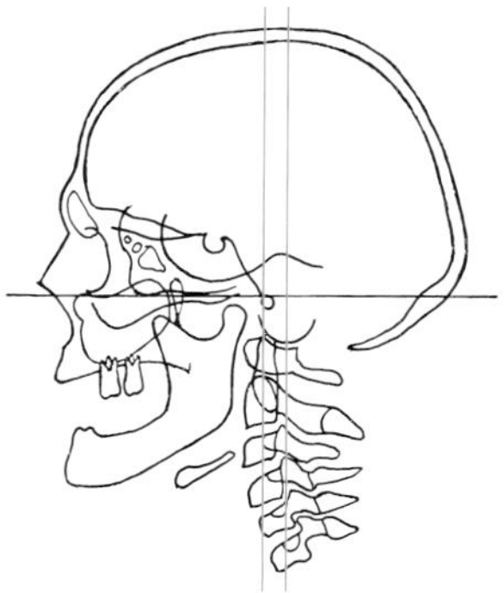

1 Os parietale
2 Sutura squamosa
3 Eminentia arcuata
4 Meatus acusticus internus
5 Fossa cranii posterior
6 Foramen jugulare
7 Canalis nervi facialis
8 Os temporale
9 Synchondrosis petro-occipitalis
10 Cellulae mastoideae
11 Foramen magnum
12 Processus mastoideus
13 Condylus occipitalis
14 Processus styloideus
15 Articulatio atlantooccipitalis
16 Dens axis
17 Massa lateralis atlantis
18 Processus transversus atlantis
19 Articulatio atlantoaxialis lateralis
20 Axis
21 3. Halswirbel
22 4. Halswirbel
23 5. Halswirbel

Abb. **25** Röntgenbild der 8. Frontalscheibe. Im Felsenbein sind Meatus acusticus internus, Canalis nervi facialis und die Cellulae mastoideae sichtbar. Die ersten fünf Halswirbel lassen sich gut unterscheiden, was an einer Schnittfläche schwieriger sein kann.

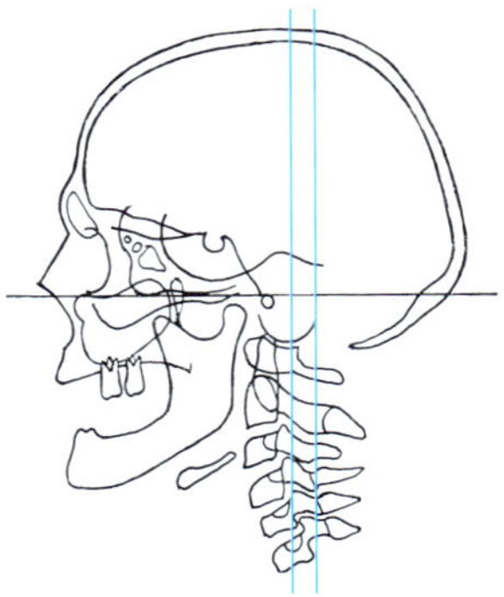

1 Os parietale
2 Sutura squamosa
3 Fossa cranii posterior
4 Os temporale
5 S. sigmoideus
6 Os occipitale
7 Sutura occipitomastoidea
8 Processus mastoideus
9 Foramen magnum
10 Articulatio atlantooccipitalis
11 Massa lateralis atlantis
12 Processus articularis und Arcus axis
13 Canalis vertebralis
14 Processus articularis und Arcus des 3. Halswirbels
15 Processus articularis und Arcus des 4. Halswirbels
16 Processus articularis und Arcus des 5. Halswirbels

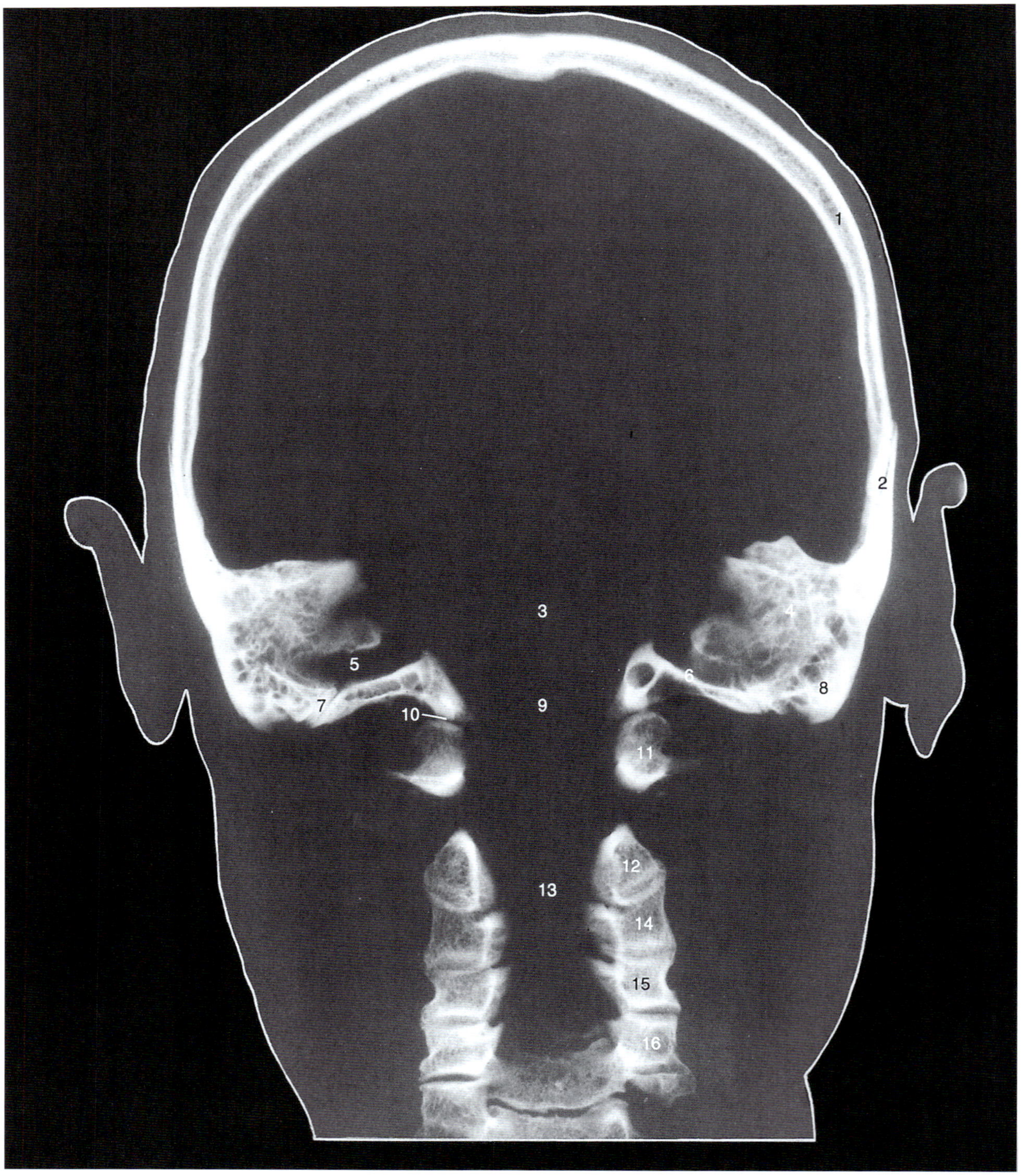

Abb. **26** Röntgenbild der 9. Frontalscheibe. Medial von den beiden Felsenbeinen liegt die hintere Schädelgrube, die am Foramen magnum in den Wirbelkanal übergeht.

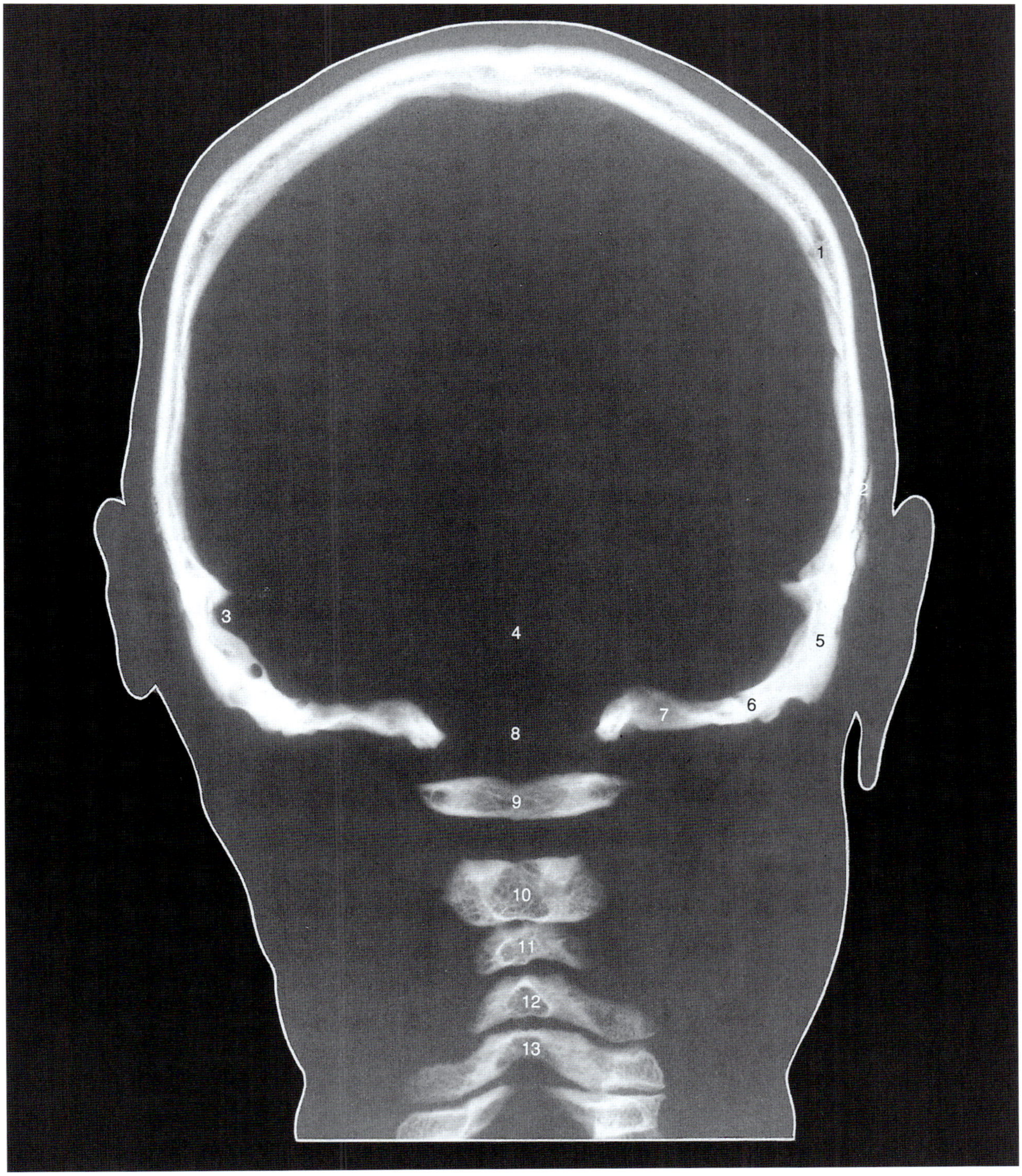

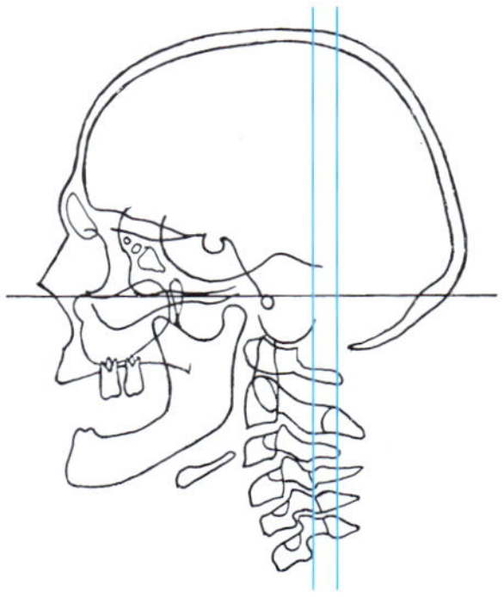

1 Os parietale
2 Sutura squamosa
3 Sulcus des S. sigmoideus
4 Fossa cranii posterior
5 Os temporale
6 Sutura occipitomastoidea
7 Os occipitale
8 Foramen magnum
9 Arcus posterior atlantis
10 Arcus axis
11 Arcus des 3. Halswirbels
12 Arcus des 4. Halswirbels
13 Arcus des 5. Halswirbels

Abb. **27** Röntgenbild der 10. Frontalscheibe. Die Schädelkalotte bildet einen Knochenring mit einer kaudalen Öffnung am Foramen magnum. Von den oberen Halswirbeln stellen sich die Bogen dar.

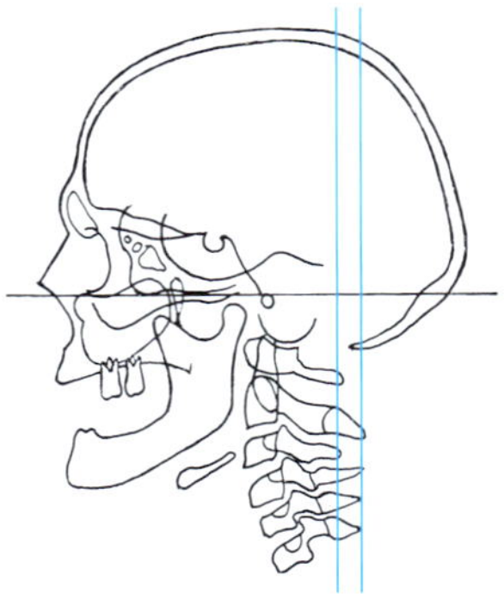

1 Os parietale
2 Fossa cranii posterior
3 Os occipitale
4 Arcus posterior atlantis
5 Processus spinosus axis
6 Processus spinosus des 3. Halswirbels
7 Processus spinosus des 4. Halswirbels
8 Arcus des 5. Halswirbels
9 Arcus des 6. Halswirbels

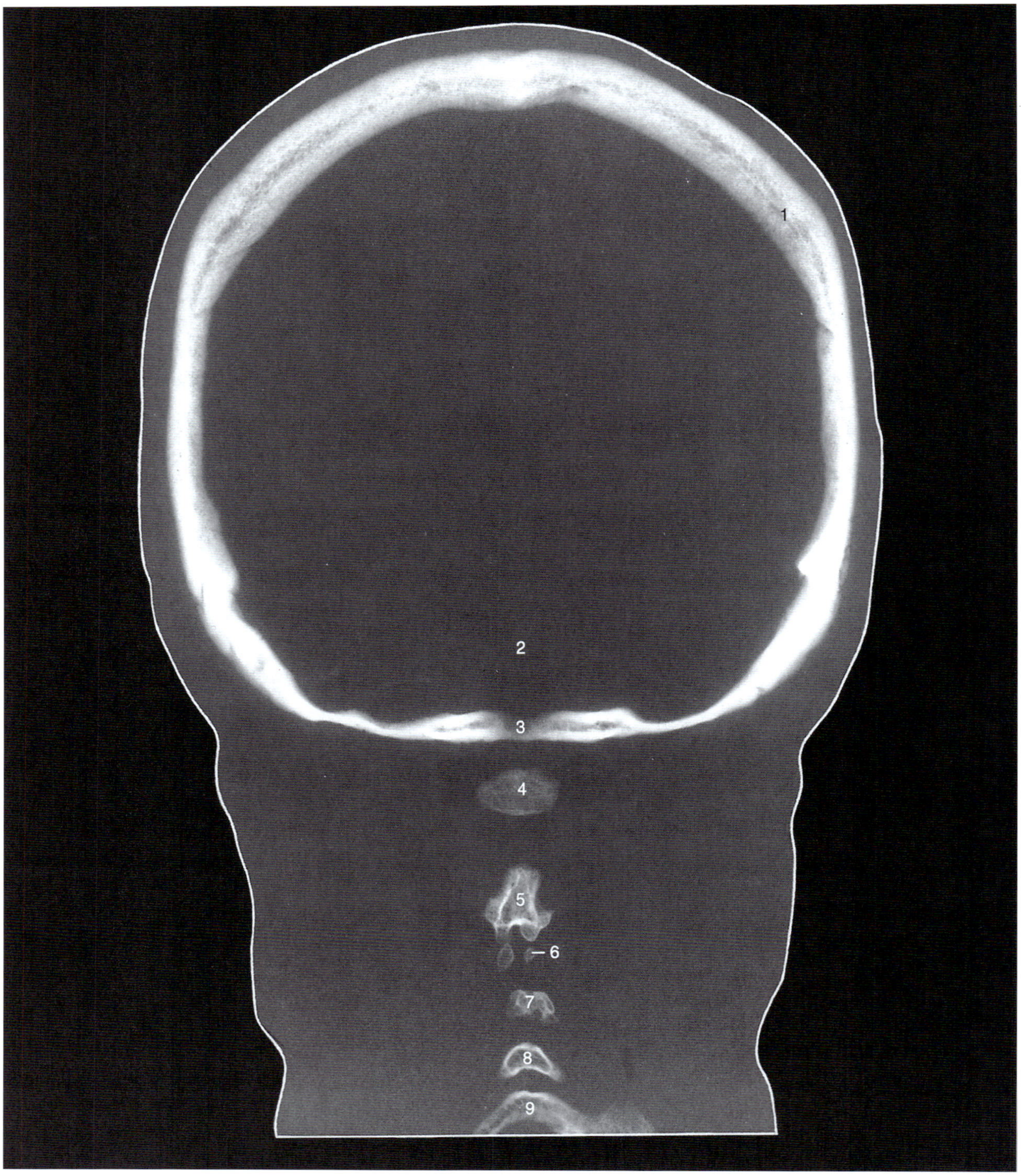

Abb. **28** Röntgenbild der 11. Frontalscheibe. Die Scheitelbeine und das Hinterhauptsbein bilden einen Knochenring. Von den oberen Halswirbeln sind nur Dornfortsätze oder Bogenteile getroffen.

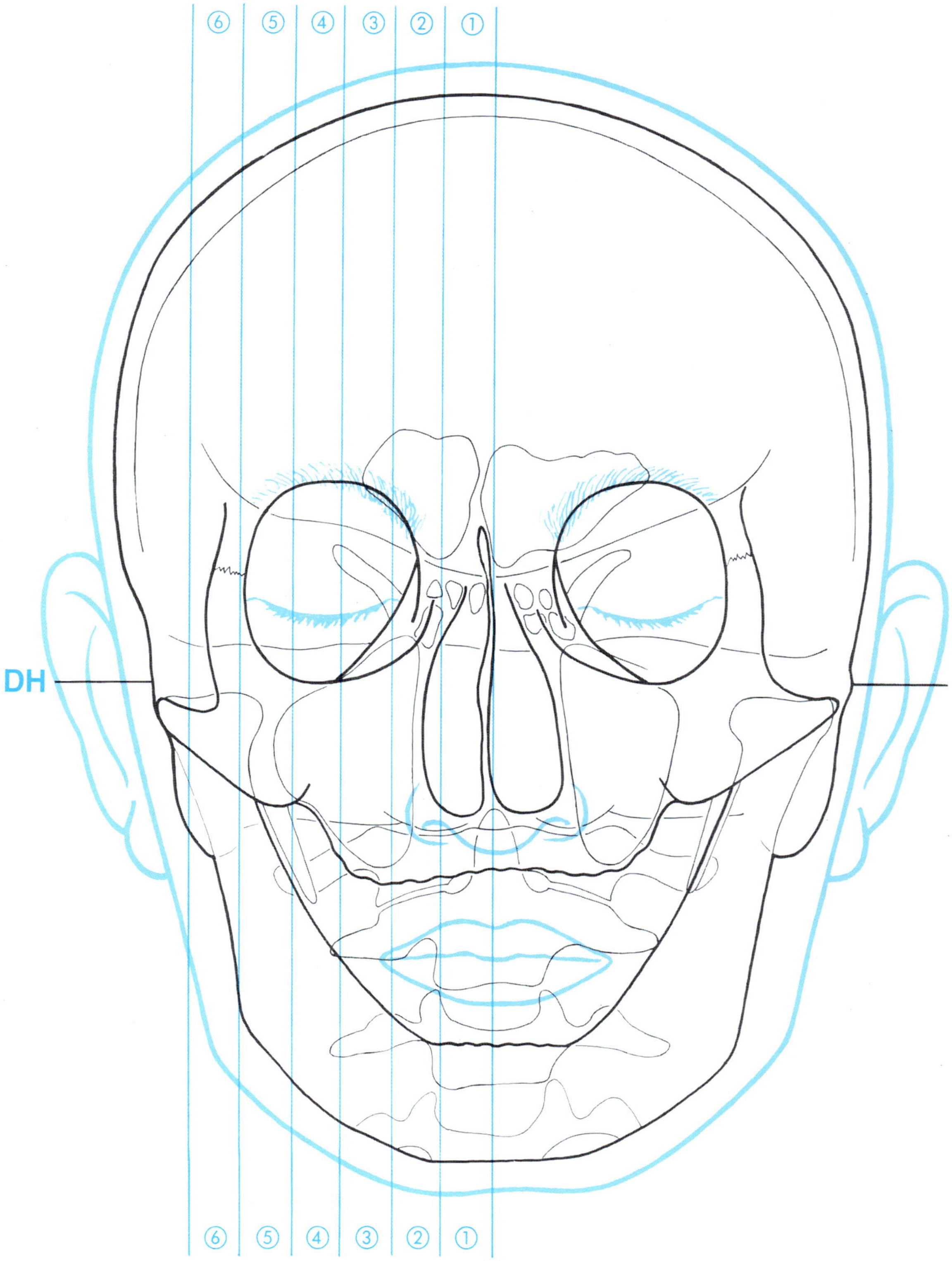

Abb. **29** Position der 6 Sagittalscheiben in Frontalansicht. Diese 6 Scheiben werden im Atlasteil (Abb. 32a, c – 37a, c) in der Ansicht von medial dargestellt. Die Zahlen im Kreis geben die Nummern der 1 cm dicken Scheiben an. Die gezeichnete Schnittfläche entspricht immer der Linie, die medial von der umrandeten Zahl der betreffenden Scheibe liegt (Einzelheiten s. Kap. 8 Untersuchungsgut).
DH = Deutsche Horizontale.

1 Os frontale
2 Orbitadach
3 linker S. frontalis
4 Crista galli
5 Sutura frontozygomatica
6 Orbita
7 Fissura orbitalis superior
8 Os zygomaticum
9 Cellulae ethmoidales
10 Felsenbeinoberkante
11 Orbitaboden
12 Septum nasi
13 Caput mandibulae
14 Apertura piriformis
15 S. maxillaris
16 Condylus occipitalis
17 Processus styloideus
18 Dens axis
19 Processus mastoideus
20 Atlas
21 Processus transversus atlantis
22 Ramus mandibulae
23 Processus transversus axis
24 3. Halswirbel
25 Corpus mandibulae

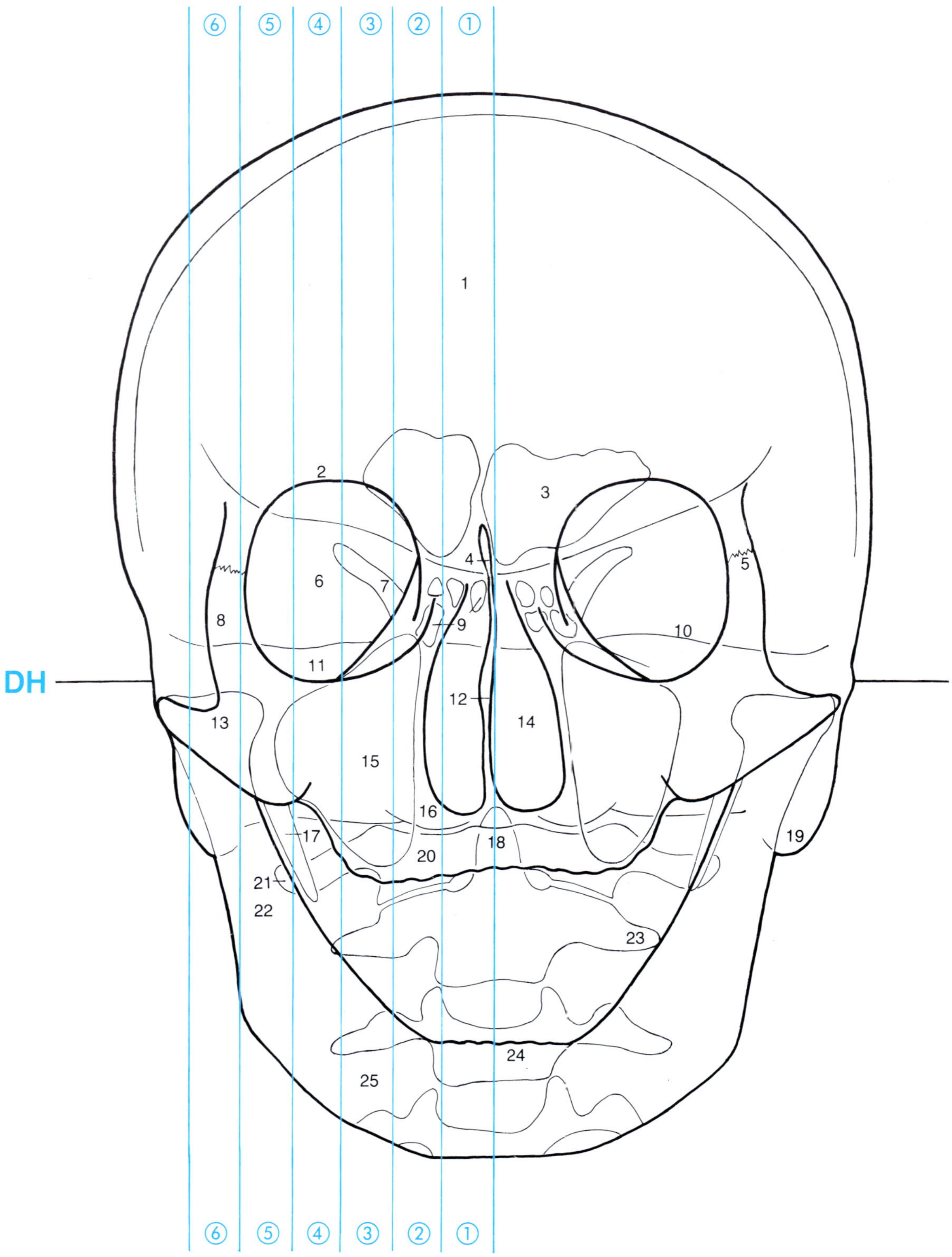

Abb. **30a** Zeichnung nach einem Fernröntgenbild im anterior-posterioren Strahlengang desselben Kopfes wie in Abb. 29. Die 6 Sagittalscheiben wurden passgerecht eingezeichnet und fortlaufend von medial nach lateral mit Zahlen im Kreis nummeriert (s. Kap. 8 Untersuchungsgut).
DH = Deutsche Horizontale.

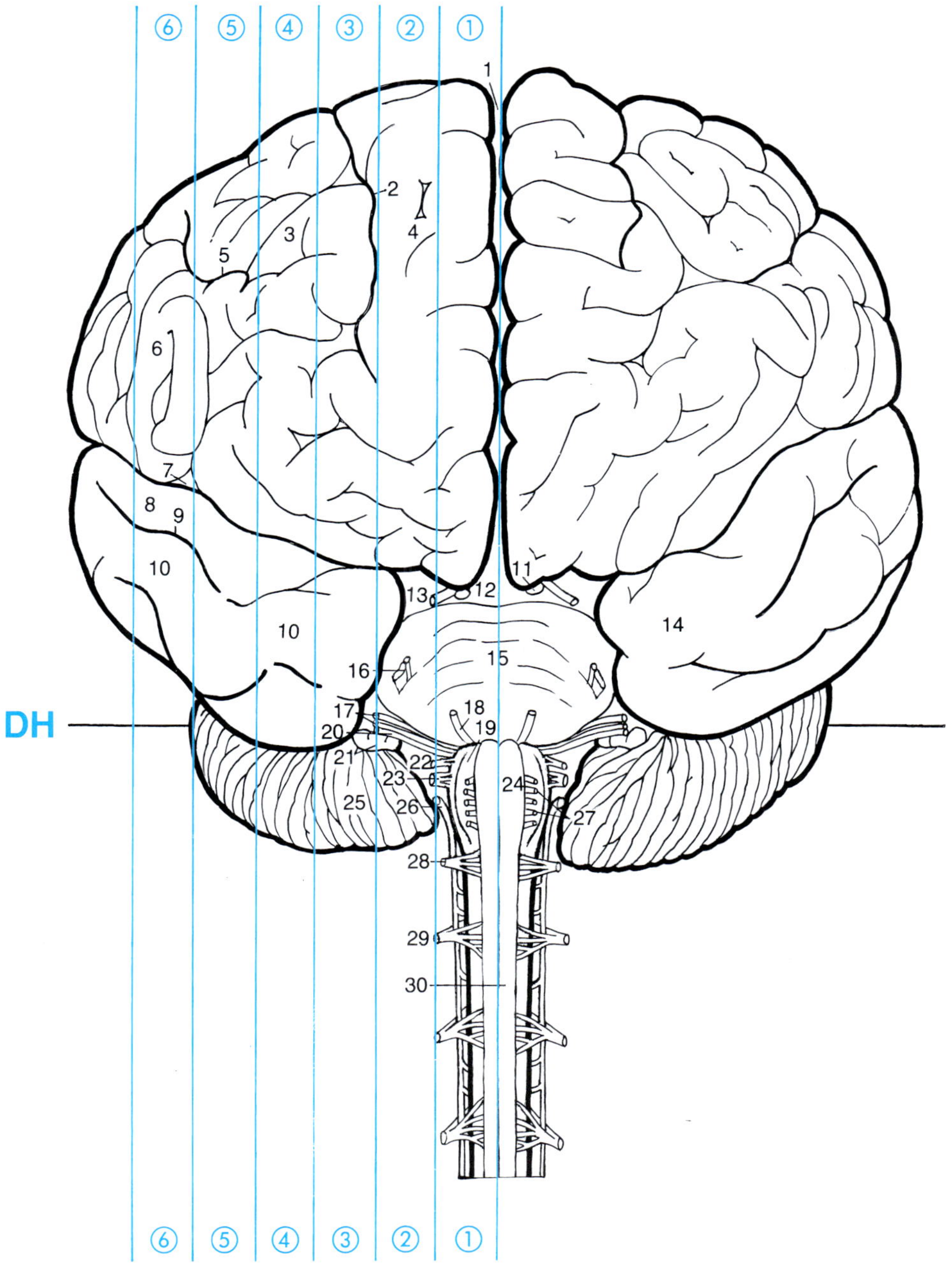

1 Fissura longitudinalis cerebri (Interhemisphärenspalt)
2 Sulcus frontalis superior
3 G. frontalis medius
4 G. frontalis superior
5 Sulcus frontalis inferior
6 G. frontalis inferior
7 Sulcus lateralis
8 G. temporalis superior
9 Sulcus temporalis superior
10 G. temporalis medius
11 Bulbus olfactorius
12 Fossa interpeduncularis
13 N. oculomotorius
14 Pol des Temporallappens
15 Pons
16 N. trigeminus
17 N. facialis und N. intermedius
18 N. abducens
19 Olive
20 N. vestibulocochlearis
21 Flocculus (H X)
22 N. glossopharyngeus
23 N. vagus
24 Pyramide
25 Tonsilla cerebelli (H IX)
26 N. accessorius
27 N. hypoglossus
28 Radix anterior C1
29 Spinalnerv C2
30 Medulla spinalis

Abb. **30b** Frontalansicht des Gehirns desselben Kopfes wie in Abb. 30a. Die Frontalebene ist senkrecht zur Deutschen Horizontalen orientiert. Die Sagittalscheiben wurden passgerecht zusammengesetzt und wie in Abb. 30a nummeriert (s. Kap. 8 Untersuchungsgut).
DH = Deutsche Horizontale.

1 Stirnpol
2 Fissura longitudinalis cerebri (Interhemisphärenspalt)
3 G. frontalis superior
4 G. frontalis medius
5 G. frontalis inferior
6 Sulcus frontalis inferior
7 Sulcus frontalis superior
8 Sulcus precentralis
9 Sulcus centralis
10 G. precentralis
11 G. supramarginalis
12 G. postcentralis
13 Sulcus postcentralis
14 G. angularis
15 Lobulus parietalis superior
16 Sulcus parietooccipitalis
17 Gyri occipitales
18 Okzipitalpol

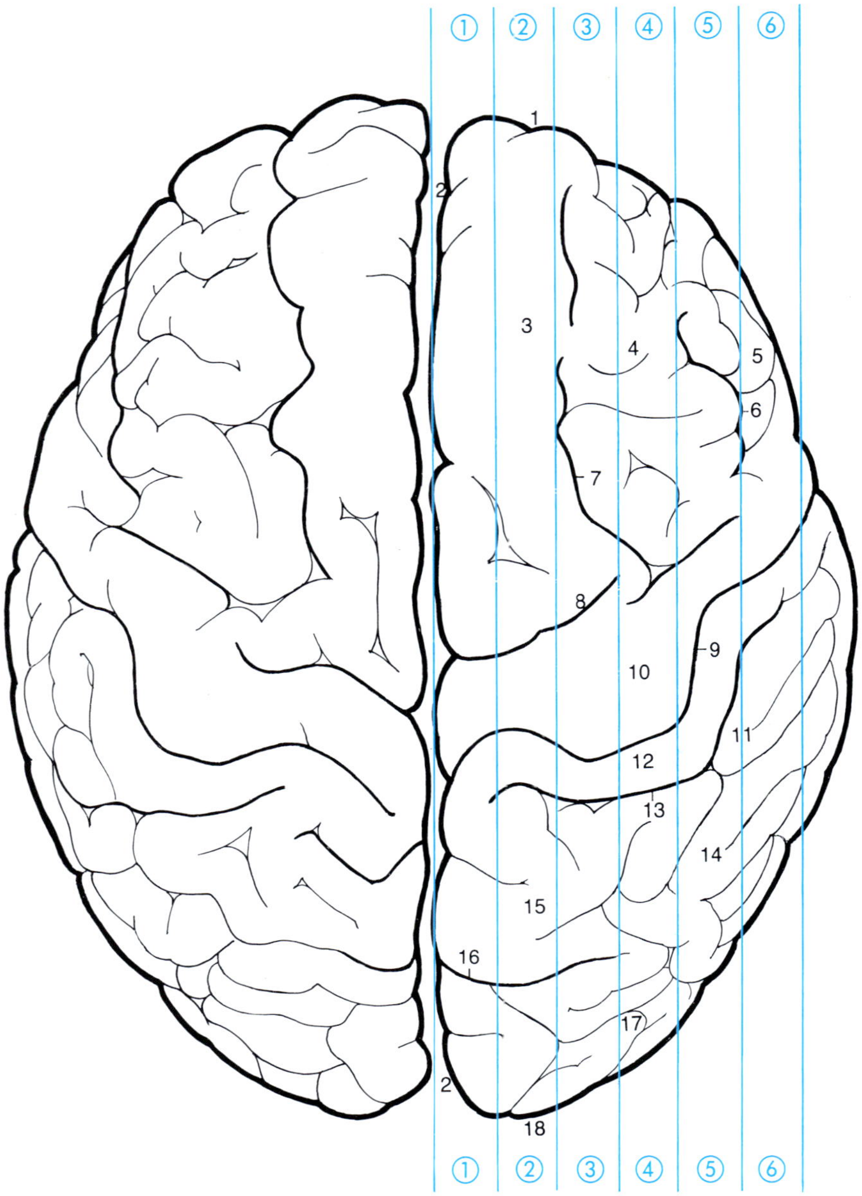

Abb. **31** Ansicht des Gehirns desselben Kopfes wie in Abb. 30a, b von oben. Die Sagittalscheiben wurden passgerecht zusammengesetzt und wie in Abb. 30a nummeriert (s. Kap. 8 Untersuchungsgut).

Sagittale Schichten

Die MR-Bilder der sagittalen Schichten bieten den Vorzug der gleichzeitigen Darstellung der Topik des Gesichtsschädels und des Hirnschädels. Das Gehirn zeigt in der Medianebene die übersichtliche Ordnung von

- Hirnstamm (Medulla oblongata, Brücke, Mittelhirn)
- Kleinhirn und
- Vorderhirn (Zwischenhirn, Endhirn)

sowie im kraniozervikalen Bereich den Übergang ins Rückenmark. Weiterhin sind in der Medianebene die typische Form des Balkens, die Läsionen dort sowie seine Aplasie oder Atrophie nachweisbar. Ebenfalls sind die Hypophyse und ihre pathologischen Veränderungen im Medianschnitt und in wenigen paramedianen Schichten gut zu beurteilen. Außerdem läßt sich in der Medianebene die Bikommissurallinie (s. Kap. 1.2) gut bestimmen und damit über ein bikommissural orientiertes Koordinatensystem die Gehirnanatomie der stereotaktisch orientierten Atlanten auf die entsprechenden MR-Bilder von Patienten übertragen. In medianen und lateralen sagittalen Schichten sind die Furchen und Windungen des Endhirns gut zu bestimmen, weil sich Furchen, die annähernd senkrecht zur Schnittebene verlaufen, infolge des Teilvolumeneffektes deutlicher als schräge und tangential ziehende Furchen abbilden.

Die sagittalen Schichten sind eine der Vorzüge der MRT. Anomalien der Mittelstrukturen des Gehirns sind hier gut zu erkennen. Einengungen des Wirbelkanals durch extradurale Raumforderungen, Bandscheibendegenerationen oder Traumafolgen sind gut zu diagnostizieren (s. Kap. 4.2).

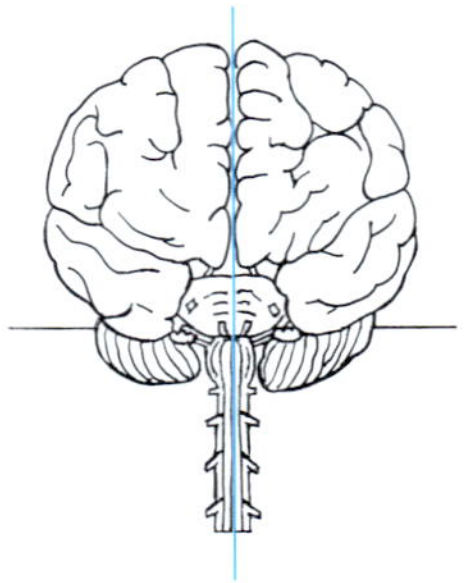

1 Sulcus cinguli
2 Sulcus parietooccipitalis
3 Corpus callosum, Genu
4 Septum pellucidum
5 Fornix
6 Corpus callosum, Splenium
7 G. paraterminalis
8 Commissura anterior
9 Adhesio interthalamica
10 3. Ventrikel
11 Commissura posterior (epithalamica)
12 Glandula pinealis (Corpus pineale)
13 linker S. frontalis
14 Lamina terminalis
15 Corpus mammillare
16 N. oculomotorius
17 Tegmentum mesencephali
18 Colliculus superior
19 Colliculus inferior
20 Culmen (IV et V)
21 Tentorium cerebelli
22 Bulbus und Tr. olfactorius (innerhalb der Scheibe)
23 N. opticus
24 Chiasma opticum
25 Infundibulum
26 Fissura prima
27 Hypophyse
28 Pons
29 Declive (VI)
30 Folium vermis (VII A)
31 S. sphenoidalis
32 4. Ventrikel
33 Nodulus vermis (X)
34 Septum nasi
35 N. abducens (innerhalb der Scheibe)
36 Medulla oblongata
37 Uvula vermis (IX)
38 Pyramis vermis (VIII)
39 Tonsilla pharyngea
40 Obex
41 Tonsilla cerebelli (H IX)
42 Pharynx, Pars nasalis
43 Zentralkanal
44 Mundhöhle
45 Rückenmark
46 Uvula
47 Zunge
48 Pharynx, Pars oralis

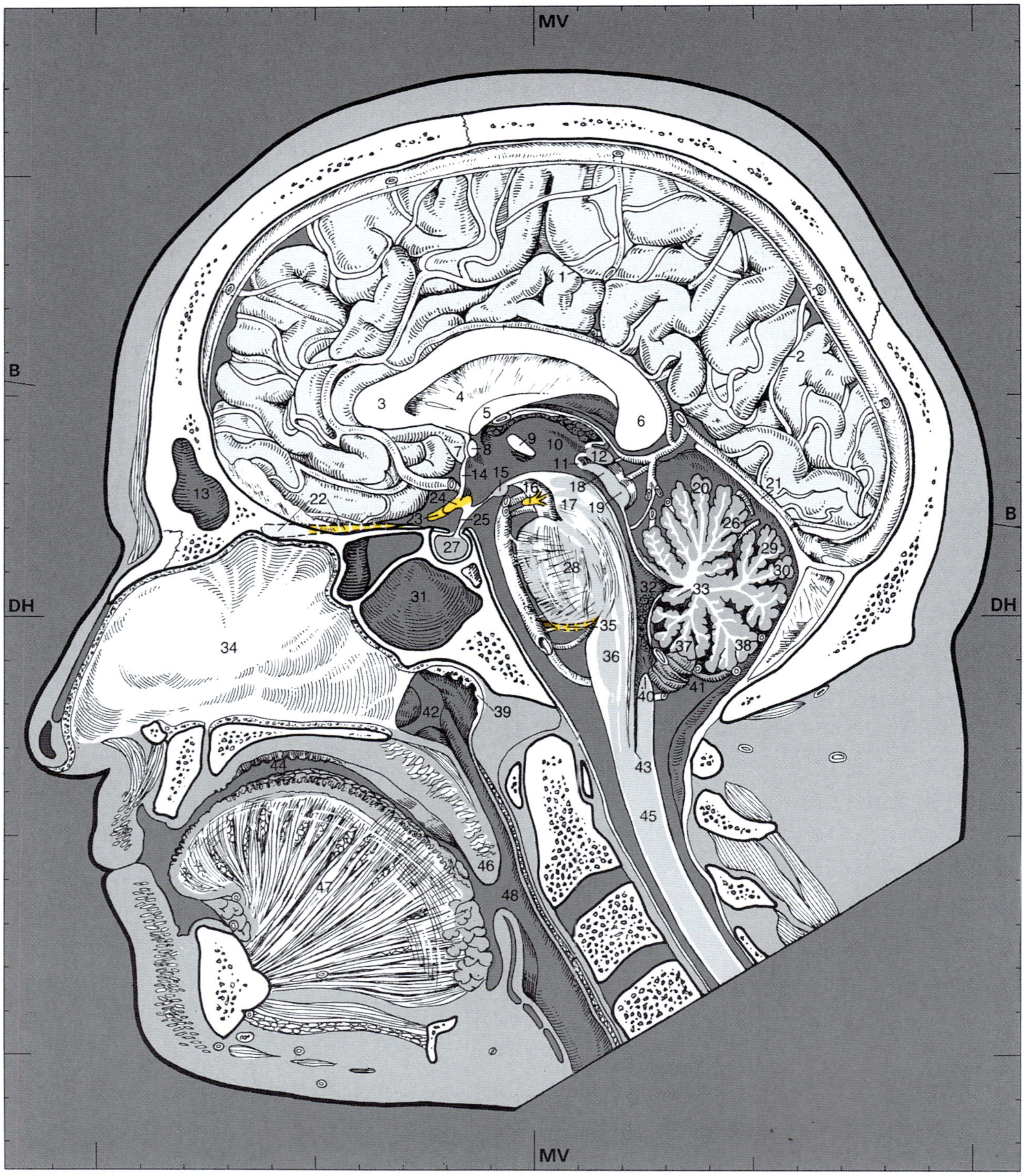

Abb. **32a** Ansicht der 1. Sagittalscheibe von medial. Die Falx cerebi ist entfernt, sodass die mediale Fläche des Endhirns sichtbar ist. 3. Ventrikel, Aqueduct und 4. Ventrikel sind als Leitstrukturen für Zwischenhirn und Hirnstamm zu erkennen. Nasenseptum und Nasennebenhöhlen sowie Mundhöhle, Hirn- und Rückenmarksstrukturen. Die Hirnnerven I, II, III und VI sind graphisch dargestellt, obwohl sie teilweise innerhalb der Scheibe verlaufen.
B = Bikommissallinie, DH = Deutsche Horizontale, MV = Meatovertikale Linie

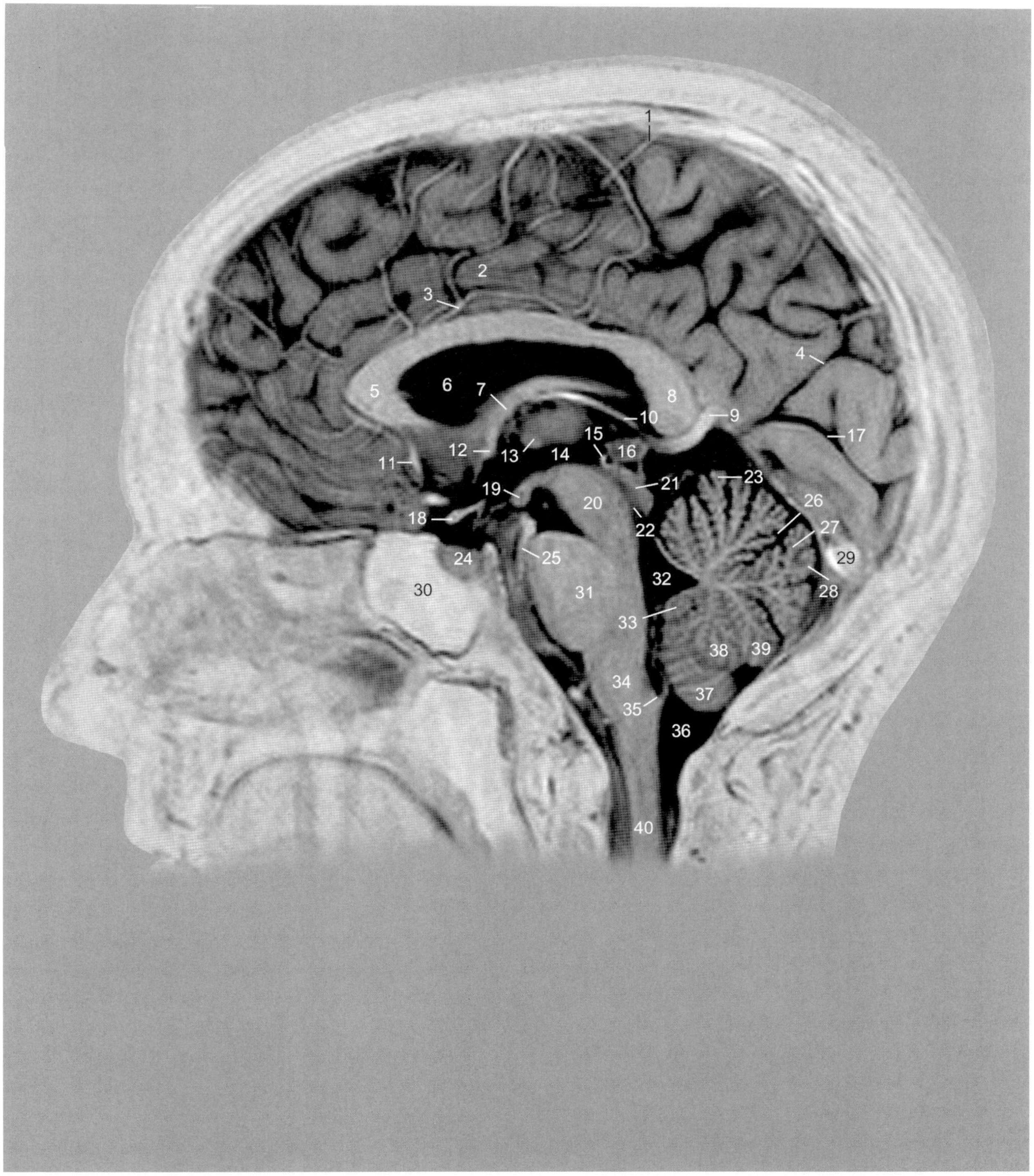

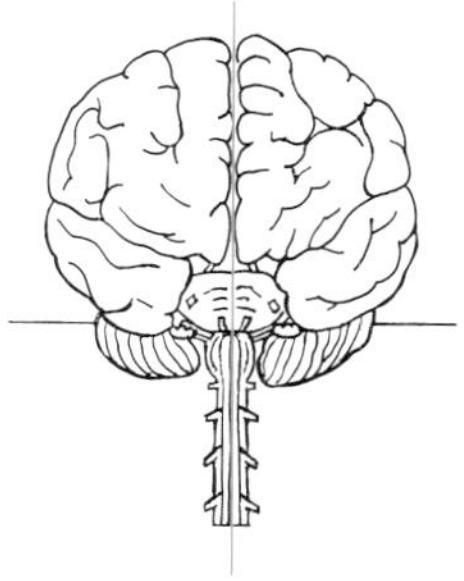

1 S. sagittalis superior mit Brückenvene (Strich)
2 G. cinguli
3 A. pericallosa
4 Sulcus parietooccipitalis
5 Corpus callosum, Genu
6 Ventriculus lateralis
7 Fornix
8 Corpus callosum, Splenium
9 V. magna cerebri (Galen)
10 V. interna cerebri
11 A. cerebri anterior
12 Commissura anterior
13 Adhesio interthalamica
14 3. Ventrikel
15 Commissura posterior
16 Glandula pinealis
17 Sulcus calcarinus
18 Chiasma opticum
19 Corpus mammillare
20 Tegmentum mesencephali
21 Tectum mesencephali
22 Aqueductus mesencephali (cerebri Sylvius)
23 Culmen (IV, V)
24 Hypophyse
25 A. basilaris
26 Fissura prima cerebelli
27 Declive (VI)
28 Folium vermis (VIIA)
29 Confluens sinuum
30 S. sphenoidalis
31 Pons
32 4. Ventrikel
33 Nodulus vermis (X)
34 Medulla oblongata
35 Obex der Medulla oblongata
36 C. cerebellomedullaris posterior (magna)
37 Tonsilla cerebelli (H IX)
38 Uvula vermis (IX)
39 Pyramis vermis (VIII)
40 Medulla spinalis

Abb. **32b** Sagittal orientiertes, T1-gewichtetes MR-Bild (Turbo-Inversion-Recovery-Sequenz), das mit der Abbildung 32a annähernd korrespondiert. Die gewählte Sequenz betont die Hirnstrukturen und drängt die umgebenden Weichteilstrukturen in den Hintergrund. Eine fehlende Zahl mit ihrer Beschriftung bedeutet hier und in den folgenden Legenden der MR-Bilder, dass diese Zahl in der anderen, entsprechenden MR-Abbildung zu finden ist. Die beiden sagittalen MR-Serien (Abb. 32b–37b und 32d –37d) stammen von einer 38 Jahre alten Frau. Technische Daten (s. Kap. 8).

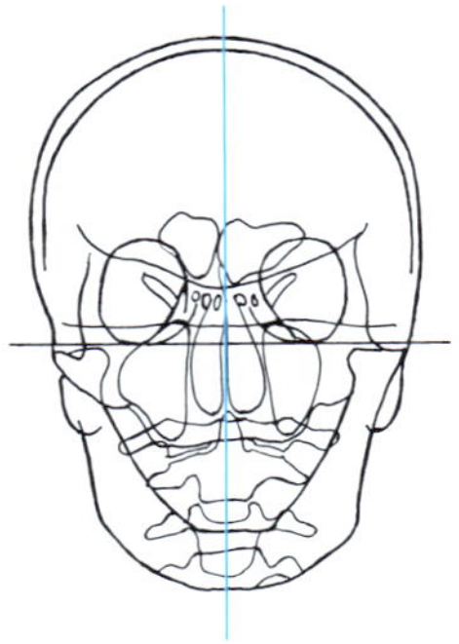

1 Sutura coronalis
2 S. sagittalis superior
3 Os parietale
4 Os frontale
5 A. frontalis posteromedialis
6 A. paracentralis
7 A. precunealis
8 A. frontalis intermedio-medialis
9 A. pericallosa
10 Sutura lambdoidea
11 A. frontalis anteromedialis
12 V. interna cerebri
13 V. magna cerebri (Galen)
14 A. parietooccipitalis
15 A. calcarina
16 Crista galli
17 A. polaris frontalis
18 Abgang der A. communicans anterior
19 A. frontobasalis medialis
20 A. cerebri anterior
21 A. cerebri posterior
22 A. superior cerebelli
23 S. rectus
24 Os nasale
25 A. basilaris
26 Confluens sinuum
27 Protuberantia occipitalis interna
28 Clivus
29 A. inferior anterior cerebelli (AICA)
30 Protuberantia occipitalis externa (Inion)
31 A. vertebralis
32 Tuberculum pharyngeum
33 A. inferior posterior cerebelli (PICA)
34 Canalis incisivus der Maxilla
35 Arcus anterior atlantis
36 Dens axis
37 Ligamentum transversum atlantis
38 Arcus posterior atlantis
39 Processus spinosus axis
40 Bandscheibe
41 M. genioglossus
42 Epiglottis
43 3. Halswirbel
44 Corpus mandibulae
45 M. geniohyoideus
46 M. mylohyoideus
47 Os hyoideum

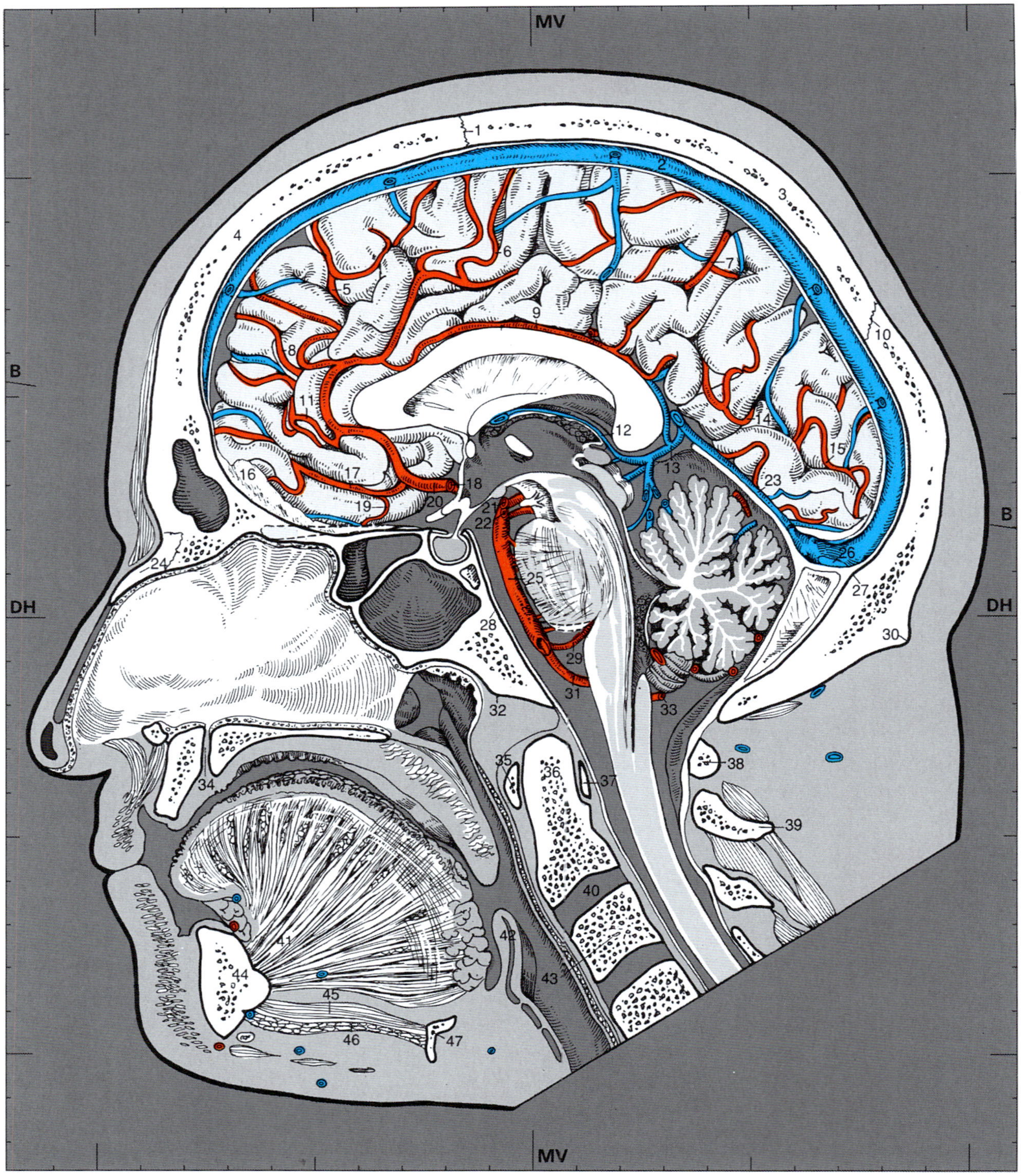

Abb. **32c** Ansicht der 1. Sagittalscheibe der rechten Kopfhälfte von medial. Die Schädelhöhle wurde in der Ebene der Crista galli und der Protuberantia occipitalis interna eröffnet. Der Wirbelkanal ist in Höhe der oberen Halswirbel median halbiert. Knochenstrukturen, Muskeln und Blutgefäße.
B = Bikommissurallinie, DH = Deutsche Horizontale, MV = Meatovertikale Linie.

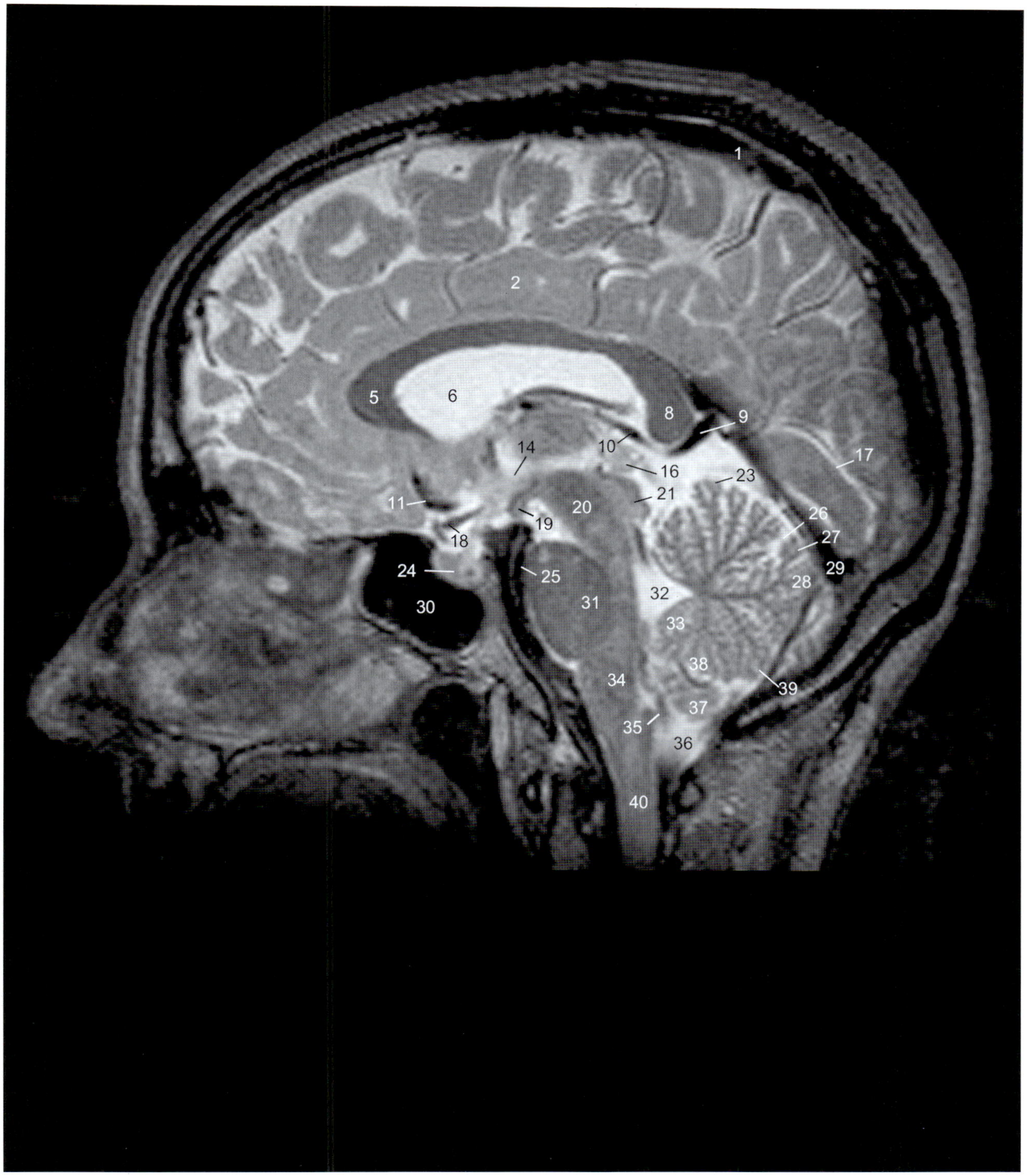

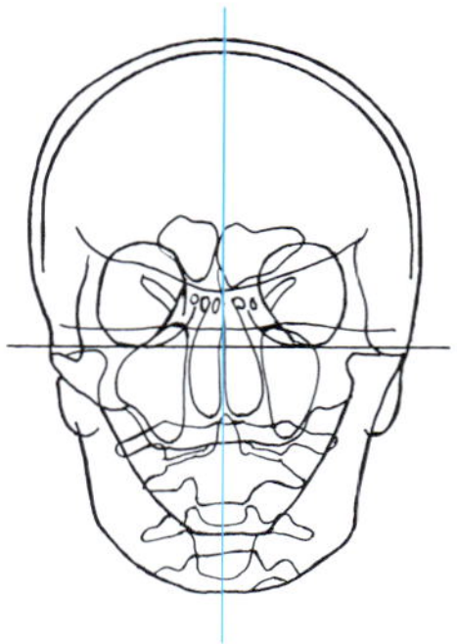

1 S. sagittalis superior
2 G. cinguli
5 Corpus callosum, Genu
6 Ventriculus lateralis
8 Corpus callosum, Splenium
9 V. magna cerebri (Galen)
10 V. interna cerebri
11 A. cerebri anterior
14 3. Ventrikel
16 Glandula pinealis
17 Sulcus calcarinus
18 Chiasma opticum
19 Corpus mammillare
20 Tegmentum mesencephali
21 Tectum mesencephali
23 Culmen (IV, V)
24 Hypophyse
25 A. basilaris
26 Fissura prima cerebelli
27 Declive (VI)
28 Folium vermis (VIIA)
29 Confluens sinuum
30 S. sphenoidalis
31 Pons
32 4. Ventrikel
33 Nodulus vermis (X)
34 Medulla oblongata
35 Obex der Medulla oblongata
36 C. cerebellomedullaris posterior (magna)
37 Tonsilla cerebelli (H IX)
38 Uvula vermis (IX)
39 Pyramis vermis (VIII)
40 Medulla spinalis

Abb. **32d** Sagittal orientiertes, T2-gewichtetes MR-Bild, das mit der Abbildung 32c annähernd korrespondiert. Eine fehlende Zahl mit ihrer Beschriftung bedeutet hier und in den folgenden Legenden der MR-Bilder, dass diese Zahl in der anderen, entsprechenden MR-Abbildung zu finden ist. Die beiden sagittalen MR-Serien (Abb. 32b–37b und 32d–37d) stammen von einer 38 Jahre alten Frau. Technische Daten (s. Kap. 8).

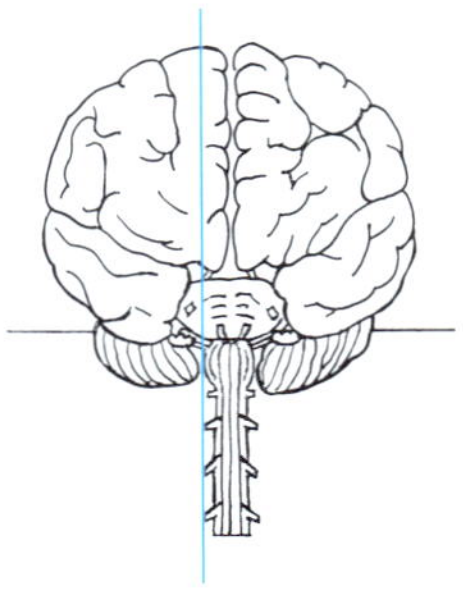

1 G. precentralis
2 G. postcentralis
3 G. frontalis superior
4 Precuneus
5 G. cinguli
6 Sulcus parietooccipitalis
7 Nucl. caudatus
8 Nuclei mediales thalami
9 Plexus choroideus ventriculi lateralis
10 Nuclei pulvinares thalami
11 Area striata
12 Gyri occipitales
13 S. frontalis
14 Commissura anterior
15 Nucl. subthalamicus
16 Sulcus calcarinus
17 Tr. olfactorius
18 N. opticus
19 Tr. opticus
20 Substantia nigra
21 Tentorium cerebelli
22 Cellulae ethmoidales
23 N. oculomotorius
24 Pons
25 S. sphenoidalis
26 N. trigeminus
27 Nucl. dentatus
28 Hiatus semilunaris
29 N. facialis mit N. intermedius (innerhalb der Scheibe)
30 N. vestibulocochlearis (innerhalb der Scheibe)
31 N. abducens
32 Concha nasalis media
33 Tonsilla cerebelli (H IX)
34 N. glossopharyngeus und N. vagus
35 Concha nasalis inferior
36 N. hypoglossus im Canalis nervi hypoglossi
37 Vestibulum nasi
38 N. accessorius, Radix spinalis
39 Radix anterior C1
40 Radices posterior und anterior C2
41 Mundhöhle
42 Tonsilla palatina
43 Zunge
44 N. lingualis
45 Pharynx, Pars oralis
46 N. alveolaris inferior
47 N. hypoglossus

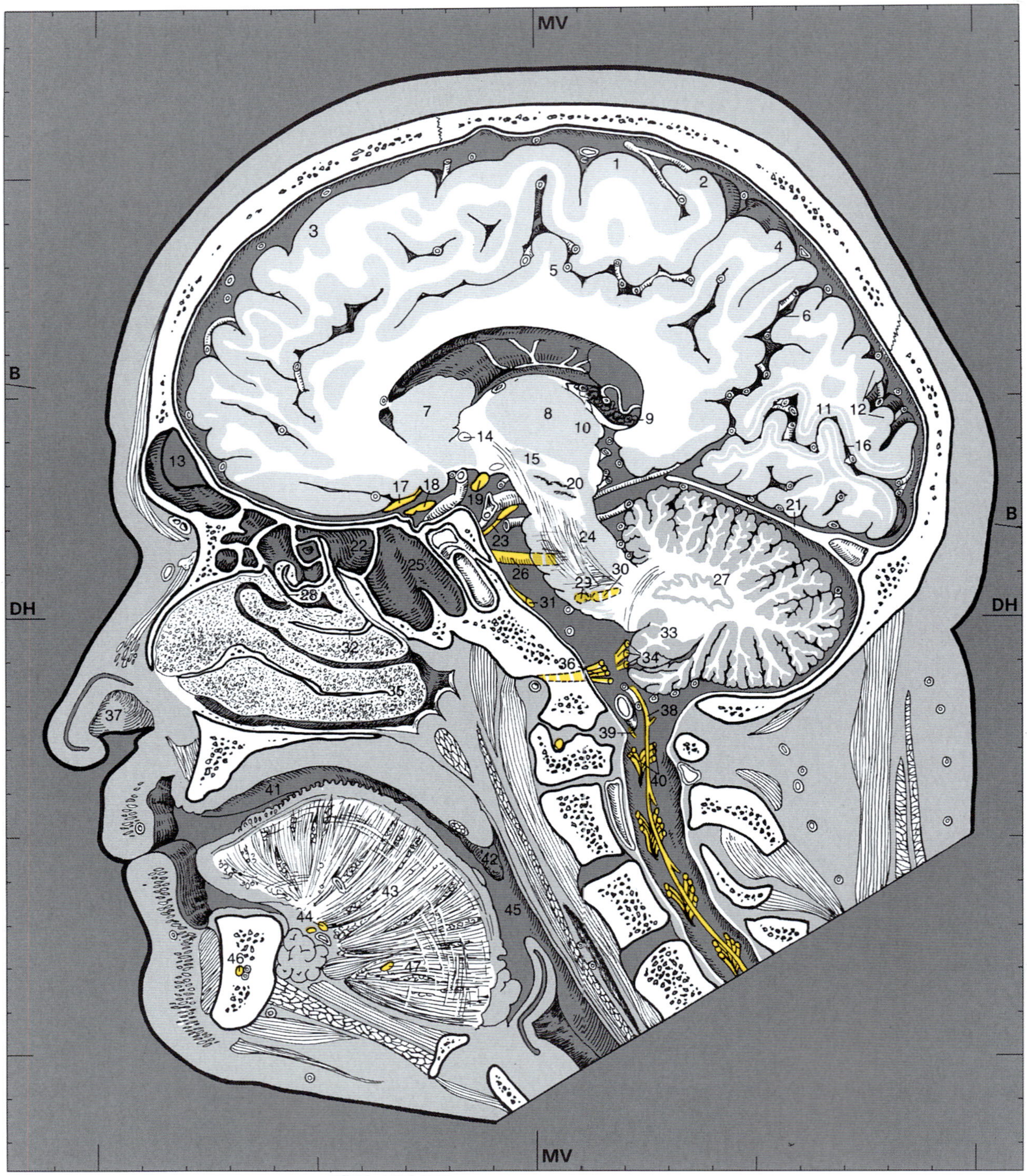

Abb. **33a** Ansicht der 2. Sagittalscheibe von medial. Der vordere und mittlere Teil des rechten Seitenventrikels sind sichtbar. Vom Hirnstamm sind nur die lateralen Teile des Mittelhirns und Pons in dieser Scheibe getroffen. Im Wirbelkanal sind die spinalen Wurzeln des XI. Hirnnerven und die Wurzeln der ersten Spinalnerven zu erkennen. In der Nasenhöhle sind die vergrößerten Nasenmuscheln tangential getroffen. Nasennebenhöhlen, Mundhöhle, Hirnstrukturen sowie Hirn- und Spinalnerven.

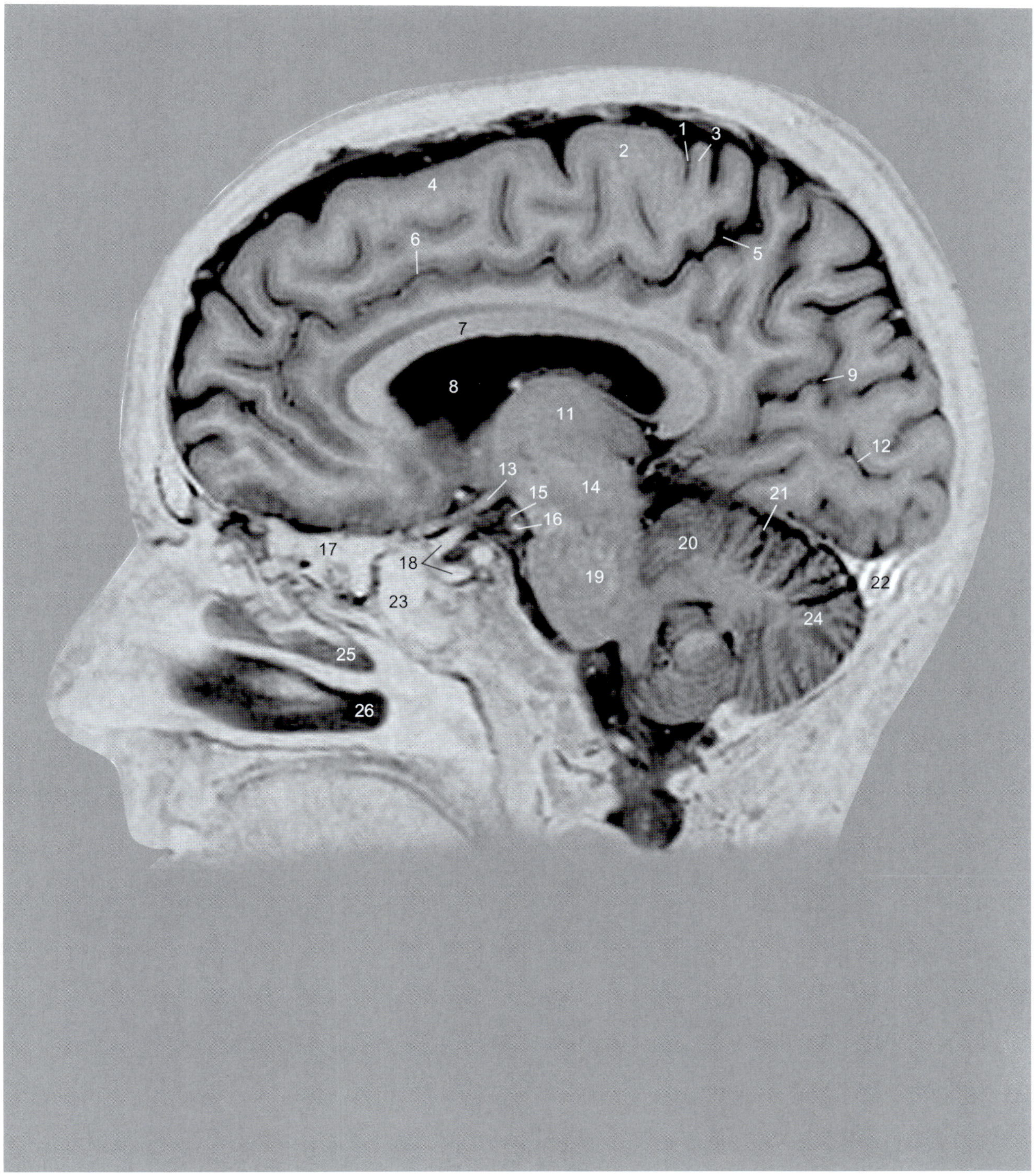

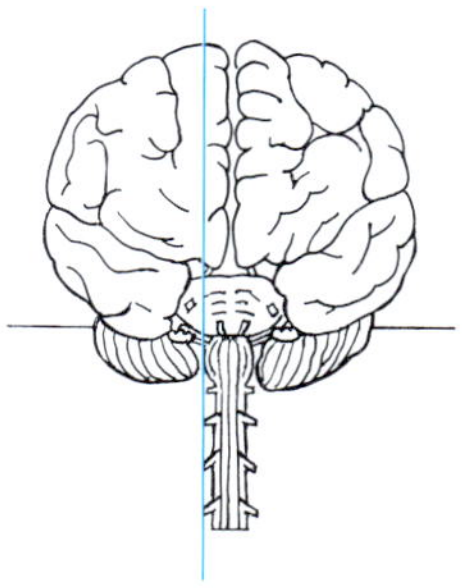

1 Sulcus centralis
2 G. precentralis
3 G. postcentralis
4 G. frontalis superior
5 Ramus marginalis des Sulcus cinguli
6 Sulcus cinguli
7 Corpus callosum, Truncus
8 Ventriculus lateralis
9 Sulcus parietooccipitalis
11 Thalamus
12 Sulcus calcarinus
13 Tr. opticus
14 Mesencephalon
15 A. cerebri posterior
16 A. superior cerebelli
17 Cellulae ethmoidales
18 A. carotis interna, Siphon
19 Pons
20 Lobus cerebelli anterior
21 Fissura prima cerebelli
22 S. transversus
23 S. sphenoidalis
24 Lobus cerebelli posterior
25 Concha nasalis media
26 Concha nasalis inferior

Abb. **33b** Sagittal orientiertes, T1-gewichtetes MR-Bild, das mit der Schnittebene der Abbildungen 33a und 33c annähernd korrespondiert. Technische Daten (s. Kap. 8).

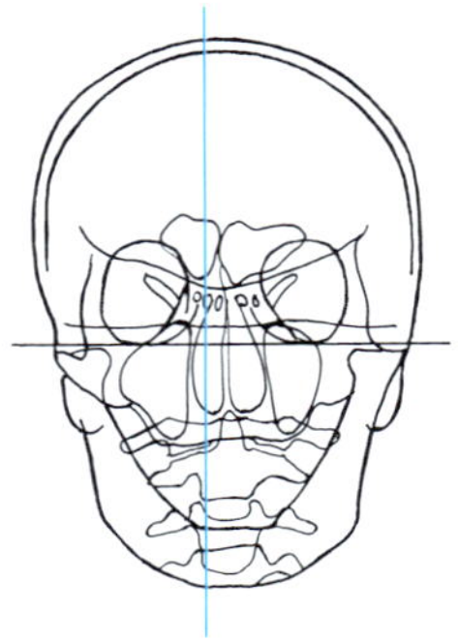

1 Sutura coronalis
2 A. frontalis posteromedialis
3 A. paracentralis
4 Os parietale
5 Os frontale
6 A. precunealis
7 A. frontalis anteromedialis
8 Sutura lambdoidea
9 A. frontalis intermedio-medialis
10 A. parietooccipitalis
11 A. polaris frontalis
12 A. calcarina
13 A. frontobasalis medialis
14 A. cerebri anterior
15 A. choroidea anterior
16 A. occipitalis medialis
17 A. carotis interna
18 Processus clinoideus posterior
19 A. cerebri posterior
20 A. superior cerebelli
21 S. cavernosus
22 S. transversus
23 Os occipitale
24 Ostium pharyngeum der Tuba auditiva
25 A. inferior posterior cerebelli (PICA)
26 A. vertebralis
27 Maxilla
28 Palatum durum
29 M. levator veli palatini
30 M. longus capitis
31 Atlas
32 M. semispinalis capitis
33 M. trapezius
34 M. orbicularis oris
35 M. constrictor pharyngis
36 M. palatoglossus
37 Axis
38 M. splenius capitis
39 Corpus mandibulae
40 Glandula sublingualis
41 Epiglottis
42 M. geniohyoideus
43 M. mylohyoideus
44 M. digastricus, Venter anterior
45 Platysma
46 Os hyoideum

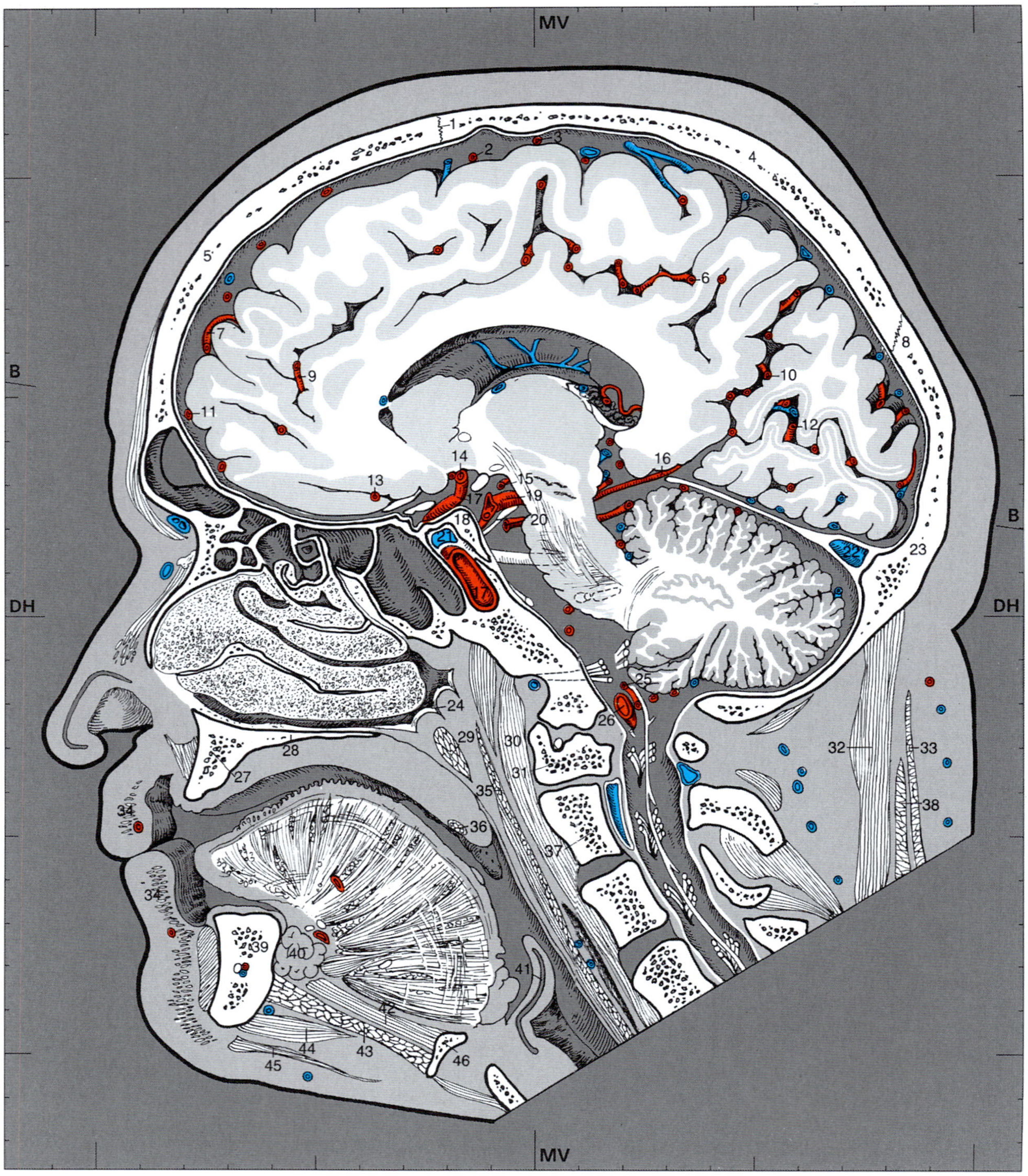

Abb. **33c** Ansicht der 2. Sagittalscheibe von medial. Die 1 cm von der Medianebene entfernte Schnittfläche liegt seitlich von der Hypophysengrube und zieht durch den S. cavernosus und durch das Foramen magnum. Die Orbita liegt lateral der Schnittfläche und ist deshalb nicht eröffnet. Knochenstrukturen, Muskeln und Blutgefäße.

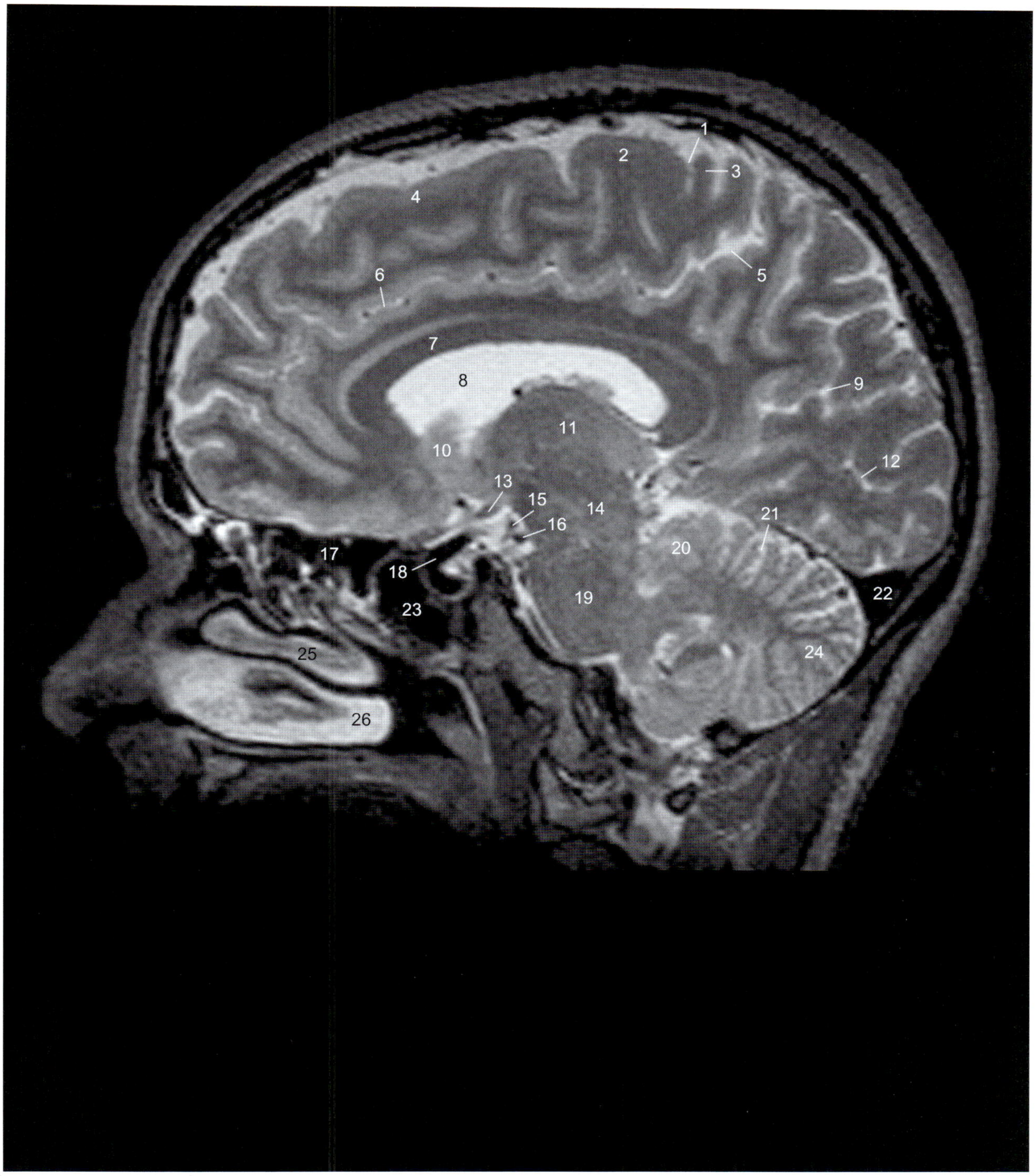

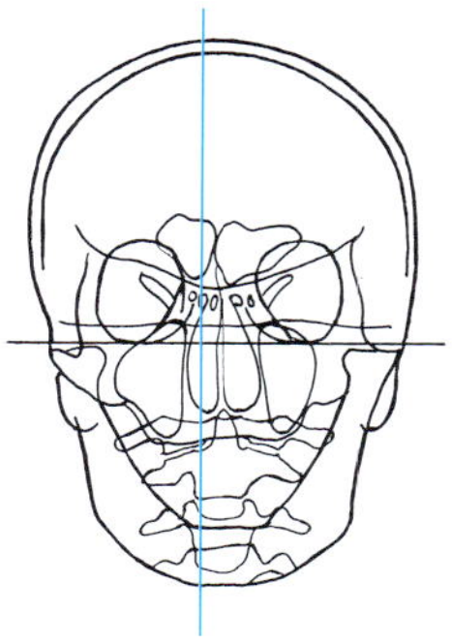

1 Sulcus centralis
2 G. precentralis
3 G. postcentralis
4 G. frontalis superior
5 Ramus marginalis des Sulcus cinguli
6 Sulcus cinguli
7 Corpus callosum, Truncus
8 Ventriculus lateralis
9 Sulcus parietooccipitalis
10 Caput nuclei caudati
11 Thalamus
12 Sulcus calcarinus
13 Tr. opticus
14 Mesencephalon
15 A. cerebri posterior
16 A. superior cerebelli
17 Cellulae ethmoidales
18 A. carotis interna, Siphon
19 Pons
20 Lobus cerebelli anterior
21 Fissura prima cerebelli
22 S. transversus
23 S. sphenoidalis
24 Lobus cerebelli posterior
25 Concha nasalis media
26 Concha nasalis inferior

Abb. **33d** Sagittal orientiertes, T2-gewichtetes MR-Bild, das mit der Schnittebene der Abbildungen 33a und 33c annähernd korrespondiert. Technische Daten (s. Kap. 8).

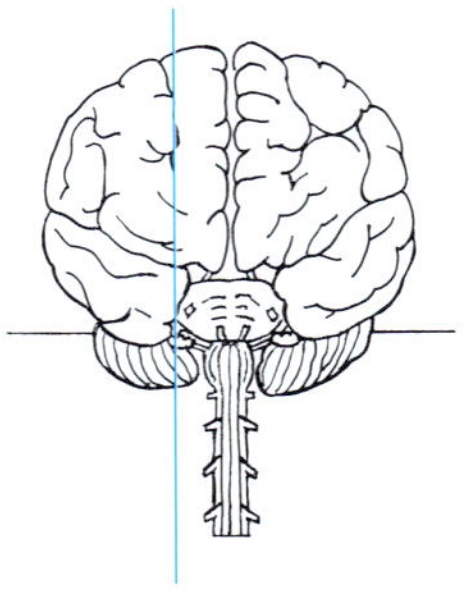

1 G. frontalis superior
2 G. precentralis
3 G. postcentralis
4 Sulcus parietooccipitalis
5 Corpus nuclei caudati
6 Gyri occipitales
7 Putamen
8 Globus pallidus
9 Nucl. ventralis posterolateralis thalami
10 Nuclei pulvinares thalami
11 S. frontalis
12 Commissura anterior
13 Tr. opticus
14 Crus posterius der Capsula interna
15 Corpus geniculatum mediale
16 Fornix
17 Uncus des G. parahippocampalis
18 Area striata
19 G. occipitotemporalis medialis
20 N. opticus
21 N. oculomotorius
22 N. trochlearis
23 N. ophthalmicus
24 N. abducens
25 N. trigeminus
26 Nn. palatini
27 N. maxillaris
28 Ganglion trigeminale
29 N. facialis mit N. intermedius
30 N. vestibulocochlearis
31 N. glossopharyngeus, N. vagus, N. accessorius
32 S. maxillaris
33 N. hypoglossus
34 Radix anterior C1
35 Mundhöhle
36 Ganglion cervicale superius (im lateralen Teil der Scheibe)
37 Zunge
38 Radices posterior und anterior und Spinalganglion C3
39 N. alveolaris inferior
40 N. lingualis

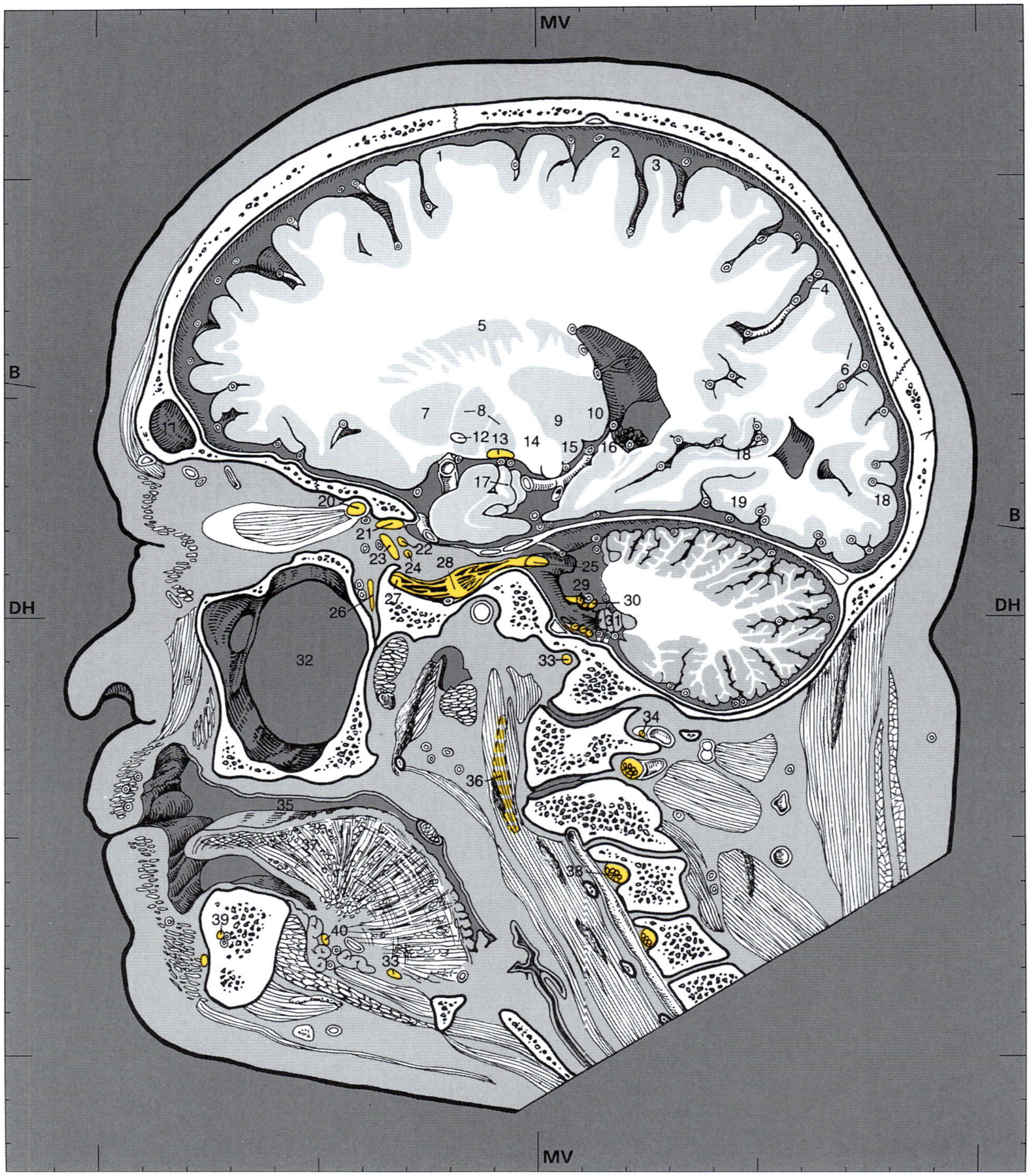

Abb. **34a** Ansicht der 3. Sagittalscheibe von medial. Die Schnittebene liegt seitlich vom Hirnstamm in Höhe des Corpus geniculatum mediale. Der Temporallappen ist tangential getroffen. Nasennebenhöhlen, Mundhöhle, Hirnstrukturen, Hirnnerven und die ersten Spinalnerven.

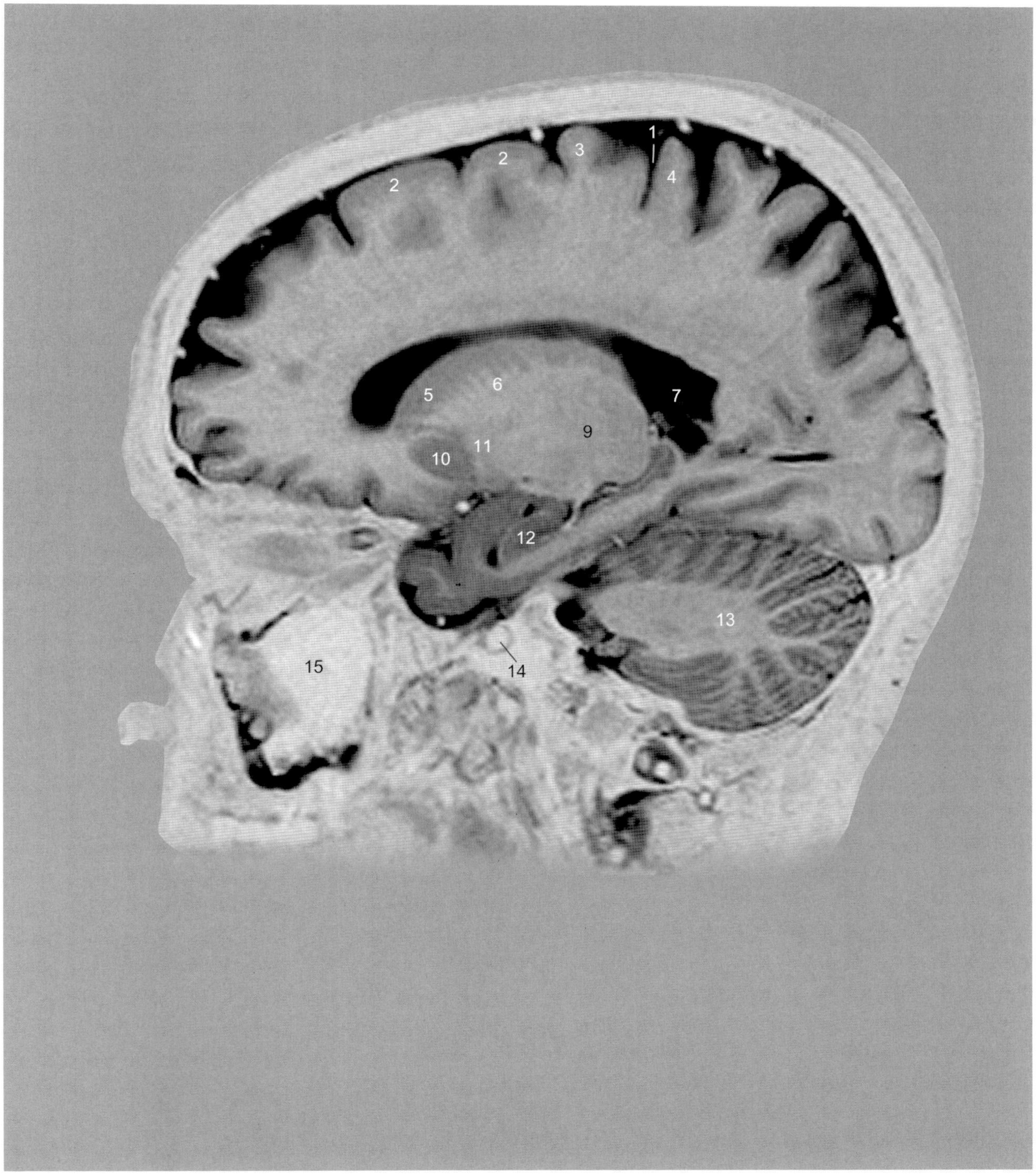

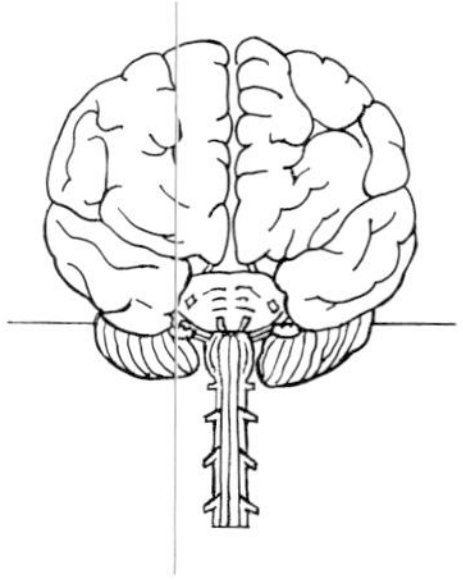

1 Sulcus centralis
2 G. frontalis superior
3 G. precentralis
4 G. postcentralis
5 Nucl. caudatus
6 Capsula interna
7 Ventriculus lateralis
9 Thalamus
10 Putamen
11 Globus pallidus
12 Hippocampus
13 Cerebellum
14 A. carotis interna
15 S. maxillaris

Abb. **34b** Sagittal orientiertes, T1-gewichtetes MR-Bild, das mit der Schnittebene der Abbildungen 34a und 34c annähernd korrespondiert.

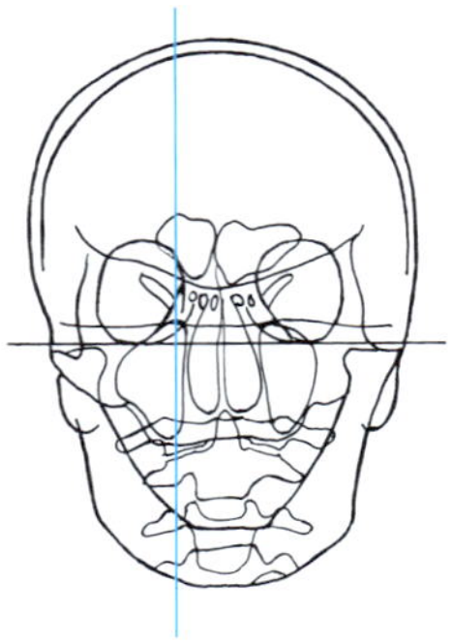

1 Sutura coronalis
2 A. paracentralis
3 A. frontalis posteromedialis
4 A. frontalis intermediomedialis
5 A. frontalis anteromedialis
6 A. parietooccipitalis
7 Sutura lambdoidea
8 Venter frontalis des M. occipitofrontalis
9 A. polaris frontalis
10 A. occipitalis medialis
11 A. calcarina
12 Orbitadach
13 A. cerebri media
14 A. cerebri posterior
15 A. occipitalis lateralis
16 M. rectus medialis
17 Fissura orbitalis superior
18 A. superior cerebelli
19 S. transversus
20 Orbitaboden
21 Fossa pterygopalatina
22 Os temporale
23 A. carotis interna
24 A. inferior anterior cerebelli (AICA)
25 S. petrosus inferior
26 Tuba auditiva
27 Condylus occipitalis
28 A. inferior posterior cerebelli (PICA)
29 M. levator veli palatini
30 Articulatio atlantooccipitalis
31 M. tensor veli palatini
32 M. orbicularis oris
33 Maxilla
34 Hamulus pterygoideus
35 Massa lateralis atlantis
36 A. vertebralis
37 M. semispinalis capitis
38 M. splenius capitis
39 M. trapezius
40 Articulatio atlantoaxialis lateralis
41 Axis
42 M. obliquus capitis inferior
43 M. palatoglossus
44 Corpus mandibulae
45 M. digastricus, Venter anterior
46 M. mylohyoideus
47 M. geniohyoideus

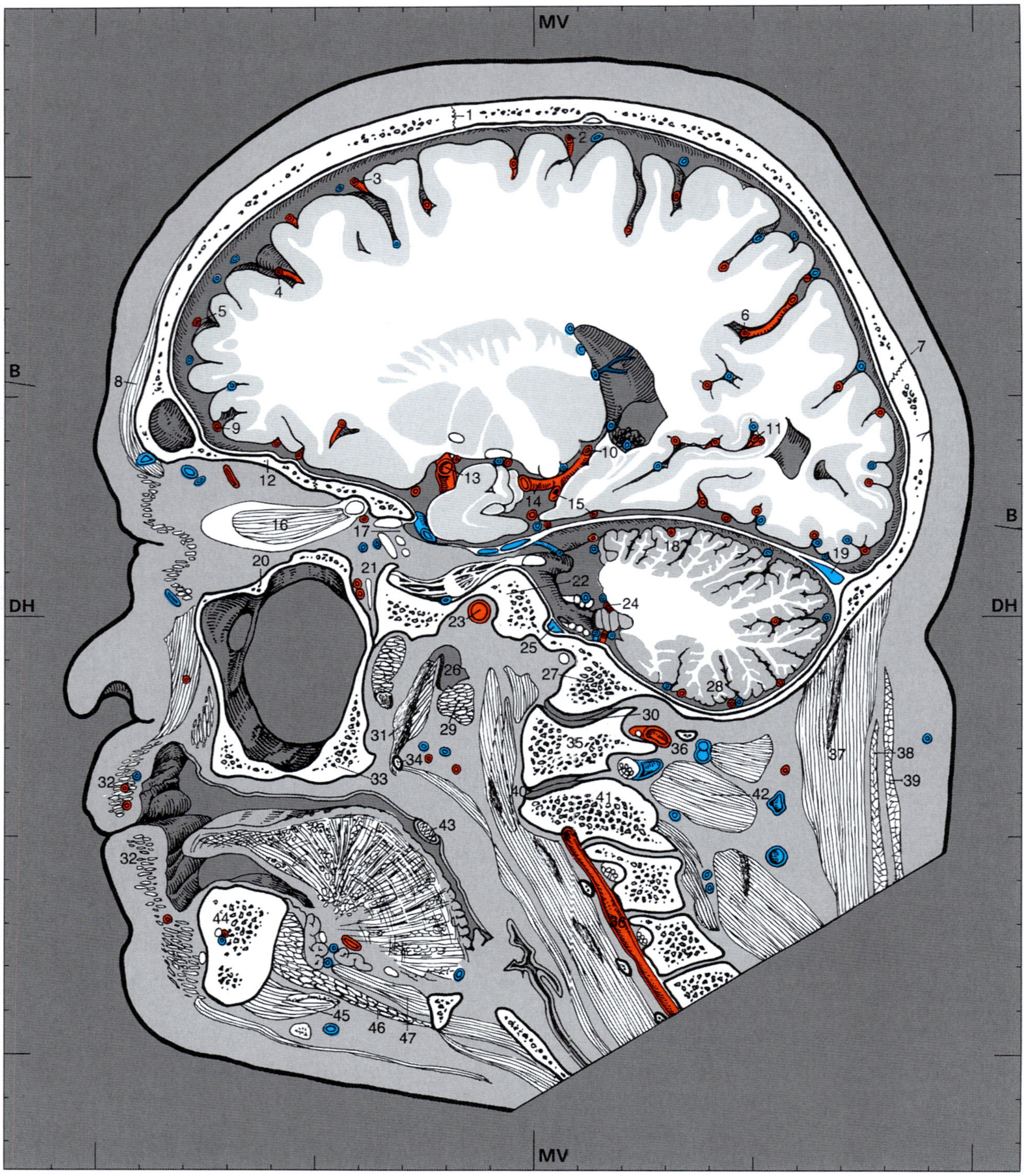

Abb. **34c** Ansicht der 3. Sagittalscheibe von medial. Die Schnittebene verläuft durch die Orbitaspitze und durch den medialen Teil der Fissura orbitalis superior, durch die mittlere Schädelgrube und durch das Spatium lateropharyngeum. Knochenstrukturen, Muskeln und Blutgefäße.

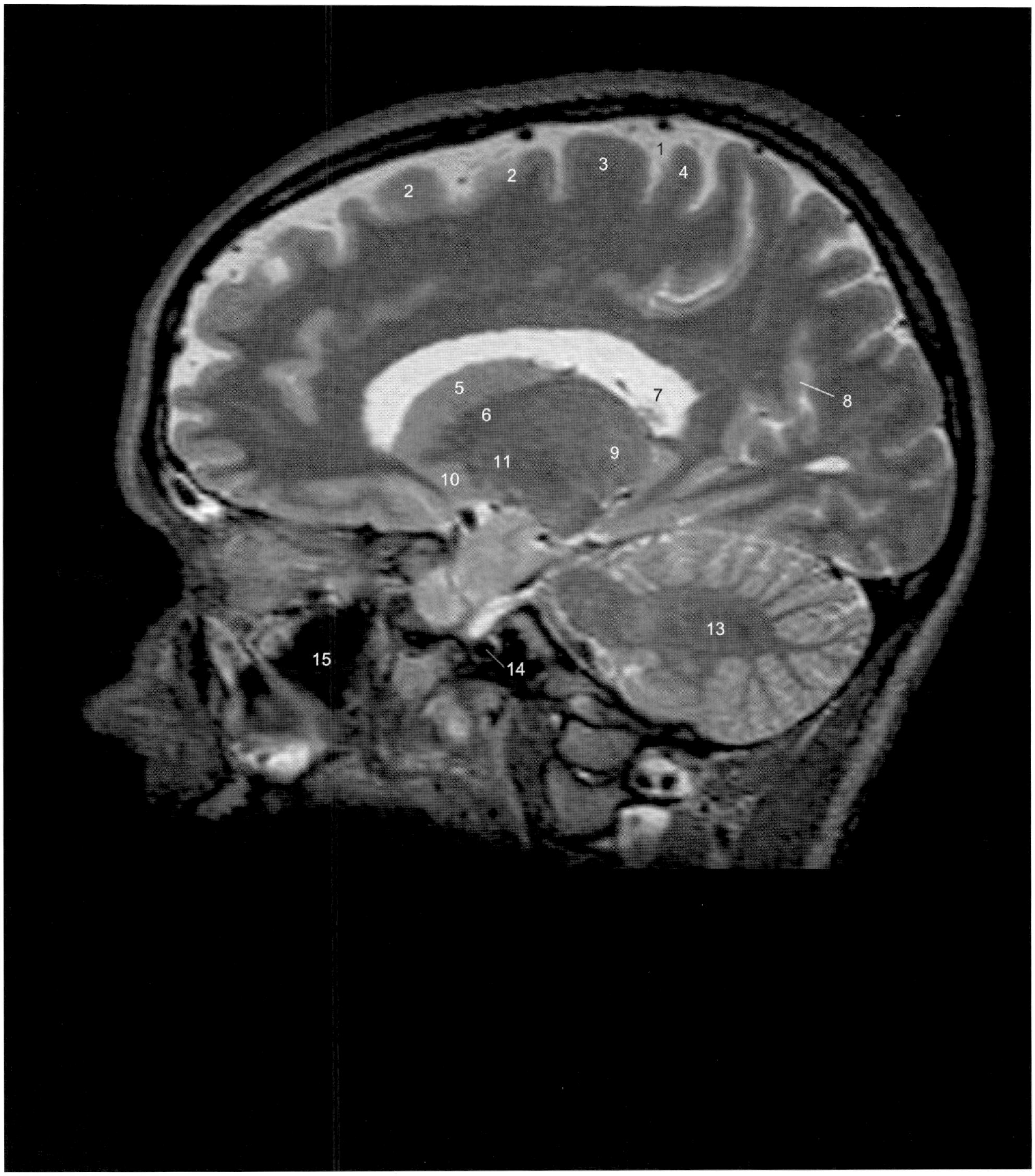

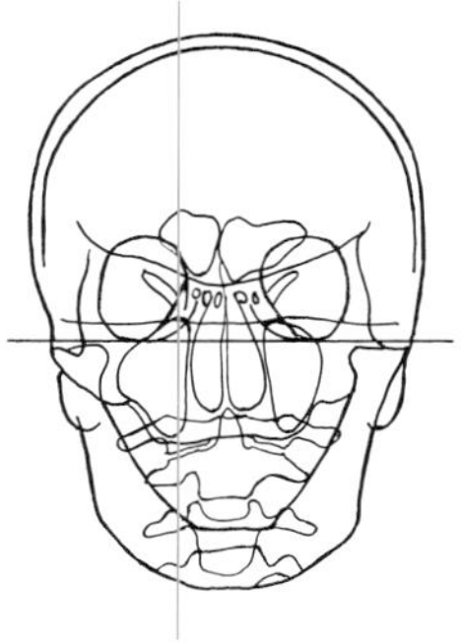

1 Sulcus centralis
2 G. frontalis superior
3 G. precentralis
4 G. postcentralis
5 Nucl. caudatus
6 Capsula interna
7 Ventriculus lateralis
8 Sulcus parietooccipitalis
9 Thalamus
10 Putamen
11 Globus pallidus
13 Cerebellum
14 A. carotis interna
15 S. maxillaris

Abb. **34d** Sagittal orientiertes, T2-gewichtetes MR-Bild, das mit der Schnittebene der Abbildungen 34a und 34c annähernd korrespondiert.

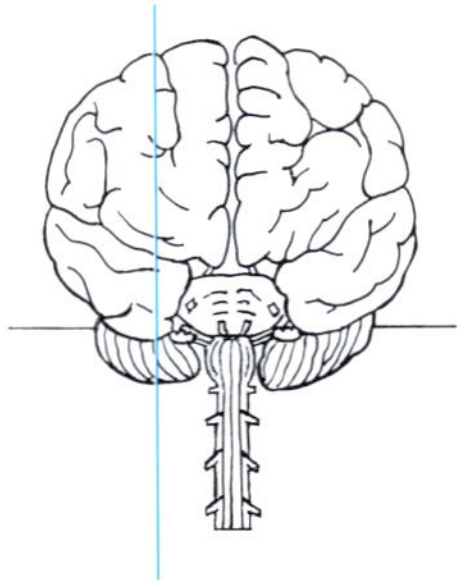

1 G. frontalis medius
2 G. precentralis
3 G. postcentralis
4 G. angularis
5 Capsula extrema
6 Inselrinde
7 Gyri occipitales
8 Capsula externa
9 Claustrum
10 Putamen
11 Cauda nuclei caudati
12 N. frontalis
13 Commissura anterior
14 Plexus choroideus im Cornu temporale
15 Oberlid
16 Linse
17 Bulbus oculi
18 N. opticus
19 N. abducens
20 G. temporalis medius
21 Corpus amygdaloideum
22 Hippocampus
23 G. occipitotemporalis medialis
24 Unterlid
25 N. infraorbitalis
26 G. temporalis inferior
27 N. facialis mit N. intermedius
28 N. vestibulocochlearis
29 N. mandibularis mit Ganglion oticum
30 N. vagus
31 N. glossopharyngeus
32 N. accessorius
33 N. hypoglossus
34 Ganglion cervicale superius
35 Mundhöhle
36 Truncus sympathicus (innerhalb der Scheibe)
37 N. alveolaris inferior
38 N. lingualis

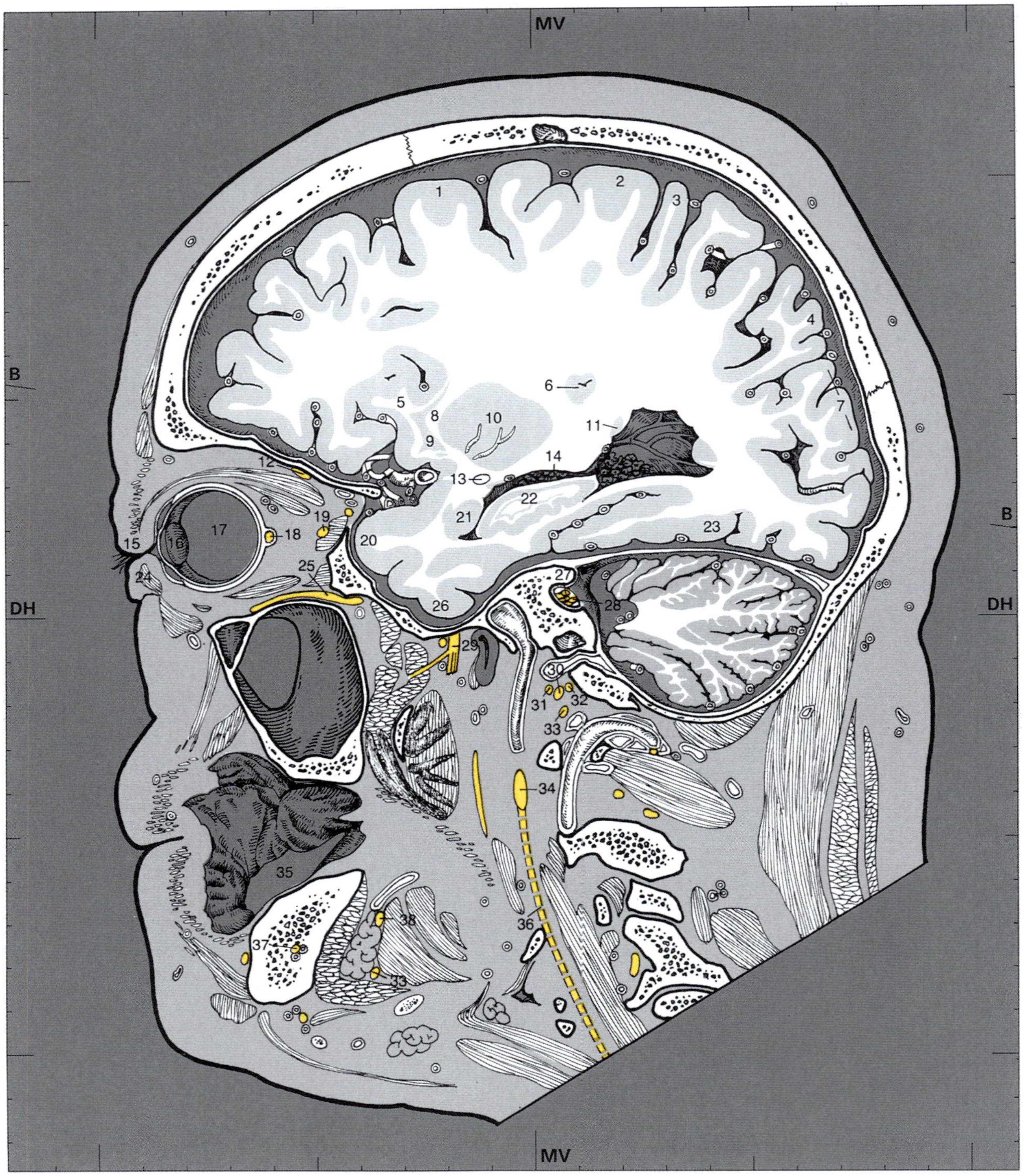

Abb. **35a** Ansicht der 4. Sagittalscheibe von medial. Im supratentoriellen Raum sind die Endhirnteile sichtbar, die lateral vom Vorderhorn und Mittelteil des Seitenventrikels liegen und die, wie Hippocampus und Corpus amygdaloideum, dem Unterhorn benachbart sind. Im infratentoriellen Raum verläuft der Schnitt durch die Kleinhirnhemisphären. Hirnstrukturen und Hirnnerven.

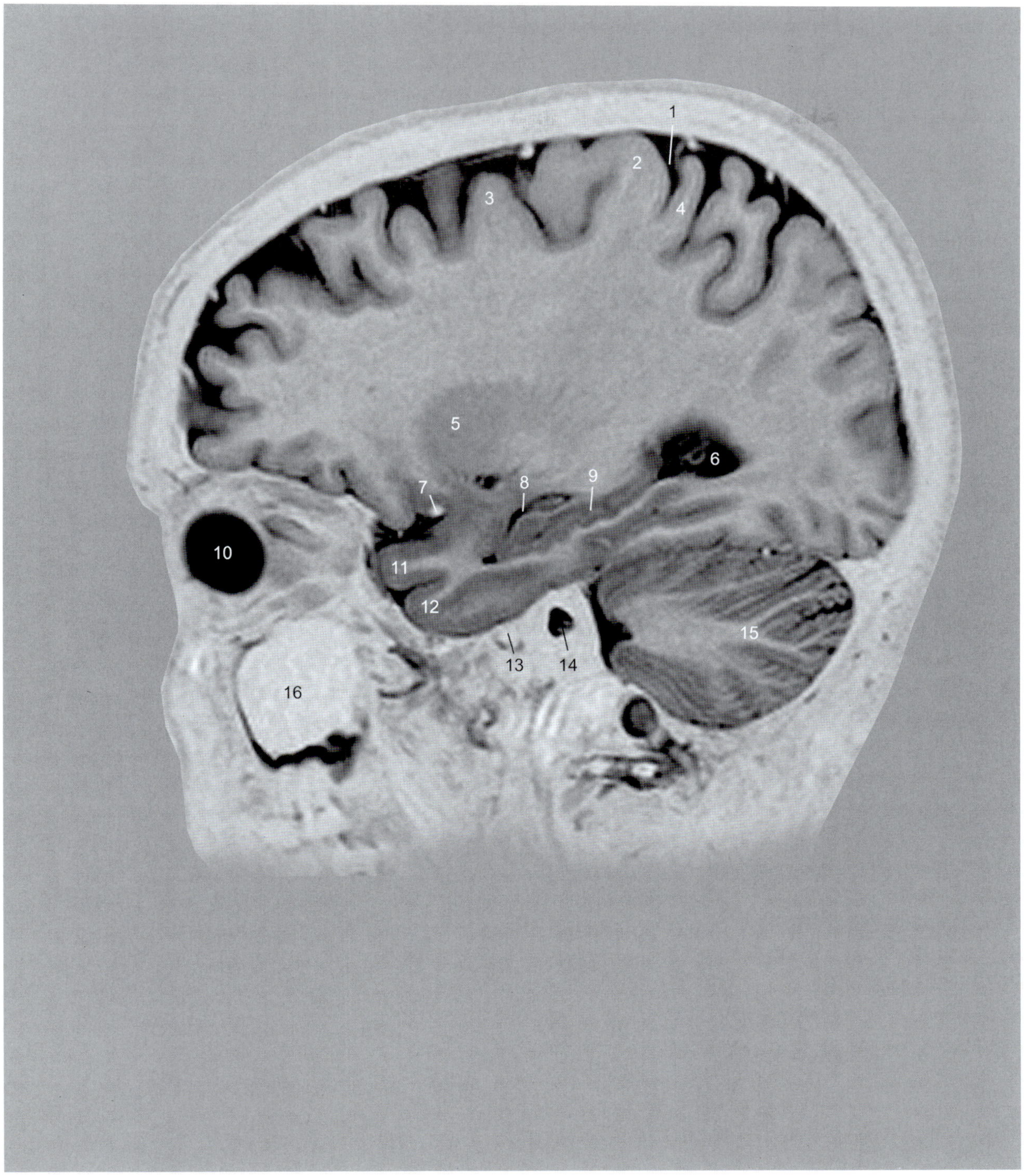

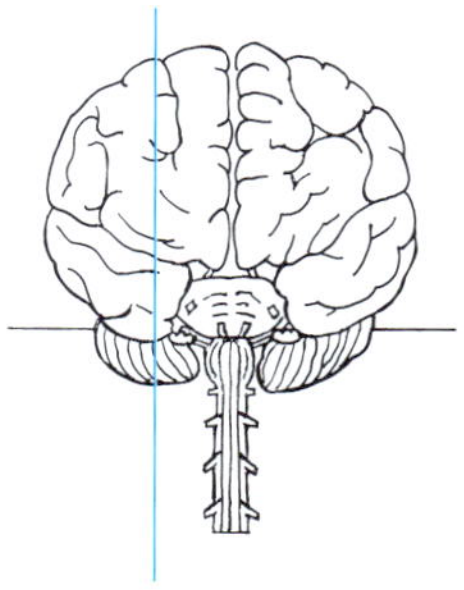

1 Sulcus centralis
2 G. precentralis
3 G. frontalis medius
4 G. postcentralis
5 Putamen
6 Ventriculus lateralis
7 A. cerebri media
8 Ventriculus lateralis, Cornu temporale
9 Hippocampus
10 Bulbus oculi
11 G. temporalis medius
12 G. temporalis inferior
13 A. carotis interna
14 Meatus acusticus internus mit N. facialis (liegt superior) und N. vestibulocochlearis (liegt inferior)
15 Cerebellum
16 S. maxillaris

Abb. **35b** Sagittal orientiertes, T1-gewichtetes MR-Bild, das mit der Schnittebene der Abbildungen 35a und 35c annähernd korrespondiert.

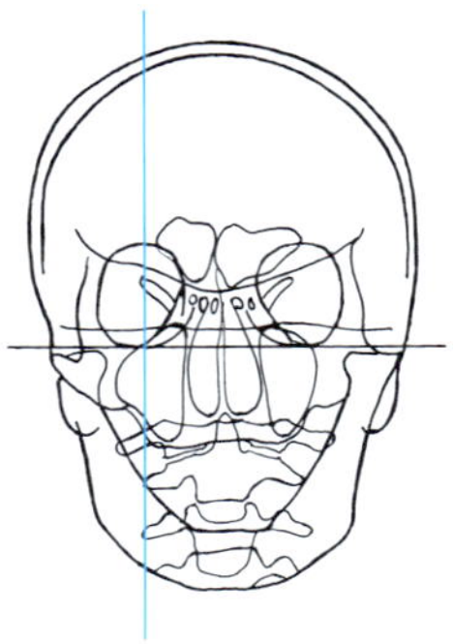

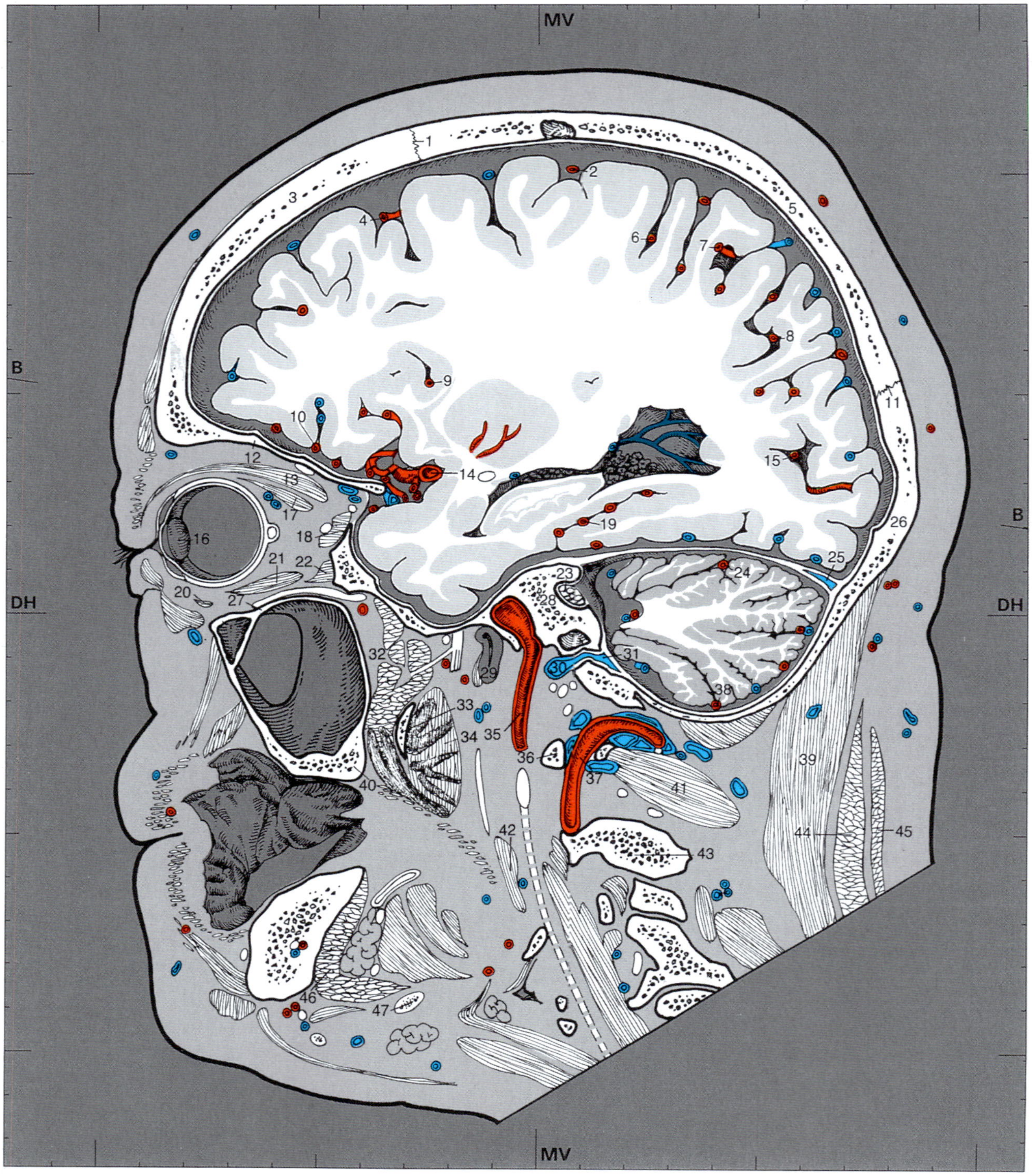

1 Sutura coronalis
2 A. sulci precentralis
3 Os frontale
4 A. prefrontalis
5 Os parietale
6 A. sulci centralis
7 A. parietalis
8 A. gyri angularis
9 A. insularis
10 A. frontobasalis lateralis
11 Sutura lambdoidea
12 Orbitadach
13 M. levator palpebrae superioris
14 A. cerebri media
15 A. temporooccipitalis
16 Linse
17 M. rectus superior
18 M. rectus lateralis
19 temporaler Ast der A. cerebri posterior
20 M. obliquus inferior
21 M. rectus inferior
22 M. orbitalis
23 Meatus acusticus internus
24 A. superior cerebelli
25 S. transversus
26 Os occipitale
27 Orbitaboden
28 Os temporale
29 Tuba auditiva, Knorpel
30 V. jugularis interna am Foramen jugulare
31 S. sigmoideus
32 M. pterygoideus lateralis
33 Processus pterygoideus, Lamina lateralis
34 M. pterygoideus medialis
35 A. carotis interna
36 Processus transversus atlantis
37 A. vertebralis
38 A. inferior posterior cerebelli (PICA)
39 M. semispinalis capitis
40 Maxilla
41 M. obliquus capitis inferior
42 M. styloglossus
43 Axis
44 M. splenius capitis
45 M. trapezius
46 M. mylohyoideus
47 Sehne des M. digastricus

Abb. **35c** Ansicht der 4. Sagittalscheibe von medial. Die Schnittebene liegt dicht medial von der Mittelebene des Augapfels, sodass die Augenlinse und der obere und untere gerade Augenmuskel getroffen sind. In der Scheibe sind innerer Gehörgang, Foramen jugulare und Spatium laterophuryngeum zu erkennen. Knochenstrukturen, Muskeln und Blutgefäße.

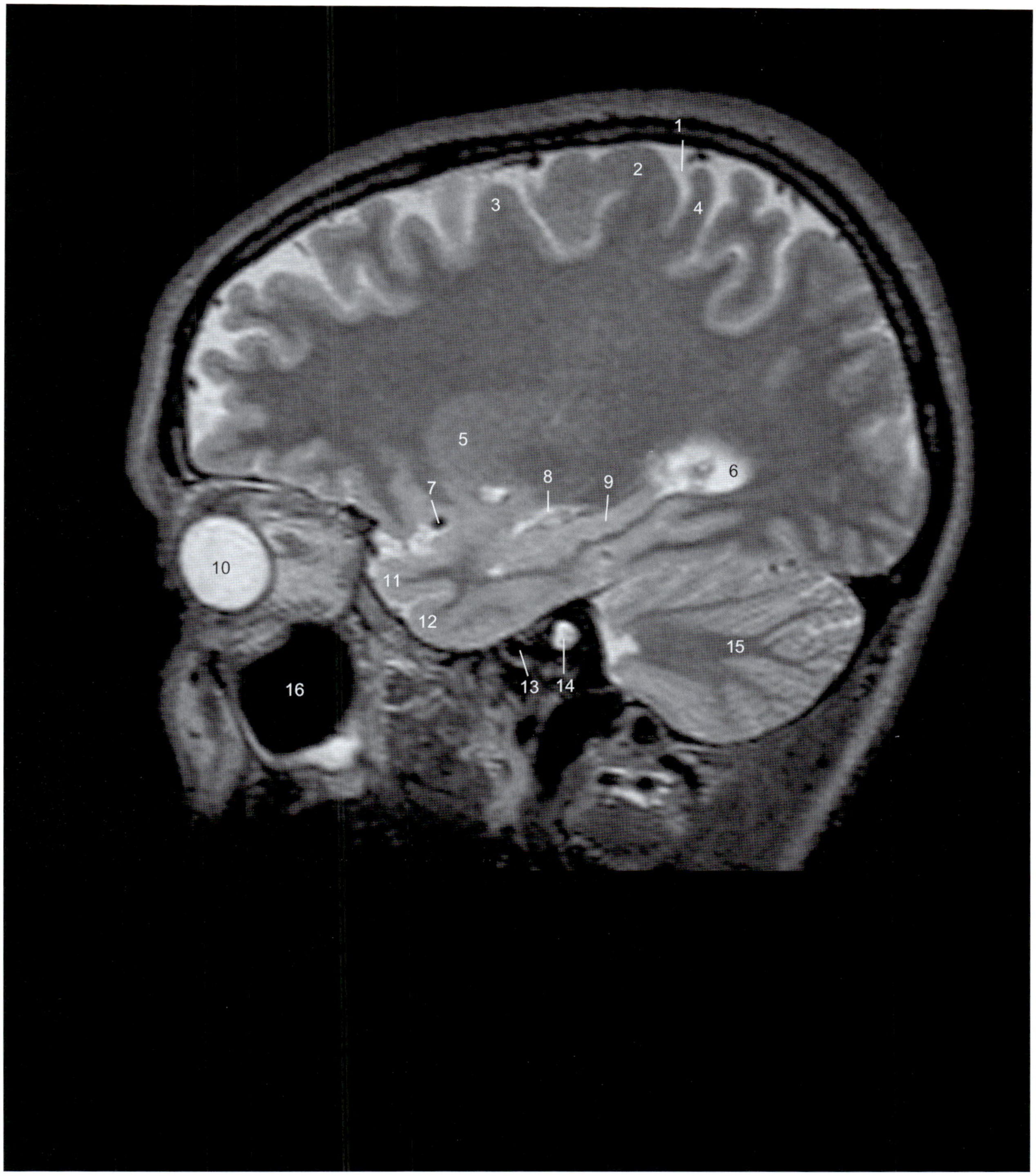

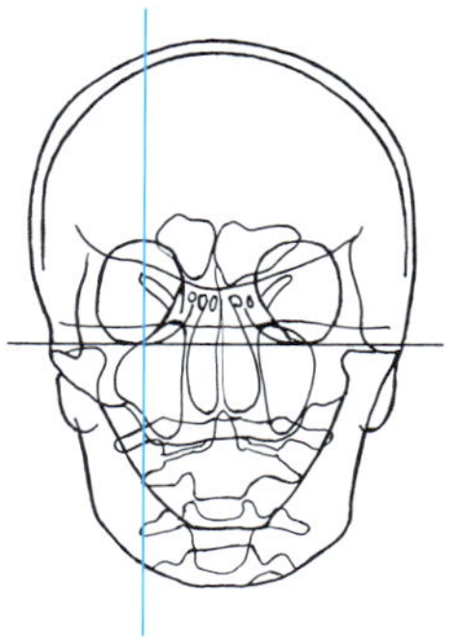

1 Sulcus centralis
2 G. precentralis
3 G. frontalis medius
4 G. postcentralis
5 Putamen
6 Ventriculus lateralis
7 A. cerebri media
8 Ventriculus lateralis, Cornu temporale
9 Hippocampus
10 Bulbus oculi
11 G. temporalis medius
12 G. temporalis inferior
13 A. carotis interna
14 Meatus acusticus internus mit N. facialis (liegt superior) und N. vestibulocochlearis (liegt inferior)
15 Cerebellum
16 S. maxillaris

Abb. **35d** Sagittal orientiertes, T2-gewichtetes MR-Bild, das mit der Schnittebene der Abbildungen 35a und 35c annähernd korrespondiert.

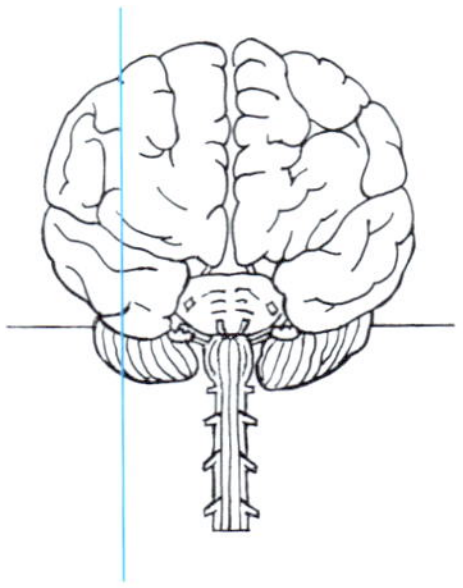

1 Dura mater cranialis
2 Sulcus precentralis
3 G. precentralis
4 Sulcus centralis
5 G. postcentralis
6 G. supramarginalis
7 G. frontalis inferior
8 Sulcus lateralis
9 G. angularis
10 Inselrinde
11 G. temporalis transversus anterior (vordere Heschlsche Querwindung)
12 G. temporalis transversus posterior (hintere Heschlsche Querwindung)
13 G. temporalis superior
14 Bulbus oculi
15 Retina
16 G. temporalis medius
17 Gyri occipitales
18 G. occipitotemporalis lateralis
19 G. temporalis inferior
20 Tentorium cerebelli
21 S. maxillaris
22 N. facialis im Canalis nervi facialis (innerhalb der Scheibe)
23 Lobus cerebelli posterior
24 N. alveolaris inferior
25 N. accessorius
26 N. lingualis
27 N. vagus
28 Vestibulum oris
29 N. hypoglossus

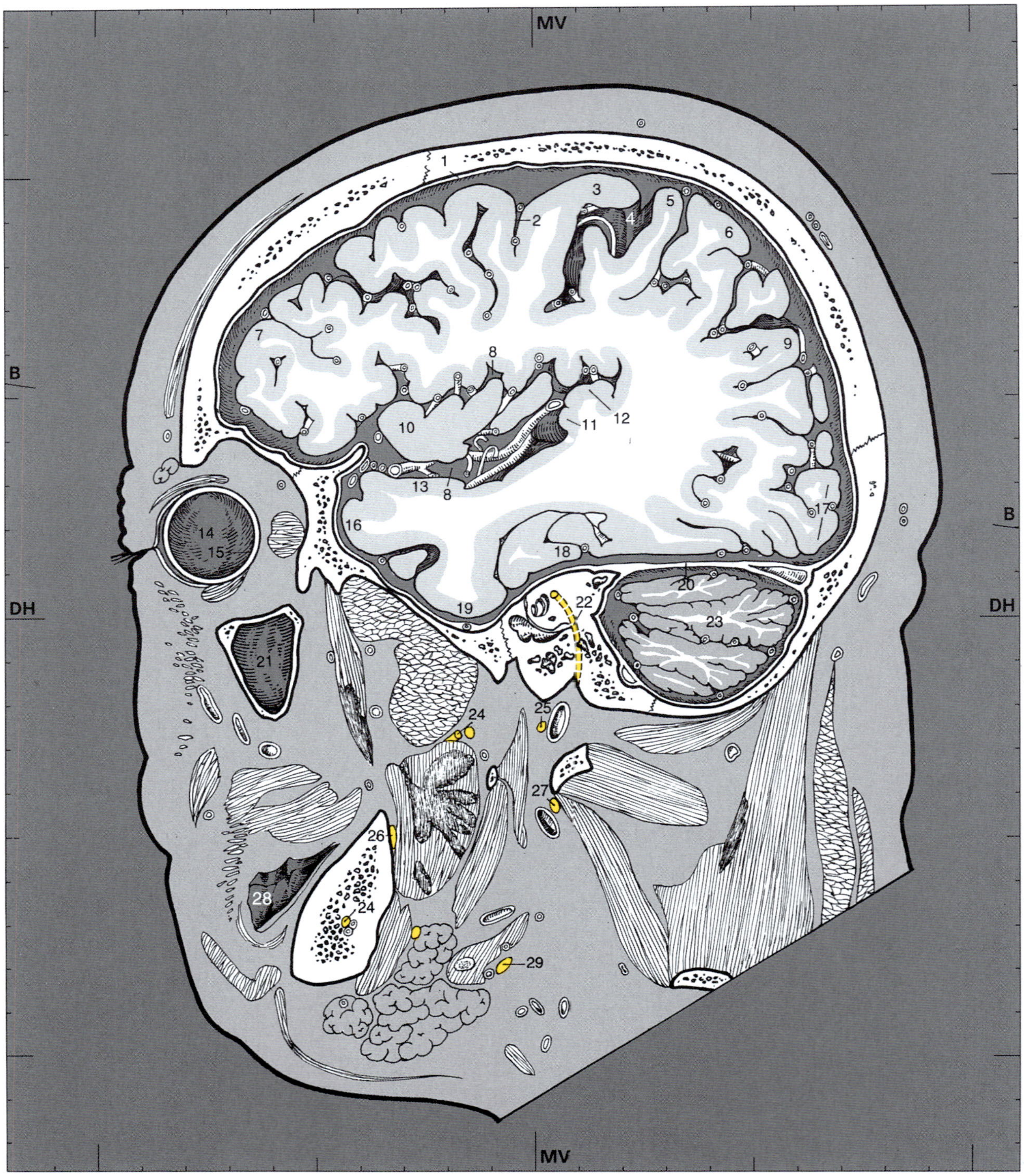

Abb. **36a** Ansicht der 5. Sagittalscheibe von medial. Die Inselrinde ist flach tangential abgetrennt und liegt im Sulcus lateralis umgeben von den Aa. insulares. Äste des V., VII., X., XI. und XII. Hirnnerven sind sichtbar. Hirnstrukturen und Hirnnerven.

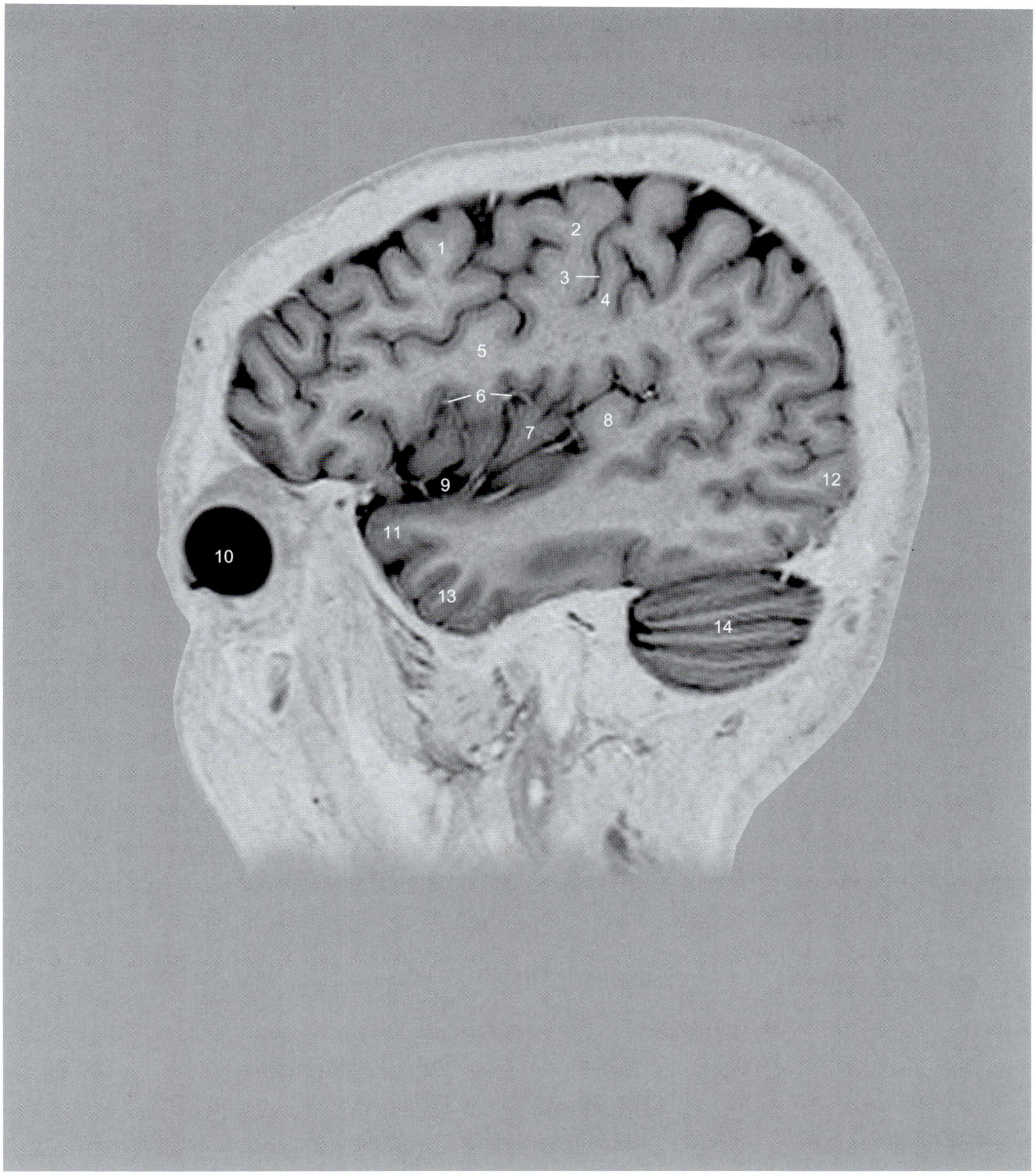

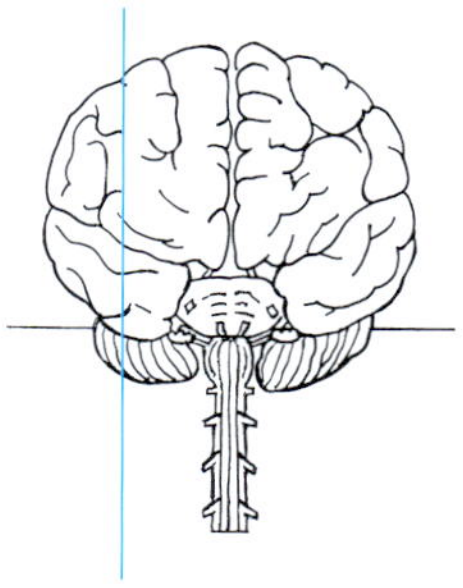

1 G. frontalis medius
2 G. precentralis
3 Sulcus centralis
4 G. postcentralis
5 G. frontalis inferior
6 Aa. insulares
7 Insel
8 G. temporalis transversus
9 C. fossae lateralis cerebri
10 Bulbus oculi
11 G. temporalis medius
12 Gyri occipitales
13 G. temporalis inferior
14 Lobus cerebelli posterior

Abb. **36b** Sagittal orientiertes, T1-gewichtetes MR-Bild, das mit der Schnittebene der Abbildungen 36a und 36c annähernd korrespondiert.

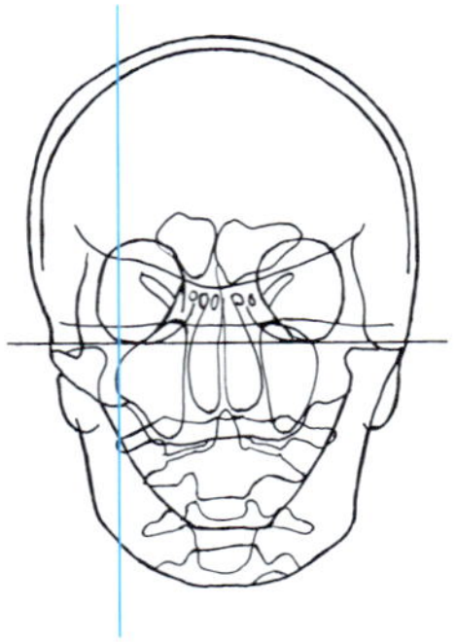

1 Sutura coronalis
2 Os frontale
3 A. sulci precentralis
4 A. sulci centralis
5 Os parietale
6 A. prefrontalis
7 A. parietalis
8 A. gyri angularis
9 Aa. insulares
10 A. frontobasalis lateralis
11 Sutura lambdoidea
12 Glandula lacrimalis
13 M. levator palpebrae superioris
14 A. temporooccipitalis
15 M. rectus lateralis
16 temporaler Ast der A. cerebri media
17 Os occipitale
18 M. obliquus inferior
19 Cochlea
20 S. transversus
21 A. superior cerebelli
22 Maxilla
23 M. temporalis
24 A. maxillaris
25 M. pterygoideus lateralis
26 A. meningea media
27 Cavitas tympani
28 Canalis nervi facialis (innerhalb der Scheibe)
29 Os temporale
30 S. sigmoideus
31 A. inferior posterior cerebelli (PICA)
32 V. jugularis interna
33 Processus styloideus
34 Processus transversus atlantis
35 M. obliquus capitis inferior
36 M. pterygoideus medialis
37 M. stylohyoideus
38 A. carotis interna
39 M. semispinalis capitis
40 M. splenius capitis
41 M. trapezius
42 Mandibula
43 A., V. alveolaris inferior
44 A. facialis
45 A. lingualis
46 M. digastricus, Venter posterior
47 Glandula submandibularis

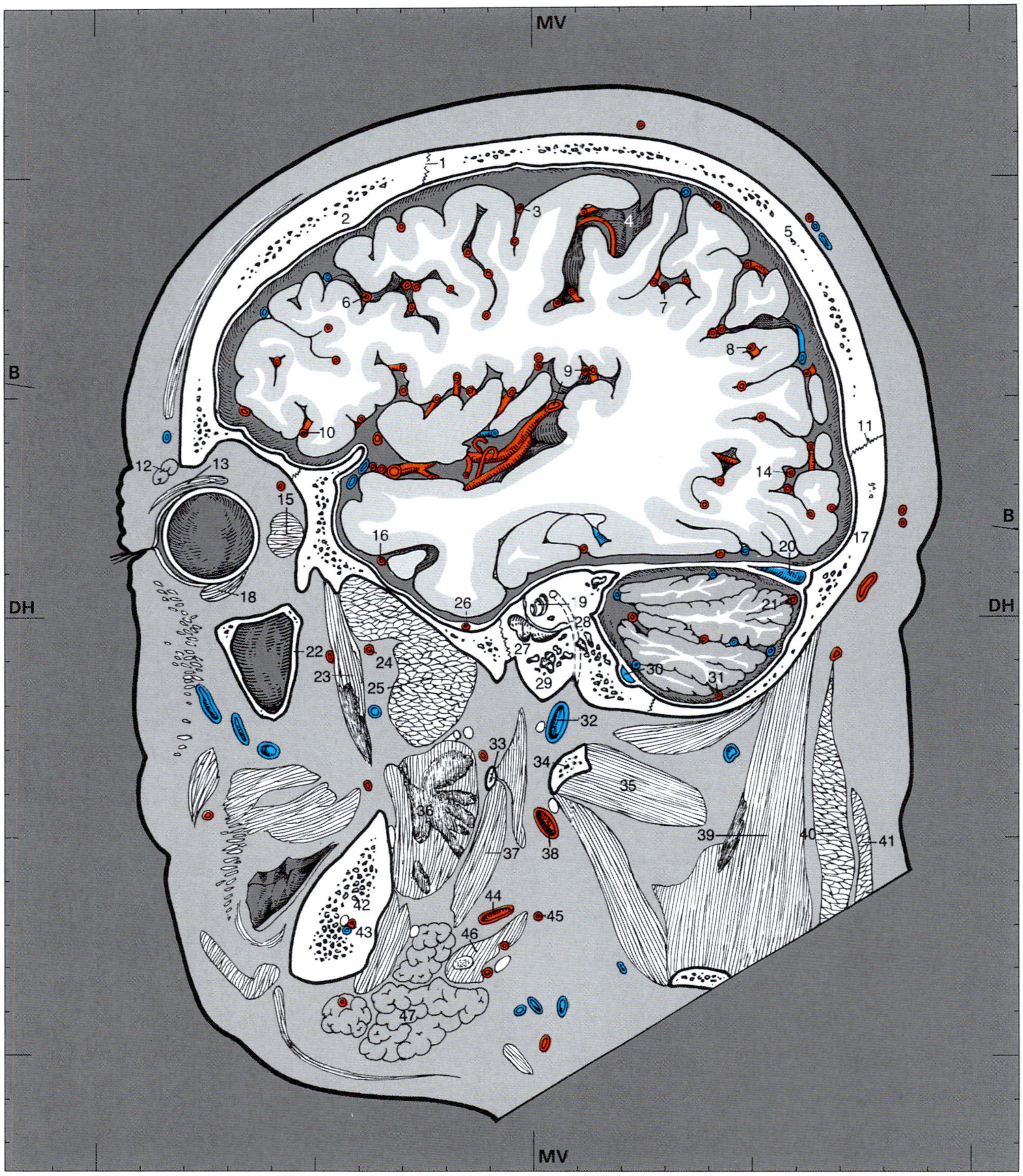

Abb. **36c** Ansicht der 5. Sagittalscheibe von medial. Der laterale Teil des Augapfels ist angeschnitten. Die Schädelbasis ist in Höhe der Cochlea getroffen. Knochenstrukturen, Muskeln und Blutgefäße.

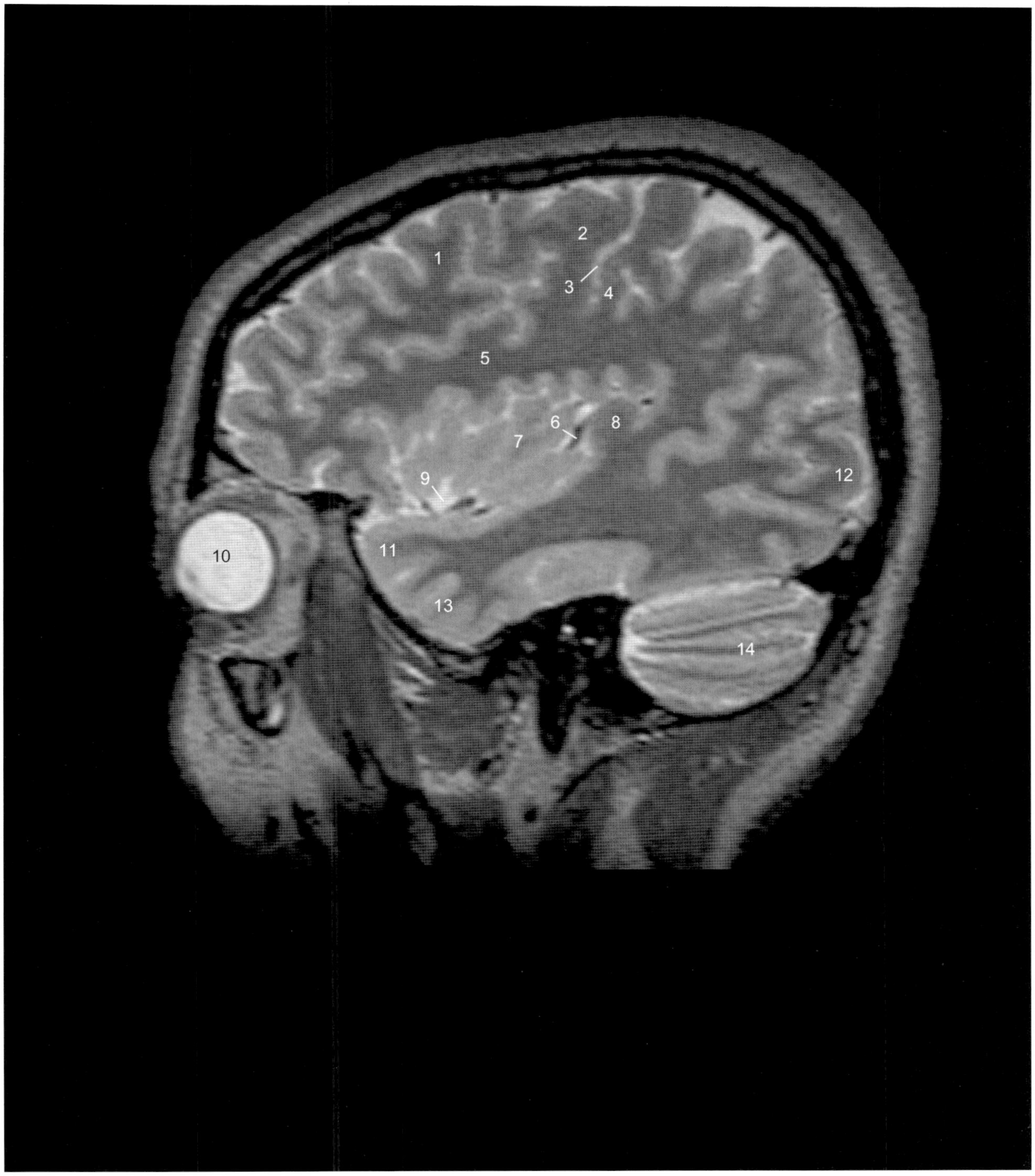

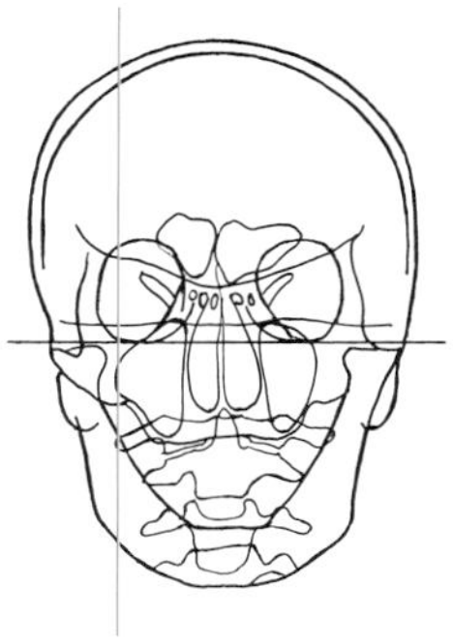

1 G. frontalis medius
2 G. precentralis
3 Sulcus centralis
4 G. postcentralis
5 G. frontalis inferior
6 Aa. insulares
7 Insel
8 G. temporalis transversus
9 C. fossae lateralis cerebri
10 Bulbus oculi
11 G. temporalis medius
12 Gyri occipitales
13 G. temporalis inferior
14 Lobus cerebelli posterior

Abb. **36d** Sagittal orientiertes, T2-gewichtetes MR-Bild, das mit der Schnittebene der Abbildungen 36a und 36c annähernd korrespondiert.

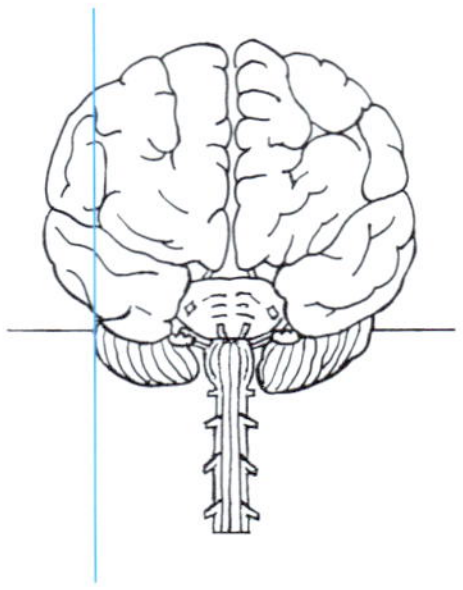

1 Dura mater cranialis
2 G. precentralis
3 Sulcus centralis
4 G. postcentralis
5 Sulcus precentralis
6 G. supramarginalis
7 G. frontalis inferior
8 G. angularis
9 Sulcus lateralis
10 G. temporalis superior
11 G. temporalis transversus anterior (vordere Heschlsche Querwindung)
12 G. temporalis transversus posterior (hintere Heschlsche Querwindung)
13 Planum temporale
14 Sulcus temporalis superior
15 G. temporalis medius
16 G. temporalis inferior
17 Lobus cerebelli posterior (flach tangential angeschnitten)
18 N. facialis
19 N. alveolaris inferior
20 N. accessorius
21 N. vagus

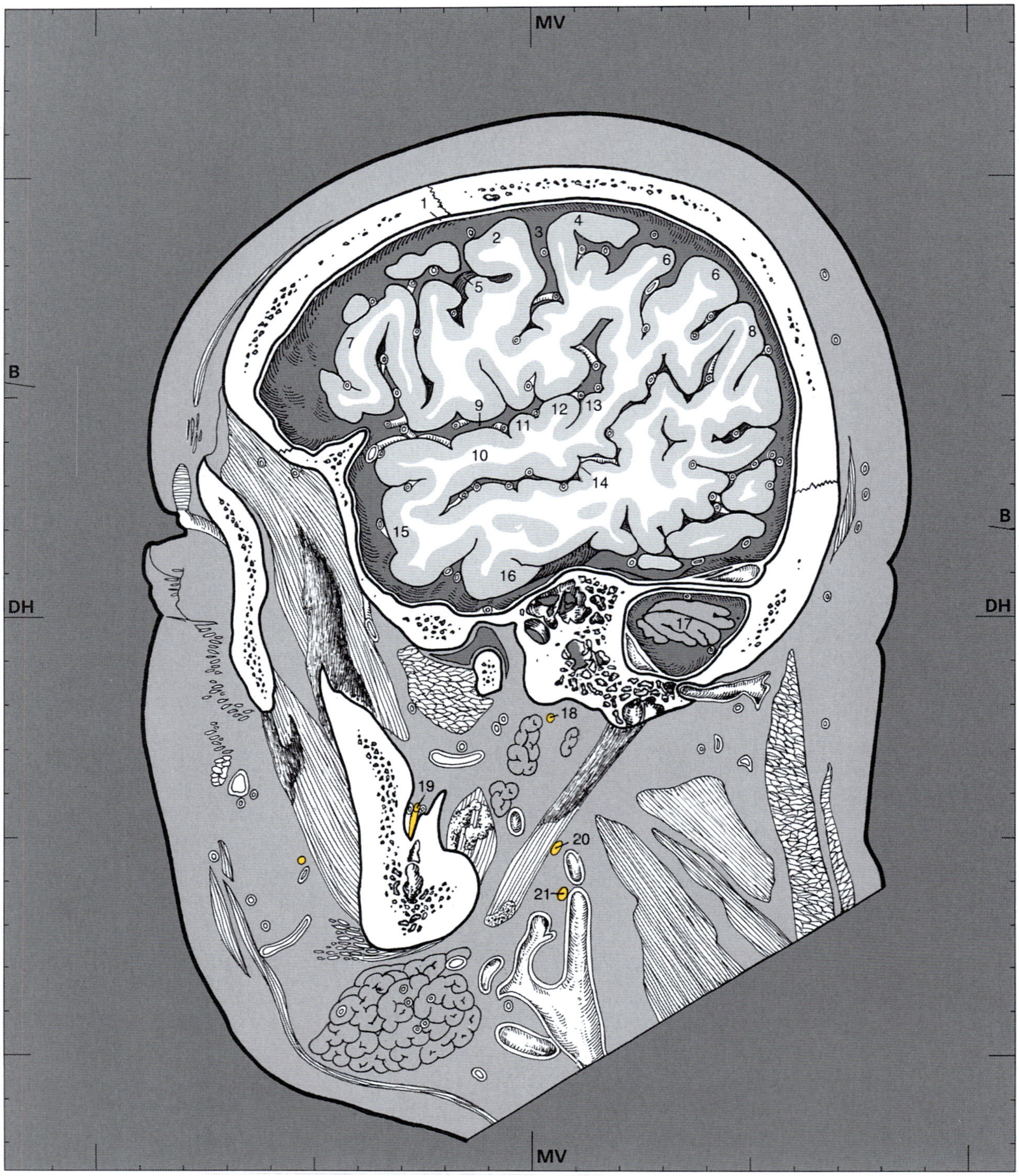

Abb. **37a** Ansicht der 6. Sagittalscheibe von medial. Vom Endhirn sind Rindenteile flach angeschnitten, die vor allem als Operculum den Sulcus lateralis umgeben. Hirnstrukturen und Hirnnerven.

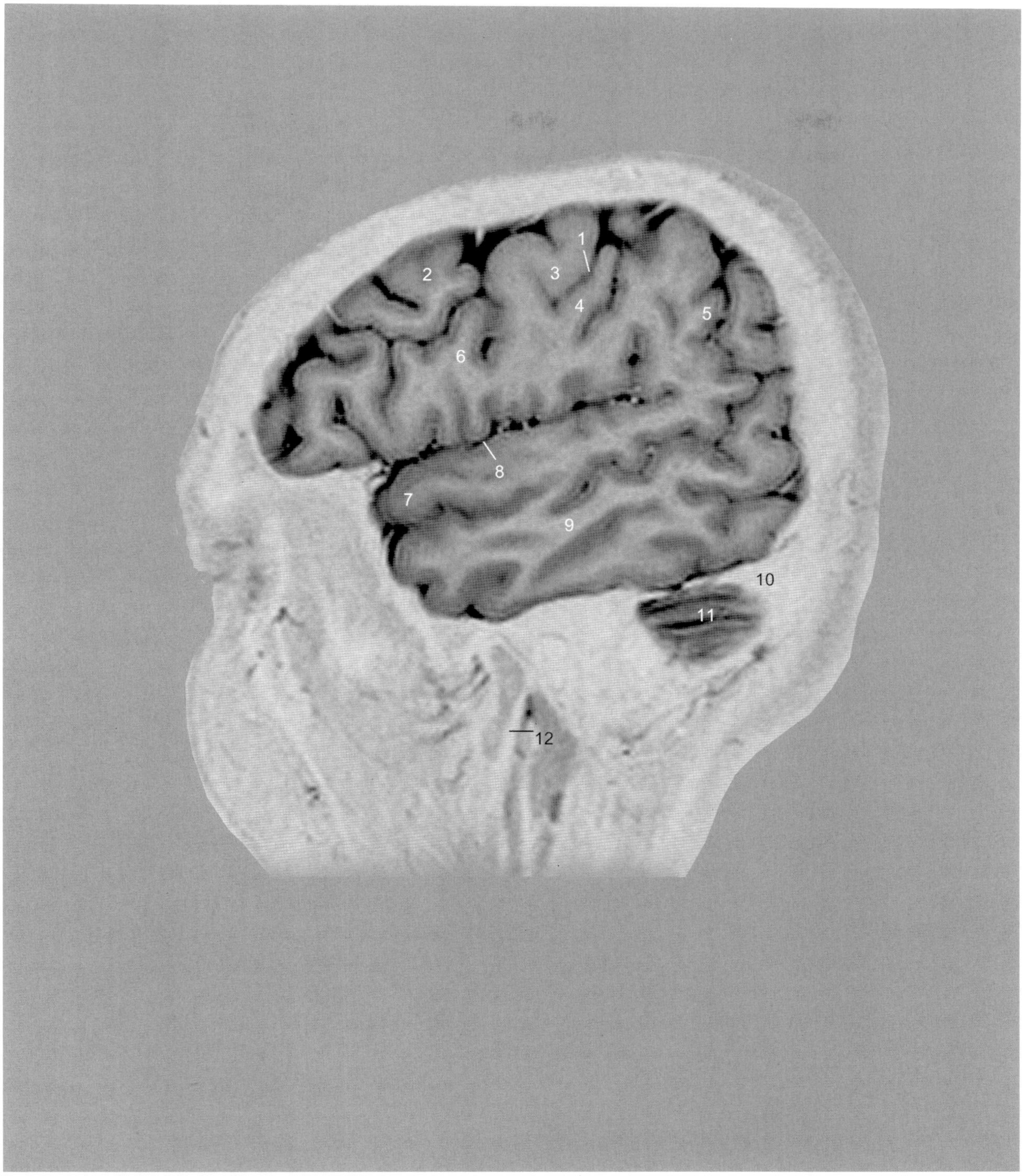

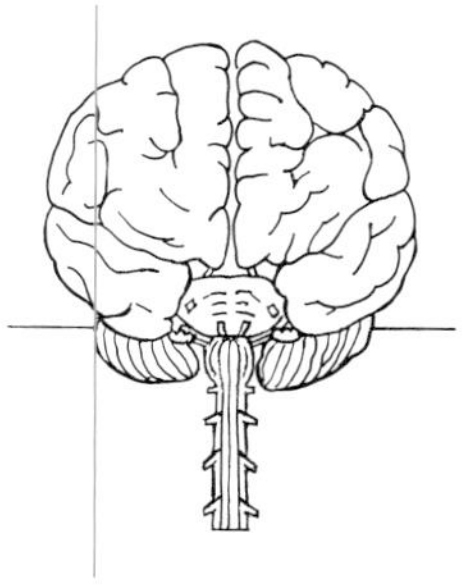

1 Sulcus centralis
2 G. frontalis medius
3 G. precentralis
4 G. postcentralis
5 G. supramarginalis
6 G. frontalis inferior
7 G. temporalis superior
8 Sulcus lateralis
9 G. temporalis medius
10 S. transversus
11 Lobus cerebelli posterior
12 A. carotis interna

Abb. **37b** Sagittal orientiertes, T1-gewichtetes MR-Bild, das mit der Schnittebene der Abbildungen 37a und 37c annähernd korrespondiert.

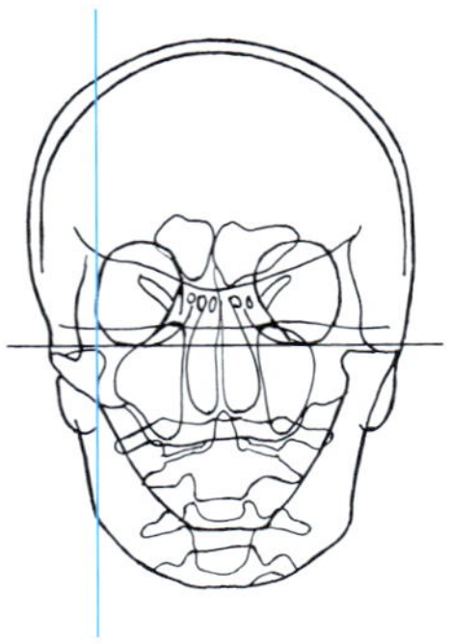

1 Sutura coronalis
2 Os frontale
3 Os parietale
4 A. sulci centralis
5 A. sulci precentralis
6 A. parietalis
7 A. prefrontalis
8 A. gyri angularis
9 A. temporooccipitalis
10 M. temporalis
11 temporaler Ast der A. cerebri media
12 Sutura lambdoidea
13 Os zygomaticum
14 S. transversus
15 Os occipitale
16 Tuberculum articulare
17 Fossa mandibularis
18 Discus articularis
19 Caput mandibulae
20 Meatus acusticus externus
21 S. sigmoideus
22 Processus coronoideus
23 M. pterygoideus lateralis
24 Processus mastoideus
25 V. emissaria
26 A. maxillaris
27 Plexus venosus pterygoideus
28 Glandula parotidea
29 M. masseter
30 Ramus mandibulae
31 A., V. alveolaris inferior im Foramen mandibulae
32 M. pterygoideus medialis
33 A. carotis externa
34 M. longissimus capitis
35 M. splenius capitis
36 M. trapezius
37 M. digastricus, Venter posterior
38 V. jugularis interna
39 M. levator scapulae
40 A. facialis
41 A. carotis interna
42 Platysma
43 Glandula submandibularis
44 A. carotis communis

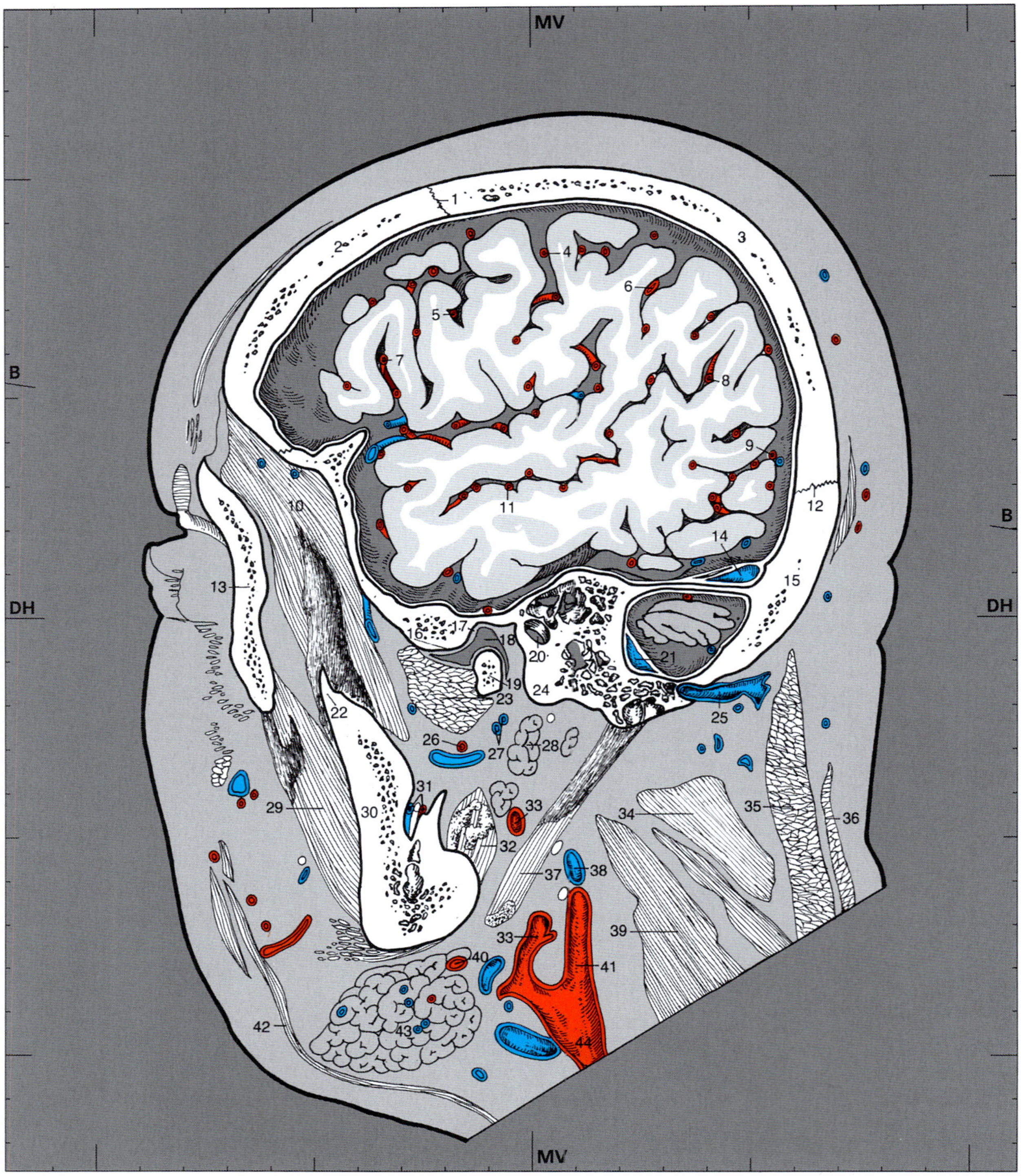

Abb. **37c** Ansicht der 6. Sagittalscheibe von medial. Diese Scheibe liegt dicht lateral von der Orbita und enthält den knöchernen Gehörgang und die Karotisbifurkation. Knochenstrukturen, Muskeln und Blutgefäße.

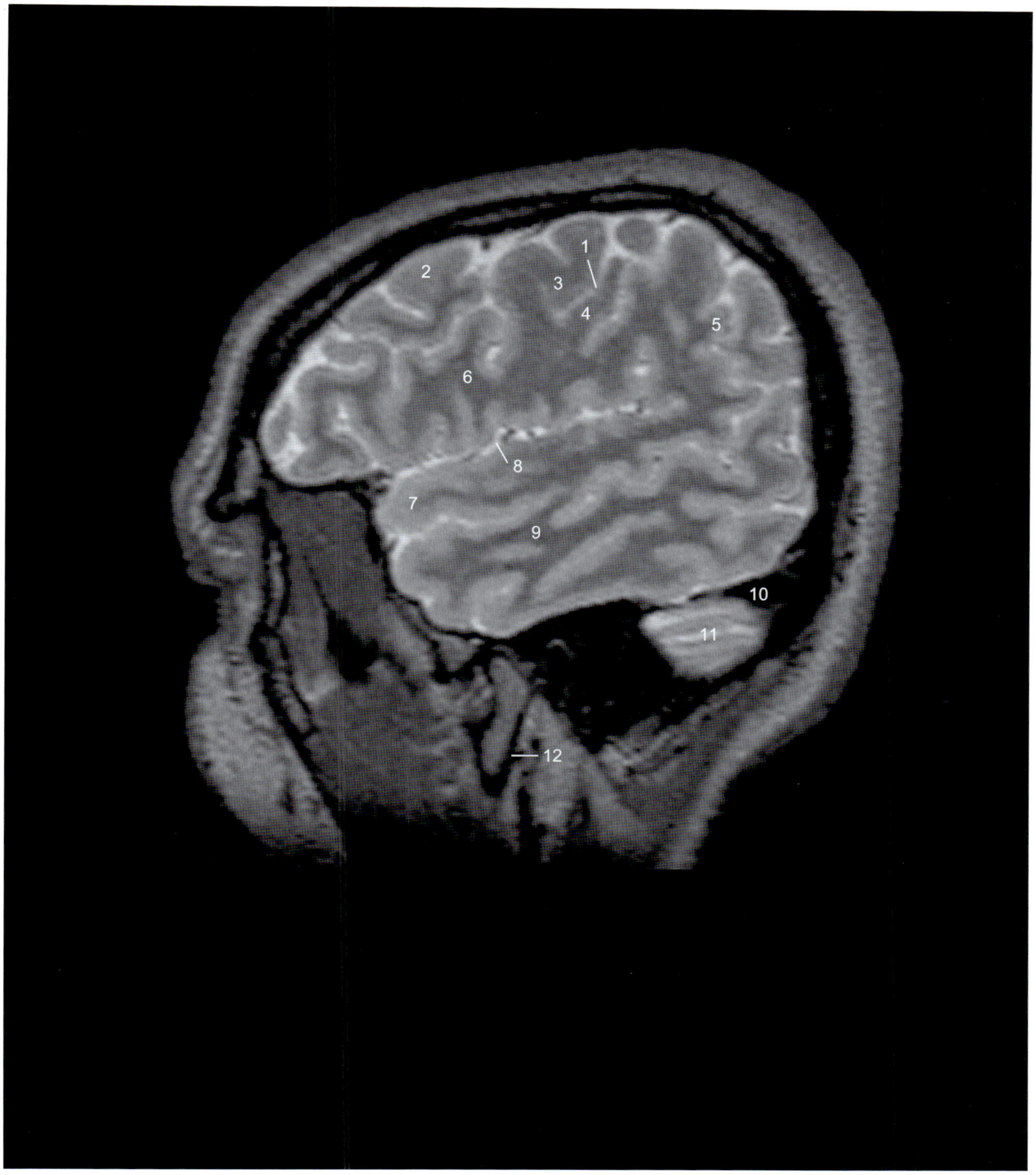

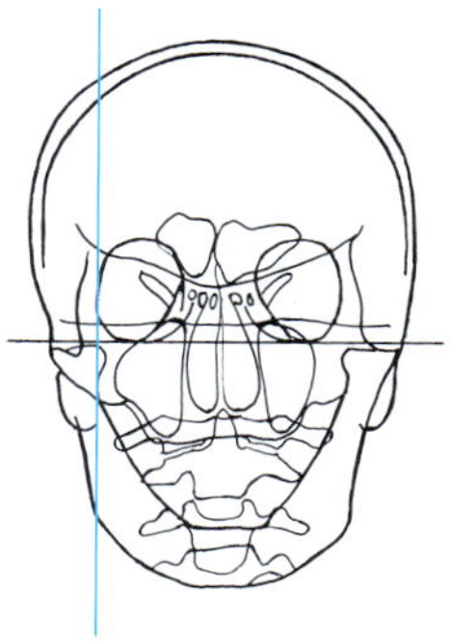

1 Sulcus centralis
2 G. frontalis medius
3 G. precentralis
4 G. postcentralis
5 G. supramarginalis
6 G. frontalis inferior
7 G. temporalis superior
8 Sulcus lateralis
9 G. temporalis medius
10 S. transversus
11 Lobus cerebelli posterior
12 A. carotis interna

Abb. **37d** Sagittal orientiertes, T2-gewichtetes MR-Bild, das mit der Schnittebene der Abbildungen 37a und 37c annähernd korrespondiert.

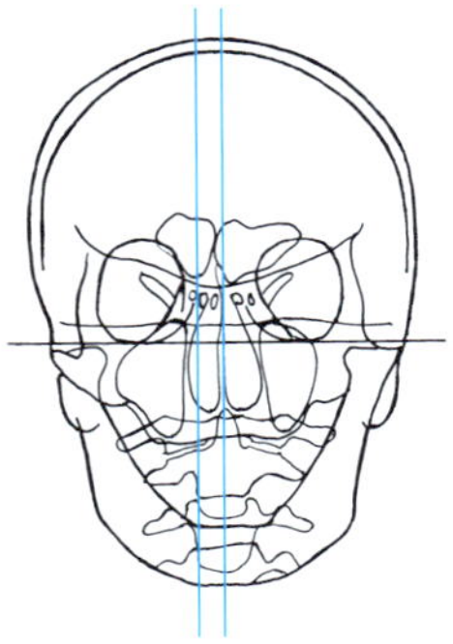

1 Sutura coronalis, Bregma
2 Os parietale
3 Os frontale
4 Sutura lambdoidea
5 Sägeschnittlinie
6 S. frontalis
7 Crista galli
8 Fossa cranii anterior
9 Os occipitale
10 Tuberculum sellae
11 Dorsum sellae
12 Lamina cribrosa
13 Fossa hypophysialis
14 Os nasale
15 Protuberantia occipitalis interna
16 S. sphenoidalis
17 Os sphenoidale
18 Clivus
19 Protuberantia occipitalis externa (Inion)
20 Fossa cranii posterior
21 Septum nasi
22 Tuberculum pharyngeum
23 Foramen magnum
24 Spina nasalis anterior
25 Spina nasalis posterior
26 Canalis vertebralis
27 Palatum durum
28 Articulatio atlantoaxialis mediana
29 Arcus anterior atlantis
30 Arcus posterior atlantis
31 Dens axis
32 Canalis incisivus
33 Processus alveolaris maxillae
34 Processus spinosus axis
35 Processus spinosus des 3. Halswirbels
36 3. Halswirbel
37 Corpus mandibulae
38 4. Halswirbel
39 Os hyoideum

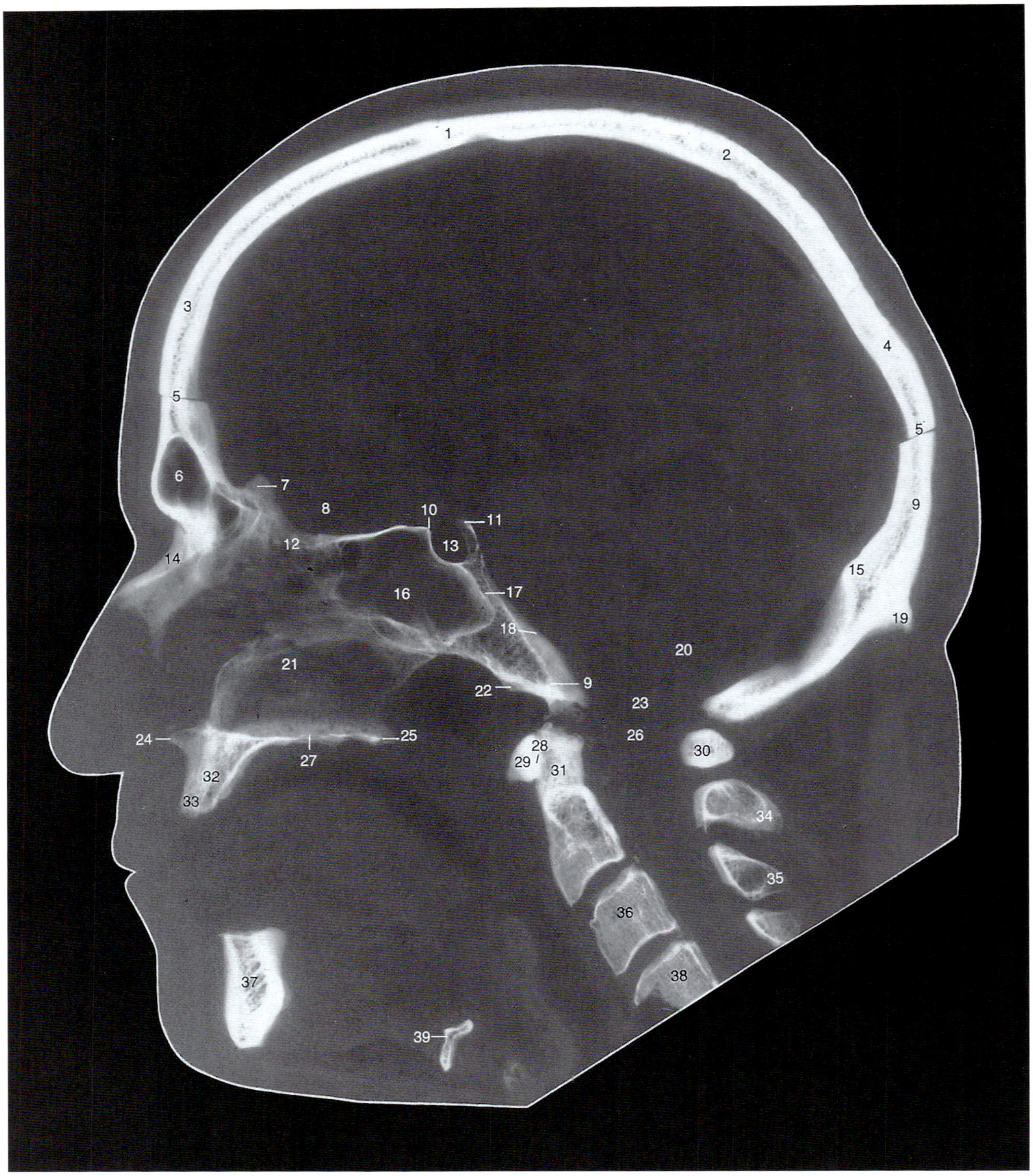

Abb. **38** Röntgenbild der 1. Sagittalscheibe. Die Außengrenze der Weichteile wurde eingezeichnet. Leitstrukturen sind Hypophysengrube, S. frontalis und S. sphenoidalis, Atlas und Dens axis.

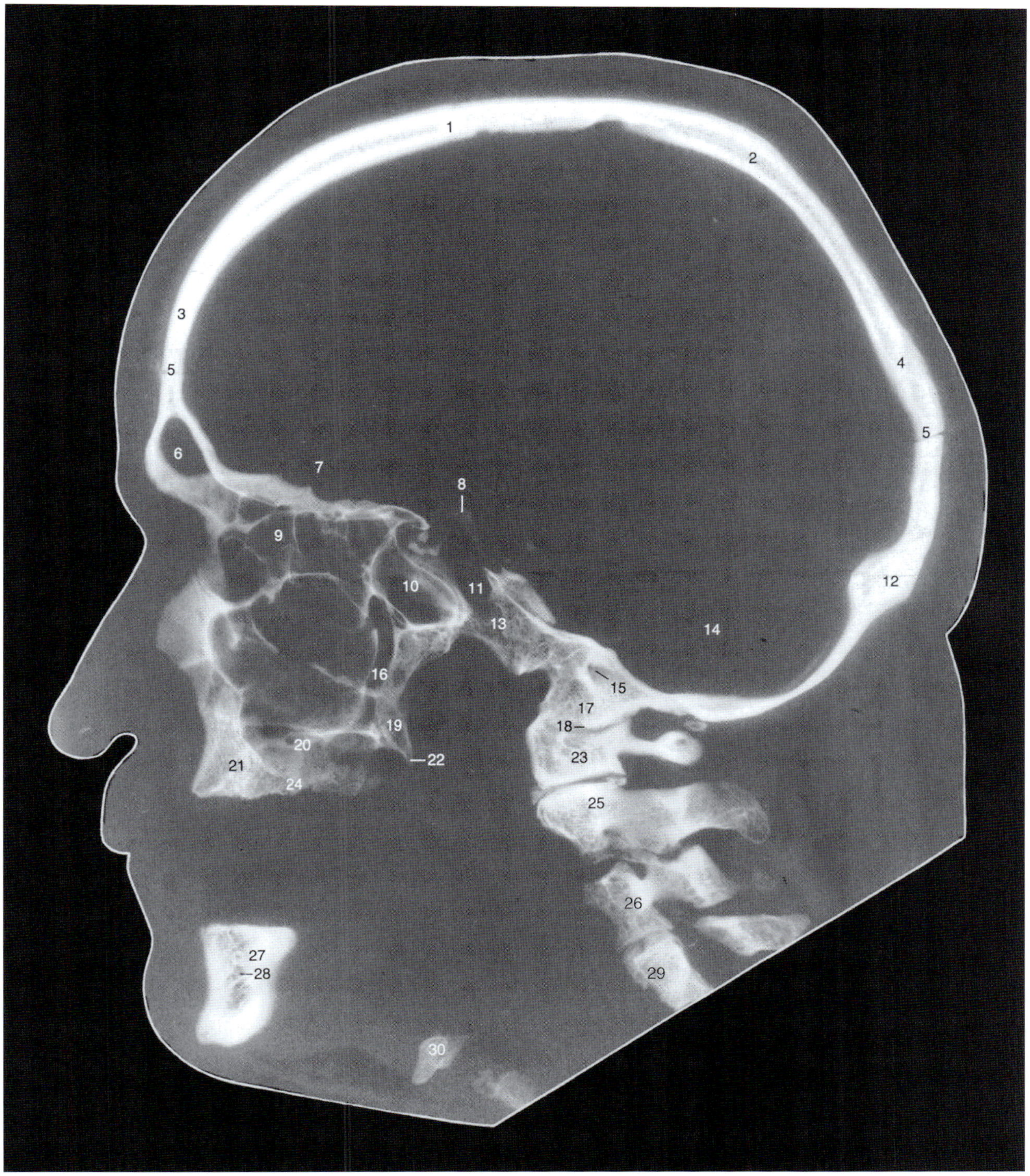

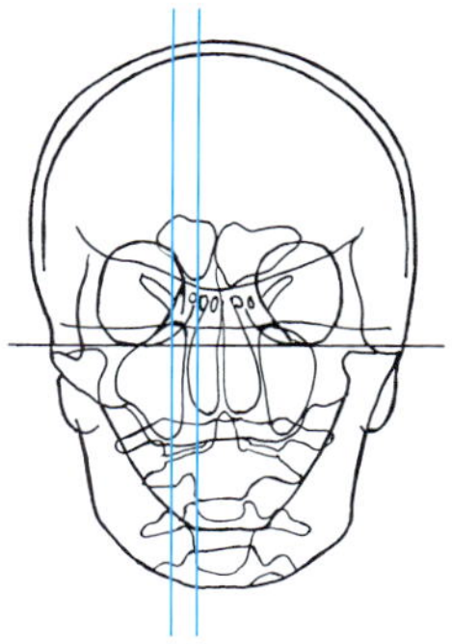

1 Sutura coronalis
2 Os parietale
3 Os frontale
4 Sutura lambdoidea
5 Sägeschnittlinie
6 S. frontalis
7 Fossa cranii anterior
8 Processus clinoideus posterior
9 Cellulae ethmoidales
10 S. sphenoidalis
11 Canalis caroticus
12 Os occipitale
13 Os sphenoidale
14 Fossa cranii posterior
15 Canalis nervi hypoglossi
16 Canalis palatinus major
17 Condylus occipitalis
18 Articulatio atlantooccipitalis
19 Processus pterygoideus, Lamina medialis
20 Palatum durum
21 Maxilla
22 Hamulus pterygoideus
23 Massa lateralis atlantis
24 Processus alveolaris maxillae
25 Axis
26 3. Halswirbel
27 Corpus mandibulae
28 Canalis mandibulae
29 4. Halswirbel
30 Os hyoideum

Abb. **39** Röntgenbild der 2. Sagittalscheibe. In der Schädelhöhle sind die Böden der vorderen und hinteren Schädelgrube getroffen. Leitstrukturen sind Cellulae ethmoidales, harter Gaumen, Unterkiefer und die Konturen der ersten vier Halswirbel.

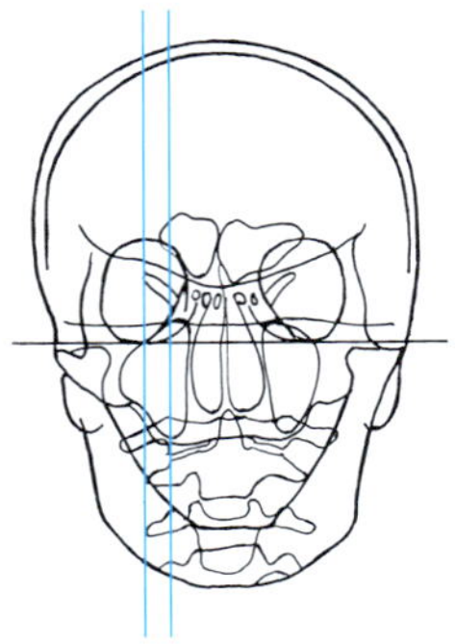

1 Sutura coronalis
2 Os parietale
3 Os frontale
4 Sutura lambdoidea
5 S. frontalis
6 Fossa cranii anterior
7 Orbitadach
8 Sutura sphenofrontalis
9 Os sphenoidale
10 Processus clinoideus anterior
11 Orbita
12 Foramen rotundum
13 Fossa cranii media
14 Orbitaboden
15 Fossa pterygopalatina
16 Canalis caroticus
17 Os temporale
18 Os occipitale
19 Fossa cranii posterior
20 S. maxillaris
21 Processus pterygoideus
22 Condylus occipitalis
23 Articulatio atlantooccipitalis
24 Maxilla
25 Hamulus pterygoideus
26 Massa lateralis atlantis
27 Articulatio atlantoaxialis lateralis
28 Axis
29 3. Halswirbel
30 Corpus mandibulae
31 Canalis mandibulae
32 4. Halswirbel
33 Cartilago thyroidea
34 Os hyoideum

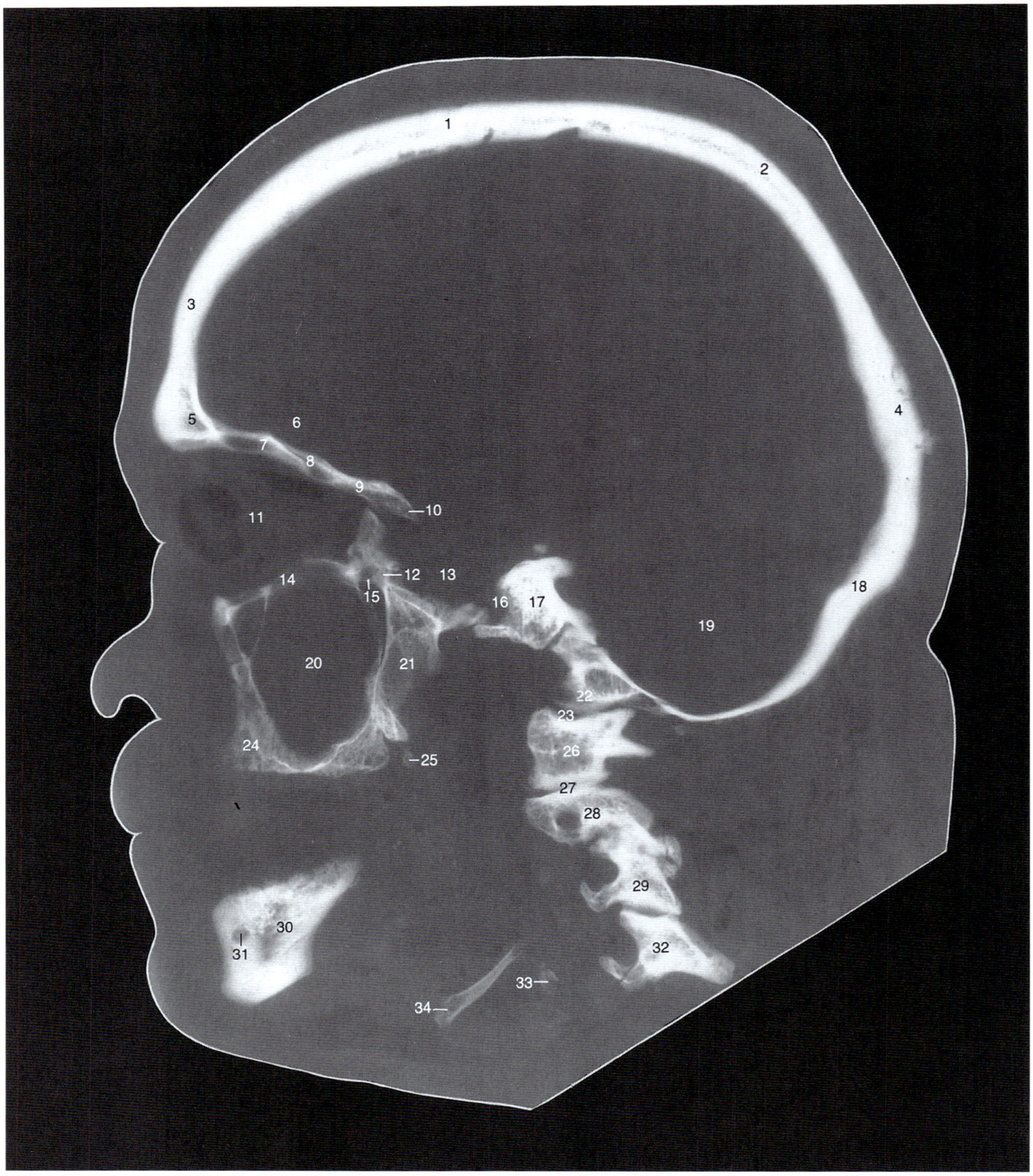

Abb. **40** Röntgenbild der 3. Sagittalscheibe. Orbitadach und Orbitaboden, S. maxillaris, Unterkiefer und die Konturen der ersten vier Halswirbel sind Leitstrukturen für das Viscerocranium und den kraniozervikalen Übergang. In der Schädelhöhle sind die drei Terrassen der vorderen, mittleren und hinteren Schädelgrube zu erkennen.

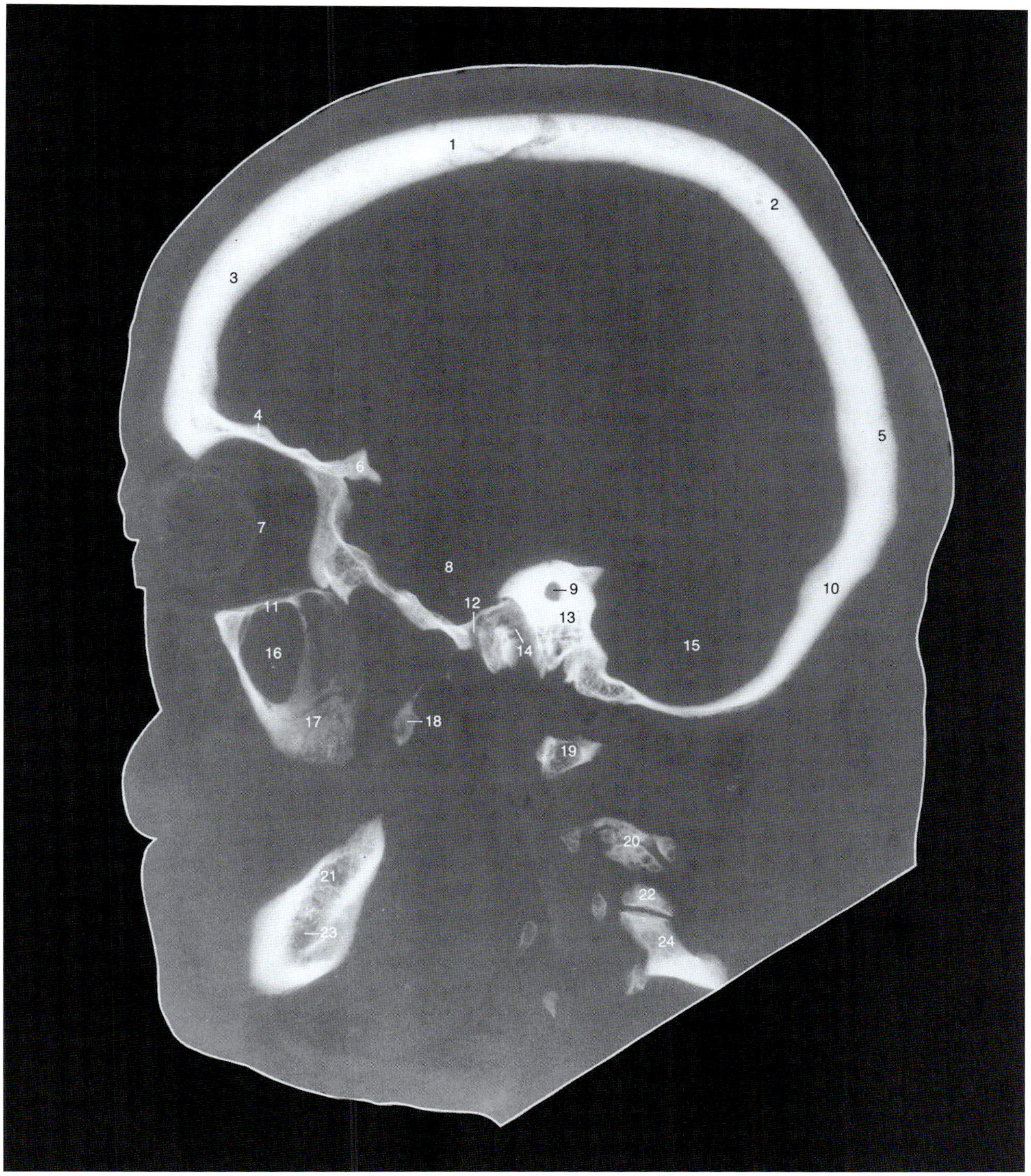

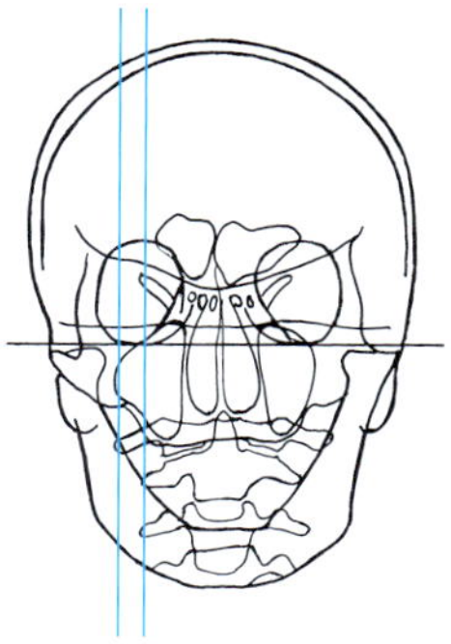

1 Sutura coronalis
2 Os parietale
3 Os frontale
4 Orbitadach, Boden der Fossa cranii anterior
5 Sutura lambdoidea
6 Os sphenoidale, Ala minor
7 Orbita
8 Fossa cranii media
9 Meatus acusticus internus
10 Os occipitale
11 Orbitaboden
12 Foramen ovale
13 Os temporale
14 Canalis caroticus
15 Fossa cranii posterior
16 S. maxillaris
17 Maxilla
18 Processus pterygoideus, Lamina lateralis
19 Processus transversus atlantis
20 Axis
21 Mandibula
22 3. Halswirbel
23 Canalis mandibulae
24 4. Halswirbel

Abb. **41** Röntgenbild der 4. Sagittalscheibe. Die Terrassen der vorderen, mittleren und hinteren Schädelgrube sind deutlich ausgebildet.

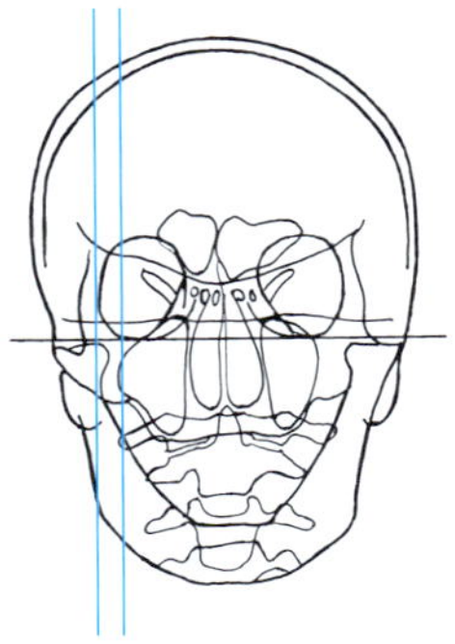

1 Sutura coronalis
2 Os parietale
3 Os frontale
4 Sutura lambdoidea
5 Os occipitale
6 Eminentia arcuata
7 Fossa cranii media
8 Cavitas tympani
9 Fossa cranii posterior
10 Maxilla
11 Canalis nervi facialis
12 Os temporale
13 Foramen stylomastoideum
14 Processus styloideus
15 Processus transversus atlantis
16 Ramus mandibulae
17 Canalis mandibulae

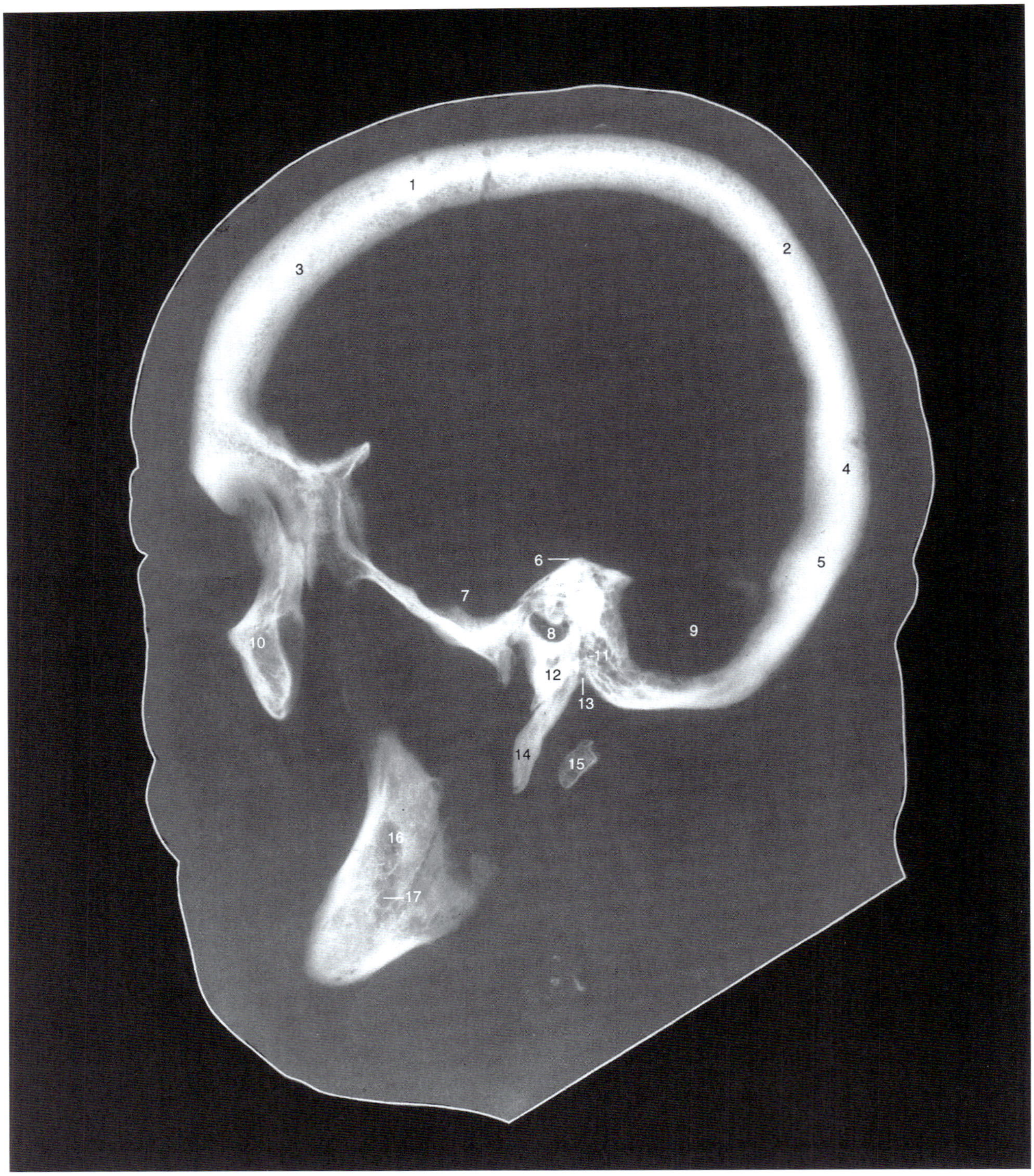

Abb. **42** Röntgenbild der 5. Sagittalscheibe. Die Schädelbasis ist in Höhe des oberen Bogenganges, des Fazialiskanals, der Paukenhöhle und des Processus styloideus getroffen.

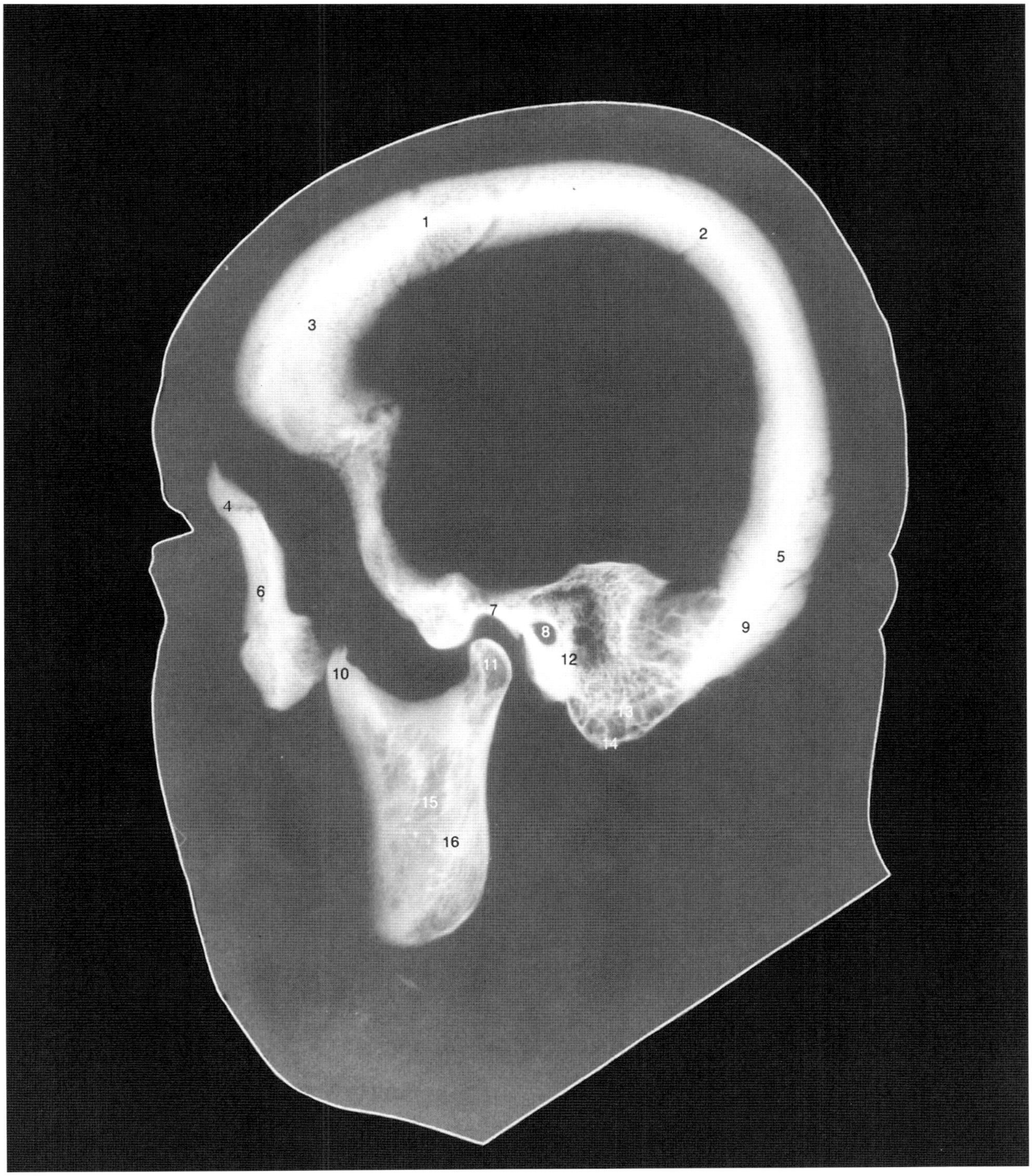

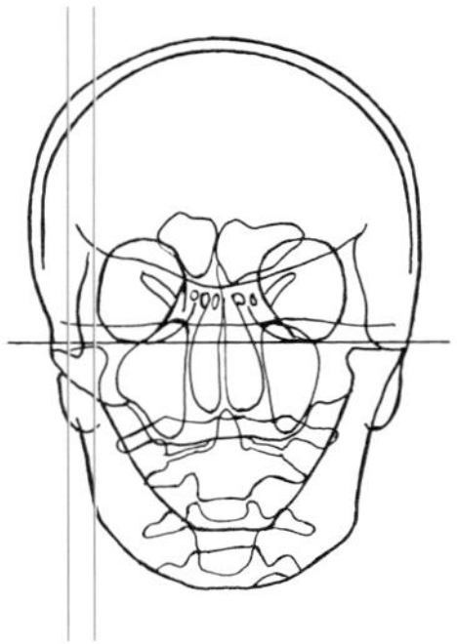

1 Sutura coronalis
2 Os parietale
3 Os frontale
4 Sutura frontozygomatica
5 Sutura lambdoidea
6 Os zygomaticum
7 Fossa mandibularis
8 Meatus acusticus externus
9 Os occipitale
10 Processus coronoideus
11 Processus condylaris
12 Os temporale
13 Cellulae mastoideae
14 Processus mastoideus
15 Foramen mandibulae
16 Ramus mandibulae

Abb. **43** Röntgenbild der 6. Sagittalscheibe. Die Scheibe liegt in Höhe des Kiefergelenks und enthält den Processus mastoideus.

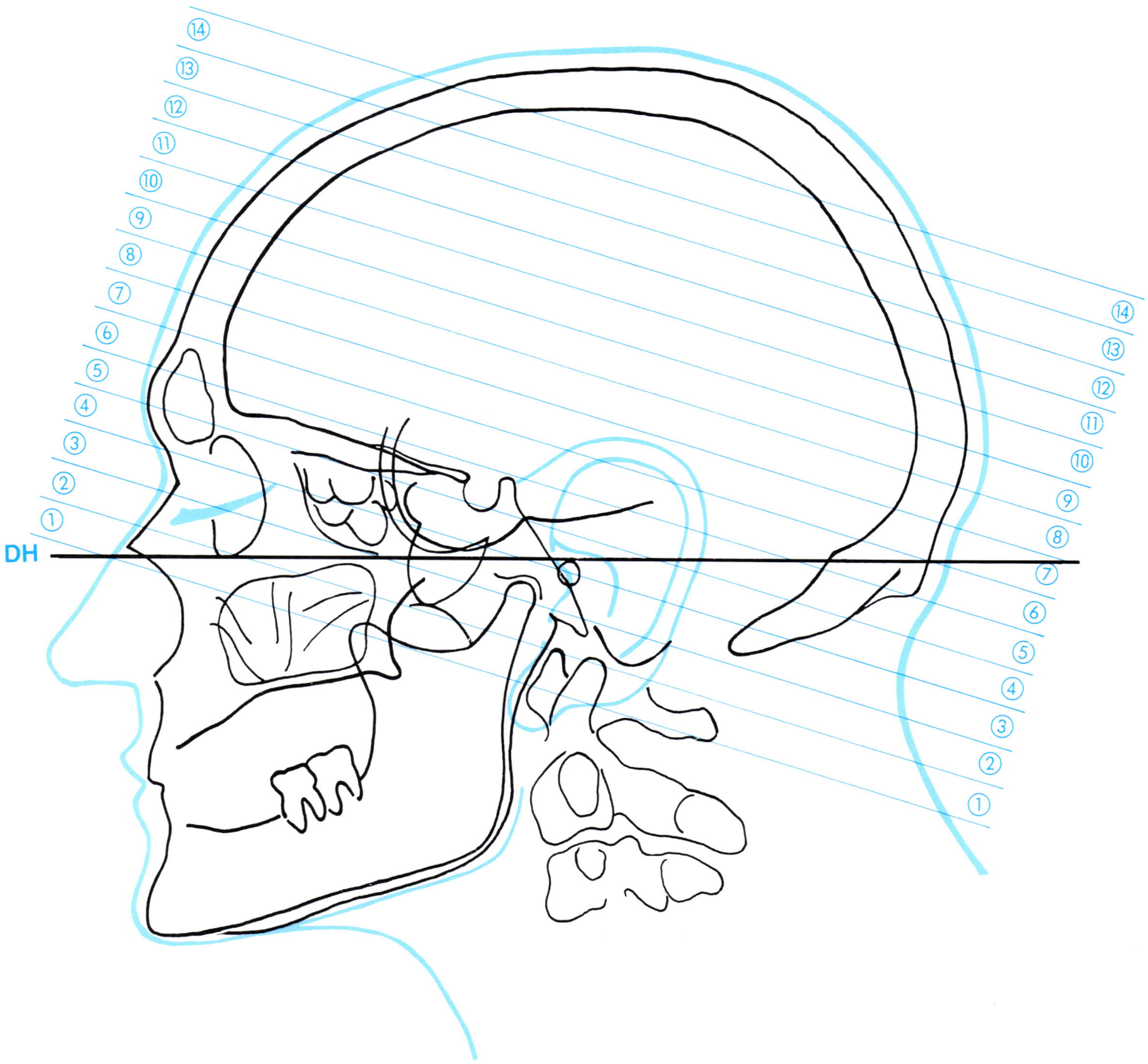

Abb. **44** Angabe der kanthomeatalen Parallelebenen in Seitenansicht. Es werden 14 Schichten im Atlasteil dieses Buches (Abb. 47a, 48a, c – 60a, c) von inferior nach superior beschrieben. Die Zahlen im Kreis geben die Nummern der 1 cm dicken Scheiben an, die im Atlasteil in der Aufsicht von oben beschrieben werden. Die Aufsicht der jeweiligen Scheibe entspricht immer der Linie, die oberhalb der umrandeten Zahl der betreffenden Scheibe liegt (Einzelheiten s. Kap. 8 Untersuchungsgut). DH = Deutsche Horizontale.

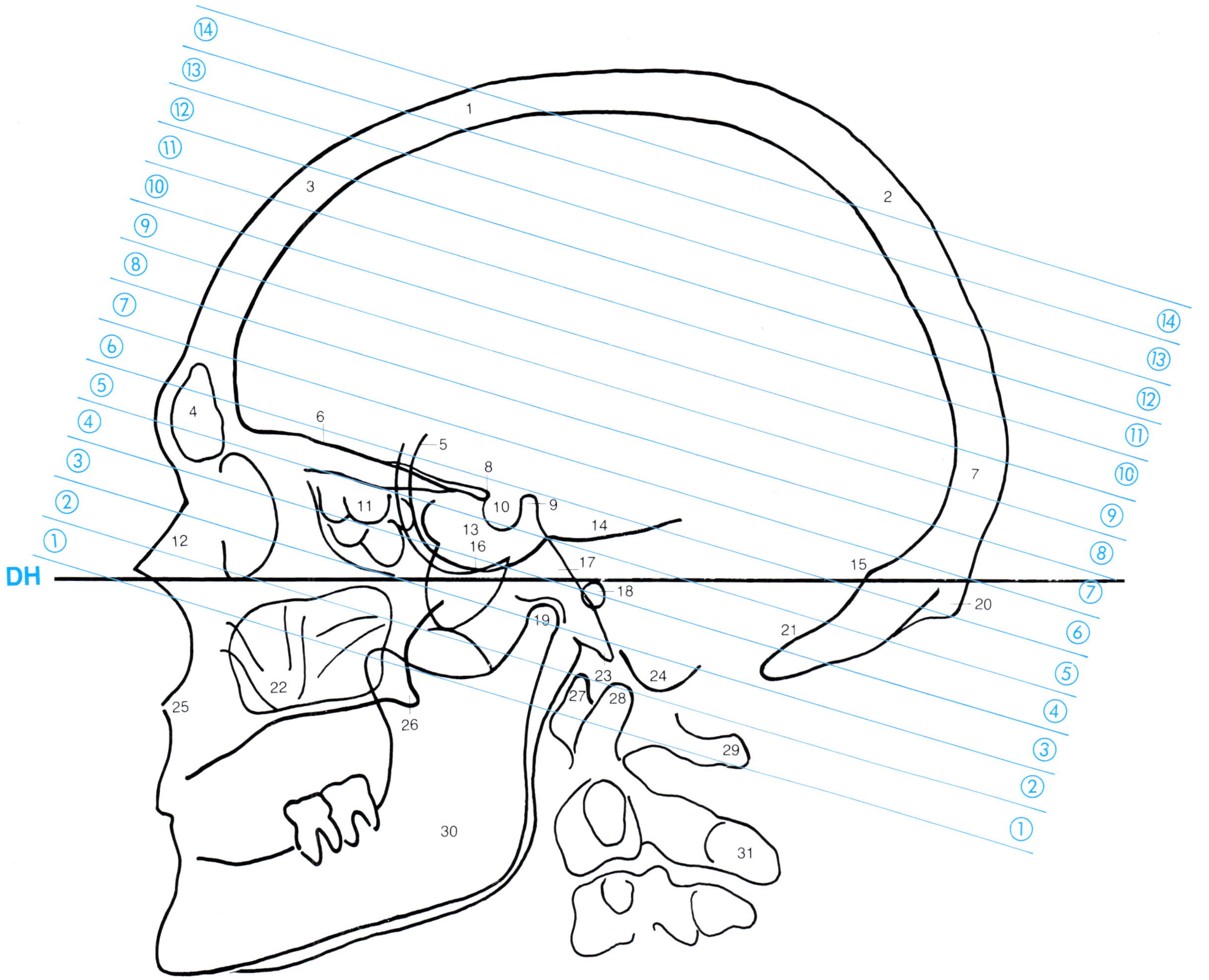

Abb. **45a** Zeichnung nach einem Röntgenbild desselben Kopfes wie in Abb. 44. Die 14 Scheiben der Kanthomeatalserie wurden passgerecht zusammengesetzt und fortlaufend von inferior nach superior mit Zahlen im Kreis nummeriert (s. Kap. 8 Untersuchungsgut).
DH = Deutsche Horizontale.

1 Bregma
2 Os parietale
3 Os frontale
4 S. frontalis
5 Os sphenoidale, Ala major
6 Boden der Fossa cranii anterior
7 Os occipitale
8 Processus clinoideus anterior
9 Dorsum sellae, Processus clinoideus posterior
10 Sella turcica
11 Cellulae ethmoidales
12 Os nasale
13 S. sphenoidalis
14 Felsenbeinoberkante
15 Protuberantia occipitalis interna
16 Boden der Fossa cranii media
17 Clivus
18 Porus acusticus externus
19 Caput mandibulae
20 Protuberantia occipitalis externa (Inion)
21 Boden der Fossa cranii posterior
22 S. maxillaris
23 Basion
24 Processus mastoideus
25 Spina nasalis anterior
26 Spina nasalis posterior
27 Arcus anterior atlantis
28 Dens axis
29 Arcus posterior atlantis
30 Mandibula
31 Processus spinosus axis

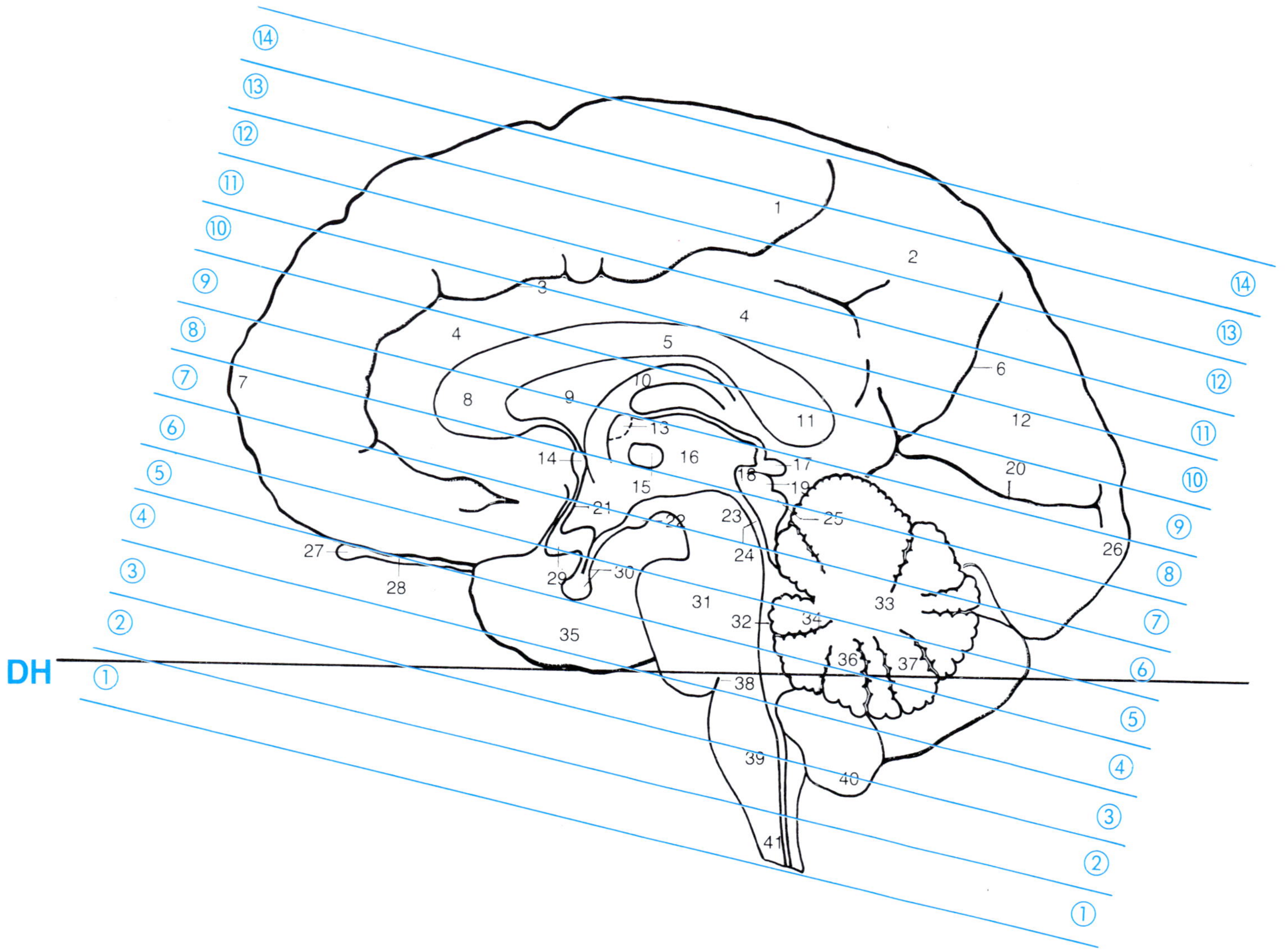

Abb. **45b** Mediananansicht des Gehirns desselben Kopfes wie in Abb. 45a. Die Scheiben der Kanthomeatalserie wurden passgerecht zusammengesetzt und wie in Abb. 45a nummeriert (s. Kap. 8 Untersuchungsgut).
DH = Deutsche Horizontale.

1 Lobulus paracentralis
2 Precuneus
3 Sulcus cinguli
4 G. cinguli
5 Corpus callosum, Truncus
6 Sulcus parietooccipitalis
7 Stirnpol
8 Corpus callosum, Genu
9 Septum pellucidum
10 Fornix
11 Corpus callosum, Splenium
12 Cuneus
13 Foramen interventriculare (Monro)
14 Commissura anterior
15 Adhesio interthalamica
16 3. Ventrikel
17 Glandula pinealis (Corpus pineale)
18 Commissura posterior (epithalamica)
19 Colliculus superior
20 Sulcus calcarinus
21 Lamina terminalis
22 Corpus mammillare
23 Mesencephalon
24 Aqueductus mesencephali (cerebri Sylvius)
25 Colliculus inferior
26 Okzipitalpol
27 Bulbus olfactorius
28 Tr. olfactorius
29 Chiasma opticum
30 Infundibulum mit Hypophyse
31 Pons
32 4. Ventrikel
33 Cerebellum
34 Nodulus vermis (X)
35 Temporallappen
36 Uvula vermis (IX)
37 Pyramis vermis (VIII)
38 Foramen caecum
39 Medulla oblongata
40 Tonsilla cerebelli (H IX)
41 Medulla spinalis

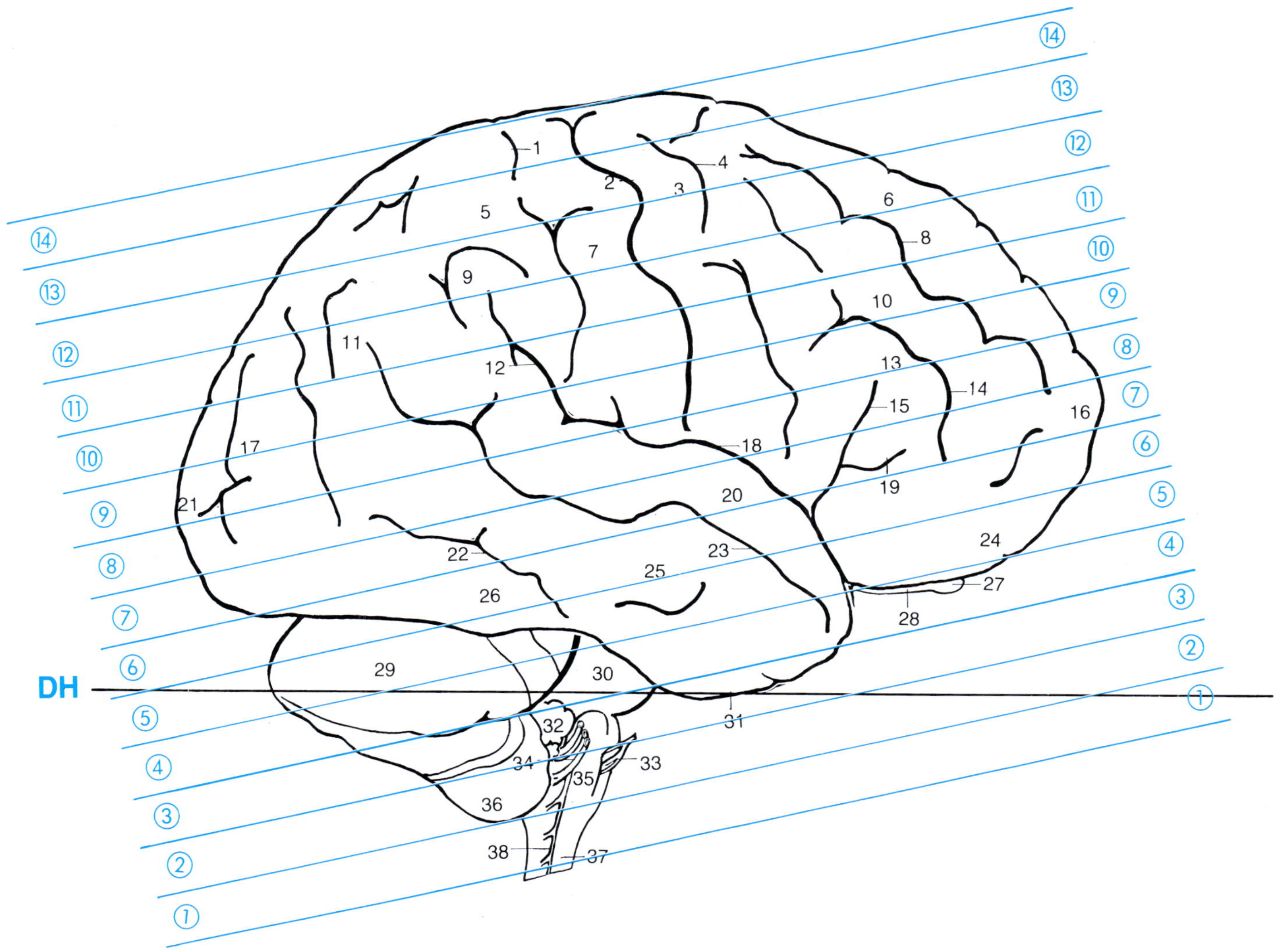

Abb. **46** Lateralansicht des Gehirns desselben Kopfes wie in Abb. 45a, b. Die Scheiben der Kanthomeatalserie wurden passgerecht zusammengesetzt und wie in Abb. 45a nummeriert (s. Kap. 8 Untersuchungsgut).
DH = Deutsche Horizontale.

1 Sulcus postcentralis
2 Sulcus centralis
3 G. precentralis
4 Sulcus precentralis
5 Lobulus parietalis superior
6 G. frontalis superior
7 G. postcentralis
8 Sulcus frontalis superior
9 G. supramarginalis
10 G. frontalis medius
11 G. angularis
12 Sulcus lateralis, Ramus posterior
13 G. frontalis inferior
14 Sulcus frontalis inferior
15 Sulcus lateralis, Ramus ascendens
16 Stirnpol
17 Gyri occipitales
18 Sulcus lateralis
19 Sulcus lateralis, Ramus anterior
20 G. temporalis superior
21 Okzipitalpol
22 Sulcus temporalis inferior
23 Sulcus temporalis superior
24 Gyri orbitales
25 G. temporalis medius
26 G. temporalis inferior
27 Bulbus olfactorius
28 Tr. olfactorius
29 Cerebellum
30 Pons
31 Basis des Temporallappens
32 Flocculus (H X)
33 N. hypoglossus
34 N. glossopharyngeus, N. vagus, N. accessorius
35 Medulla oblongata
36 Tonsilla cerebelli (H IX)
37 Medulla spinalis
38 Radix spinalis nervi accessorii

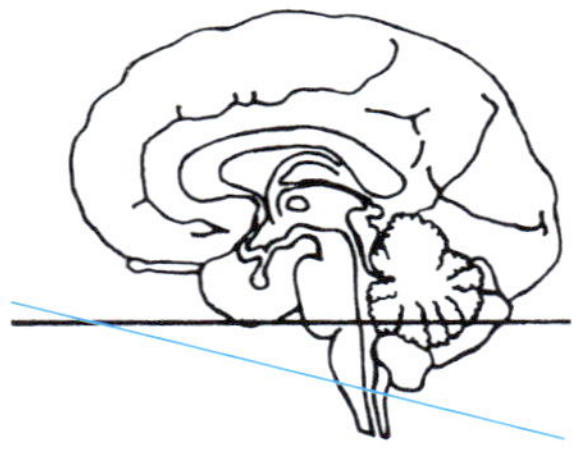

1 Os nasale
2 Septum nasi
3 Maxilla
4 Orbita
5 Os zygomaticum
6 Canalis infraorbitalis
7 S. maxillaris
8 Os palatinum
9 Processus pterygoideus, Lamina lateralis
10 Mandibula
11 A. carotis interna
12 Processus styloideus
13 V. jugularis interna
14 Arcus anterior atlantis
15 Dens axis
16 Condylus occipitalis
17 Massa lateralis atlantis
18 Ohrmuschel
19 Fissura mediana anterior
20 Radix anterior nervi spinalis C1
21 Medulla spinalis
22 Funiculus posterior der Medulla spinalis
23 Radix spinalis nervi accessorii
24 A. vertebralis, V 3-Abschnitt
25 Dura mater spinalis
26 Arcus posterior atlantis

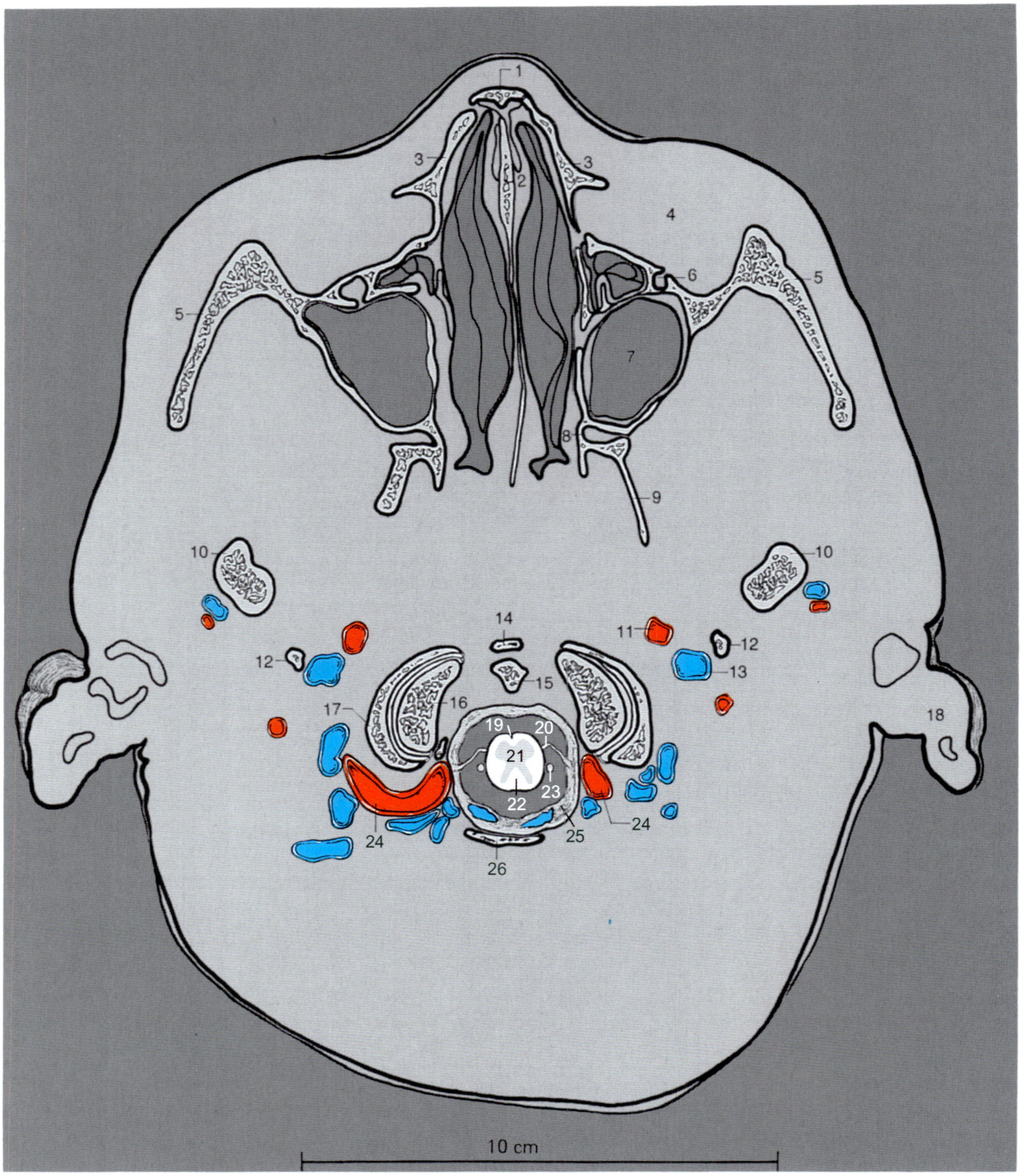

Abb. **47a** Aufsicht auf die superiore Schnittfläche der 1. Scheibe der Kanthomeatalserie. Links oben zeigt die blaue Linie den Verlauf der Schnittebene durch das Rückenmark am Medianschnitt (s. Abb. 45b). Spinale Strukturen und Dura mater spinalis. Knochenstrukturen und Blutgefäße.

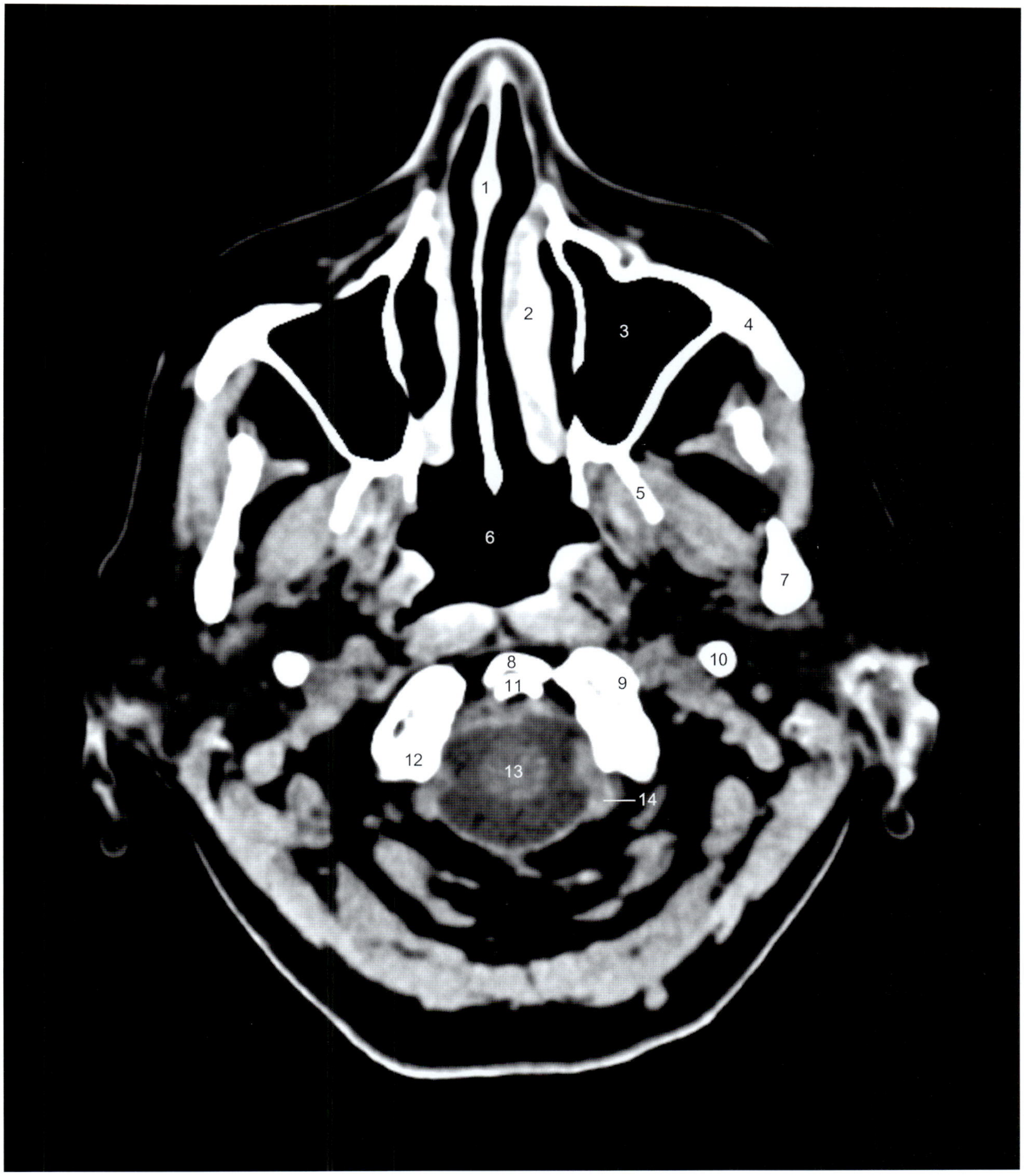

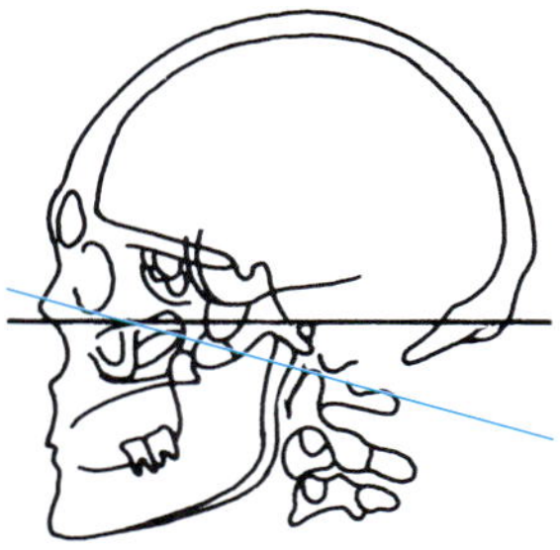

1 Septum nasi
2 Concha nasalis inferior
3 S. maxillaris
4 Os zygomaticum
5 Processus pterygoideus, Lamina lateralis
6 Pharynx, Pars nasalis
7 Mandibula
8 Arcus anterior atlantis
9 Massa lateralis atlantis
10 Processus styloideus
11 Dens axis, Anschnitt
12 Condylus occipitalis
13 Medulla spinalis
14 A. vertebralis, Eintritt in den Subarachnoidalraum

Abb. **47b** Kanthomeatal orientiertes CT-Bild, das mit der in Abb. 47a gewählten Schnittebene annähernd korrespondiert. Die kanthomeatale CT-Serie (Abb. 47b und 48d–60d) stammt von einer 70 Jahre alten Frau. Technische Daten (s. Kap. 8). Rechts oben markiert die blaue Gerade die Position der Schnittebene im kraniozervikalen Übergang in Höhe der Kondylen und des Atlas (s. Abb. 45a).

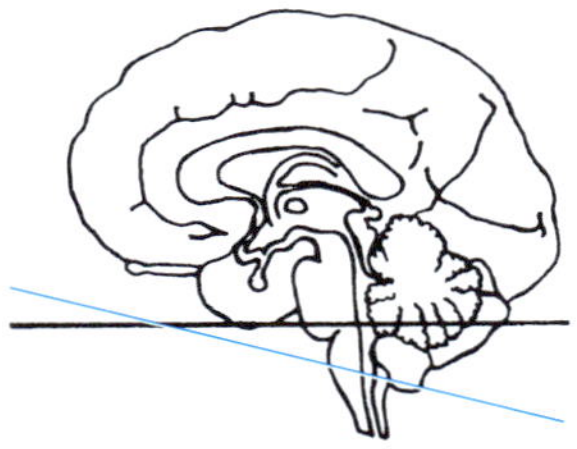

1 Bulbus oculi
2 Fissura mediana anterior
3 Pyramide
4 Nuclei olivares inferiores
5 N. hypoglossus
6 Radix spinalis nervi accessorii
7 Tuberculum gracile
8 Tuberculum cuneatum
9 Tonsilla cerebelli (H IX)
10 Dura mater cranialis

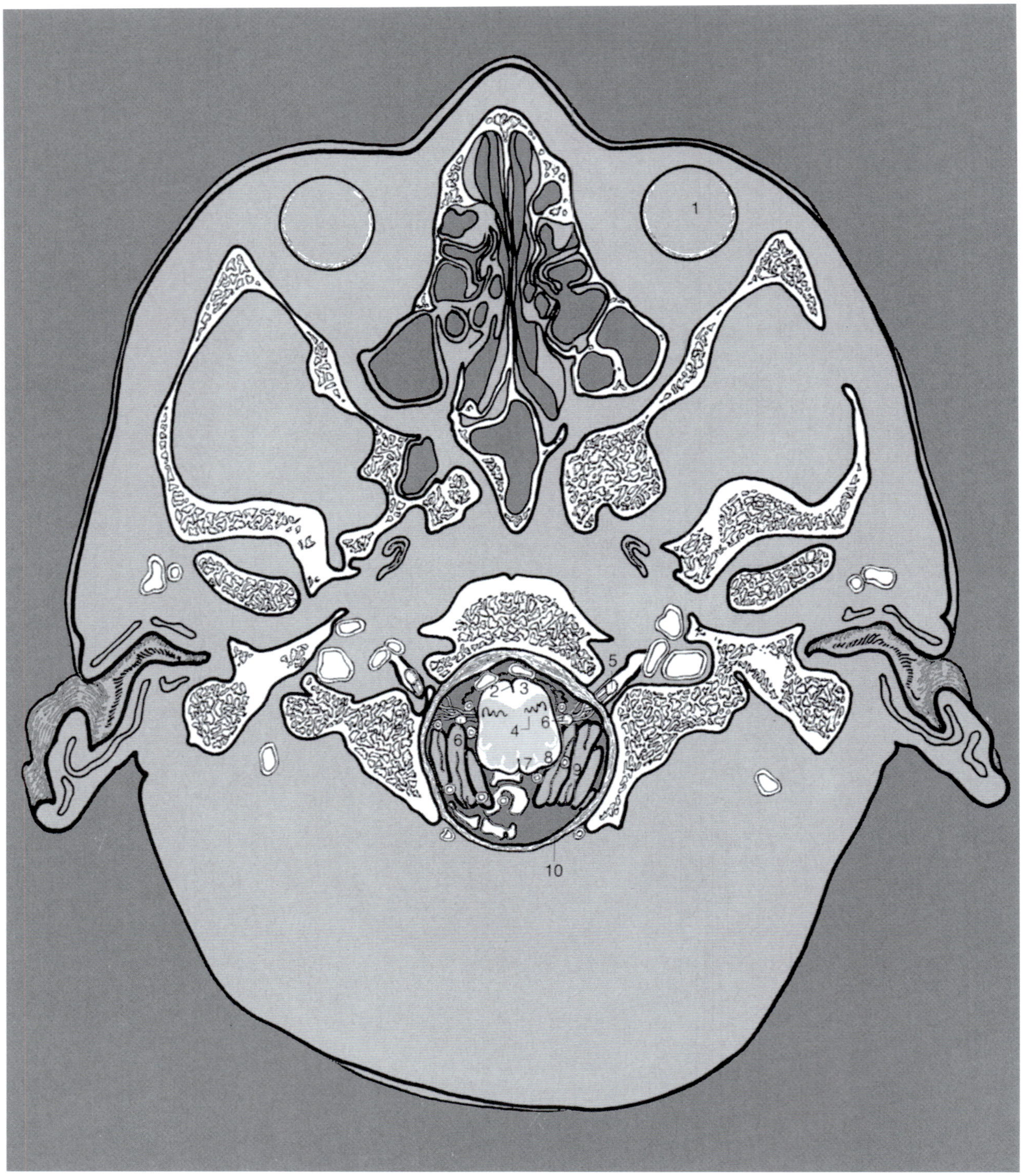

Abb. **48a** Aufsicht auf die superiore Schnittfläche der 2. Scheibe der Kanthomeatalserie. Die hintere Schädelgrube ist dicht oberhalb vom Foramen magnum getroffen. Medulla oblongata und Kleinhirntonsillen sind angeschnitten. Hirnstrukturen und Hirnhaut.

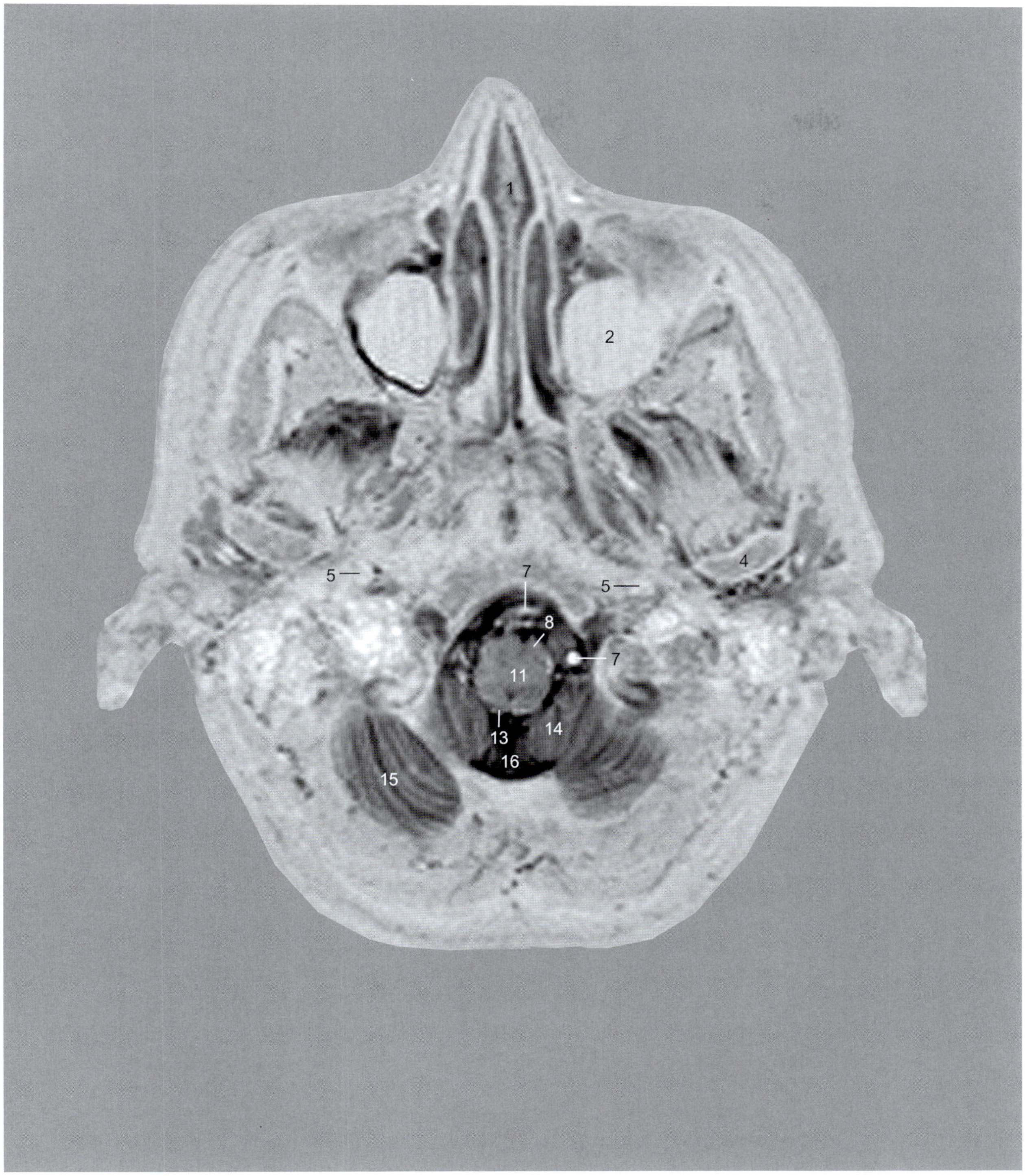

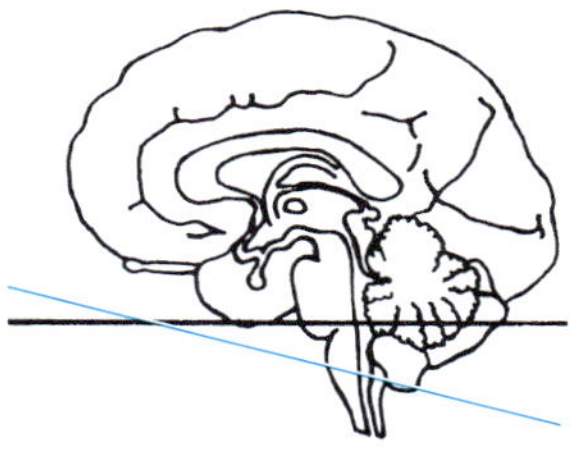

1 Septum nasi
2 S. maxillaris
4 Mandibula
5 A. carotis interna
7 A. vertebralis
8 Pyramide
11 Medulla oblongata
13 Tuberculum gracile
14 Tonsilla cerebelli (H IX)
15 Kleinhirnhemisphäre, Anschnitt
16 C. cerebellomedullaris posterior (magna)

Abb. **48b** Kanthomeatal orientiertes, T1-gewichtetes MR-Bild (Turbo-Inverison-Recovery-Sequenz), das mit der Schnittebene der Abbildungen 48a und 48c weitgehend korrespondiert. Die gewählte Sequenz betont die Hirnstrukturen und drängt die umgebenden Weichteilstrukturen in den Hintergrund. Die kanthomeatale MR-Serie stammt von einer 38 Jahre alten Frau. Eine fehlende Zahl mit ihrer Beschriftung bedeutet hier und in den folgenden Legenden der MR-Bilder, dass diese Zahl in der anderen, entsprechenden CT-Abbildung zu finden ist. Bitte umblättern (s. Abb. 48d). Technische Daten (s. Kap. 8).

Bitte beachten: Diese und die folgenden MR- und CT- Bilder (Abb. 48b–60b und 48d–60d) der kanthomeatalen Serie stammen von zwei Individuen.

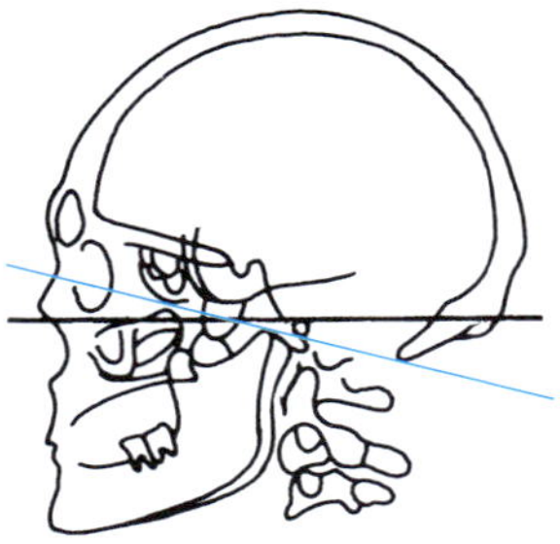

1 Os nasale
2 Septum nasi
3 Os zygomaticum
4 Cellulae ethmoidales
5 Orbita
6 S. maxillaris
7 Arcus zygomaticus
8 S. sphenoidalis
9 Cartilago tubae auditivae
10 Mandibula
11 Os occipitale, Pars basilaris
12 A. carotis interna
13 V. jugularis interna
14 Boden des Meatus acusticus externus
15 A. vertebralis
16 Canalis nervi hypoglossi
17 Processus mastoideus
18 A. inferior posterior cerebelli (PICA)
19 Ohrmuschel
20 Foramen magnum

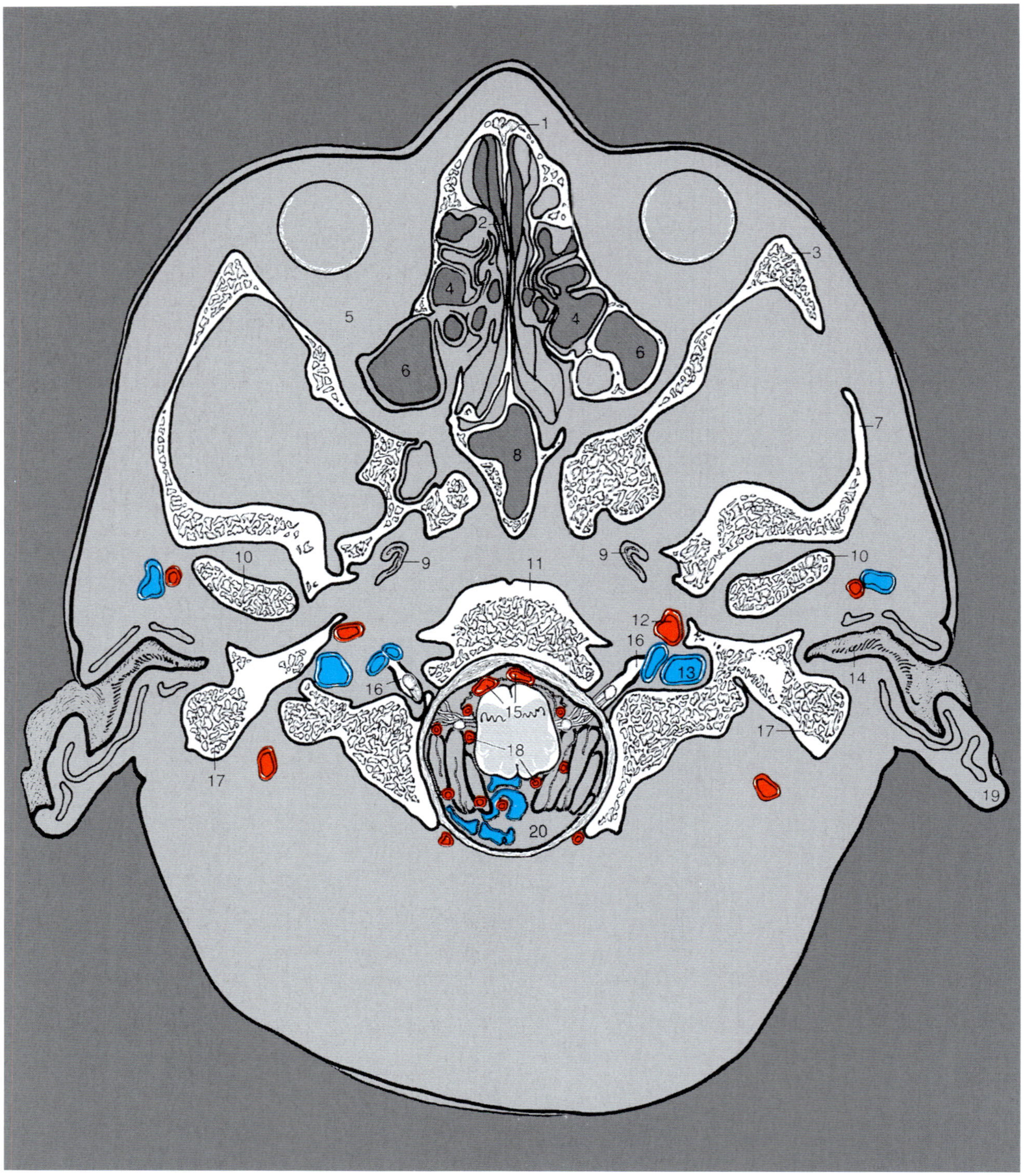

Abb. **48c** Aufsicht auf die superiore Schnittfläche der 2. Scheibe der Kanthomeatalserie. Die Schnittebene liegt schräg zum Foramen magnum (s. Kap. 5.2) in Höhe des Canalis nervi hypoglossi. Der Boden des lateralen Teiles des äußeren Gehörgangs ist flach angeschnitten. Knochenstrukturen und Blutgefäße.

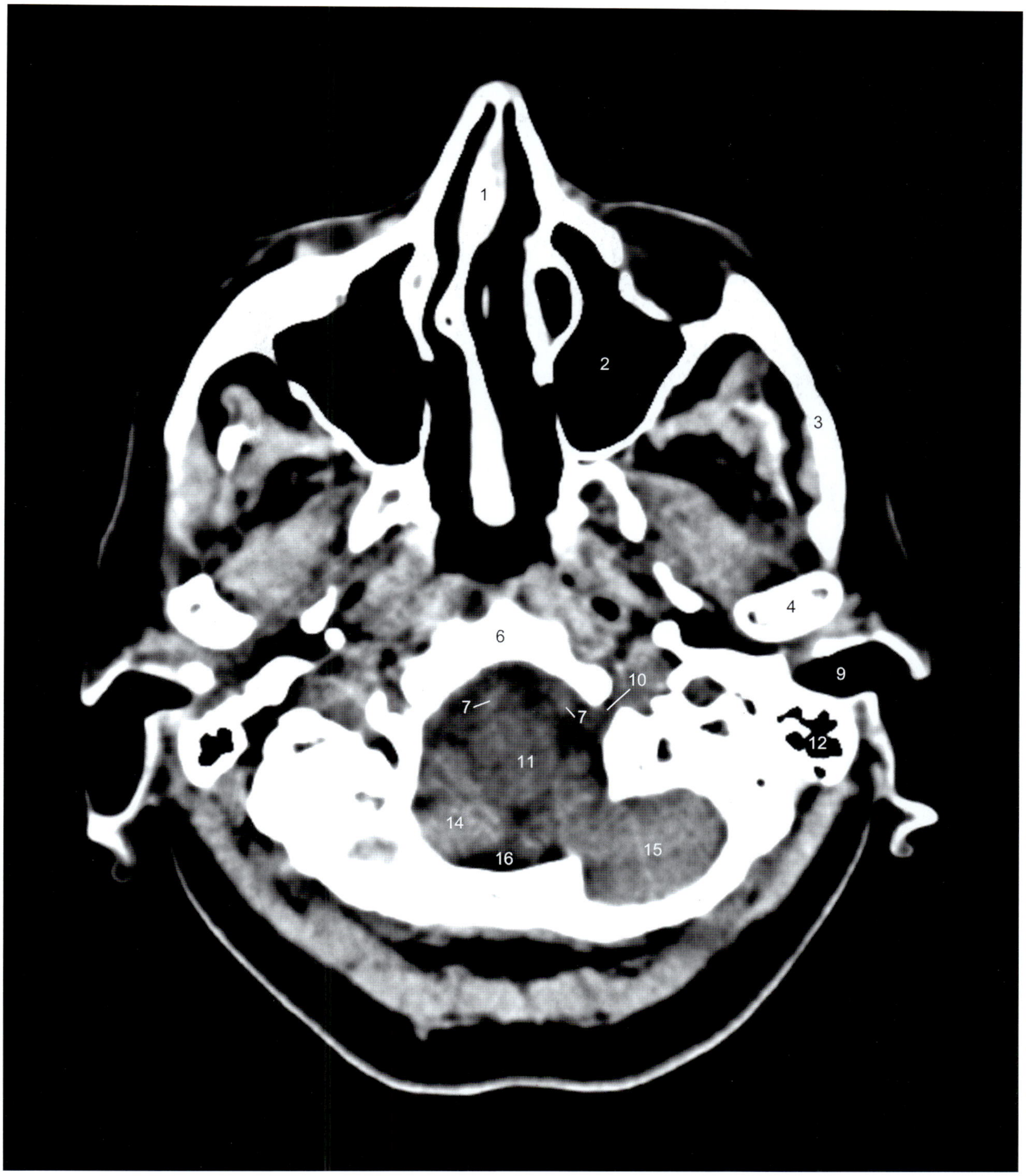

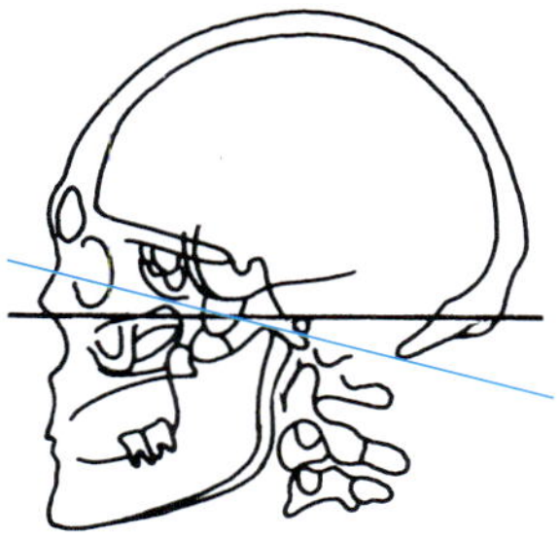

1 Septum nasi
2 S. maxillaris
3 Arcus zygomaticus
4 Mandibula
6 Os occipitale, Pars basilaris
7 A. vertebralis
9 Meatus acusticus externus
10 Canalis nervi hypoglossi
11 Medulla oblongata
12 Cellulae mastoideae
14 Tonsilla cerebelli (H IX)
15 Kleinhirnhemisphäre, Anschnitt
16 C. cerebellomedullaris posterior (magna)

Abb. **48d** Kanthomeatal orientiertes CT-Bild von einer 70 Jahre alten Frau, das mit der Schnittebene der Abbildungen 48a und 48c weitgehend korrespondiert. Eine fehlende Zahl mit ihrer Beschriftung bedeutet hier und in den folgenden Legenden der CT-Bilder, dass diese Zahl in der anderen, entsprechenden MR-Abbildung zu finden ist. Bitte zurückblättern (s. Abb. 48b).

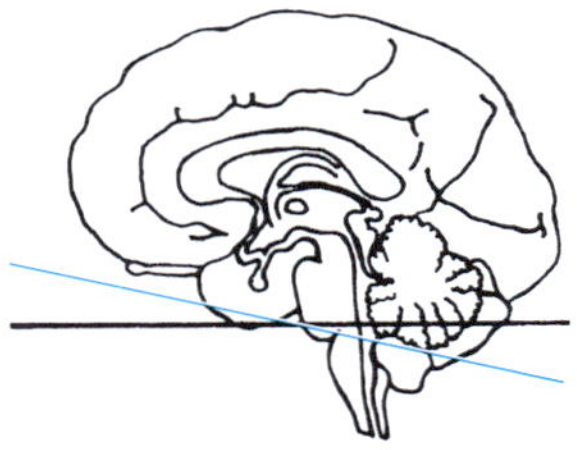

1 Bulbus oculi
2 N. opticus
3 Basis des Temporallappens
4 N. maxillaris und N. mandibularis
5 N. abducens
6 Pons
7 Foramen caecum
8 Nuclei olivares inferiores
9 N. glossopharyngeus und N. vagus
10 N. accessorius
11 Radix spinalis nervi accessorii
12 Flocculus (H X)
13 N. facialis
14 Medulla oblongata
15 Tuberculum cuneatum
16 Tuberculum gracile
17 Tonsilla cerebelli (H IX)
18 Hemisphäre des Lobus cerebelli posterior
19 Dura mater cranialis

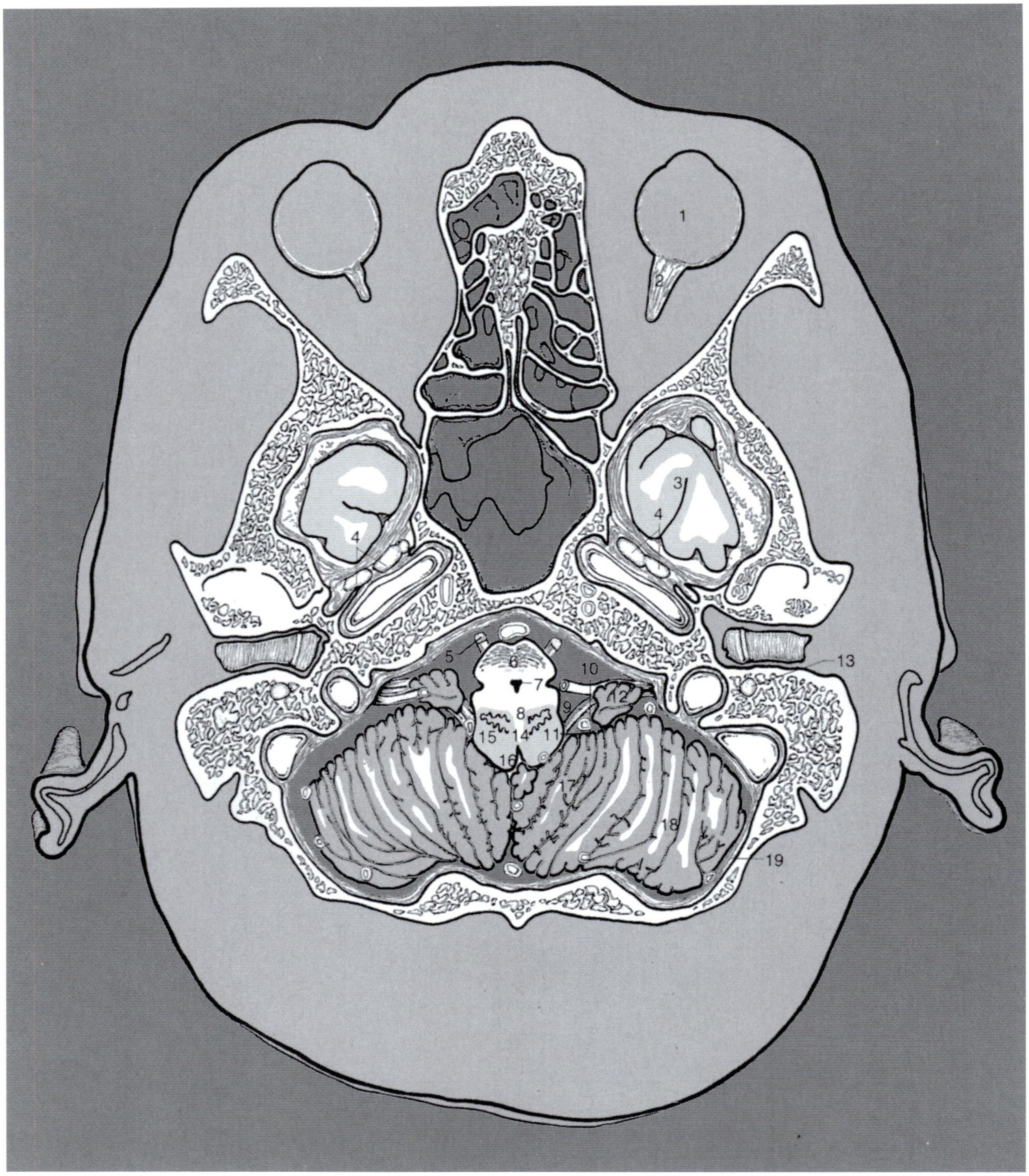

Abb. **49a** Aufsicht auf die superiore Schnittfläche der 3. Scheibe der Kanthomeatalserie. Die Schnittebene trifft die Mitte der Bulbi oculorum, die Basis der beiden Temporallappen und schräg den Übergang zwischen Pons und Medulla oblongata. Der N. facialis ist im Knochenkanal des Felsenbeins getroffen. Hirnstrukturen und Hirnhaut.

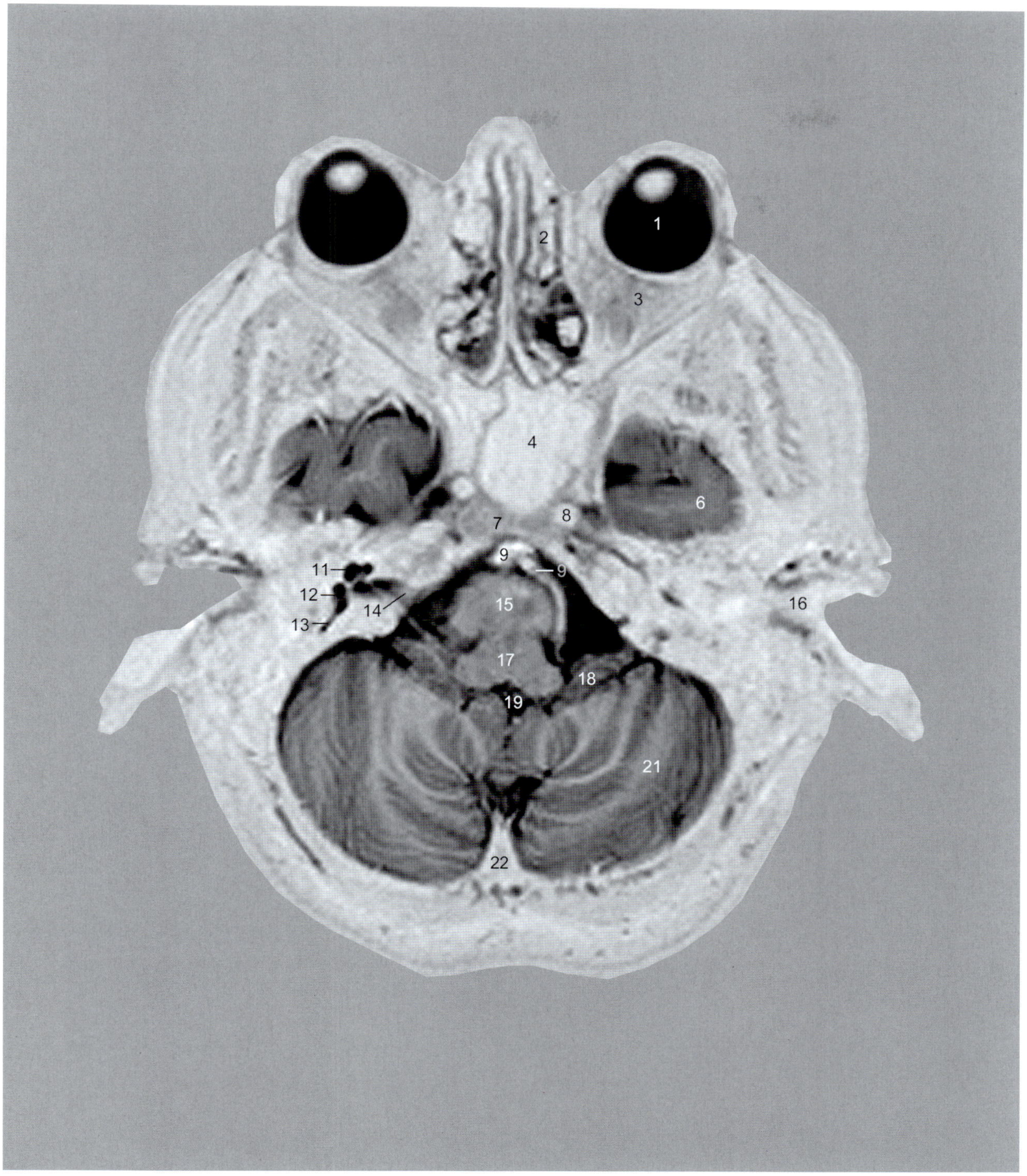

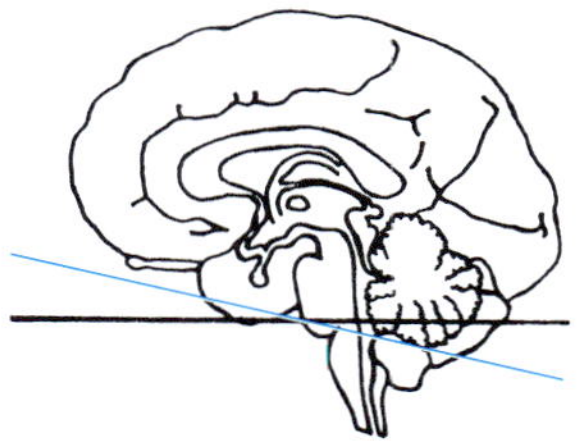

1 Bulbus oculi mit Linse
2 Cellulae ethmoidales
3 retrobulbärer Teil der Orbita
4 S. sphenoidalis
6 Basis des Temporallappens
7 Clivus
8 A. carotis interna
9 A. vertebralis (Var.)
11 Cochlea
12 Vestibulum
13 Canalis semicircularis posterior
14 Meatus acusticus internus
15 Pons
16 Meatus acusticus externus
17 Medulla oblongata
18 Flocculus (H X)
19 4. Ventrikel
21 Hemisphäre des Lobus cerebelli posterior
22 S. occipitalis

Abb. **49b** Kanthomeatal orientiertes, T1-gewichtetes MR-Bild, das mit der Schnittebene der Abbildungen 49a und 49c weitgehend korrespondiert. Die kanthomeatale MR-Serie stammt von einer 38 Jahre alten Frau.

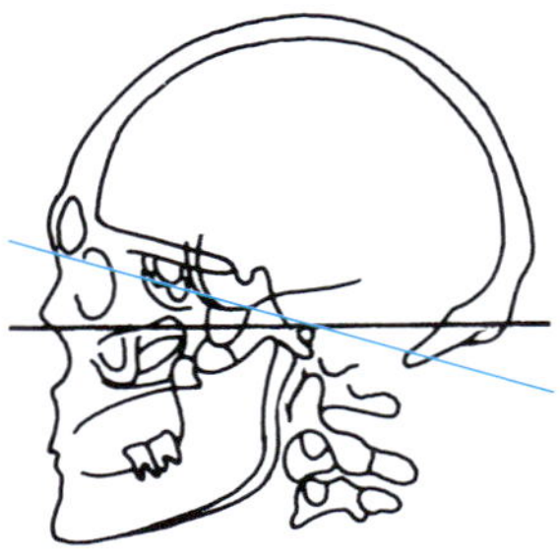

1 Cellulae ethmoidales
2 Os zygomaticum
3 Os ethmoidale
4 Orbita
5 Os sphenoidale
6 frontaler Ast der A. meningea media
7 S. sphenoidalis
8 Os temporale
9 A. carotis interna
10 Clivus
11 A. basilaris
12 Cavitas tympani
13 Trommelfell
14 Meatus acusticus externus
15 A. inferior anterior cerebelli (AICA)
16 Foramen jugulare
17 V. jugularis interna
18 Canalis nervi facialis
19 S. sigmoideus
20 Cellulae mastoideae
21 Ohrmuschel
22 S. occipitalis
23 Os occipitale

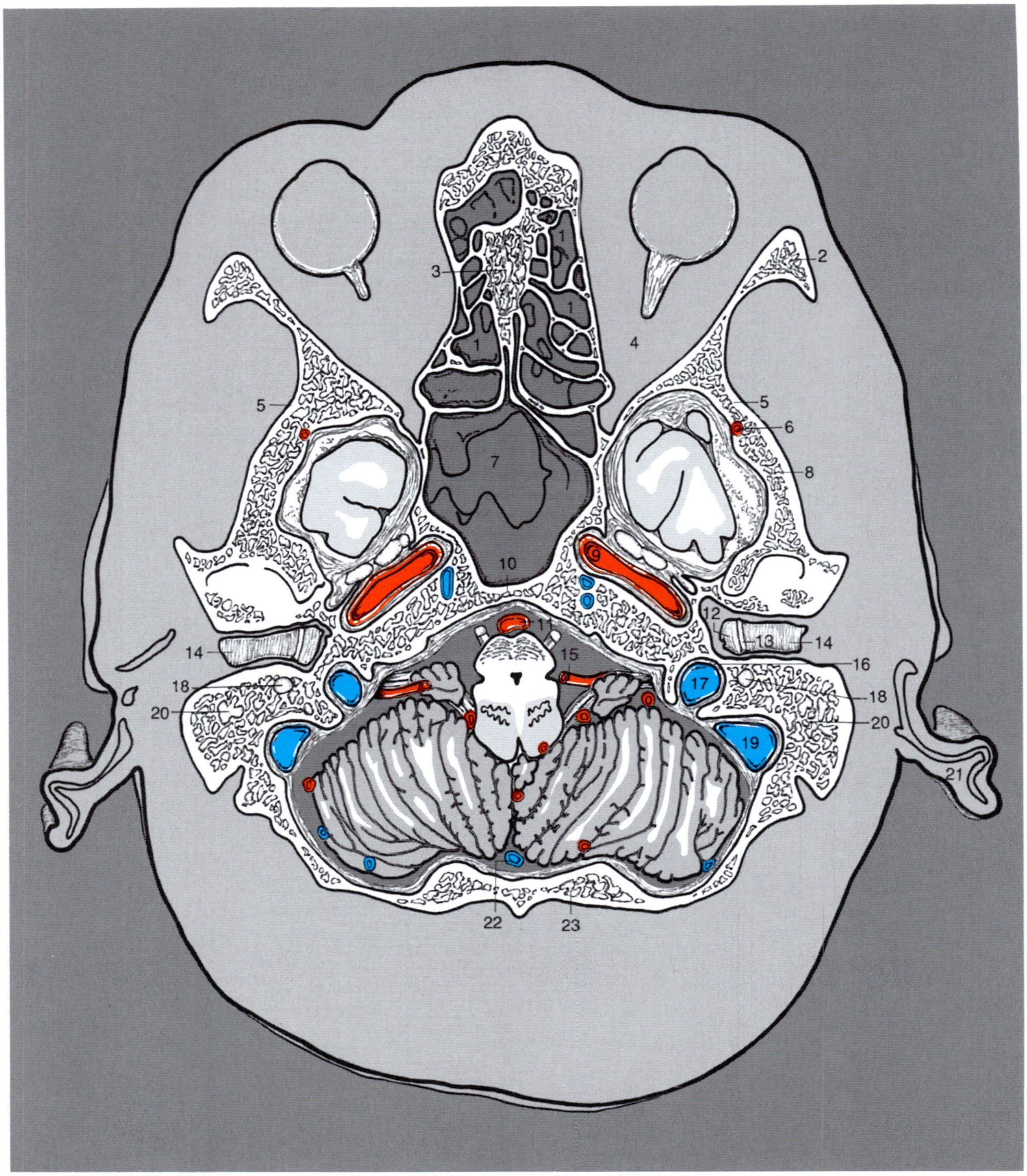

Abb. **49c** Aufsicht auf die superiore Schnittfläche der 3. Scheibe der Kanthomeatalserie. Die Schnittebene verläuft durch die Mitte der Bulbi oculorum und durch die medialen Abschnitte der äußeren Gehörgänge. Dies entspricht der Kanthomeatalebene. Der Boden der mittleren Schädelgrube liegt innerhalb der Scheibe dicht unterhalb der Schnittebene. Das Röntgenbild dieser Scheibe zeigt Foramen ovale und Foramen spinosum (Abb. 63.8 und 63.11). Knochenstrukturen und Blutgefäße.

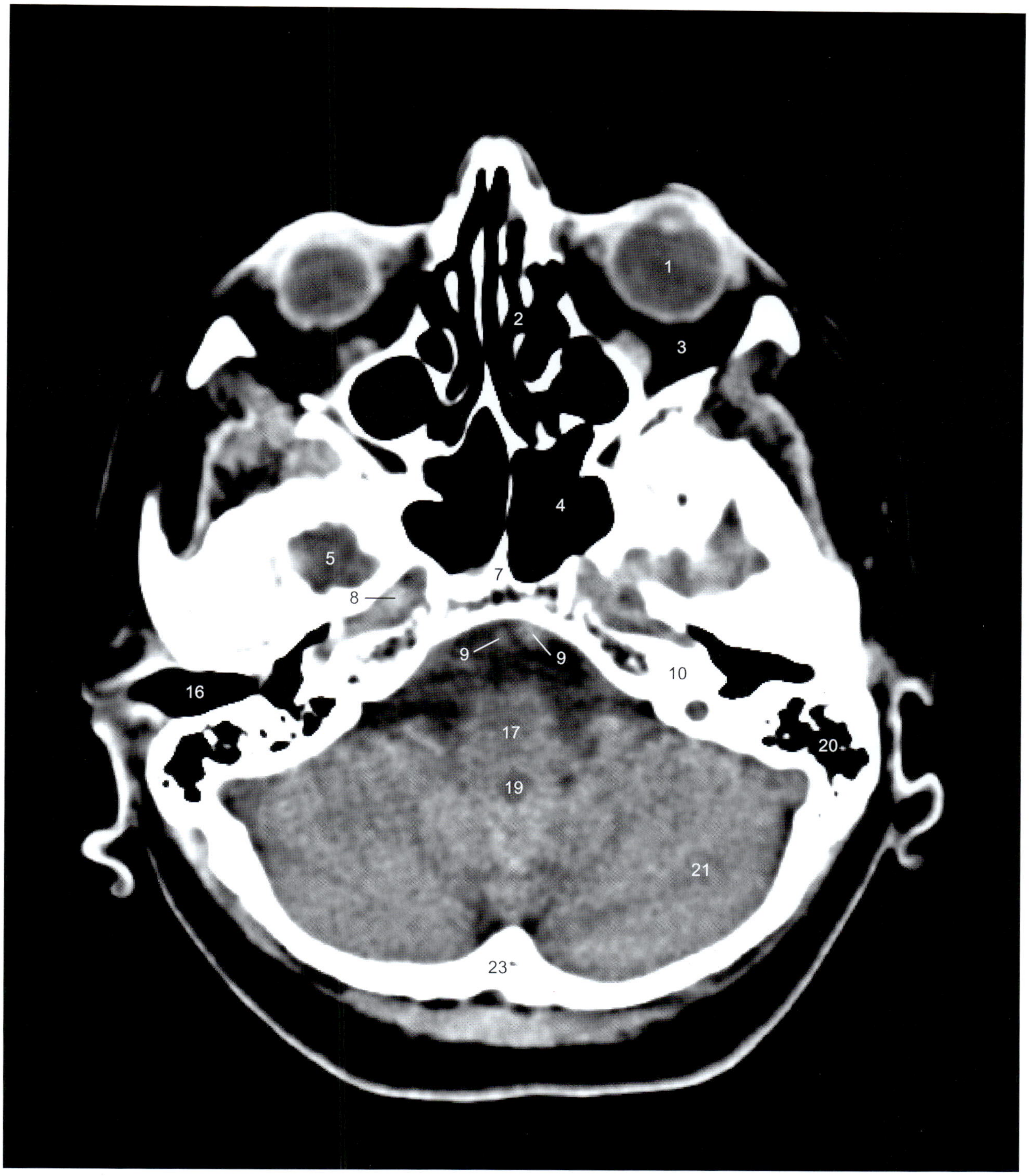

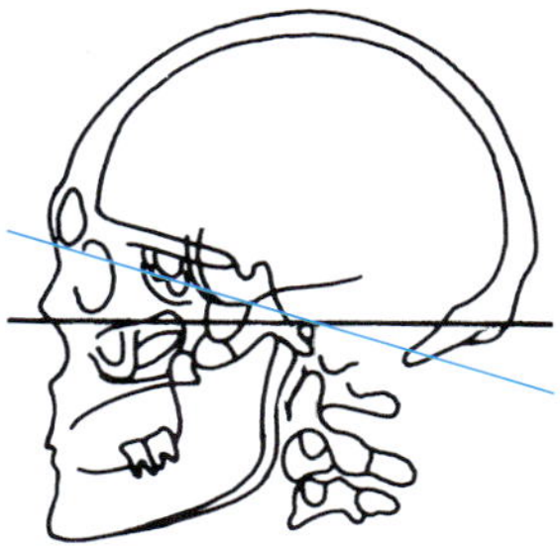

1 Bulbus oculi
2 Cellulae ethmoidales
3 retrobulbärer Teil der Orbita
4 S. sphenoidalis
5 Boden der Fossa cranii media
7 Clivus
8 A. carotis interna
9 A. vertebralis
10 Os temporale, Pars petrosa
16 Meatus acusticus externus
17 Medulla oblongata
19 4. Ventrikel
20 Cellulae mastoideae
21 Hemisphäre des Lobus cerebelli posterior
23 Os occipitale

Abb. **49d** Kanthomeatal orientiertes CT-Bild von einer 70 Jahre alten Frau, das mit der Schnittebene der Abbildungen 49a und 49c weitgehend korrespondiert.

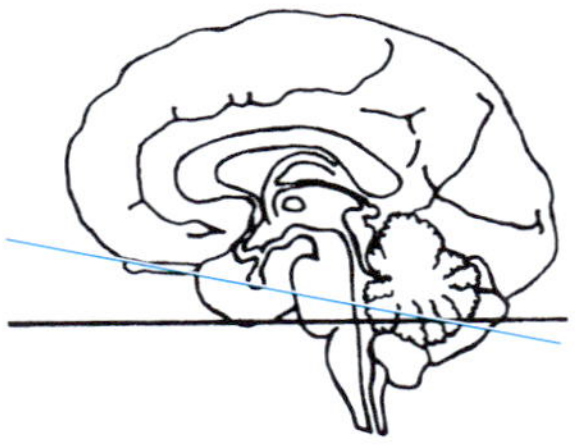

1 Bulbus oculi
2 G. rectus
3 Bulbus olfactorius
4 Tr. olfactorius
5 N. opticus
6 Temporallappen
7 Hypophyse
8 G. temporalis inferior
9 N. abducens
10 N. trigeminus
11 N. abducens am Porus duralis
12 Sulcus basilaris
13 Pons
14 N. facialis mit N. intermedius
15 N. vestibulocochlearis
16 4. Ventrikel
17 Pedunculus cerebellaris medius
18 Uvula vermis (IX)
19 Vermis cerebelli
20 Hemisphäre des Lobus cerebelli posterior
21 Dura mater cranialis

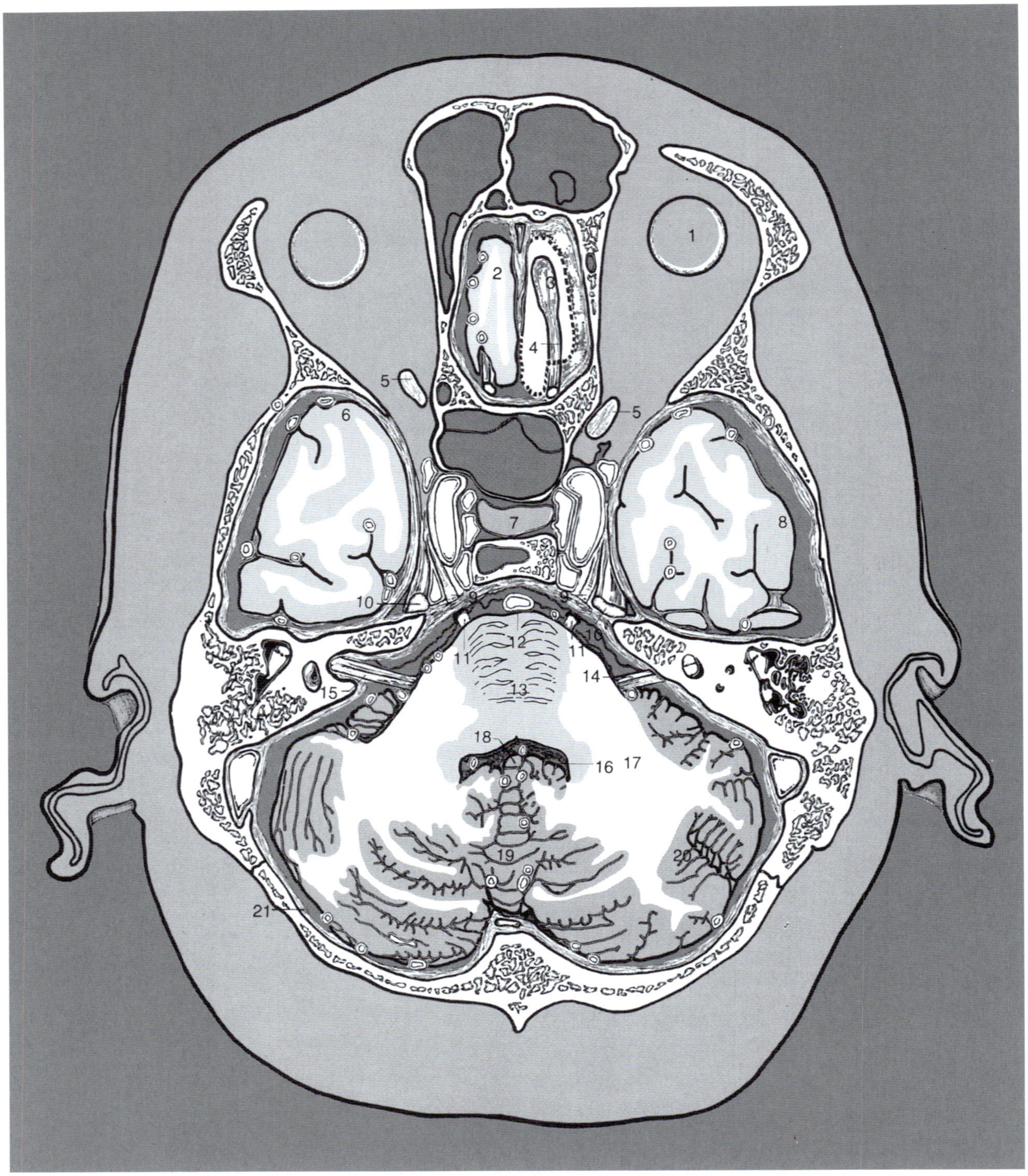

Abb. **50a** Aufsicht auf die superiore Schnittfläche der 4. Scheibe der Kanthomeatalserie. Auf der rechten Seite der vorderen Schädelgrube wurde die über dem Bulbus und Tr. olfactorius liegende Frontalhirnrinde abpräpariert. Diese Teile des olfaktorischen Systems sind in der Olfaktoriusrinne dargestellt. In der mittleren Schädelgrube sind die Temporallappen und in der hinteren Schädelgrube Pons und Kleinhirn angeschnitten. Hirnstrukturen und Hirnhaut.

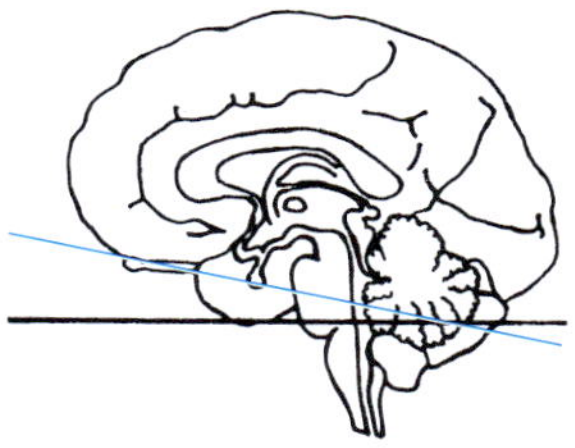

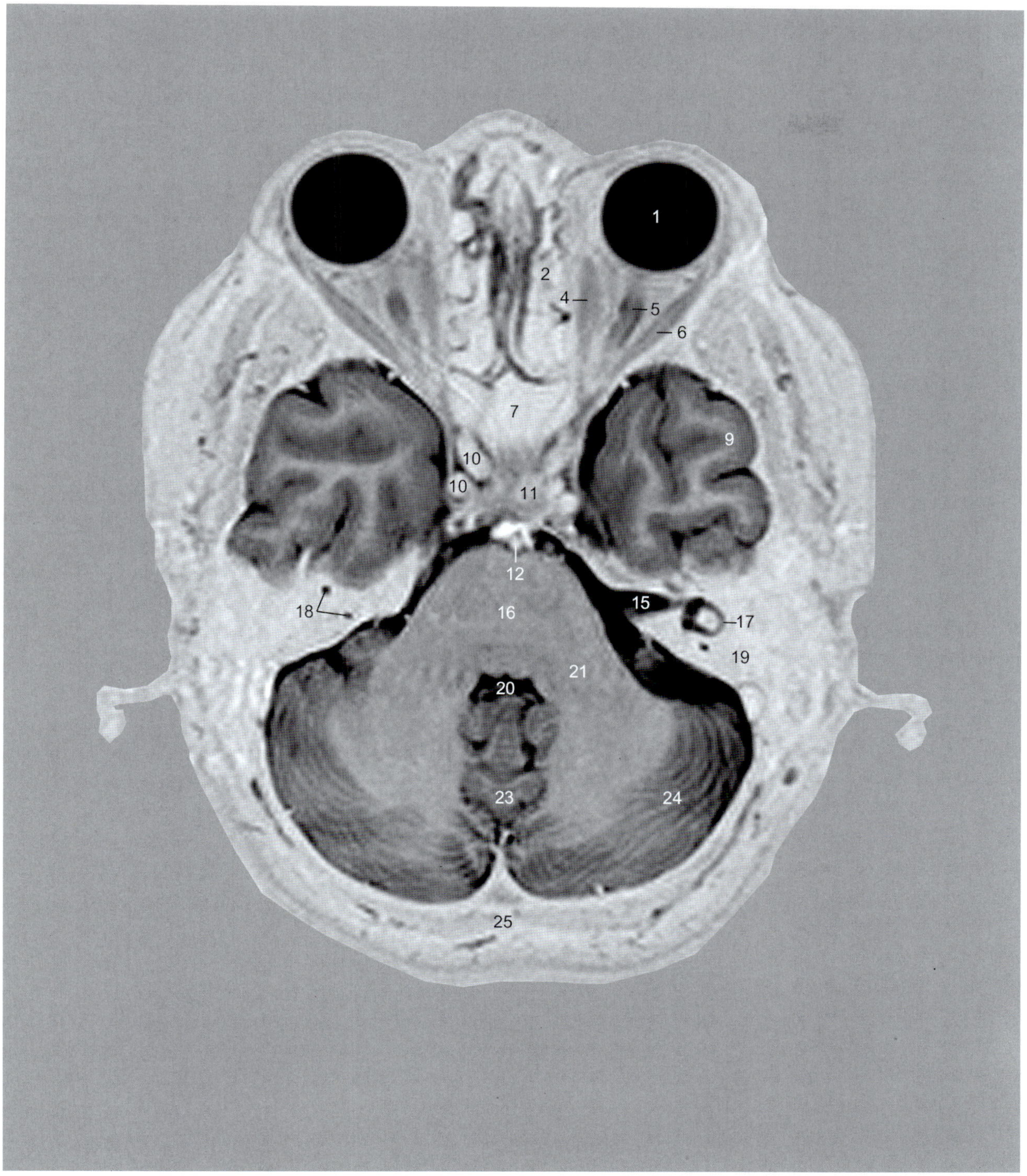

1 Bulbus oculi
2 Cellulae ethmoidales
4 M. rectus medialis
5 N. opticus
6 M. rectus lateralis
7 S. sphenoidalis
9 G. temporalis inferior
10 A. carotis interna, Siphon
11 Hypophyse
12 A. basilaris
15 Meatus acusticus internus
16 Pons
17 Canalis semicircularis lateralis
18 Canalis semicircularis anterior
19 Os temporale, Pars petrosa
20 4. Ventrikel
21 Pedunculus cerebellaris medius
23 Vermis cerebelli
24 Hemisphäre des Lobus cerebelli posterior
25 Os occipitale

Abb. **50b** Kanthomeatal orientiertes, T1-gewichtetes MR-Bild, das mit der Schnittebene der Abbildungen 50a und 50c weitgehend korrespondiert. Die kanthomeatale MR-Serie stammt von einer 38 Jahre alten Frau.

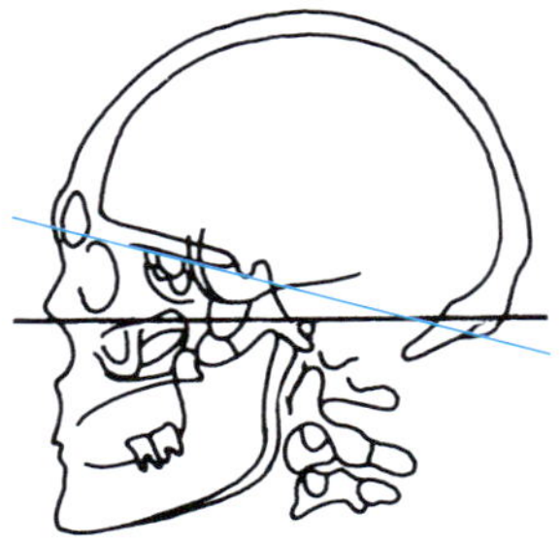

1 Os frontale
2 S. frontalis
3 Crista galli
4 Orbita
5 Os sphenoidale
6 Fissura orbitalis superior
7 frontaler Ast der A. meningea media
8 S. sphenoidalis
9 S. cavernosus
10 A. carotis interna
11 Schnittfläche des Dorsum sellae
12 A. basilaris
13 Malleus
14 Incus
15 Porus acusticus internus
16 Cavitas tympani
17 Canalis semicircularis anterior
18 A. inferior anterior cerebelli (AICA)
19 Os temporale
20 S. sigmoideus
21 Ohrmuschel
22 Sutura lambdoidea
23 S. occipitalis
24 Os occipitale

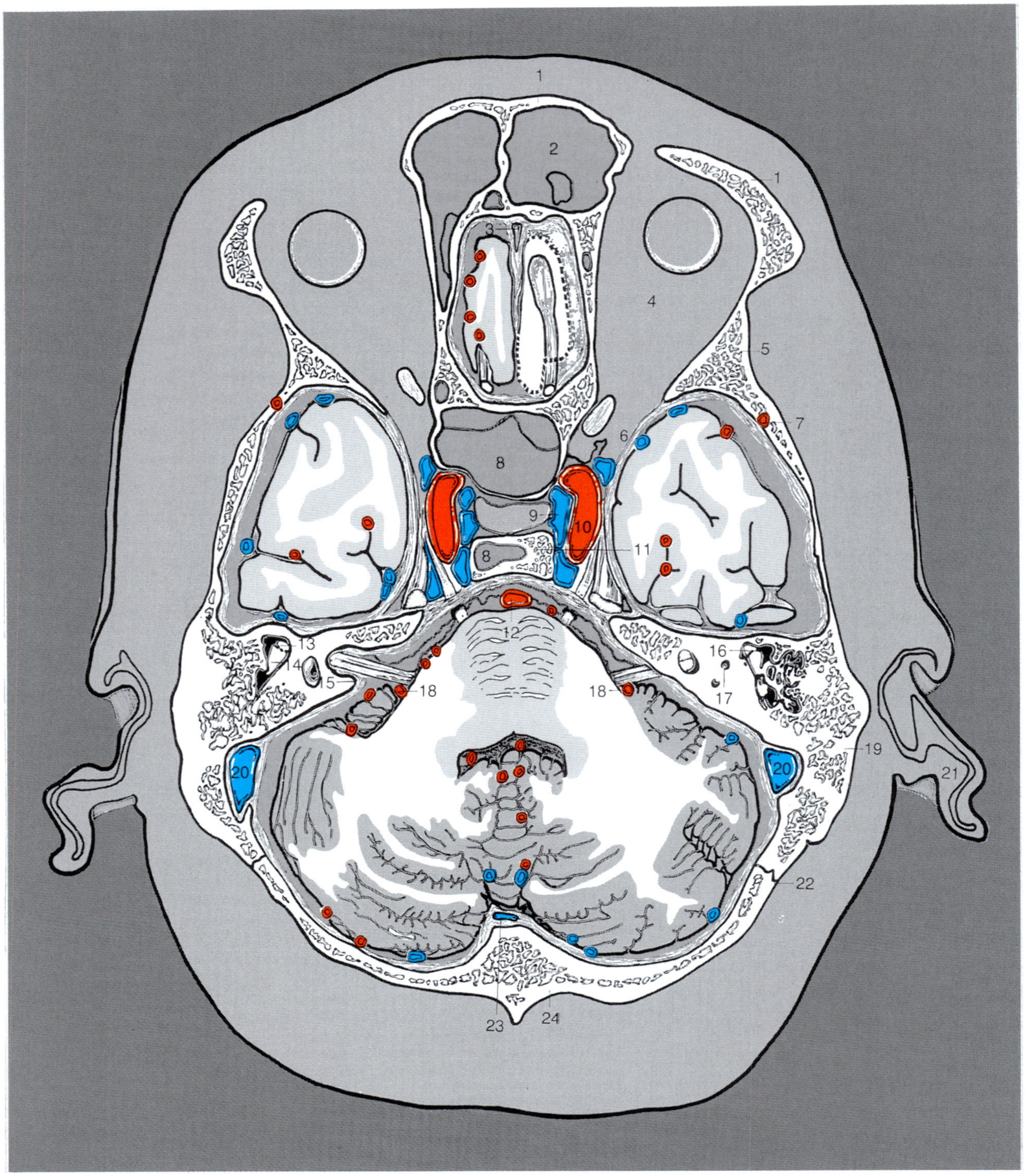

Abb. **50c** Aufsicht auf die superiore Schnittfläche der 4. Scheibe der Kanthomeatalserie. Die Vertiefung der vorderen Schädelgrube im Bereich der Lamina cribrosa ist mit basalen Teilen des Endhirns getroffen. Die Schnittebene zieht durch die Sella turcica und trennt das Dorsum sellae ab. Die hintere Schädelgrube ist mit dem Porus acusticus internus dargestellt. Knochenstrukturen und Blutgefäße.

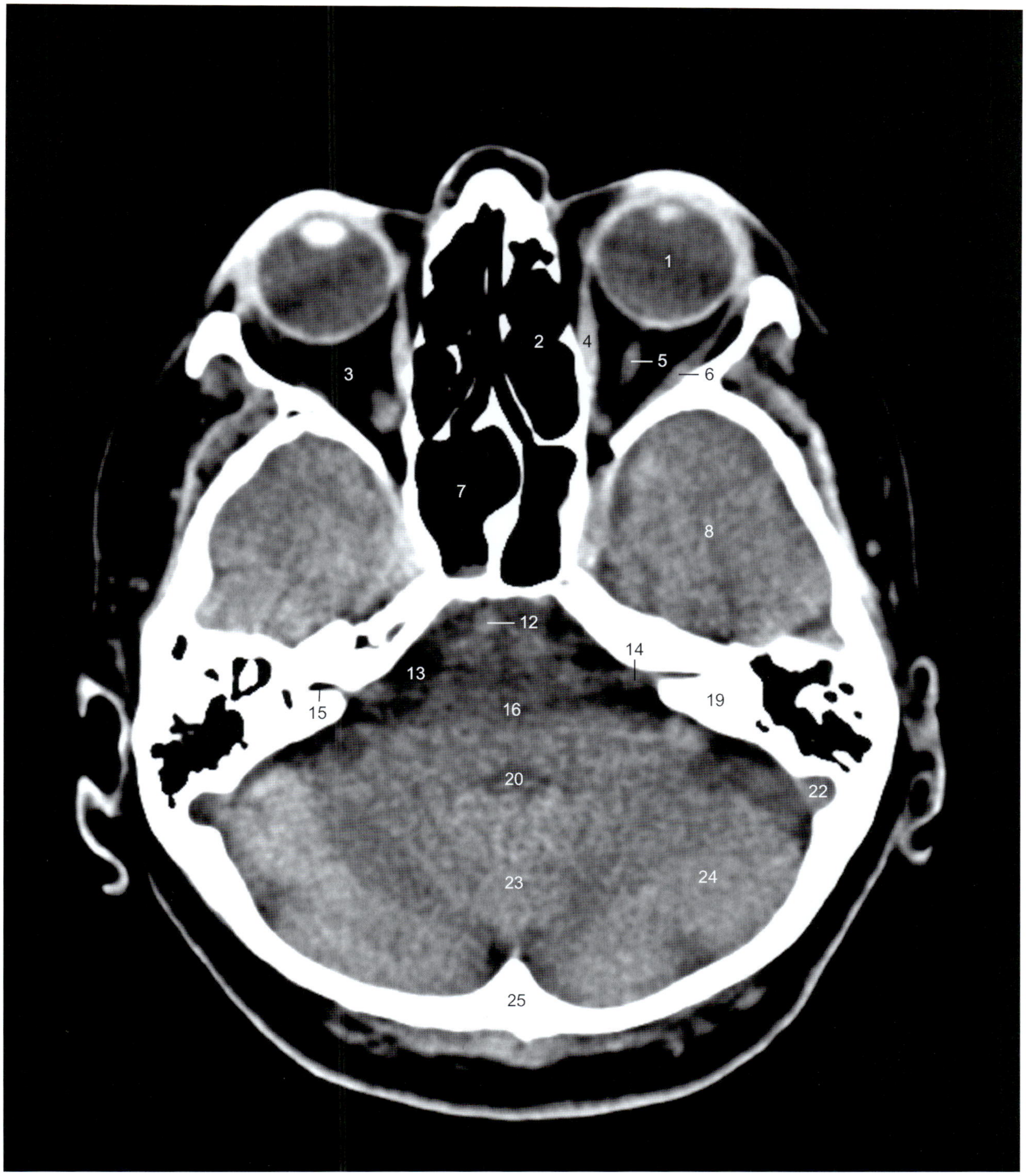

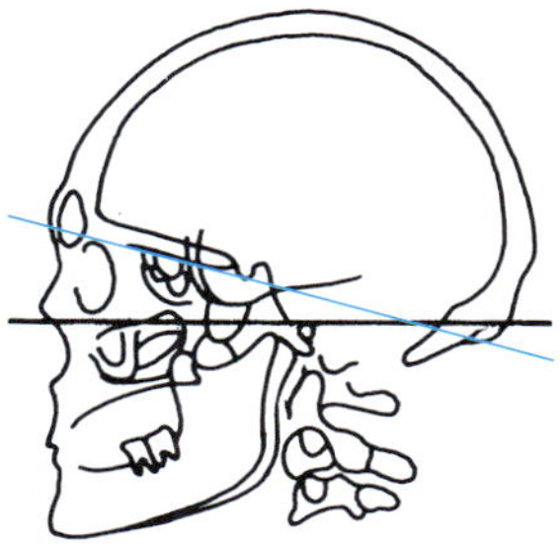

1 Bulbus oculi
2 Cellulae ethmoidales
3 retrobulbärer Teil der Orbita
4 M. rectus medialis
5 N. opticus (tangentialer Anschnitt)
6 M. rectus lateralis
7 S. sphenoidalis
8 Temporallappen
12 A. basilaris
13 C. pontocerebellaris
14 N. vestibulocochlearis, N. facialis
15 Meatus acusticus internus
16 Pons
19 Os temporale, Pars petrosa
20 4. Ventrikel
22 S. sigmoideus
23 Vermis cerebelli
24 Hemisphäre des Lobus cerebelli posterior
25 Os occipitale

Abb. **50d** Kanthomeatal orientiertes CT-Bild von einer 70 Jahre alten Frau, das mit der Schnittebene der Abbildungen 50a und 50c korrespondiert. Geringe Abweichungen finden sich in der vorderen Schädelgrube und in der Sella turcica.

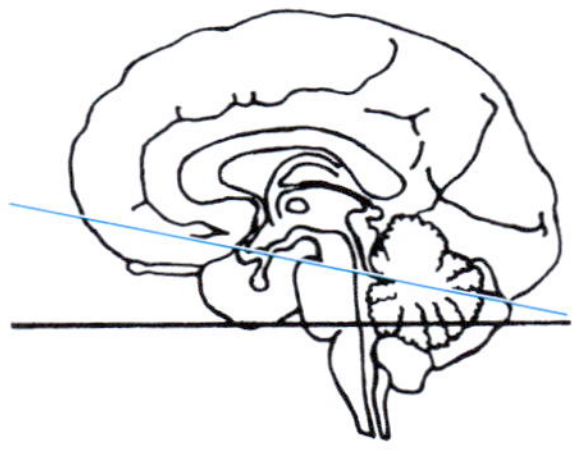

1 Falx cerebri
2 Gyri orbitales
3 G. rectus
4 G. temporalis superior
5 Sulcus olfactorius
6 G. temporalis medius
7 Tr. olfactorius
8 Chiasma opticum
9 Infundibulum
10 Processus clinoideus posterior (verdeckt)
11 N. oculomotorius
12 Corpus amygdaloideum
13 Ventriculus lateralis, Cornu temporale
14 Hippocampus
15 G. parahippocampalis
16 N. trochlearis
17 G. temporalis inferior
18 Pons
19 Tentorium cerebelli
20 Locus caeruleus
21 4. Ventrikel
22 Pedunculus cerebellaris superior
23 Nucl. fastigii
24 Nucl. dentatus
25 Vermis cerebelli
26 Falx cerebelli
27 Dura mater cranialis

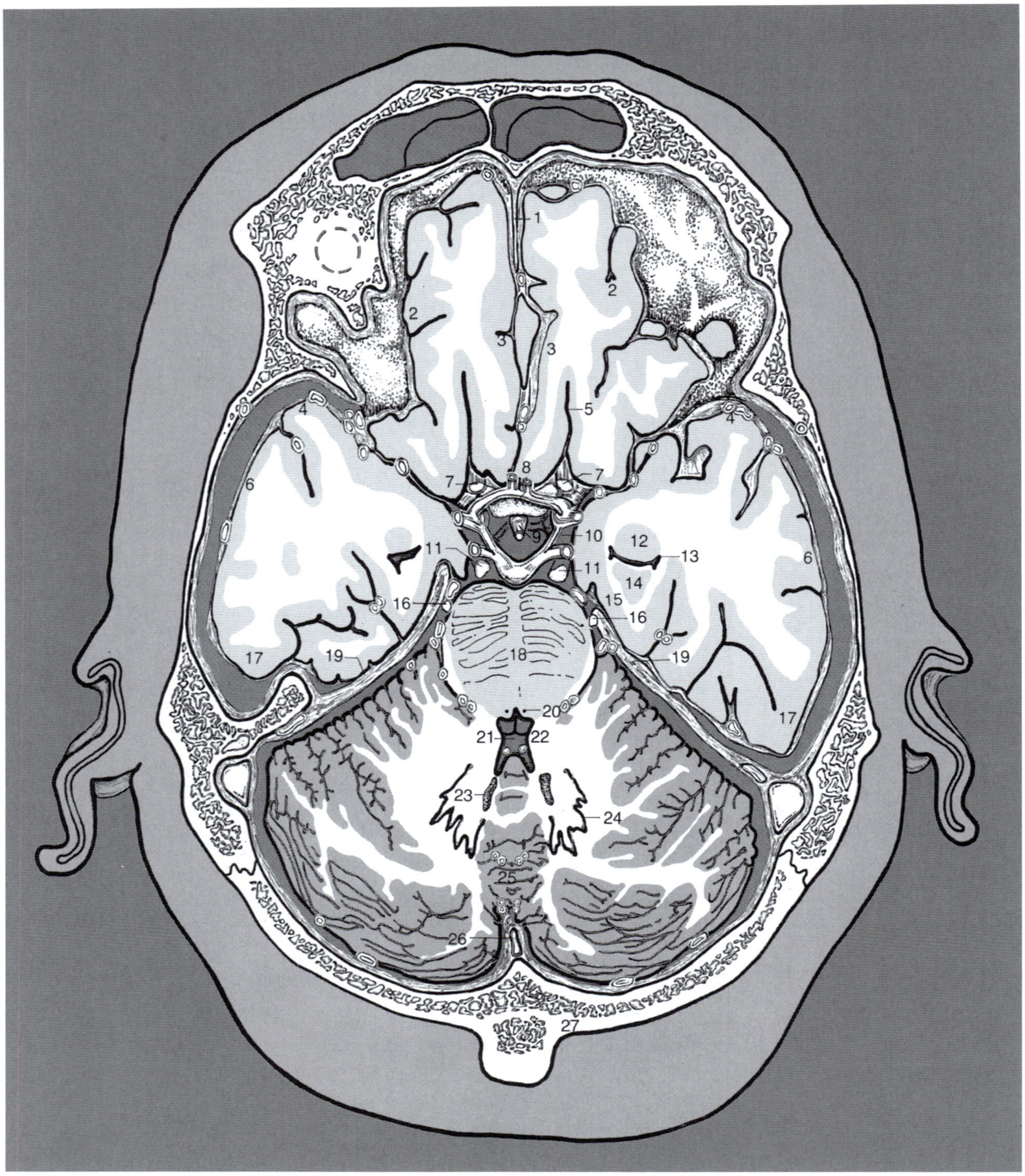

Abb. **51a** Aufsicht auf die superiore Schnittfläche der 5. Scheibe der Kanthomeatalserie. Die Schnittebene liegt in Höhe des Sellaeingangs. Frontalhirn, Temporallappen, Infundibulum, Pons und Kleinhirn sind getroffen. Hirnstrukturen und Hirnhaut.

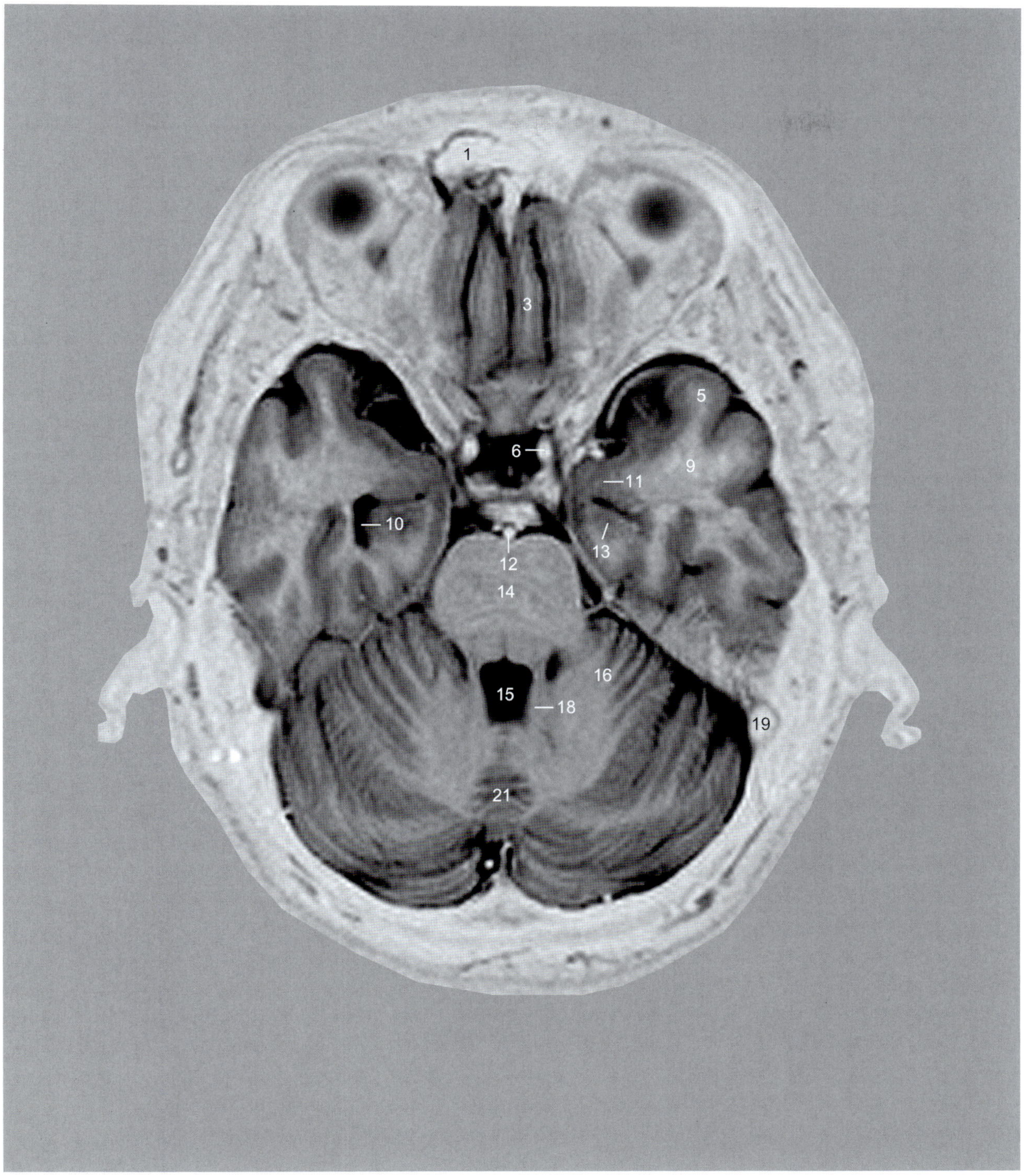

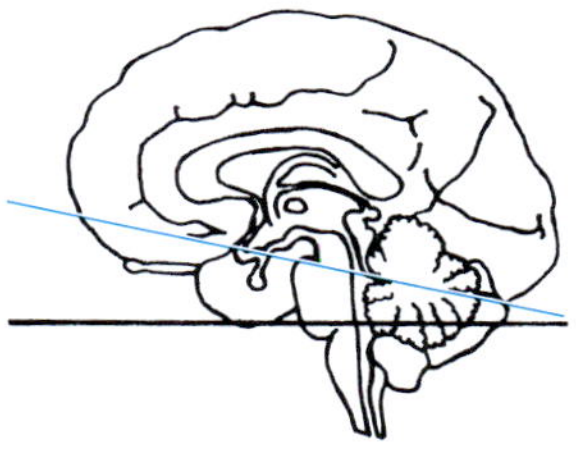

1 S. frontalis
3 G. rectus
5 G. temporalis superior
6 A. carotis interna
9 Temporallappen
10 Cornu temporale des Seitenventrikels
11 Corpus amygdaloideum
12 A. basilaris
13 Hippocampus
14 Pons
15 4. Ventrikel
16 Lobus cerebelli anterior
18 Pedunculus cerebellaris superior
19 S. sigmoideus
21 Vermis cerebelli

Abb. **51b** Kanthomeatal orientiertes, T1-gewichtetes MR-Bild, das geringfügig unter der in den Abbildungen 51a und 51c gewählten Schnittebene liegt.

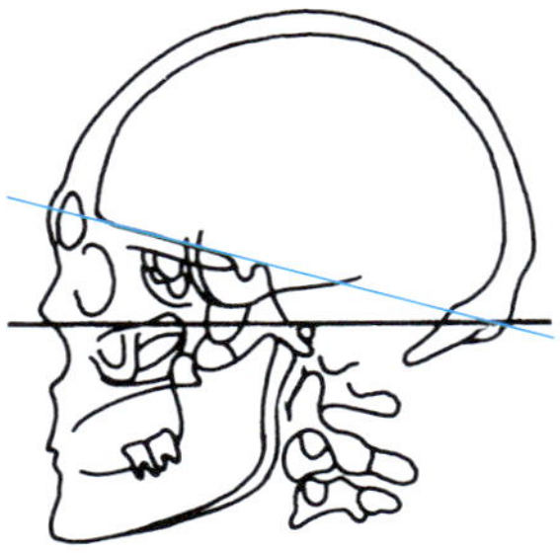

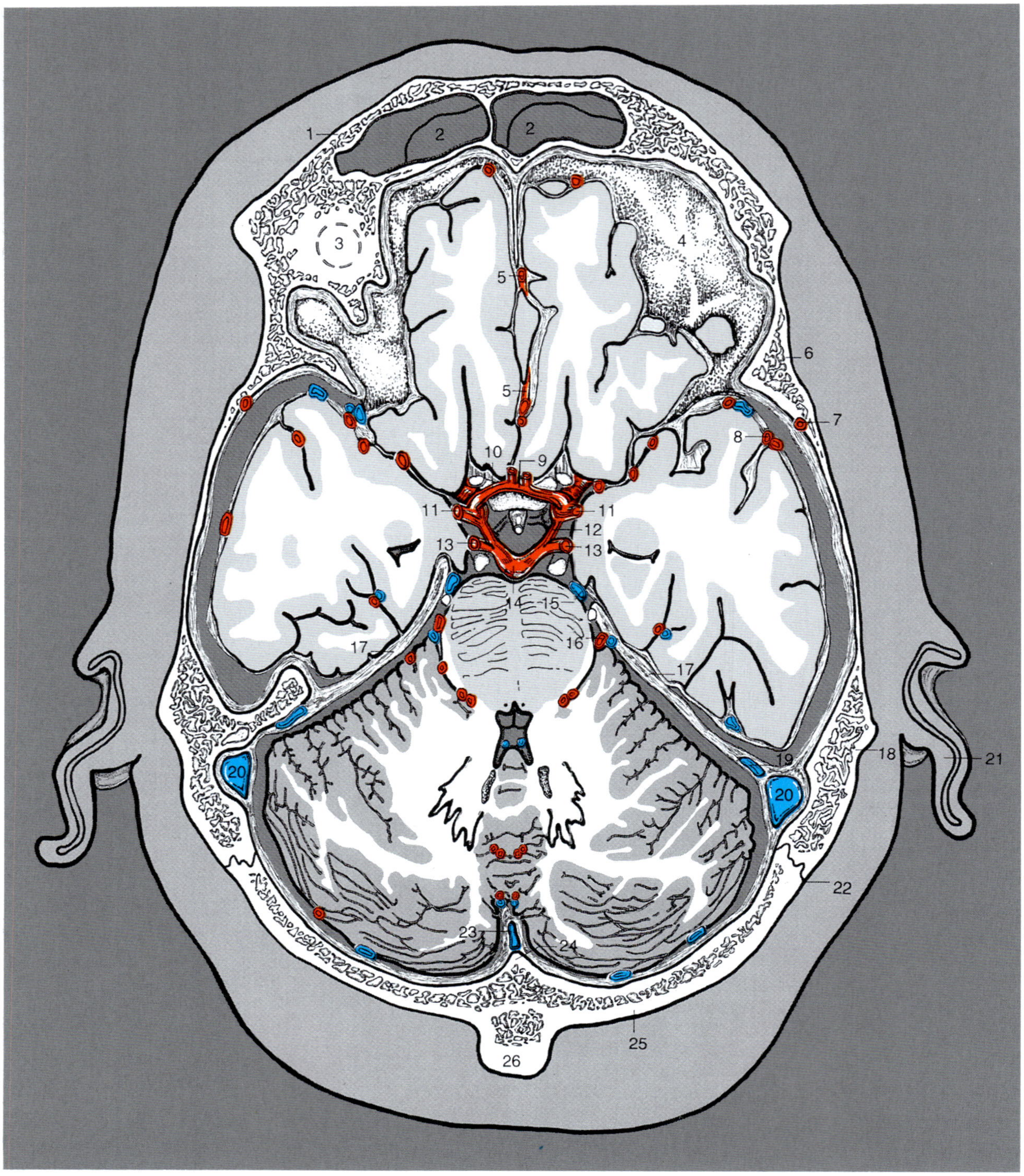

1 Os frontale
2 S. frontalis
3 Eröffnete Orbita
4 Fossa cranii anterior
5 A. frontobasalis medialis
6 Os sphenoidale
7 frontaler Ast der A. meningea media
8 A. temporalis
9 A. communicans anterior
10 A. cerebri anterior
11 A. cerebri media
12 A. communicans posterior
13 A. cerebri posterior
14 A. basilaris
15 V. basalis (Rosenthal)
16 A. superior cerebelli
17 Tentorium cerebelli
18 Os temporale
19 S. petrosus superior
20 S. sigmoideus
21 Ohrmuschel
22 Sutura lambdoidea
23 S. occipitalis
24 Protuberantia occipitalis interna
25 Os occipitale
26 Protuberantia occipitalis externa (Inion)

Abb. **51c** Aufsicht auf die superiore Schnittfläche der 5. Scheibe der Kanthomeatalserie. Der Schnitt trennte den Circulus arteriosus (Willis). Er wurde zeichnerisch rekonstruiert. Die Schnittebene verläuft links durch das Orbitadach und dicht oberhalb des Dorsum sellae. Der Ansatz des Tentorium cerebelli überlagert beiderseits den anterioren Abschnitt der Oberkante der Pyramiden des Felsenbeins. Knochenstrukturen und Blutgefäße.

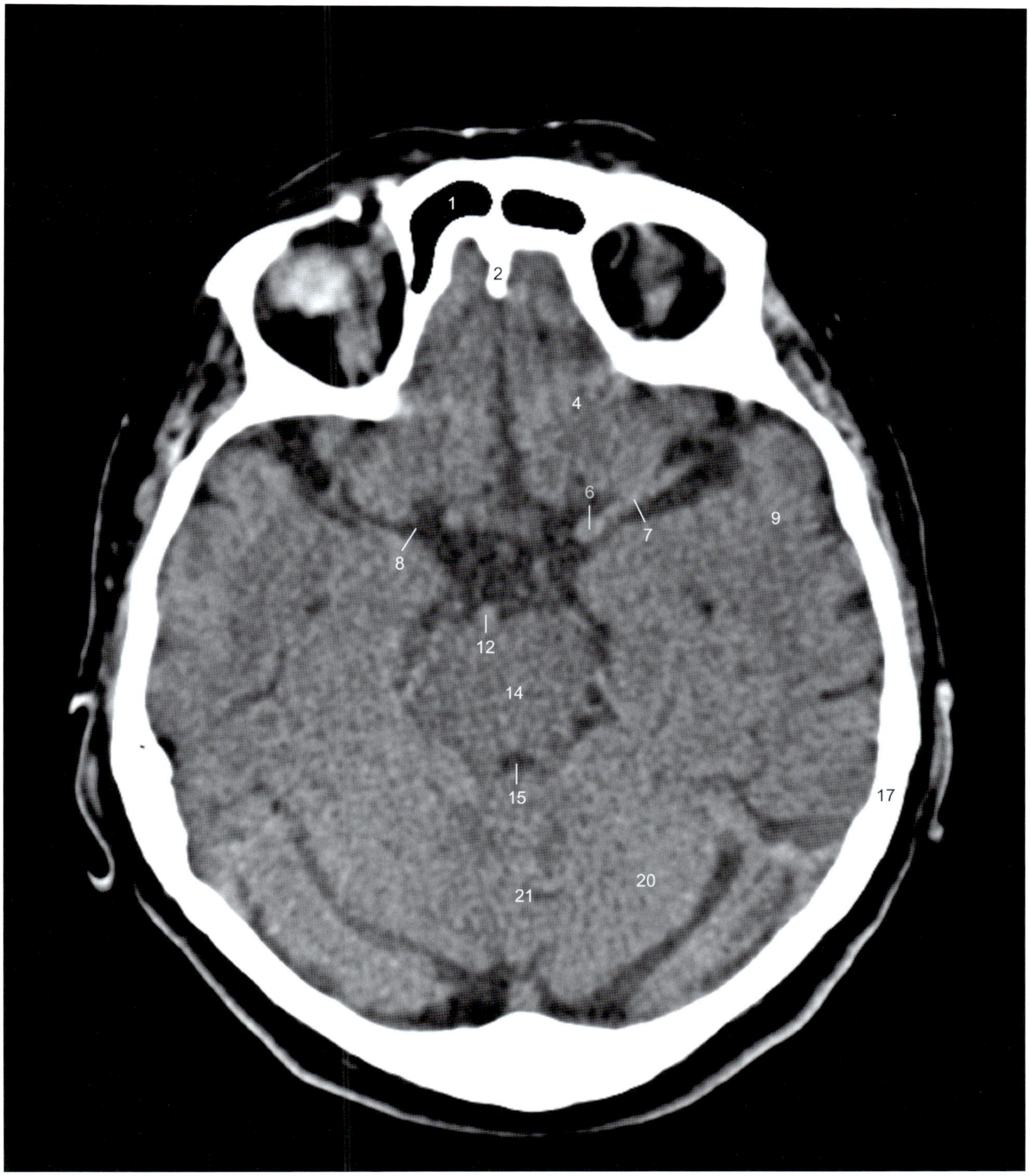

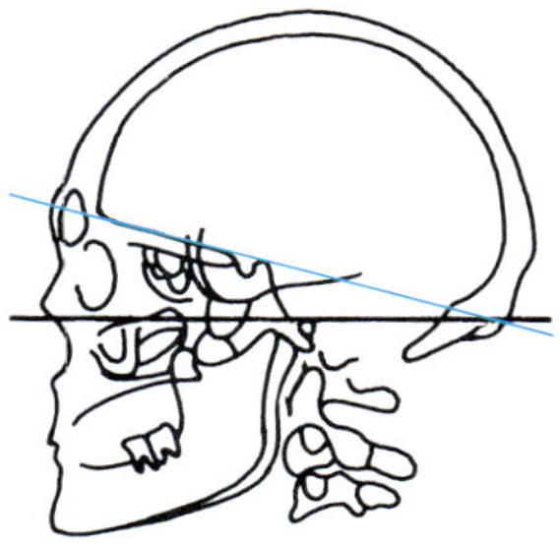

1 S. frontalis
2 Crista galli
4 Basis des Frontallappens
6 A. carotis interna
7 A. cerebri media
8 C. valleculae cerebri
9 Temporallappen
12 A. basilaris
14 Pons
15 4. Ventrikel
17 Os temporale
20 Hemisphäre des Kleinhirns
21 Vermis cerebelli

Abb. **51d** Kanthomeatal orientiertes CT-Bild, das geringfügig unter der in den Abbildungen 51a und 51c gewählten Schnittebene liegt.

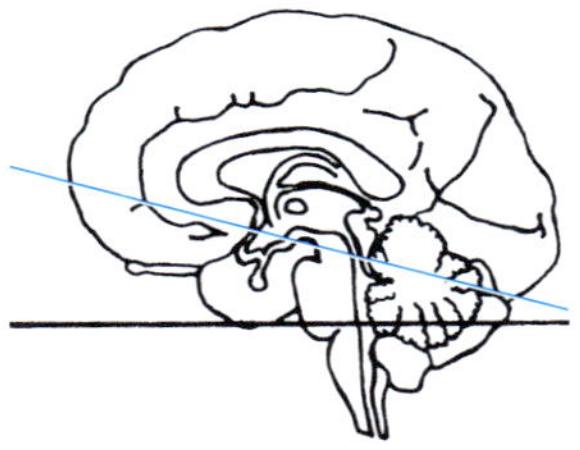

1 G. frontalis superior
2 Stirnpol
3 Falx cerebri
4 G. frontalis medius
5 G. frontalis inferior
6 G. cinguli
7 Sulcus lateralis
8 Temporallappen
9 Sulcus circularis insulae
10 G. temporalis superior
11 Area subcallosa
12 Boden des Striatum
13 Claustrum
14 Insel
15 G. semilunaris
16 Lamina terminalis
17 Hypothalamus
18 3. Ventrikel
19 Fornix
20 Tr. opticus
21 Corpus amygdaloideum
22 G. temporalis medius
23 Alveus hippocampi
24 Hippocampus
25 Uncus des G. parahippocampalis
26 Sulcus hippocampalis
27 G. parahippocampalis
28 Crus cerebri
29 Substantia nigra
30 Tegmentum mesencephali
31 Ventriculus lateralis, Cornu temporale
32 G. temporalis inferior
33 Übergang des Aqueductus mesencephali in den 4. Ventrikel
34 Locus caeruleus
35 N. trochlearis
36 Sulcus collateralis
37 G. occipitotemporalis lateralis
38 Vermis cerebelli des Lobus cerebelli anterior
39 Hemisphäre des Lobus cerebelli anterior
40 Tentorium cerebelli
41 Fissura prima
42 Hemisphäre des Lobus cerebelli posterior
43 Dura mater cranialis

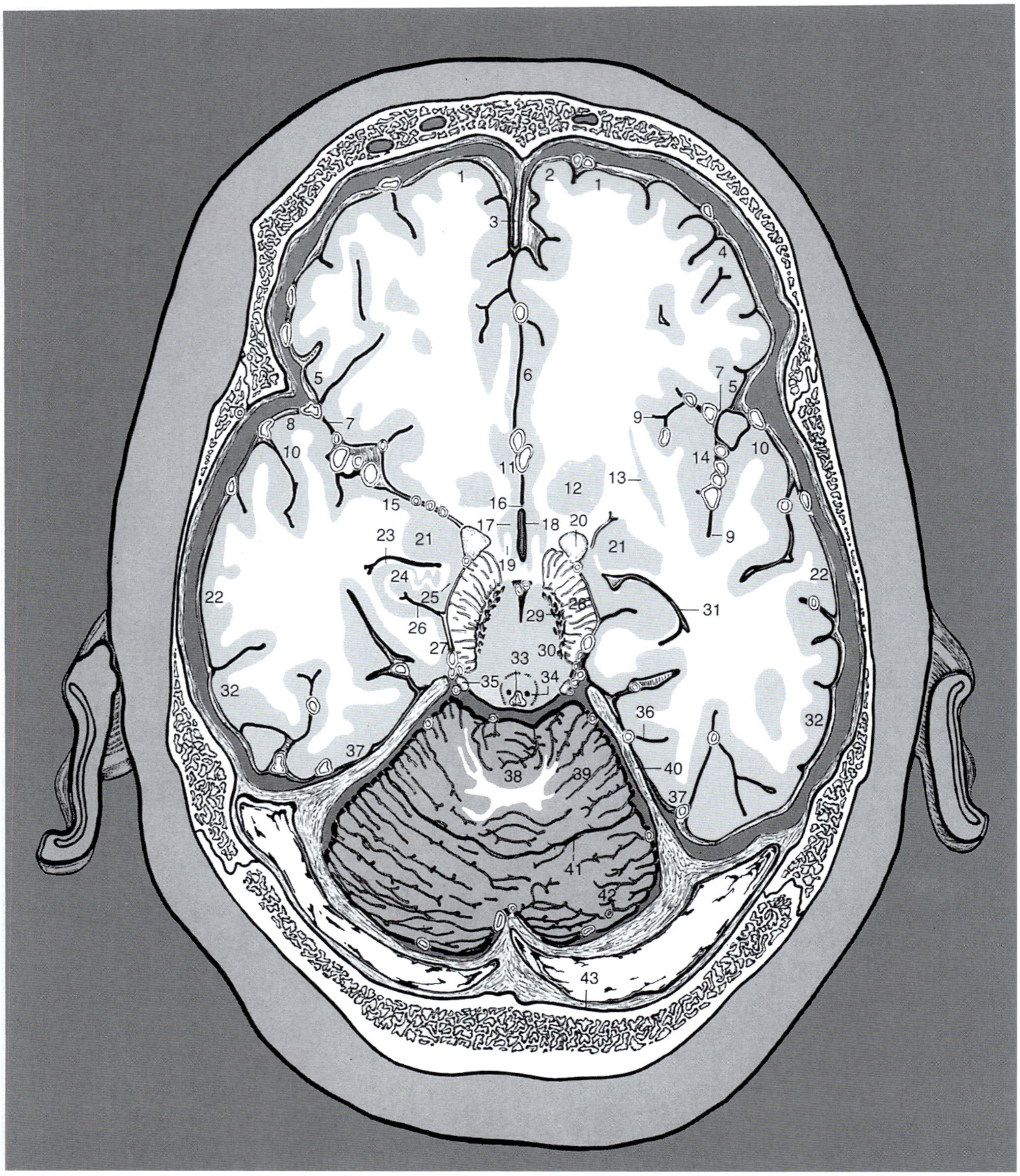

Abb. **52a** Aufsicht auf die superiore Schnittfläche der 6. Scheibe der Kanthomeatalserie. In dieser Schnittebene sind Frontalhirn, Temporallappen, Hypothalamus, Mittelhirn und Kleinhirn getroffen. Hirnstrukturen und Hirnhaut.

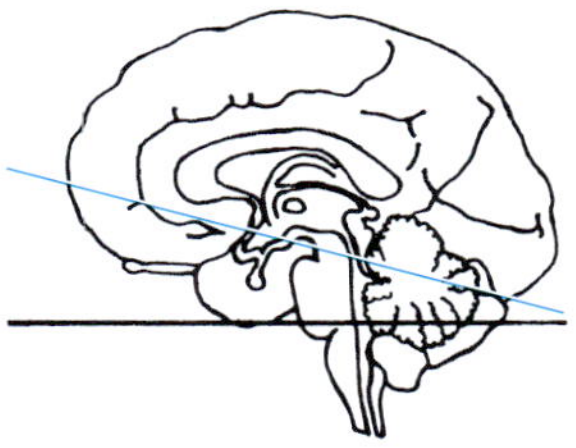

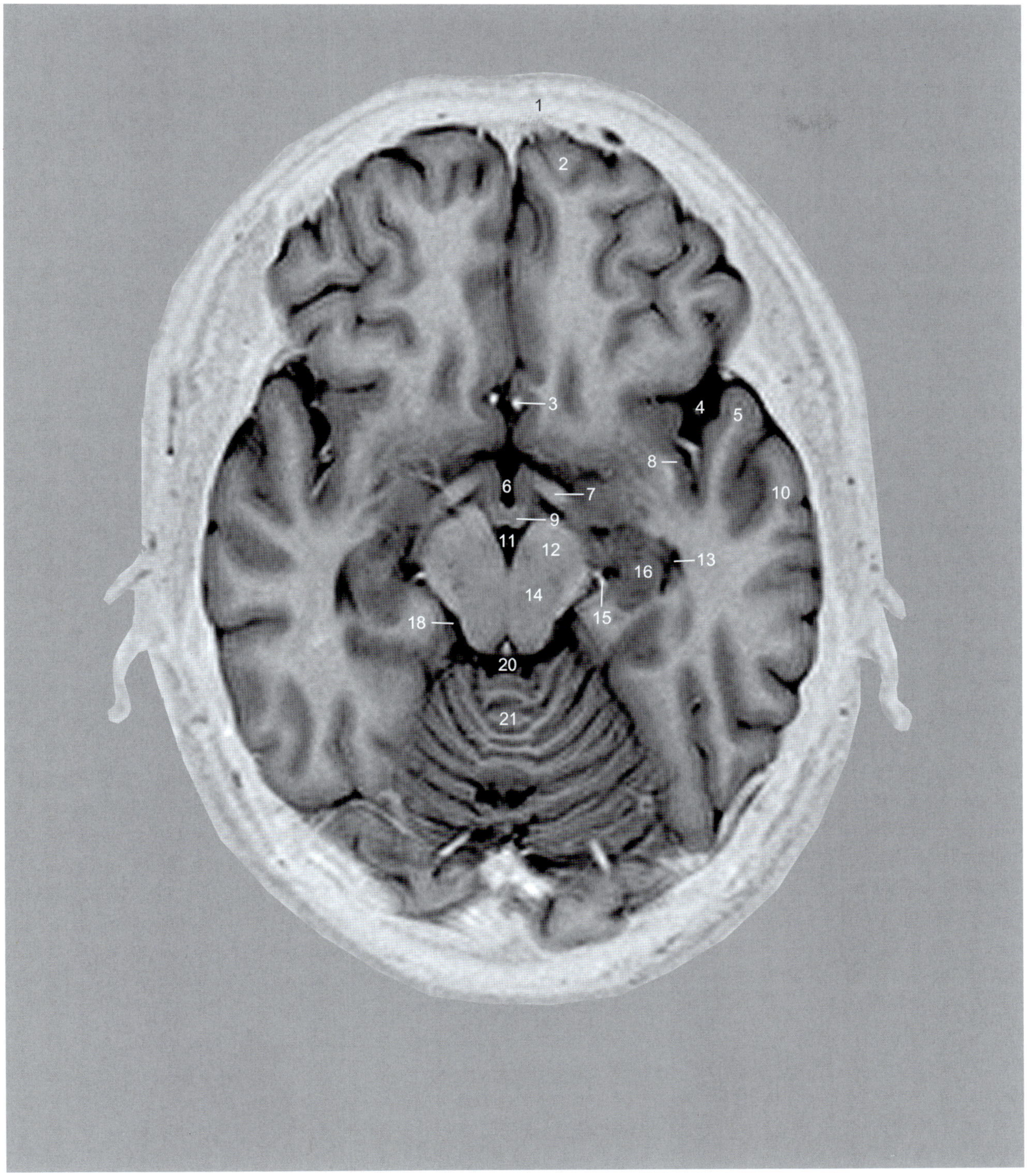

1 Os frontale
2 G. frontalis superior
3 A. cerebri anterior
4 C. fossae lateralis cerebri
5 G. temporalis superior
6 3. Ventrikel
7 Tr. opticus
8 Insel
9 Corpus mammillare
10 G. temporalis medius
11 C. interpeduncularis
12 Crus cerebri
13 Cornu temporale des Seitenventrikels
14 Tegmentum mesencephali
15 A. cerebri posterior
16 Hippocampus
18 C. ambiens
20 C. quadrigeminalis
21 Vermis des Lobus cerebelli anterior

Abb. **52b** Kanthomeatal orientiertes, T1-gewichtetes MR-Bild, das mit der in den Abbildungen 52a und 52c gewählten Schnittebene annähernd korrespondiert.

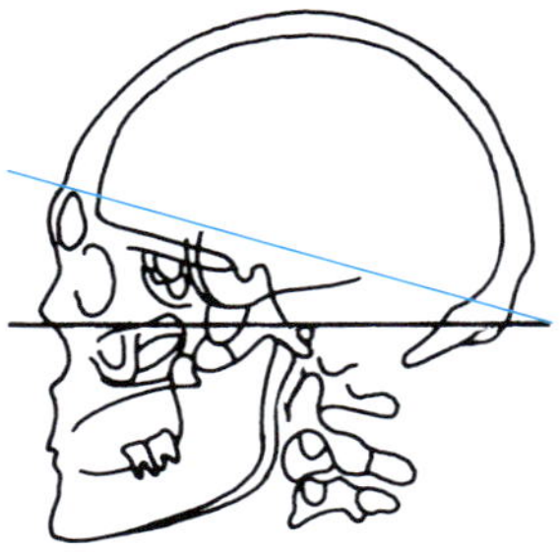

1 Os frontale
2 S. frontalis
3 A. polaris frontalis
4 Ast der A. meningea media
5 V. media superficialis cerebri
6 A. cerebri anterior
7 Aa. insulares
8 A. temporalis
9 Aa. centrales anterolaterales (Aa. lenticulostriatae laterales)
10 Aa. centrales anterolaterales und anteromediales
11 Os temporale
12 A. occipitalis medialis
13 A. occipitalis lateralis
14 Aa. choroideae posteriores medialis und lateralis
15 V. basalis (Rosenthal)
16 Ohrmuschel
17 Tentorium cerebelli
18 Sutura lambdoidea
19 S. transversus
20 Os occipitale

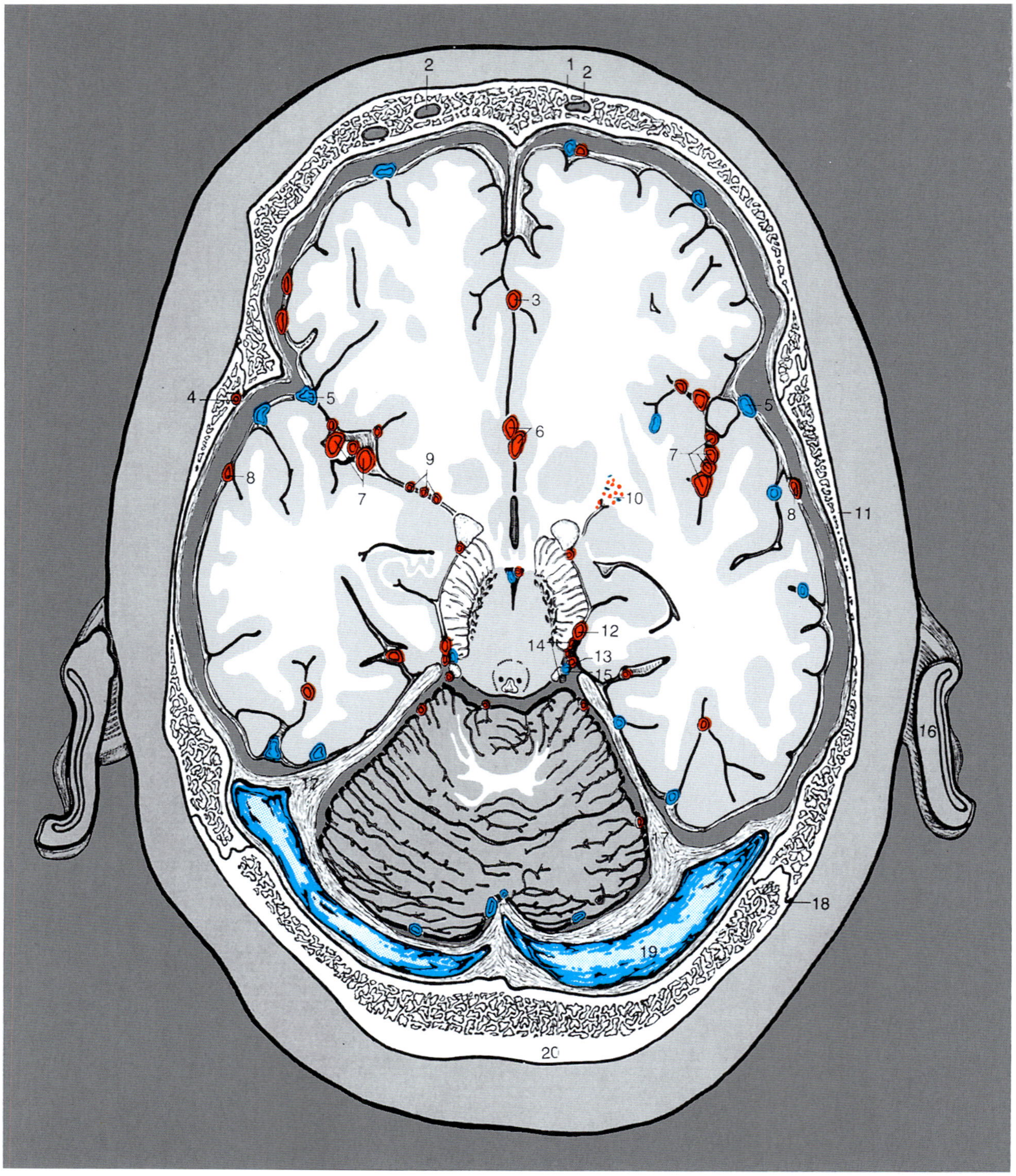

Abb. **52c** Aufsicht auf die superiore Schnittfläche der 6. Scheibe der Kanthomeatalserie. Auch in dieser Ebene sind vordere, mittlere und hintere Schädelgrube mit Inhalt getroffen. Die hintere Schädelgrube wird durch das angeschnittene Tentorium cerebelli nach anterior begrenzt. Knochenstrukturen und Blutgefäße.

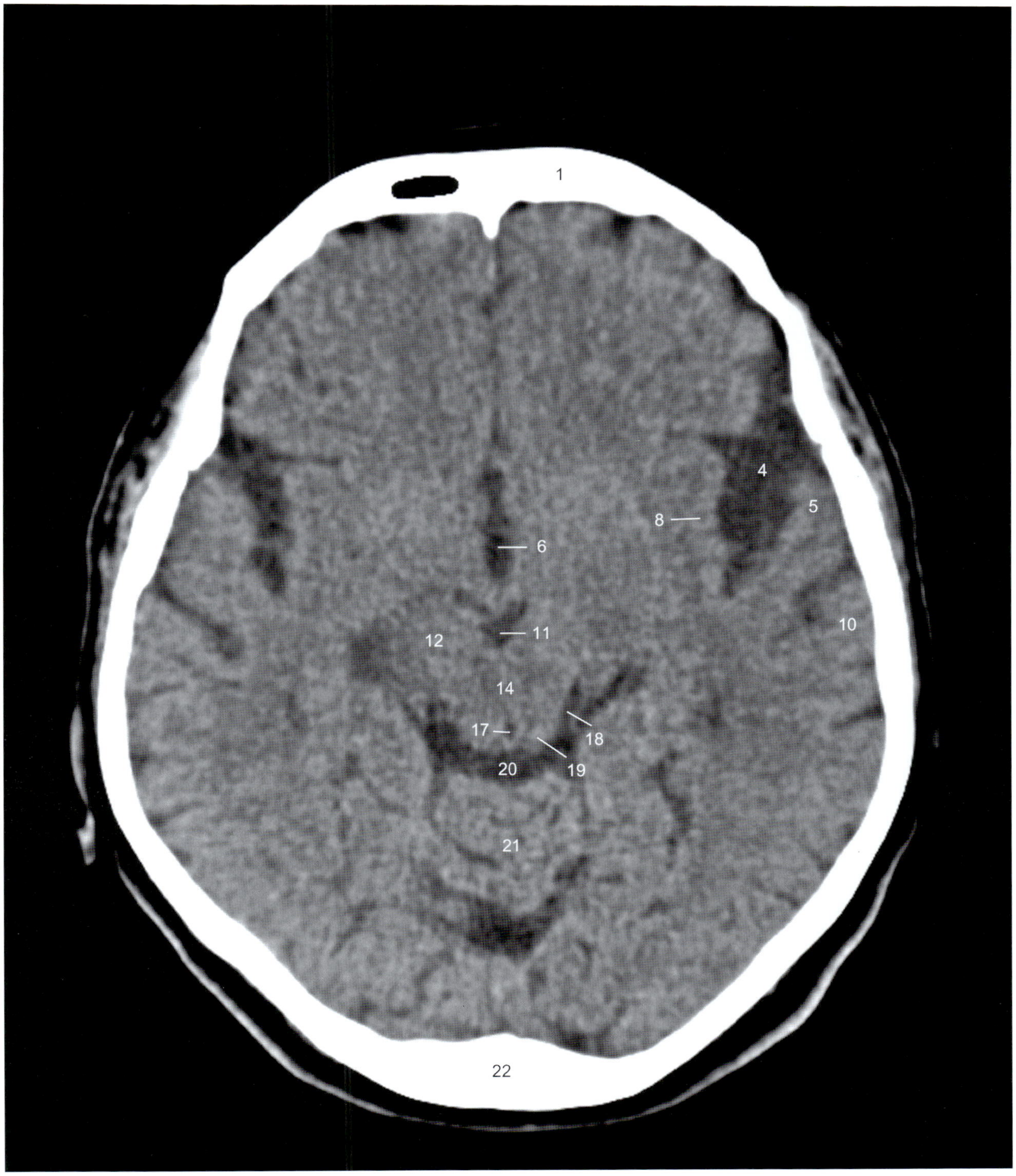

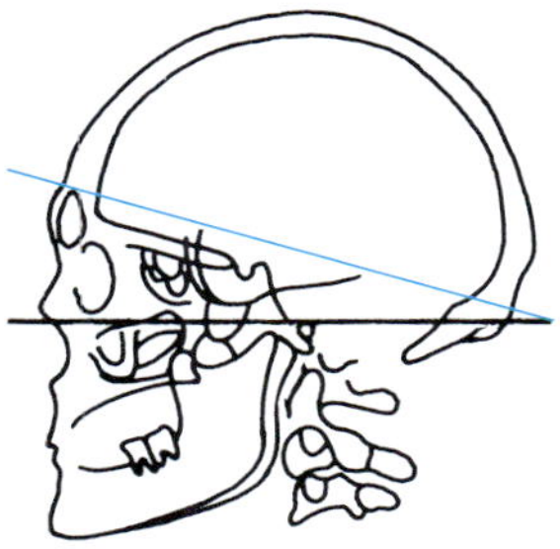

1 Os frontale
4 C. fossae lateralis cerebri
5 G. temporalis superior
6 3. Ventrikel
8 Insel
10 G. temporalis medius
11 C. interpeduncularis
12 Crus cerebri
14 Tegmentum mesencephali
17 Aqueductus mesencephali
18 C. ambiens
19 Colliculus inferior
20 C. quadrigeminalis
21 Vermis des Lobus cerebelli anterior
22 Os occipitale

Abb. **52d** Kanthomeatal orientiertes CT-Bild, das etwas oberhalb der in den Abbildungen 52a und 52b gewählten Schnittebene liegt.

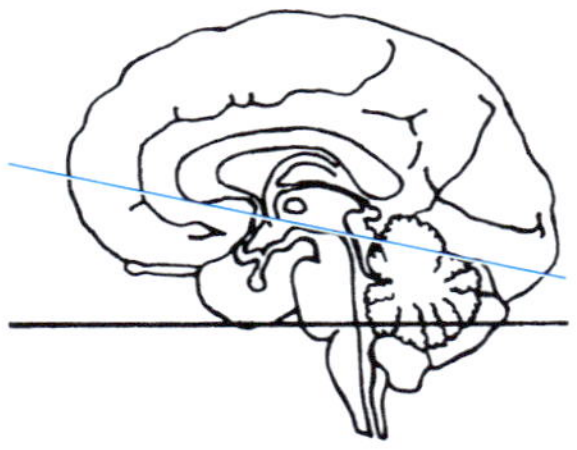

1 G. frontalis superior am Stirnpol
2 G. frontalis medius
3 Falx cerebri
4 G. cinguli
5 G. frontalis inferior
6 Corpus callosum, Genu
7 Ventriculus lateralis, Cornu frontale
8 Sulcus circularis insulae
9 Insel
10 Capsula extrema
11 Claustrum
12 Capsula externa
13 Putamen
14 Globus pallidus lateralis
15 Globus pallidus medialis
16 Caput nuclei caudati
17 Capsula interna, Crus anterius
18 Capsula interna, Genu
19 Capsula interna, Crus posterius
20 Nuclei septales
21 Columna fornicis
22 Hypothalamus
23 Fasciculus mammillothalamicus
24 Sulcus lateralis, Ramus ascendens
25 Sulcus lateralis, Ramus posterior
26 Temporallappen
27 G. temporalis superior
28 3. Ventrikel
29 Nucl. reticularis thalami
30 Nucl. ventralis posterolateralis thalami
31 Corpus geniculatum mediale
32 Corpus geniculatum laterale
33 Cauda nuclei caudati
34 Aqueductus mesencephali
35 Alveus hippocampi
36 Hippocampus
37 G. parahippocampalis
38 G. temporalis medius
39 Colliculus inferior
40 Tentorium cerebelli
41 Vermis cerebelli des Lobus anterior
42 G. occipitotemporalis lateralis
43 Sulcus collateralis
44 G. occipitotemporalis medialis
45 Gyri occipitales
46 Dura mater cranialis

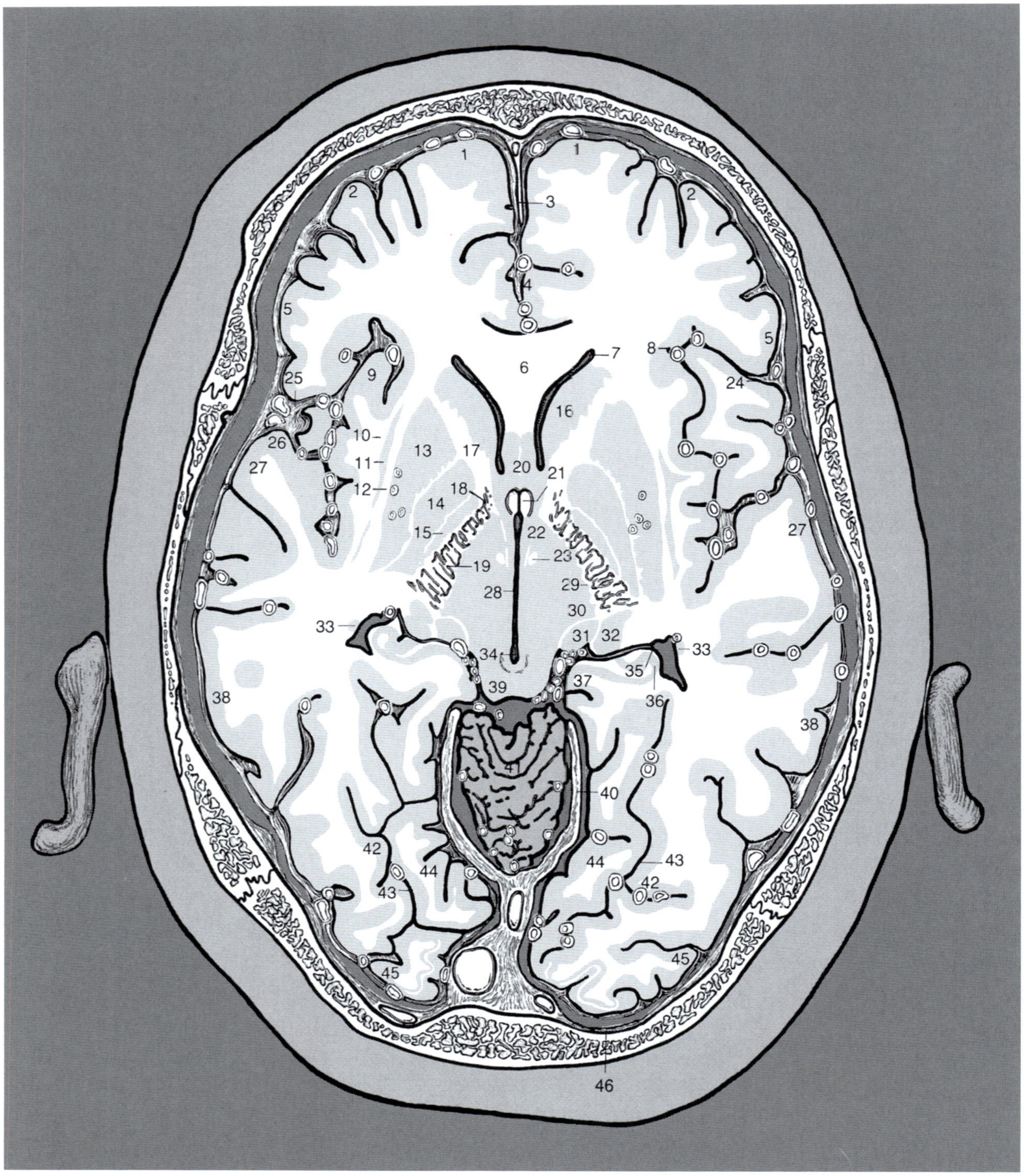

Abb. **53a** Aufsicht auf die superiore Schnittfläche der 7. Scheibe der Kanthomeatalserie. In dieser Schnittebene erreicht die Insel die größte Ausdehnung. Striatum (Putamen und Nucl. caudatus), Capsula interna, Hypothalamus und inferiorer Thalamus sind dargestellt. Vom infratentoriellen Raum ist nur das Kleinhirn angeschnitten. Hirnstrukturen und Hirnhaut.

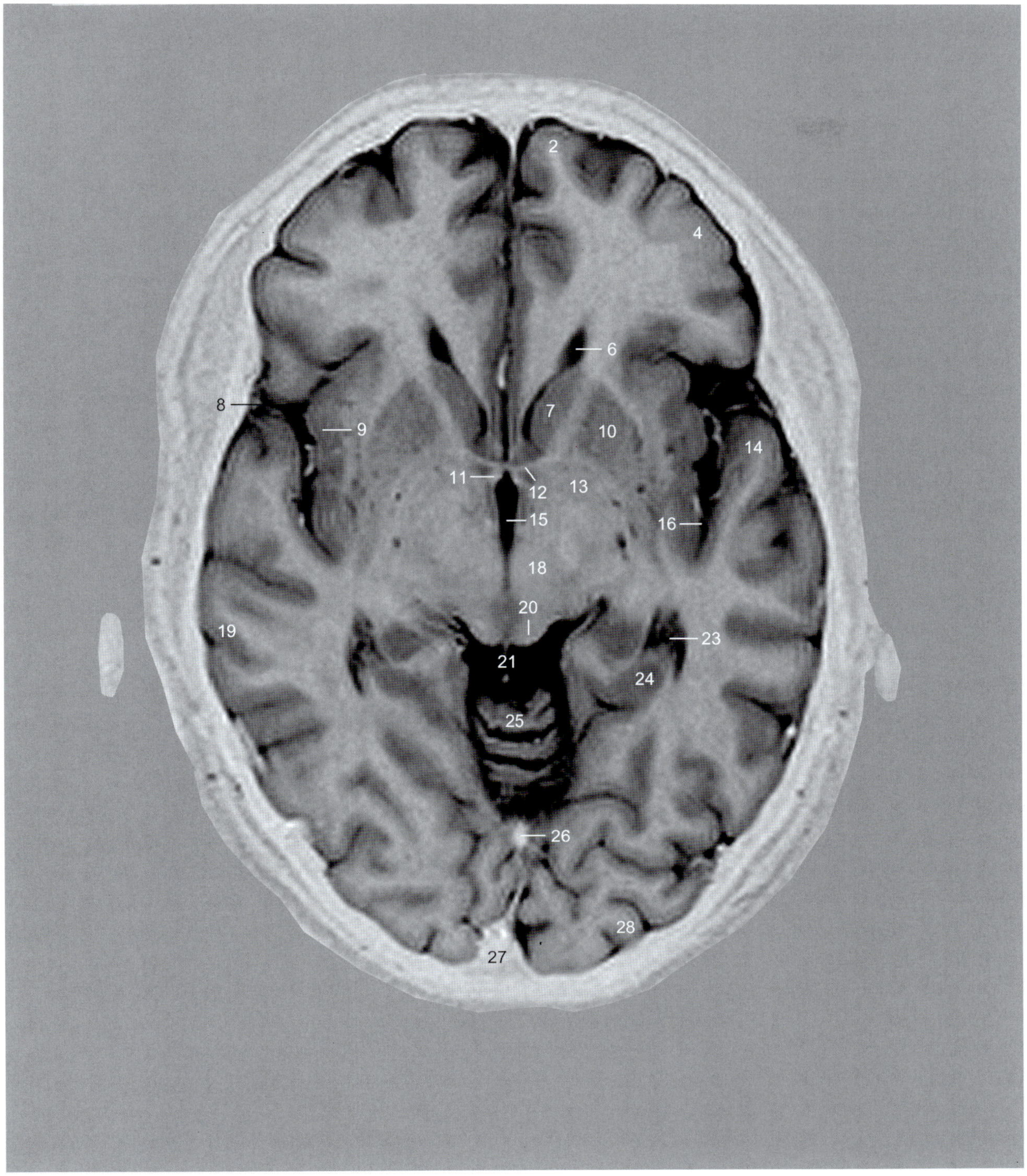

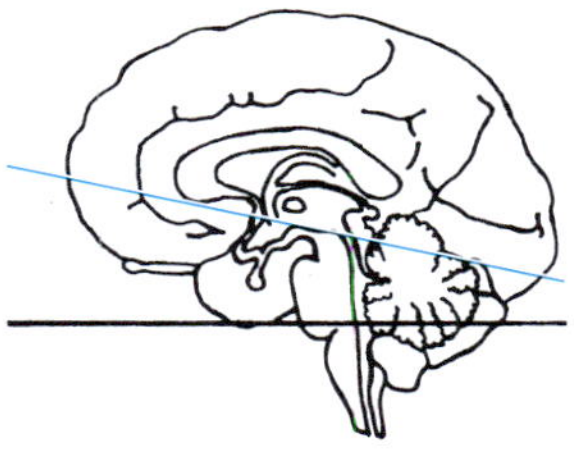

2 G. frontalis superior
4 G. frontalis medius
6 Ventriculus lateralis, Cornu frontale
7 Caput nuclei caudati
8 Sulcus lateralis
9 Insel
10 Putamen
11 Columna fornicis
12 Commissura anterior
13 Globus pallidus
14 G. temporalis superior
15 3. Ventrikel
16 C. fossae lateralis cerebri
18 Thalamus
19 G. temporalis medius
20 Colliculus superior
21 C. quadrigeminalis
23 Ventriculus lateralis
24 Hippocampus
25 Vermis des Lobus cerebelli anterior
26 S. rectus
27 S. sagittalis superior
28 Gyri occipitales

Abb. **53b** Kanthomeatal orientiertes, T1-gewichtetes MR-Bild, das von der in den Abbildungen 53a und 53c gewählten Schnittebene geringfügig abweicht.

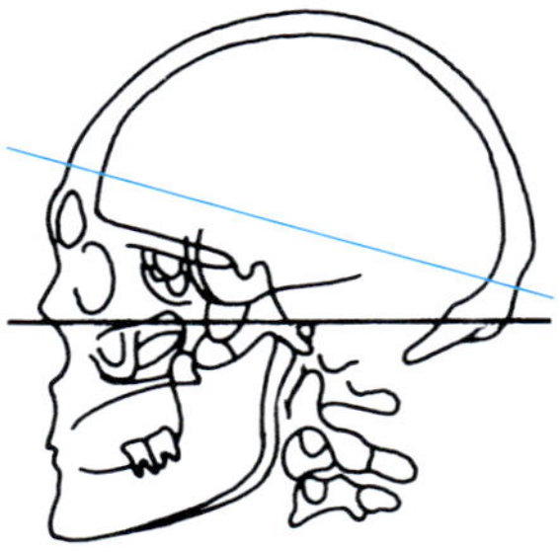

1 Os frontale
2 S. sagittalis superior
3 Brückenvene
4 A. frontalis anteromedialis
5 A. cerebri anterior
6 Aa. insulares
7 Sutura coronalis
8 Os parietale
9 V. media superficialis cerebri
10 A. temporalis
11 Ventriculus lateralis, Cornu frontale
12 Aa. centrales anterolaterales
13 3. Ventrikel
14 Os temporale
15 A. occipitalis medialis
16 Aa. choroideae posteriores medialis und lateralis
17 Aqueductus mesencephali
18 A. occipitalis lateralis
19 V. basalis (Rosenthal)
20 Ohrmuschel
21 Tentorium cerebelli
22 Ast der A. occipitalis lateralis
23 S. rectus
24 Sutura lambdoidea
25 Confluens sinuum (blau gepunktet innerhalb der Scheibe)
26 Os occipitale

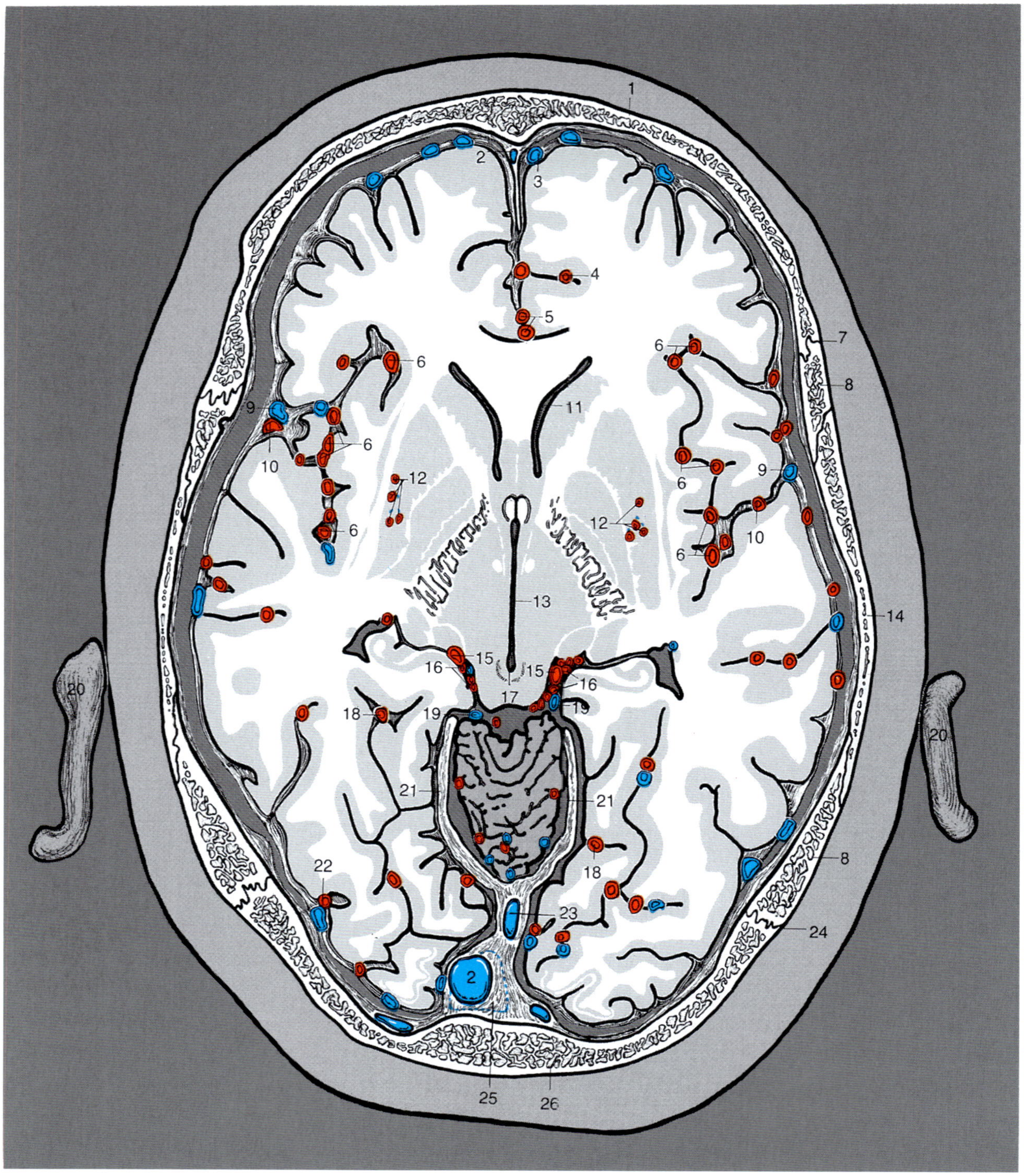

Abb. **53c** Aufsicht auf die superiore Schnittfläche der 7. Scheibe der Kanthomeatalserie. in dieser Ebene liegen die basalen Teile der Vorderhörner der Seitenventrikel. Der 3. Ventrikel ist am Übergang zum Aqueductus mesencephali getroffen. Außerdem sind die Unterhörner der Seitenventrikel dargestellt. Der anteriore Abschnitt des Tentorium cerebelli ist angeschnitten. Knochenstrukturen und Blutgefäße.

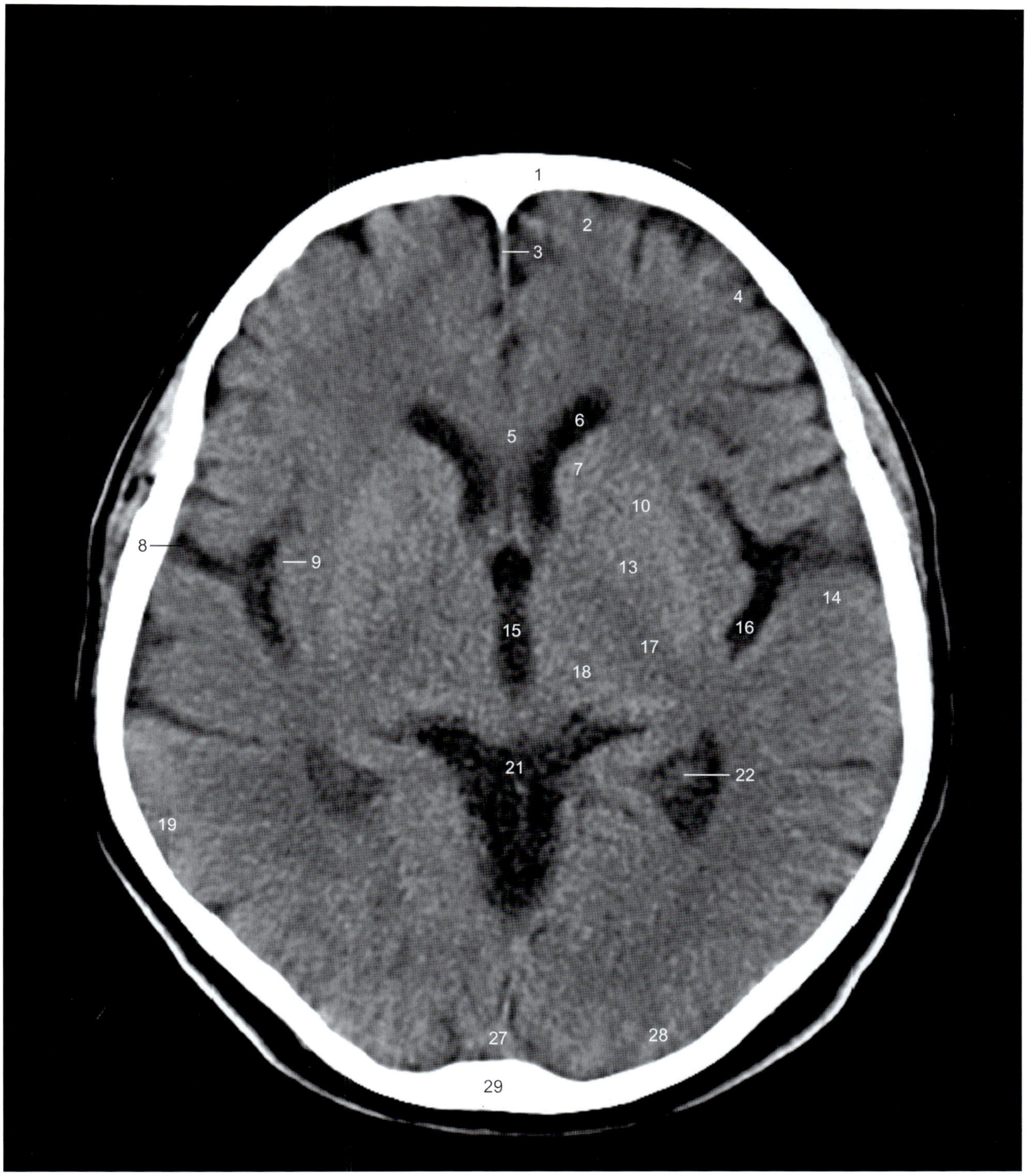

Abb. **53d** Kanthomeatal orientiertes CT-Bild, das etwas oberhalb der in den Abbildungen 53a und 53c gewählten Schnittebene liegt.

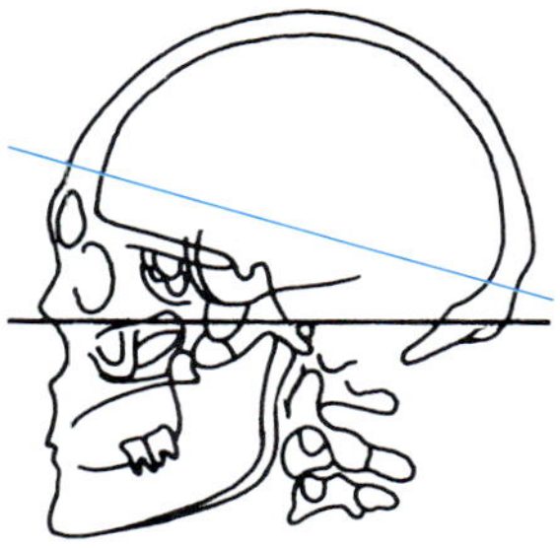

1 Os frontale
2 G. frontalis superior
3 Falx cerebri
4 G. frontalis medius
5 Corpus callosum, Genu
6 Ventriculus lateralis, Cornu frontale
7 Caput nuclei caudati
8 Sulcus lateralis
9 Insel
10 Putamen
13 Globus pallidus
14 G. temporalis superior
15 3. Ventrikel
16 C. fossae lateralis cerebri
17 Capsula interna, Crus posterius
18 Thalamus
19 G. temporalis medius
21 C. quadrigeminalis
22 Plexus choroideus des Seitenventrikels
27 S. sagittalis superior
28 Gyri occipitales
29 Os occipitale

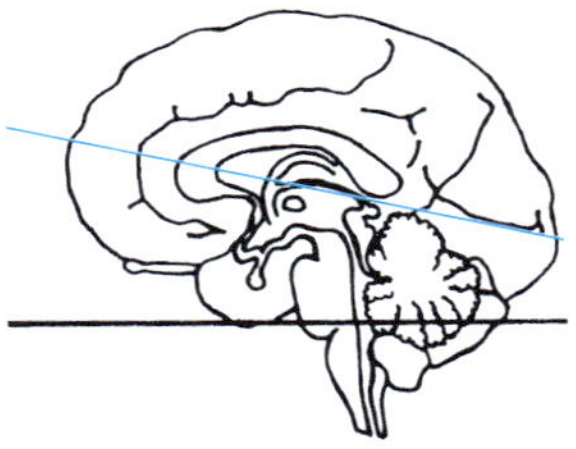

1 G. frontalis superior
2 G. frontalis medius
3 Falx cerebri
4 G. frontalis inferior
5 G. cinguli
6 Corpus callosum
7 Capsula interna, Crus anterius
8 Ventriculus lateralis, Cornu frontale
9 Cavum septi pellucidi
10 Caput nuclei caudati
11 G. precentralis
12 Sulcus lateralis, Ramus posterior
13 Insel
14 Capsula extrema
15 Claustrum
16 Capsula externa
17 Putamen
18 Globus pallidus
19 Capsula interna, Genu
20 Capsula interna, Crus posterius
21 Fornix
22 Foramen interventriculare (Monro)
23 Nuclei anteriores thalami
24 Nuclei mediales thalami
25 Nuclei ventrales lateralis thalami
26 Nucl. lateralis posterior thalami
27 Nuclei habenulares
28 Nuclei pulvinares thalami
29 Sulcus centralis
30 G. postcentralis
31 G. temporalis superior
32 Gyri temporales transversi (Heschlsche Querwindungen)
33 Sulcus circularis insulae
34 Cauda nuclei caudati
35 3. Ventrikel
36 Fimbria hippocampi
37 Hippocampus
38 G. temporalis medius
39 Sulcus parietooccipitalis
40 Tentorium cerebelli
41 Vermis cerebelli des Lobus anterior in Aufsicht
42 Gyri occipitales
43 Area striata
44 Sulcus calcarinus
45 Okzipitalpol

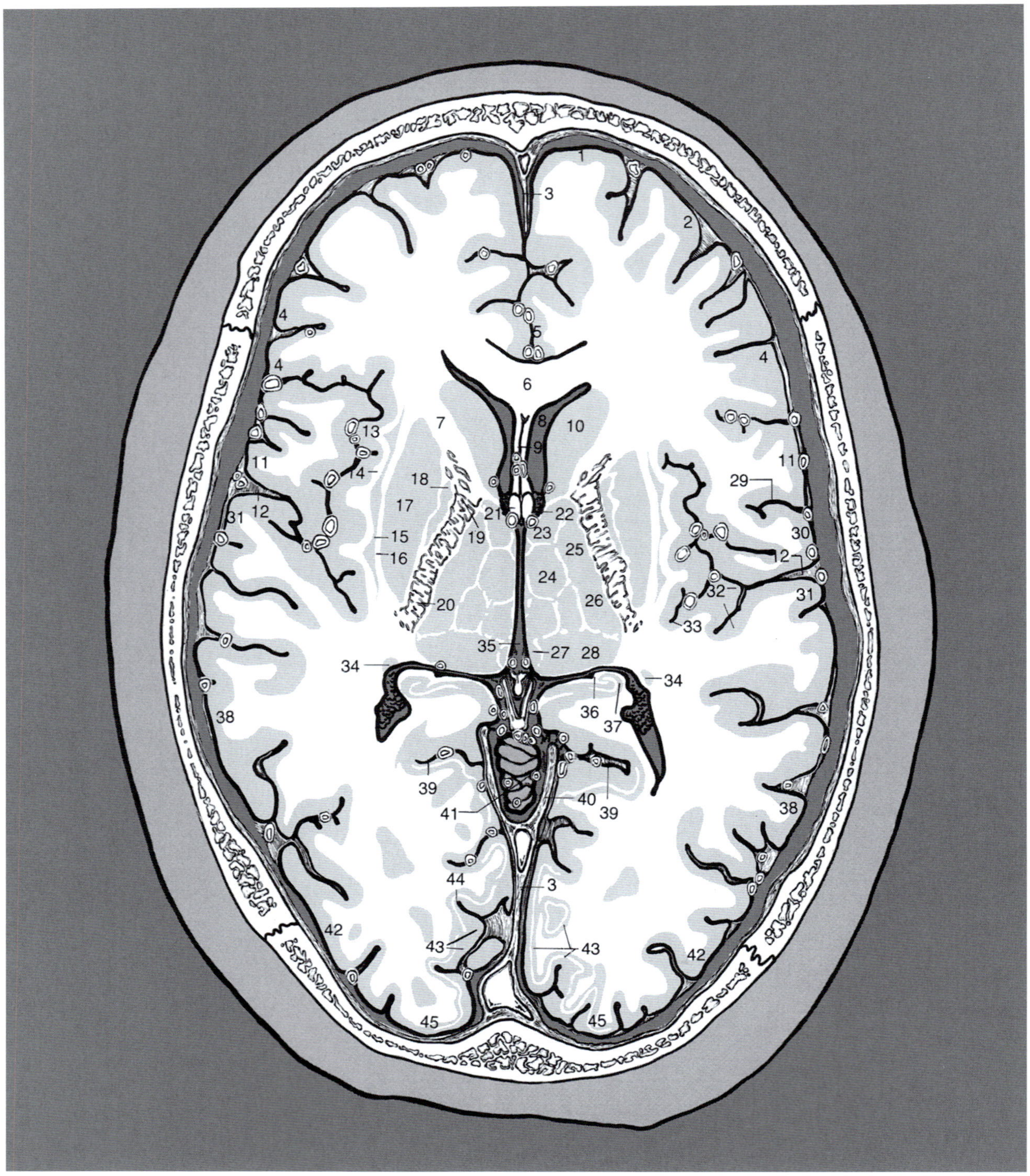

Abb. **54a** Aufsicht auf die superiore Schnittfläche der 8. Scheibe der Kanthomeatalserie. Die Schnittebene trifft Insel, Striatum (Putamen und Nucl. caudatus), Capsula interna und Thalamus. In der Zeichnung nicht sichtbar liegen inferior der Schnittebene zwischen dem 3. Ventrikel und dem Kleinhirnwurm die Colliculi superiores. Hirnstrukturen und Hirnhaut.

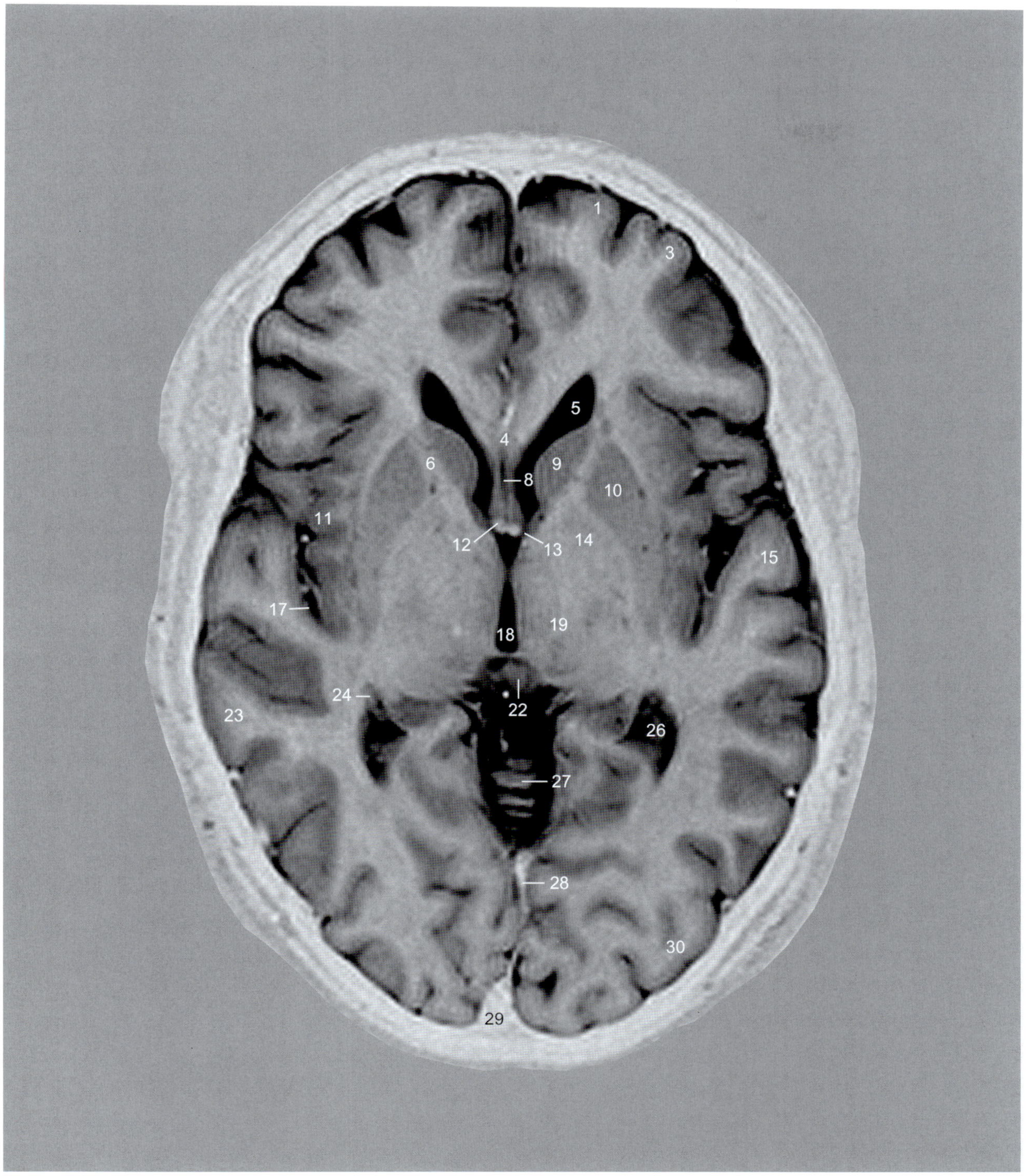

Abb. **54b** Kanthomeatal orientiertes, T1-gewichtetes MR-Bild, das mit der in den Abbildungen 54a und 54c gewählten Schnittebene annähernd korrespondiert.

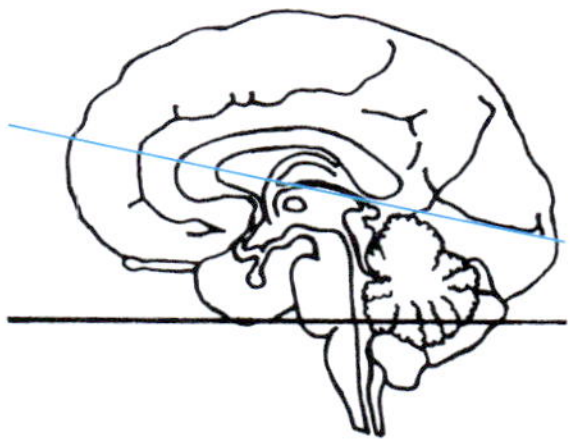

1 G. frontalis superior
3 G. frontalis medius
4 Corpus callosum, Genu
5 Ventriculus lateralis, Cornu frontale
6 Capsula interna, Crus anterius
8 Cavum septi pellucidi
9 Caput nuclei caudati
10 Putamen
11 Insel
12 Columna fornicis
13 Foramen interventriculare
14 Globus pallidus
15 G. temporalis superior
17 C. fossae lateralis cerebri
18 3. Ventrikel
19 Thalamus
22 Glandula pinealis (Corpus pineale)
23 G. temporalis medius
24 Cauda des Nucl. caudatus
26 Ventriculus lateralis, Trigonum collaterale
27 Vermis des Lobus cerebelli anterior
28 S. rectus
29 S. sagittalis superior
30 Gyri occipitales

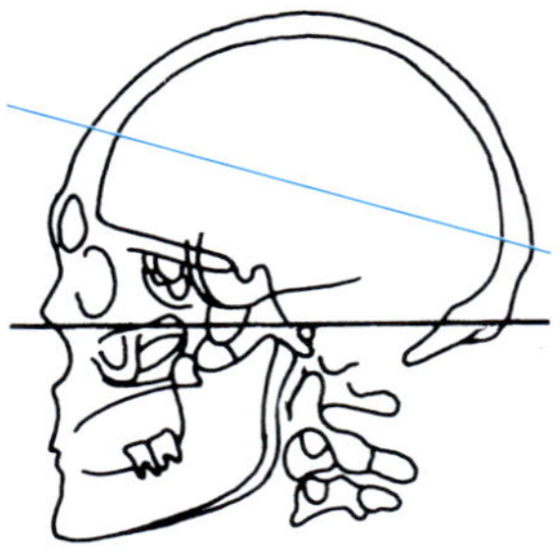

1 Os frontale
2 S. sagittalis superior
3 V. superior cerebri
4 A. frontalis anteromedialis
5 A. callosomarginalis
6 Sutura coronalis
7 A. cerebri anterior
8 A. sulci precentralis
9 Aa. insulares
10 Ventriculus lateralis, Cornu frontale
11 V. anterior septi pellucidi
12 V. interna cerebri
13 3. Ventrikel
14 Os parietale
15 A. temporooccipitalis
16 A. choroidea posterior lateralis
17 A. choroidea posterior medialis
18 Glandula pinealis (Corpus pineale)
19 V. magna cerebri (Galen)
20 Plexus choroideus im Ventriculus lateralis
21 A. occipitalis medialis
22 A. calcarina
23 Tentorium cerebelli
24 S. rectus
25 Sutura lambdoidea
26 Os occipitale

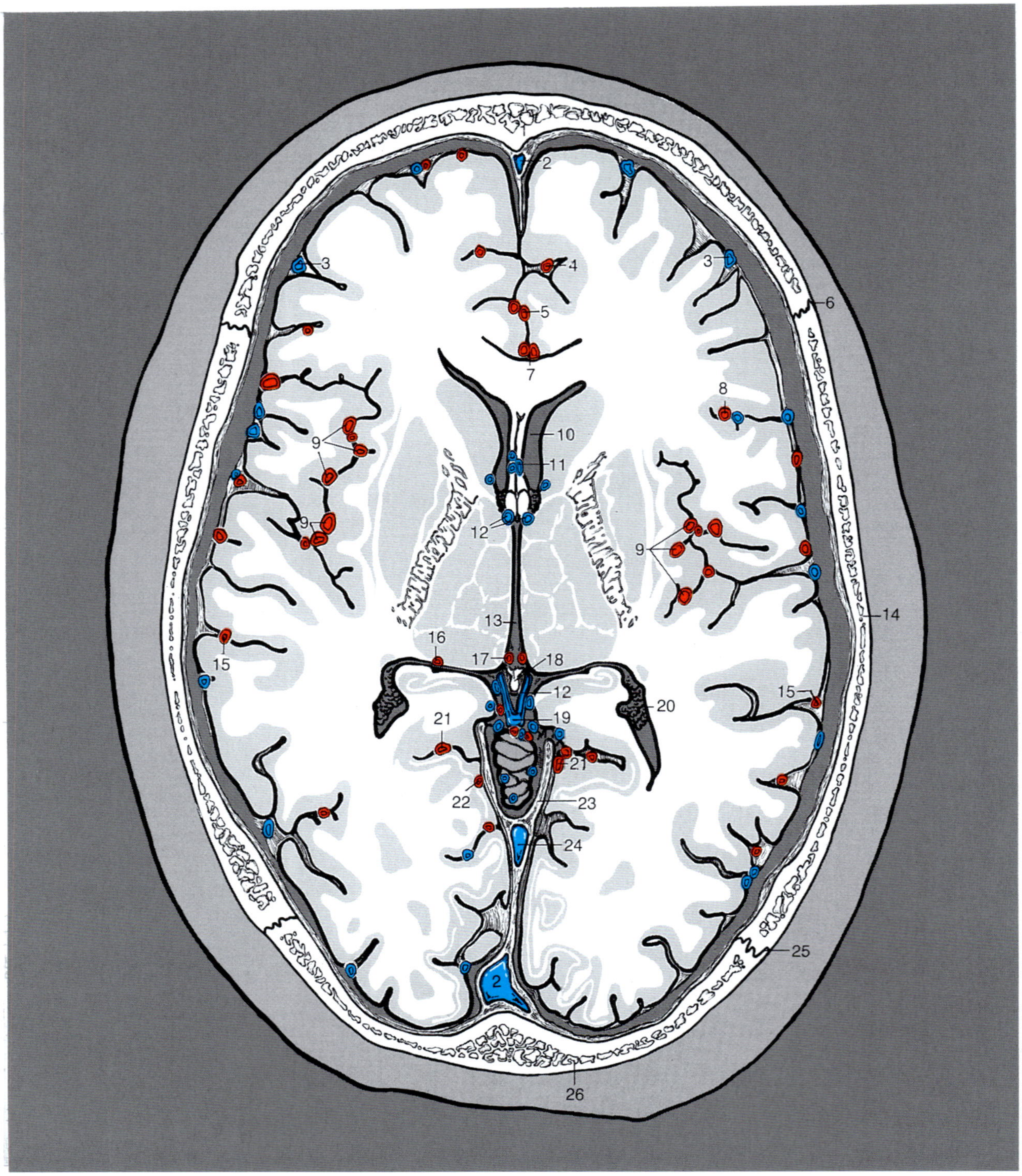

Abb. **54c** Aufsicht auf die superiore Schnittfläche der 8. Scheibe der Kanthomeatalserie. Die Glandula pinealis liegt zwischen der Ober- und Unterfläche der Scheibe. Die Vv. internae cerebri überlagern die Glandula pinealis, von der nur eine kleine superiore Fläche im Bild zu erkennen ist. Die Schnittebene verläuft durch die Seitenventrikel und den 3. Ventrikel. Der First des Tentorium cerebelli ist durch den Schnitt abgetrennt. Knochenstrukturen und Blutgefäße.

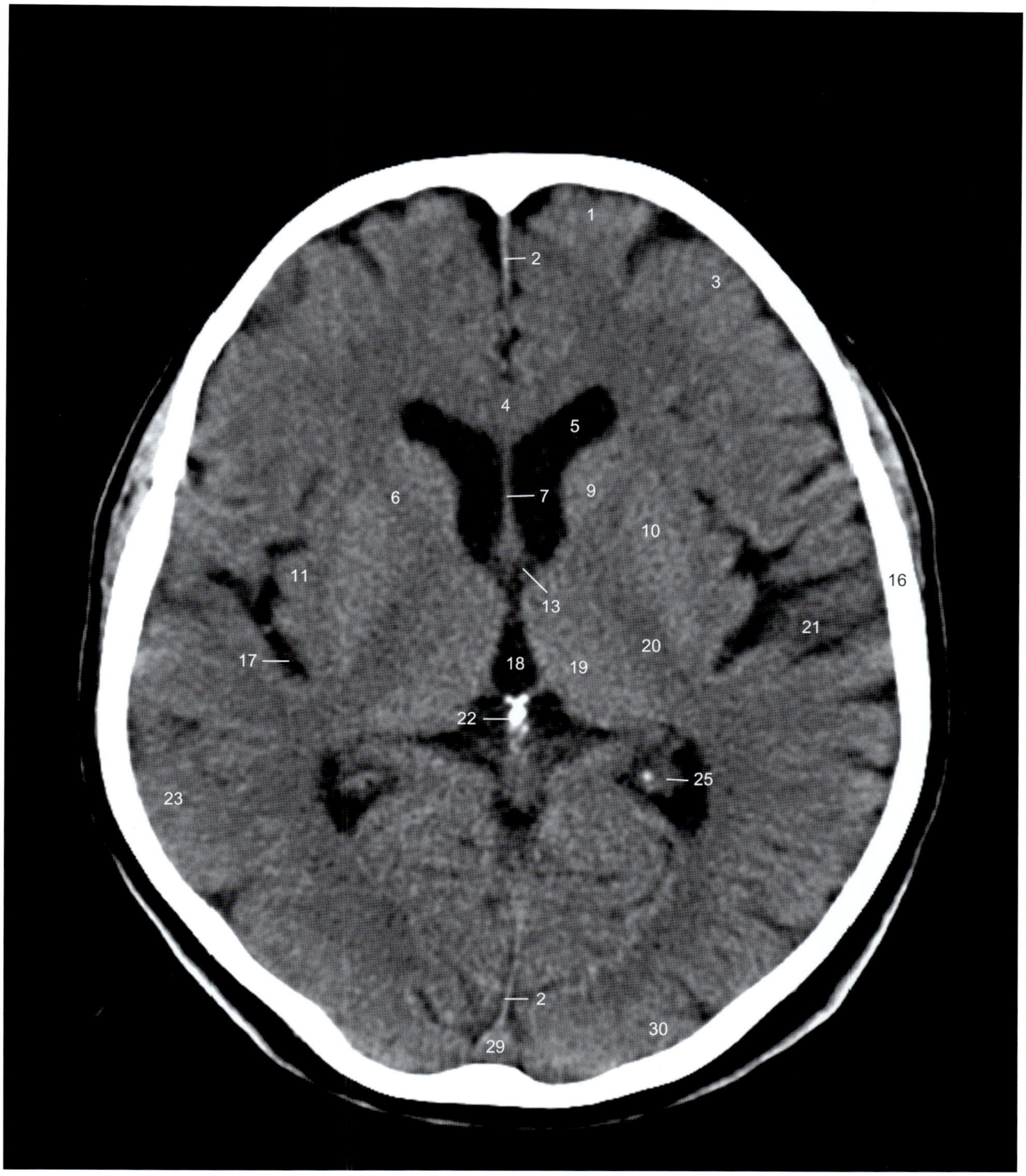

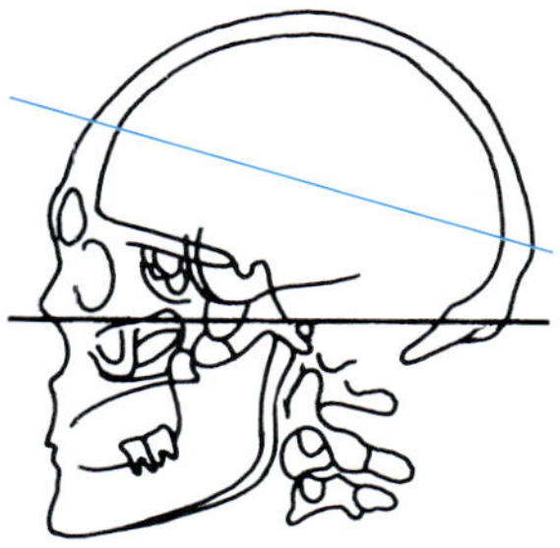

1 G. frontalis superior
2 Falx cerebri
3 G. frontalis medius
4 Corpus callosum, Genu
5 Ventriculus lateralis, Cornu frontale
6 Capsula interna, Crus anterius
7 Septum pellucidum
9 Caput nuclei caudati
10 Putamen
11 Insel
13 Foramen interventriculare
16 Os parietale
17 C. fossae lateralis cerebri
18 3. Ventrikel
19 Thalamus
20 Capsula interna, Crus posterius
21 G. temporalis transversus
22 Glandula pinealis (Corpus pineale)
23 G. temporalis medius
25 Plexus choroideus im Ventriculus lateralis
29 S. sagittalis superior
30 Gyri occipitales

Abb. **54d** Kanthomeatal orientiertes CT-Bild, das mit der in den Abbildungen 54a und 54c gewählten Schnittebene annähernd korrespondiert.

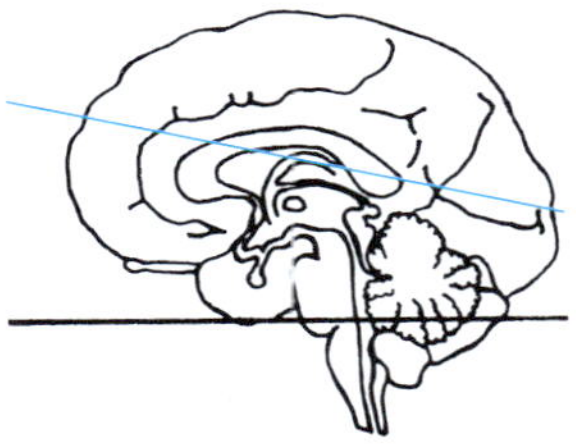

1 G. frontalis superior
2 G. frontalis medius
3 Falx cerebri
4 Sulcus cinguli
5 G. cinguli
6 Forceps minor (frontalis)
7 G. frontalis inferior
8 Corpus callosum, Truncus
9 G. precentralis
10 Ventriculus lateralis, Cornu frontale
11 Sulcus centralis
12 Caput nuclei caudati
13 Claustrum
14 Insel
15 G. postcentralis
16 Corona radiata
17 Sulcus lateralis, Ramus posterior
18 Thalamus
19 Fornix
20 G. temporalis superior
21 Gyri temporales transversi
22 Cauda nuclei caudati
23 Corpus callosum, Splenium
24 Forceps major (occipitalis)
25 Sulcus parietooccipitalis
26 Cuneus
27 Gyri occipitales
28 Area striata

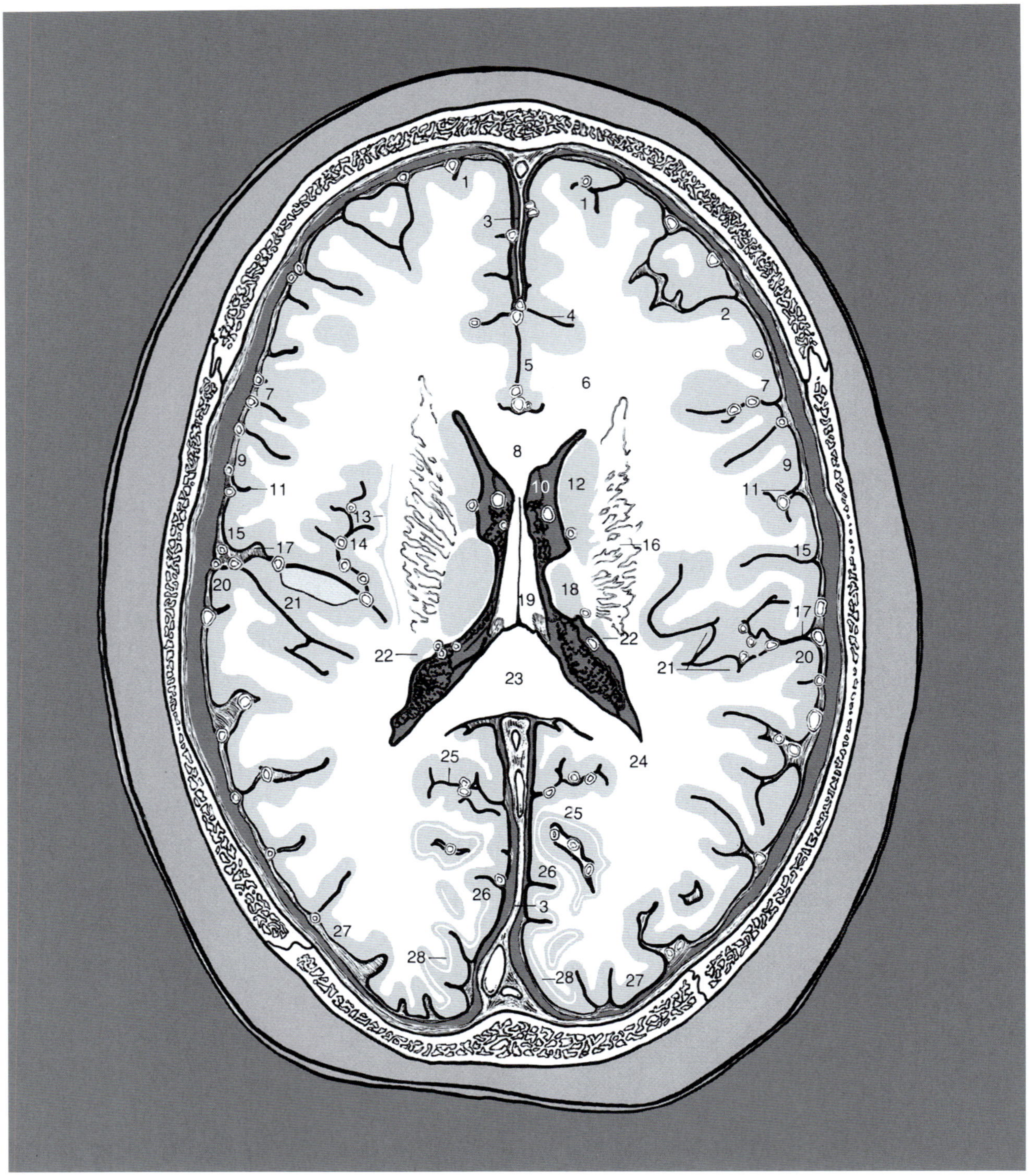

Abb. **55a** Aufsicht auf die superiore Schnittfläche der 9. Scheibe der Kanthomeatalserie. Die Schnittebene trennt die Falx cerebri in einen anterioren und einen posterioren Teil. Der superiore Teil der Insel ist angeschnitten. Das Splenium des Balkens liegt zwischen dem Trigonum collaterale des rechten und linken Seitenventrikels. Hirnstrukturen und Hirnhaut.

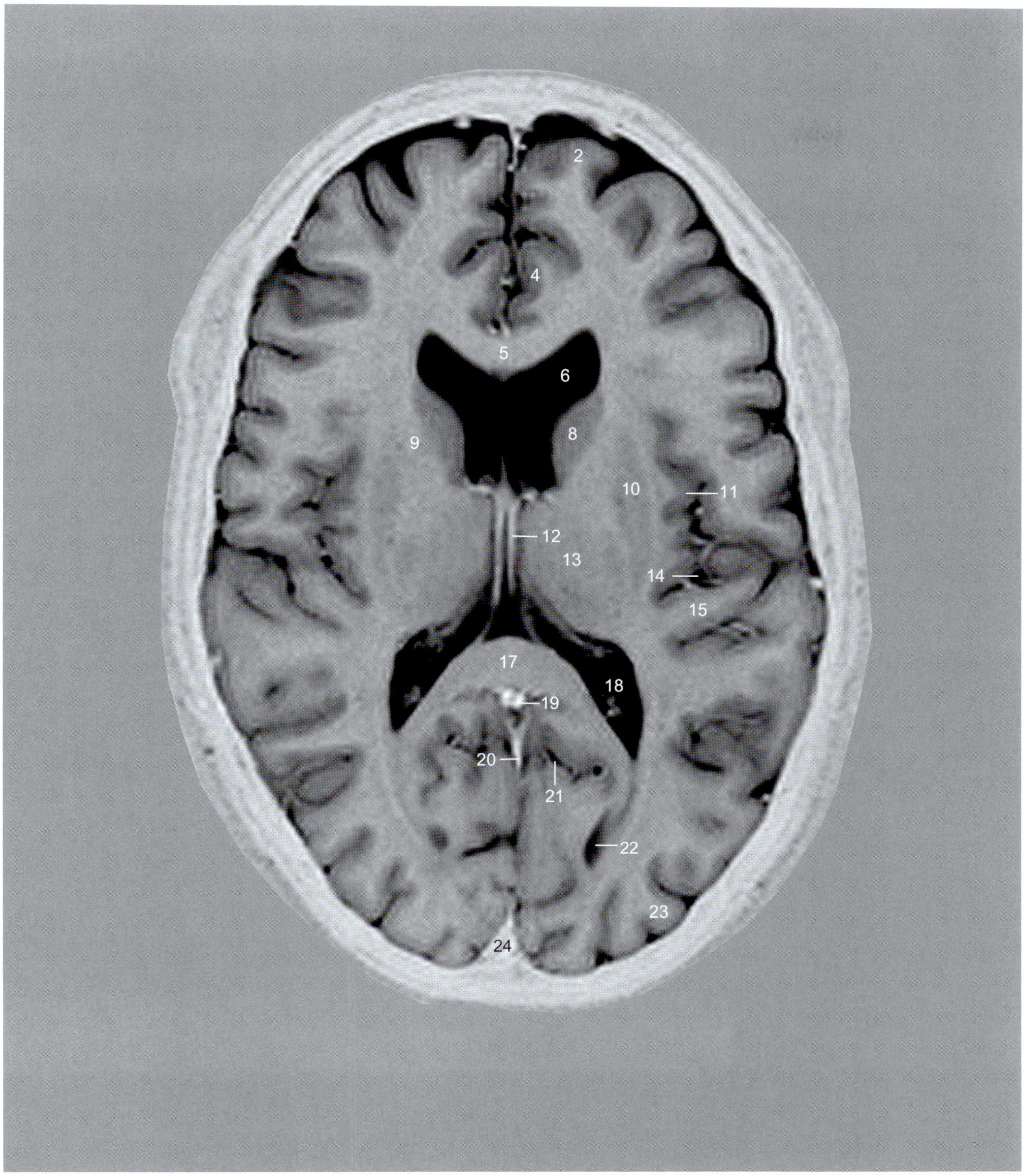

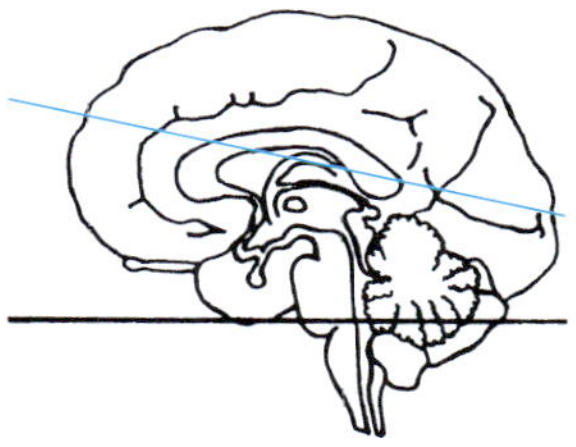

2 G. frontalis superior
4 G. cinguli
5 Corpus callosum
6 Ventriculus lateralis, Cornu frontale
8 Caput nuclei caudati
9 Capsula interna, Crus anterius
10 Putamen
11 Insel
12 Fornix
13 Thalamus
14 C. fossae lateralis cerebri
15 G. temporalis transversus
17 Corpus callosum, Splenium
18 Ventriculus lateralis
19 V. interna cerebri
20 S. rectus
21 Sulcus parietooccipitalis
22 Ventriculus lateralis, Cornu occipitale
23 Gyri occipitales
24 S. sagittalis superior

Abb. **55b** Kanthomeatal orientiertes, T1-gewichtetes MR-Bild, das weitgehend mit der in den Abbildungen 55a und 55c gewählten Schnittebene korrespondiert.

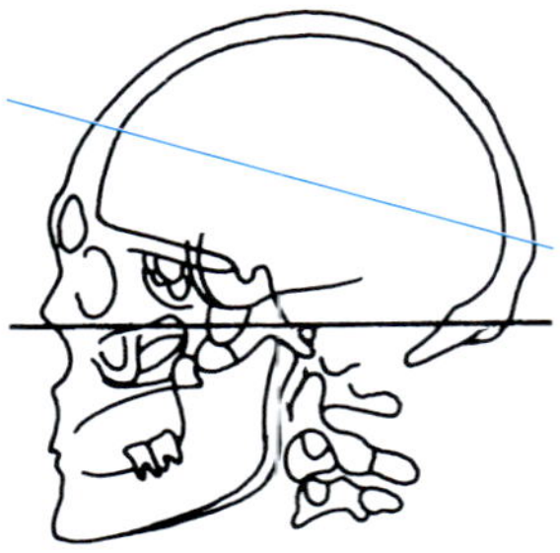

1 Os frontale
2 S. sagittalis superior
3 V. superior cerebri
4 A. frontalis intermediomedialis
5 A. prefrontalis
6 A. callosomarginalis
7 Sutura coronalis
8 A. pericallosa
9 A. sulci precentralis
10 Aa. insulares
11 V. thalamostriata superior und Stria terminalis
12 V. choroidea superior
13 Ventriculus lateralis, Pars centralis
14 A. sulci centralis
15 A. choroidea posterior lateralis
16 Trigonum collaterale und Plexus choroideus
17 A. parietalis
18 Os parietale
19 A. gyri angularis
20 V. magna cerebri (Galen)
21 A. parietooccipitalis
22 S. rectus
23 A. calcarina
24 Sutura lambdoidea
25 Os occipitale

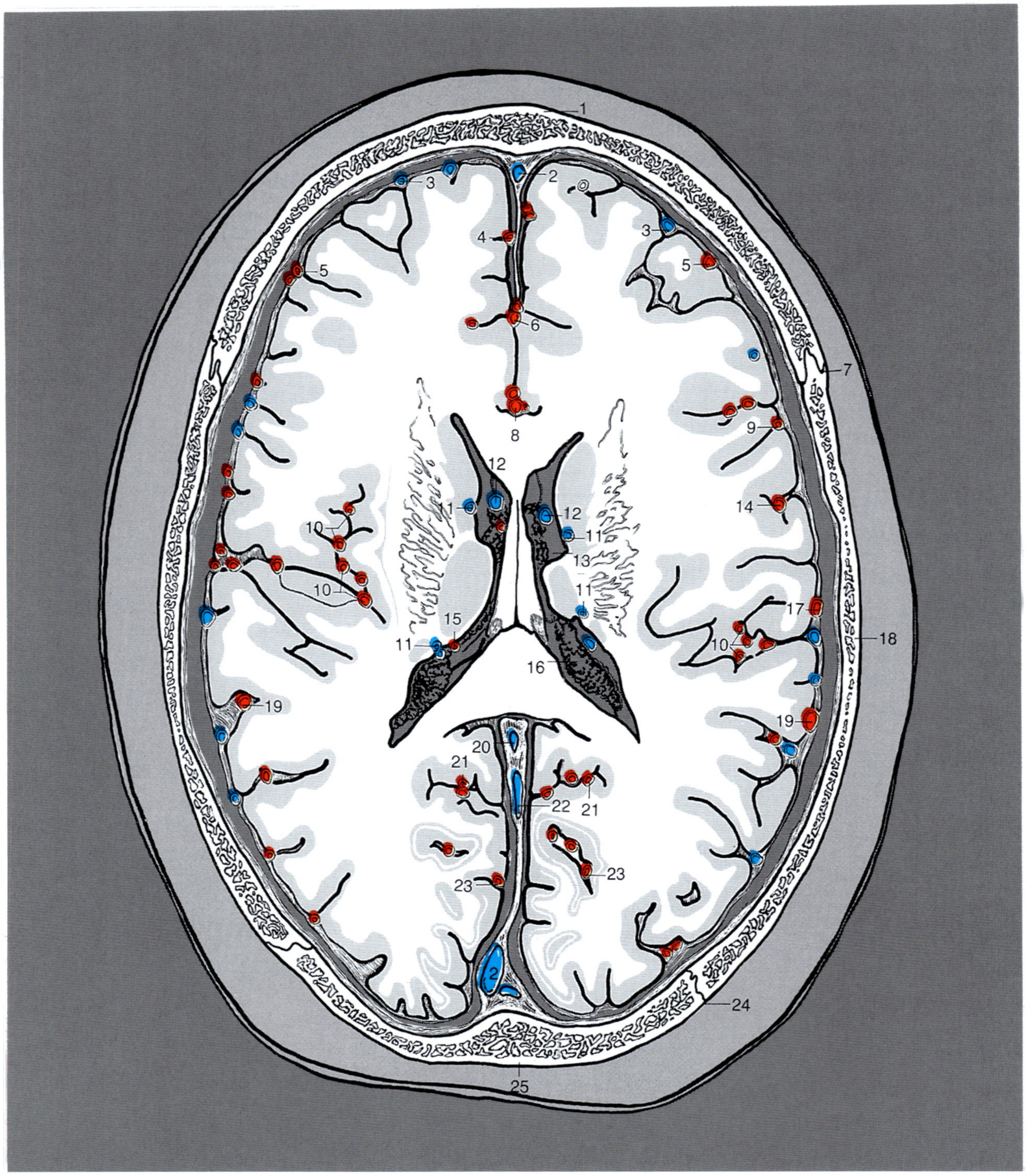

Abb. **55c** Aufsicht auf die superiore Schnittfläche der 9. Scheibe der Kanthomeatalserie. Die Schnittebene trifft den Mittelteil der Seitenventrikel und liegt dicht oberhalb des Trigonum collaterale der Seitenventrikel. Knochenstrukturen und Blutgefäße.

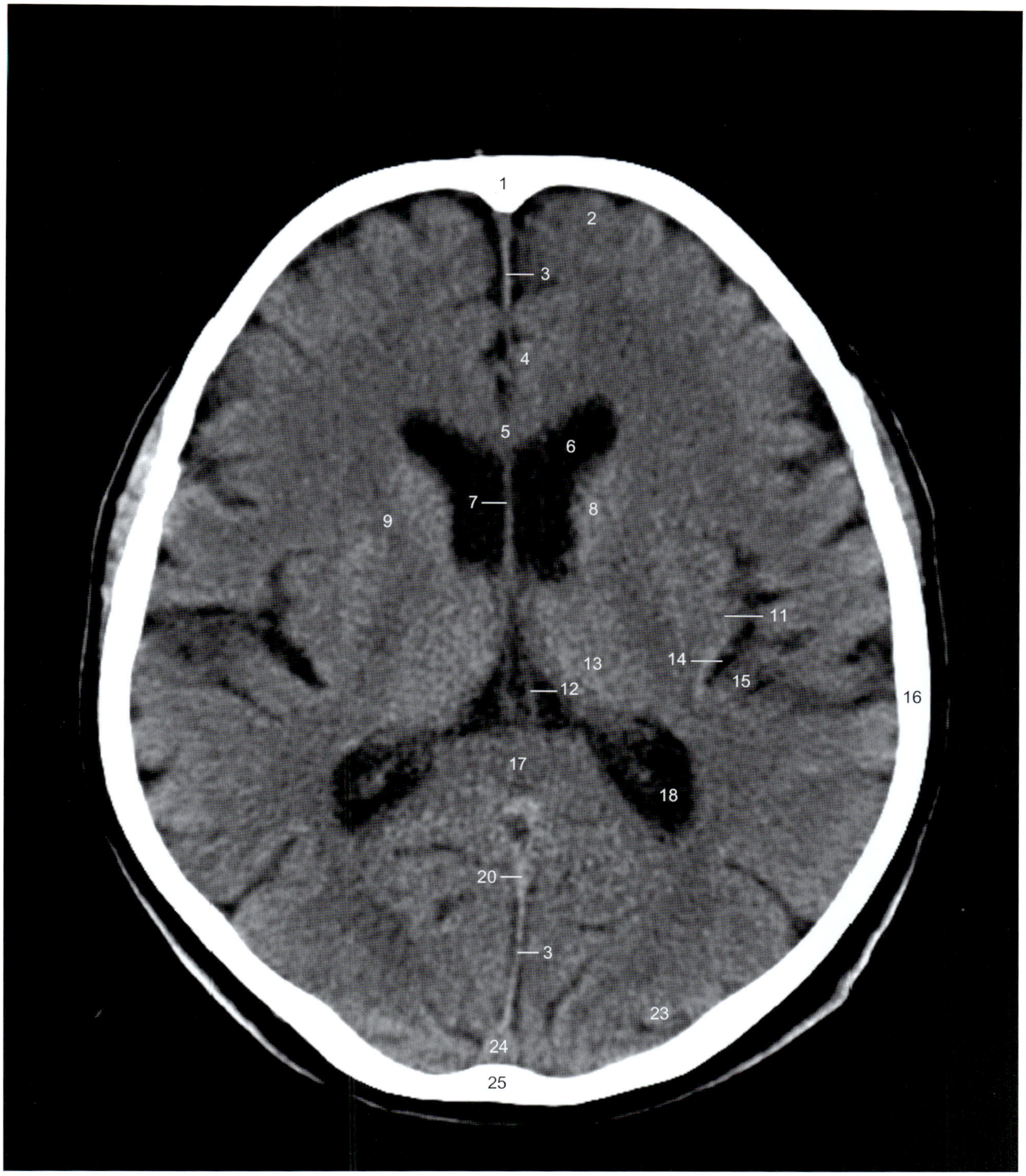

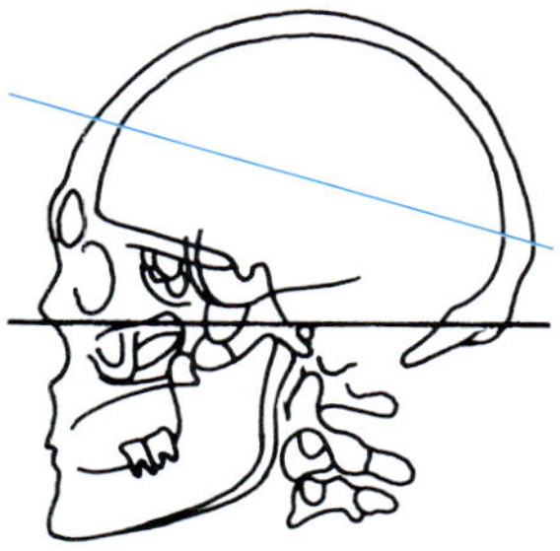

1 Os frontale
2 G. frontalis superior
3 Falx cerebri
4 G. cinguli
5 Corpus callosum
6 Ventriculus lateralis, Cornu frontale
7 Septum pellucidum
8 Caput nuclei caudati
9 Capsula interna, Crus anterius
11 Insel
12 Fornix
13 Thalamus
14 C. fossae lateralis cerebri
15 G. temporalis transversus
16 Os parietale
17 Corpus callosum, Splenium
18 Ventriculus lateralis
20 S. rectus
23 Gyri occipitales
24 S. sagittalis superior
25 Os occipitale

Abb. **55d** Kanthomeatal orientiertes CT-Bild, das etwas unterhalb der in den Abbildungen 55a und 55c gewählten Schnittebene liegt.

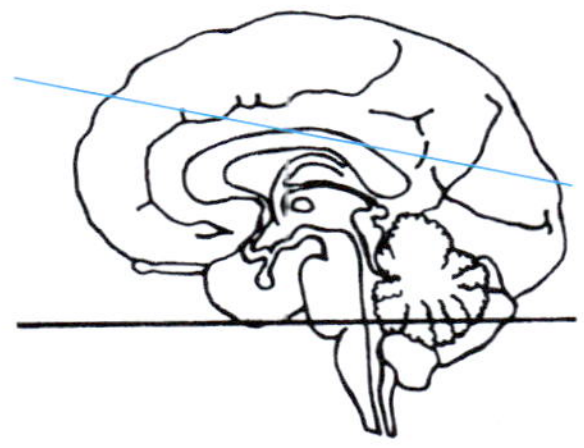

1 G. frontalis superior
2 G. frontalis medius
3 Falx cerebri
4 Sulcus cinguli
5 Sulcus precentralis
6 G. precentralis
7 Sulcus centralis
8 G. cinguli
9 Cingulum
10 G. postcentralis
11 Sulcus postcentralis
12 Ventriculus lateralis, Pars centralis
13 G. supramarginalis
14 Centrum semiovale
15 G. angularis
16 Precuneus
17 Sulcus parietooccipitalis
18 Dura mater cranialis
19 Gyri occipitales
20 Cuneus

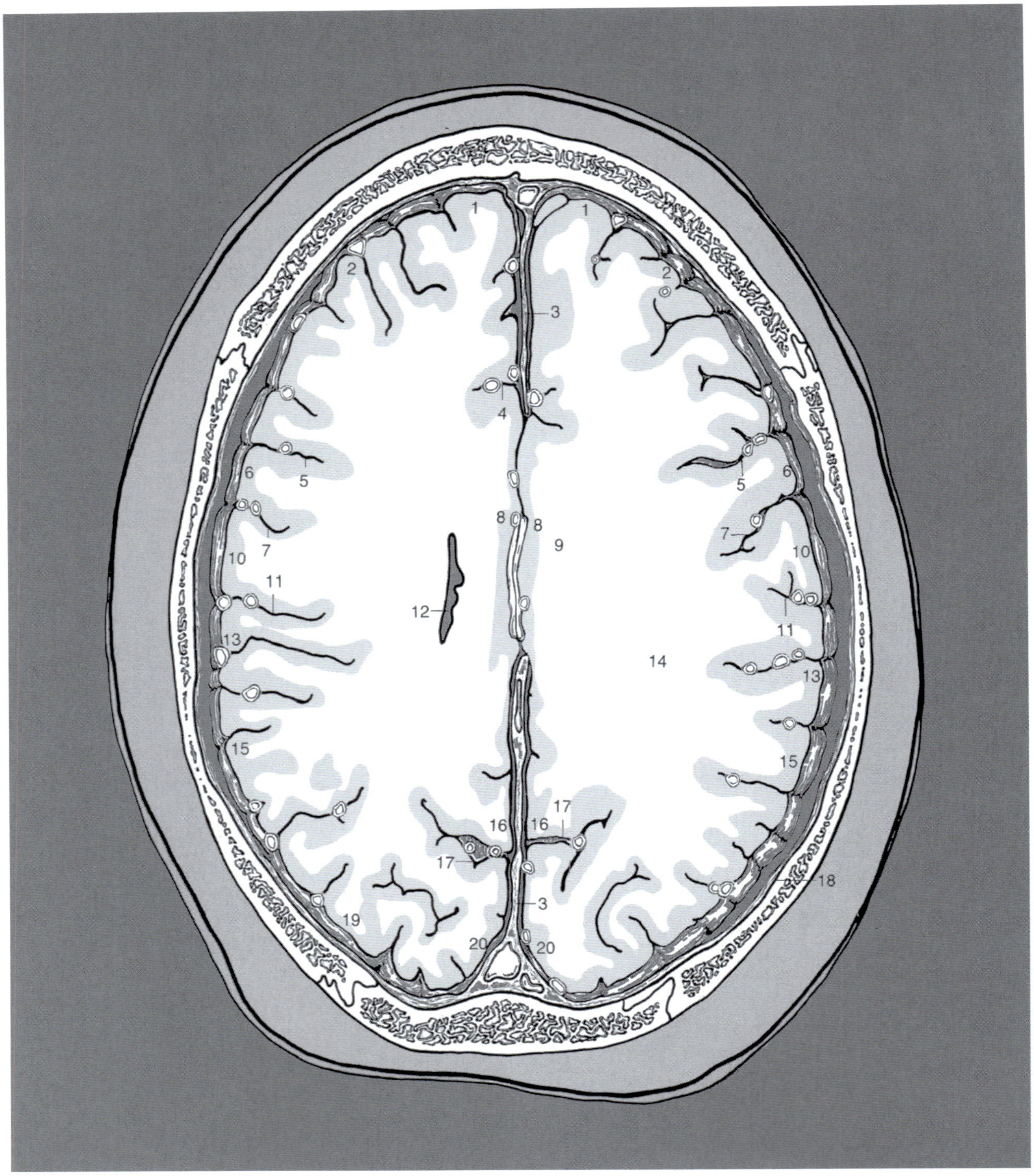

Abb. **56a** Aufsicht auf die superiore Schnittfläche der 10. Scheibe der Kanthomeatalserie. Die Schnittebene trennt die Falx cerebri in einen anterioren und einen posterioren Teil. Dazwischen liegt der suprakommissurale Teil der Gyri cinguli, die den Balken verdecken. Hirnstrukturen und Hirnhaut.

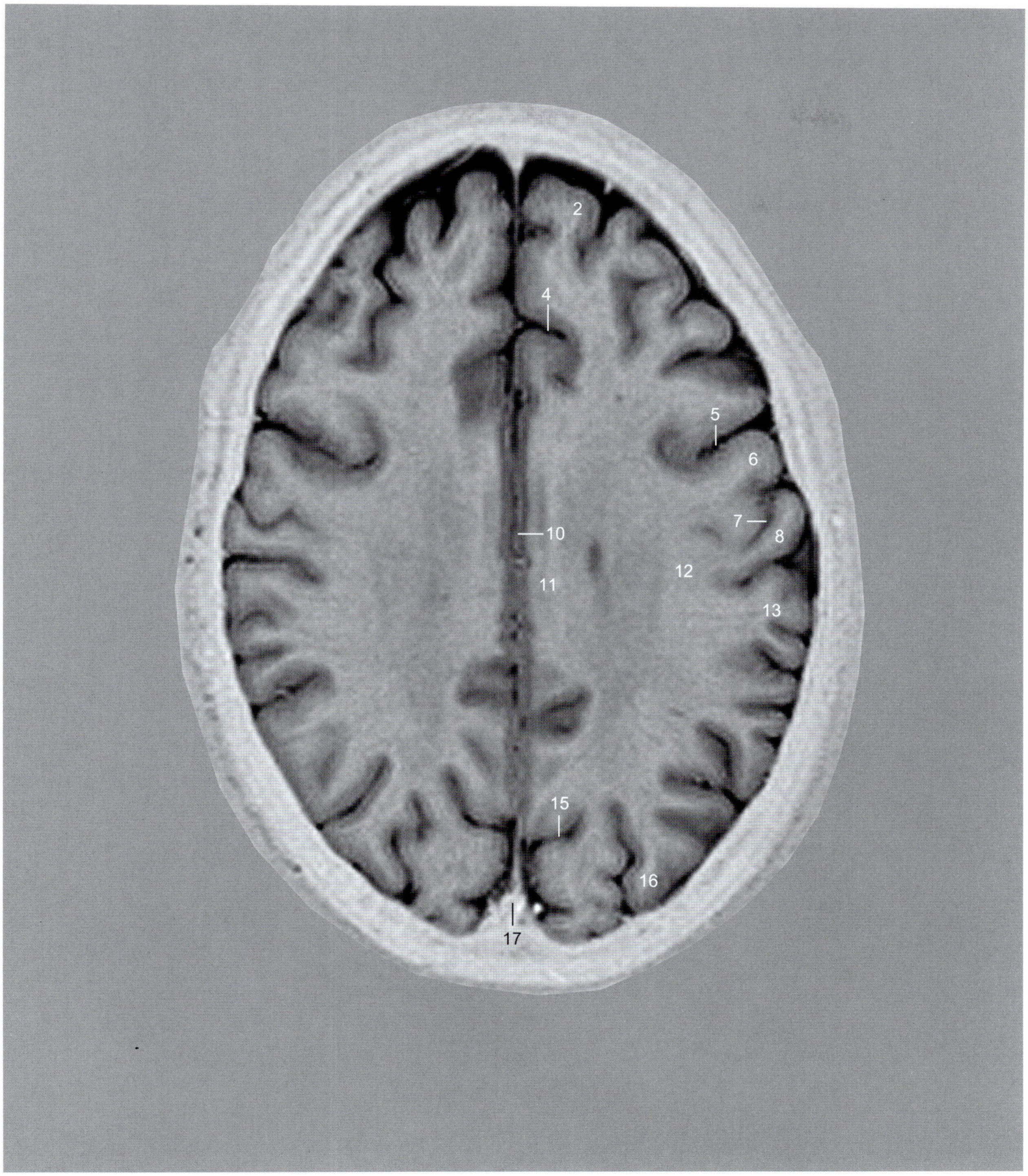

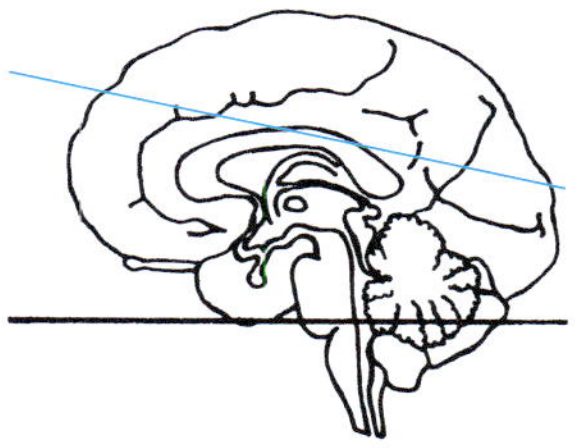

2 G. frontalis superior
4 Sulcus cinguli
5 Sulcus precentralis
6 G. precentralis
7 Sulcus centralis
8 G. postcentralis
10 G. cinguli
11 Cingulum
12 Centrum semiovale
13 G. supramarginalis
15 Sulcus parietooccipitalis
16 Gyri occipitales
17 S. sagittalis superior

Abb. **56b** Kanthomeatal orientiertes, T1-gewichtetes MR-Bild, das mit der in den Abbildungen 56a und 56c gewählten Schnittebene annähernd korrespondiert.

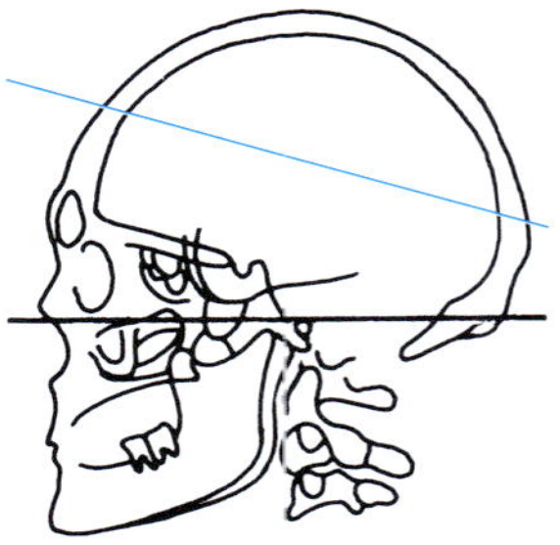

1 Os frontale
2 S. sagittalis superior
3 V. superior cerebri
4 A. frontalis intermediomedialis
5 A. prefrontalis
6 Sutura coronalis
7 A. callosomarginalis
8 A. sulci precentralis
9 A. sulci centralis
10 A. pericallosa
11 A. parietalis
12 Ventriculus lateralis, Pars centralis
13 Os parietale
14 S. sagittalis inferior
15 A. gyri angularis
16 A. parietooccipitalis
17 Sutura lambdoidea
18 Os occipitale

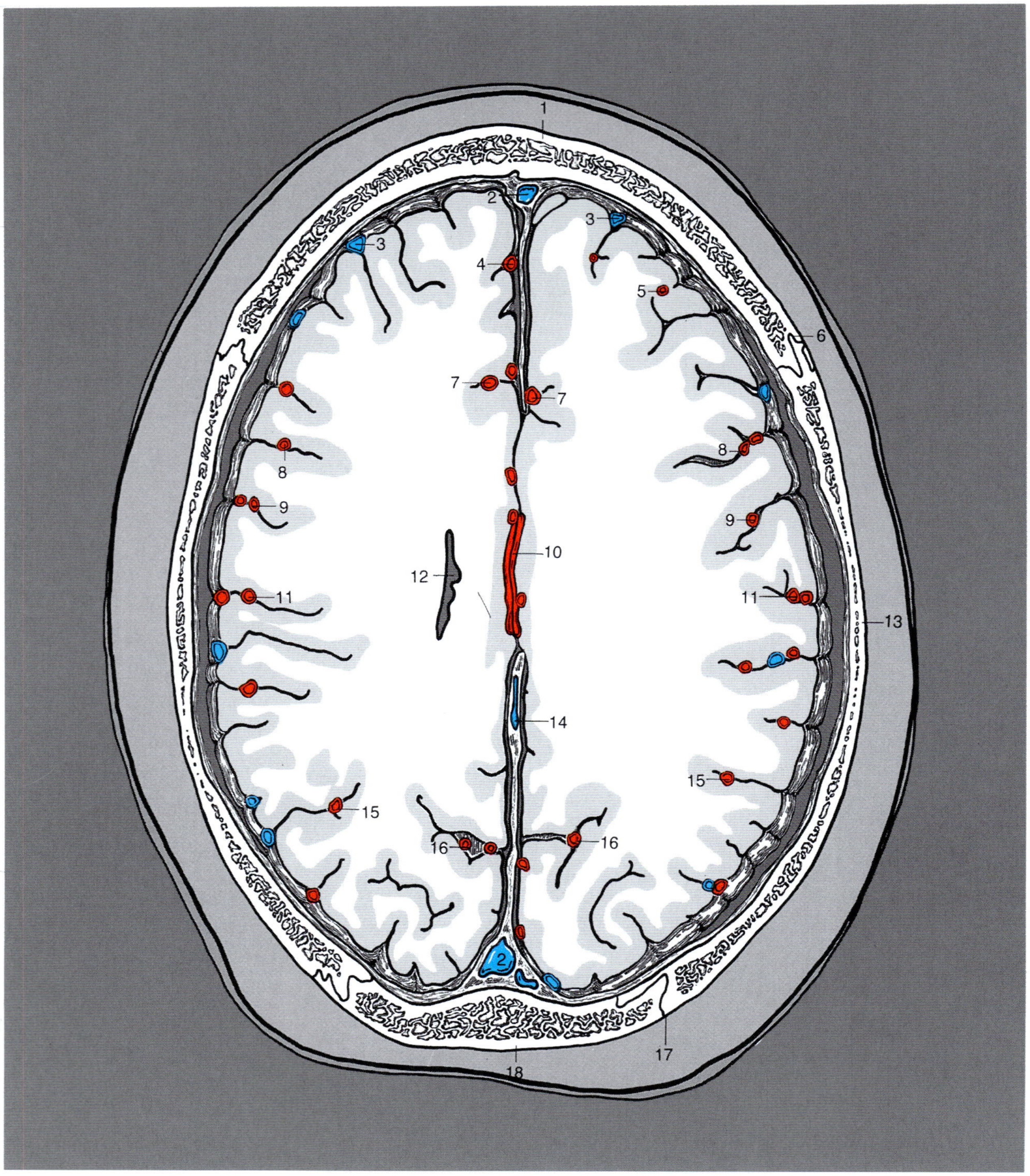

Abb. **56c** Aufsicht auf die superiore Schnittfläche der 10. Scheibe der Kanthomeatalserie. Der Balken bildet das Dach der Seitenventrikel. Der Balken ist auf der Schnittfläche nicht sichtbar. Auf der linken Seite ist der Seitenventrikel angeschnitten. Knochenstrukturen und Blutgefäße.

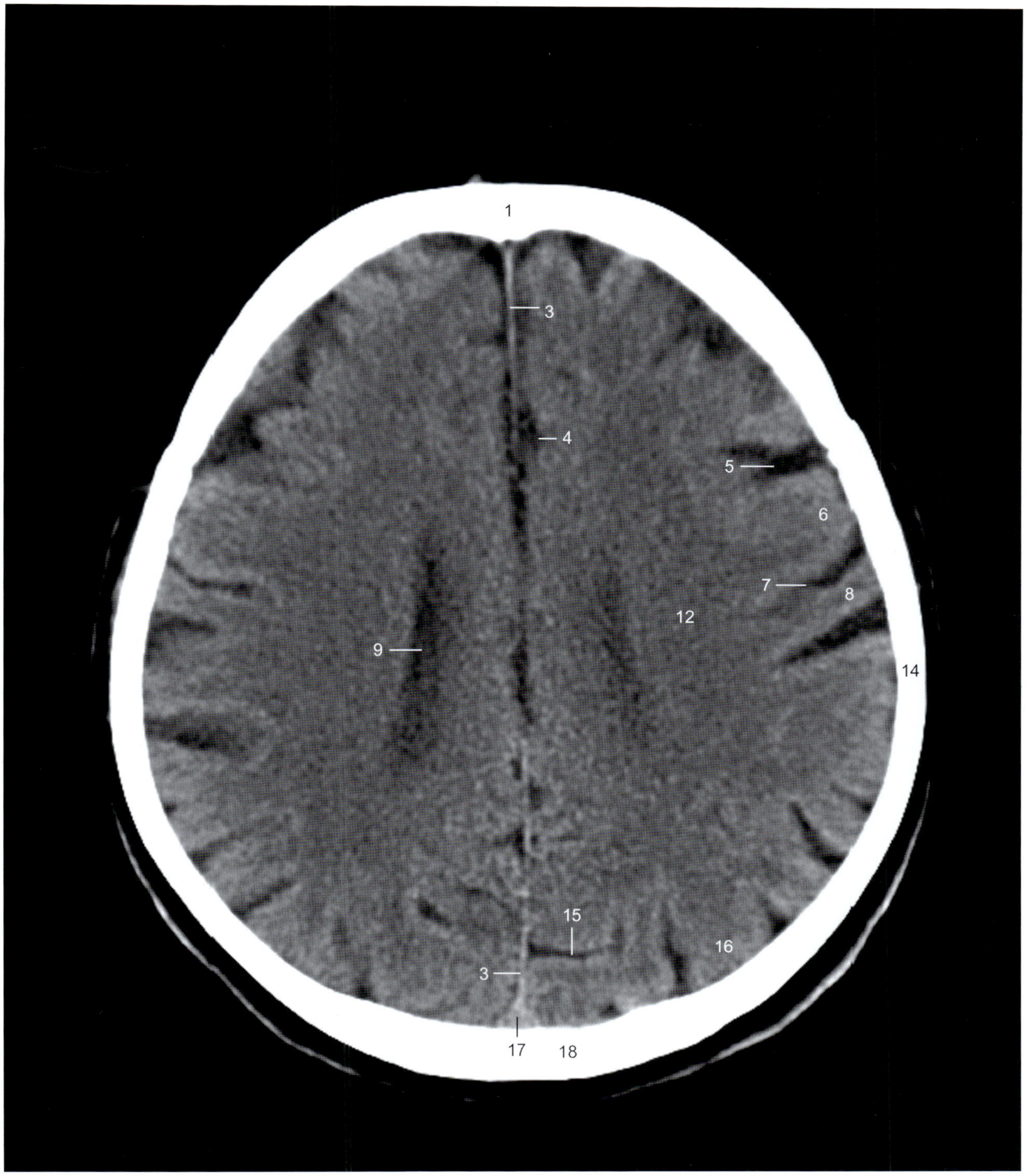

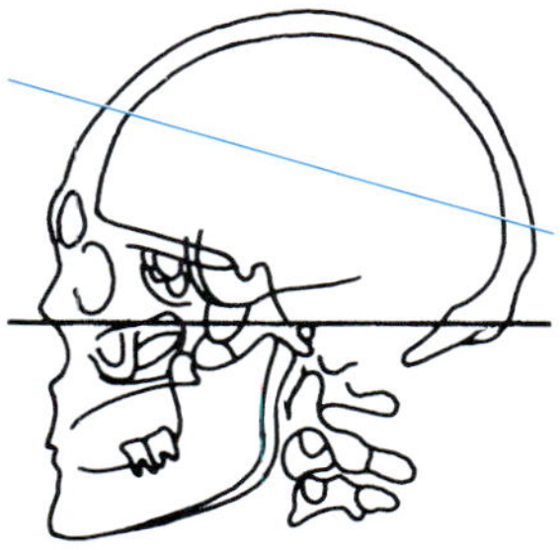

1 Os frontale
3 Falx cerebri
4 Sulcus cinguli
5 Sulcus precentralis
6 G. precentralis
7 Sulcus centralis
8 G. postcentralis
9 Ventriculus lateralis, Pars centralis
12 Centrum semiovale
14 Os parietale
15 Sulcus parietooccipitalis
16 Gyri occipitales
17 S. sagittalis superior
18 Os occipitale

Abb. **56d** Kanthomeatal orientiertes CT-Bild, das mit der in den Abbildungen 56a und 56c gewählten Schnittebene annähernd korrespondiert.

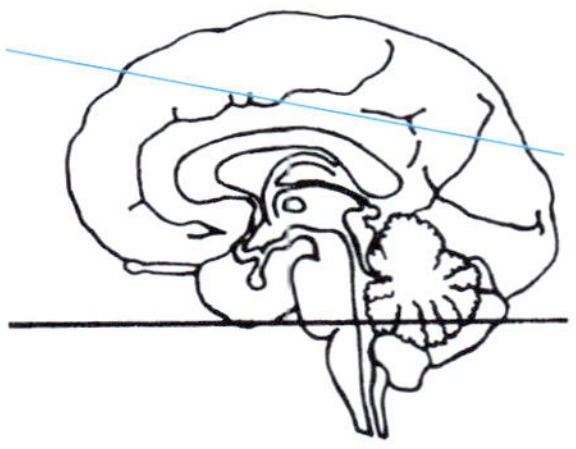

1 G. frontalis superior
2 G. frontalis medius
3 G. precentralis
4 Sulcus centralis
5 Sulcus cinguli
6 G. cinguli
7 G. postcentralis
8 Centrum semiovale
9 G. supramarginalis
10 G. angularis
11 Precuneus
12 Sulcus parietooccipitalis
13 Dura mater cranialis
14 Falx cerebri
15 Cuneus

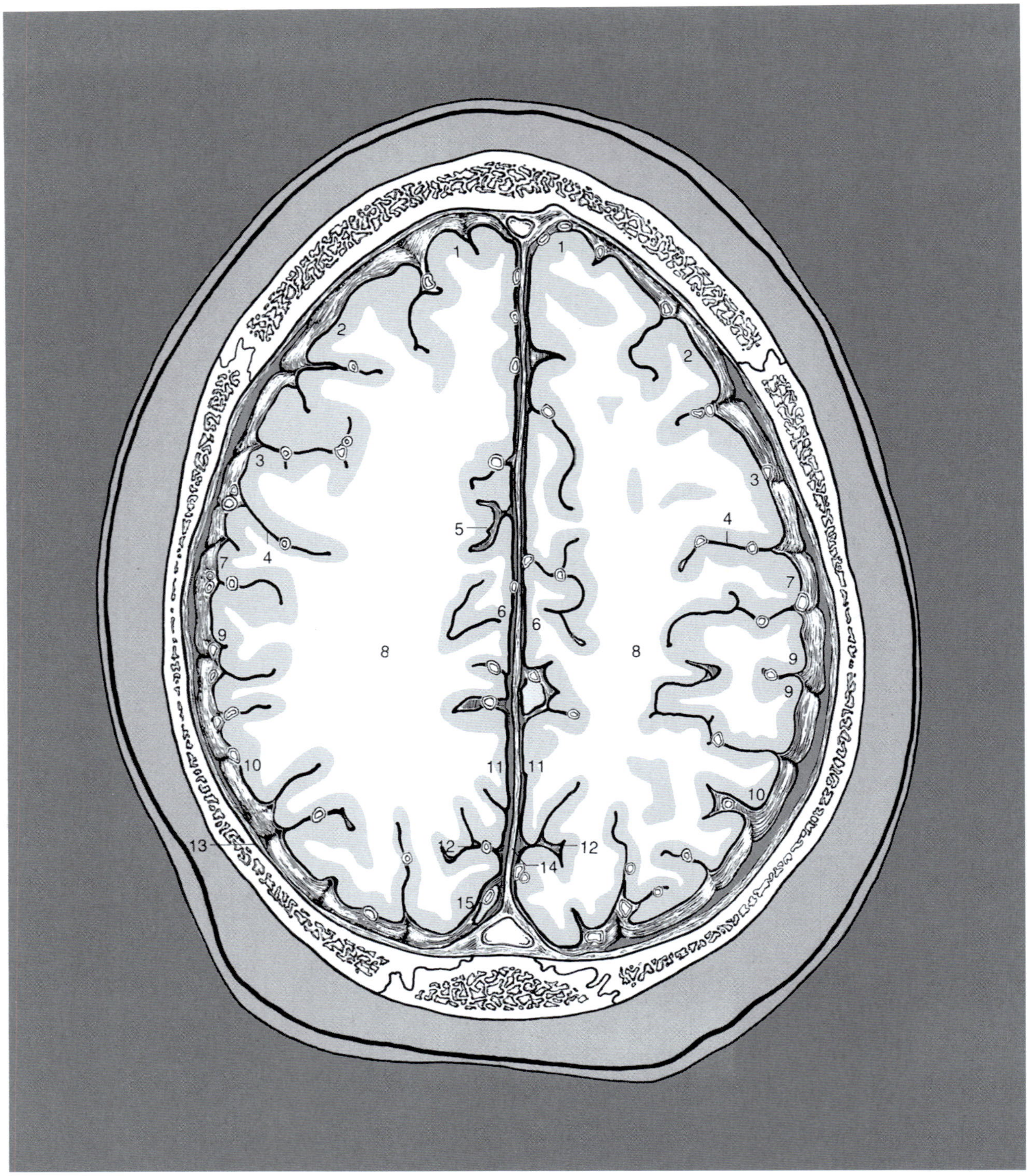

Abb. **57a** Aufsicht auf die superiore Schnittfläche der 11. Scheibe der Kanthomeatalserie. Die Schnittebene trifft tangential den Sulcus cinguli. Die Falx cerebri trennt linke und rechte Hemisphäre. In der Zeichnung nicht sichtbar verläuft der inferiore Rand der Falx cerebri in der Mitte der Scheibe. Hirnstrukturen und Hirnhaut.

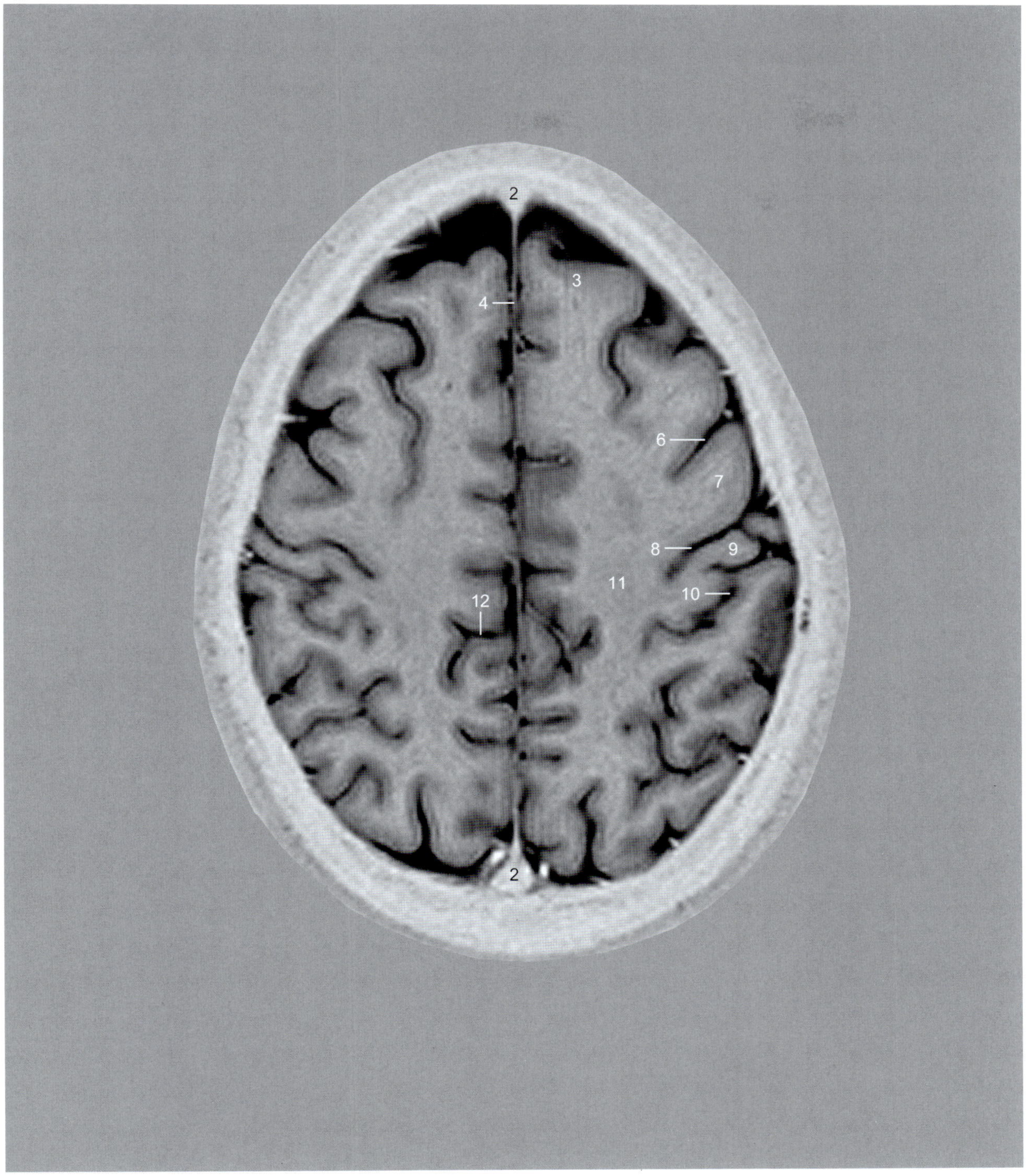

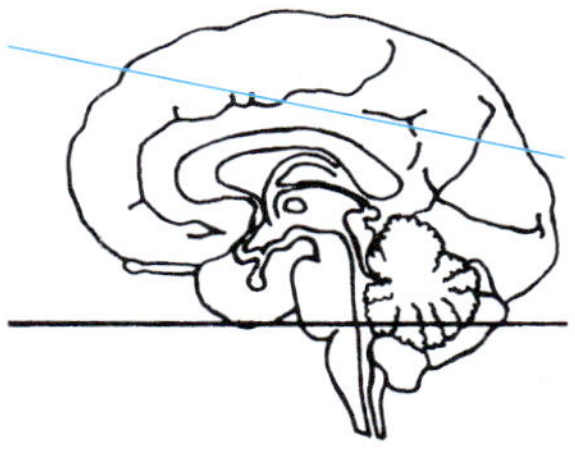

2 S. sagittalis superior
3 G. frontalis superior
4 Falx cerebri
6 Sulcus precentralis
7 G. precentralis
8 Sulcus centralis
9 G. postcentralis
10 Sulcus postcentralis
11 Centrum semiovale
12 Ramus marginalis des Sulcus cinguli

Abb. **57b** Kanthomeatal orientiertes, T1-gewichtetes MR-Bild, das mit der in den Abbildungen 57a und 57c gewählten Schnittebene annähernd korrespondiert.

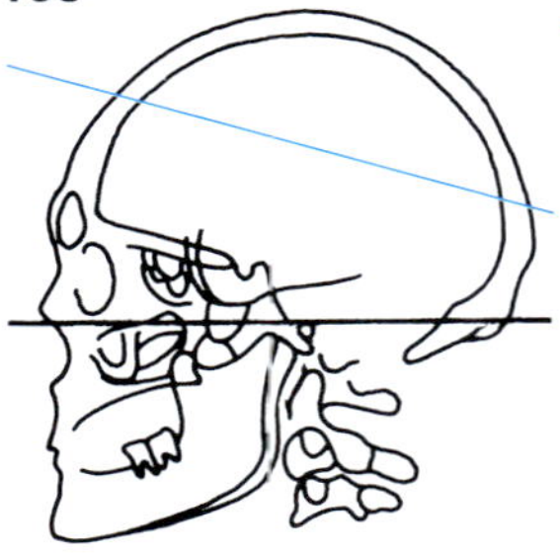

1 Os frontale
2 S. sagittalis superior
3 V. superior cerebri
4 A. frontalis intermediomedialis
5 A. prefrontalis
6 Sutura coronalis
7 A. callosomarginalis
8 A. sulci precentralis
9 A. sulci centralis
10 A. paracentralis
11 Os parietale
12 A. parietalis
13 A. precunealis
14 A. gyri angularis
15 A. parietooccipitalis
16 Os occipitale
17 Sutura lambdoidea

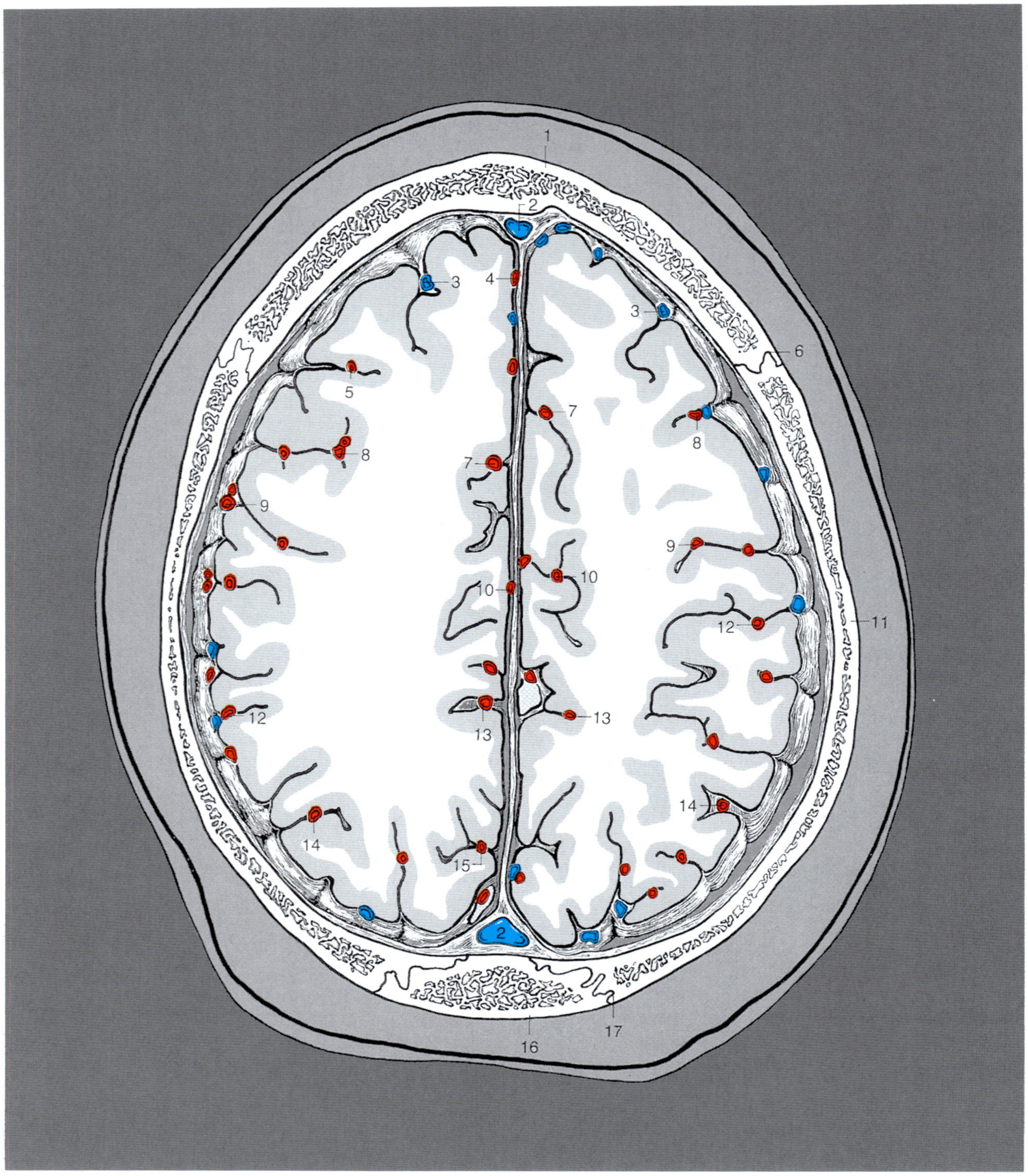

Abb. **57c** Aufsicht auf die superiore Schnittfläche der 11. Scheibe der Kanthomeatalserie. Die Schnittebene liegt supraventrikulär. Knochenstrukturen und Blutgefäße.

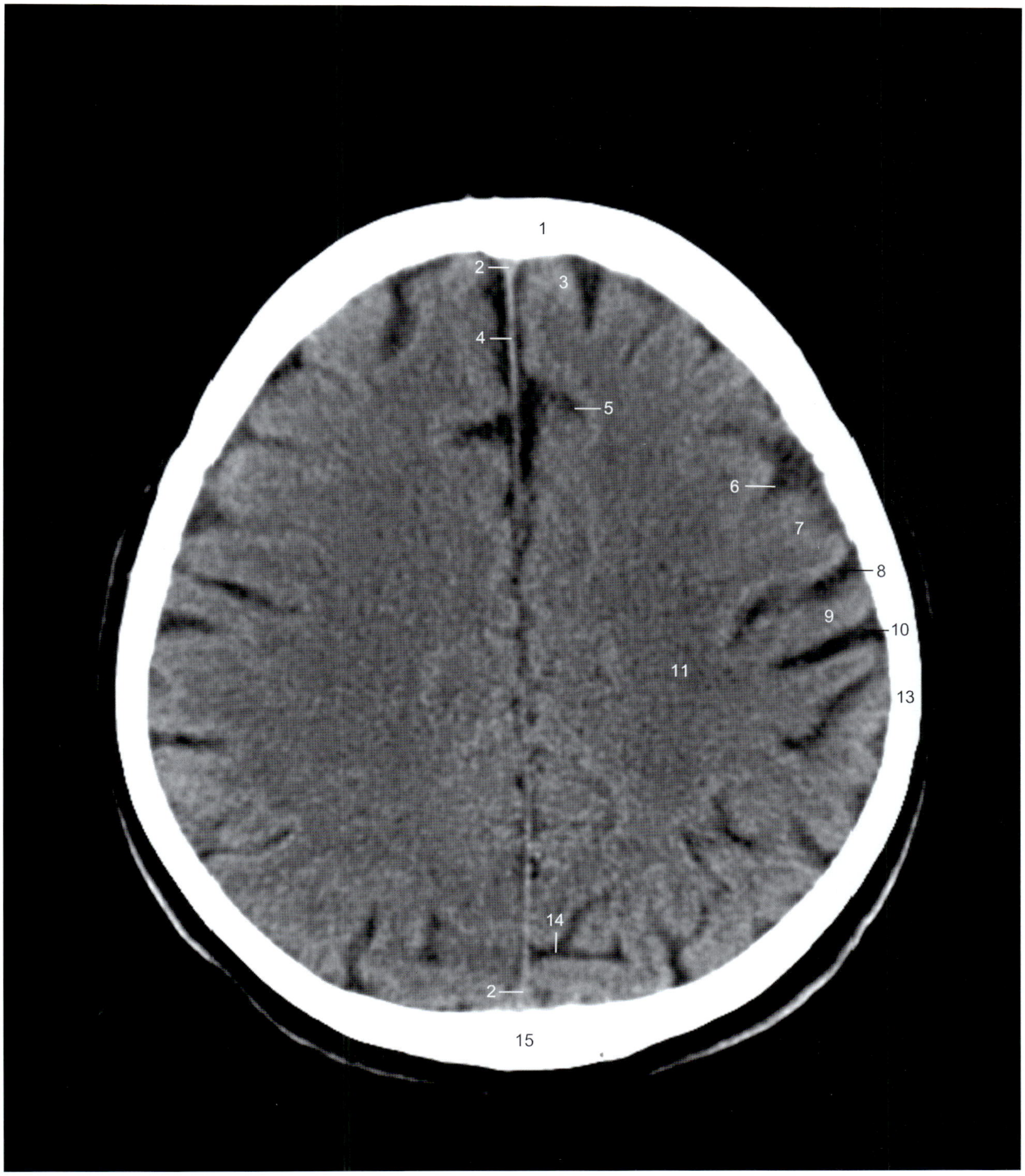

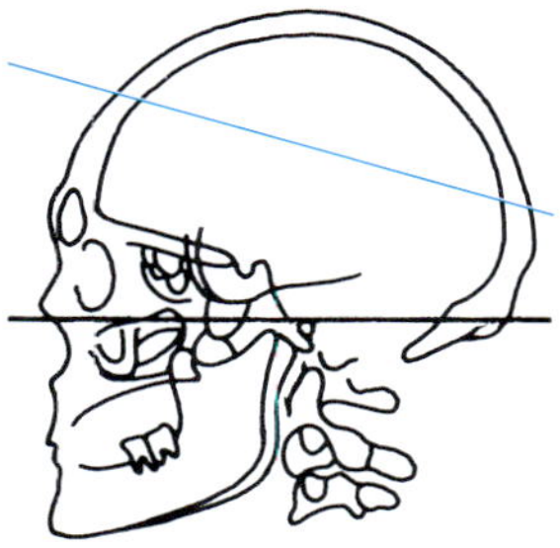

1 Os frontale
2 S. sagittalis superior
3 G. frontalis superior
4 Falx cerebri
5 Sulcus cinguli
6 Sulcus precentralis
7 G. precentralis
8 Sulcus centralis
9 G. postcentralis
10 Sulcus postcentralis
11 Centrum semiovale
13 Os parietale
14 Sulcus parietooccipitalis
15 Os occipitale

Abb. **57d** Kanthomeatal orientiertes CT-Bild, das mit der in den Abbildungen 57a und 57c gewählten Schnittebene annähernd korrespondiert.

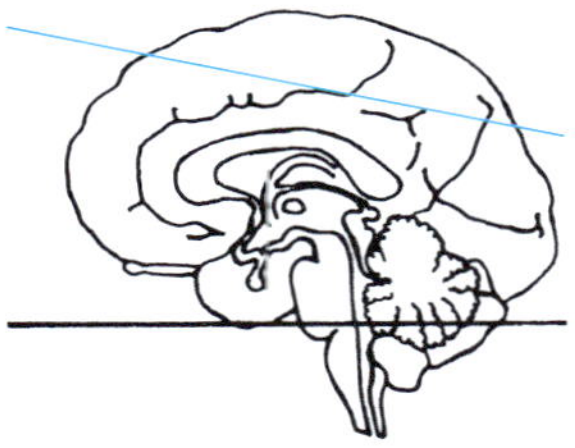

1 G. frontalis superior
2 G. frontalis medius
3 Sulcus precentralis
4 G. precentralis
5 Sulcus centralis
6 G. postcentralis
7 Centrum semiovale
8 Lobulus paracentralis
9 Lobulus parietalis superior
10 Falx cerebri
11 Precuneus
12 Sulcus parietooccipitalis
13 Dura mater cranialis

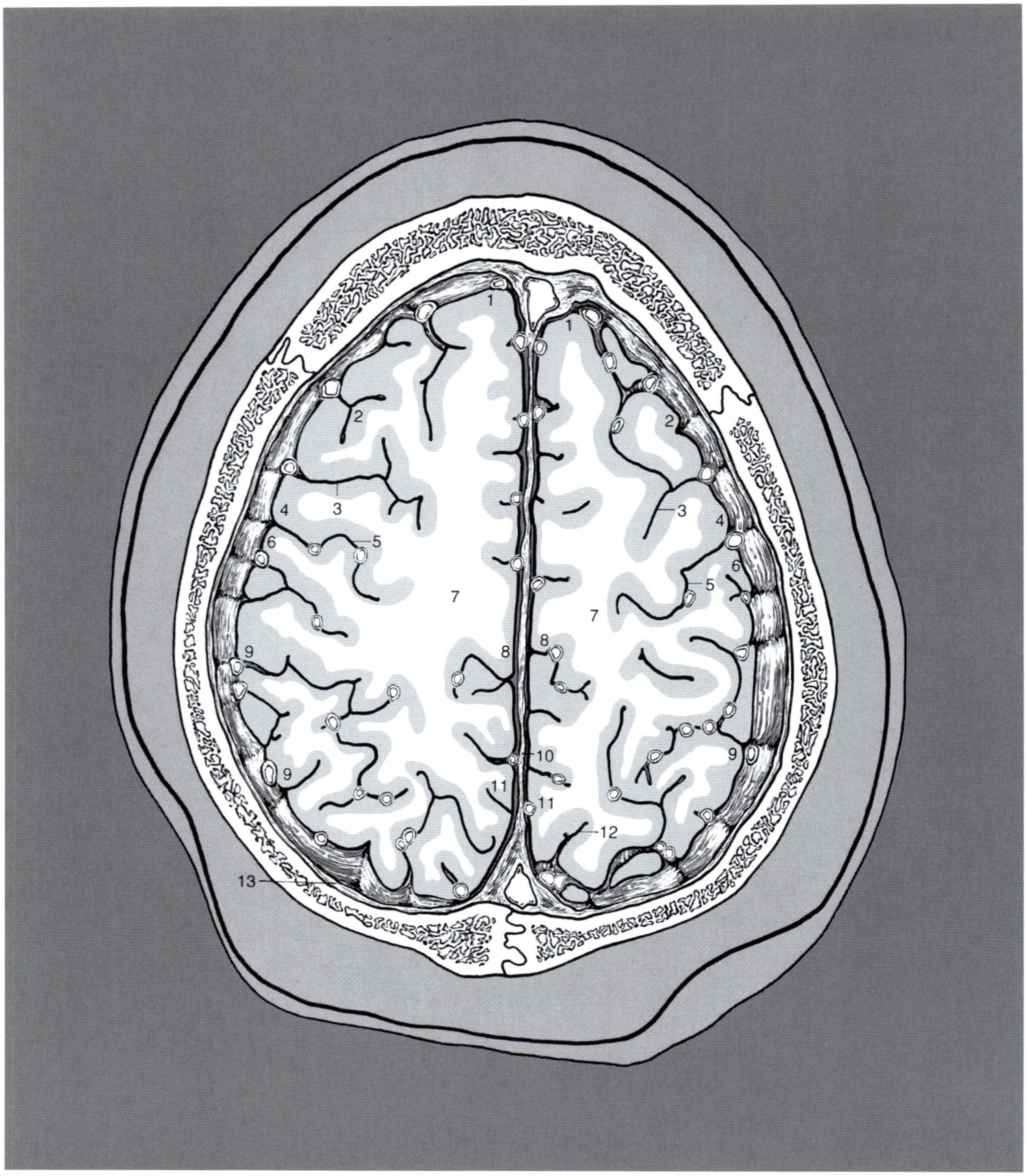

Abb. **58a** Aufsicht auf die superiore Schnittfläche der 12. Scheibe der Kanthomeatalserie. Die Falx cerebri trennt die linke von der rechten Hemisphäre in der Scheibe vollständig. Sie liegt oberhalb vom G. cinguli. Hirnstrukturen und Hirnhaut.

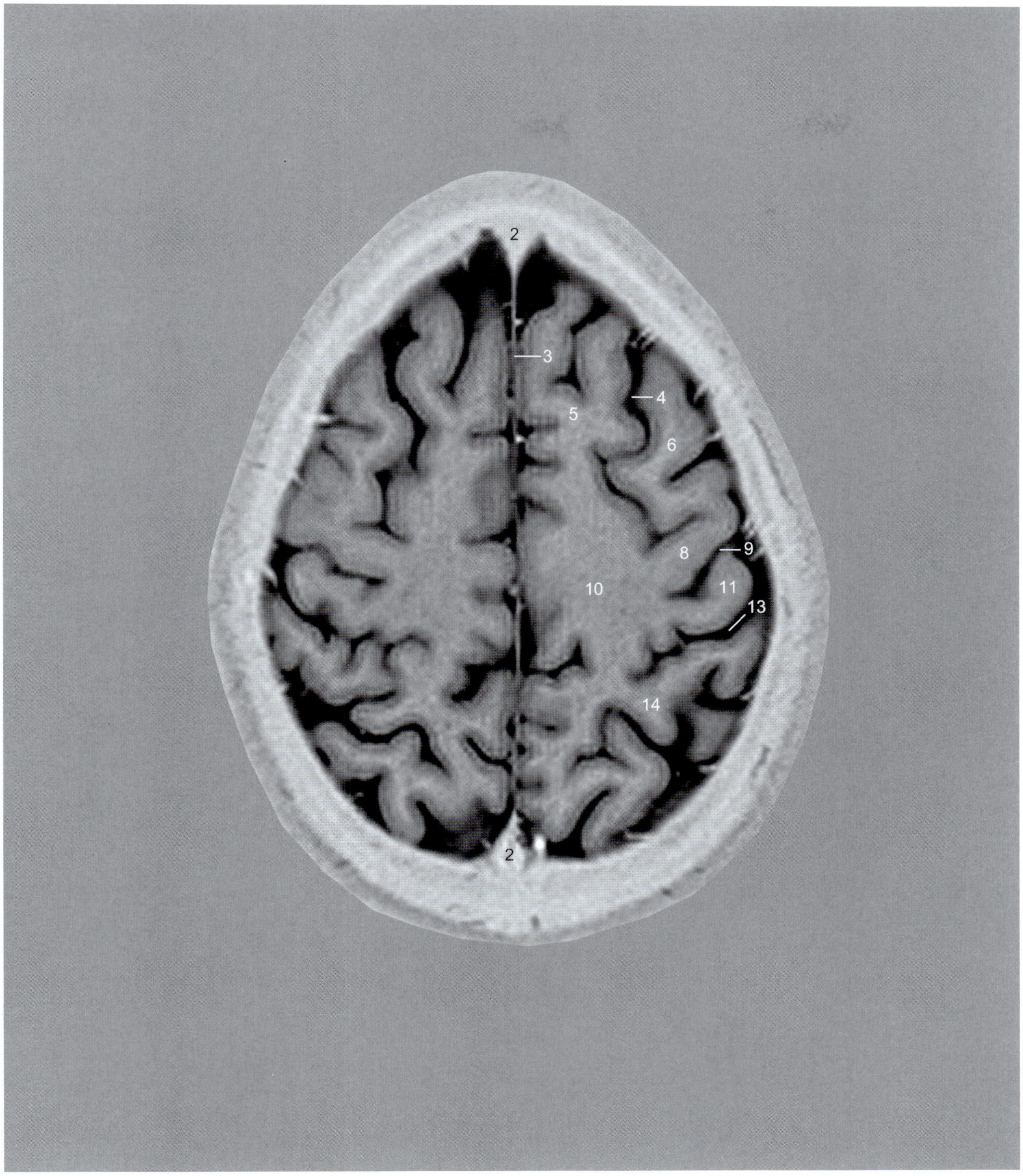

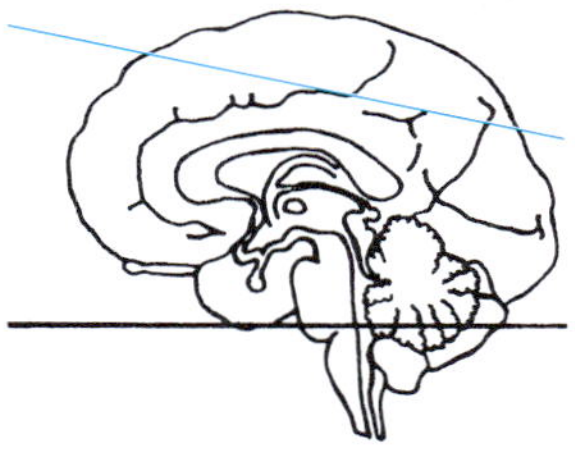

2 S. sagittalis superior
3 Falx cerebri
4 Sulcus frontalis superior
5 G. frontalis superior
6 G. frontalis medius
8 G. precentralis
9 Sulcus centralis
10 Centrum semiovale
11 G. postcentralis
13 Sulcus postcentralis
14 Lobulus parietalis superior

Abb. **58b** Kanthomeatal orientiertes, T1-gewichtetes MR-Bild, das mit der in den Abbildungen 58a und 58c gewählten Schnittebene annähernd korrespondiert.

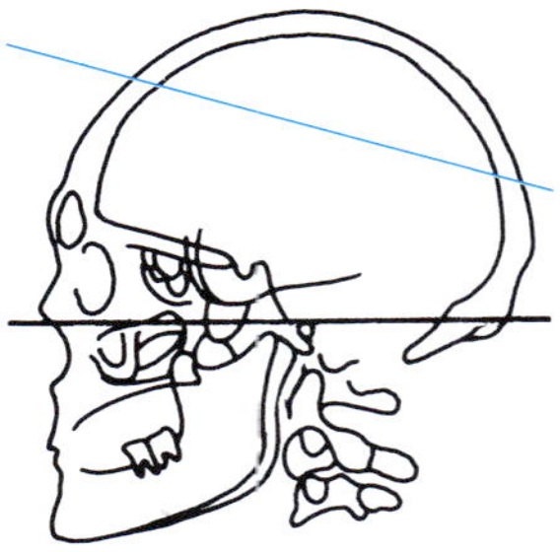

1 Os frontale
2 S. sagittalis superior
3 A. frontalis posteromedialis
4 V. superior cerebri
5 Sutura coronalis
6 Os parietale
7 A. paracentralis
8 A. precunealis
9 Sutura sagittalis
10 Kopfschwarte
11 Kopfhaut

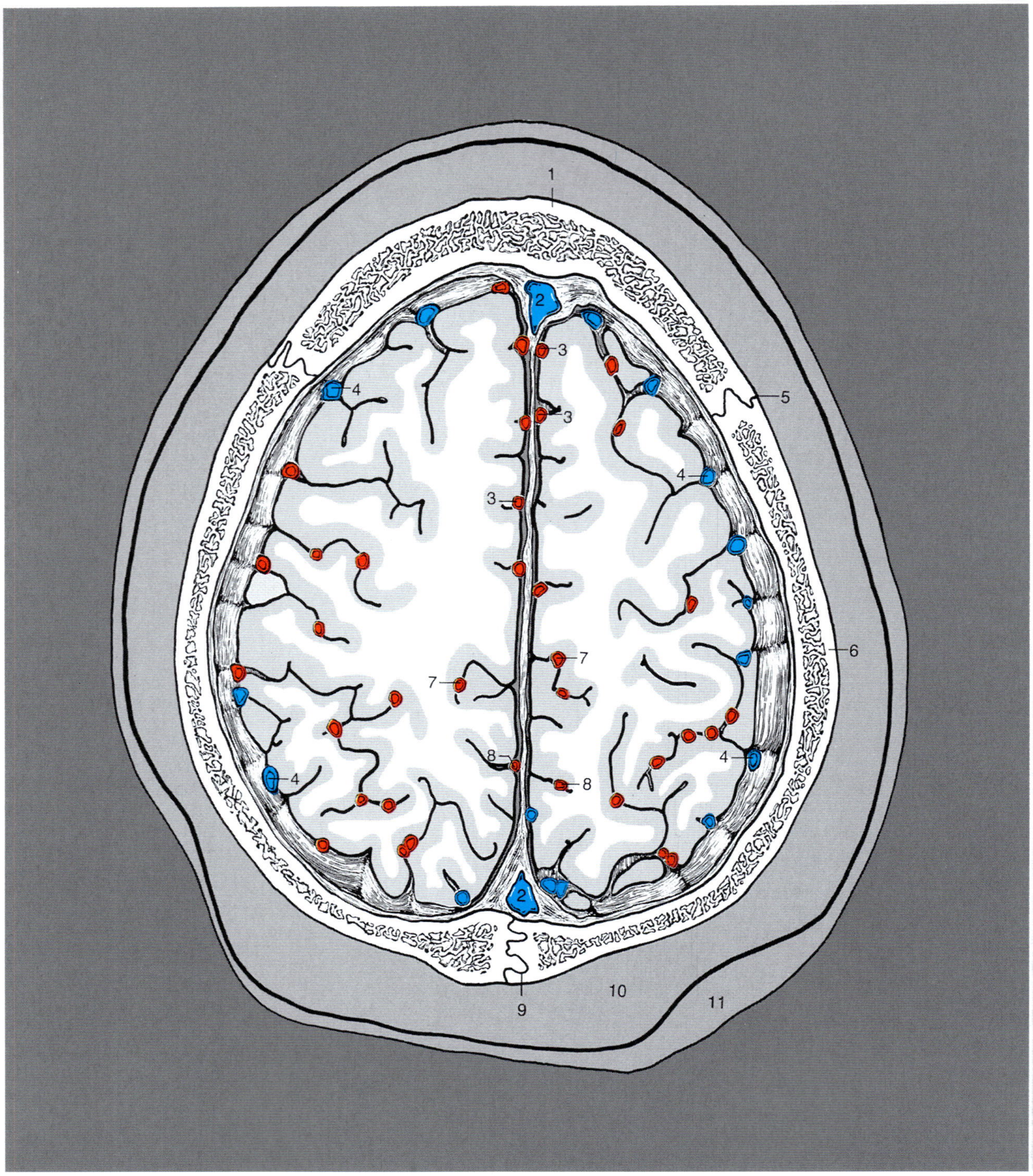

Abb. **58c** Aufsicht auf die superiore Schnittfläche der 12. Scheibe der Kanthomeatalserie. Die Schnittebene liegt supraventrikulär. Knochenstrukturen und Blutgefäße.

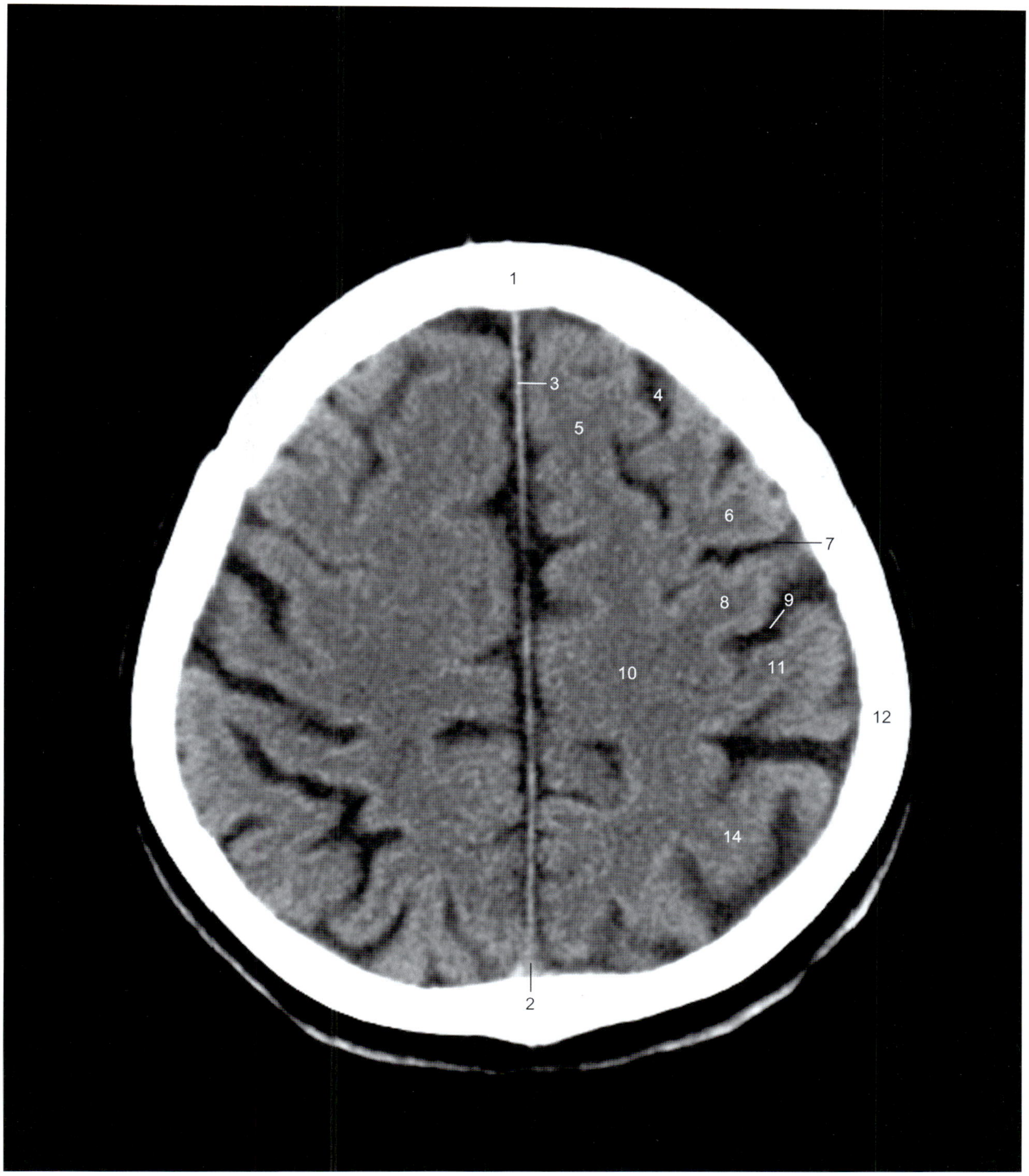

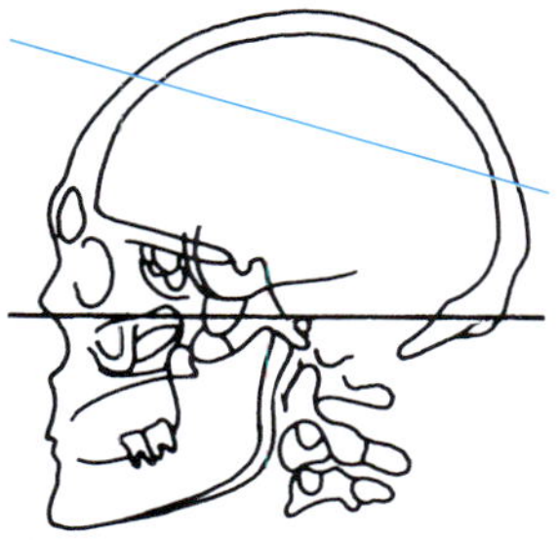

1 Os frontale
2 S. sagittalis superior
3 Falx cerebri
4 Sulcus frontalis superior
5 G. frontalis superior
6 G. frontalis medius
7 Sulcus precentralis
8 G. precentralis
9 Sulcus centralis
10 Centrum semiovale
11 G. postcentralis
12 Os parietale
14 Lobulus parietalis superior

Abb. **58d** Kanthomeatal orientiertes CT-Bild, das mit der in den Abbildungen 58a und 58c gewählten Schnittebene annähernd korrespondiert.

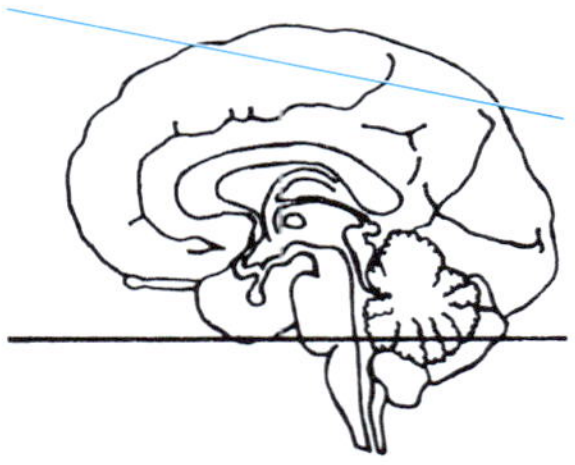

1 G. frontalis superior
2 Sulcus precentralis
3 G. precentralis
4 Sulcus centralis
5 G. postcentralis
6 Lobulus paracentralis
7 Falx cerebri
8 Dura mater cranialis
9 Lobulus parietalis superior
10 Precuneus

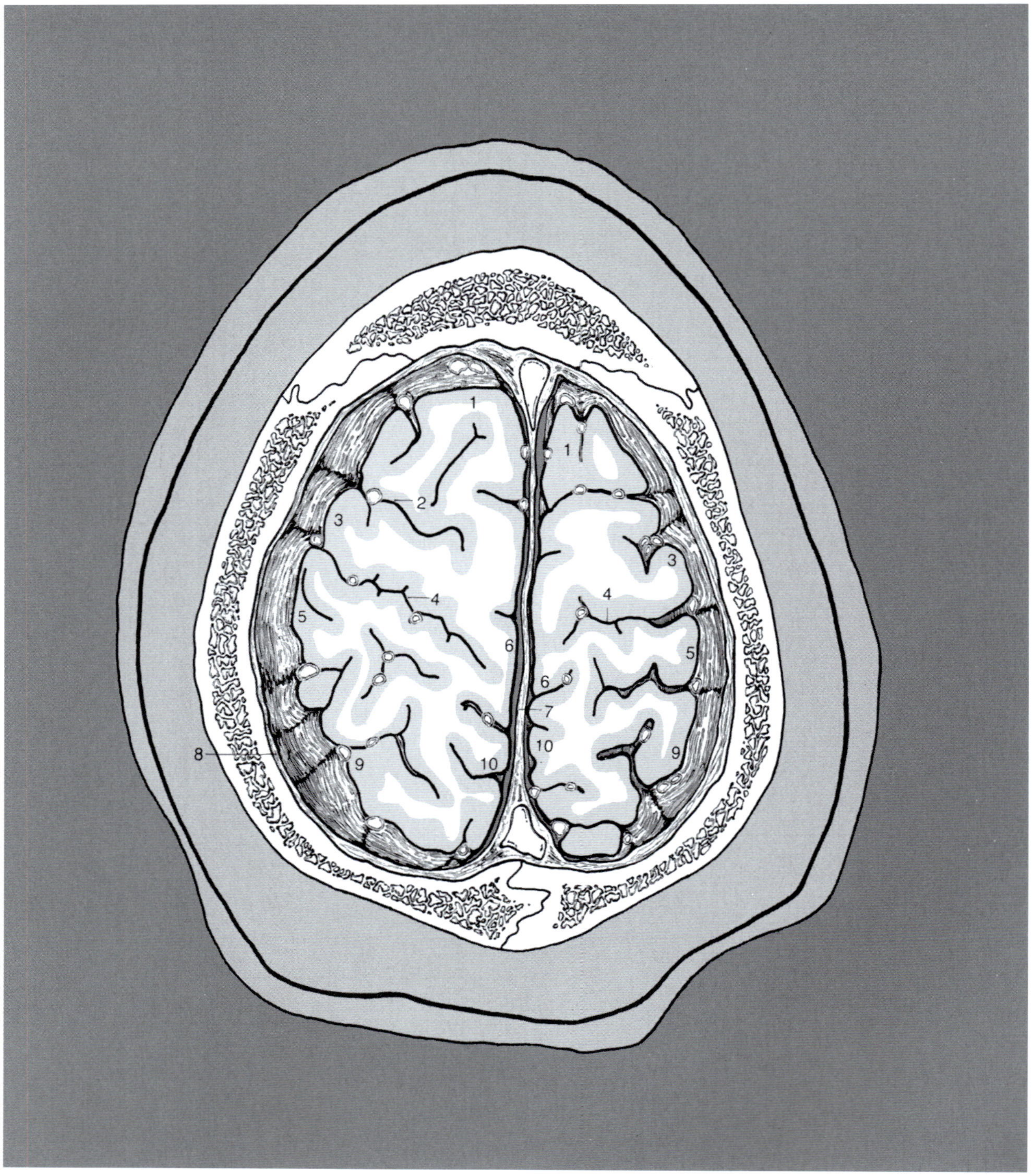

Abb. **59a** Aufsicht auf die superiore Schnittfläche der 13. Scheibe der Kanthomeatalserie. Der Sulcus centralis trennt den Frontallappen vom Parietallappen. Hirnstrukturen und Hirnhaut.

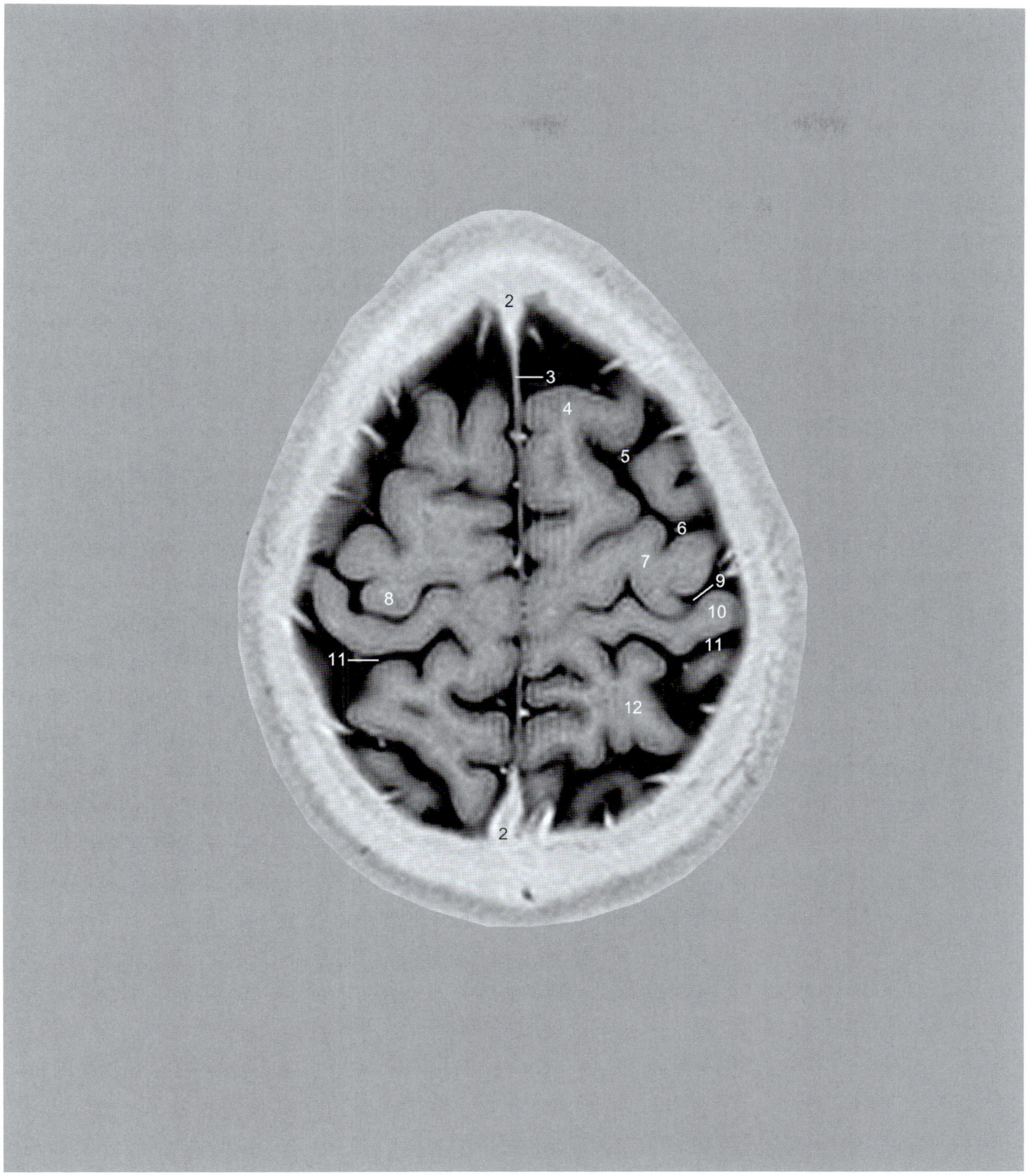

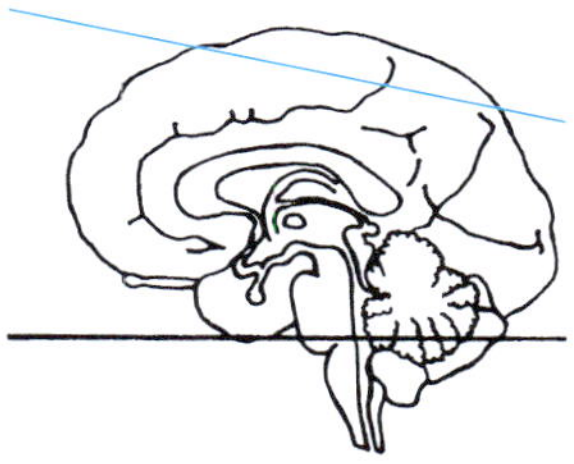

2 S. sagittalis superior
3 Falx cerebri
4 G. frontalis superior
5 Sulcus frontalis superior
6 Sulcus precentralis
7 G. precentralis
8 „Knauf" („knob") im G. precentralis
9 Sulcus centralis
10 G. postcentralis
11 Sulcus postcentralis
12 Lobulus parietalis superior

Abb. **59b** Kanthomeatal orientiertes, T1-gewichtetes MR-Bild, das mit der in den Abbildungen 59a und 59c gewählten Schnittebene annähernd korrespondiert.

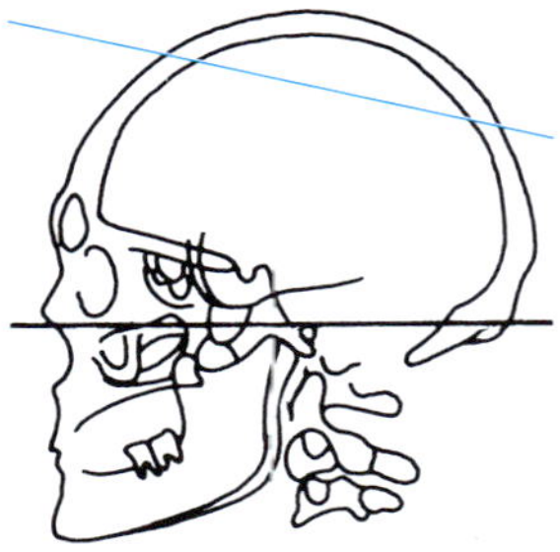

1 Os frontale
2 S. sagittalis superior
3 Sutura coronalis
4 A. frontalis posteromedialis
5 V. superior cerebri
6 Os parietale
7 A. paracentralis
8 A. precunealis
9 Sutura sagittalis

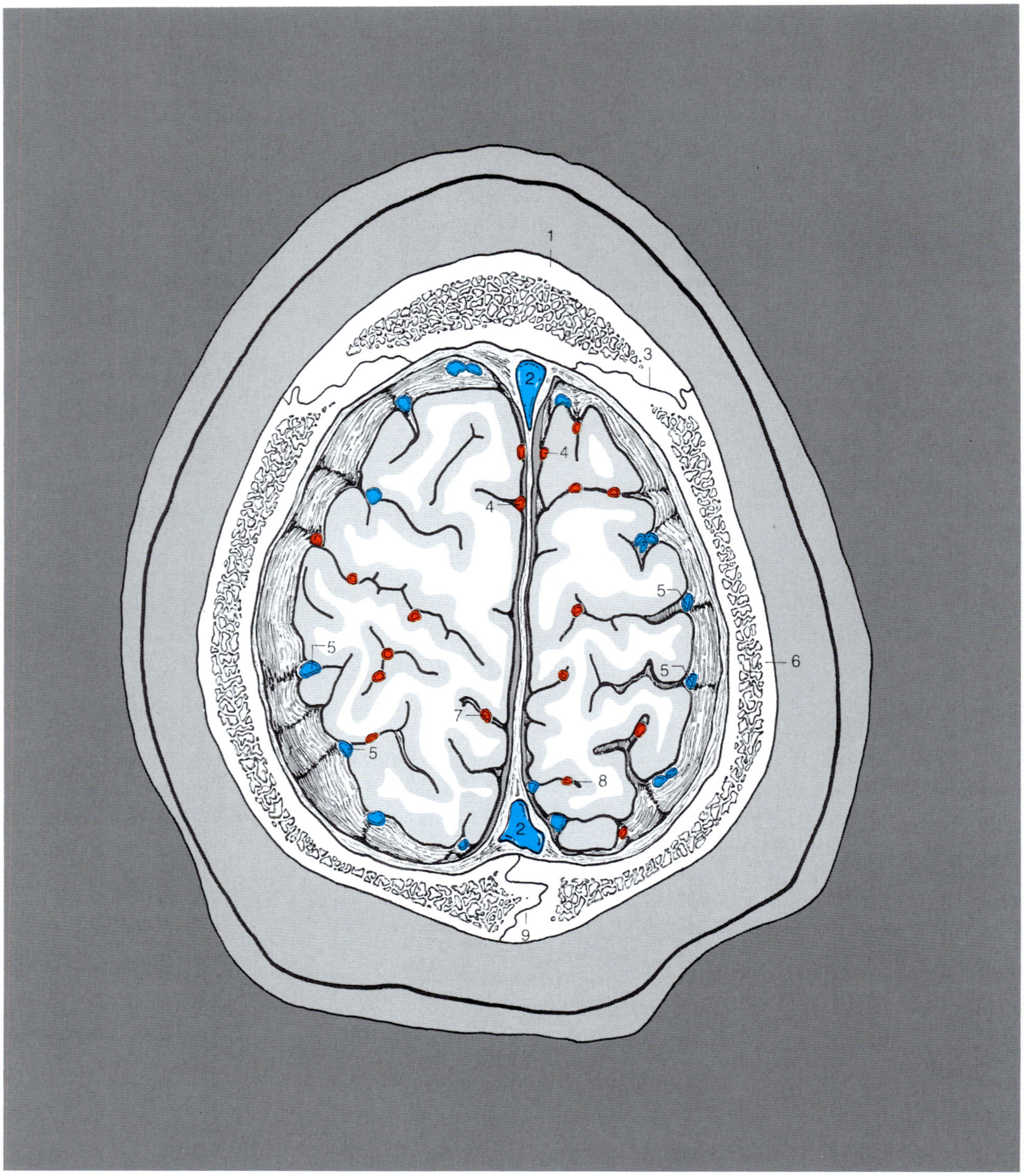

Abb. **59c** Aufsicht auf die superiore Schnittfläche der 13. Scheibe der Kanthomeatalserie. Die Schnittebene liegt supraventrikulär. Knochenstrukturen und Blutgefäße.

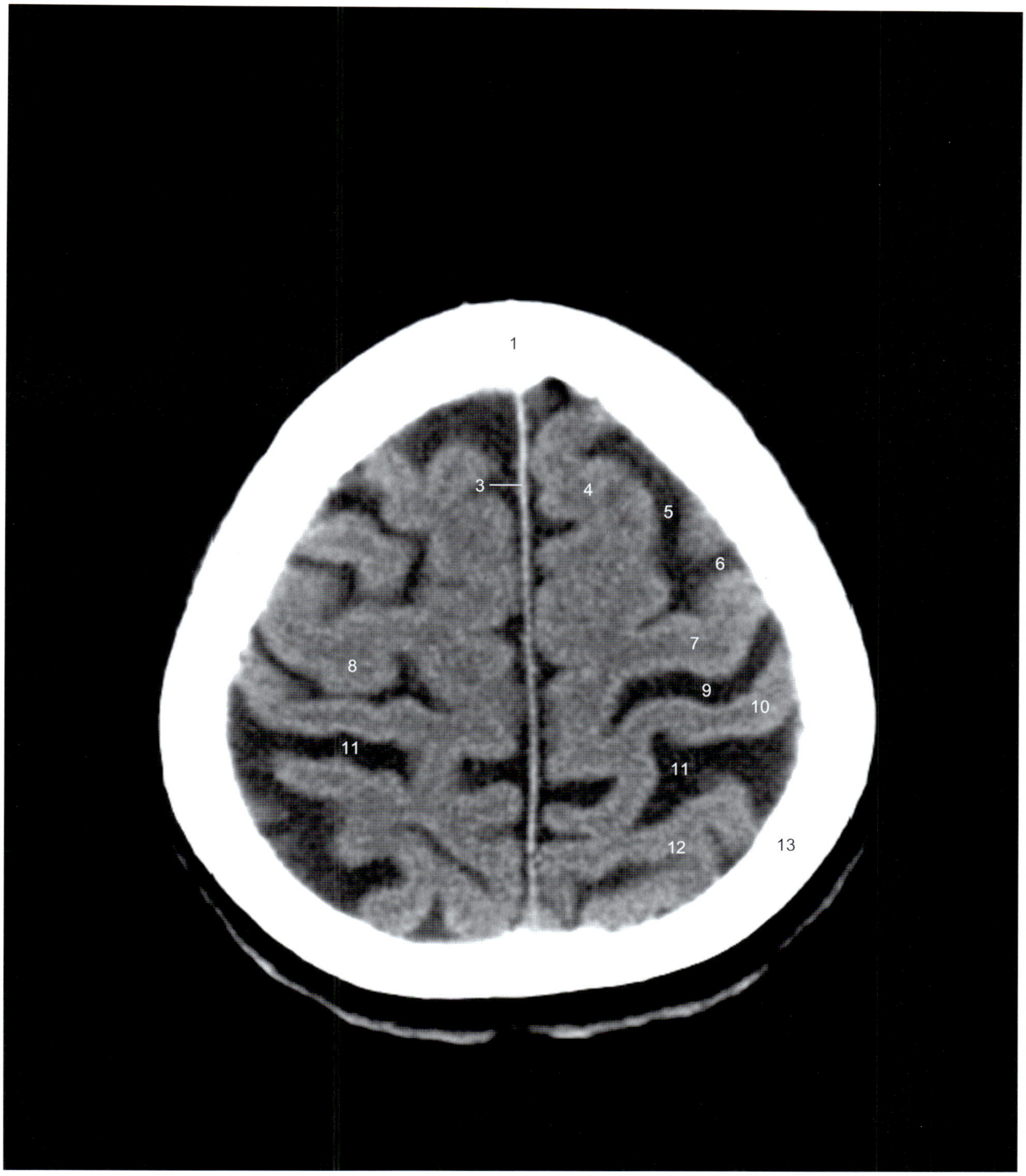

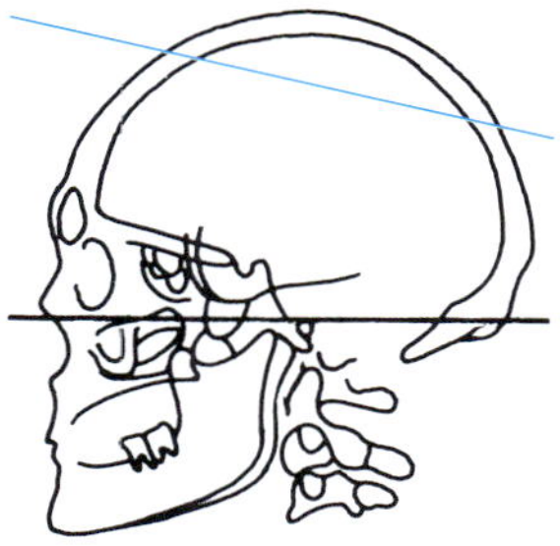

1 Os frontale
3 Falx cerebri
4 G. frontalis superior
5 Sulcus frontalis superior
6 Sulcus precentralis
7 G. precentralis
8 „Knauf" („knob") im G. precentralis
9 Sulcus centralis
10 G. postcentralis
11 Sulcus postcentralis
12 Lobulus parietalis superior
13 Os parietale

Abb. **59d** Kanthomeatal orientiertes CT-Bild, das mit der in den Abbildungen 59a und 59c gewählten Schnittebene annähernd korrespondiert.

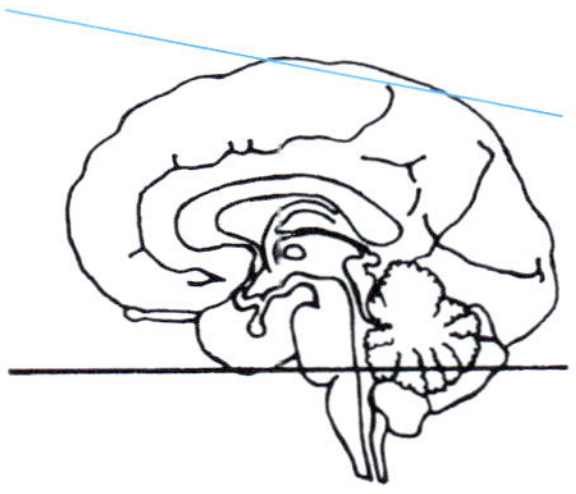

1 G. precentralis
2 Sulcus centralis
3 G. postcentralis
4 Dura mater cranialis

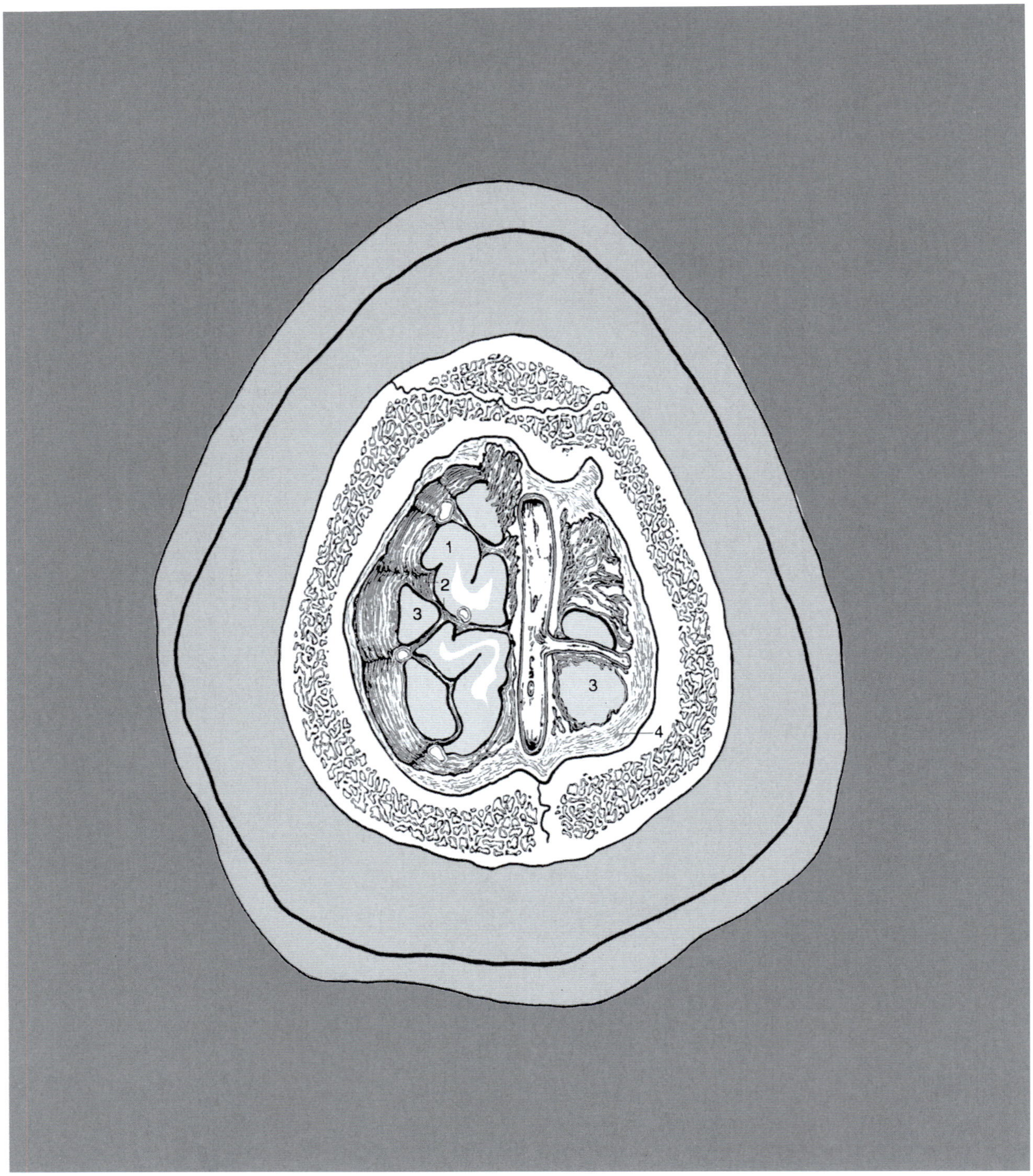

Abb. **60a** Aufsicht auf die superiore Schnittfläche der 14. Scheibe der Kanthomeatalserie. Der Sulcus centralis liegt etwa 5 cm posterior vom Bregma. Hirnstrukturen und Hirnhaut.

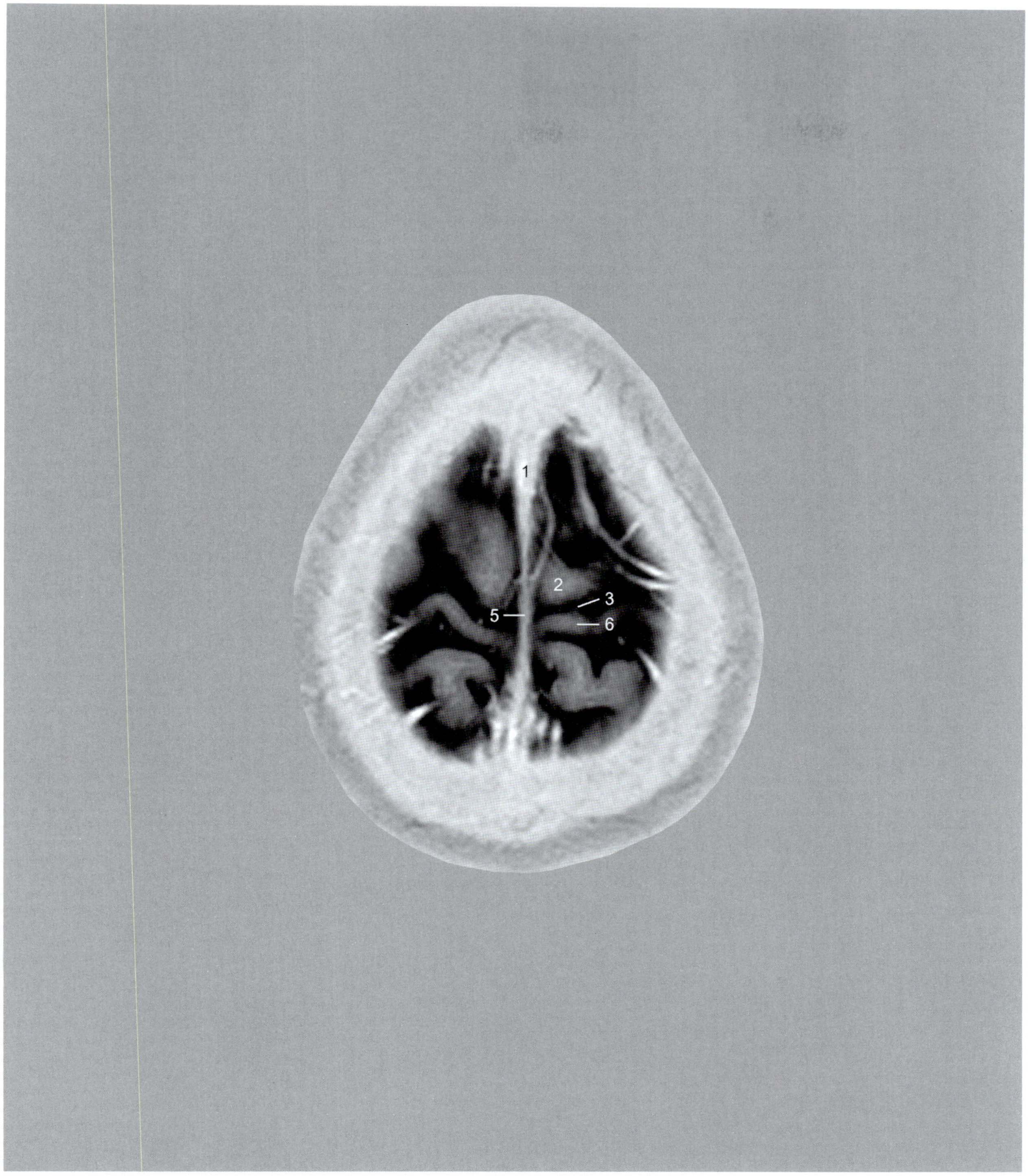

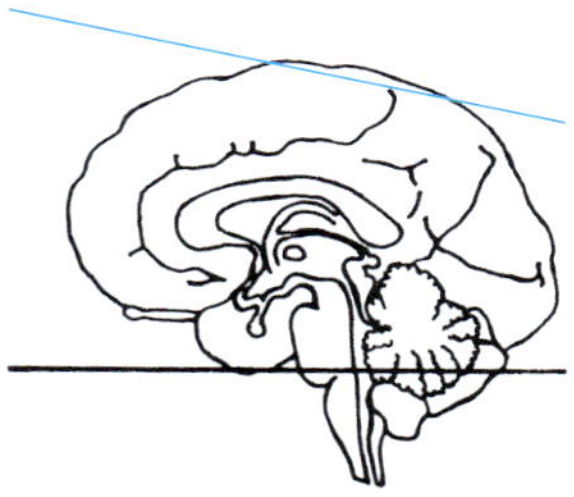

1 S. sagittalis superior
2 G. precentralis
3 Sulcus centralis
5 Falx cerebri
6 G. postcentralis

Abb. **60b** Kanthomeatal orientiertes, T1-gewichtetes MR-Bild, das geringfügig unterhalb der in den Abbildungen 60a und 60c gewählten Schnittebene liegt.

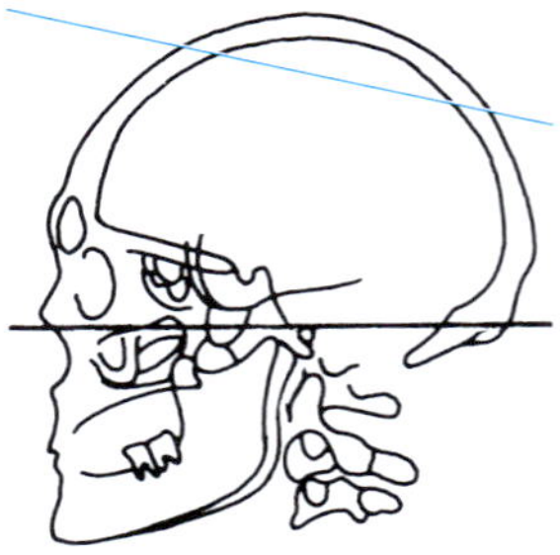

1 Os frontale
2 Bregma
3 Sutura coronalis
4 V. superior cerebri
5 S. sagittalis superior
6 Os parietale
7 Sutura sagittalis
8 Kopfschwarte
9 Kopfhaut

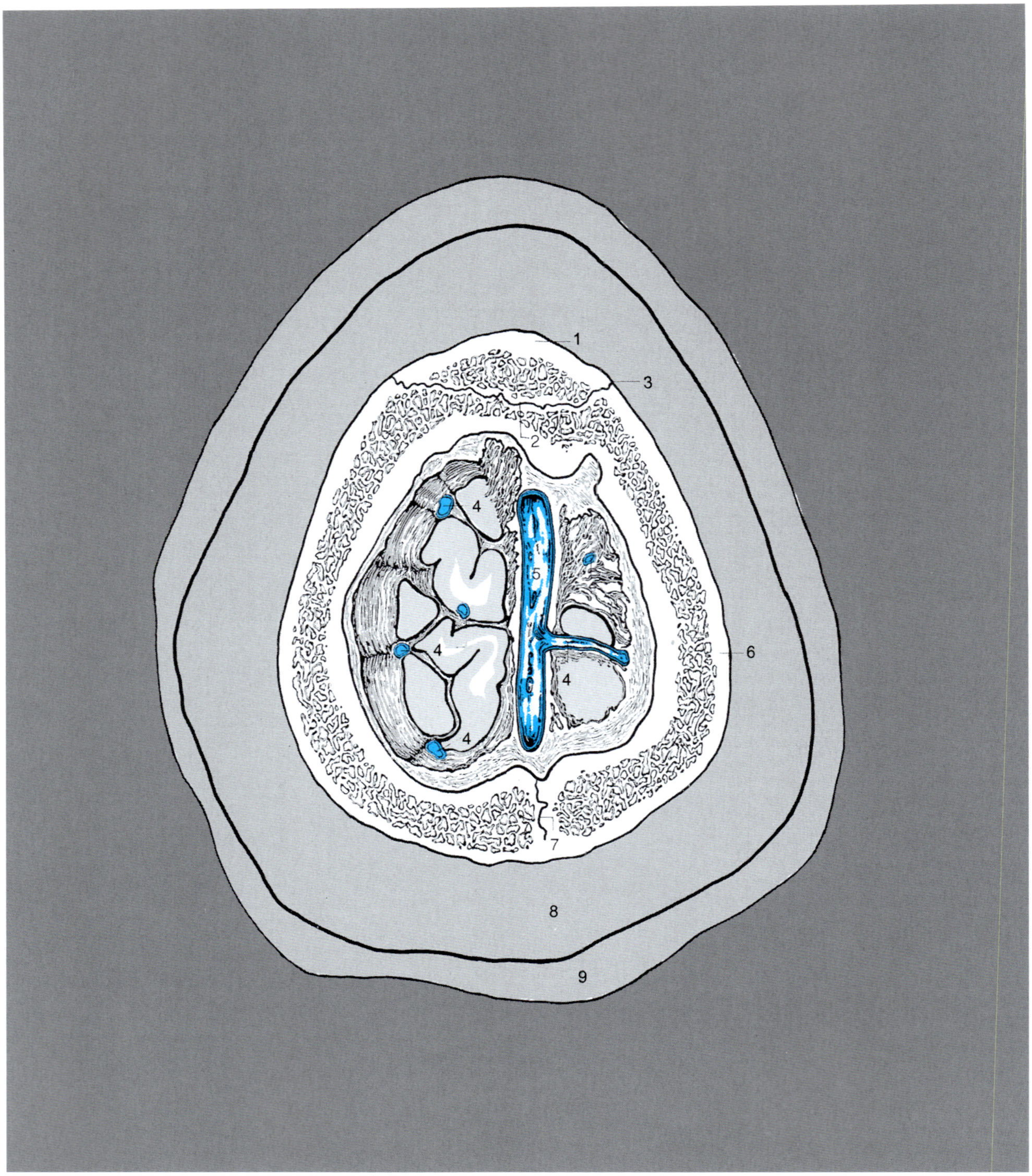

Abb. **60c** Aufsicht auf die superiore Schnittfläche der 14. Scheibe der Kanthomeatalserie. Die Schnittebene liegt supraventrikulär und dicht unter der Schädelkalotte. Knochenstrukturen und Blutgefäße.

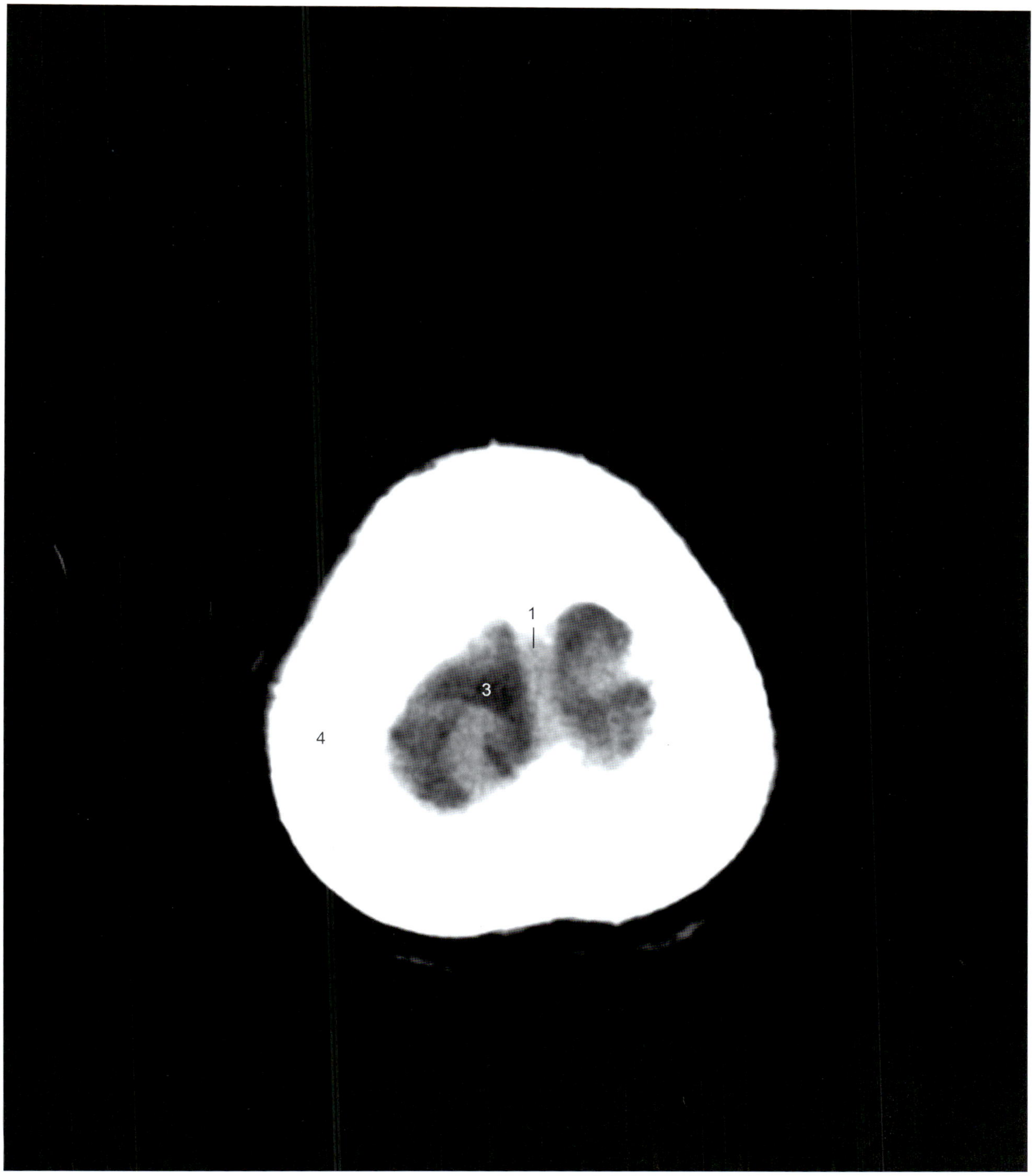

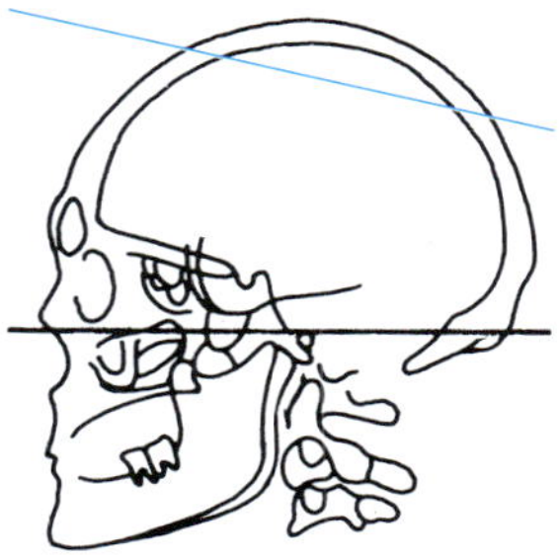

1 S. sagittalis superior
3 Sulcus centralis
4 Os parietale

Abb. **60d** Kanthomeatal orientiertes CT-Bild, das geringfügig oberhalb der in den Abbildungen 60a und 60c gewählten Schnittebene liegt.

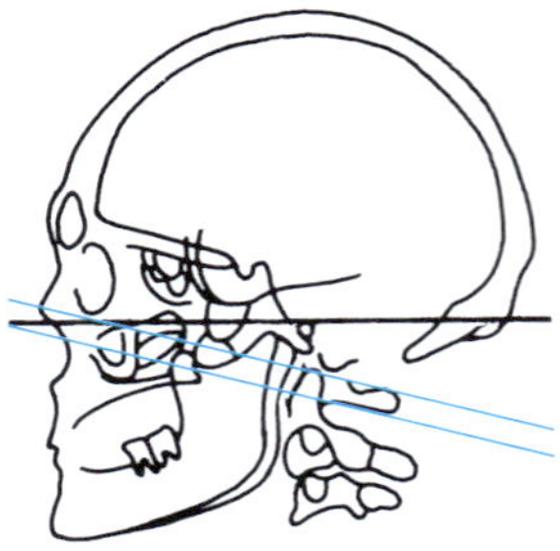

1 Os nasale
2 Maxilla
3 Septum nasi
4 Canalis infraorbitalis
5 Os zygomaticum
6 S. maxillaris
7 Os palatinum
8 Processus pterygoideus, Lamina lateralis
9 Mandibula
10 Arcus anterior atlantis
11 Processus styloideus
12 Dens axis
13 Foramen transversarium
14 Massa lateralis atlantis
15 Canalis vertebralis
16 Ohrmuschel
17 Arcus posterior atlantis

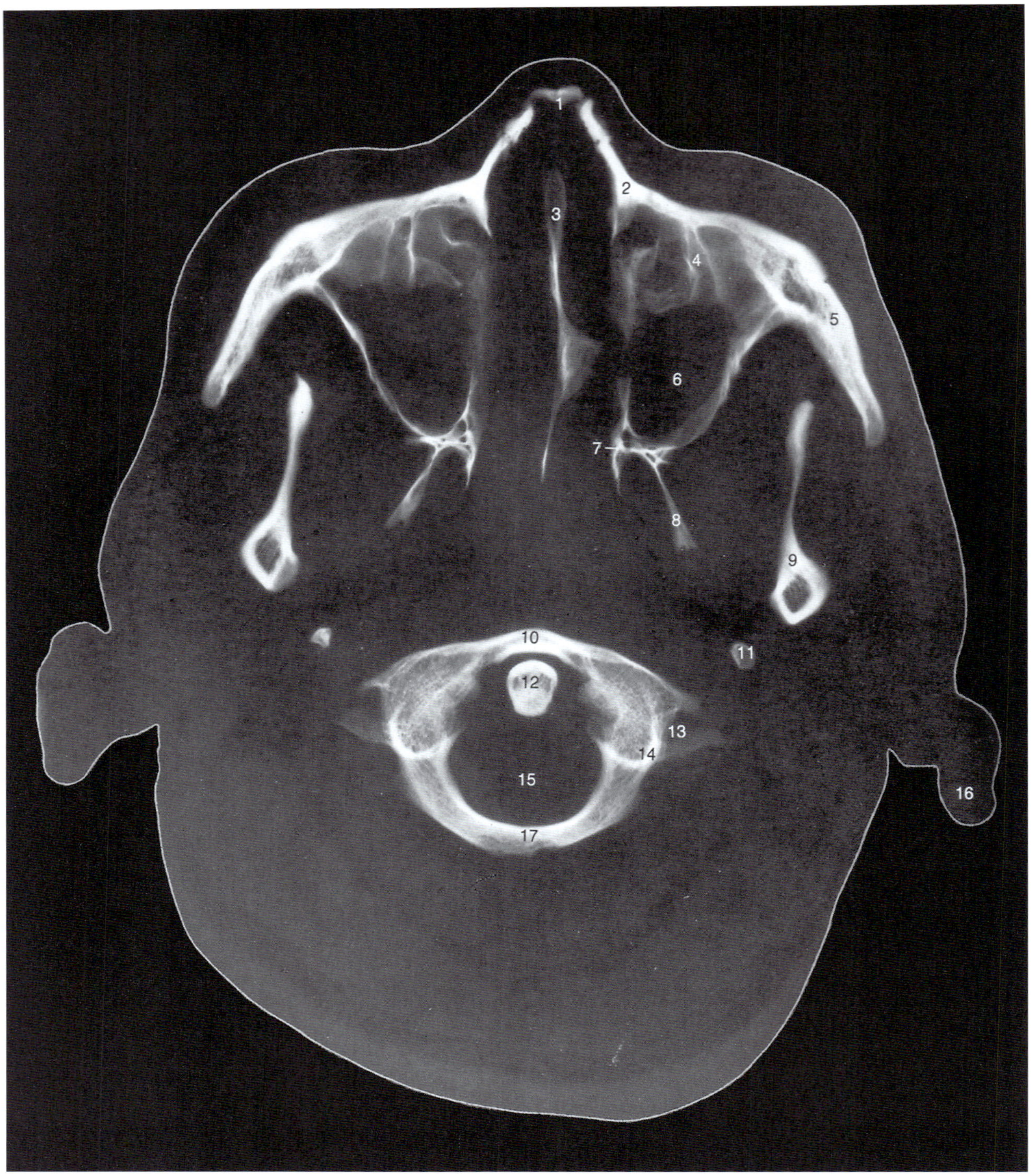

Abb. **61** Röntgenbild der 1. Scheibe der Kanthomeatalserie. Die äußere Begrenzung der Schnittfläche wurde eingezeichnet. Leitstrukturen sind S. maxillaris, Atlas und Dens axis.

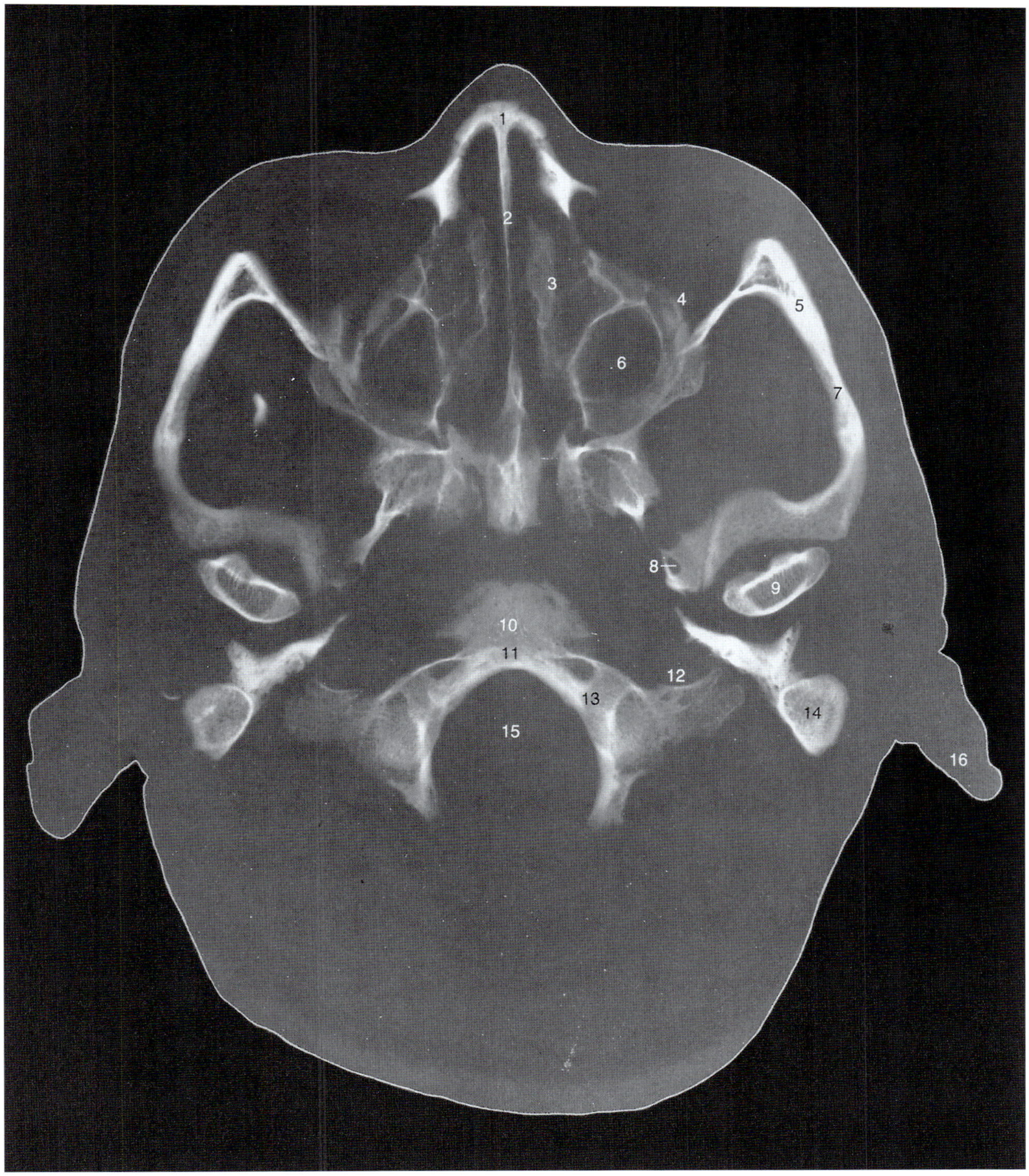

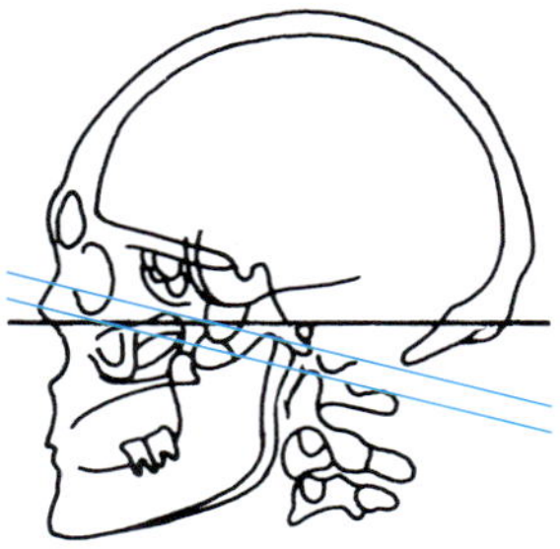

1 Os nasale
2 Septum nasi
3 Cellulae ethmoidales
4 Orbita
5 Os zygomaticum
6 S. maxillaris
7 Arcus zygomaticus
8 Foramen spinosum
9 Mandibula
10 Os occipitale, Pars basilaris
11 Basion
12 Foramen jugulare
13 Canalis nervi hypoglossi
14 Processus mastoideus
15 Foramen magnum
16 Ohrmuschel

Abb. **62** Röntgenbild der 2. Scheibe der Kanthomeatalserie. Die äußere Begrenzung der Schnittfläche wurde eingezeichnet. Knöcherne Leitstrukturen sind Nasenbein, Nasenscheidewand und das Foramen magnum.

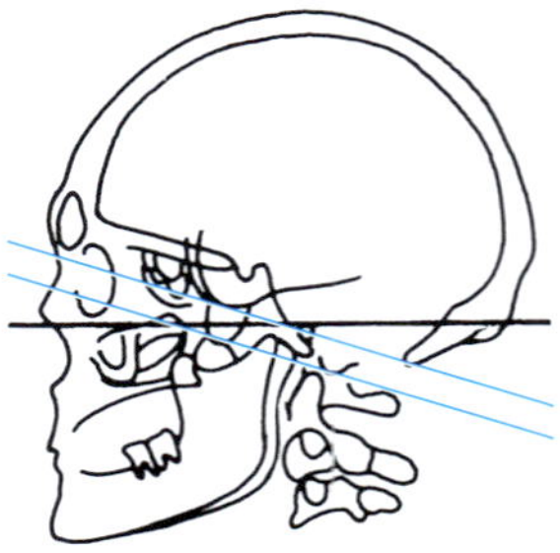

1 Cellulae ethmoidales
2 Orbita
3 Os zygomaticum
4 Os ethmoidale
5 Foramen rotundum
6 S. sphenoidalis
7 Os sphenoidale, Boden der Fossa cranii media
8 Foramen ovale
9 Os temporale
10 Foramen lacerum
11 Foramen spinosum
12 Clivus
13 Caput mandibulae
14 Canalis caroticus
15 Meatus acusticus externus
16 Foramen jugulare
17 Canalis nervi facialis
18 Processus mastoideus
19 Os occipitale, Boden der Fossa cranii posterior

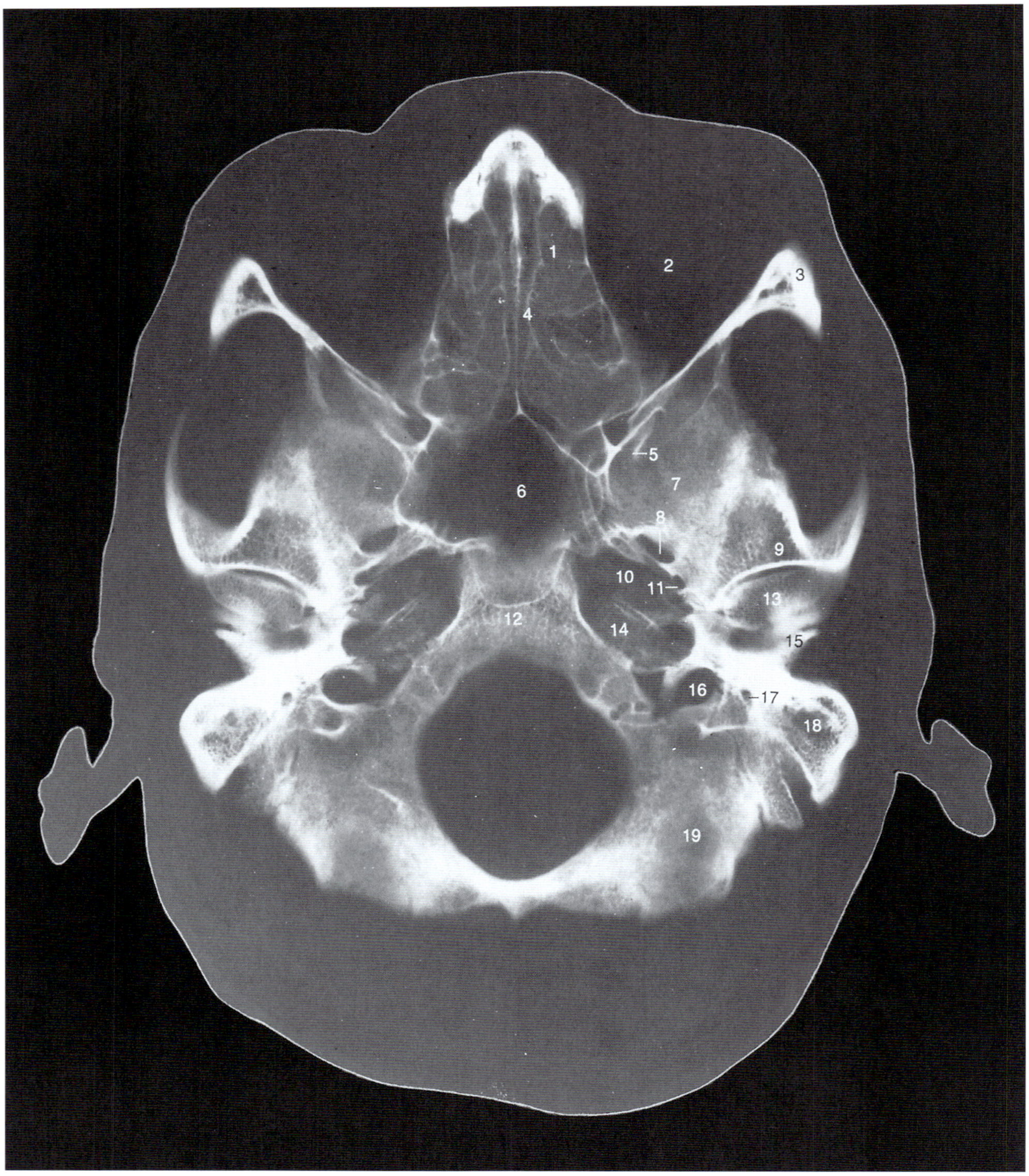

Abb. **63** Röntgenbild der 3. Scheibe der Kanthomeatalserie. Die mediale und laterale Wand der Orbita sind getroffen. Das Os sphenoidale bildet den Boden der mittleren Schädelgrube. Das Hinterhauptsbein umgibt die hintere Schädelgrube. Die Durchtrittsstellen der A. carotis interna, V. jugularis interna, A. meningea media sowie der Hirnnerven V/2, V/3, VII, IX, X und XI sind dargestellt.

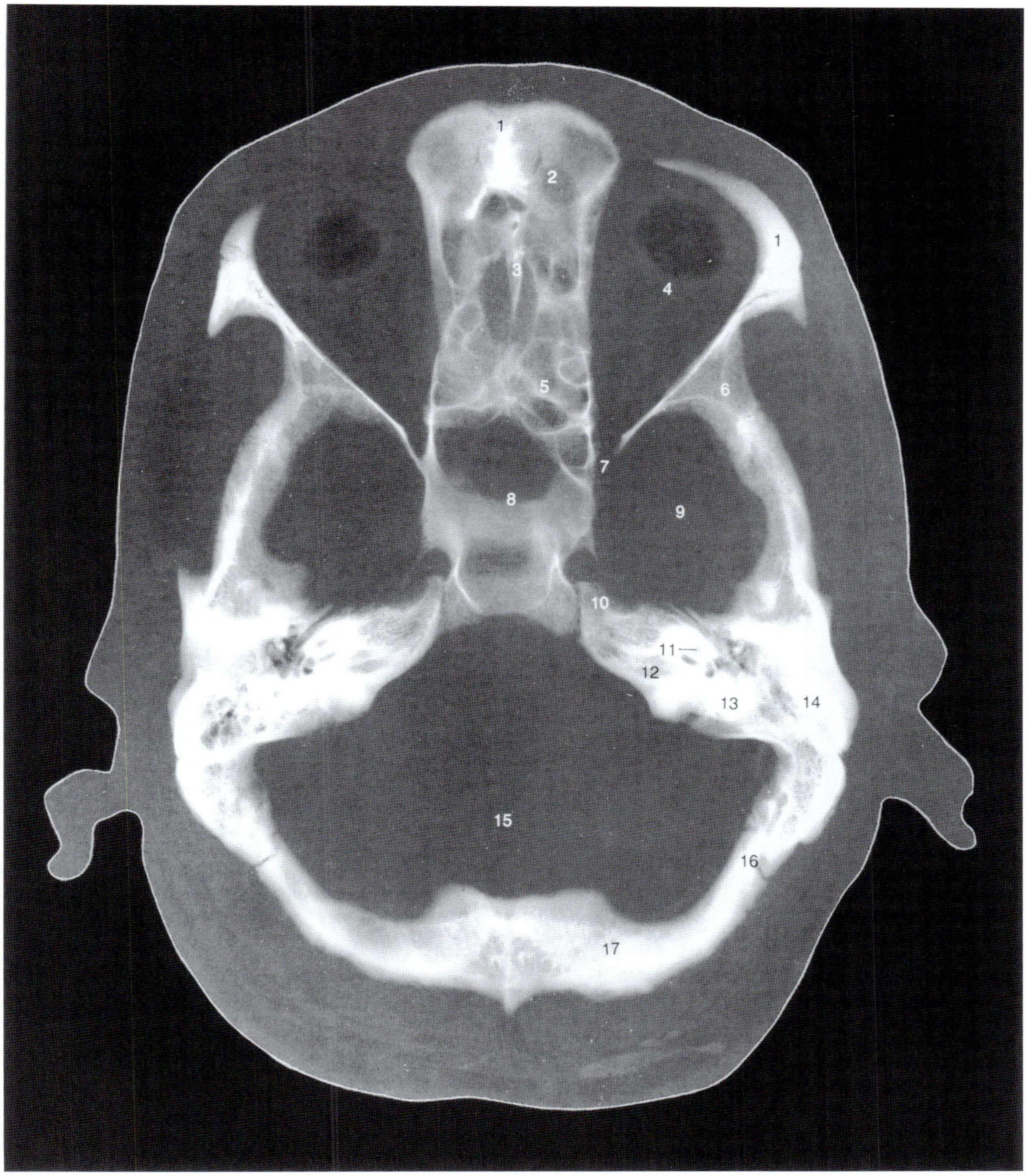

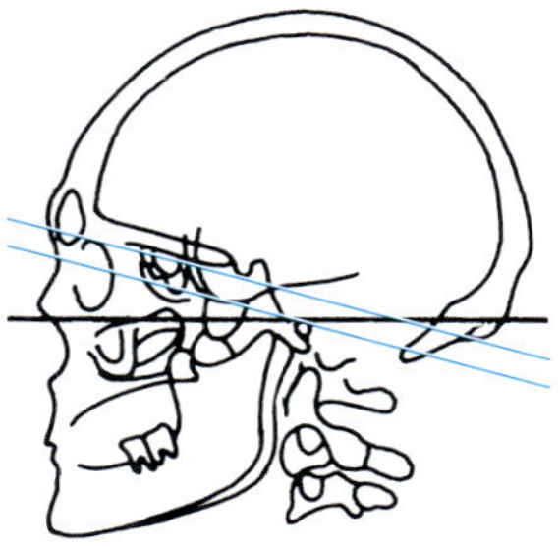

1 Os frontale
2 S. frontalis, Boden
3 Crista galli
4 Orbita
5 Cellulae ethmoidales
6 Os sphenoidale
7 Fissura orbitalis superior
8 S. sphenoidalis
9 Fossa cranii media
10 Pyramidenspitze
11 Cochlea
12 Meatus acusticus internus
13 Pars petrosa
14 Os temporale
15 Fossa cranii posterior
16 Sutura lambdoidea
17 Os occipitale

Abb. **64** Röntgenbild der 4. Scheibe der Kanthomeatalserie. Der obere Anteil der Orbita und der S. sphenoidalis sowie die mittlere Schädelgrube, das Felsenbeinmassiv und die hintere Schädelgrube sind zu erkennen.

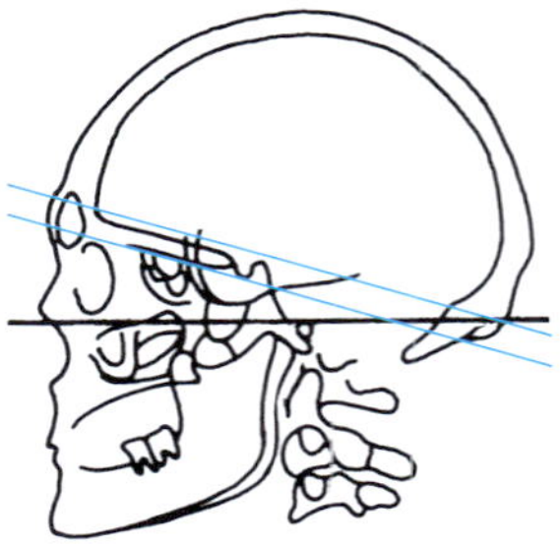

1 Os frontale
2 S. frontalis
3 Orbitadach
4 Fossa cranii anterior
5 Os sphenoidale
6 Canalis opticus
7 Processus clinoideus anterior
8 Sella turcica
9 Fossa cranii media
10 Processus clinoideus posterior
11 Dorsum sellae
12 Canalis semicircularis anterior
13 Canalis semicircularis posterior
14 Os temporale
15 Fossa cranii posterior
16 Sutura lambdoidea
17 Protuberantia occipitalis interna
18 Os occipitale
19 Protuberantia occipitalis externa (Inion)

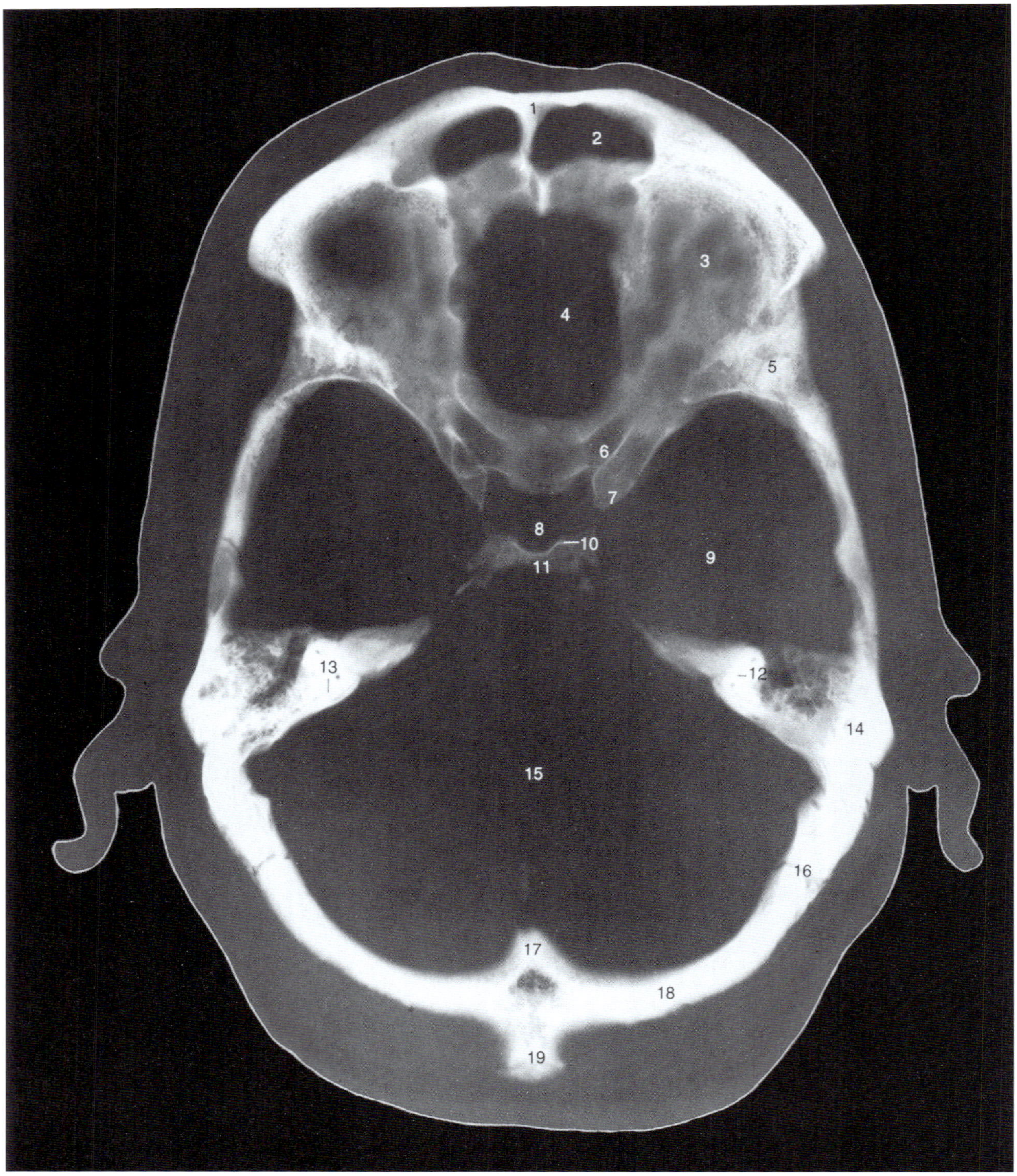

Abb. **65** Röntgenbild der 5. Scheibe der Kanthomeatalserie. Es sind der Boden der vorderen Schädelgrube, die Klinoidfortsätze, das Dorsum sellae und die superioren Abschnitte des Felsenbeins getroffen.

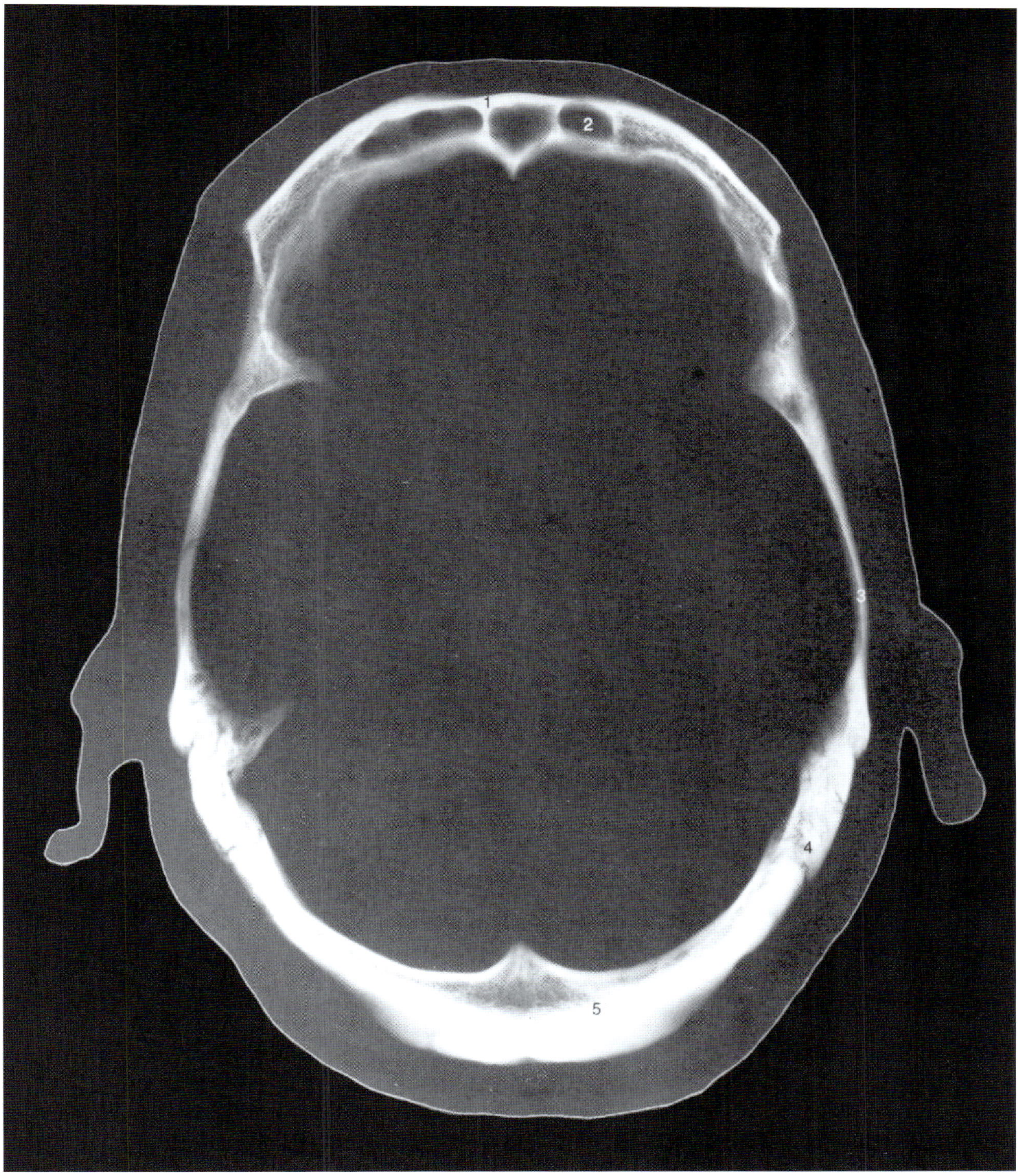

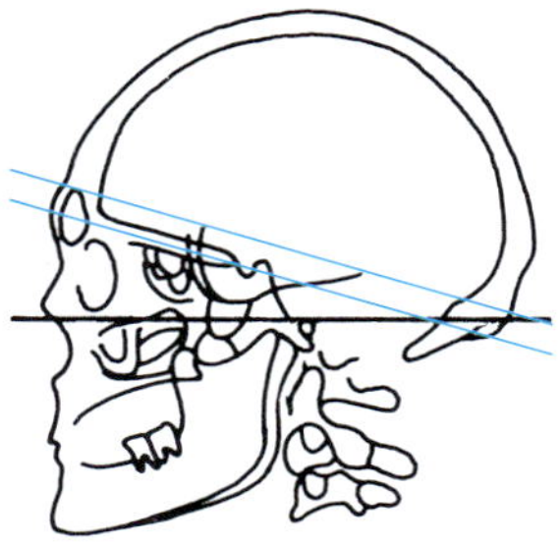

1 Os frontale
2 S. frontalis
3 Os temporale
4 Sutura lambdoidea
5 Os occipitale

Abb. **66** Röntgenbild der 6. Scheibe der Kanthomeatalserie. Die Schädelkalotte bildet einen ovalen Knochenring. Vordere, mittlere und hintere Schädelgrube sind an den inneren knöchernen Vorsprüngen links deutlicher als rechts abgrenzbar.

1 Corpus callosum
2 Fornix
3 Sulcus parietooccipitalis
4 Adhesio interthalamica
5 Commissura anterior
6 3. Ventrikel
7 Glandula pinealis (Corpus pineale)
8 Commissura posterior (epithalamica)
9 Lamina terminalis
10 S. frontalis
11 Hypothalamus
12 Colliculus superior
13 Culmen (IV et V)
14 Chiasma opticum
15 Tegmentum mesencephali
16 Aqueductus mesencephali (cerebri Sylvius)
17 Colliculus inferior
18 Corpus mammillare
19 Infundibulum
20 Fissura prima
21 Cellulae ethmoidales

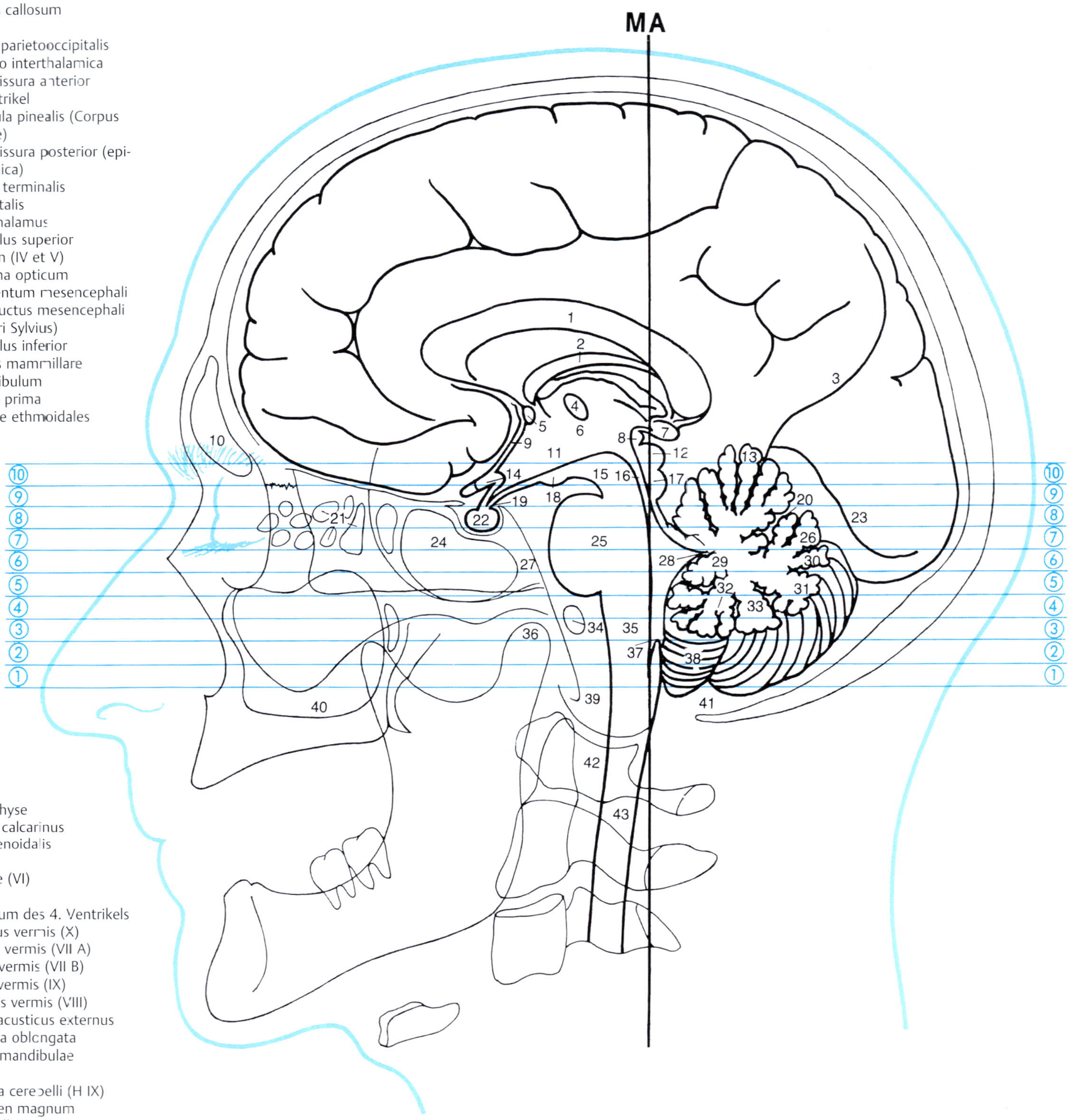

22 Hypophyse
23 Sulcus calcarinus
24 S. sphenoidalis
25 Pons
26 Declive (VI)
27 Clivus
28 Fastigium des 4. Ventrikels
29 Nodulus vermis (X)
30 Folium vermis (VII A)
31 Tuber vermis (VII B)
32 Uvula vermis (IX)
33 Pyramis vermis (VIII)
34 Porus acusticus externus
35 Medulla oblongata
36 Caput mandibulae
37 Obex
38 Tonsilla cerebelli (H IX)
39 Foramen magnum
40 S. maxillaris
41 C. cerebellomedullaris posterior (magna)
42 Atlas
43 Medulla spinalis

Abb. **67** Zeichnung nach einem Fernröntgenbild und einem MR-Bild (s. Kap. 8 Untersuchungsgut). Die 5 mm dicken Schichten der Hirnstammserie sind senkrecht zur Meynertschen Achse (MA) geschnitten und passgerecht eingetragen. Die Meynertsche Achse verläuft tangential durch den Boden der Rautengrube und in der Medianebene. Die Schichten sind fortlaufend mit Zahlen im Kreis von inferior nach superior nummeriert (Einzelheiten s. Kap. 1.2 Dreidimensionale Koordinatensysteme zur Lokalisation von Hirnstrukturen). Die gezeichnete Schnittfläche entspricht immer der Linie, die oberhalb der umrandeten Zahl der betreffenden Scheibe liegt.

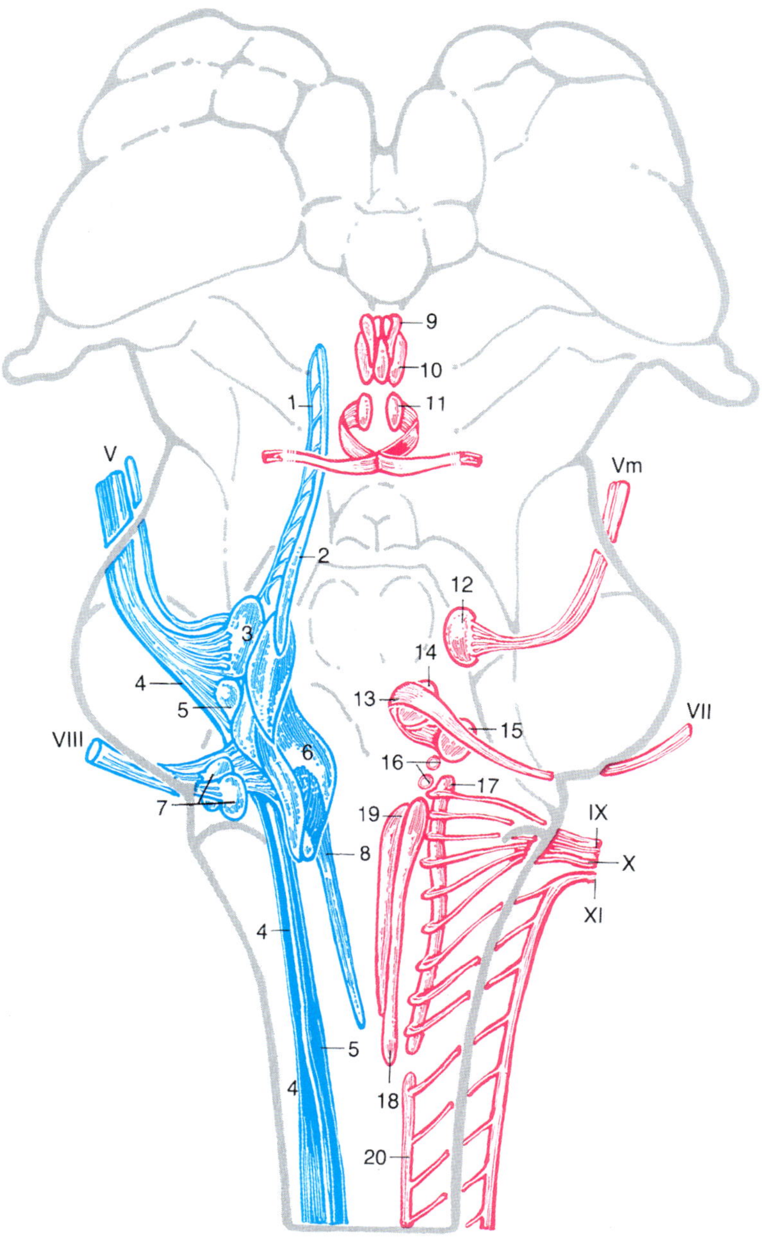

1 Tr. mesencephalicus nervi trigemini
2 Nucl. mesencephalicus nervi trigemini
3 Nucl. principalis nervi trigemini
4 Tr. spinalis nervi trigemini
5 Nucl. spinalis nervi trigemini
6 Nuclei vestibulares
7 Nuclei cochleares posterior und anterior
8 Nuclei tractus solitarii
9 Nuclei accessorii nervi oculomotorii (Edinger-Westphal)
10 Nucl. nervi oculomotorii
11 Nucl. nervi trochlearis
12 Nucl. motorius nervi trigemini
13 Genu nervi facialis
14 Nucl. nervi abducentis
15 Nucl. nervi facialis
16 Nuclei salivatorii superior und inferior
17 Nucl. ambiguus
18 Nucl. posterior nervi vagi
19 Nucl. nervi hypoglossi
20 Nucl. nervi accessorii
Vm Radix motoria nervi trigemini

Abb. **68** Hirnnervenkerne III bis XII in Rückenmark, Medulla oblongata, Pons und Mittelhirn nach (332). Links sind die sensiblen und sensorischen Endkerne mit zwei afferenten Nerven und Faserbahnen, rechts die motorischen und parasympathischen Ursprungskerne mit efferenten Nervenfasern angegeben. Die römischen Zahlen geben die Nummern der Hirnnerven an.

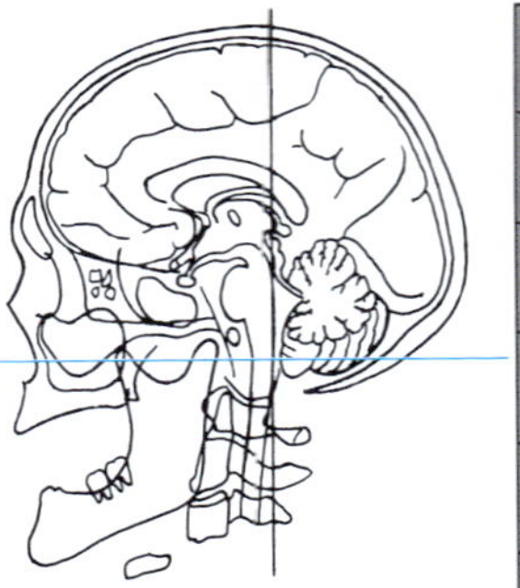

1 Maxilla
2 Concha nasalis inferior
3 S. maxillaris
4 Os zygomaticum
5 Nasenhöhle
6 Septum nasi
7 Processus coronoideus
8 M. temporalis
9 M. masseter
10 Pharynx, Pars nasalis
11 M. pterygoideus lateralis
12 Tuba auditiva
13 Caput mandibulae
14 A. carotis interna
15 N. facialis
16 Canalis nervi hypoglossi
17 Foramen jugulare
18 Cellulae mastoideae
19 Medulla oblongata
20 Processus mastoideus
21 S. sigmoideus, Links-rechts-Seitenunterschied (Var.)
22 Tonsilla cerebelli (H IX)
23 Ohrmuschel
24 C. cerebellomedullaris posterior (magna)
25 Lobus cerebelli posterior
26 Os occipitale

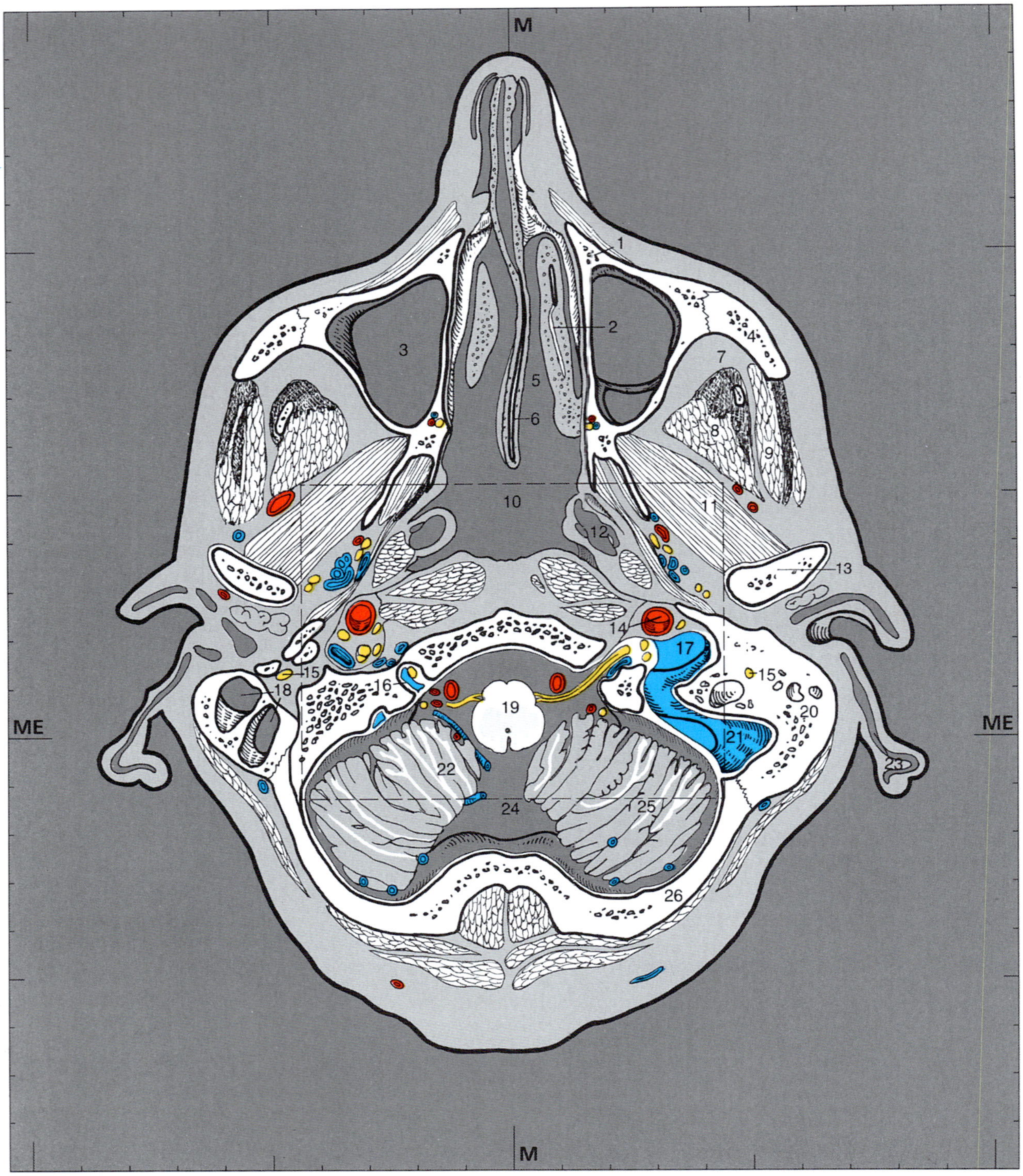

Abb. **69a** Aufsicht auf die superiore Schnittfläche der 1. Scheibe der Hirnstammserie, die senkrecht zur Meynertschen Achse (MA) und zur Medianebene (s. Abb. 67) orientiert ist. Links oben gibt die blaue Gerade die Position der Schnittebene in Höhe der Muskel- und Gelenkfortsätze der Mandibula sowie des inferioren Teils der hinteren Schädelgrube an. Die superioren Schnittfläche zeigt den S. maxillaris, den nasalen Teil des Pharynx und in der hinteren Schädelgrube den inferioren Teil der Medulla oblongata und die Tonsilla cerebelli etwa 1 cm oberhalb des Foramen magnum (Abb. 67). Am Koordinatenrahmen sind die Positionen der Medianebene (M) und der Meynertschen Ebene (ME) angegeben.

Abb. **69c** u. **69d** Senkrecht zur Meynertschen Achse orientierte MR-Bilder, die mit den Abbildungen 69a, b annähernd korrespondieren. Diese MR-Serien (Abb. 69c, d–78c, d) stammen von einer 38 Jahre alten Frau. Die T1-gewichteten und T2-gewichteten Bildpaare (Abb. 69c,d–78c,d) werden mit einer gemeinsamen Legende beschrieben. Findet sich eine Struktur nur in einem der MR-Bildpaare, wird dies durch ein **c** oder **d** am Ende der Zeile angegeben. ▶

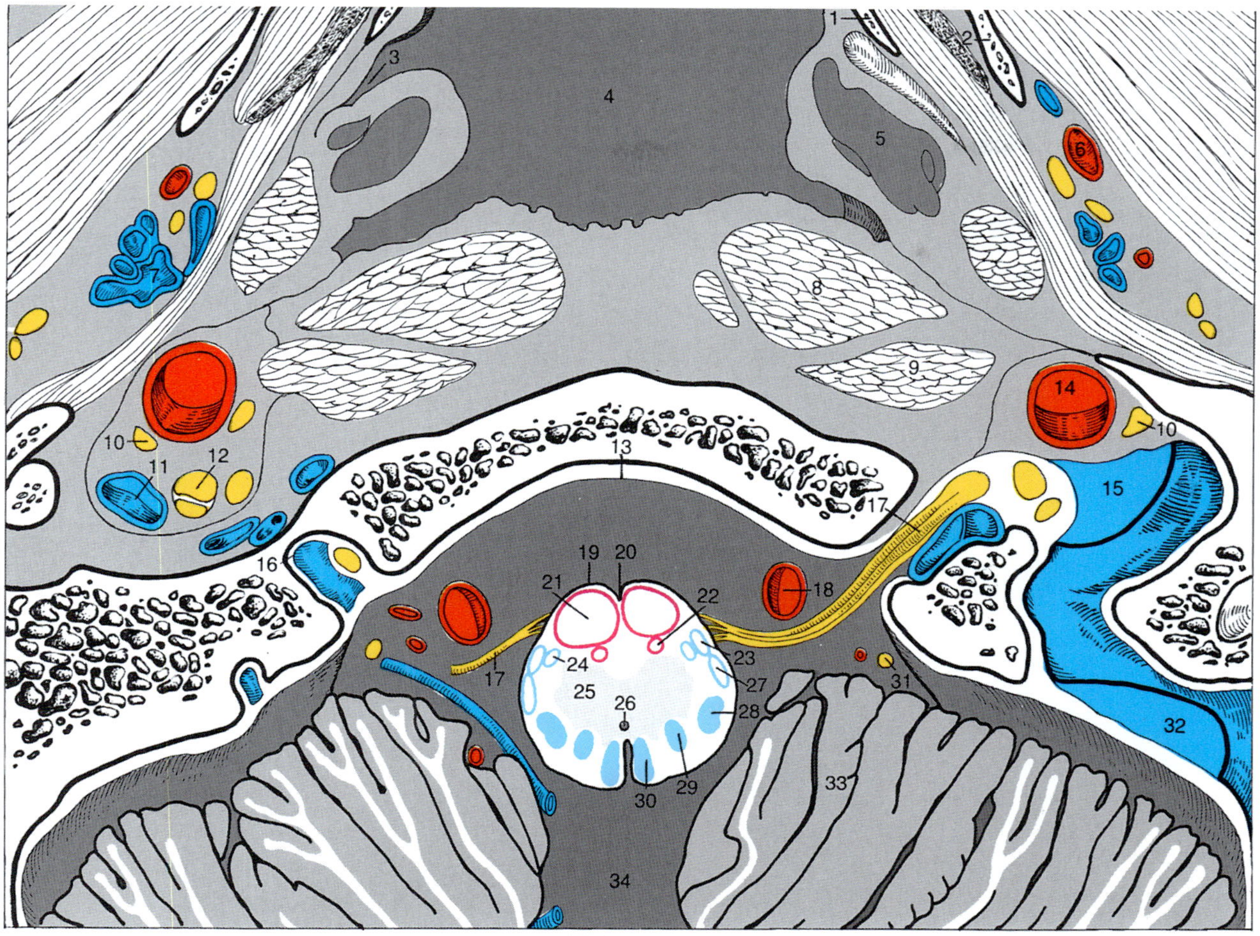

Abb. **69b** Ausschnittvergrößerung der Abb. 69a mit Darstellung der Öffnung der linken Tuba auditiva in den nasalen Teil des Rachens. Der inferiore Teil der Medulla oblongata, die Wurzeln des N. hypoglossus und der Canalis nervi hypoglossi sind getroffen.

1 Processus pterygoideus, Lamina medialis
2 Processus pterygoideus, Lamina lateralis
3 Ostium pharyngeum der Tuba auditiva
4 Pharynx, Pars nasalis
5 Knorpel der Tuba auditiva
6 A. maxillaris
7 Plexus venosus pterygoideus
8 M. longus capitis
9 M. rectus capitis anterior
10 N. glossopharyngeus
11 V. jugularis interna, Links-rechts-Seitenunterschied (Var.)
12 N. vagus
13 Dura mater cranialis
14 A. carotis interna
15 V. jugularis interna, Bulbus superior
16 Canalis nervi hypoglossi
17 N. hypoglossus
18 A. vertebralis
19 Pyramide
20 Fissura mediana anterior
21 Tr. corticospinalis
22 Fasciculus longitudinalis medialis
23 Tr. spinocerebellaris anterior
24 Tr. spinothalamicus
25 Formatio reticularis
26 Canalis centralis
27 Tr. spinocerebellaris posterior
28 Nucl. spinalis nervi trigemini, Pars caudalis
29 Nucl. cuneatus (Burdach)
30 Nucl. gracilis (Goll)
31 spinale Wurzel des N. accessorius
32 S. sigmoideus, Links-rechts-Seitenunterschied (Var.)
33 Tonsilla cerebelli (H IX)
34 C. cerebellomedullaris posterior (magna)

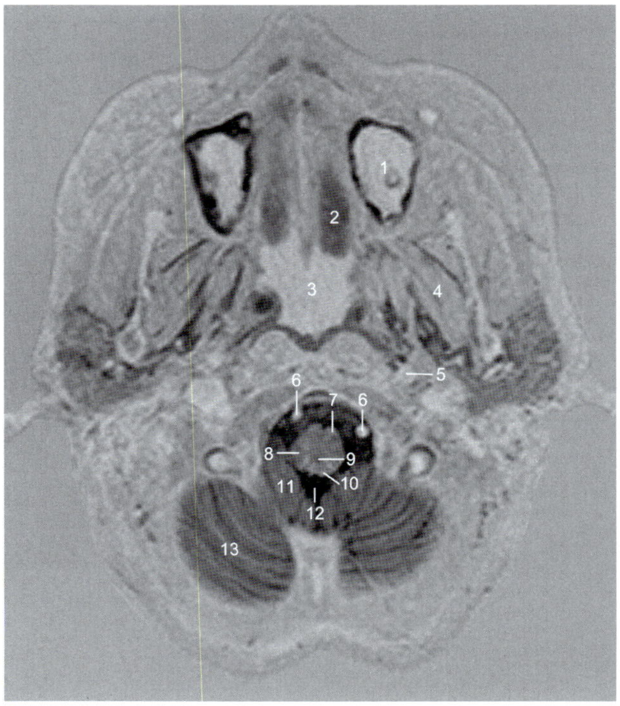

Abb. **69c** T1-gewichtetes MR-Bild (Turbo-Inversion-Recovery-Sequenz). Die gewählte Sequenz betont die Hirnstrukturen und drängt die umgebenden Weichteilstrukturen in den Hintergrund. Technische Daten (s. Kap. 8).

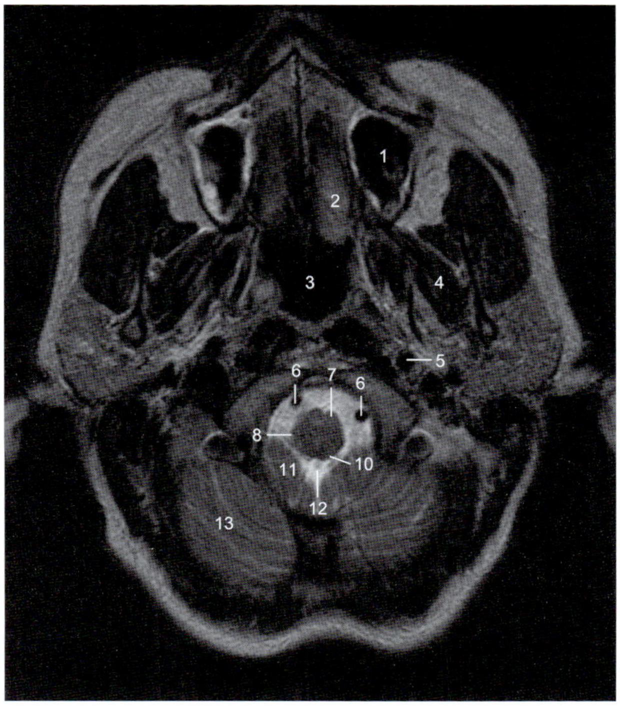

Abb. **69d** T2-gewichtetes MR-Bild. Technische Daten (s. Kap. 8).

1 S. maxillaris
2 Concha nasalis inferior
3 Pharynx, Pars nasalis
4 M. pterygoideus lateralis
5 A. carotis interna
6 A. vertebralis
7 Pyramide der Medulla oblongata
8 Medulla oblongata (geschlossener Teil)
9 Zentralkanal **c**
10 Tuberculum gracile
11 Tonsilla cerebelli (H IX)
12 C. cerebellomedullaris posterior (magna)
13 Hemisphäre des Lobus cerebelli posterior

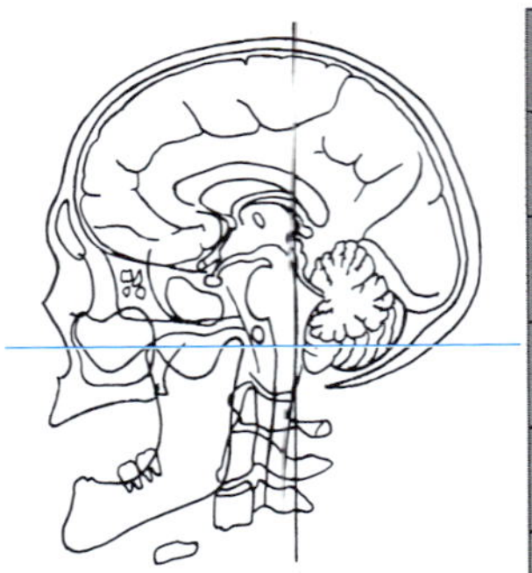

1 Maxilla
2 Concha nasalis inferior
3 Septum nasi
4 S. maxillaris
5 Os zygomaticum
6 Nasenhöhle
7 M. temporalis
8 Processus pterygoideus
9 Pharynx, Pars nasalis
10 M. pterygoideus lateralis
11 Discus articularis
12 Caput mandibulae
13 Clivus
14 Meatus acusticus externus
15 Foramen jugulare
16 V. jugularis interna (Var.)
17 N. accessorius, Porus duralis
18 Medulla oblongata
19 V. jugularis interna, Bulbus superior
20 N. facialis
21 S. sigmoideus
22 Os temporale
23 Ohrmuschel
24 Lobus cerebelli posterior
25 C. cerebellomedullaris posterior (magna)
26 Os occipitale

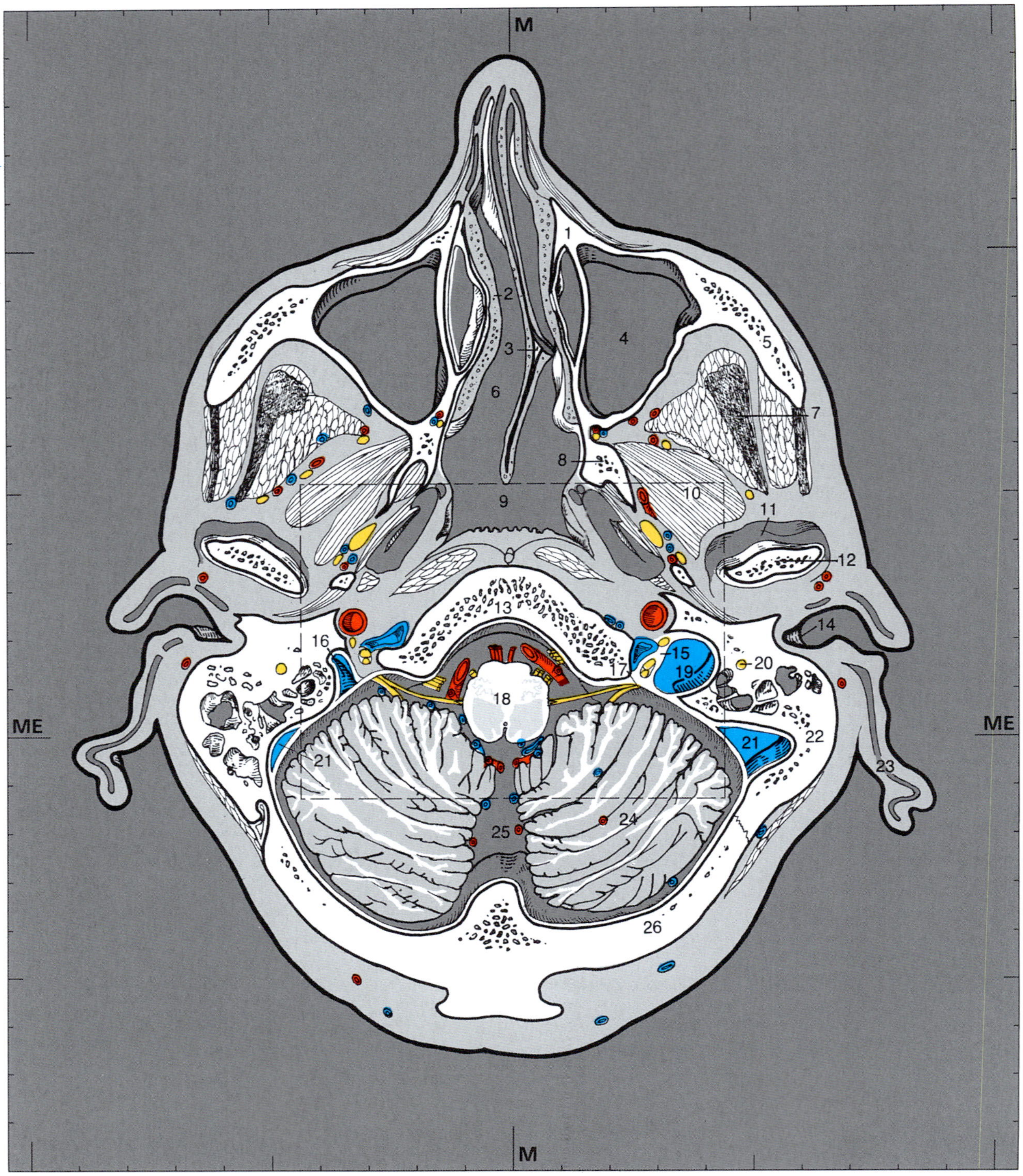

Abb. **70a** Aufsicht auf die superiore Schnittfläche der 2. Scheibe der Hirnstammserie (s. Abb. 67). Die Schnittebene verläuft durch die untere Nasenmuschel, das Kiefergelenk, den Unterkieferkopf und das Foramen jugulare. In der hinteren Schädelgrube ist die Medulla oblongata in Höhe des Porus duralis für den N. accessorius getroffen.

Abb. **70c** u. **70d** Senkrecht zur Meynertschen Achse orientierte MR-Bilder, die mit den Abbildungen 70a,b annähernd korrespondieren. ▶

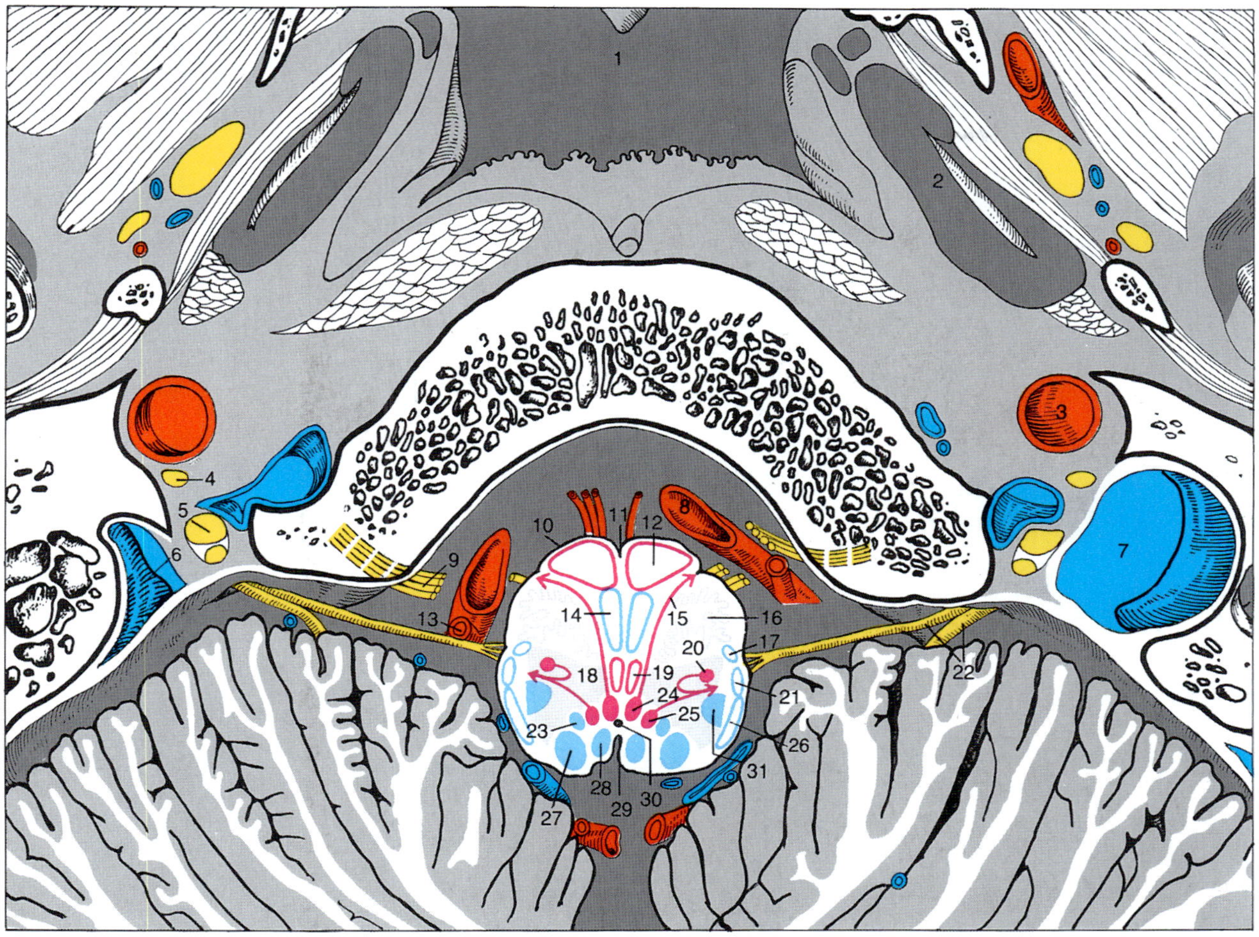

1 Pharynx, Pars nasalis
2 Knorpel der Tuba auditiva
3 A. carotis interna
4 N. glossopharyngeus
5 N. vagus
6 V. jugularis interna (Var.)
7 V. jugularis interna, Bulbus superior
8 A. vertebralis
9 N. hypoglossus
10 Pyramide
11 Fissura mediana anterior
12 Tr. corticospinalis
13 A. inferior posterior cerebelli (PICA)
14 Lemniscus medialis
15 N. hypoglossus (innerhalb der Scheibe)
16 Nuclei olivares inferiores
17 Tr. spinothalamicus
18 Formatio reticularis
19 Fasciculus longitudinalis medialis
20 Nucl. ambiguus
21 Tr. spinocerebellaris anterior
22 N. accessorius, Radix cranialis und Radix spinalis
23 Nuclei tractus solitarii
24 Nucl. nervi hypoglossi
25 Nucl. posterior nervi vagi
26 Tr. spinocerebellaris posterior
27 Nucl. cuneatus (Burdach)
28 Nucl. gracilis (Goll)
29 Obex
30 Canalis centralis
31 Nucl. spinalis nervi trigemini, Pars caudalis

Abb. **70b** Ausschnittvergrößerung der Abb. 70a. Die Schnittebene trifft den knorpeligen Teil der Tuba auditiva, den inferioren Teil der Nuclei olivares inferiores und den Abgang der A. inferior posterior cerebelli (PICA) aus der A. vertebralis. Die beiden Vv. jugulares internae sind asymmetrisch ausgebildet, rechts ist das Foramen jugulare mit einem vergrößerten Bulbus superior venae jugulares internae erweitert (Variabilität).

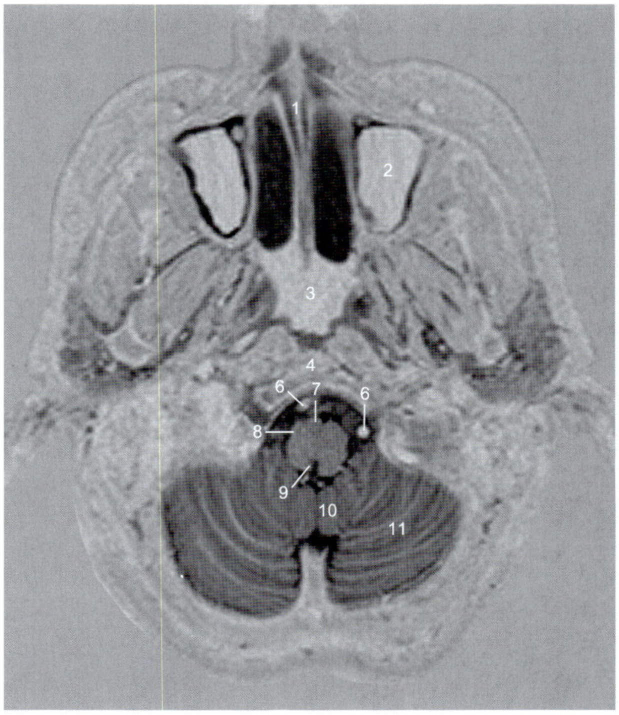

Abb. **70c** T1-gewichtetes MR-Bild. Technische Daten (s. Kap. 8).

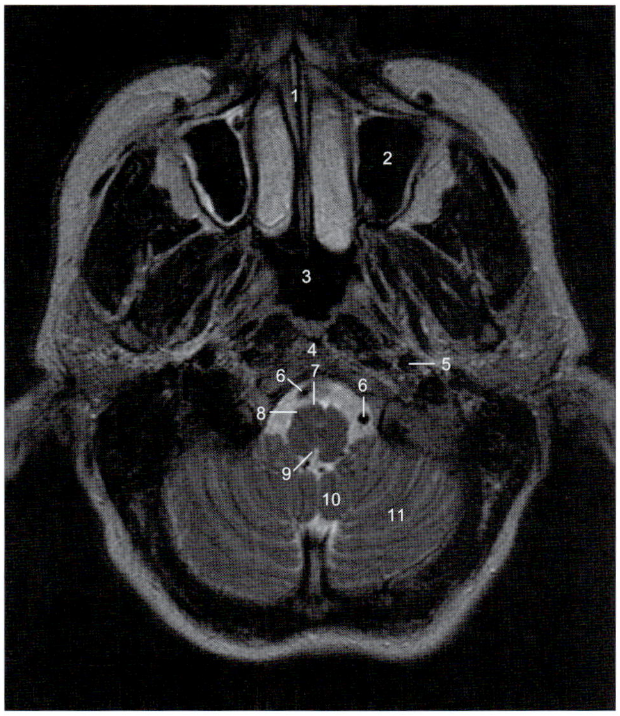

Abb. **70d** T2-gewichtetes MR-Bild. Technische Daten (s. Kap. 8).

1 Septum nasi
2 S. maxillaris
3 Pharynx, Pars nasalis
4 Clivus
5 A. carotis interna **d**
6 A. vertebralis
7 Pyramide der Medulla oblongata
8 Olive
9 Obex der Medulla oblongata
10 Tonsilla cerebelli (H IX)
11 Lobus cerebelli posterior

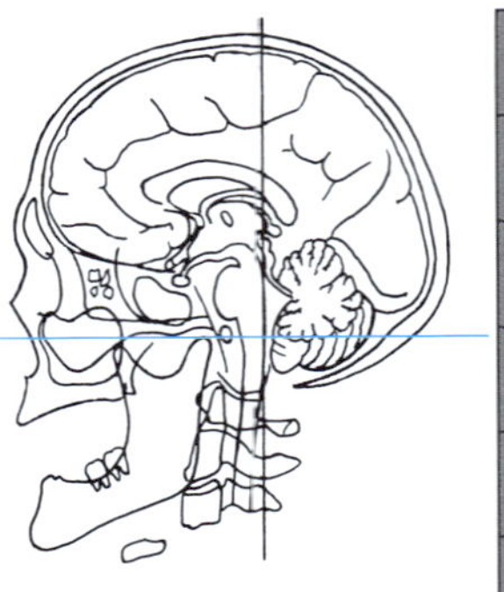

1 Maxilla
2 Ductus nasolacrimalis
3 S. maxillaris
4 Os zygomaticum
5 Nasenhöhle
6 Septum nasi
7 M. temporalis
8 M. pterygoideus lateralis
9 N. mandibularis
10 Kiefergelenk
11 Discus articularis
12 Meatus acusticus externus
13 S. petrosus inferior
14 N. hypoglossus
15 N. facialis
16 Medulla oblongata
17 Olive
18 Os temporale
19 Boden der Rautengrube
20 4. Ventrikel
21 S. sigmoideus
22 Ohrmuschel
23 Uvula vermis (IX)
24 Lobus cerebelli posterior
25 Pyramis vermis (VIII)
26 Os occipitale

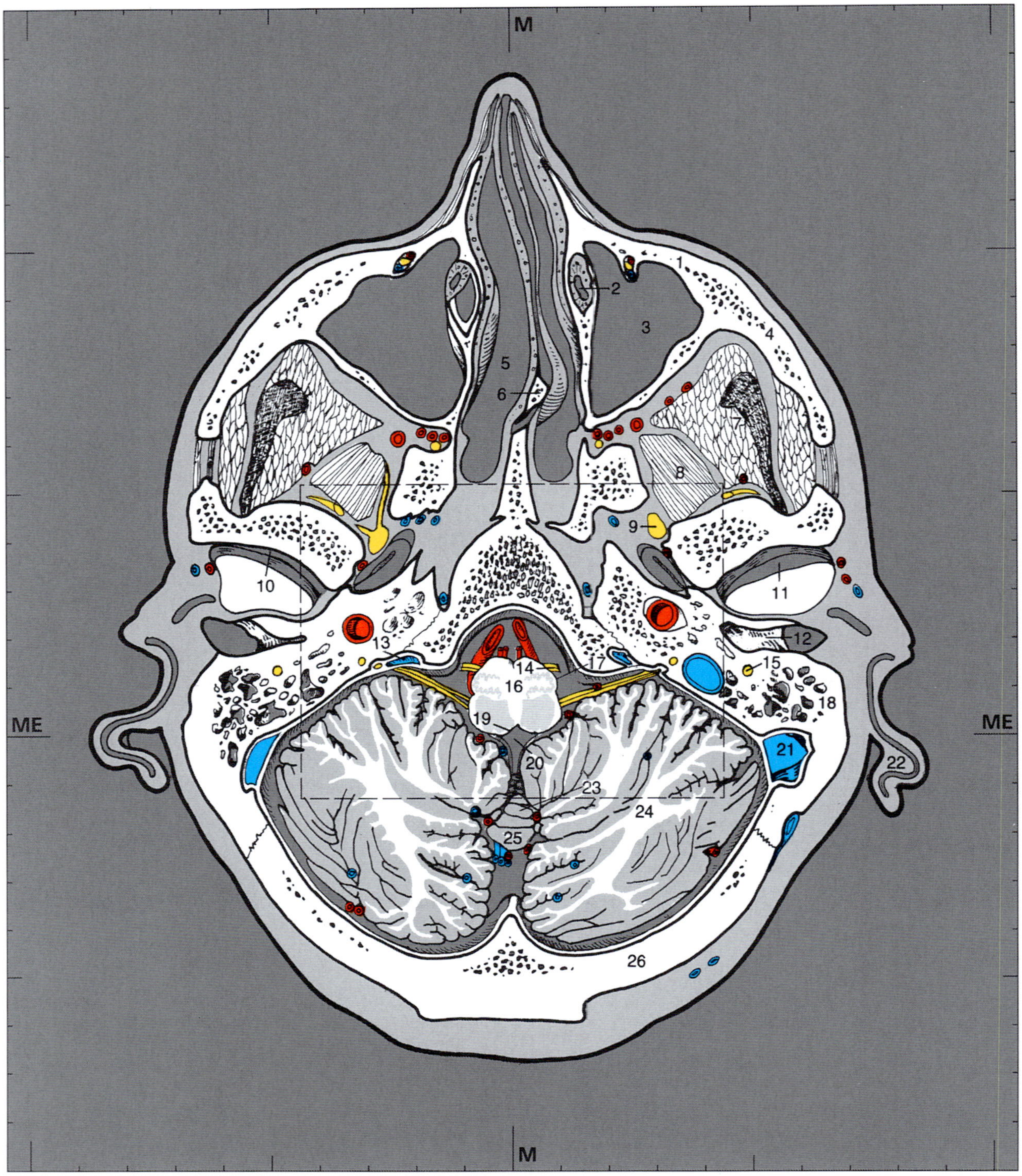

Abb. **71a** Aufsicht auf die superiore Schnittfläche der 3. Scheibe der Hirnstammserie. Die Schnittebene liegt in Höhe des äußeren Gehörgangs und der Anheftung der unteren Nasenmuschel an der lateralen Wand der Nasenhöhle. In der hinteren Schädelgrube ist die Medulla oblongata am inferioren Ende der Rautengrube getroffen.

Abb. **71c** u. **71d** Senkrecht zur Meynertschen Achse orientierte VR-Bilder, die mit den Abbildungen 71a, b annähernd korrespondieren. ▶

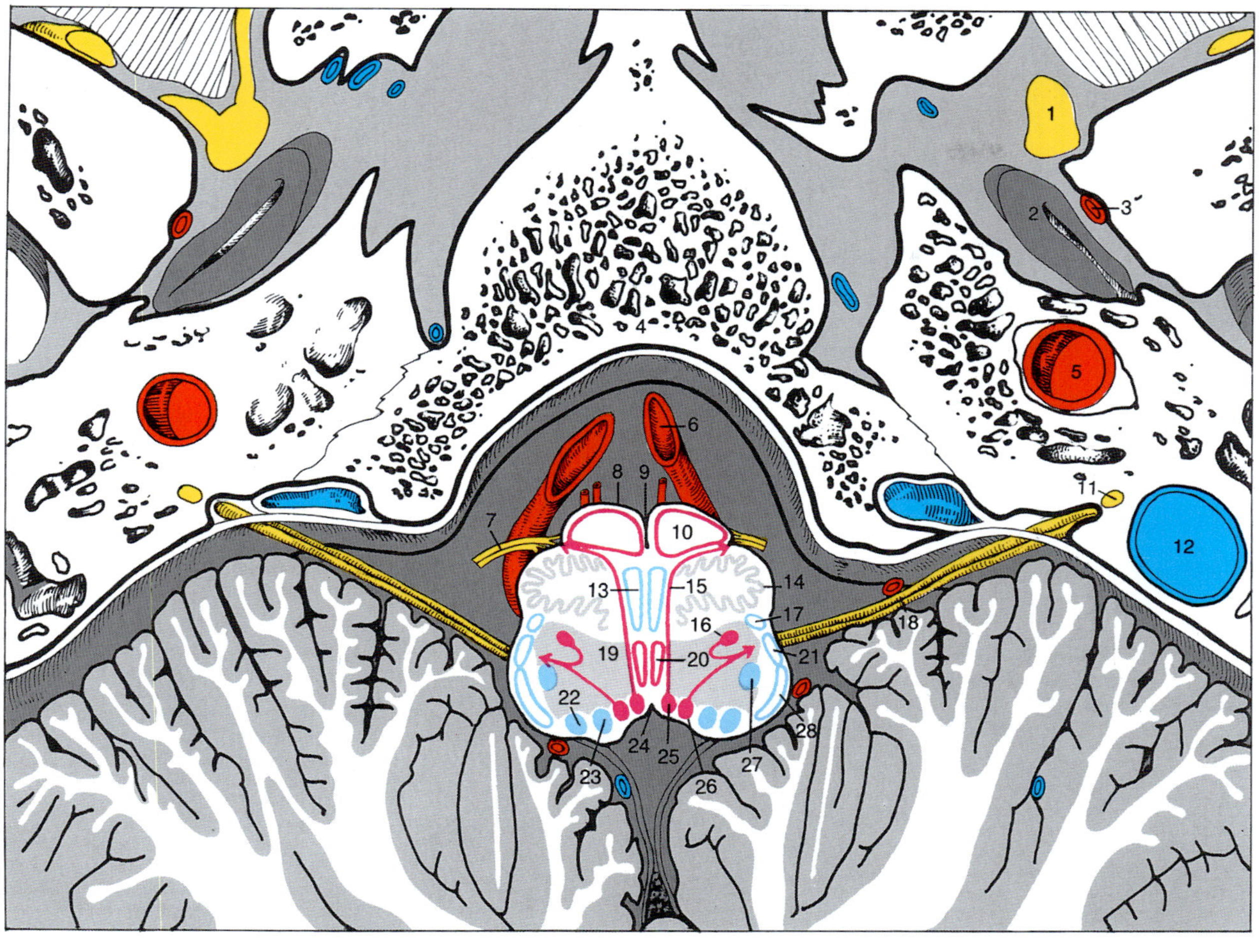

1 N. mandibularis
2 Tuba auditiva
3 A. meningea media
4 Clivus
5 A. carotis interna
6 A. vertebralis
7 N. hypoglossus
8 Pyramide
9 Fissura mediana anterior
10 Tr. corticospinalis
11 N. glossopharyngeus
12 V. jugularis interna, Bulbus superior
13 Lemniscus medialis
14 Nuclei olivares inferiores
15 N. hypoglossus (innerhalb der Scheibe)
16 Nucl. ambiguus
17 Tr. spinothalamicus
18 N. vagus
19 Formatio reticularis
20 Fasciculus longitudinalis medialis
21 Tr. spinocerebellaris anterior
22 Nucl. cuneatus (Burdach)
23 Nuclei tractus solitarii
24 Sulcus medianus posterior
25 Nucl. nervi hypoglossi
26 Nucl. posterior nervi vagi
27 Nucl. spinalis nervi trigemini, Pars interpolaris
28 Pedunculus cerebellaris inferior

Abb. **71b** Ausschnittvergrößerung der Abb. 71a. Der N. mandibularis liegt dicht unter dem Foramen ovale. Aus der Medulla oblongata gehen die Wurzeln des N. vagus ab.

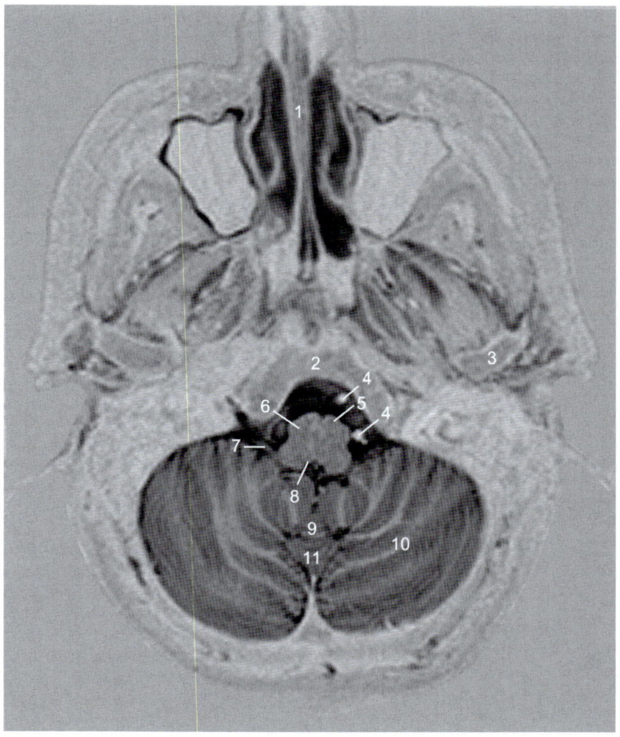

Abb. **71c** T1-gewichtetes MR-Bild. Technische Daten (s. Kap. 8).

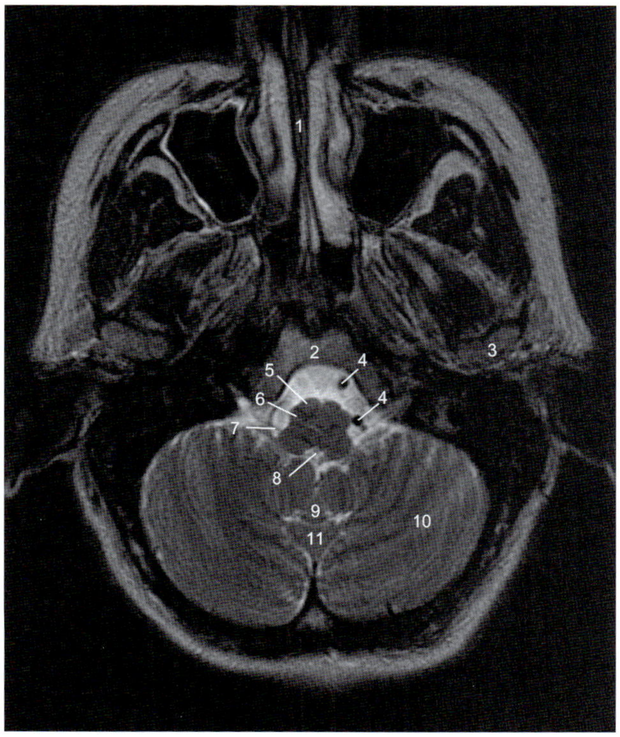

Abb. **71d** T2-gewichtetes MR-Bild. Technische Daten (s. Kap. 8).

1 Septum nasi
2 Clivus
3 Caput mandibulae
4 A. vertebralis
5 Pyramide der Medulla oblongata
6 Nuclei olivares inferiores
7 N. vagus
8 Boden der Rautengrube
9 Uvula vermis (IX)
10 Kleinhirnhemisphäre
11 Pyramis vermis (VIII)

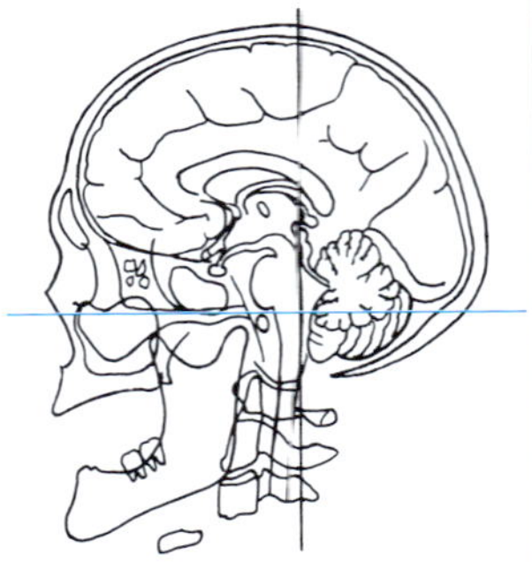

1 Nasenhöhle
2 Ductus nasolacrimalis
3 Septum nasi
4 S. maxillaris
5 Os zygomaticum
6 Concha nasalis media
7 Arcus zygomaticus
8 M. temporalis
9 Fossa cranii media, Boden
10 A. meningea media
11 Clivus
12 Os temporale
13 Medulla oblongata
14 Flocculus (H X)
15 Apertura lateralis ventriculi quarti (Luschka)
16 S. sigmoideus
17 Ohrmuschel
18 Uvula vermis (IX)
19 Pyramis vermis (VIII)
20 Lobus cerebelli posterior
21 Os occipitale

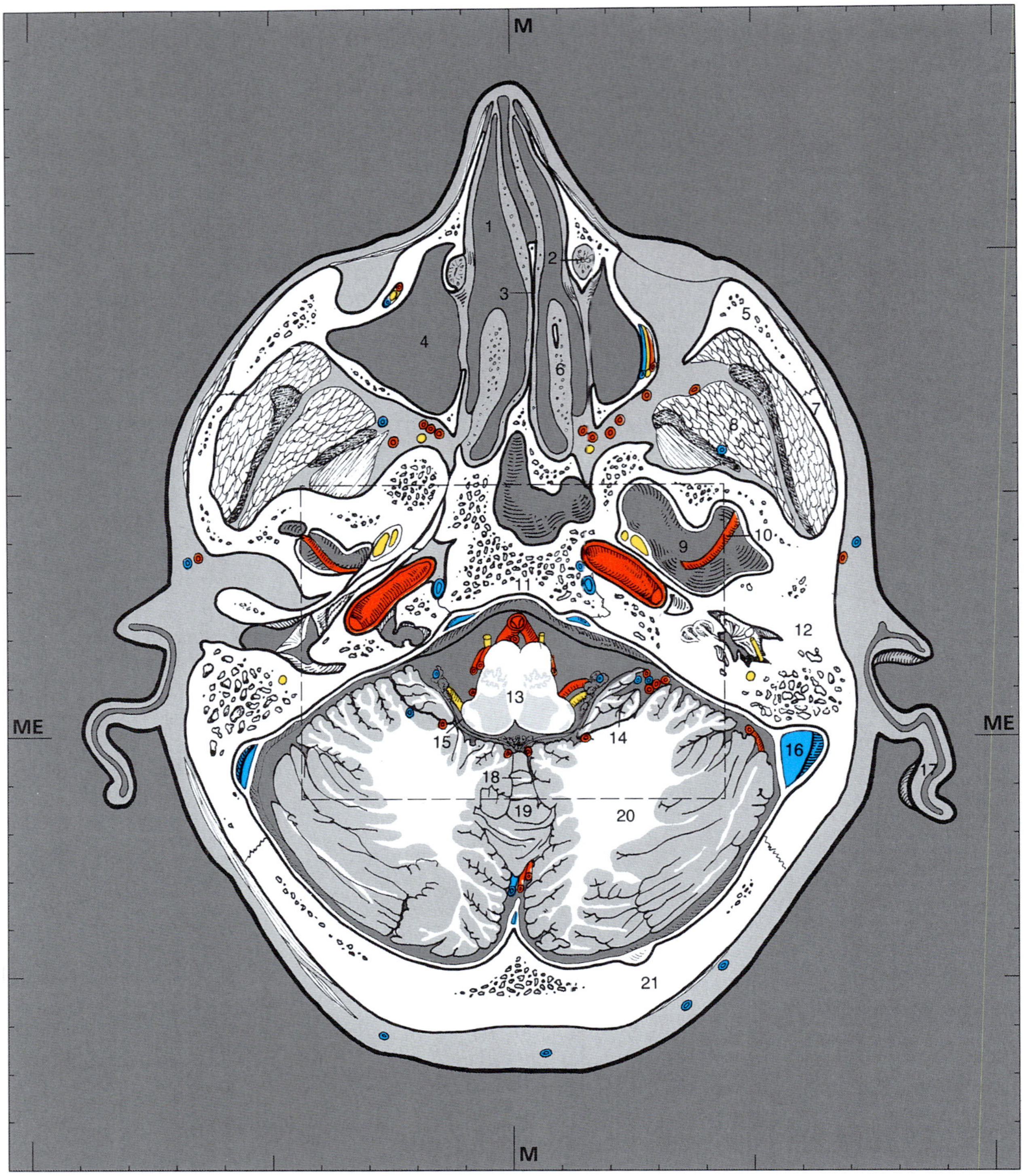

Abb. **72a** Aufsicht auf die superiore Schnittfläche der 4. Scheibe der Hirnstammserie. In der Nasenhöhle ist die mittlere Nasenmuschel getroffen. Die Schnittebene verläuft durch den Boden der mittleren Schädelgrube, durch die Paukenhöhle des Schläfenbeins und in der hinteren Schädelgrube durch den superioren Teil der Medulla oblongata in Höhe der Apertura lateralis des 4. Ventrikels.

Abb. **72c** u. **72d** Senkrecht zur Meynertschen Achse orientierte MR-Bilder, die mit den Abbildungen 72a, b annähernd korrespondieren. ▶

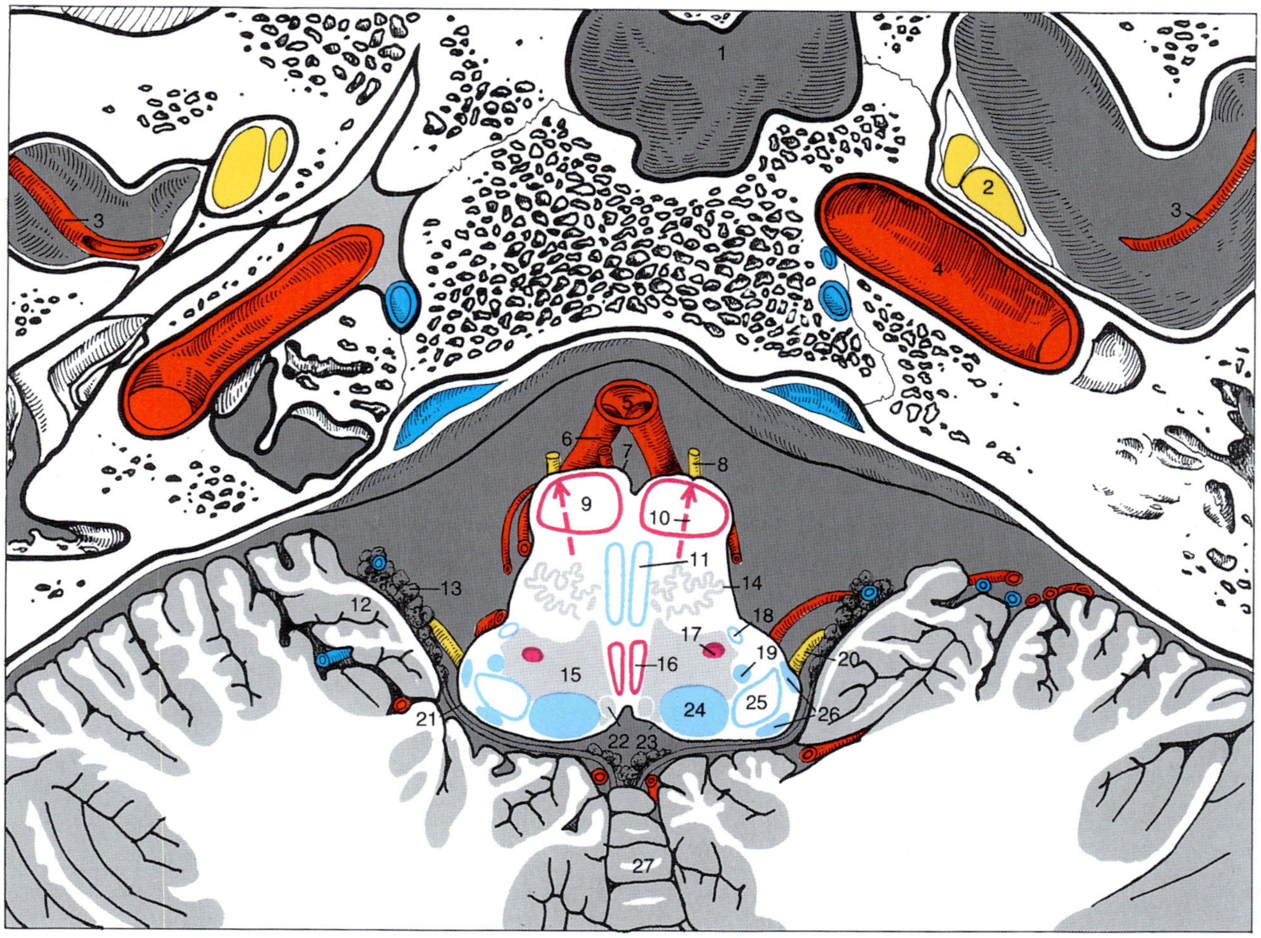

1 S. sphenoidalis
2 N. mandibularis
3 A. meningea media
4 A. carotis interna
5 A. basilaris
6 A. vertebralis
7 Pyramide
8 N. abducens
9 Tr. corticospinalis
10 N. abducens (innerhalb der Scheibe)
11 Lemniscus medialis
12 Flocculus (H X)
13 Plexus choroideus
14 Nuclei olivares inferiores
15 Formatio reticularis
16 Fasciculus longitudinalis medialis
17 Nucl. ambiguus
18 Tr. spinothalamicus
19 Nucl. spinalis nervi trigemini, Pars oralis
20 N. vestibulocochlearis
21 Apertura lateralis ventriculi quarti (Luschka)
22 Nucl. prepositus
23 Boden der Rautengrube und Grenze des 4. Ventrikels
24 Nuclei vestibulares
25 Pedunculus cerebellaris inferior
26 Nuclei cochleares posterior und anterior
27 Uvula vermis (IX)

Abb. **72b** Der Ausschnitt der Abb. 72a zeigt die Vereinigung der Aa. vertebrales zur A. basilaris. An der Grenze zwischen Medulla oblongata und Pons entspringen die Wurzeln des N. abducens. In der Medulla oblongata liegt der obere Teil der Nuclei olivares inferiores.

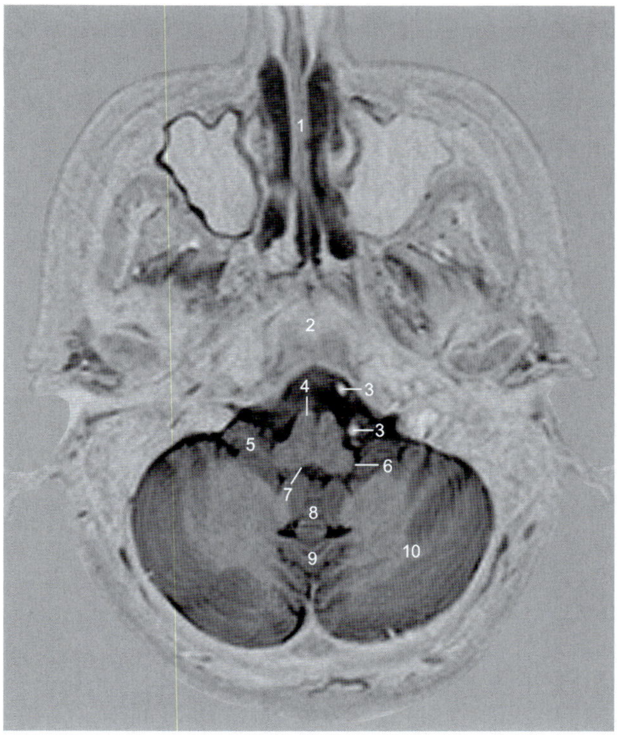

Abb. **72c** T1-gewichtetes MR-Bild Technische Daten (s. Kap. 8).

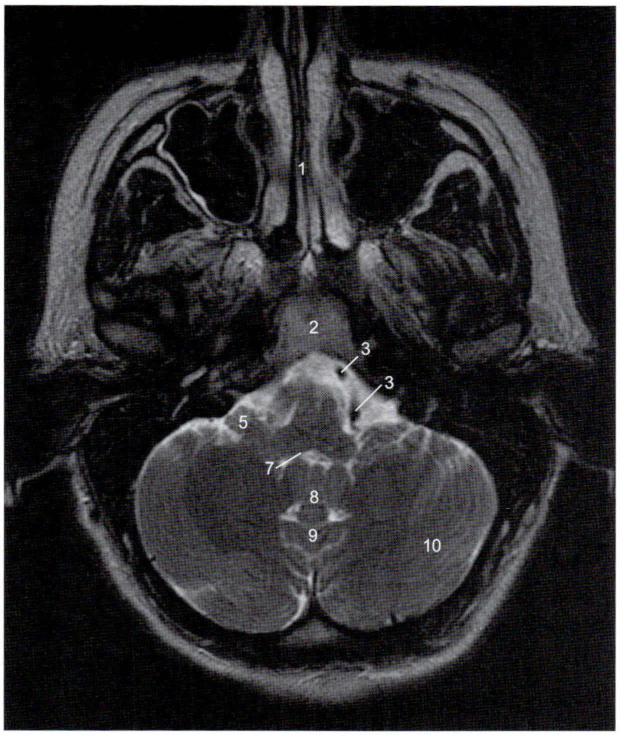

Abb. **72d** T2-gewichtetes MR-Bild. Technische Daten (s. Kap. 8).

1 Septum nasi
2 Clivus
3 A. vertebralis
4 Pyramide der Medulla oblongata **c**
5 Flocculus (H X)
6 Apertura lateralis des 4. Ventrikels **c**
7 Boden des 4. Ventrikels
8 Uvula vermis (IX)
9 Pyramis vermis (VIII)
10 Kleinhirnhemisphäre

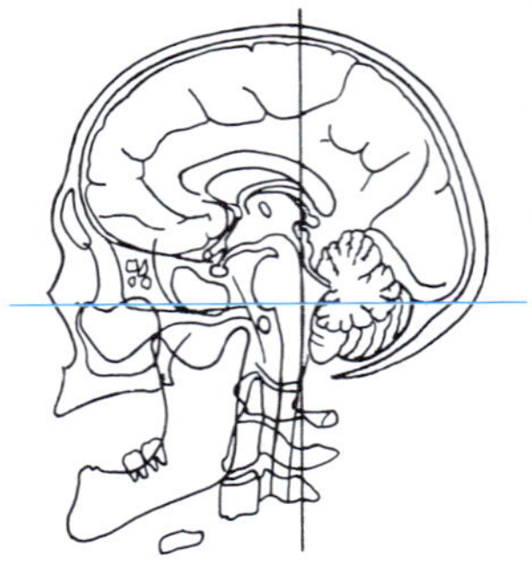

1 Nasenhöhle
2 Hiatus semilunaris
3 Concha nasalis media
4 M. obliquus inferior
5 Os zygomaticum
6 Septum nasi
7 M. rectus inferior
8 Os sphenoidale
9 M. temporalis
10 N. maxillaris
11 S. sphenoidalis
12 A. meningea media
13 Basis des Temporallappens
14 Malleus
15 Meatus acusticus internus
16 Pons
17 Canalis semicircularis posterior
18 Os temporale
19 Ohrmuschel
20 S. sigmoideus
21 Nucl. dentatus
22 Uvula vermis (IX)
23 Pyramis vermis (VIII)
24 Lobus cerebelli posterior
25 Tentorium cerebelli
26 S. transversus
27 Basis des Okzipitallappens
28 Protuberantia occipitalis interna
29 Os occipitale

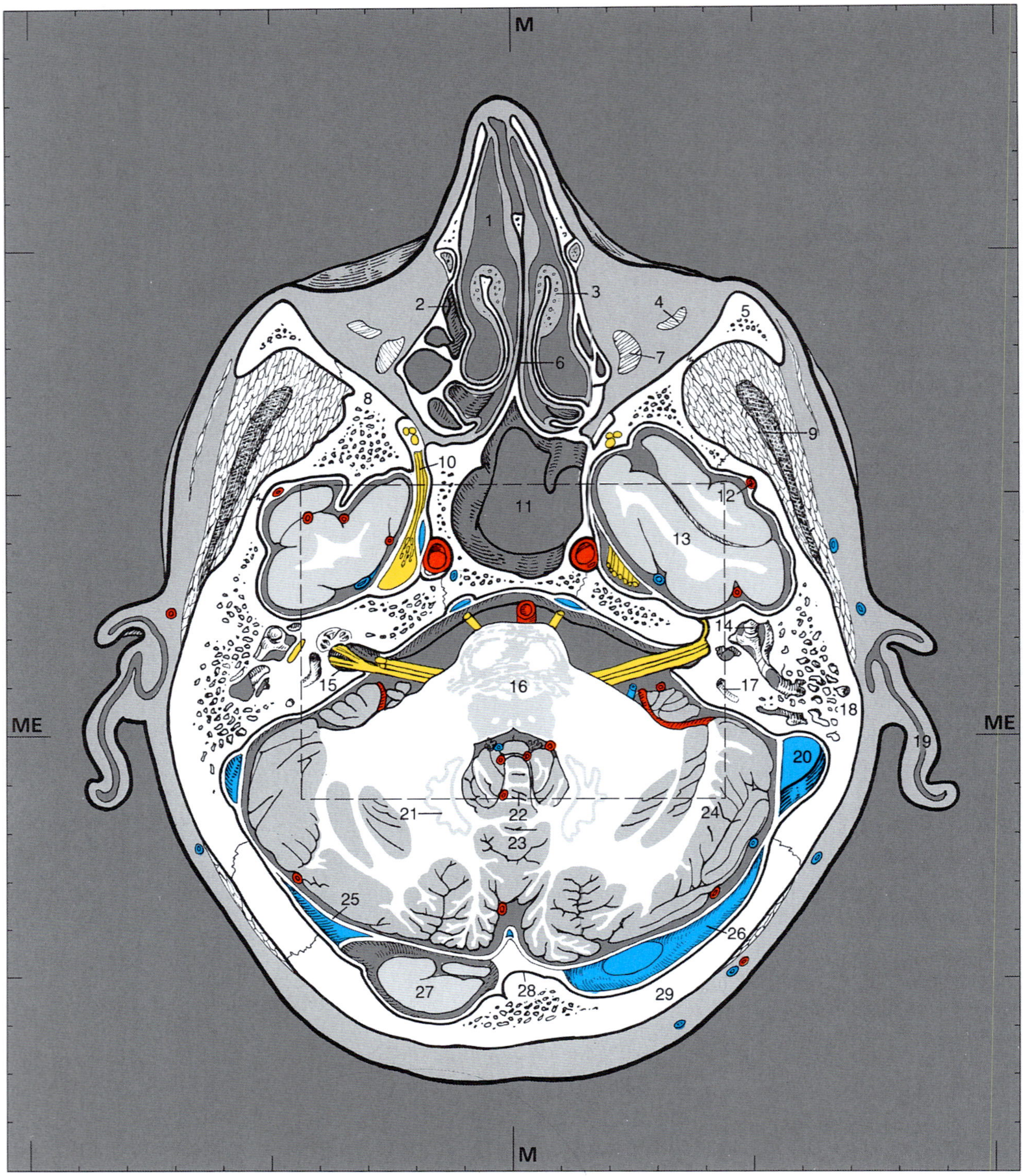

Abb. **73a** Aufsicht auf die superiore Schnittfläche der 5. Scheibe der Hirnstammserie. Die Schnittebene verläuft dicht oberhalb des Bodens der Augenhöhle. In der mittleren Schädelgrube liegt die Basis der Temporallappen. In der Paukenhöhle sind Hammer und Amboss zu erkennen. Die hintere Schädelgrube ist in Höhe des inneren Gehörgangs, des Pons, des Nucl. dentatus und der Protuberantia occipitalis interna getroffen. Auf der linken Seite befindet sich der Pol des linken Okzipitallappens.

Abb. **73c** u. **73d** Senkrecht zur Meynertschen Achse orientierte MR-Bilder, die etwas weiter superior als die Abbildungen 73a, b liegen. ▶

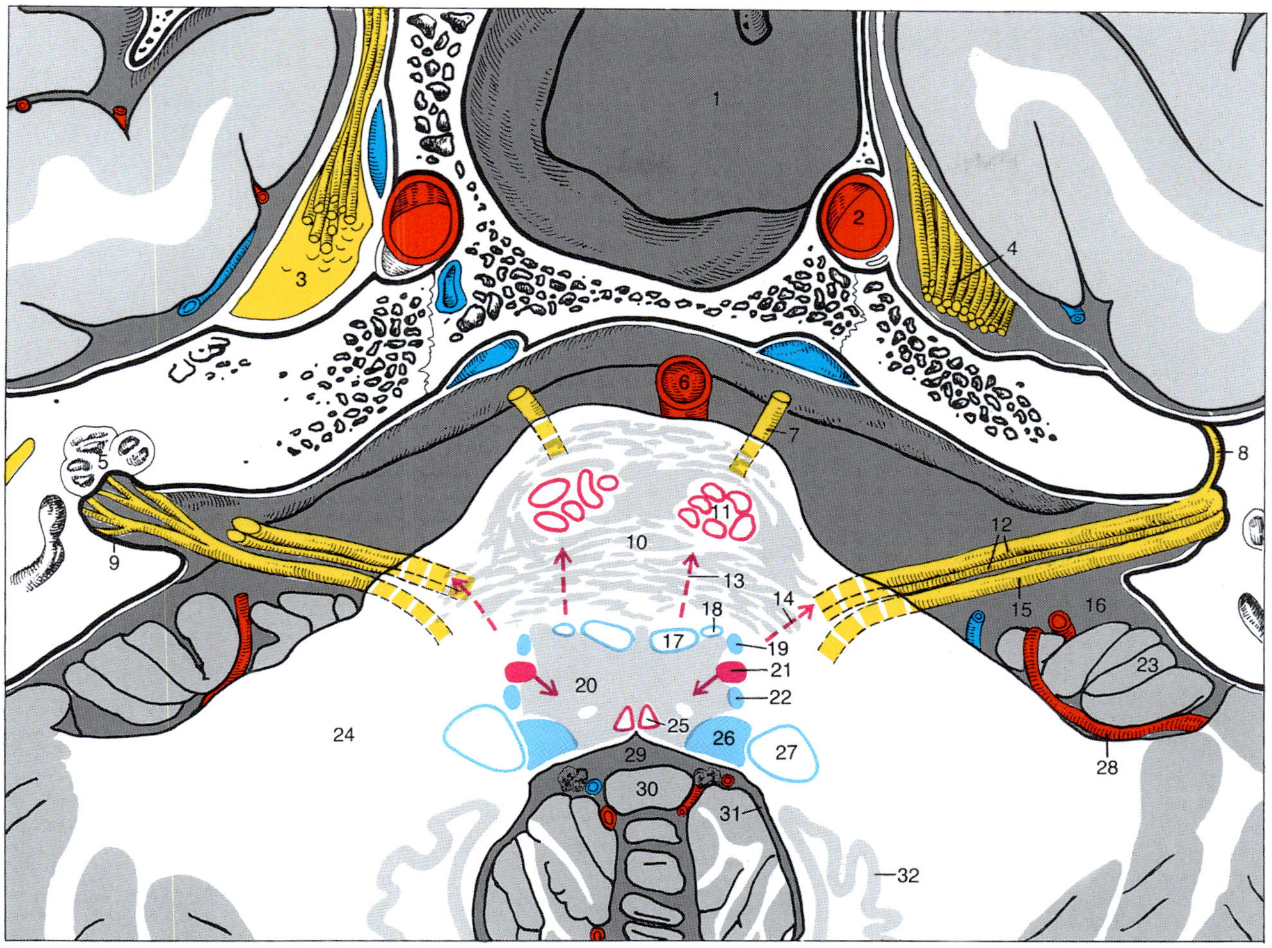

1 S. sphenoidalis
2 A. carotis interna
3 Ganglion trigeminale
4 N. trigeminus
5 Cochlea
6 A. basilaris
7 N. abducens
8 N. petrosus major
9 Meatus acusticus internus
10 Nuclei pontis
11 Tr. corticospinalis
12 N. facialis und N. intermedius
13 N. abducens (innerhalb der Scheibe)
14 N. facialis (innerhalb der Scheibe)
15 N. vestibulocochlearis
16 C. pontocerebellaris
17 Lemniscus medialis
18 Tr. spinothalamicus
19 Nucl. olivaris superior
20 Formatio reticularis
21 Nucl. nervi facialis
22 Nucl. spinalis nervi trigemini, Pars oralis
23 Flocculus (H X)
24 Pedunculus cerebellaris medius
25 Fasciculus longitudinalis medialis
26 Nuclei vestibulares
27 Pedunculus cerebellaris inferior
28 A. inferior anterior cerebelli (AICA)
29 4. Ventrikel
30 Nodulus vermis (X)
31 Recessus posterior des 4. Ventrikels
32 Nucl. dentatus

Abb. **73b** Der Ausschnitt der Abb. 73a gibt die Keilbeinhöhle mit dem benachbarten Ganglion trigeminale (links) und N. trigeminus (rechts) wieder. Der Querschnitt durch den unteren Pons-Abschnitt zeigt den mittleren Kleinhirnstiel. Die VII. und VIII. Hirnnerven treten in den inneren Gehörgang ein.

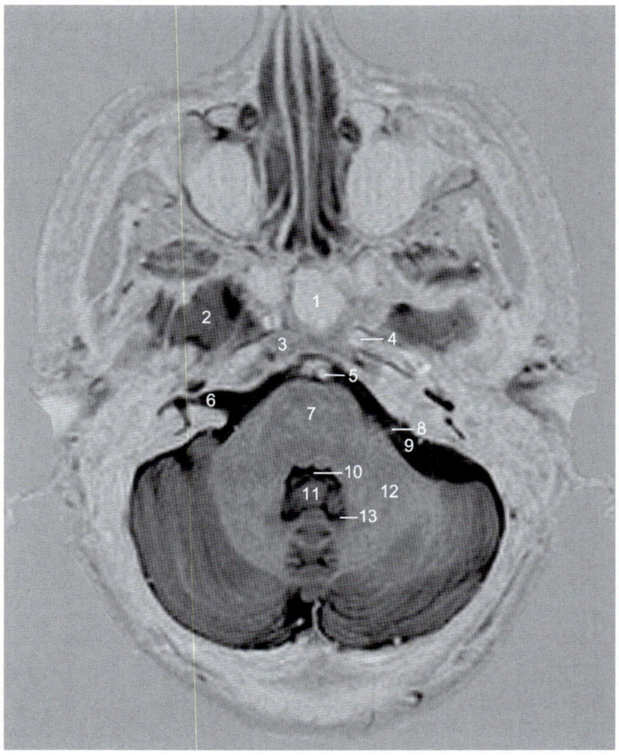

Abb. **73c** T1-gewichtetes MR-Bild. Technische Daten (s. Kap. 8).

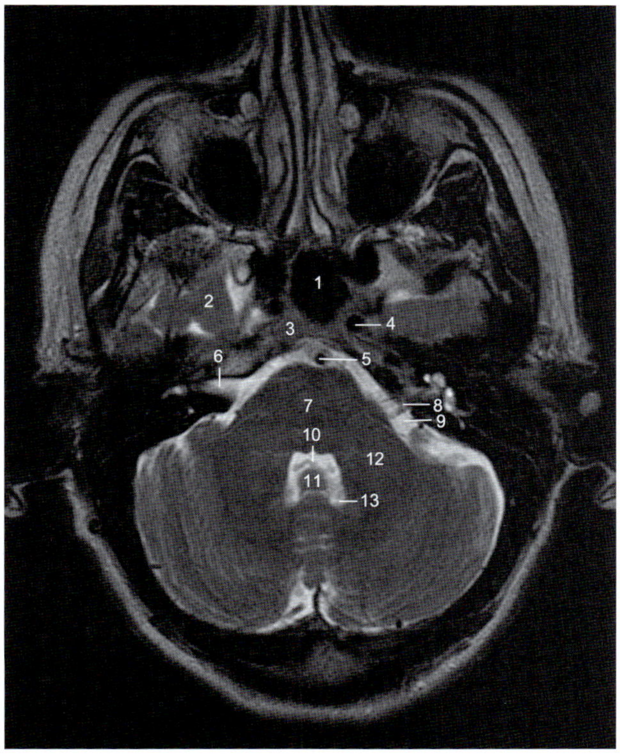

Abb. **73d** T2-gewichtetes MR-Bild. Technische Daten (s. Kap. 8).

1 S. sphenoidalis
2 Basis des Temporallappens
3 Clivus
4 A. carotis interna
5 A. basilaris
6 Meatus acusticus internus
7 Pons (inferiorer Teil)
8 N. facialis, N. vestibulocochlearis
9 C. pontocerebellaris
10 4. Ventrikel
11 Nodulus vermis (X)
12 Pedunculus cerebellaris medius
13 Recessus posterior des 4. Ventrikels

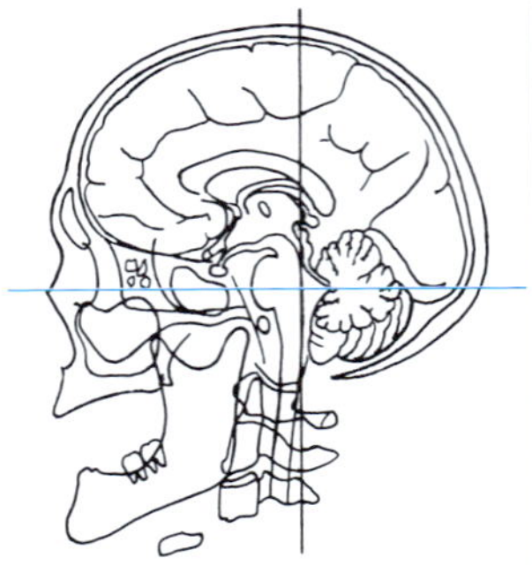

1 Septum nasi
2 Unterlid
3 Hiatus semilunaris
4 Bulbus oculi
5 Os zygomaticum
6 Bulla ethmoidalis
7 Cellulae ethmoidales
8 Os sphenoidale
9 M. rectus inferior
10 S. sphenoidalis
11 A. meningea media
12 Temporallappen
13 M. temporalis
14 Canalis semicircularis anterior
15 Pons
16 Lobus cerebelli anterior
17 Fissura prima cerebelli
18 Eminentia arcuata
19 Ohrmuschel
20 Os temporale
21 Nucl. dentatus
22 S. transversus
23 Lobus cerebelli posterior
24 Tentorium cerebelli
25 Sutura lambdoidea
26 Confluens sinuum (Var.)
27 Basis des Okzipitallappens
28 Okzipitalpol
29 Os occipitale

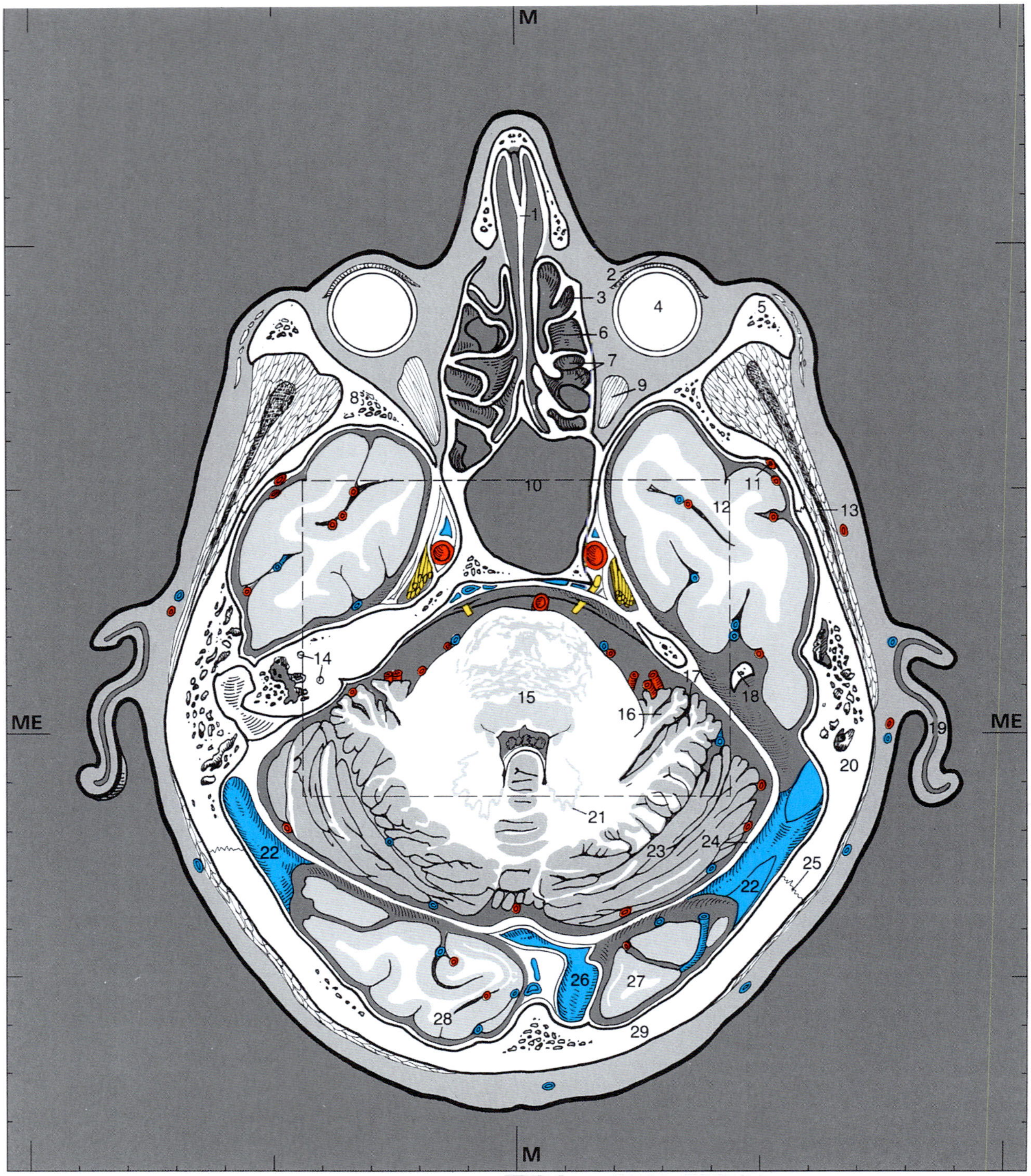

Abb. **74a** Aufsicht auf die superiore Schnittfläche der 6. Scheibe der Hirnstammserie. Die Schnittebene liegt in Höhe der Siebbeinzellen, der Keilbeinhöhle und dem oberen Bereich der Felsenbeine. Im infratentoriellen Raum dieser Scheibe befinden sich Pons und Kleinhirn, im supratentoriellen Raum die Basis der beiden Okzipitallappen des Endhirns. Die beiden Räume werden durch das Kleinhirnzelt getrennt.

Abb. **74c** u. **74d** Senkrecht zur Meynertschen Achse orientierte MR-Bilder, die mit den Abbildungen 74a, b annähernd korrespondieren. Die MR-Bilder zeigen kleine Rechts-Links-Asymmetrien, die im pontomedullären Übergang am Austritt und Verlauf der Hirnnerven und an der knöchernen Schädelbasis erkennbar sind. ▶

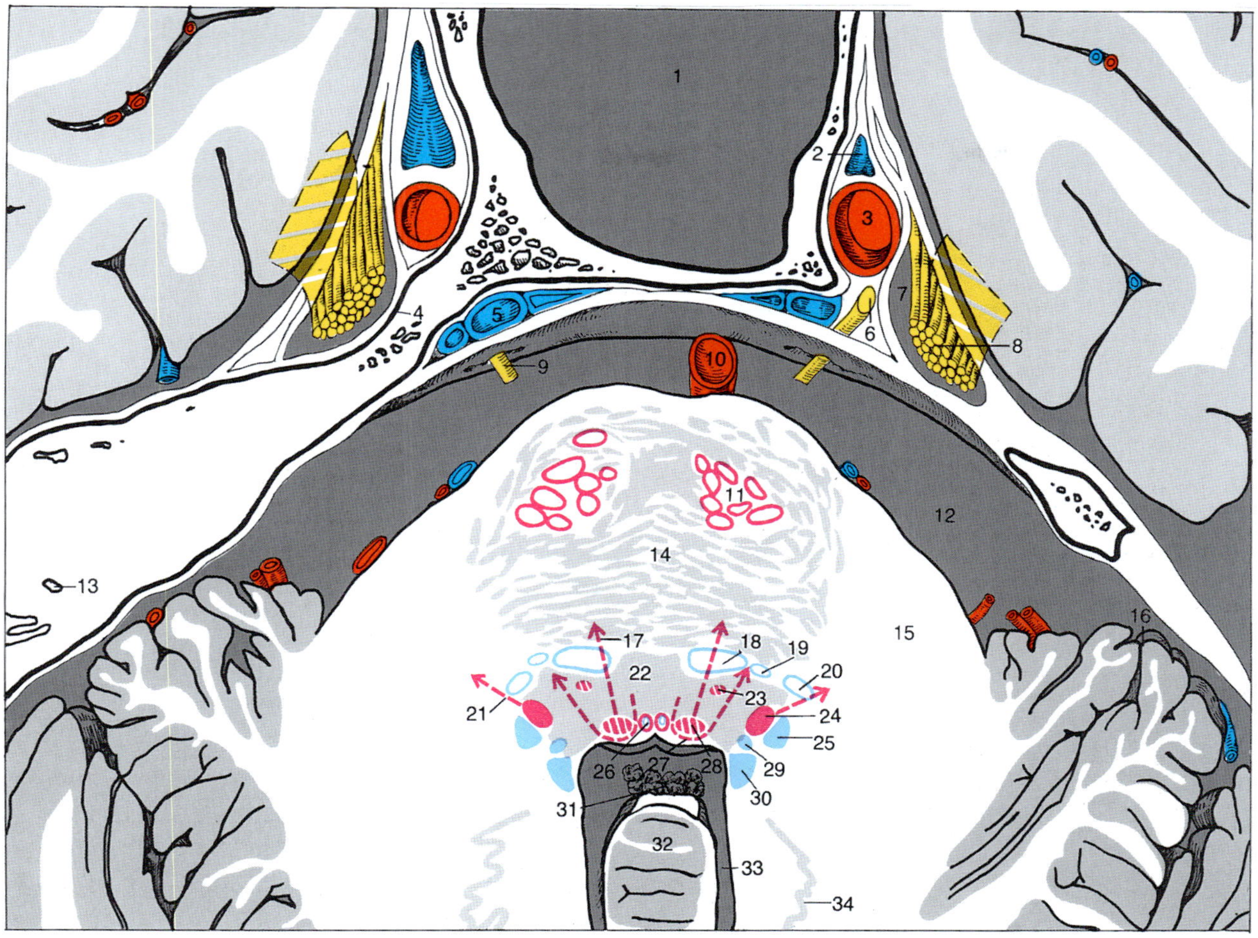

Abb. **74b** Der Ausschnitt der Abb. 74a zeigt die Pars triangularis des V. Hirnnerven und den VI. Hirnnerven am Porus duralis. Der Pons ist etwa in seiner Mitte getroffen.

1 S. sphenoidalis
2 S. cavernosus
3 A. carotis interna
4 Impressio trigeminalis
5 S. petrosus inferior
6 N. abducens
7 Öffnung der C. trigemini
8 N. trigeminus, Pars triangularis
9 N. abducens am Porus duralis
10 A. basilaris
11 Tr. corticospinalis
12 C. pontocerebellaris
13 Canalis semicircularis anterior
14 Nuclei pontis
15 Pedunculus cerebellaris medius
16 Fissura prima cerebelli
17 N. abducens (innerhalb der Scheibe)
18 Lemniscus medialis
19 Tr. spinothalamicus
20 Lemniscus lateralis
21 Radix motoria des N. trigeminus (innerhalb der Scheibe)
22 Formatio reticularis
23 Nucl. nervi facialis (im inferioren Teil der Scheibe)
24 Nucl. motorius nervi trigemini
25 Nucl. principalis nervi trigemini
26 Fasciculus longitudinalis medialis
27 Genu nervi facialis
28 Nucl. nervi abducentis (innerhalb der Scheibe)
29 Nucl. mesencephalicus nervi trigemini
30 Nucl. vestibularis superior
31 Plexus choroideus ventriculi quarti
32 Nodulus vermis (X)
33 Recessus posterior des 4. Ventrikels
34 Nucl. dentatus

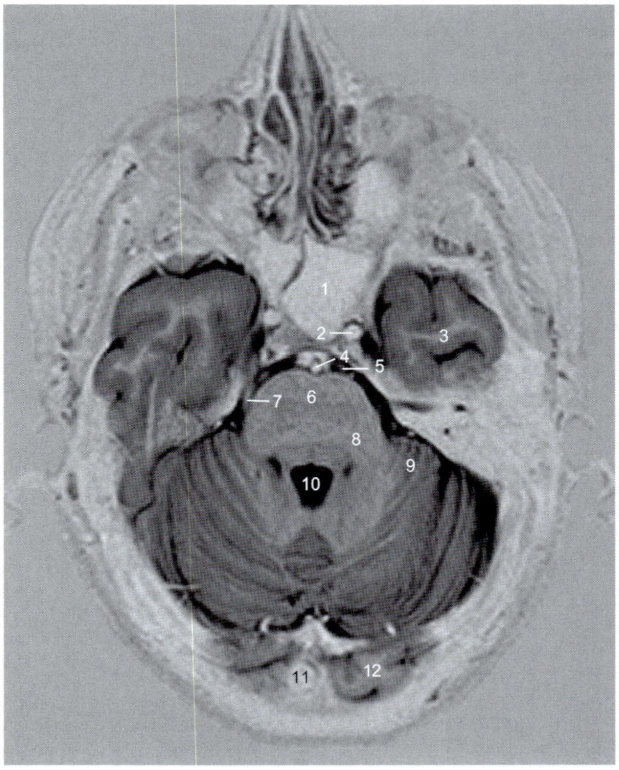

Abb. **74c** T1-gewichtetes MR-Bild.

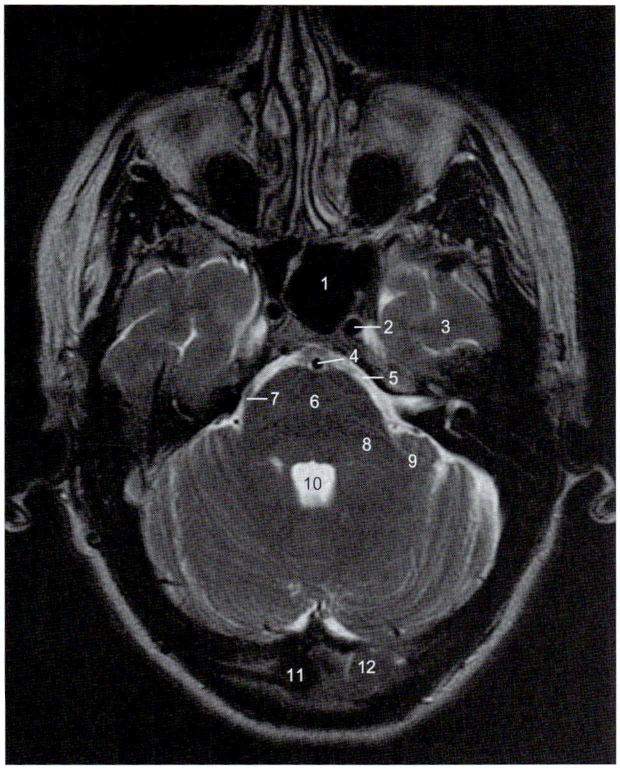

Abb. **74d** T2-gewichtetes MR-Bild.

1 S. sphenoidalis
2 A. carotis interna
3 Temporallappen
4 A. basilaris
5 C. pontis
6 Pons
7 N. trigeminus
8 Pedunculus cerebellaris medius
9 Lobus cerebelli anterior
10 4. Ventrikel
11 Confluens sinuum
12 Basis des Okzipitallappens

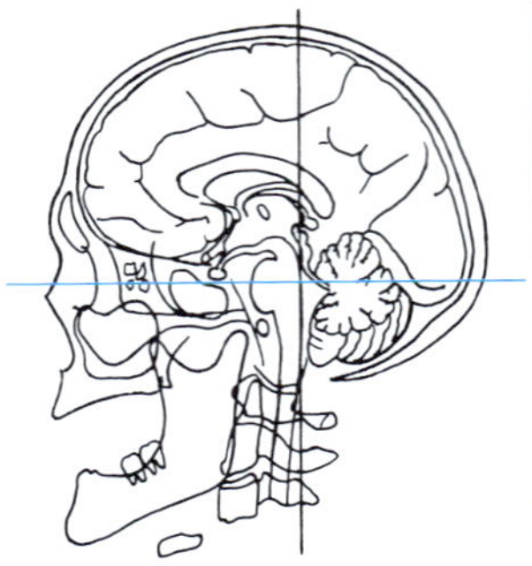

1 Oberlid
2 Linse
3 Lamina orbitalis
4 Bulbus oculi
5 Septum nasi
6 Cellulae ethmoidales
7 Os sphenoidale
8 M. rectus medialis
9 N. opticus
10 M. rectus lateralis
11 Fissura orbitalis superior
12 S. sphenoidalis
13 Hypophyse
14 M. temporalis
15 N. trigeminus
16 Pons
17 Lobus cerebelli anterior
18 Fissura prima cerebelli
19 Os temporale
20 Ohrmuschel
21 Lobus cerebelli posterior
22 Tentorium cerebelli
23 Os parietale
24 S. rectus
25 Sutura lambdoidea
26 S. sagittalis superior
27 Os occipitale

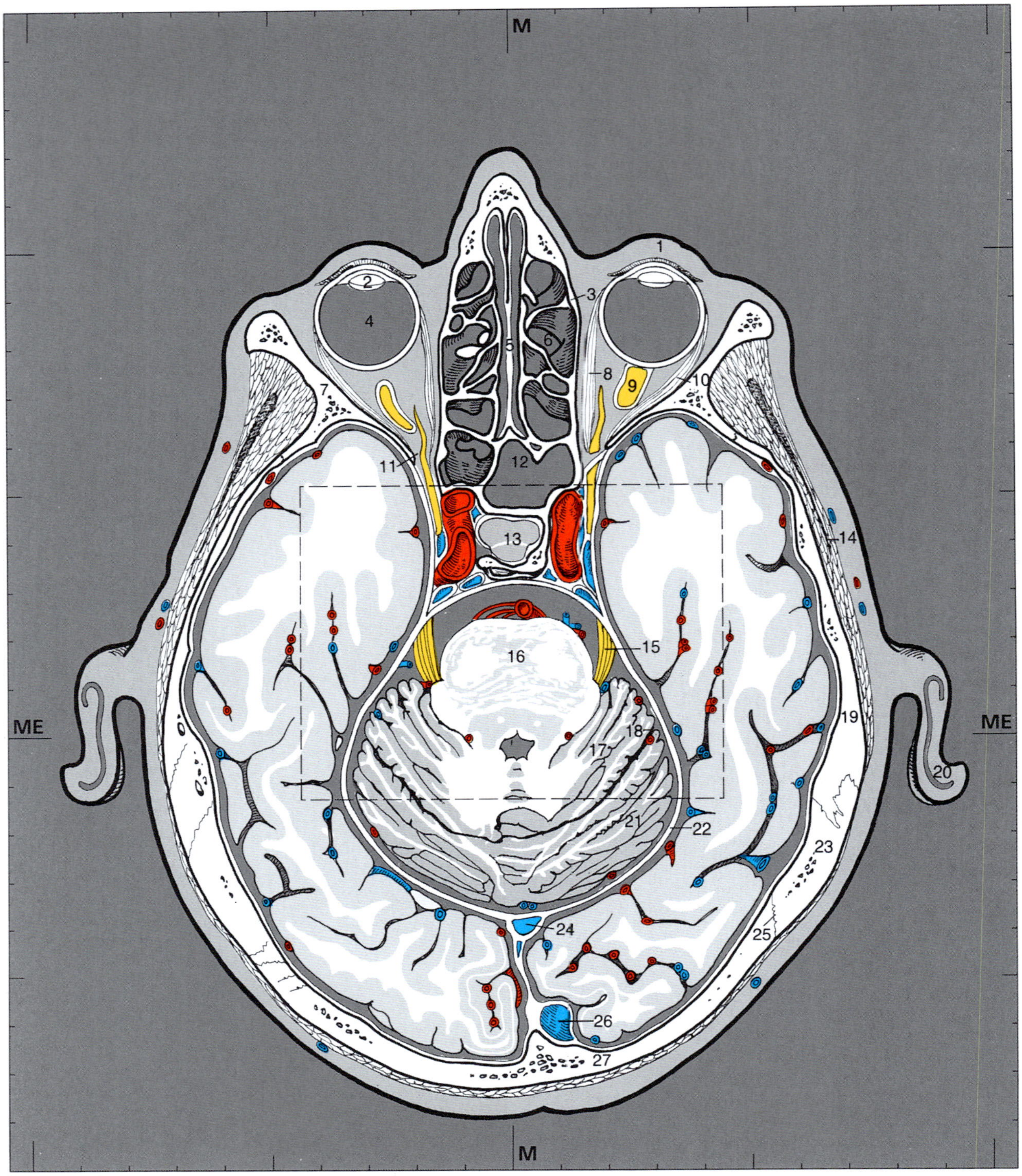

Abb. **75a** Aufsicht auf die superiore Schnittfläche der 7. Scheibe der Hirnstammserie. Die Schnittebene verläuft durch die Fissura orbitalis superior, durch die Sella turcica mit der Hypophyse sowie durch die basalen Teile des Temporal- und Okzipitallappens. Der Pons ist in Höhe der Austrittsstelle des N. trigeminus getroffen.

Abb. **75c** u. **75d** Senkrecht zur Meynertschen Achse orientierte MR-Bilder, die mit den Abbildungen 75a, b annähernd korrespondieren. ▶

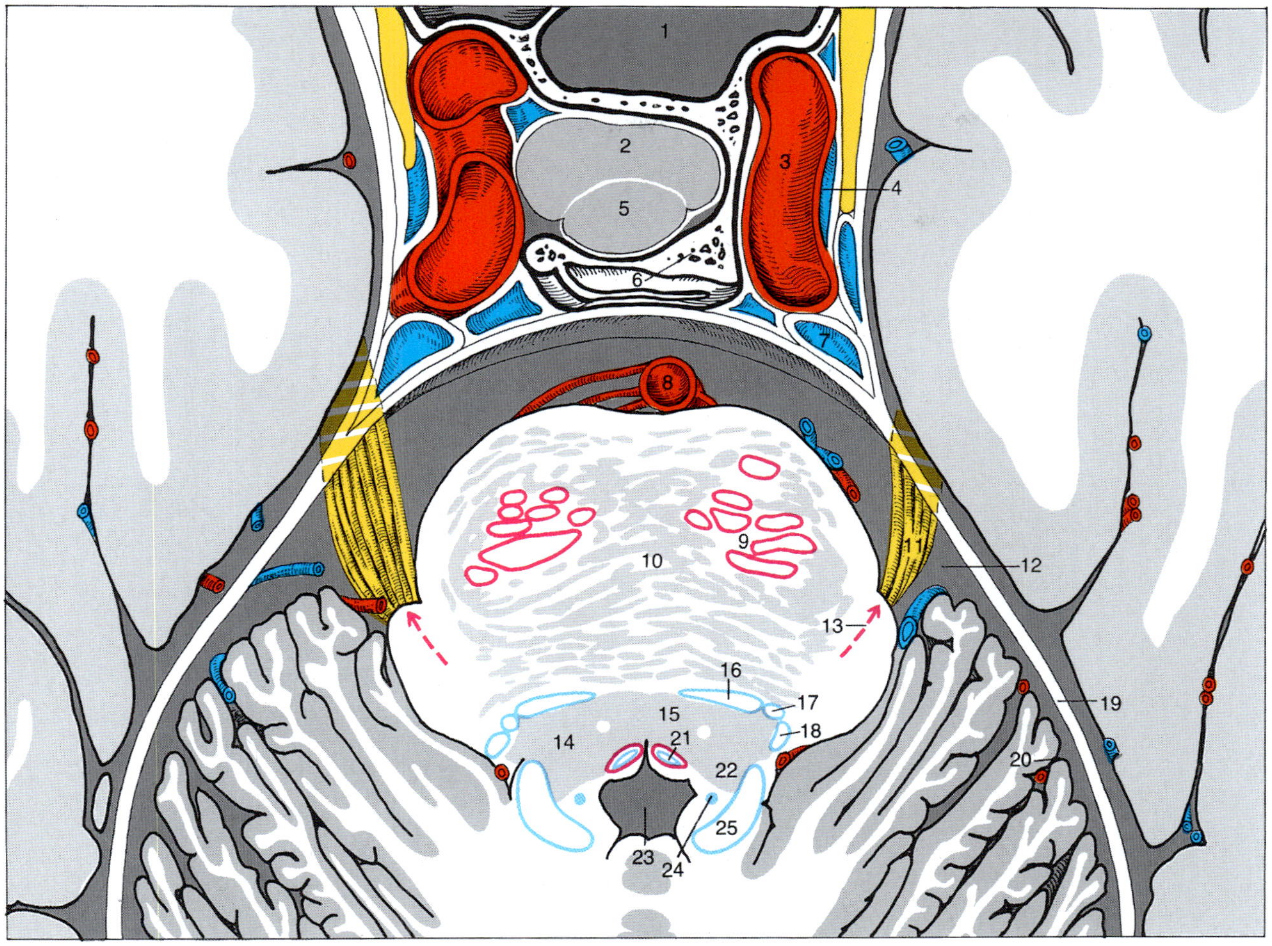

1 S. sphenoidalis
2 Adenohypophyse
3 A. carotis interna
4 S. cavernosus
5 Neurohypophyse
6 Dorsum sellae
7 S. petrosus superior
8 A. basilaris
9 Tr. corticospinalis
10 Nuclei pontis
11 N. trigeminus
12 C. pontocerebellaris
13 N. trigeminus (innerhalb der Scheibe)
14 Formatio reticularis
15 paramediane pontine Formatio reticularis (PPRF)
16 Lemniscus medialis
17 Tr. spinothalamicus
18 Lemniscus lateralis
19 Tentorium cerebelli
20 Fissura prima cerebelli
21 Fasciculus longitudinalis medialis
22 Locus caeruleus
23 4. Ventrikel
24 Nucl. mesencephalicus nervi trigemini
25 Pedunculus cerebellaris superior

Abb. **75b** Der Ausschnitt der Abb. 75a stellt die Adeno- und Neurohypophyse mit den seitlich davon gelegenen Abschnitten der Aa. carotis internae dar. Der obere Kleinhirnstiel liegt seitlich vom 4. Ventrikel.

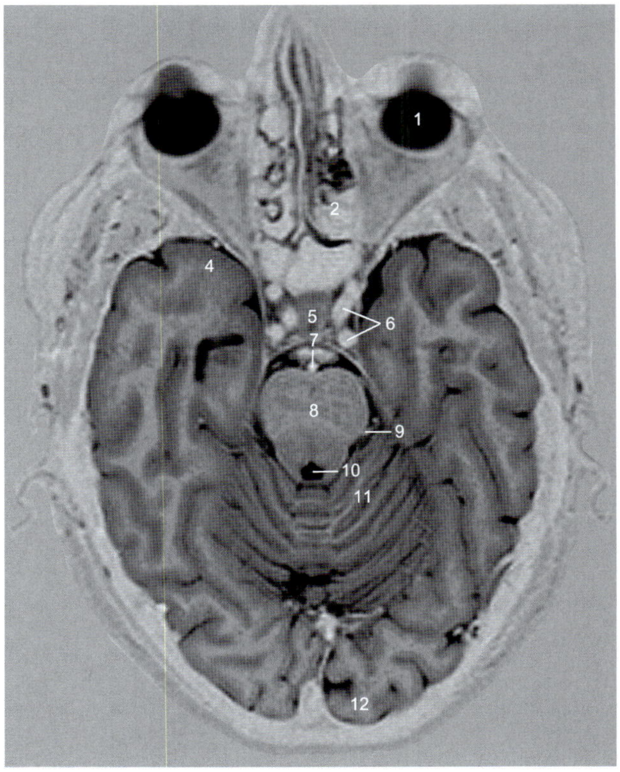

Abb. **75c** T1-gewichtetes MR-Bild.

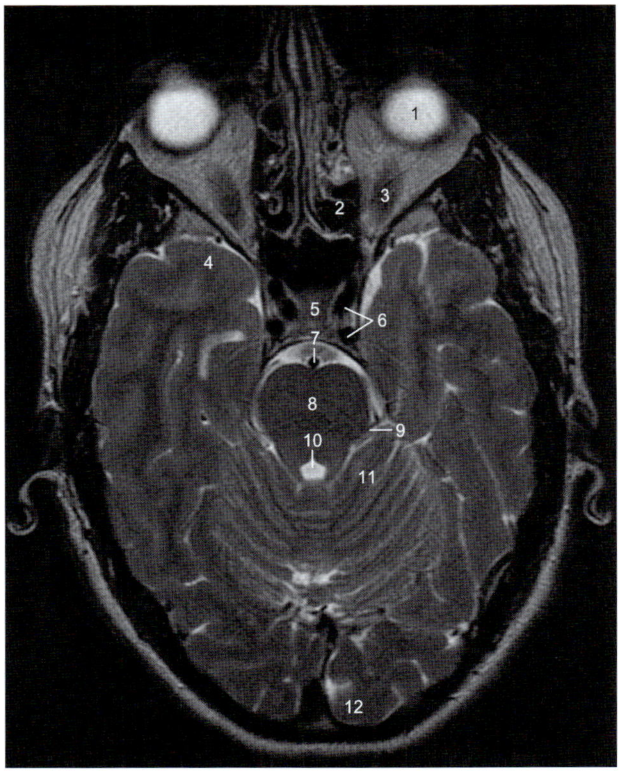

Abb. **75d** T2-gewichtetes MR-Bild.

1 Bulbus oculi
2 Cellulae ethmoidales
3 M. rectus inferior, Anschnitt **d**
4 Pol des Temporallappens
5 Hypophyse
6 A. carotis interna
7 A. basilaris
8 Pons
9 N. trigeminus
10 4. Ventrikel
11 Lobus cerebelli anterior
12 Okzipitalpol

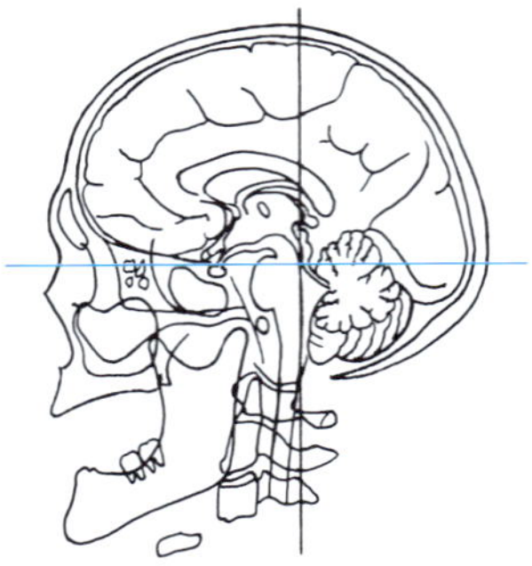

1 Oberlid
2 Linse
3 Bulbus oculi
4 Glandula lacrimalis
5 M. obliquus superior
6 Bulbus olfactorius
7 M. rectus medialis
8 A. ophthalmica
9 M. rectus lateralis
10 M. rectus superior
11 M. levator palpebrae superioris
12 Tr. olfactorius
13 Canalis opticus (innerhalb der Scheibe)
14 N. opticus
15 A. meningea media
16 M. temporalis
17 Os temporale
18 Pons
19 Lobus cerebelli anterior
20 Fissura prima cerebelli
21 Lobus cerebelli posterior
22 Tentorium cerebelli
23 S. rectus
24 Os parietale
25 Falx cerebri
26 Sutura lambdoidea
27 S. sagittalis superior
28 Os occipitale

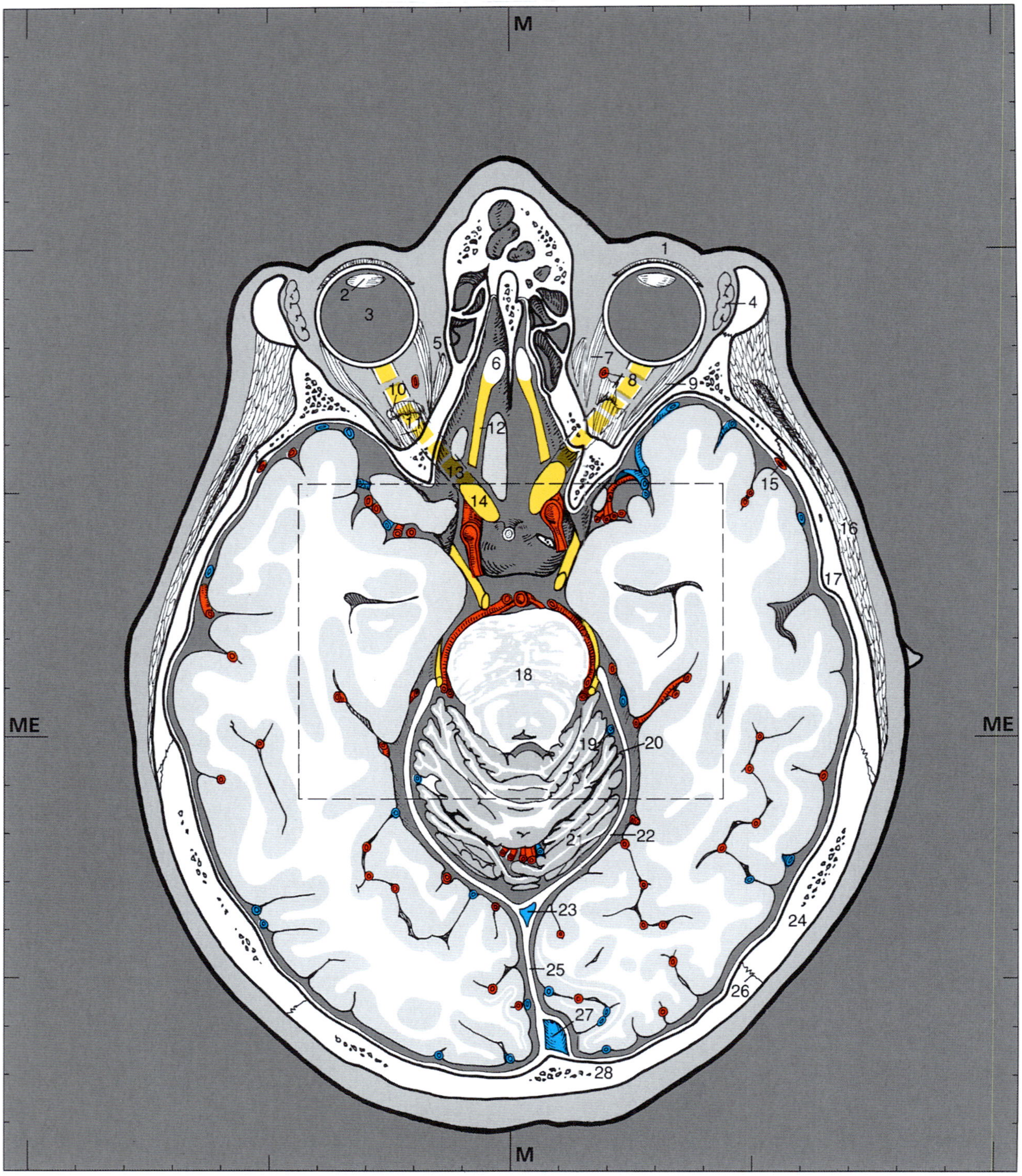

Abb. **76a** Aufsicht auf die superiore Schnittfläche der 8. Scheibe der Hirnstammserie. In der Vertiefung der vorderen Schädelgrube sind der Bulbus und der Tr. olfactorius getroffen. Der Sehnerv tritt in den Canalis opticus ein. Der supratentorielle Raum mit dem Temporallappen und Okzipitallappen des Endhirns ist in dieser Scheibe bedeutend größer als der infratentorielle Raum mit Pons und Kleinhirn.

Abb. **76c** u. **76d** Senkrecht zur Meynertschen Achse orientierte VR-Bilder, die etwas weiter superior als die Abbildungen 76a, b liegen. ▶

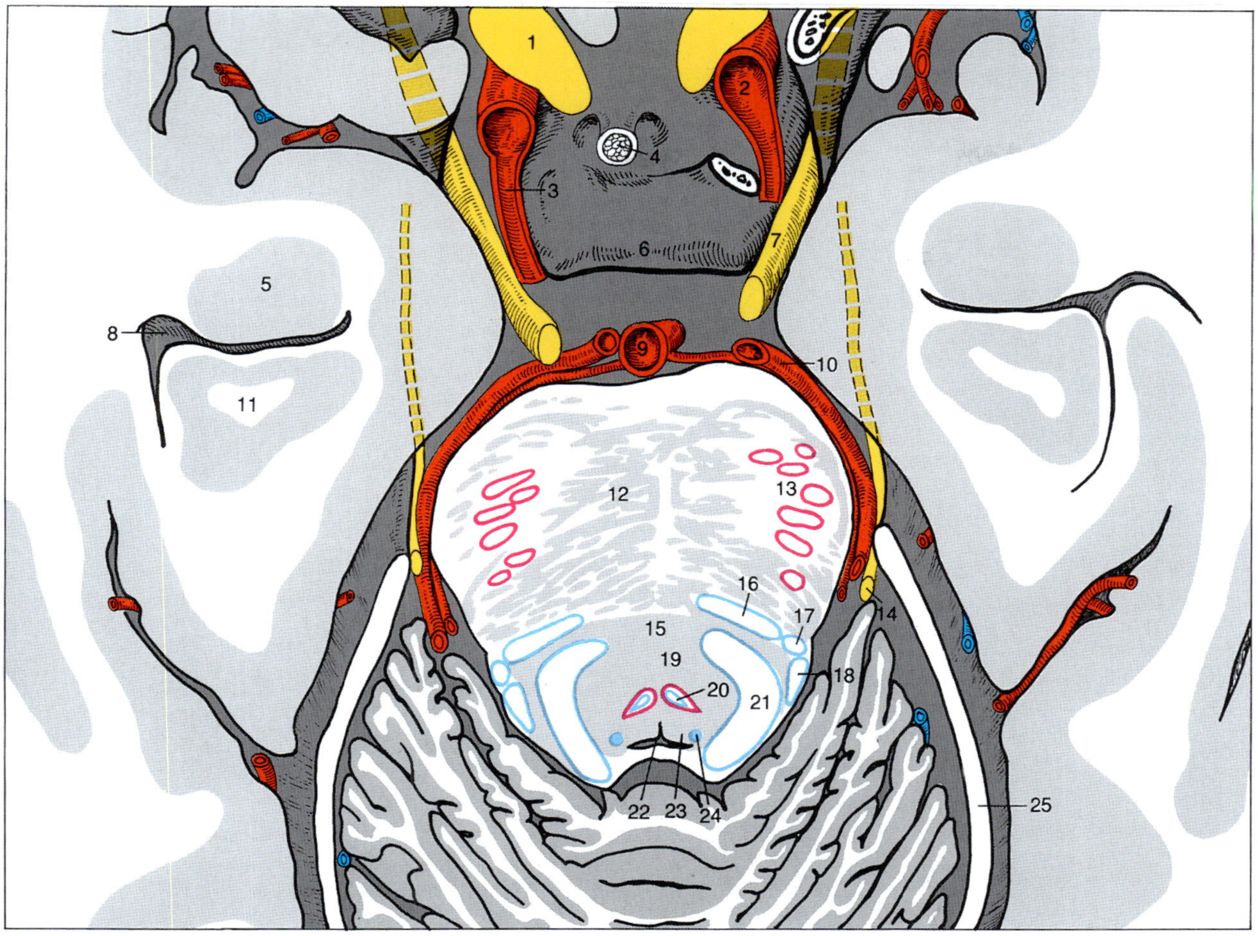

1 N. opticus
2 A. carotis interna
3 A. communicans posterior
4 Infundibulum
5 Corpus amygdaloideum
6 Dorsum sellae
7 N. oculomotorius
8 Ventriculus lateralis, Cornu temporale
9 A. basilaris
10 A. superior cerebelli
11 Hippocampus
12 Nuclei pontis
13 Tr. corticospinalis
14 N. trochlearis
15 Formatio reticularis
16 Lemniscus medialis
17 Tr. spinothalamicus
18 Lemniscus lateralis
19 paramediane pontine Formatio reticularis (PPRF)
20 Fasciculus longitudinalis medialis
21 Pedunculus cerebellaris superior
22 4. Ventrikel
23 Locus caeruleus
24 Nucl. mesencephalicus nervi trigemini
25 Tentorium cerebelli

Abb. **76b** Der Ausschnitt der Abb. 76a zeigt eine annähernd horizontale Strecke des III. und IV. Hirnnerven. Das Dach der Sella turcica wird vom Infundibulum durchbohrt. Der 4. Ventrikel verjüngt sich in diesem oberen Teil des Pons in Richtung zum Aqueductus mesencephali.

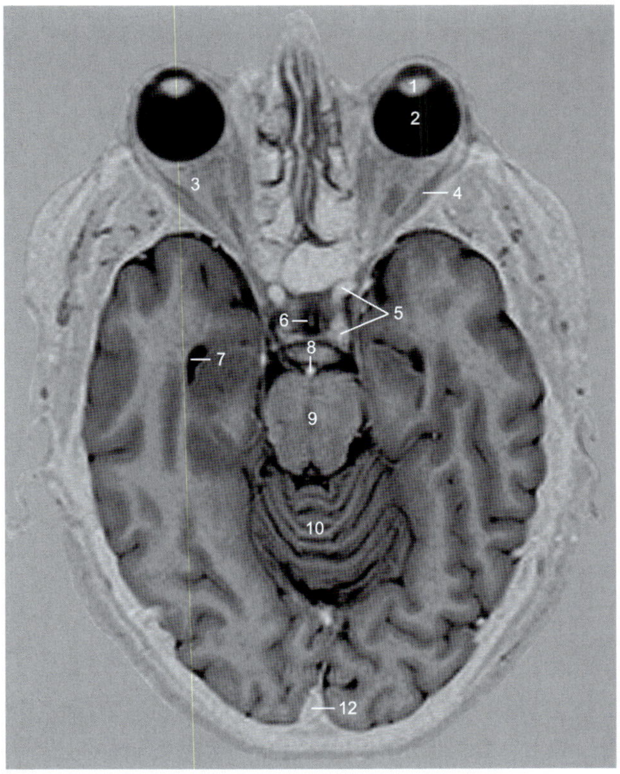

Abb. **76c** T1-gewichtetes MR-Bild.

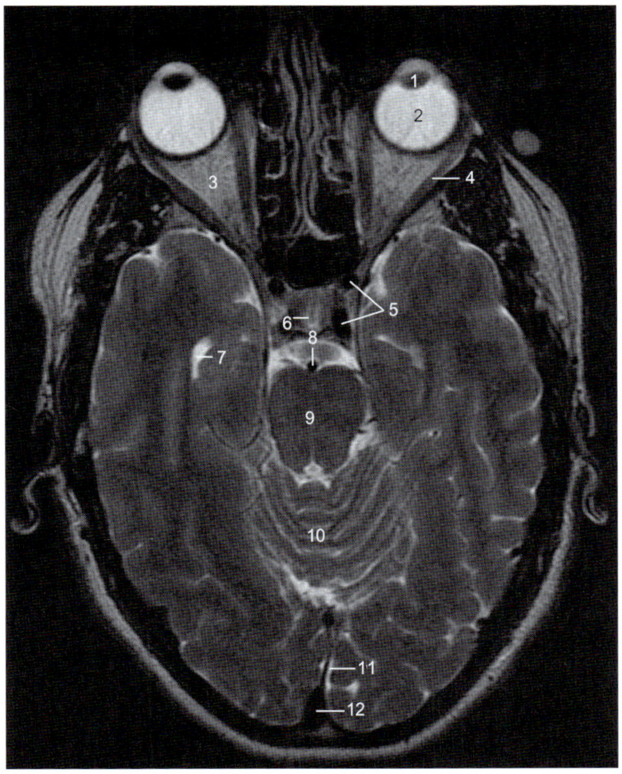

Abb. **76d** T2-gewichtetes MR-Bild.

1 Linse
2 Bulbus oculi
3 retrobulbärer Fettkörper
4 M. rectus lateralis
5 A. carotis interna
6 Infundibulum
7 Ventriculus lateralis, Cornu temporale
8 A. basilaris
9 Pons
10 Lobus cerebelli anterior
11 C. interhemispherica **d**
12 S. sagittalis superior

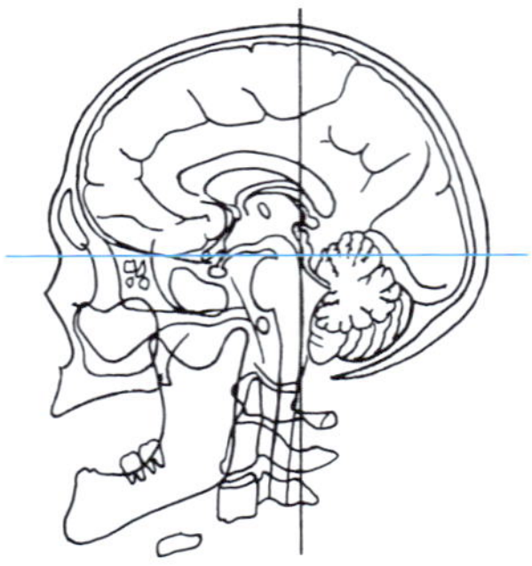

1 Os frontale
2 S. frontalis
3 Trochlea
4 Crista galli
5 M. obliquus superior
6 M. rectus superior
7 M. levator palpebrae superioris
8 Os sphenoidale
9 G. rectus
10 M. temporalis
11 Os temporale
12 Corpus mammillare
13 C. interpeduncularis
14 Crus cerebri
15 Tegmentum mesencephali
16 C. ambiens
17 Aqueductus mesencephali (cerebri Sylvius)
18 Lobus cerebelli anterior
19 Tentorium cerebelli
20 S. rectus
21 Os parietale
22 Fissura longitudinalis cerebri (Interhemisphärenspalt)
23 Area striata
24 Falx cerebri
25 Sulcus calcarinus
26 Sutura lambdoidea
27 S. sagittalis superior
28 Os occipitale

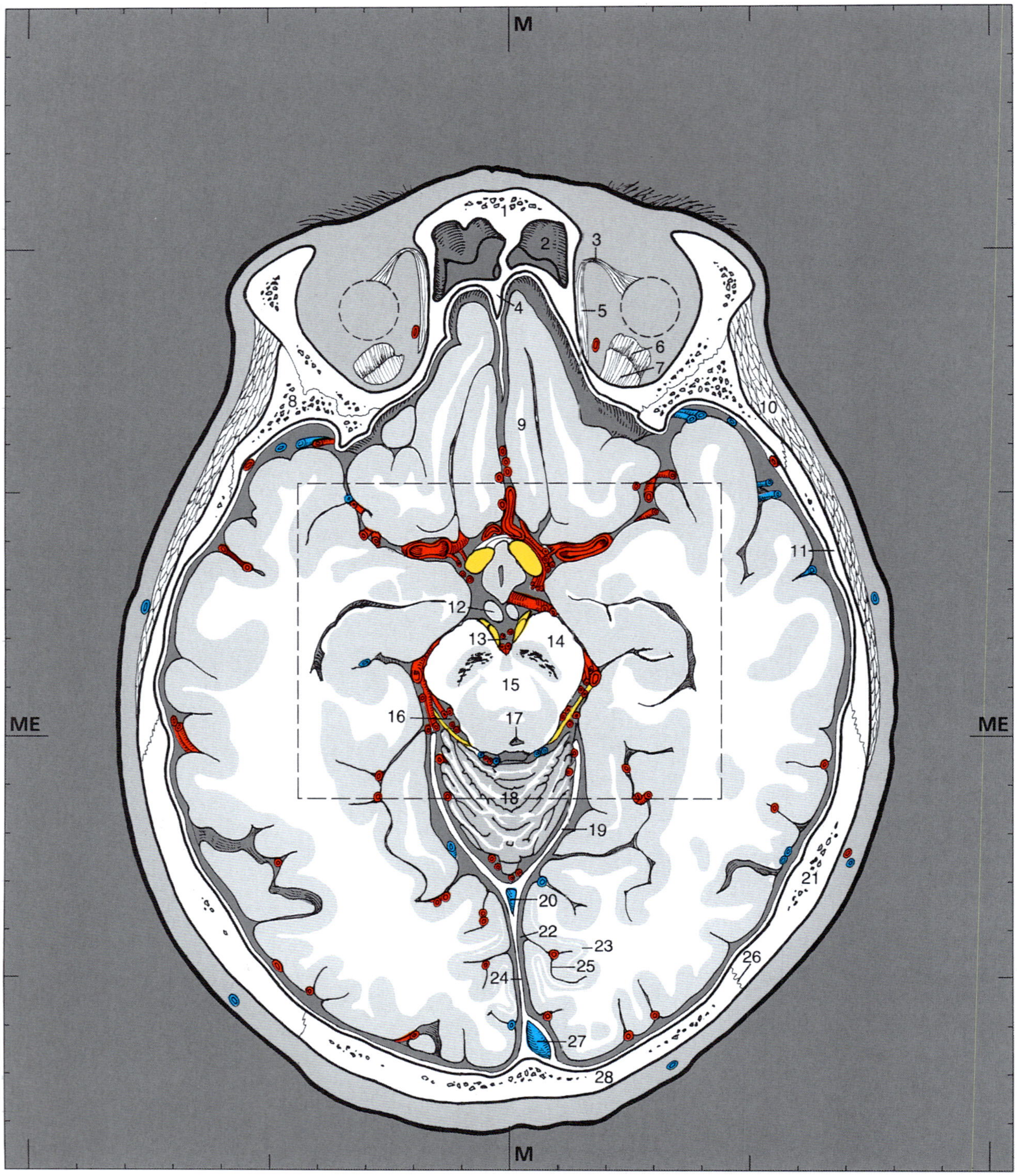

Abb. **77a** Aufsicht auf die superiore Schnittfläche der 9. Scheibe der Hirnstammserie. Die Schnittebene liegt vorn dicht unter dem Dach der Orbita und medial dahinter im Bereich des G. rectus oberhalb der vorderen Schädelgrube. Die Scheibe enthält die Corpora mammillaria und das Mittelhirn in Höhe der unteren Hügel.

Abb. **77c** u. **77d** Senkrecht zur Meynertschen Achse orientierte MR-Bilder, die etwas weiter inferior als die Abbildungen 77a, b liegen. ▶

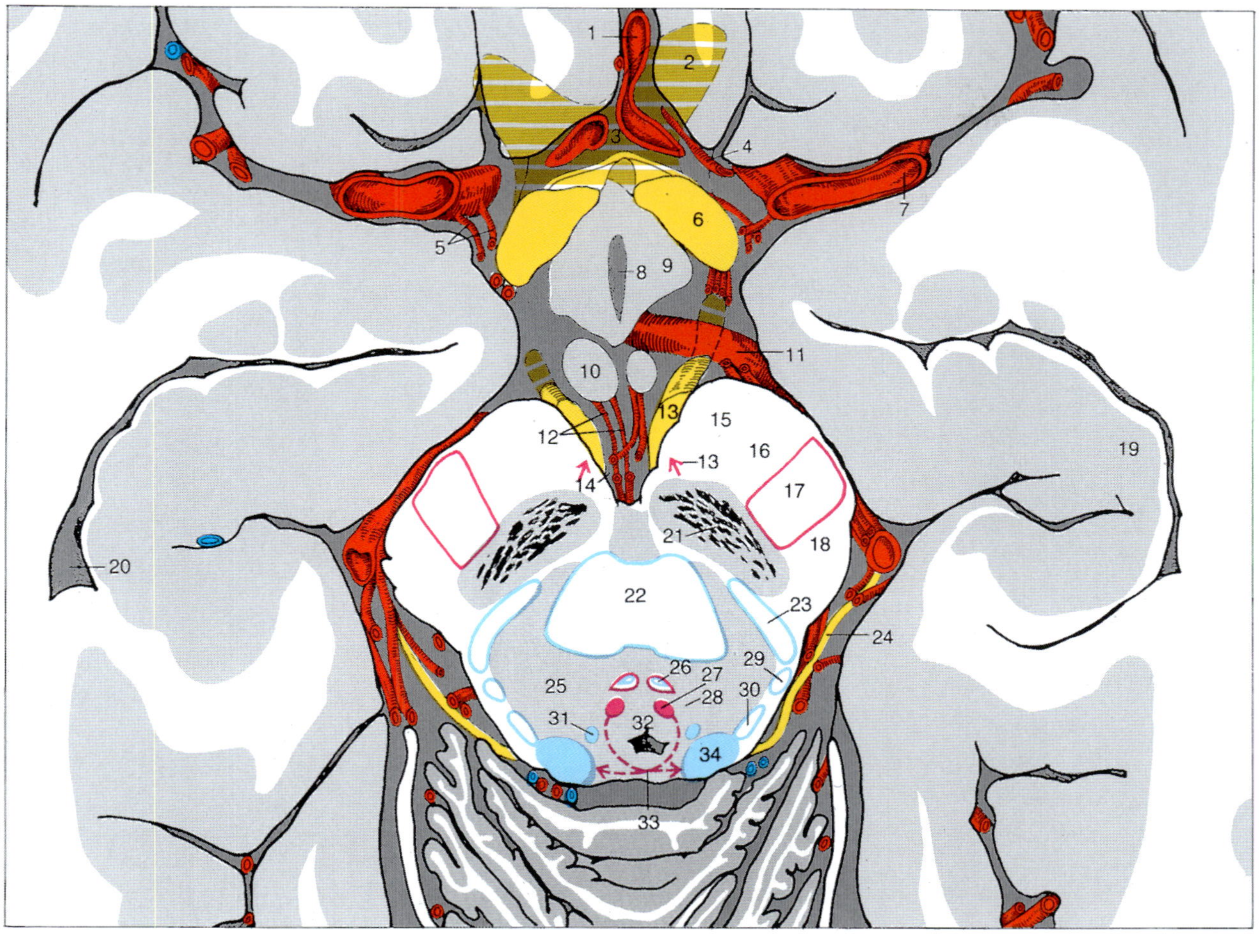

Abb. **77b** Der Ausschnitt der Abb. 77a zeigt den Tr. opticus. Die Sehnervenkreuzung liegt innerhalb dieser 9. Scheibe (gelb unterbrochen). Posterior davon befindet sich der Hypothalamus mit den Corpora mammillaria. Innerhalb dieser Scheibe tritt hinter dem unteren Hügel der N. trochlearis aus dem Mittelhirn aus.

1 A. cerebri anterior
2 N. opticus (innerhalb der Scheibe)
3 Chiasma opticum (innerhalb der Scheibe)
4 A. centralis anteromedialis
5 Aa. centrales anterolaterales
6 Tr. opticus
7 A. cerebri media
8 Recessus infundibuli
9 Hypothalamus
10 Corpus mammillare
11 A. cerebri posterior
12 Aa. centrales posteromediales
13 N. oculomotorius und seine Wurzelfasern (Pfeil)
14 Fossa interpeduncularis
15 Tr. frontopontinus
16 Tr. corticonuclearis
17 Tr. corticospinalis
18 Tr. occipitotemporopontinus
19 Hippocampus
20 Ventriculus lateralis, Cornu temporale
21 Substantia nigra
22 Kreuzung der Pedunculi cerebellares superiores
23 Lemniscus medialis
24 N. trochlearis
25 Formatio reticularis
26 Fasciculus longitudinalis medialis
27 Nucl. nervi trochlearis
28 Locus caeruleus
29 Tr. spinothalamicus
30 Lemniscus lateralis
31 Nucl. mesencephalicus nervi trigemini
32 Aqueductus mesencephali
33 Kreuzung der Nn. trochleares (innerhalb der Scheibe)
34 Colliculus inferior

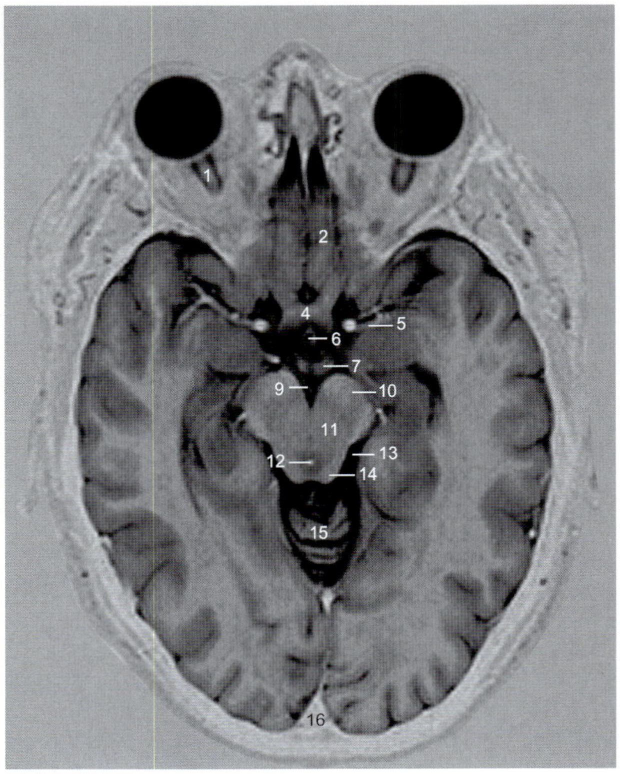

Abb. **77c** T1-gewichtetes MR-Bild.

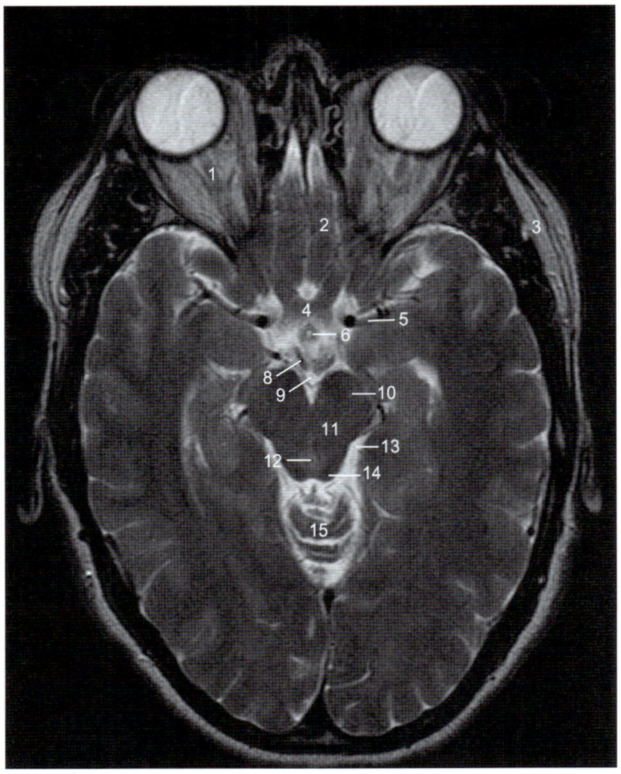

Abb. **77d** T2-gewichtetes MR-Bild.

1 N. opticus
2 G. rectus
3 M. temporalis **d**
4 Chiasma opticum
5 A. cerebri media
6 Infundibulum
7 Corpus mammillare **c**
8 N. oculomotorius **d**
9 C. interpeduncularis
10 Crus cerebri
11 Tegmentum mesencephali
12 Aqueductus mesencephali
13 C. ambiens
14 Colliculus inferior
15 Vermis des Lobus cerebelli anterior
16 S. sagittalis superior **c**

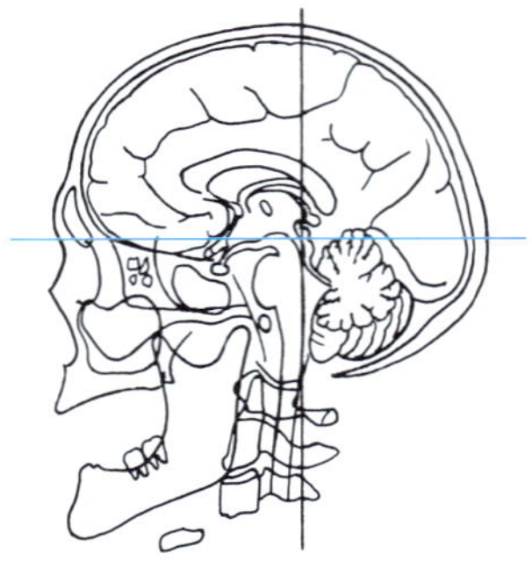

1 S. frontalis
2 Crista galli
3 Os frontale
4 Fissura longitudinalis cerebri (Interhemisphärenspalt)
5 M. temporalis
6 Aa. insulares
7 Hypothalamus
8 Os temporale
9 Tegmentum mesencephali
10 Aqueductus mesencephali (cerebri Sylvius)
11 Lobus cerebelli anterior
12 Ventriculus lateralis, Cornu occipitale
13 Tentorium cerebelli
14 S. rectus
15 Area striata
16 Os parietale
17 Falx cerebri
18 Sulcus calcarinus
19 Sutura lambdoidea
20 S. sagittalis superior
21 Os occipitale

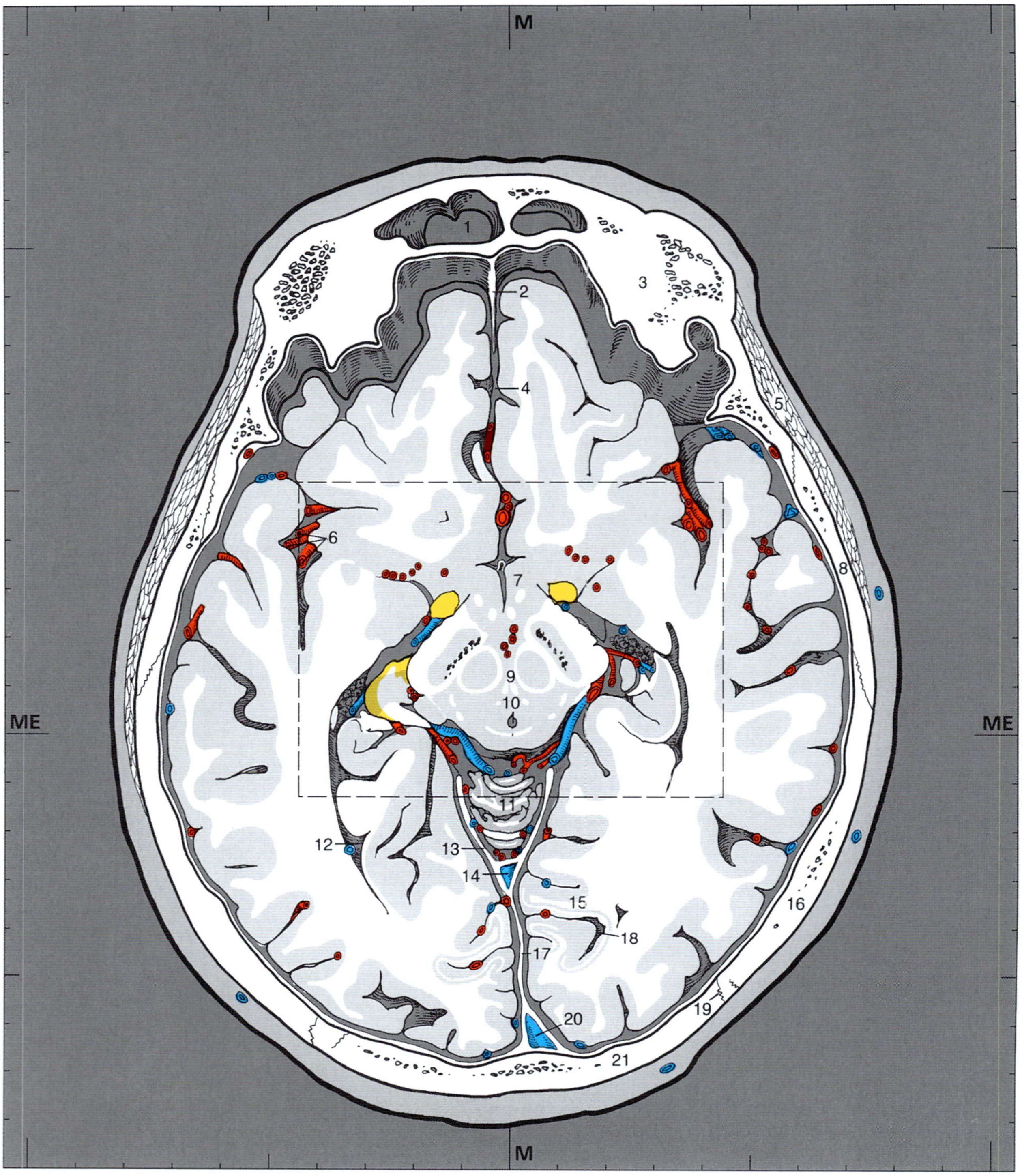

Abb. **78a** Aufsicht auf die superiore Schnittfläche der 10. Scheibe der Hirnstammserie. In dieser Schnittebene sind Frontalhirn, Temporallappen, Hypothalamus und Mittelhirn in Höhe der oberen Hügel getroffen.

Abb. **78c** u. **78d** Senkrecht zur Meynertschen Achse orientierte MR-Bilder, die etwas weiter inferior als die Abbildungen 78a, b liegen. ▶

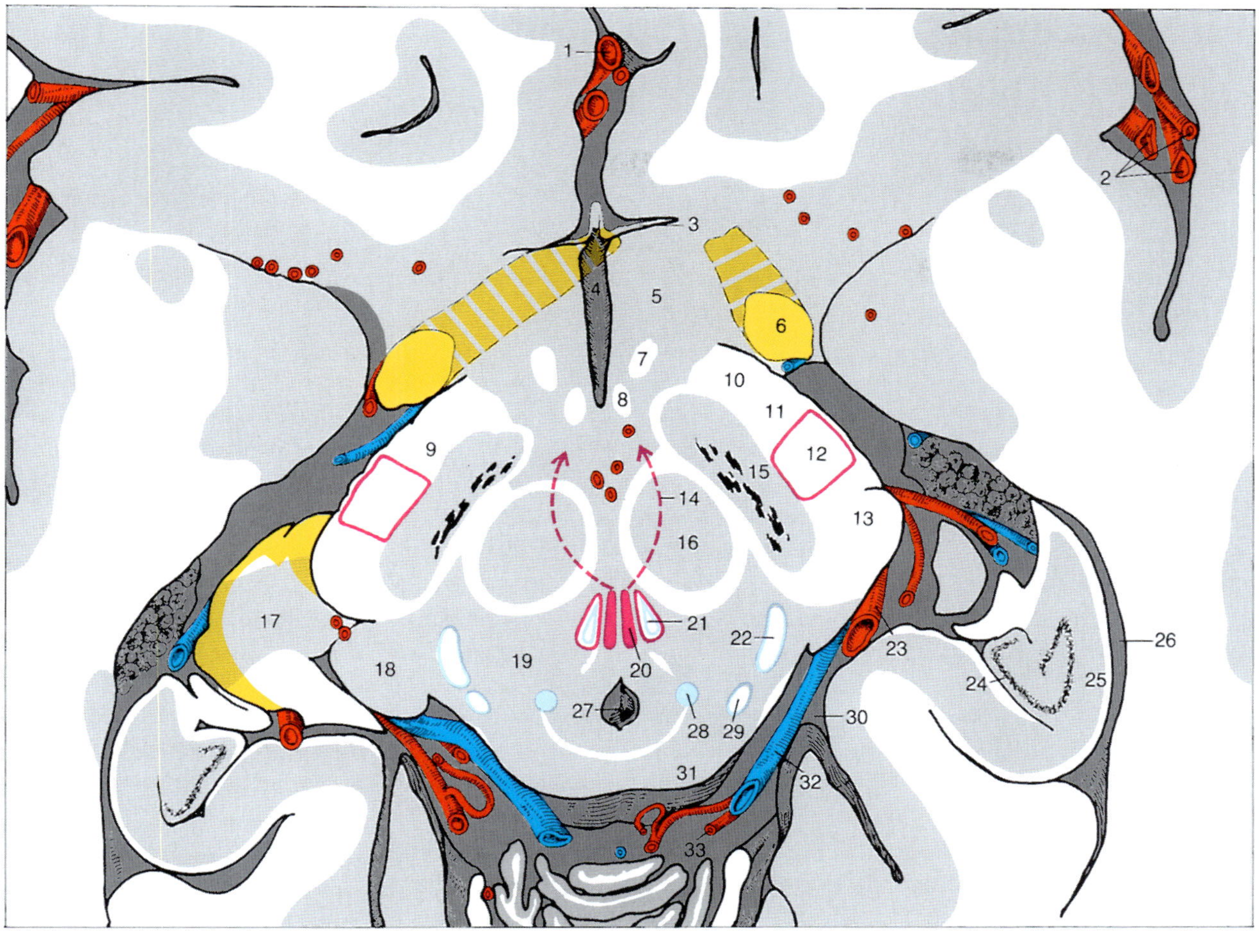

Abb. **78b** Der Ausschnitt der Abb. 78a stellt die Nachbarstrukturen des Tr. opticus wie Hypothalamus, Mittelhirn in Höhe der oberen Hügel und den Hippocampus dar.

1 A. cerebri anterior
2 Aa. insulares
3 Lamina terminalis
4 3. Ventrikel
5 Hypothalamus
6 Tr. opticus
7 Fornix
8 Fasciculus mammillothalamicus
9 Crus cerebri
10 Tr. frontopontinus
11 Tr. corticonuclearis
12 Tr. corticospinalis
13 Tr. occipitotemporopontinus
14 N. oculomotorius (innerhalb der Scheibe)
15 Substantia nigra
16 Nucl. ruber
17 Corpus geniculatum laterale
18 Corpus geniculatum mediale
19 Formatio reticularis
20 Nucl. nervi oculomotorii
21 Fasciculus longitudinalis medialis
22 Lemniscus medialis
23 A. cerebri posterior
24 G. dentatus
25 Hippocampus
26 Ventriculus lateralis, Cornu temporale
27 Aqueductus mesencephali
28 Nucl. mesencephalicus nervi trigemini
29 Tr. spinothalamicus
30 C. ambiens
31 Colliculus superior
32 V. basalis (Rosenthal)
33 A. choroidea posterior lateralis

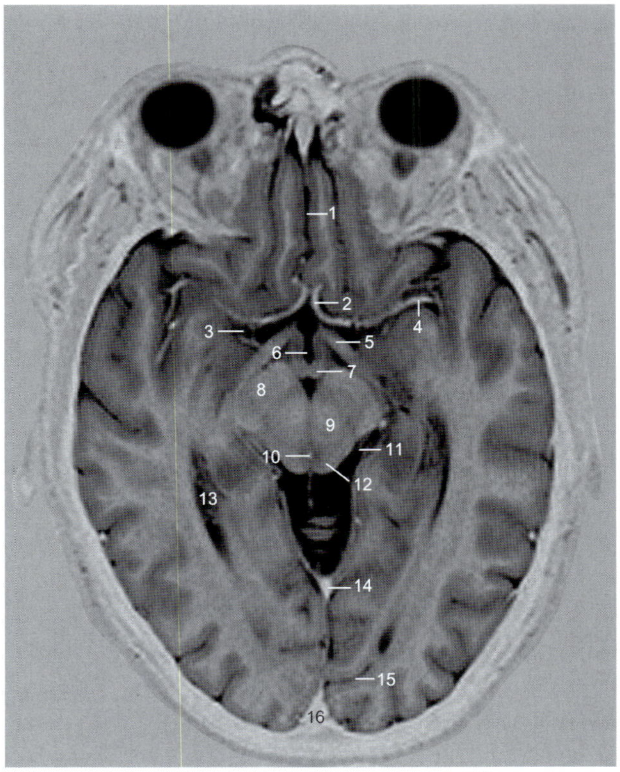

Abb. **78c** T1-gewichtetes MR-Bild. Technische Daten (s. Kap. 8).

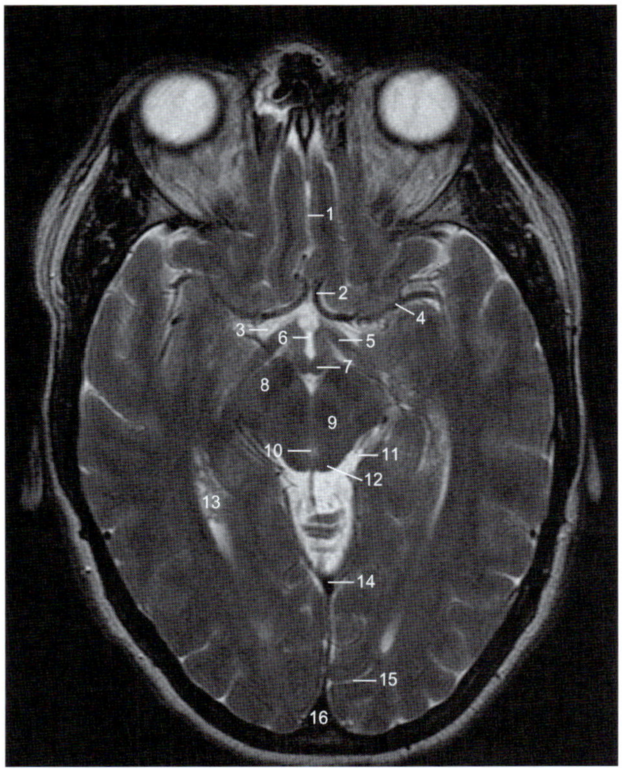

Abb. **78d** T2-gewichtetes MR-Bild. Technische Daten (s. Kap. 8).

1 C. interhemispherica
2 A. cerebri anterior
3 C. valleculae cerebri
4 A. cerebri media
5 Tr. opticus
6 3. Ventrikel
7 Corpus mammillare
8 Crus cerebri
9 Tegmentum mesencephali
10 Aqueductus mesencephali
11 C. ambiens
12 Colliculus superior
13 Ventriculus lateralis, Cornu temporale
14 S. rectus
15 Sulcus calcarinus
16 S. sagittalis superior

3 Topographie des Gesichtsschädels und seiner Räume in multiplanaren Parallelschichten

Die Topographie beschreibt die Lagebeziehung anatomischer Strukturen. Die Standardwerke der kraniellen Topographie vor der Ära der neuen Bildverfahren bevorzugten die Darstellung einer schichtweisen Präparation anatomischer Strukturen. Dabei wurden im Allgemeinen viele Erfahrungen aus den chirurgischen Fächern übernommen.

Die Fortschritte der Bildverfahren verlangen von dem Fach Neuroanatomie die **dreidimensionale Erschließung anatomischer Strukturen** aus parallelen Schichten. Wie in der Architektur Grundrisse die verschiedenen Stockwerke beschreiben, so soll eine Folge von äquidistanten Schichten die anatomischen Strukturen darstellen. Während in der Architektur rechtwinklige Objekte vorherrschen, haben anatomische Strukturen kompliziertere Formen und ergeben variablere Schnittbilder als Bauwerke.

Die Angabe der **Position der einzelnen Schicht** ist im anatomischen Bereich besonders notwendig. Sie kann für die Frontalserie in Seitenansichten in den Abb. 1–3, für die Sagittalserie in Frontalansichten in den Abb. 29 und 30, für die Kanthomeatalserie und die Hirnstammserie in Seitenansichten in den Abb. 44, 45 und 67 abgelesen werden. Wir wählten für die Frontalserie (Abb. 4–17) die Betrachtung von vorn (anterior). Deshalb ist die vordere Linie einer Scheibe für die im Schnitt getroffenen Strukturen bestimmend (Abb. 1–3). Die Sagittalserie (Abb. 32–37) wird von medial dargestellt. Die Kanthomeatalserie (Abb. 47–60) und die Hirnstammserie (Abb. 69–78) sind Aufsichten auf die Scheiben. Deshalb ist die obere Linie einer Scheibe für die im Schnitt getroffenen Strukturen bestimmend (Abb. 44, 45, 67).

3.1 Gesichtsschädel

Der Gesichtsschädel, **Viscerocranium,** bildet die knöchernen Wände für die Anfangsstrecken des Atmungs- und Verdauungsapparates sowie für die Augenhöhle. Fünf Knochen bauen mosaikartig das Nasenskelett auf. Vier Knochen werden dem Kieferskelett zugeordnet. Infolge der engen Nachbarschaft können einzelne Knochen zu zwei oder mehreren Räumen Lagebeziehung haben. So ist der knöcherne Gaumen Boden der Nasenhöhle und zugleich Dach der Mundhöhle.

Knochen des Nasenskeletts

Das Siebbein, **Os ethmoidale,** entsteht als unpaarer Knochen in der knorpeligen Nasenkapsel. Im Frontalschnitt lassen sich am Siebbein ein T-förmiges Mittelstück und paarige Seitenteile unterscheiden:

- die Siebplatte, Lamina cribrosa (Abb. 5c.13, 19.4, 38.12). Sie ist der horizontal gestellte Schenkel des T.
- Die Lamina perpendicularis entspricht dem vertikalen Strich des T.
- Die Siebbeinzellen, Cellulae ethmoidales, liegen zwischen Nasen- und Augenhöhle sowie unterhalb der vorderen Schädelgrube (Abb. 2a.9, 4a.7, 18.7, 30a.9, 33a.22, 39.9, 45a.11, 49c.1, 63.1, 74a.7).

Die Lamina cribrosa ist in das Stirnbein median und paramedian eingefügt. Diese dünne Knochenplatte weist zahlreiche Löcher auf, durch die die Fila olfactoria hindurchziehen. Die Riechnerven ziehen von der Riechschleimhaut zum Bulbus olfactorius. In der Medianebene ragt die Crista galli von der Siebbeinplatte in die Schädelhöhle vor (Abb. 4c.7, 18.2, 30a.4, 32c.16, 38.7, 50c.3, 51d.2, 77a.4). An diesem Knochenfortsatz ist die Falx cerebri befestigt.

Die Lamina perpendicularis setzt die Crista galli unterhalb der Siebbeinplatte fort und bildet den oberen Teil der knöchernen Nasenscheidewand. Die Lamina orbitalis (früher: papyracea) (Abb. 4c.16, 5c.17, 18.6, 19.5, 75a.3) grenzt die Siebbeinzellen lateral gegen die Augenhöhle ab. Die **Cellulae ethmoidales** sind lufthaltige, buchtige Räume, die mit der Nasenhöhle verbunden sind. Die vorderen und mittleren Siebbeinzellen münden unterhalb der mittleren Nasenmuschel, die hinteren Siebbeinzellen oberhalb der mittleren Nasenmuschel. Das Volumen des gesamten Siebbeinlabyrinths beträgt etwa 10 ml (260). An der medialen Seite des Siebbeinlabyrinths ragen zwei Nasenmuscheln, Conchae nasales superior und media, in die Nasenhöhle. Unter der Concha nasalis media liegt der mittlere Nasengang, Meatus nasi medius (Abb. 4a.13, 5a.15, 6a.19). Dort münden an einer halbmondförmigen Öffnung, Hiatus semilunaris (Abb. 4a.12, 5a.13, 33a.28, 73a.2, 74a.3), die vorderen und mittleren Siebbeinzellen sowie die Kiefer- und Stirnhöhle.

Die selbstständige, untere Nasenmuschel, **Concha nasalis inferior** ist größer als die übrigen Muscheln und hat eine Länge von etwa 4 cm. In den Frontalschnitten ist die untere Nasenmuschel mit ihrer hakenförmigen Form oberhalb des Gaumens eine Leitstruktur für die Bilddiagnostik (Abb. 4a.20, 4b.8, 4d.8, 5a.20, 18.15, 33a.35, 69a.2, 69c.2, 69d.2).

Das Pflugscharbein, **Vomer,** ist ein unpaarer Knochen, der einen unteren Teil der knöchernen Nasenscheidewand bildet. Das Nasenseptum, Septum nasi, hat außer den beiden knöchernen Teilen noch einen knorpeligen Abschnitt.

Das paarige Nasenbein, **Os nasale,** ist ein kleiner viereckiger Knochen im oberen Teil des Nasenrückens.

Das kleine, viereckige, paarige Tränenbein, Os lacrimale, liegt innerhalb der medialen Orbitawand und beteiligt sich an der Bildung der lateralen Nasenhöhlenwand.

Knochen des Kieferskeletts

Das Oberkieferbein, **Maxilla,** ist der zentrale Knochen des Gesichtsschädels. Es grenzt an die Augenhöhle, Nasenhöhle, Mundhöhle und bildet den größten Teil des knöchernen Gaumens. Die Maxilla besteht aus einem Mittelstück und vier Fortsätzen.

Das große Mittelstück birgt die Kieferhöhle, **S. maxillaris.** In den Frontalscheiben (Abb. 2a.24, 4a.19, 5a.19, 6a.22, 18.14), den Sagittalscheiben (Abb. 30a.15, 34a.32, 36a.21, 40.20) und den Axialscheiben (Abb. 45a.22, 47a.7, 48c.6, 61.6) ist die Kieferhöhle als die größte pneumatisierte Nasennebenhöhle zu erkennen.

Der Stirnfortsatz der Maxilla zieht zwischen Nasenbein und Tränenbein bis an das Stirnbein. Der Jochfortsatz grenzt an das Jochbein. Der Gaumenfortsatz ist eine horizontale Knochenplatte, die am Hinterrand an das Gaumenbein grenzt. Beide bilden den knöchernen Gaumen, Palatum durum (Abb. 2a.30, 4c.25, 5c.24, 6c.23, 18.16, 19.15, 33c.28, 38.27). Der Zahnfortsatz trägt die Zahnfächer für die Oberkieferzähne. Nach Zahnverlust wird der Zahnfortsatz abgebaut, wie dies an der Maxilla der Sagittalserie gut sichtbar ist. An dem Ort, wo sich die Oberkieferzähne befanden, ist die Maxilla schmal. Ihr fehlt der kräftige, in die Mundhöhle hineinragende Zahnfortsatz (Abb. 39.24).

Das Gaumenbein, **Os palatinum,** besteht aus der bereits erwähnten horizontalen Platte für den knöchernen Gaumen und einer annähernd vertikalen Platte für die mediale Begrenzung der Fossa pterygopalatina.

Das Jochbein, **Os zygomaticum,** ist als Knochen zwischen Maxilla, Schläfenbein und Stirnbein eingefügt (Abb. 2a.19, 4c.17, 18.11, 30a.8, 37c.13, 43.6, 47a.5, 48c.3, 61.5).

Der Unterkiefer, **Mandibula,** ist als einziger beweglicher Gesichtsknochen mit der Schädelbasis gelenkig verbunden. Der vordere, einem aufgebogenen Hufeisen vergleichbare Teil wird als Corpus mandibulae (Abb. 2a.37, 4c.33, 5c.31, 18.20, 30a.25, 32c.44, 34c.44, 38.37), sein aufstrebender Fortsatz als Ramus mandibulae bezeichnet (Abb. 2a.33, 7c.27, 8c.31, 21.19, 30a.22, 37c.30, 43.16).

Der Alveolarteil des Corpus mandibulae trägt die Unterkieferzähne. Nach Verlust der Zähne wird die Pars alveolaris abgebaut. Dadurch liegt der Canalis mandibulae näher an einer zahnlosen Kaufläche als an der Oberfläche eines zahntragenden Alveolarteils (Abb. 39.28, 40.31). Der Ramus mandibulae geht am Kieferwinkel aus dem Corpus mandibulae hervor. Der Unterkieferast teilt sich in den spitzen Muskelfortsatz, Processus coronoideus (vorn) (Abb. 2a.21) und in den Gelenkfortsatz, Processus condylaris (hinten). Der Muskelfortsatz steckt innerhalb der Sehne des Musculus temporalis und kann deshalb als Sehnenverknöcherung aufgefasst werden (Abb. 37c.22). Der Gelenkfortsatz verjüngt sich zunächst zum Collum mandibulae (Abb. 2a.22, 23.14) und geht dann in das quer ausladende Caput mandibulae über (Abb. 2a.20, 23.12). An der Innenseite des Ramus mandibulae liegt das Foramen mandibulae, durch das der N. alveolaris inferior und die gleichnamigen Gefäße in den Canalis mandibulae eintreten (Abb. 37c.31, 37a.19).

Pathologische Veränderungen des Gesichtsschädels (Frakturen, Destruktionen) lassen sich infolge der komplizierten räumlichen Verhältnisse mit Röntgenübersichtsaufnahmen oft nur unzulänglich erfassen. Hier sind Röntgenaufnahmen mit besonderer Einstellung und die Computertomographie mit „High-resolution"-Technik in dünner Schichtung erforderlich (287). Die **CT-Untersuchung** sollte in axialer und koronaler Schichtung erfolgen. Für die axiale Schnittführung sind Schichten parallel zur Infraorbitomeatalebene zu bevorzugen (194, 287). Die Einstellung der koronalen Schichten ist abhängig von den individuellen Bedingungen des Patienten (Beweglichkeit der Halswirbelsäule und Zahnfüllungen, die im Strahlengang Artefakte bewirken können). Immer sollten Abbildungen mit weitem Fenster zur Darstellung der knöchernen Strukturen und mit engem Fenster für die Abbildung der Weichteile erfolgen.

3.2 Nasenhöhle und Nasennebenhöhlen

(Abb. 79, 80)

Die paarige Nasenhöhle, Cavitas nasi, beginnt am Nasenloch, das in den Nasenvorhof führt. Daran schließt sich die eigentliche Nasenhöhle an. An der hinteren Nasenöffnung, den Choanen, geht die Nasenhöhle in den nasalen Abschnitt des Rachens über. Die Nasenscheidewand, Septum nasi, trennt rechte und linke Nasenhöhle voneinander.

Alle Nasennebenhöhlen, S. paranasales, sind mit dem Hauptraum der Nasenhöhle verbunden. Zu den Nasennebenhöhlen gehören

- die Siebbeinzellen, Cellulae ethmoidales,
- die Kieferhöhle, S. maxillaris,
- die Keilbeinhöhle, S. sphenoidalis,
- die Stirnhöhle, S. frontalis.

Die zentrale, topographische Position der Nasenhöhle und Nasennebenhöhlen, die sich oberhalb und unterhalb der Deutschen Horizontalen ausdehnen, ist an der Frontal- und Sagittalserie gut erkennbar (Abb. 4–10, 32–36). Nach posterior kann die Keilbeinhöhle fast bis an die Ebene der Meatovertikalen reichen. In den Serienbildern (Abb. 79, 80) ist die Lage der Nasenhöhle und der Nasennebenhöhlen unterhalb der vorderen Schädelgrube, medial und unterhalb der Orbita und der mittleren Schädelgrube sowie oberhalb der Mundhöhle farblich hervorgehoben. Nach posterior geht innerhalb der 5. Frontalscheibe die Nasenhöhle durch die Choanen in den Rachen über. In der 6. Frontalscheibe findet sich oberhalb des Rachens (Abb. 9.c19) die Keilbeinhöhle (Abb. 9a.34).

Die mediale Wand der Nasenhöhle bildet das Nasenseptum (Abb. 4a.17, 5a.17, 18.13, 30a.12, 32a.34, 38.21, 47a.2, 48c.2, 62.2), das nur annähernd in der Medianebene steht und im vorderen oder hinteren Teil einen

- Augenhöhle
- Nasenhöhle und Nasennebenhöhlen
- Mundhöhle
- Rachen

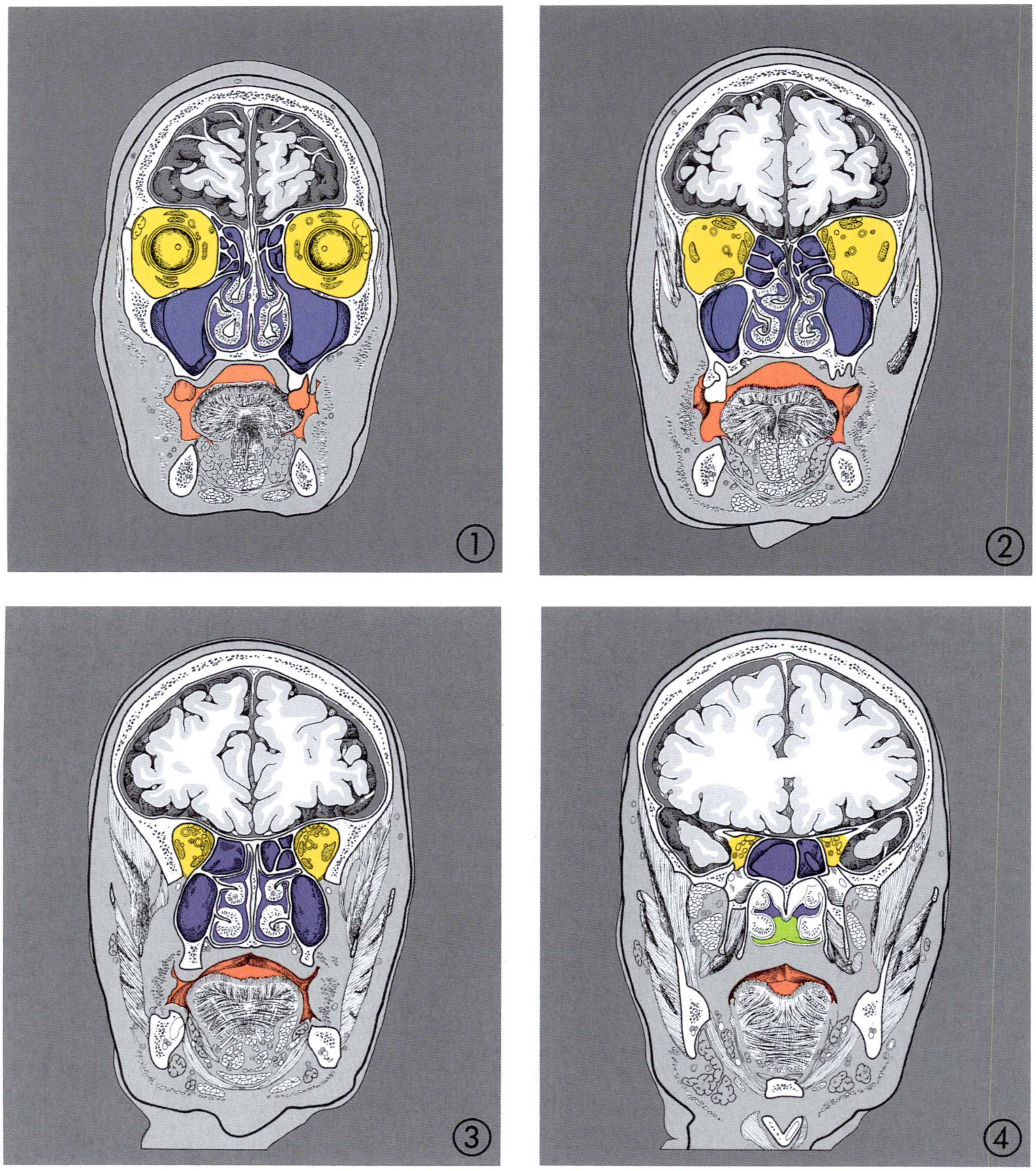

Abb. **79** Frontale Serienbilder der Räume des Viscerocranium. Die Zahl im Kreis gibt die Nummer der jeweiligen Scheibe an (s. Abb. 1, 2a, 2b, 3).

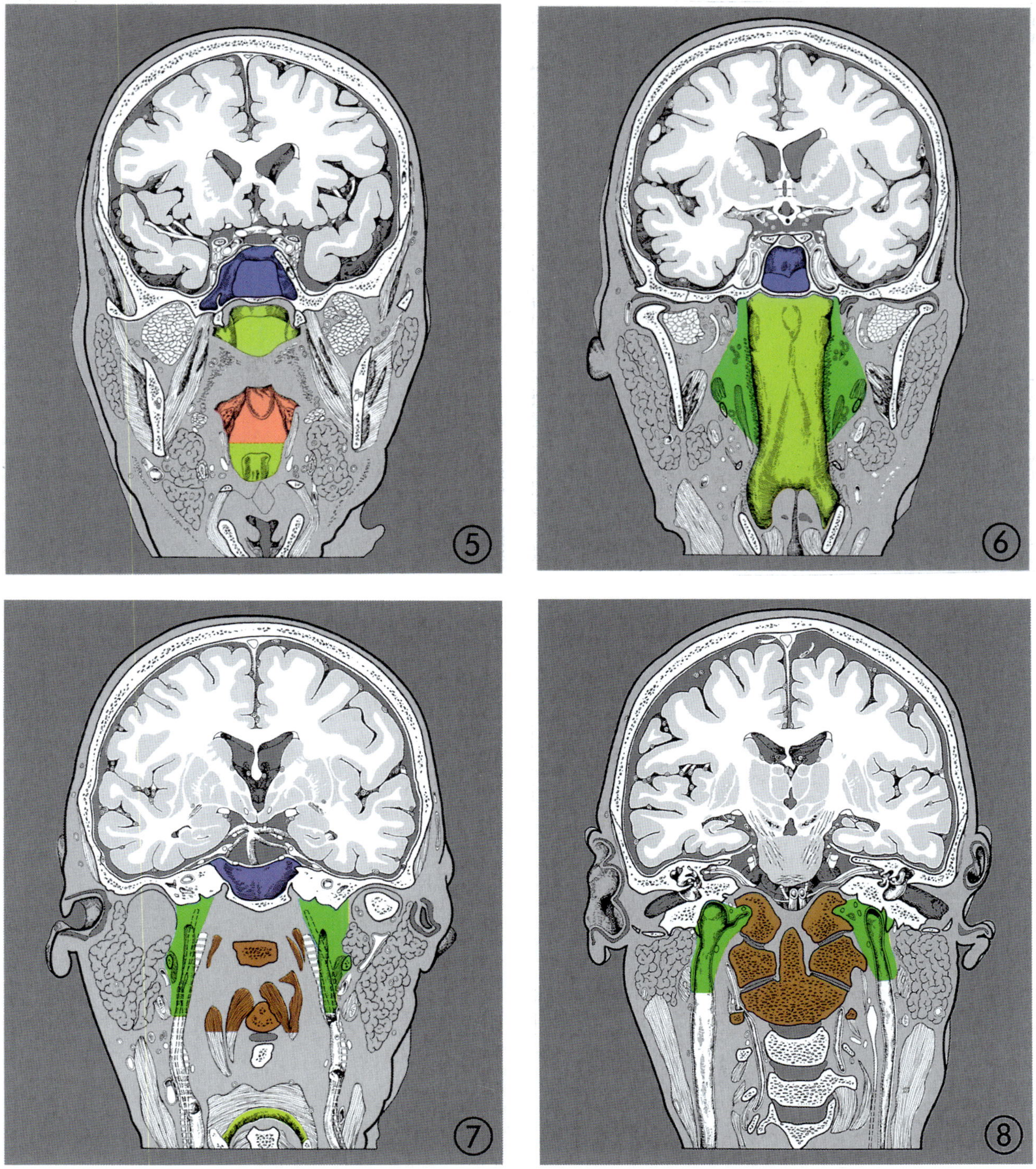
5
6
7
8
Nasennebenhöhle
Rachen
Mundhöhle
Spatium laterophapharyngeum
Knochen und Muskeln des kraniozervikalen Überganges

Knochen und Muskeln des kraniozervikalen Überganges

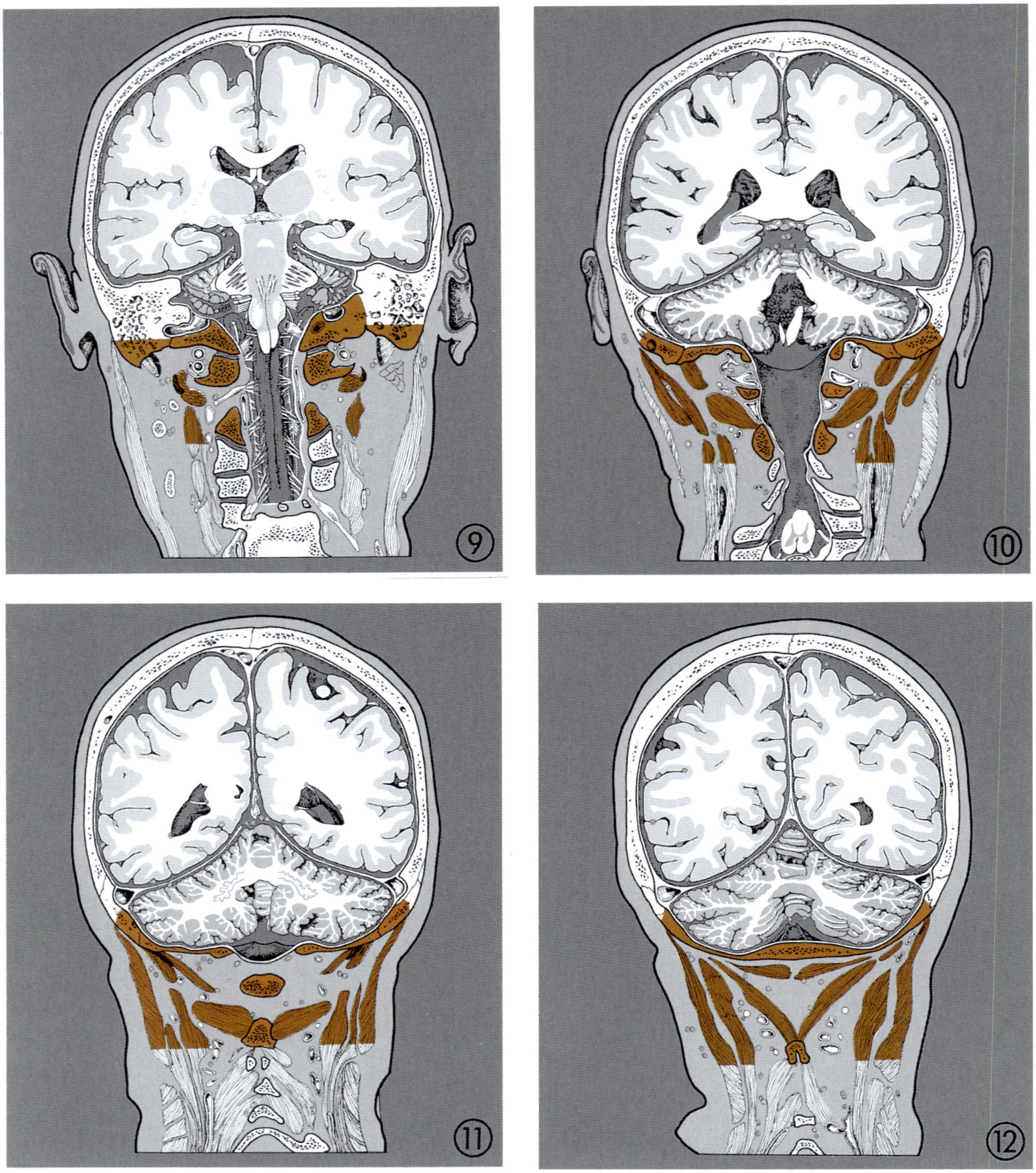

Abb. **79** Frontale Serienbilder der Räume des Viscerocranium. Die Zahl im Kreis gibt die Nummer der jeweiligen Scheibe an (s. Abb. 1, 2a, 2b, 3).

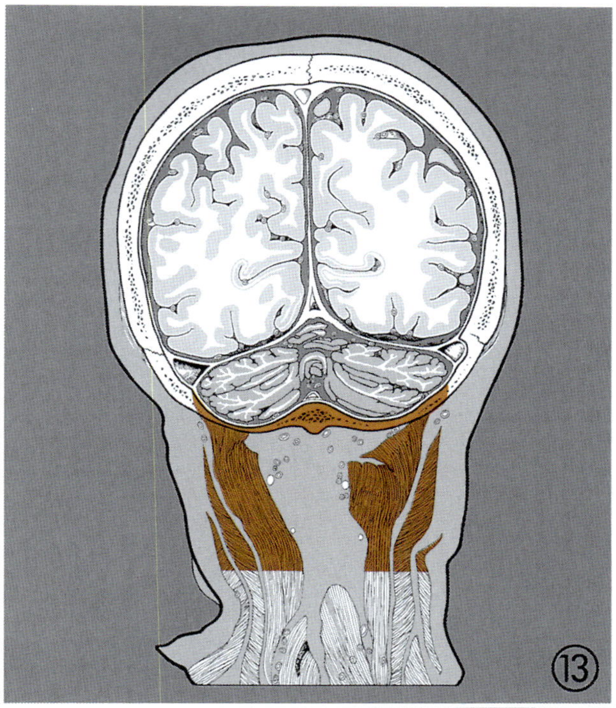

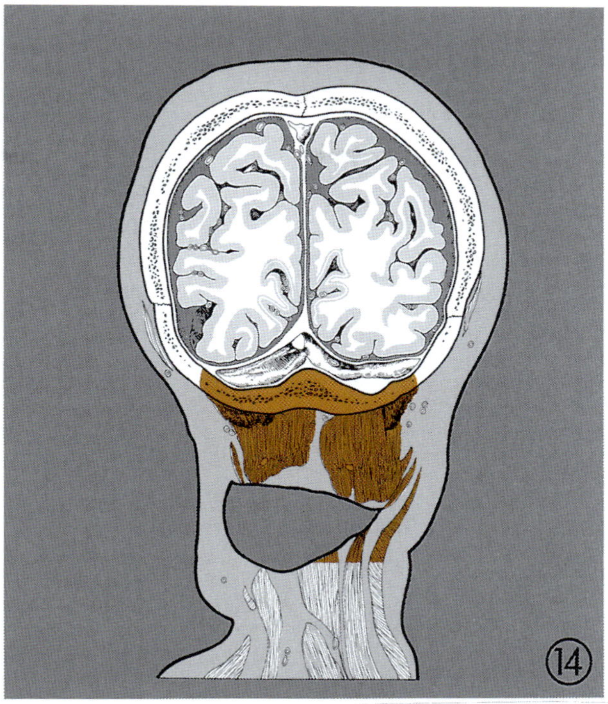

Knochen und Muskeln des kraniozervikalen Überganges

- Nasenhöhle und Nasennebenhöhlen
- Mundhöhle
- Rachen
- Knochen und Muskeln des kraniozervikalen Übergangs
- Augenhöhle
- Spatium lateropharyngeum

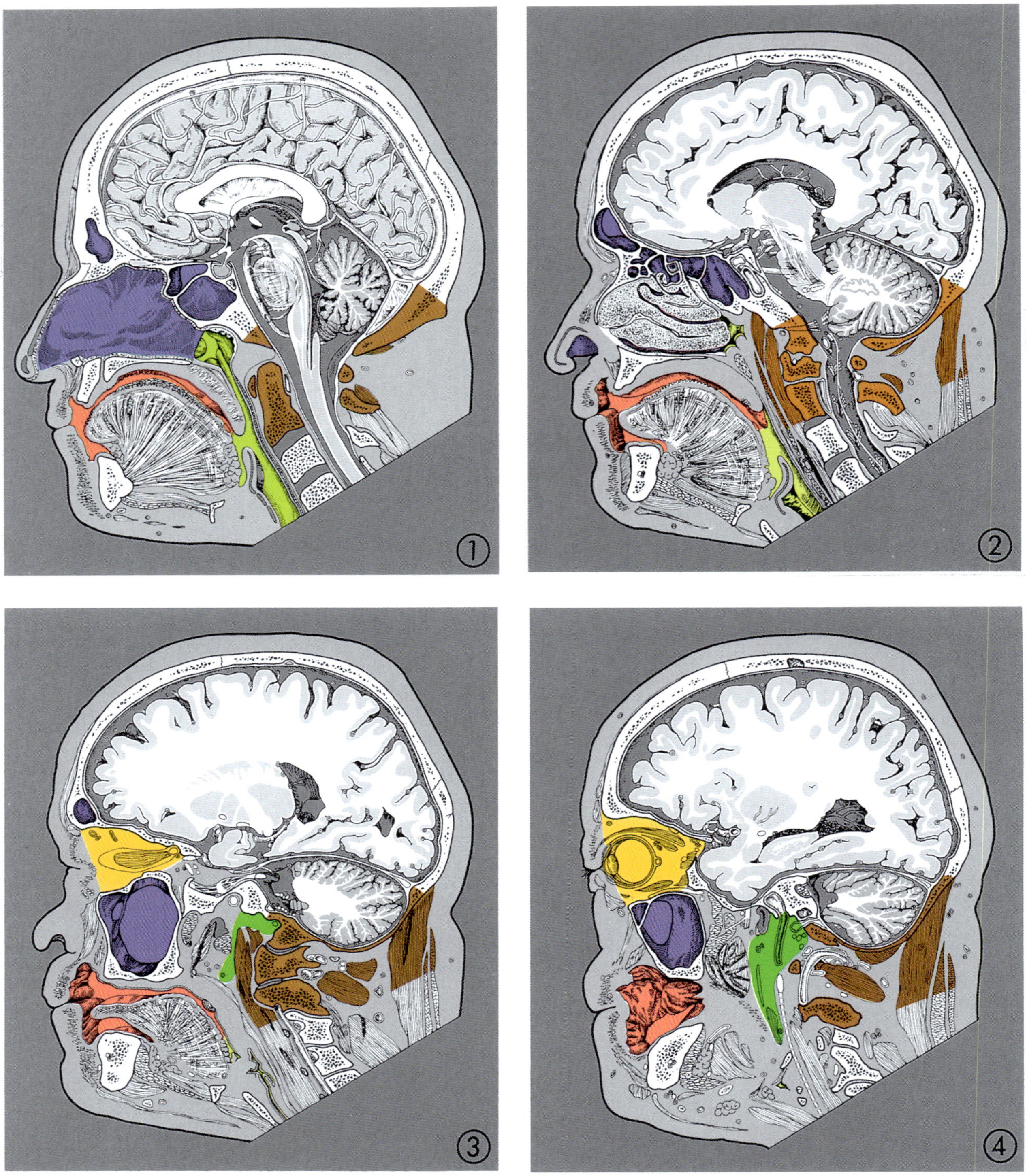

Abb. **80** Sagittale Serienbilder der Räume des Viscerocranium. Die Zahl im Kreis gibt die Nummer der jeweiligen Scheibe an (s. Abb. 29, 30a, 30b, 31).

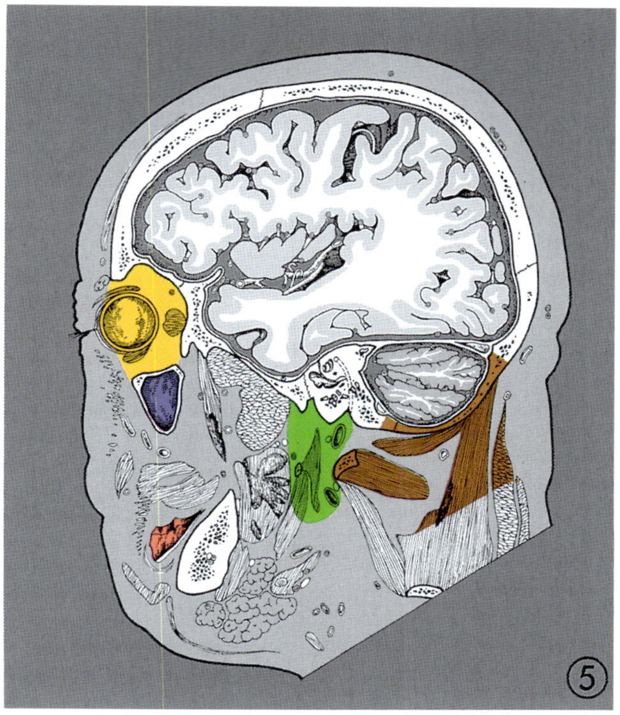

Augenhöhle
Nasennebenhöhle
Mundhöhle
Spatium laterophayngeum
Knochen und Muskeln des kraniozervikalen Übergangs

Knick zur Seite aufweisen kann, Septumdeviation (Abb. 5a.17).

Die laterale Wand der Nasenhöhle ist durch drei zur Mitte vorspringende Nasenmuscheln vergrößert, die je einen Nasengang überdachen. Der obere Nasengang, Meatus nasi superior, ist kurz, durchschnittlich weniger als 2 cm (265). In ihn münden die hinteren Siebbeinzellen. Der mittlere Nasengang, **Meatus nasi medius**, ist über den **Hiatus semilunaris** (Abb. 4a.12, 5a.13) mit der Stirnhöhle, den vorderen und mittleren Siebbeinzellen und der Kieferhöhle verbunden. In Abb. 33a.32 ist die mittlere Muschel partiell tangential abgetrennt, sodass der vordere-obere Teil des Hiatus semilunaris (Abb. 33a.28) sichtbar ist. Der untere-hintere Teil, der von der mittleren Muschel verdeckt ist, wurde mit einer unterbrochenen Linie angedeutet. In den unteren Nasengang, **Meatus nasi inferior**, mündet der Tränennasengang (Abb. 71a.2), durch den die Tränenflüssigkeit in die Nasenhöhle geleitet wird.

Die Topographie der Nasenhöhle und ihrer Nebenhöhlen ist durch den Vergleich einer Frontalserie mit einer Sagittalserie zu erschließen (Abb. 79, 80). Die interindividuelle Variabilität dieser Räume ist besonders groß.

Die Siebbeinzellen und die Kieferhöhle sind bereits bei ihren entsprechenden Knochen des Viscerocranium beschrieben. Paarige Nasennebenhöhlen sind die Keilbeinhöhle und die Stirnhöhle.

Alle Nebenhöhlen können als Sitz infektiöser und tumoröser Prozesse sowie durch Traumen klinische Bedeutung erhalten. In der diagnostischen Abklärung konkurrieren Ultraschall, CT, MRT und Endoskopie.

Die paarige Keilbeinhöhle, **S. sphenoidalis,** liegt in der Regel im Körper des Keilbeins. In 12 % der Fälle reicht die Keilbeinhöhle nur bis zu einer Senkrechten durch das Tuberculum sellae (präsellärer Typ), in 84 % umgibt sie die Hypophysengrube (sellärer Typ) und in 4 % liegt sie im Keilbein außerhalb des Körpers (265). Der Kopf der Frontalserie zeigt einen sellären Typ einer Keilbeinhöhle (Abb. 2a.12, 7a.19, 8a.23, 9a.34, 10a.40). Die Keilbeinhöhle mündet oberhalb der oberen Nasenmuschel in den Recessus sphenoethmoidalis. Das Septum, das die beiden Keilbeinhöhlen trennt, ist oft asymmetrisch (Abb. 7a.19). Das Dach der Keilbeinhöhle ist eng mit dem N. opticus benachbart (Abb. 7a.13). Die Kenntnisse der Keilbeinhöhle sind besonders für den transsphenoidalen Zugang bei Hypophysenoperationen wichtig. In 4 % der Fälle sind Teilstrecken des Canalis opticus nur durch Scheiden des Sehnerven und Sinusschleimhaut gebildet. Deshalb kann bei transsphenoidalem Zugang zur Hypophyse der Sehnerv leicht verletzt werden (265).

Die Stirnhöhle, **S. frontalis,** ist besonders variabel und oft asymmetrisch (Abb. 30a.3). Die linke Stirnhöhle ist im anterioren Teil des Stirnbeins der rechten Kopfhälfte angeschnitten (Abb. 32a.13). Ihre vordere Wand bildet den individuell unterschiedlich ausgeprägten knöchernen Augenwulst. Der Boden der Stirnhöhle ist durch eine dünne Knochenlamelle von der Orbita getrennt.

Gefäße der Nasenhöhle

Die Wände der Nasenhöhle werden von Ästen der Aa. maxillaris und ophthalmica versorgt. Von der **A. maxillaris** zweigt die A. sphenopalatina ab, die aus der Fossa pterygopalatina durch das Foramen sphenopalatinum unter die Nasenschleimhaut gelangt und den hinteren Teil der seitlichen und medialen Wand der Nasenhöhle versorgt.

Die **A. ophthalmica** entsendet die A. ethmoidalis anterior, die einen Umweg durch die Schädelhöhle nimmt und erst dann in die Nasenhöhle eintritt. Wahrscheinlich entstand dieser komplizierte Verlauf durch die phylogenetisch späte Bildung einer vollständig knöchern abgekapselten Augenhöhle in Verbindung mit der starken Neenzephalisation der Säuger. Die A. ethmoidalis anterior verläuft aus der Augenhöhle durch das Foramen ethmoidale anterius des Siebbeins zunächst in die vordere Schädelgrube, dann durch die Siebbeinplatte in die Nasenhöhle und verzweigt sich im vorderen Teil der Nasenhöhle an der lateralen und medialen Wand.

Die Venen aus der Nasenschleimhaut münden in Venen der Augenhöhle, des Plexus venosus pterygoideus und in Gesichtsvenen.

Lymphbahnen der Nasenschleimhaut ziehen zu den Lymphknoten am Kieferwinkel und hinter den Rachen.

Nerven der Nasenhöhle

An der Nasenschleimhaut lässt sich an der leicht bräunlichen Färbung und an ihrer Dicke die Riechschleimhaut, **Regio olfactoria,** vom Flimmerepithel der Regio respiratoria unterscheiden. Die Regio olfactoria besteht aus vier, je pfenniggroßen Feldern im mittleren Teil der oberen Nasenmuschel und den gegenüberliegenden Abschnitten des Septum nasi. Histologisch sind in der Riechschleimhaut Riechzellen nachweisbar, die mit ihren basalen Axonen die **Fila olfactoria** bilden. Diese Fasern des 1. Hirnnerven ziehen durch die Lamina cribrosa des Os ethmoidale in die Schädelhöhle zum Bulbus olfactorius.

Die sensiblen Nerven der Nasenhöhle stammen aus dem N. ophthalmicus und dem N. maxillaris. Sie enthalten in ihren Endaufzweigungen die viszerosekretorischen Fasern zu den Schleimdrüsen der Nasenschleimhaut.

Der **N. ophthalmicus** zweigt den N. nasociliaris ab, aus dem der N. ethmoidalis anterior hervorgeht. Der letztere nimmt mit der A. ethmoidalis anterior den bereits geschilderten Umweg über die vordere Schädelgrube zur vorderen Nasenschleimhaut.

Äste des **N. maxillaris** versorgen die hinteren Teile der Nasenschleimhaut auf der medialen und lateralen Seite.

Die parasympathischen präganglionären Nervenfasern für die Drüsen der Nasenschleimhaut ziehen im N. petrosus major. Die postganglionären Fasern aus dem Ganglion pterygopalatinum (Abb. 151.10) schließen sich in der Fossa pterygopalatina den sensiblen Fasern an.

Die sympathischen postganglionären Nervenfasern verlaufen mit den Arterienästen ebenfalls zur Fossa pterygopalatina und dann weiter mit den sensiblen Fasern zu den Drüsen der Nasenschleimhaut.

3.3 Augenhöhle

(Abb. 79, 80)

Die Augenhöhle, **Orbita,** enthält den Augapfel, Bulbus oculi. Er ist das Rezeptororgan des visuellen Systems (s. Kap. 6.6). Der Augapfel wird durch folgende Einrichtungen (57) geschützt:

- die knöchernen Wände der Orbita,
- die Augenlider, Palpebrae,
- die Bindehaut, Tunica conjunctiva,
- den Tränenapparat.

Die Vagina bulbi umhüllt den Bulbus oculi wie eine Gelenkkapsel eine Kugel.

Die äußeren Augenmuskeln, Mm. bulbi, können den Augapfel äußerst präzise bewegen.

Der Sehnerv, N. opticus, reicht vom Augapfel bis zur Sehnervenkreuzung, Chiasma opticum.

Die Augenhöhle hat die Form einer vierseitigen Hohlpyramide. Ihre Grundfläche liegt außen und ihre Spitze im Canalis opticus, der Austrittsstelle des N. opticus. Die Pyramidenspitze ist nach hinten medialwärts gerichtet. Die Kegelform der Orbita ist in den Frontalscheiben durch Farbmarkierung zu erschließen (Abb. 79).

Die **vier Wände der Orbita** sind in den Frontalschnitten am besten zu erkennen (Abb. Orbitadach 4c.9, Orbitaboden 4c.22). Nach hinten gehen die Wände stark gerundet ineinander über (Abb. 20.3). Im Canalis opticus liegen A. ophthalmica und N. opticus eng benachbart (Abb. 7c.9, 7a.13).

Der vordere Pol des Bulbus oculi liegt etwa in der Ebene, die den Oberrand und Unterrand der Orbita tangential berührt. Verlagerungen des Bulbus oculi in sagittaler Richtung entstehen bei raumfordernden, retrobulbären Prozessen in der Orbita. Ödeme, Hämatome, Phlegmonen und Tumoren können den Bulbus oculi nach vorn drängen, wenn die knöchernen Wände der Augenhöhle nicht nachgeben. Die untere Wand der Orbita ist dünn, sodass bei stumpfer Kompression, z. B. Faustschlag, der Boden der Orbita brechen und der Inhalt der Orbita in die Kieferhöhle (Abb. 4a.19, 5a.19) hineingedrückt werden kann (blow out fracture).

Öffnungen verbinden die Augenhöhle mit

- der mittleren Schädelgrube durch den **Canalis opticus** (Abb. 21.3) für den N. opticus und die A. ophthalmica und durch die **Fissura orbitalis superior** (Abb. 21.5) für den III., IV., V/1., VI. Hirnnerven und die V. ophthalmica superior,
- der Fossa infratemporalis und Fossa pterygopalatina durch die Fissura orbitalis inferior für den N. zygomaticus und V. ophthalmica inferior,
- der Nasenhöhle durch den **Canalis nasolacrimalis** für den Tränennasengang,
- dem Gesicht durch den Canalis infraorbitalis (Abb. 18.10, 19.10) für die gleichnamigen Gefäße und Nerven (Abb. 4c.23, 4a.15, 5c.19, 5a.14),
- der vorderen Schädelgrube durch das Foramen ethmoidale anterius für die gleichnamigen Gefäße und Nerven,

- den hinteren Siebbeinzellen und der Keilbeinhöhle durch das Foramen ethmoidale posterius für die gleichnamigen Gefäße und Nerven.

Seit der Entdeckung des Augenspiegels durch H. von Helmholtz im Jahre 1850 wurde die ophthalmologische Untersuchung des Bulbus oculi verfeinert. Diese Methode hat bis heute ihre Bedeutung behalten. Die Fortschritte der neuen bildgebenden Verfahren liegen besonders in der Diagnostik des retrobulbären Raumes der Orbita, der deshalb ausführlicher als der Augapfel topographisch beschrieben wird.

Augenlider und Tränenapparat

Augenlider und Tränenapparat schützen die Hornhaut vor dem Austrocknen, Eintrüben und/oder der Ulzeration. In dem größeren Augenoberlid (Abb. 35a.15) und kleineren Unterlid (Abb. 35a.24) liegen die lakrimalen und palpebralen Teile des **M. orbicularis oculi.** Der lakrimale Teil dieses Muskels entspringt von Teilen der Tränenabflusswege. Der orbitale Abschnitt des M. orbicularis oculi reicht teilweise über den Orbitarand (Abb. 4c.19). Mit seinen drei Teilen umgibt dieser Muskel ringförmig die Lidspalte. Seine Funktion ist der Lidschluss und mit dem lakrimalen Teil der gerichtete Abfluss der Tränenflüssigkeit in die Nasenhöhle. Innervation: N. facialis.

Der **M. levator palpebrae superioris** (Abb. 4c.10, 5c.8, 6c.10, 35c.13, 36c.13) entspringt vom Anulus tendineus communis der Augenmuskelpyramide, zieht in die obere Orbitaetage und endet im Bindegewebe des Oberlids. Funktion: Lidheber. Innervation: N. oculomotorius.

Die **Mm. tarsales superior und inferior** bilden einen Ring einer dünnen Schicht von glatten Muskelzellen zwischen quergestreiften Muskeln und den Augenlidern. Der obere Tarsalmuskel entspringt vom M. levator palpebrae superioris und strahlt in den Tarsus (derbes Bindegewebe) des Oberlids ein. Der untere und schwächere Tarsalmuskel nimmt seinen Ursprung vom M. rectus inferior und zieht zum Tarsus des Unterlids. Die glatten Tarsalmuskeln können die Lidspalte durch Erhöhung ihres Tonus erweitern. Innervation: Halssympathikus. Bei herabgesetztem Sympathikotonus (z. B. Müdigkeit) werden die Lidspalten kleiner.

Das Oberlid wird sensibel von Verzweigungen des 1. Trigeminusastes, das Unterlid von Verzweigungen des 2. Trigeminusastes versorgt.

Die Bindehaut, Tunica conjunctiva, bedeckt die Hinterfläche des Ober- und Unterlids sowie die Sclera des Augapfels bis etwas über den Hornhautrand hinweg. Zusammen kleiden die Teile der Bindehaut einen schmalen Spalt aus, den Bindehautsack. Er ist mit Tränenflüssigkeit gefüllt.

Die Tränendrüse, **Glandula lacrimalis,** liegt über dem lateralen Augenwinkel dicht unter dem Stirnbein (Abb. 4c.14, 36c.12). Innervation: parasympathisch aus dem N. facialis via N. petrosus major – Ganglion pterygopalatinum – N. zygomaticus – N. lacrimalis, sympathisch aus dem Halssympathikus über den periarteriellen Gefäßplexus.

Die Glandula lacrimalis sezerniert in den Bindehautsack die Tränenflüssigkeit, die durch den Lidschlag zum medialen Augenwinkel transportiert wird. Die Tränenkanälchen saugen mithilfe des lakrimalen Teils des M. orbicularis oculi die Tränenflüssigkeit auf, die über Tränensack und Ductus nasolacrimalis in den unteren Nasengang abläuft.

Vagina bulbi

Die Vagina bulbi, **Tenonsche Kapsel,** bildet eine Art Gelenkhöhle, in der der Augapfel wie in einem Kugelgelenk um drei Hauptachsen gedreht werden kann. Um die vertikale Hauptachse, die durch den Mittelpunkt des Augapfels verläuft, kann die Sehachse nach innen (Adduktion) oder nach außen (Abduktion) bewegt werden. Um die frontale Hauptachse kann die Sehachse gehoben oder gesenkt und um die sagittale Achse innen- oder außenrotiert werden. Die Position und die Zugrichtung der wirksamen Endstrecken der äußeren Augenmuskeln zu den einzelnen Hauptachsen entscheiden über ihre Funktion(en). Die Tenonsche Kapsel besteht aus einer derben Bindegewebshülle, die nur am Durchtritt des N. opticus und dicht am Limbus corneae mit der Sclera des Augapfels fest verbunden ist. Die Endsehnen der äußeren Augenmuskeln durchdringen in Schlitzen die Vagina bulbi, bevor sie am Bulbus ansetzen.

Äußere Augenmuskeln

Die sechs äußeren Augenmuskeln, Mm. bulbi, liegen im Fettkörper der Orbita. Sie bewegen den Bulbus oculi. Fünf Augenmuskeln und zusätzlich der M. levator palpebrae superioris entspringen vom Anulus tendineus communis. Der Anulus tendineus communis ist ein sehniger Ring, der sich über die Öffnung des Canalis opticus und den mittleren Teil der Fissura orbitalis superior spannt. Dieser Sehnenring bildet die Spitze einer Muskelpyramide, in die N. opticus und A. ophthalmica aus dem Canalis opticus sowie N. oculomotorius, N. nasociliaris und N. abducens aus der Fissura orbitalis superior hineinziehen. In den Frontalscheiben lassen sich die äußeren Augenmuskeln gut erkennen und bestimmen, weil die Lagebeziehungen superior-inferior und medial-lateral eindeutig sind (Abb. 81).

Der **M. rectus superior** (Abb. 4c.13, 5c.10, 6c.11, 6d.8, 35c.17, 77a.6) verläuft in einem Winkel von 25° schräg zur sagittalen Sehachse. Seine wirksame Endstrecke liegt medial von der Ad- und Abduktionsachse, wenn die Sehachse nach vorn und geradeaus gerichtet ist. Seine Hauptfunktion ist die eines Augenhebers, seine Nebenfunktion Adduktion und Innenrotation. Bei einer Abduktionsstellung des Auges von 25° wird die wirksame Endstrecke des Muskels so zur Ad- und Abduktionsachse verlagert, dass in dieser Stellung der Muskel ein reiner Augenheber ist. Innervation: N. oculomotorius.

Der **M. rectus inferior** (Abb. 4c.20, 5c.18, 6c.19, 6d.15, 35c.21, 74a.9) zieht unter dem Augapfel im Winkel von 25° schräg zur Sehachse. Seine wirksame Endstrecke liegt ebenfalls wie beim oberen, geraden Augenmuskel medial von der Ad- und Abdukionsachse, wenn die Sehachse nach vorn gerichtet ist. Seine Hauptfunktion ist die eines Augensenkers, seine Nebenfunktion Adduktion und Außenrotation. Innervation: N. oculomotorius.

Der **M. rectus medialis** (Abb. 4c.15, 5c.14, 6b.14, 6c.15, 6d.14, 34c.16, 50b.4, 50d.4, 75a.8) verläuft medial vom Bulbus oculi. Seine wirksame Endstrecke liegt medial von der Ad- und Abduktionsachse, verläuft durch die frontale Hauptachse des Augenhebens und Augensenkens und in gleicher Richtung wie die Rotationsachse. Der Muskel ist deshalb ein reiner Adduktor. Innervation: N. oculomotorius.

Der **M. rectus lateralis** (Abb. 4c.18, 5c.15, 6c.17, 6d.13; 35c.18, 36c.15, 50b.6, 75a.10, 76c.4, 76d.4) liegt lateral vom Augapfel. Seine wirksame Endstrecke befindet sich in allen Bulbusstellungen lateral zur Ad- und Abduktionsachse. Der Muskel führt das Auge nach außen (reiner Abduktor). Innervation: N. abducens.

Der **M. obliquus superior** (Abb. 4c.12, 5c.9, 6c.12, 6d.11, 77a.5) verläuft zunächst nach vorn zur oberen medialen Wand der Orbita. Seine Sehne verläuft durch einen knorpeligen Halbring, Trochlea, hindurch und wendet sich in einem Winkel von 55° zurück, zieht medial von der Ad- und Abduktionsachse zum hinteren lateralen Quadranten des Augapfels. Seine Hauptfunktion ist das Augensenken, weil die wirksame Endstrecke von vorn zieht. Außerdem abduziert und innenrotiert er umso stärker, je mehr das Auge bereits abduziert steht. Innervation: N. trochlearis.

Der **M. obliquus inferior** (Abb. 4c.21, 35c.20, 36c.18, 73a.4) entspringt vorn unten an der Orbita in der Nähe des Eingangs des Canalis nasolacrimalis und zieht schräg nach hinten. Er bildet mit der Sehachse einen Winkel von etwa 50°. Seine Sehne inseriert am hinteren äußeren Quadranten. Seine wirksame Endstrecke liegt medial von der Ad- und Abduktionsachse. Seine Funktion ist das Heben der Sehachse, außerdem Abduktion und Außenrotation. Innervation: N. oculomotorius.

Klinische Hinweise auf Funktionsstörungen der Augenmuskeln finden sich im Kapitel über das okulomotorische System (s. Kap. 6.8.3).

Gefäße der Augenhöhle

Die **A. ophthalmica** ist die Hauptarterie der Augenhöhle. Diese Arterie ist ein Ast der A. carotis interna und verlässt die mittlere Schädelgrube durch den Canalis opticus, liegt dann unter dem N. opticus und tritt in den Anulus tendineus communis ein. Im Regelfall überkreuzt die A. ophthalmica den Sehnerv, liegt dann lateral (Abb. 6c.16) und zieht über den M. obliquus superior nach vorn (Abb. 5c.12). Die Äste der A. ophthalmica versorgen den Orbitainhalt und beteiligen sich an der Durchblutung der Augenlider, der Schleimhaut der Siebbeinzellen und Keilbeinhöhle, der Gesichts- und Kopfschwartenregion. Innerhalb der Orbita bestehen meistens Anastomosen mit der A. meningea media. In 4% der Fälle kann der Hauptzustrom für die A. ophthalmica aus der A. meningea media erfolgen (265). Größere Anastomosen der Ophthalmikaendäste gibt es am medialen Augenwinkel mit der A. facialis und in der Schläfengegend mit der A. temporalis superficialis aus der A. carotis externa. Diese arteriellen Anastomosen zwischen Ästen der A. carotis interna und externa haben klinische Bedeutung. Bei Stenosen oder Verschlüssen der A. carotis interna kann die Blutversorgung in dem Stromgebiet über solche Anastomosen häufig aufrechterhalten werden. Der klinische Nachweis der Strömungsrichtung in der A. ophthalmica erfolgt mit der Doppler-Sonographie (15, 330, 488).

Die **Äste der A. ophthalmica** sind:

- Die A. centralis retinae zieht zum Sehnerv. Ein Verschluss dieser etwa 0,2 mm dicken Arterie führt zur Blindheit (Endarterie).
- Weitere Zweige der A. ophthalmica führen zur Aderhaut des Augapfels, zur Tränendrüse, zu den Siebbeinzellen, der Keilbeinhöhle, zum medialen Augenwinkel und zur Stirn.
- Die A. ethmoidalis anterior wurde bereits bei der Nasenhöhle erwähnt. Diese Arterie verläuft durch das gleichnamige Foramen, gelangt zur vorderen Schädelgrube und gibt dort die A. meningea anterior ab. Dann tritt die A. ethmoidalis anterior durch die Lamina cribrosa in den vorderen Teil der Nasenhöhle ein.

Die **Venen der Orbita** verlaufen fast immer getrennt von den Orbitaarterien und sind meist weitlumiger. Die V. ophthalmica superior (Abb. 5c.11, 6c.9, 7c.10) sammelt das Blut aus dem Bulbus oculi, der oberen Orbita, dem Augenlid und den Siebbeinzellen. Es bestehen Anastomosen zur V. facialis und über die Fissura orbitalis superior zum S. cavernosus. Da weder die V. ophthalmica superior noch die V. facialis Klappen enthalten, kann der abfließende Blutstrom der Augenhöhle sowohl nach vorn zum Gesicht als auch nach hinten zum S. cavernosus erfolgen. Auf diesem Weg besteht besonders bei Furunkeln und Phlegmonen im Gesicht die Gefahr einer Meningitis. Die V. ophthalmica inferior verläuft am Boden der Orbita und mündet in die V. ophthalmica superior oder durch die Fissura orbitalis inferior in den Plexus venosus pterygoideus.

Nerven der Augenhöhle

Die Äste des **N. ophthalmicus** aus dem N. trigeminus versorgen sensibel den Augapfel, vor allem seine Cornea und Bindehaut, weiterhin die Tränendrüse, das Oberlid, die Haut an der Stirn und am medialen Augenwinkel, die Schleimhaut der Siebbeinzellen und Keilbeinhöhle sowie die vorderen Teile der Nasenschleimhaut und die Haut des Nasenrückens.

Der N. ophthalmicus teilt sich in der Regel vor der Fissura orbitalis superior in seine vier Hauptäste:

- Ein Ast, der rückläufig zum Tentorium cerebelli zieht.
- N. lacrimalis. Er zieht über den M. rectus lateralis zur Tränendrüse.
- N. frontalis (Abb. 6a.12). Er liegt auf dem M. levator palpebrae superioris und teilt sich dann in die Äste für die Stirn (u. a. N. supraorbitalis [Abb. 4a.6, 5a.8]) – Druckpunkt für V/1 oberhalb der Orbita).
- N. nasociliaris (Abb. 5a.9, 6a.13). Er liegt innerhalb der Muskelpyramide und gibt Äste für den Augapfel, die Schleimhaut der Siebbeinzellen und der Keilbeinhöhle sowie für die vordere Nasenschleimhaut

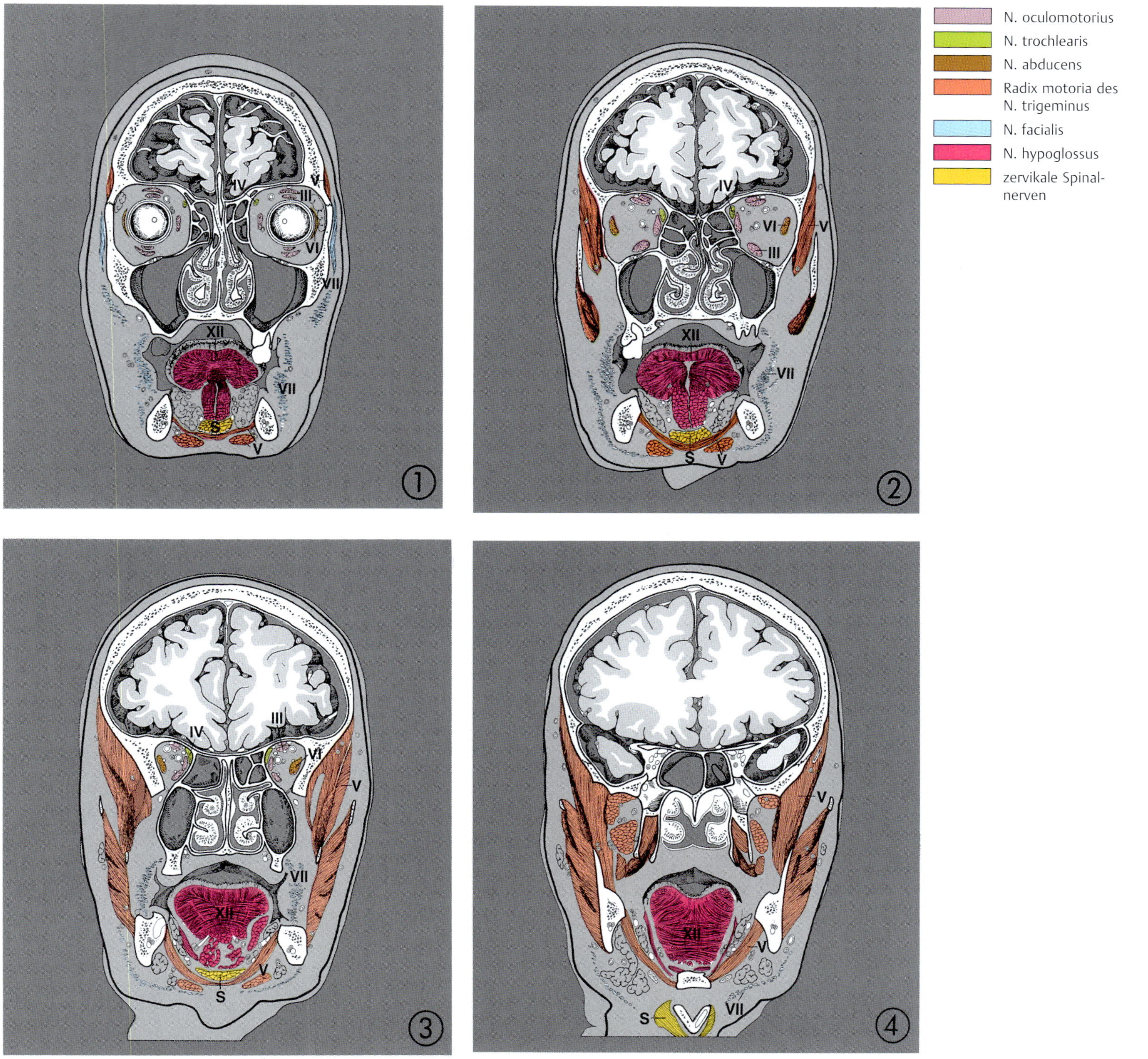

Abb. **81** Frontale Serienbilder der Muskelgruppen, die von Hirnnerven (III, IV, V, VI, VII, IX, X, XI, XII) und/oder von zervikalen Spinalnerven (S) versorgt werden. Die Zahl im Kreis gibt die Nummer der jeweiligen Scheibe an (s. Abb. 1, 2a, 2b, 3).

- Radix motoria des N. trigeminus
- N. glossopharyngeus
- N. vagus
- N. hypoglossus
- zervikale Spinalnerven
- N. facialis
- N: accessorius und zervikale Spinalnerven

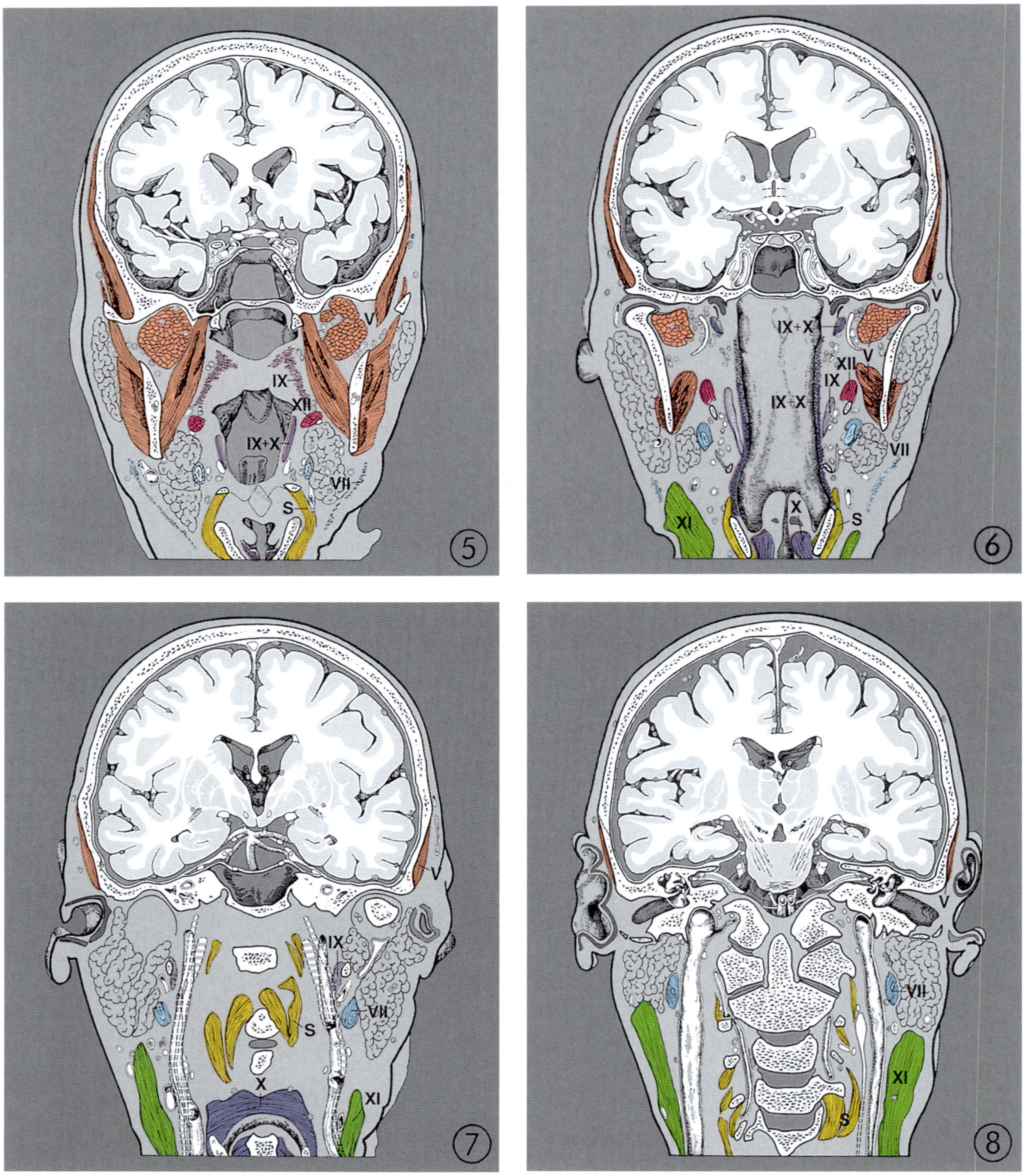

Abb. **81** Frontale Serienbilder der Muskelgruppen, die von Hirnnerven (III, IV, V, VI, VII, IX, X, XI, XII) und/oder von zervikalen Spinalnerven (S) versorgt werden. Die Zahl im Kreis gibt die Nummer der jeweiligen Scheibe an (s. Abb. 1, 2a, 2b, 3).

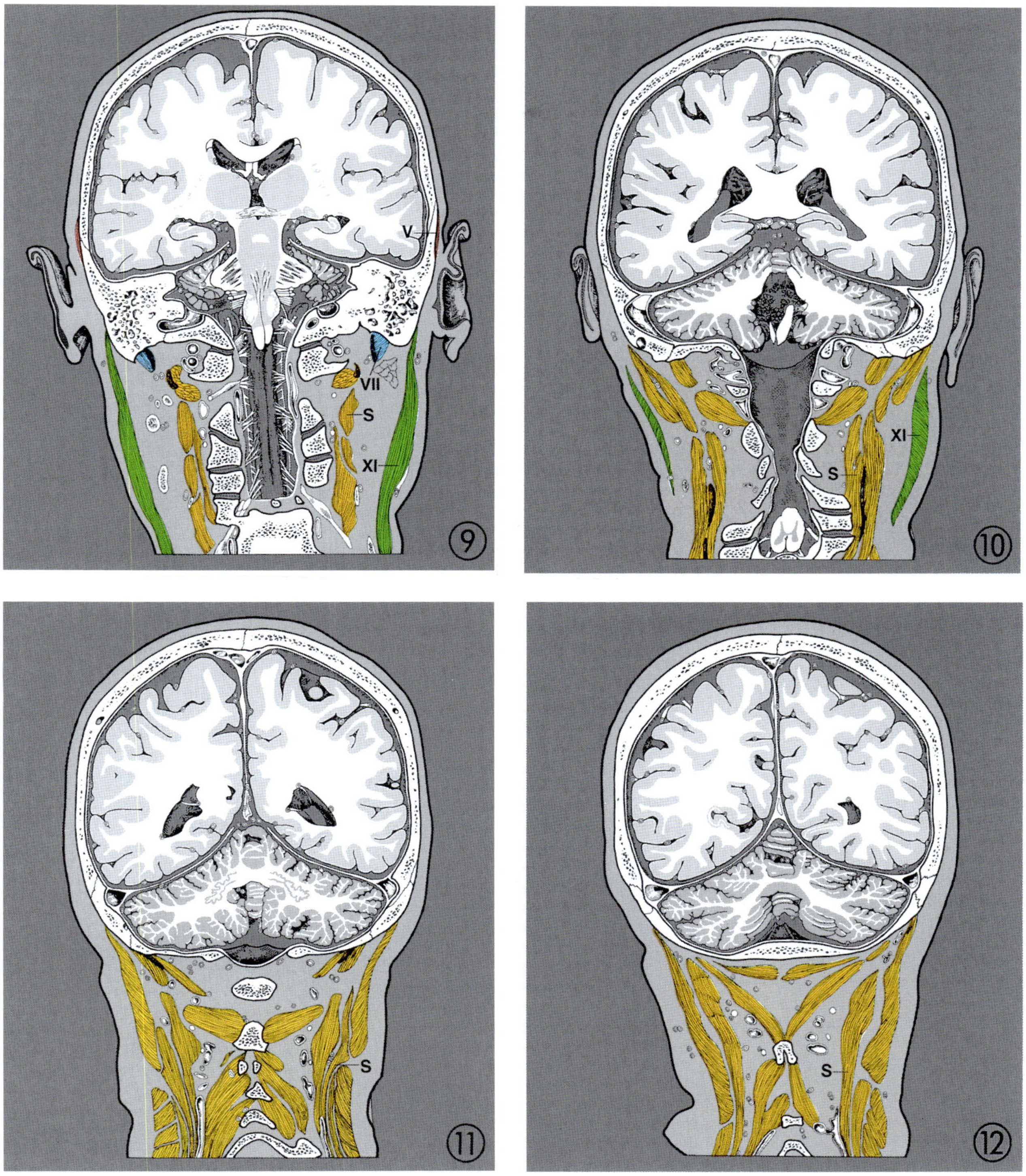

Radix motoria des N. trigeminus

N. accessorius und zervikale Spinalnerven

N. facialis

zervikale Spinalnerven

Abb. **81** Frontale Serienbilder der Muskelgruppen, die von Hirnnerven (III, IV, V, VI, VII, IX, X, XI, XII) und/oder von zervikalen Spinalnerven (S) versorgt werden. Die Zahl im Kreis gibt die Nummer der jeweiligen Scheibe an (s. Abb. 1, 2a, 2b, 3).

- N. facialis
- N. accessorius und zervikale Spinalnerven
- zervikale Spinalnerven

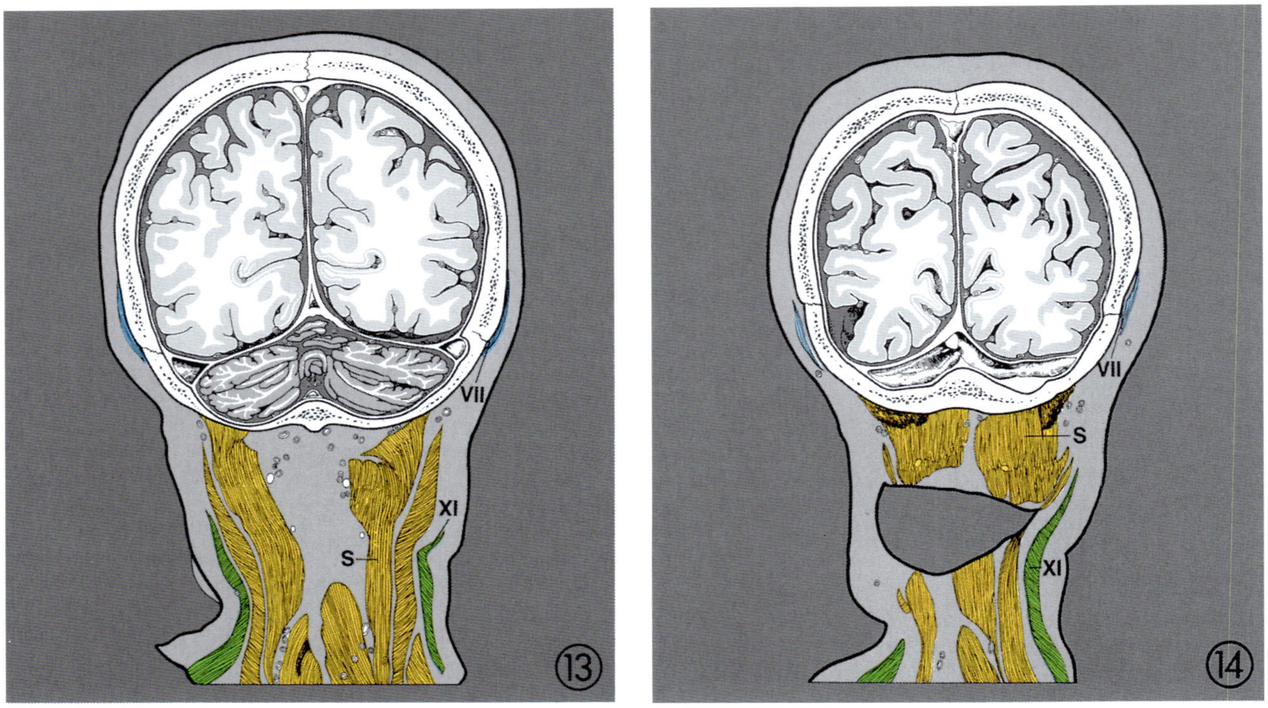

Abb. **81** Frontale Serienbilder der Muskelgruppen, die von Hirnnerven (III, IV, V, VI, VII, IX, X, XI, XII) und/oder von zervikalen Spinalnerven (S) versorgt werden. Die Zahl im Kreis gibt die Nummer der jeweiligen Scheibe an (s. Abb. 1, 2a, 2b, 3).

- N. facialis
- N. hypoglossus
- zervikale Spinalnerven
- Radix motoria des N. trigeminus
- N. glossopharyngeus
- N. vagus
- N. accessorius und zervikale Spinalnerven

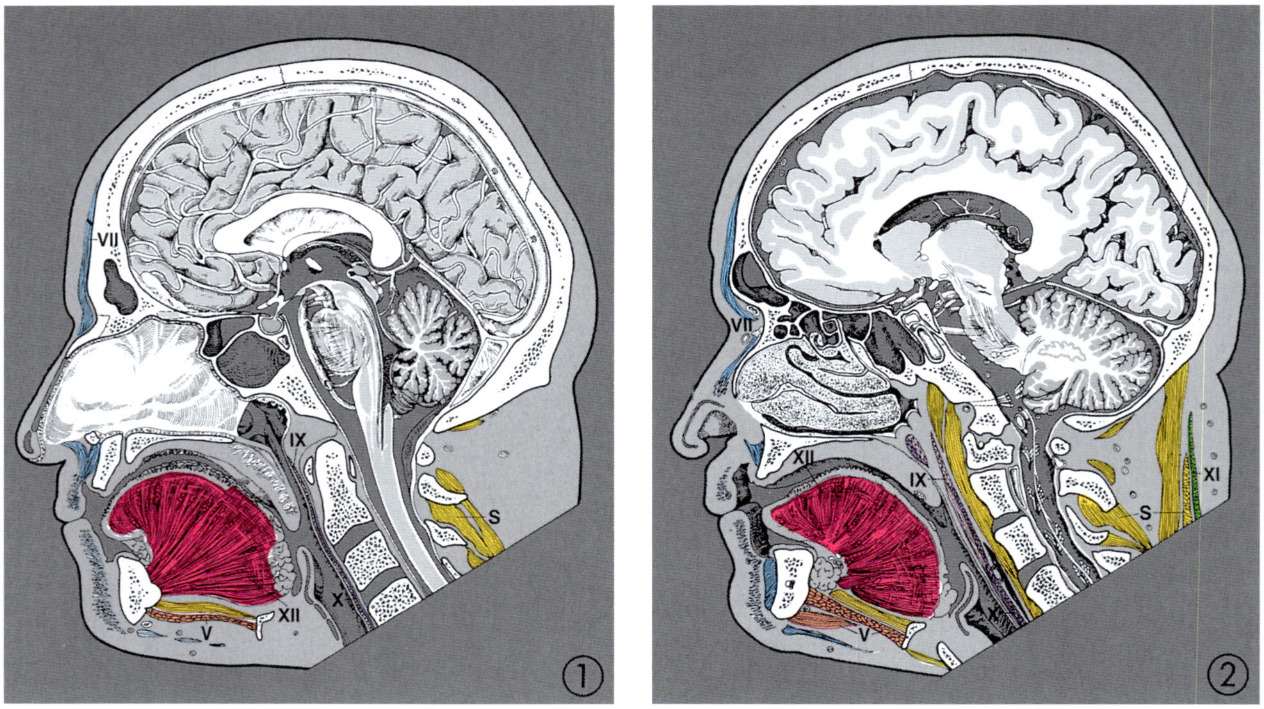

Abb. **82** Sagittale Serienbilder der Muskelgruppen, die von Hirnnerven (III, IV, V, VI, VII, IX, X, XI, XII) und/oder von zervikalen Spinalnerven (S) versorgt werden. Die Zahl im Kreis gibt die Nummer der jeweiligen Scheibe an (s. Abb. 29, 30a, 30b, 31).

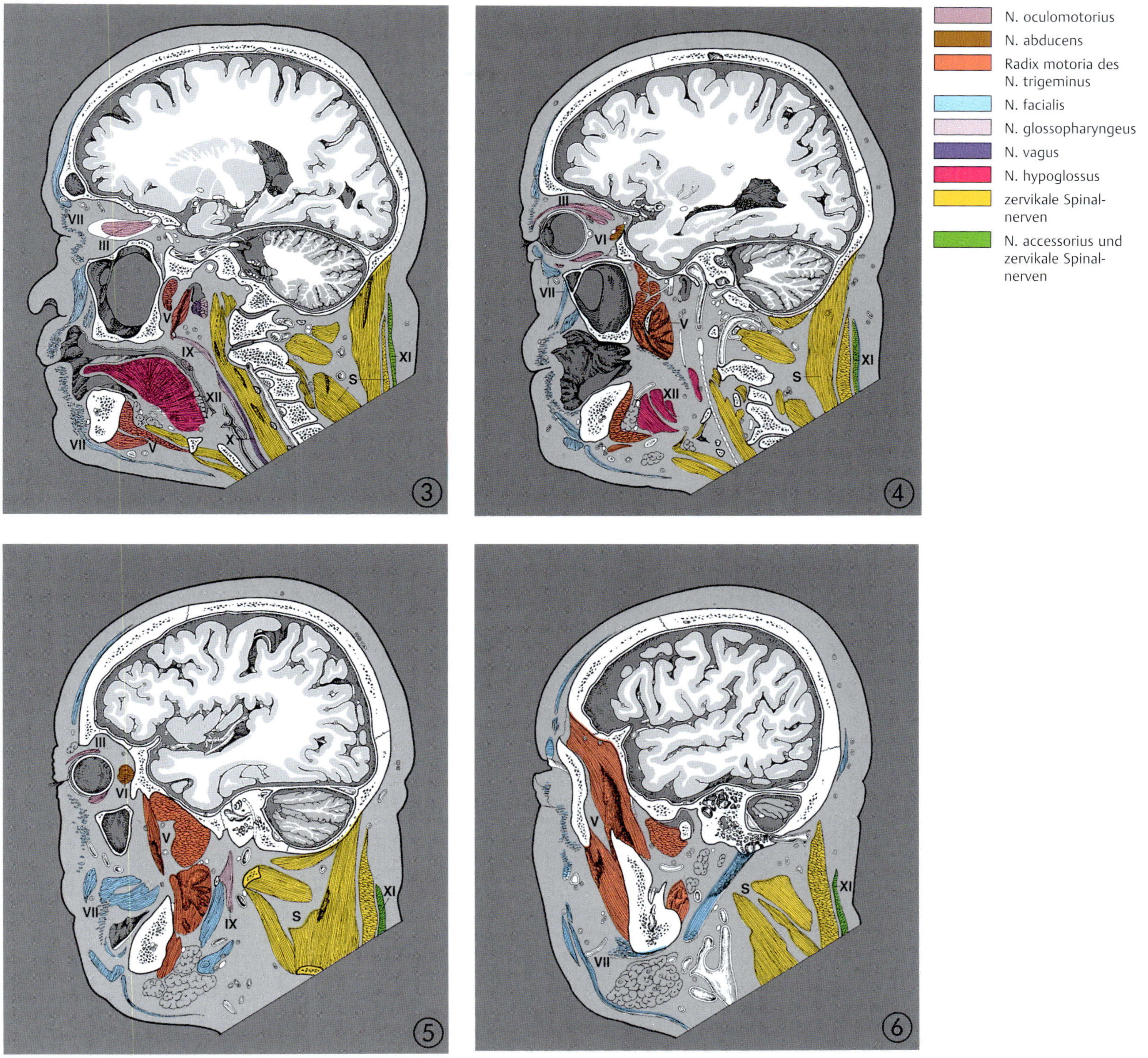

Abb. **82** Sagittale Serienbilder der Muskelgruppen, die von Hirnnerven (III, IV, V, VI, VII, IX, X, XI, XII) und/oder von zervikalen Spinalnerven (S) versorgt werden. Die Zahl im Kreis gibt die Nummer der jeweiligen Scheibe an (s. Abb. 29, 30a, 30b, 31).

und Hautäste für den medialen Augenwinkel und den Nasenrücken ab.

Die motorische Versorgung der sechs äußeren Augenmuskeln und des M. levator palpebrae superioris übernehmen der III., IV. und VI. Hirnnerv. Außerdem führt der III. Hirnnerv parasympathische Fasern zum Ganglion ciliare, in dem die Umschaltung auf das 2. Neuron stattfindet. Die Axone dieser Neurone innervieren die inneren Augenmuskeln, den M. sphincter pupillae und den M. ciliaris.

Der **N. oculomotorius** (Abb. 7a.15) zieht durch die Fissura orbitalis superior und den Anulus tendineus communis und teilt sich in einen oberen Ast für den M. rectus superior und M. levator palpebrae superioris sowie in einen stärkeren unteren Ast (Abb. 6a.17) für die Mm. rectus medialis, rectus inferior und obliquus inferior. Außerdem gibt dieser untere Ast einen Zweig für das Ganglion ciliare (Abb. 151.9) ab. Dieses parasympathische Ganglion ist durchschnittlich 3 mm lang und liegt 18 mm hinter dem Bulbus oculi (265).

Der **N. trochlearis** (Abb. 7a.14, 6a.10) verläuft durch die Fissura orbitalis superior und über den Anulus tendineus communis hinweg. Der IV. Hirnnerv liegt damit über der Muskelpyramide und versorgt den M. obliquus superior.

Der **N. abducens** (Abb. 7a.18, 6a.15) zieht durch die Fissura orbitalis superior und den Anulus tendineus communis zum M. rectus lateralis.

Der N. infraorbitalis liegt am oder im Boden der Orbita (Abb. 4a.15, 5a.14, 6a.20, 35a.25), ohne deren Inhalt zu innervieren.

Augapfel

Der Augapfel, **Bulbus oculi** (Abb. 4a.11, 35a.17, 36a.14, 48a.1, 49a.1, 50a.1, 75a.4), hat annähernd die Form einer Kugel mit dem Durchmesser von 24 mm. Vorn ist im Bulbus die lichtdurchlässige Hornhaut, Cornea, eingefügt. Vorderer und hinterer Pol des Augapfels werden durch die Bulbusachse verbunden. Medial vom hinteren Pol verlässt der Sehnerv, N. opticus den Augapfel. Dieser Austrittsstelle des Sehnerven entspricht innen im Bulbus oculi der Discus nervi optici (Abb. 4a.8), an dem sich die Fasern der Retina sammeln. Lateral davon liegt die Fovea centralis retinae (Abb. 4a.9), der Ort des schärfsten Sehens. Die Sehachse zieht durch die Fovea centralis und durch die Krümmungsmittelpunkte der Linse und Hornhaut. Der Äquator bulbi ist der größte Durchmesser des Augapfels in einer Frontalebene.

Die **Wand des Bulbus oculi** hat drei Schichten:

- äußere Augenhaut mit den zwei Abschnitten weiße Augenhaut, Sclera, und Hornhaut, Cornea,
- mittlere Augenhaut, Uvea. Dazu gehören die Aderhaut, Choroidea, Ciliarkörper, Corpus ciliare, und die Regenbogenhaut, Iris. In der Iris liegen die Mm. sphincter und dilatator pupillae,
- innere Augenhaut, Netzhaut, Retina. Die Retina hat einen Teil mit visuellen Rezeptoren, Pars optica, und einen Abschnitt ohne Stäbchen- und Zapfenzellen, Pars caeca.

Im Bulbus oculi liegen vorn die beiden Augenkammern, vor der Iris die vordere Augenkammer, hinter der Iris die hintere Augenkammer. Die letztere grenzt an den Glaskörperraum.

Die **Linse** (Abb. 35a.16, 75a.2) ist in der hinteren Augenkammer an Zonulafasern aufgehängt. Linse, Zonulafasern, Corpus ciliare und Iris bilden den Akkommodationsapparat für das Nah- und In-die-Ferne-Sehen. Mit der Akkommodation ist die Pupillenverengung und -erweiterung durch die Mm. sphincter und dilatator pupillae in der Iris koordiniert. Einzelheiten über den Bulbus oculi finden sich in folgenden Werken (203, 265).

Sehnerv

Der Sehnerv, **N. opticus** (Abb. 5a.11, 6a.16, 6b.10, 7a.13, 34a.20, 35a.18, 49a.2, 50a.5) beginnt an der Lamina cribrosa sclerae. Er ist intraorbital durchschnittlich 3 cm lang (265) und wird von einer derben Duraschicht sowie von Arachnoidea und Pia mater umgeben. Der N. opticus verläuft in der Augenhöhle mit einer S-förmigen Krümmung, die eine freie Beweglichkeit des Bulbus ermöglicht. Im Canalis opticus sind die Hüllen des Sehnerven fest mit der knöchernen Wand des Kanals verwachsen. Dieser lässt sich röntgenologisch in einer Spezialprojektion nach Rhese gut darstellen. Für die Beantwortung differenzierter klinischer Fragestellungen einer Optikusläsion sind die Computertomographie und die Magnetresonanztomographie wichtige diagnostische Hilfen.

3.4 Mundhöhle

(Abb. 79, 80)

Die Mundhöhle, **Cavitas oris** (Abb. 4a.21, 5a.23, 6a.27, 7a.25, 32a.44, 33a.41, 34a.35, 35a.35), beginnt an der Mundspalte mit den Lippen und reicht bis zur Schlundenge, Isthmus faucium (Abb. 8a.30). Die beiden Zahnreihen und die von Zahnfleisch überkleideten Alveolarfortsätze des Ober- und des Unterkiefers unterteilen die Mundhöhle in den Mundhöhlenvorhof, Vestibulum oris, einen Spaltraum zwischen den Lippen oder Wangen und den Zahnreihen und in die Mundhöhle im engeren Sinne, Cavitas oris propria.

Die Inspektion und Palpation von oralen Läsionen und gegebenenfalls die Biopsie von Tumoren reichen oft für die klinische Diagnostik aus. Für die Therapieplanung und Kontrolle kann die moderne Bilddiagnostik erforderlich sein, um die Ausdehnung und Art eines Tumorwachstums sowie seine Malignität besser abschätzen zu können. Beispielsweise sind diese Informationen für einen Chirurgen unerlässlich, wenn er sich bei einem Patienten für eine partielle oder totale Glossektomie entscheiden soll. In diesem Kapitel und in den folgenden Abschnitten werden deshalb die topographischen Verhältnisse der Mundhöhle besonders zu ihren Nachbarräumen wie der Fossa infratemporalis (tiefe seitliche Gesichtsgegend) und dem Oropharynx betont. Für die systematische Beschreibung der Mundhöhle wird auf die Literatur verwiesen (133, 408, 492).

Dach der Mundhöhle

Das Dach der Mundhöhle wird in den vorderen Zweidritteln vom harten Gaumen, im hinteren Drittel vom weichen Gaumen gebildet.

Der harte Gaumen, **Palatum durum** (Abb. 2a.30, 4c.25, 5c.24, 6c.23, 18.16, 19.15, 20.15, 33c.28, 39.20), ist auch der Boden der Nasenhöhle. Durch den Canalis incisivus (Abb. 32c.34, 38.32) tritt ein Ast der A. sphenopalatina und ein Zweig des N. nasopalatinus aus der Nasenhöhle in die Mundhöhle.

Der weiche Gaumen, **Palatum molle** (Abb. 7c.21, 8c.25), ist das bewegliche Gaumensegel, das nach hinten in das unpaare mediane Zäpfchen, Uvula, ausläuft (Abb. 8c.29, 32a.46). Die Muskeln des Gaumensegels, der M. tensor veli palatini (Abb. 7c.22, 34c.31) und der M. levator veli palatini, wirken als Spanner und Heber des Gaumensegels.

Boden der Mundhöhle

Der Boden der Mundhöhle ist muskulär. Er besteht aus den Mm. mylohyoideus, geniohyoideus und digastricus, die mit dem Zungenbein direkt oder indirekt verbunden sind.

Der **M. mylohyoideus** (Abb. 4c.37, 5c.38, 6c.39, 7c.30, 32c.46, 33c.43, 34c.46, 35c.46) bildet mit dem der Gegenseite eine Muskelplatte, die jeweils an der Linea mylohyoidea des Unterkiefers entspringt. Innervation: N. mylohyoideus aus V/3, N. mandibularis.

Der **M. geniohyoideus** (Abb. 4c.34, 5c.37, 6c.38, 32c.45, 33c.42, 34c.47) liegt mundhöhlenwärts vom M. mylohyoideus. Innervation: 2. Spinalnerv.

Der vordere Bauch des **M. digastricus** entspringt an der Innenfläche des Unterkiefers und liegt unterhalb vom M. mylohyoideus (Abb. 4c.38, 5c.39, 6c.37, 33c.44, 34c.45). Der M. digastricus hat eine Zwischensehne, die in den hinteren Bauch übergeht (Abb. 7c.34, 8c.37, 35c.47). Innervation: N. mylohyoideus aus V/3, N. mandibularis.

Der hintere Bauch des M. digastricus (Abb. 9c.39, 10c.32, 11c.32, 12c.26, 36c.46, 37c.37) zieht zur Innenseite des Processus mastoideus (Abb. 12c.23). Innervation: N. facialis.

Zunge

Die Zunge, **Lingua,** liegt dem Mundboden auf. In den Frontalschnitten (Abb. 4a.22, 5a.24, 6a.28, 7a.26) erscheint die Zunge zwischen dem Unterkiefer pilz- bis blockförmig, in den Sagittalschnitten (Abb. 32a.47, 33a.43, 34a.37) sind von der Zunge die Spitze, der Körper und der Grund zu erkennen. Die Zunge ist ein von Schleimhaut bedeckter Muskelkörper. Am Zungenrücken grenzt eine seichte Furche, Sulcus terminalis, den Zungenkörper (vorn) vom Zungengrund (hinten) ab. Unmittelbar vor dem Sulcus liegen die Wallpapillen.

Die Zunge ist sehr beweglich. Ihre Außenmuskeln entspringen von der Innenseite des Unterkiefers, vom Zungenbein und vom Processus styloideus und können die Zunge in ihrer Zugrichtung bewegen:

- M. genioglossus,
- M. hyoglossus,
- M. styloglossus.

Die Binnenmuskeln können die Zunge verformen. Sie bestehen aus vertikalen, longitudinalen und queren Muskelfasern, die sich in den drei Raumebenen senkrecht durchflechten. Innervation: N. hypoglossus. Er erreicht vom Mundboden her die Zungenmuskulatur (Abb. 7a.29, 6a.31, 5a.26, 4a.23, 34a.33, 33a.47).

> ***Klinischer Hinweis***
> Eine **periphere Parese** des N. hypoglossus zeigt sich in Fältelung des Zungenreliefs und Verminderung der Muskelmasse. Bei einseitiger, peripherer Hypoglossusparese weicht die Zunge beim Herausstrecken zur paretischen Seite ab.

Schlundenge

Die Schlundenge, **Isthmus faucium** (Abb. 8a.30), verbindet die Mundhöhle mit dem oralen Teil des Rachenraumes. Zwei bewegliche Gaumenbögen, Arcus palatoglossus und Arcus palatopharyngeus, können den Speiseweg kulissenartig verengen. Innerhalb der Gaumenbögen liegen der M. palatoglossus und M. palatopharyngeus. Sie strahlen in den weichen Gaumen ein. Bei der Nasenatmung verschließen diese Muskeln gemeinsam mit dem Muskel der Uvula die Mundhöhle.

Die **Mm. palatoglossus und palatopharyngeus** umfassen die Gaumenmandel, Tonsilla palatina. Sie ist bei dem Kopf der Frontalserie (Abb. 8a.28) und dem der Sagittalserie (Abb. 33a.42) klein, altersatrophisch.

Gefäße der Mundhöhle

Die Wände der Mundhöhle werden reichlich von Ästen der A. carotis externa vaskularisiert. Diese Arterien haben viele Anastomosen. Die A. lingualis liegt oberhalb vom Zungenbein (Abb. 8c.36) und versorgt die Zunge. Die A. submentalis (Abb. 7c.31, 6c.35, 5c.35, 4c.36), ein Ast der A. facialis, zieht von außen an den Mundboden. Das Dach der Mundhöhle wird ebenfalls reichlich von Ästen der Aa. facialis, maxillaris und pharyngea ascendens durchblutet.

Der Blutabfluss aus den Wänden der Mundhöhle erfolgt über Äste der V. jugularis interna.

Regionale Lymphbahnen der Zunge und des Gaumens sind die submandibulären Lymphknoten und überregionale die tiefen zervikalen Lymphknoten.

Afferente Nerven der Mundhöhle

Der **N. lingualis** aus dem N. mandibularis (Abb. 5a.25, 6a.29, 7a.27, 8a.29, 33a.44, 34a.40, 35a.38) innerviert sensibel die Schleimhaut der Zungenspitze, der N. glossopharyngeus den Bereich des Sulcus terminalis und der **N. vagus** den Zungengrund. Die gustatorische Versorgung durch die Geschmacksfasern erfolgt in den vorderen Zweidritteln der Zunge über die **Chorda tympani** (Abb. 151.17), einen Ast des N. facialis. Die Geschmacksknospen der Wallpapillen werden vom IX. Hirnnerven, die Geschmacksrezeptoren des Zungengrundes vom X. Hirnnerven versorgt.

Das Dach der Mundhöhle wird sensibel von Ästen des V/2, N. maxillaris, innerviert.

3.5 Kauapparat

Kiefergelenk

Im Kiefergelenk, Articulatio temporomandibularis, artikulieren der Kopf des Unterkiefers mit den Gelenkflächen der Fossa mandibularis und des Tuberculum articulare (Abb. 9c.21, 37c.17, 37c.16, 43.7). Zwischen dem Gelenkkopf der Mandibula und der Gelenkpfanne des Schläfenbeins liegt eine Gelenkscheibe, der Discus articularis (Abb. 9c.22, 37c.18). Die Gelenkfläche der Fossa mandibularis ist viel größer als die des Gelenkkopfes der Mandibula. Dadurch und zusätzlich durch eine schlaffe Gelenkkapsel sind die Gelenkköpfe des Unterkiefers sehr beweglich. Bei der Öffnungsbewegung im Kiefergelenk gleitet der Gelenkkopf auf seiner Gelenkscheibe bis auf das Tuberculum articulare. Es handelt sich um eine Kombination von einer Scharnierbewegung und einer Gleitbewegung. Bei der Mahlbewegung wird der Unterkiefer einseitig und seitenwechselnd um eine vertikale Achse gedreht.

Kaumuskeln

Als Kaumuskeln werden vier Muskeln bezeichnet, die von der Seitenwand oder der Basis des Schädels entspringen und am Unterkiefer ansetzen:

- M. temporalis,
- M. masseter,
- M. pterygoideus medialis,
- M. pterygoideus lateralis.

Diese vier Muskeln werden von Ästen des V/3, des N. mandibularis, motorisch versorgt. Ihre Topographie ist in den Frontalscheiben übersichtlich erkennbar (Abb. 81).

Der **M. temporalis** (Abb. 4c.6, 5c.16, 6c.18, 7c.15, 8c.18, 9c.15, 10c.15, 36c.23, 37c.10) entspringt fächerförmig in der Schläfengrube. Seine Fasern konvergieren und setzen am Processus coronoideus des Unterkiefers an (Abb. 2a.21, 6c.25, 7c.23, 37c.22). Innen enthält der Muskel eine Ansatzsehne mit einer doppelten Fiederung von Muskelfasern, die daher im Schnittbild komplizierte Verlaufsrichtungen zeigen. Der Muskel ist ein kräftiger Zubeißer.

Der **M. masseter** (Abb. 5c.25, 6c.27, 7c.26, 8c.28, 9c.37, 37c.29) entspringt vom Jochbogen, Arcus zygomaticus (Abb. 2a.15, 6c.21, 7c.14, 8c.20) und zieht zur Außenseite des Unterkieferastes (Abb. 7c.27, 8c.31, 9c.30). Er wirkt mit den Mm. temporalis und pterygoideus medialis zusammen.

Der **M. pterygoideus medialis** entspringt in der Fossa pterygoidea des Keilbeins (Abb. 7c.19). Er inseriert von innen am Ramus mandibulae (Abb. 8c.31, 9c.30) und bildet mit dem M. masseter eine Muskelschlinge.

Der **M. pterygoideus lateralis** ist im Ursprungsgebiet zweiköpfig (Abb. 7c.18). Der obere Kopf kommt von der Unterfläche des großen Keilbeinflügels, der untere Kopf von der Lamina lateralis des Processus pterygoideus. Beide Teile verlaufen zusammen annähernd horizontal und sind deshalb in der Frontalserie quer getroffen (Abb. 8c.22, 9c.27). Der Muskel verläuft von medial schräg nach lateral. Daher ist er in den Sagittalebenen schräg geschnitten (Abb. 35c.32, 36c.25, 37c.23). Der Muskel inseriert am Gelenkfortsatz des Unterkiefers und zieht den seitengleichen Unterkieferast schräg nach vorn innen. Bei einseitiger Kontraktion führt das zur Mahlbewegung und bei beidseitiger Kontraktion zur Gleitbewegung bei der Kieferöffnung.

Außer diesen Kaumuskeln im engeren Sinne wirken die Muskeln der Lippen, Wangen und die der Zunge beim Kauen mit.

3.6 Seitliche Gesichtsgegend

Die seitliche Gesichtsgegend umfasst den Raum, der nach oben bis zum Jochbogen (Abb. 2a.15, 6c.21, 7c.14, 8c.20) und nach unten bis zum Angulus mandibulae (Abb. 2a.35) reicht. Nach vorn geht die seitliche Gesichtsgegend ohne scharfe Grenze in die Wange über und umschließt nach hinten das äußere Ohr mit Ohrmuschel und den äußeren Gehörgang (Abb. 11c.19, 11c.24). Der Ramus mandibulae (Abb. 7c.27, 8c.31, 9c.30) unterteilt die seitliche Gesichtsgegend in eine oberflächliche und eine tiefe seitliche Gesichtsgegend.

Oberflächliche seitliche Gesichtsgegend

In der oberflächlichen seitlichen Gesichtsgegend liegt der M. masseter (Abb. 6c.27, 7c.26, 8c.28), ein kräftiger Kaumuskel (s. o.). Vor ihm liegt der Wangenfettpfropf, hinter ihm die Ohrspeicheldrüse, **Glandula parotidea** (Parotis) (Abb. 9c.34, 10c.30). Nur ein kleiner Teil der Ohrspeicheldrüse liegt lateral vom M. masseter (Abb. 8c.24). Aus dem oberen Anteil der Ohrspeicheldrüse geht der Ausführungsgang, Ductus parotideus, hervor, der im Mundhöhlenvorhof mündet. Die Parotisloge wird durch einen Fasziensack gebildet. Er enthält die Glandula parotidea, den Plexus des N. facialis, Äste des N. auriculotemporalis, einen Abschnitt der A. carotis externa, die V. retromandibularis und Lymphknoten.

Die **Ohrmuschel** (Abb. 11c.19) bildet einen mit Knorpelgewebe verstärkten Schalltrichter um den äußeren Gehörgang, **Meatus acusticus externus** (Abb. 11c.24). Der äußere Gehörgang ist beim Erwachsenen etwa 36 mm lang. Die medialen Zweidrittel des äußeren Gehörgangs liegen im Knochen des Schläfenbeins, das laterale Drittel ist knorpelig verstärkt und befindet sich weitgehend hinter dem Gelenkkopf des Unterkiefers (Abb. 10c.22). Das Trommelfell, Membrana tympani (Abb. 11c.23), ist eine dünne Membran, die den äußeren Gehörgang gegen die Paukenhöhle, Cavitas tympani, abgrenzt (Abb. 11c.22).

Tiefe seitliche Gesichtsgegend

Den Hauptraum der tiefen seitlichen Gesichtsgegend nimmt die Unterschläfengrube, Fossa infratemporalis, ein. Die laterale Wand der Fossa infratemporalis, der Ramus mandibulae, wurde bereits erwähnt. Ihre mediale Wand bildet die Lamina lateralis des Processus pterygoideus des Keilbeins (Abb. 7c.17, 21.17). Ohne Wand geht die Fossa infratemporalis nach hinten-medial in den lateropharyngealen Raum über. Diese Grenze bilden die medialen Flächen der Mm. pterygoidei lateralis und medialis (Abb. 9c.27, 9c.31). Vorn reicht die Fossa infratemporalis bis an die knöcherne Wand des S. maxillaris (Abb. 6a.22). Diese Grenzfläche liegt innerhalb der 3. Frontalscheibe (Abb. 6c). Nach hinten, dort wo der Ramus mandibulae fehlt, geht die Fossa infratemporalis in die oberflächliche seitliche Gesichtsgegend über. Das Dach der Unterschläfengrube bildet die infratemporale Fläche des großen Keilbeinflügels, in dem sich das Foramen ovale (Abb. 41.12) befindet. Außerdem geht die Fossa infratemporalis nach oben-lateral in die Schläfengrube über. In dieser Verbindung liegt der untere Teil des M. temporalis (Abb. 37c.10).

Gefäße in der seitlichen Gesichtsgegend

Die **A. carotis externa** zieht in vertikaler Richtung durch die Ohrspeicheldrüse. Beim Kopf der Frontalserie liegt dieser Arterienabschnitt innerhalb der 6. Frontalscheibe (Abb. 9c) und ist deshalb auf der Schnittfläche nicht sichtbar. In Höhe des Kiefergelenkes gabelt sich die A. carotis externa in die beiden Endäste, die A. temporalis superficialis und die A. maxillaris. Die A. maxillaris zieht medial vom Unterkieferhals in die Fossa infratemporalis. In der Regel liegt sie lateral vom M. pterygoideus lateralis (Abb. 36c.24). In den Abb. 9c.28 und 8c.21 der Frontalserie befindet sich die Arterie auf der medialen Seite des M. pterygoideus lateralis. Die Arterie zieht in die Fossa pterygopalatina (Abb. 34c.21) und teilt sich dort in die Endäste auf. Die A. maxillaris versorgt die Kaumuskeln, größtenteils die Schleimhaut der Nasen- und Mundhöhle, die Zähne, den Gaumen und große Teile der harten Hirnhaut und der Schädelknochen.

Die Venen bilden in der Fossa infratemporalis den Plexus venosus pterygoideus (Abb. 9c.25), ein ausgedehntes Geflecht, das sich über die Vv. maxillares in die Vena retromandibularis ableitet.

Die Lymphbahnen gelangen zu den tiefen zervikalen und den retropharyngealen Lymphknoten.

Nerven in der seitlichen Gesichtsgegend

Der **N. facialis** (Abb. 11a.44) kommt aus dem Foramen stylomastoideum (Abb. 11c.28). Ein kleiner Ast zweigt zum hinteren Bauch des M. digastricus ab. Der Hauptstamm durchquert die Ohrspeicheldrüse, in der er sich zu einzelnen Ästen für die mimische Muskulatur aufzweigt.

Der **N. mandibularis** (Abb. 35a.29) erreicht durch das Foramen ovale die Unterschläfengrube, die Fossa infratemporalis. Dem Nervenstamm legt sich unmittelbar unter der Schädelbasis das Ganglion oticum an (Abb. 151.12). Der N. mandibularis versorgt motorisch die Kaumuskeln und Mundbodenmuskeln, sensibel den Mundboden und die vorderen Zweidrittel der Zungenschleimhaut sowie die Haut über dem Unterkiefer.

Der N. mandibularis (Abb. 9a.36, 35a.29) zweigt sich im oberen Teil der Fossa infratemporalis auf:

- Äste für die Kaumuskeln,
- N. buccalis für die Schleimhaut und Haut über dem Unterkiefer.
- N. alveolaris inferior für die Zähne des Unterkiefers. Er tritt in das Foramen mandibulae ein (Abb. 37a.19, 37c.31) und verläuft im Canalis mandibulae (Abb. 4a.24, 5a.27, 6a.30, 7a.28, 8a.27, 33a.46, 34a.39, 35a.37, 36a.24). Sein Endast tritt am Foramen mentale aus und versorgt die Haut der Kinngegend und der Unterlippe.
- N. lingualis (Abb. 5a.25, 6a.29, 7a.27, 8a.29) für die Zungenschleimhaut. In der Fossa infratemporalis nimmt der Nerv von hinten die Chorda tympani auf, die die präganglionären parasympathischen Fasern dem Ganglion submandibulare zuführt und Geschmacksfasern für die Zunge enthält.

4 Topographie des Kopf-Hals-Bereiches in multiplanaren Parallelschichten

Als Kopf-Hals-Bereich werden die Grenzregionen zwischen Kopf und Hals beschrieben. Vom systematischen Standpunkt gehört der Rachen zum Hals. Klinisch bedeutsam ist die Ausbreitung pathologischer Prozesse von der Nasenhöhle in den Nasopharynx, den nasalen Teil des Rachens oder vom Nasopharynx in die Nasenhöhle. Die Mundhöhle ist pathologisch-anatomisch eng mit dem Oropharynx, dem oralen Teil des Rachens, verbunden. Im folgenden Kapitel wird deshalb als Erstes die Topographie des Rachens besonders in seinen klinischen Relationen zur Nasen- und Mundhöhle erläutert. Anschließend wird der kraniozervikale Übergang beschrieben. Darunter wird der Raum zusammengefasst, der sich von der dorsokaudalen Außenfläche der Schädelbasis (Höhe Warzenfortsatz bis Protuberantia occipitalis externa des Hinterhauptsbeines) bis zu den beiden ersten Halswirbeln erstreckt und den angeschlossenen Muskelapparat einschließt (265).

4.1 Rachen und lateropharyngealer Raum

(Abb. 79, 80)

Der Rachen, **Pharynx,** ist ein 12–15 cm langer, fibromuskulärer Schlauch, der sich von der Schädelbasis bis zu Beginn des Oesophagus in Höhe des Ringknorpels erstreckt. Er liegt vor der Halswirbelsäule und reicht bis zur Höhe des 6. Halswirbels. Beuge- oder Streckstellung der Halswirbelsäule können das Schnittbild des Rachens beeinflussen. Beim Kopf der Frontalserie liegt die hintere Rachenwand annähernd frontal (Abb. 9c.29, 9c.35), in der Sagittalserie verläuft sie schräg zur Fontalebene (Abb. 32a.48).

Während die hintere Wand geschlossen ist, hat die Vorderwand drei Öffnungen der Atem- und Speisewege. Entsprechend gliedert sich der Pharynx in:

- Pars nasalis pharyngis, **Nasopharynx.** Diese obere Etage (früher: Epipharynx) ist durch die Choanen mit der Nasenhöhle verbunden.
- Pars oralis pharyngis, **Oropharynx.** Diese mittlere Etage (früher: Mesopharynx) kommuniziert über den Isthmus faucium mit der Mundhöhle.
- Pars laryngea pharyngis, **Laryngopharynx.** Aus dieser unteren Etage führt der Aditus laryngis in den Kehlkopf.

Zur Übersicht des Nasopharynx und des Oropharynx sind mediane und paramediane Schichten geeignet (Abb. 80). Dabei ist auch der retropharyngeale Raum gut zu beurteilen.

Pars nasalis pharyngis

Der nasale Teile des Rachens (Abb. 8a.25, 9c.29, 32a.42) zeigt seine funktionelle Ähnlichkeit mit der Nasenhöhle durch die gleiche Art seiner Schleimhaut, durch ein mehrreihiges Flimmerepithel. Das Dach des Nasopharynx bildet die äußere Schädelbasis mit der Fläche zwischen dem Tuberculum pharyngeum des Hinterhauptsbeines, der Spitze des Felsenbeines und einer kleinen infratemporalen Unterfläche des Keilbeins. Dort liegt die unpaare Rachenmandel, Tonsilla pharyngea. In Abb. 32a.39 ist die Rachenmandel des 70 Jahre alten Mannes altersatrophisch.

An der lateralen Wand des Nasopharynx befindet sich in der Verlängerung der unteren Nasenmuschel die Mündung der Ohrtrompete, das Ostium pharyngeum der **Tuba auditiva** (Abb. 33c.24). Der obere und hintere Rand des Ostium wird durch den Tubenknorpel aufgeworfen. Der Schleimhautwulst am unteren Umfang der Tubenmündung wird durch den M. levator veli palatini hervorgerufen. Die Schleimhaut um die Tubenmündung enthält lymphoretikuläres Bindegewebe, Tonsilla tubaria, das sich nach unten als Seitenstrang fortsetzt. Seine krankhafte Schwellung führt zur Seitenstrangangina, die die Ventilation der Paukenhöhle blockieren kann.

Pars oralis pharyngis

Der orale Teil des Rachens, Oropharynx (Abb. 9c.35, 32a.48, 33a.45) ist der Raum, der hinter der Zungenwurzel, den paarigen Arcus palatopharyngei und der Uvula liegt. Röntgenologen (470) begrenzen den Oropharynx durch die Höhe des knöchernen Gaumens und des Zungenbeins.

Pars laryngea pharyngis

Der untere Teil des Rachens, Laryngopharynx, liegt dem Kehlkopfeingang gegenüber und reicht nach kaudal bis zum Oesophagusmund. Die Rückseite des Kehlkopfes wölbt sich in das Pharynxlumen vor.

Muskeln der Rachenwand

Die Muskeln der Rachenwand setzen sich aus

- dem flächenhaften Schlundschnürer, M. constrictor pharyngis, und
- den schwachen Schlundhebern, M. palatopharyngeus und M. stylopharyngeus,

zusammen. Durch Vergleich einer Frontal- und Sagittalserie lässt sich die Topographie dieser dünnen Muskeln der Rachenwand am besten erschließen (Abb. 81, 82).

Die **Schlundschnürer** entspringen in drei Etagen von Skelettelementen des Schädels, des Zungenbeins und des Kehlkopfes und ziehen dorsalwärts und aufwärts zur

Raphe der Rachenrückwand. Bei Kontraktion der Schlundschnürer werden deshalb auch gleichzeitig das Zungenbein und der Kehlkopf nach oben gezogen. Der obere Schlundschnürer wölbt sich als ein Ringwulst gegen das Rachenlumen vor (Passavantscher Wulst), der dem Gaumensegel zum Verschluss des Nasenraumes als Widerlager dient. Innervation des M. constrictor pharyngeus: N. glossopharyngeus (N. IX) und N. vagus (N. X).

Die **Schlundheber** sind Verkürzer und Heber der Rachenwand. Beide Schlundheber setzen am Kehlkopf an und heben ihn deswegen auch. Innervation: N. glossopharyngeus (N. IX).

Lateropharyngealer Raum

Der lateropharyngeale (parapharyngeale) Raum umfasst einen lateral und dorsolateral vom Pharynx gelegenen Verschiebespalt, der im Übergangsbereich zwischen Kopf und Hals liegt. Seitlich wird dieses Spatium lateropharyngeum von den Mm. pterygoidei lateralis und medialis und von der Faszienkapsel der Glandula parotidea begrenzt. Medial reicht dieser Raum an die Rachenwand. Nach kranial erstreckt sich der lateropharyngeale Raum bis an ein Dreieck der Schädelbasis, das die Öffnungen für die A. carotis interna, das Foramen jugulare und den Canalis nervi hypoglossi einschließt. Nach kaudal geht der lateropharyngeale Raum in das Bindegewebslager des Carotisdreiecks über. In das Spatium lateropharyngeum ragt von kranial der Processus styloideus mit den Mm. stylopharyngeus, styloglossus und stylohyoideus hinein. Er trennt den lateropharyngealen Raum in eine vordere und hintere Abteilung. Die vordere Abteilung enthält Fettgewebe, in dem kleine Gefäße wie die A. pharyngea ascendens verlaufen. In der hinteren Abteilung ziehen die A. carotis interna (Abb. 10c.23, 35c.35), V. jugularis interna (Abb. 11c.37, 36c.32), N. glossopharyngeus (Abb. 11a.42, 35a.31), N. vagus (Abb. 10a.42, 35a.30), N. accessorius (Abb. 11a.45, 35a.32) und N. hypoglossus (Abb. 11a.43, 35a.33). Der lateropharyngeale Raum ist in der frontalen Schichtung gut zu erkennen und normalerweise bilateral symmetrisch (Abb. 79). Abweichungen davon sprechen für Raumforderungen. Im T1-gewichteten MR-Bild ist der lateropharyngeale Raum durch sein Fettgewebe zwischen Kaumuskulatur und Schlundschnürer erkennbar (470). Der retropharyngeale Raum ist der Spalt zwischen Rachenrückwand und der tiefen Halsfaszie, der Lamina prevertebralis vor der Halswirbelsäule.

Gefäße der Rachenwand

Die A. pharyngea ascendens versorgt die Rachenwand. Außerdem bestehen zahlreiche Anastomosen mit Ästen aus den Aa. thyroideae superior und inferior sowie der A. lingualis.

Das venöse Blut der Rachenwand fließt in den Plexus venosus pharyngeus ab, der dorsal der Schlundschnürer liegt.

Die Lymphbahnen aus der Rachenwand ziehen zu den retropharyngealen Lymphknoten und dann weiter zu den tiefen Halslymphknoten.

Nerven der Rachenwand

Die afferenten und efferenten Nerven der Rachenwand werden über den N. glossopharyngeus (N. IX), N. vagus (N. X) und über den Truncus sympathicus geleitet. Sie sind Glieder lebenswichtiger Reflexe wie Schluckreflex und Abwehrreflexe. Afferenzen und Efferenzen des Schluckreflexes werden in einem Schluckzentrum der Medulla oblongata koordiniert.

4.2 Kraniozervikaler Übergang

(Abb. 79, 80)

Der kraniozervikale Übergang umfasst dorsal und kaudal gelegene Abschnitte der Schädelbasis von der Höhe der Protuberantia occipitalis externa (Abb. 32c.30, 38.19, 45a.20, 51c.26, 65.19) bis zum Tuberculum pharyngeum (Abb. 32c.32, 38.22) des Hinterhauptsbeines, die ersten beiden Halswirbel (Abb. 2a.28, 2a.32, 2a.34) und den angeschlossenen Muskelapparat. Seitlich reicht die Region bis zu den Warzenfortsätzen (Abb. 2a.23, 12c.23, 26.8, 30a.19, 37c.24, 43.14, 45a.24, 48c.17, 62.14). Hinterhauptsbein, Atlas und Axis bilden die Kopfgelenke, die als eine funktionelle Einheit einer Gelenkkette mit drei Graden der Bewegungsfreiheit verstanden werden. Der Muskelapparat hat annähernd die Form eines Kegels um das kraniale Ende der Wirbelsäule zum Schädel hin. Dieser Muskelkegel besteht dorsal und lateral aus den oberflächlichen und tiefen Nackenmuskeln, ventral vor allem aus zwei prävertebralen Muskeln. Der individuelle Kontraktionszustand der einzelnen Muskeln kann infolge der in den drei Hauptachsen beweglichen Kopfgelenke und Halsgelenke erheblich unterschiedliche Schnittbilder des kraniozervikalen Übergangs verursachen und damit die CT- und MR-Auswertung dieser Region erschweren. Die medianen und paramedianen Schichten erleichtern die anatomische Orientierung (Abb. 80).

Knochen des kraniozervikalen Übergangs

Die wesentlichen Knochen des kraniozervikalen Übergangs sind

- Hinterhauptsbein, Os occipitale,
- Atlas,
- Axis.

Das **Hinterhauptsbein** ist ein schalenförmiger Knochen, der das exzentrisch liegende Foramen magnum umgibt (Abb. 2a.26, 14c.13, 26.9, 27.8, 38.23, 48c.20). Die Sutura lambdoidea (Abb. 38.4) reicht über die kraniale Begrenzung des kraniozervikalen Übergangs, der Protuberantia occipitalis externa hinaus (Abb. 38.19). Der paarige Condylus occipitalis (Abb. 11c.26, 25.13, 30a.16, 34c.27, 40.22) liegt im seitlich-vorderen Bereich des Foramen magnum (Abb. 25.11) und bildet den Gelenkkopf für das Atlantookzipitalgelenk.

Der **Atlas** (Abb. 2a.28, 2a.32, 30a.20) ist annähernd ringförmig. Er besitzt ein zierliches vorderes Bogenstück, Arcus anterior atlantis (Abb. 10c.26, 24.12, 32c.35, 38.29), und ein hinteres Bogenstück, Arcus posterior atlantis (Abb. 13c.24, 27.9, 32c.38, 38.30), sowie zwei kräftige Seitenteile, Massae laterales (Abb. 11c.31, 12c.28, 25.17, 26.11, 34c.35, 40.26, 47a.17). Auf der Oberseite der Seitenteile liegen die konkaven Gelenkflächen des Atlas für die beiden Atlantookzipitalgelenke (Abb. 12c.24, 26.10, 34c.30, 40.23). Auf der Unterseite der Seitenteile befinden sich die fast planen Gelenkflächen für die beiden lateralen Atlantoaxialgelenke (Abb. 11c.34, 25.19, 34c.40, 40.27). An der nach dorsal gerichteten Innenseite des vorderen Bogens des Atlas (Abb. 38.29) liegt die Gelenkpfanne für das mittlere Atlantoaxialgelenk (Abb. 38.28). In einer Furche des hinteren Bogens des Atlas verlaufen die A. vertebralis (Abb. 12b.29, 12d.29, 13c.21) und ihre Begleitvenen. In den frontalen Schnittserien fällt der Atlas in der Regel dadurch auf, dass er breiter als die benachbarten Halswirbel ist (Abb. 25.18).

Der **Axis,** der 2. Halswirbel (Abb. 2a.34), besitzt als typisches Merkmal einen Zapfen, Dens axis (Abb. 2a.29, 11c.30, 25.16, 32c.36, 38.31, 61.12). Der Dens ragt nach oben in den Ring des Atlas und bildet die Achse eines Radgelenkes. Er artikuliert mit der Gelenkpfanne an der Innenseite des vorderen Bogens des Atlas im medianen Atlantoaxialgelenk (Abb. 38.28).

Kopfgelenke

Als Kopfgelenke werden die gelenkigen Verbindungen zwischen Hinterhauptsbein, Atlas und Axis bezeichnet. Sie gliedern sich in

- Atlantookzipitalgelenk, Articulatio atlantooccipitalis,
- Atlantoaxialgelenk, Articulatio atlantoaxialis.

Das **Atlantookzipitalgelenk** (Abb. 12c.24, 34c.30) ist ein Ellipsoidgelenk zwischen den paarigen Condylus occipitalis und den paarigen Gelenkflächen an der Oberseite des Atlas. Um eine frontale Achse dieses Gelenkes werden Beugung und Streckung (Nickbewegungen), um eine sagittale Achse Seitwärtsbewegungen ausgeführt. Ein kräftiger Bandapparat zwischen Hinterhauptsbein und Atlas sichert diese zwei Gelenke.

Das **mediane Atlantoaxialgelenk,** Articulatio atlantoaxialis mediana, besteht aus zwei Gelenkflächen am Dens axis und aus je einer Gelenkpfanne am vorderen Atlasbogen und am Ligamentum transversum atlantis. Am Medianschnitt sind die zwei Gelenkspalten zwischen dem vorderen Atlasbogen (Abb. 32c.35) und dem Dens axis (Abb. 32c.36) und zwischen dem Dens axis und dem Ligamentum transversum atlantis (Abb. 32c.37) zu erkennen. Die Gelenkachse dieses Radgelenkes verläuft longitudinal durch den Dens axis. Diese zwei medianen Atlantoaxialgelenke sind funktionell mit den beiden lateralen Atlantoaxialgelenken gekoppelt.

Das **laterale Atlantoaxialgelenk** (Abb. 11c.34, 25.19, 34c.40, 40.27) liegt zwischen den fast planen, paarigen Gelenkflächen an der Unterseite des Atlas und den entsprechend paarigen Gelenkflächen an der Oberseite des Axis. Diese beiden Gelenke haben eine weite Gelenkkapsel, sodass eine Rotation aus der Mittelstellung um etwa 25° nach jeder Seite möglich ist.

Muskelkegel des kraniozervikalen Übergangs

Die unmittelbar um die Halswirbelsäule angeordneten Muskeln verlaufen zur Schädelbasis etwa kegelförmig. Die zur Halswirbelsäule dorsal und seitlich gelegenen Muskeln sind besonders kräftig und zahlreich ausgebildet und werden Nackenmuskeln genannt. Sie gliedern sich in oberflächliche und tiefe Nackenmuskeln, die den Kopf nach hinten strecken sowie um eine Längsachse des Dens axis nach rechts und links drehen können. Ventral ist an der Halswirbelsäule der vordere Teil des Muskelkegels ausgebildet, vor allem zwei Beuger der Halswirbelsäule, der M. longus capitis und der M. rectus capitis anterior.

Nackenmuskeln

Der oberflächlichste Nackenmuskel ist der absteigende Teil des **M. trapezius** (Abb. 16c.20, 17c.15, 33c.33, 34c.39, 35c.45, 36c.41, 37c.36). Er entspringt hauptsächlich seitlich von der Protuberantia occipitalis externa (Abb. 32c.30) und von den Wirbeldornen der Halswirbelsäule. Er inseriert an Schlüsselbein und Schulterblatt. Der M. trapezius wird vom N. accessorius und von ventralen Ästen der zervikalen Spinalnerven motorisch versorgt. Die dorsal von der Wirbelsäule und in einer tieferen Schicht als der M. trapezius liegenden Muskeln sind Abkömmlinge des M. erector spinae, die von dorsalen Ästen der Spinalnerven innerviert werden. In der Schichtung von außen nach innen sind dies folgende Muskeln:

- M. splenius capitis,
- M. semispinalis capitis und M. longissimus capitis,
- tiefe oder kurze Nackenmuskeln.

Der **M. splenius capitis** (Abb. 14c.19, 15c.21, 16c.18, 33c.38, 34c.38, 35c.44, 36c.40, 37c.35) hat eine platte, vierseitige Form. Er entspringt von den Wirbeldornen des 3. Halswirbels bis zum 3. Brustwirbel und setzt am Processus mastoideus an. Der M. splenius cervicis schließt sich nach kaudal dem M. splenius capitis an.

Der **M. semispinalis capitis** (Abb. 16c.17, 17c.12, 33c.32, 34c.37, 35c.39, 36c.39) entspringt von den Querfortsätzen des 3. Halswirbels bis zum 6. Brustwirbel und inseriert seitlich von der Protuberantia occipitalis externa an der Hinterfläche des Hinterhauptsbeines.

Der **M. longissimus capitis** schließt sich nach lateral an den M. semispinalis capitis an. Er entspringt von den Querfortsätzen des 3. Halswirbels bis zum 3. Brustwirbel und setzt am Processus mastoideus an.

Die tiefen oder kurzen Nackenmuskeln liegen zwischen Axis und Hinterhauptsbein knochennahe. Sie wirken bei der Feineinstellung des Kopfes mit. Die vier, paarigen, tiefen Nackenmuskeln sind:

- M. rectus capitis posterior minor,
- M. rectus capitis posterior major,
- M. obliquus capitis superior,
- M. obliquus capitis inferior.

Der **M. rectus capitis posterior minor** (Abb. 14c.15, 15c.19) entspringt von einem Höckerchen auf dem hinteren Bogen des Atlas und zieht zur Außenseite des Hinterhauptsbeines etwa 1 cm dorsal vom hinteren Rand des Foramen magnum.

Der **M. rectus capitis posterior major** (Abb. 15c.20) hat seinen Ursprung vom Dornfortsatz des Axis (Abb. 2a.36, 15c.22) und setzt lateral neben seinem kleinen Brudermuskel an der Außenfläche des Hinterhauptsbeines an.

Der **M. obliquus capitis superior** (Abb. 13c.22, 14c.16) entspringt vom Querfortsatz des Atlas (Abb. 25.18, 30a.21) und inseriert lateral vom Ansatz des M. rectus capitis posterior major an der Außenfläche des Hinterhauptsbeines etwa 2 cm lateral vom Rand des Foramen magnum.

Der **M. obliquus capitis inferior** (Abb. 13c.26, 14c.20, 34c.42, 35c.41) nimmt seinen Ursprung vom Dornfortsatz des Axis (Abb. 2a.36, 14c.21) und setzt am Querfortsatz des Atlas an (Abb. 25.18, 30a.21, 36c.34).

Der annähernd lateral zur Halswirbelsäule liegende **M. levator scapulae** entspringt von den Querfortsätzen der oberen Halswirbel und zieht zum Schulterblatt. Er gehört zur Schultergürtelmuskulatur und wird von den ventralen Ästen der Spinalnerven über den Plexus brachialis durch den N. dorsalis scapulae versorgt.

Vorderer Teil des Muskelkegels

Die beiden Muskeln des vorderen Muskelkegels liegen prävertebral. Der M. longus capitis (Abb. 33c.30) entspringt von den Querfortsätzen des 3. bis 6. Halswirbels und inseriert an der Basis des Hinterhauptsbeines. Der kurze M. rectus capitis anterior entspringt vom Querfortsatz des Atlas und nimmt dann einen ähnlichen Verlauf wie der M. longus capitis.

Gefäße des kraniozervikalen Übergangs

Die dorsale Region des kraniozervikalen Übergangs wird von drei Arterien versorgt, die reichlich miteinander anastomosieren:

- A. occipitalis,
- A. vertebralis,
- A. cervicalis profunda.

Die **A. occipitalis** ist ein Ast der A. carotis externa und zieht medial vom hinteren Bauch des M. digastricus (Abb. 11c.35, 12c.25) und an der Innenseite des Processus mastoideus in die Gegend des Nackens (Abb. 13c.25, 14c.18, 15c.18, 16c.16, 17c.11).

Die **A. vertebralis** entspringt als erster Ast der A. subclavia, tritt am 6. Halswirbel in das Loch seines Querfortsatzes ein und zieht aufsteigend durch die Foramina der übrigen Halswirbel kranialwärts. Auf dem Atlas liegt die A. vertebralis lateral vom Seitenteil des Atlas und verläuft dann in mediale Richtung (Abb. 12b.29, 12d.29, 13c.21). Auf dieser Wegstrecke gibt sie Äste zu den tiefen Nackenmuskeln ab. Der weitere Verlauf der A. vertebralis durch die Membrana atlantooccipitalis in die Schädelhöhle wird bei den Hirnarterien beschrieben (s. Kap. 5.4). Die kleine A. cervicalis profunda entstammt der A. subclavia, verläuft von lateral zwischen letztem Halswirbel und dem Querfortsatz des 1. Brustwirbels in die tiefe Nackenregion und versorgt Nackenmuskeln.

Das Blut aus der Nackenregion fließt über oberflächliche Venen in die V. jugularis externa und über zwei tiefe Venen, die V. vertebralis und V. cervicalis profunda, in die **V. brachiocephalica** ab. Die Venen anastomisieren mit der V. occipitalis und dem Plexus venosus suboccipitalis (Abb. 13c.23, 14c.22, 15c.23). Dieses Venengeflecht ist durch die Vv. emissariae mit dem Confluens sinuum (Abb. 97a.14, 97b.14, 32b.29, 32d.29, 17c.8) und dem S. sigmoideus verbunden (Abb. 97a.16, 97b.10, 12c.19, 13c.16, 36c.30, 37c.21).

Nerven des kraniozervikalen Übergangs

Die Muskeln des kraniozervikalen Übergangs werden innerviert von

- N. accessorius mit ventralen Ästen der zervikalen Spinalnerven,
- dorsalen Ästen der zervikalen Spinalnerven,
- ventralen Ästen der zervikalen Spinalnerven.

Die entsprechenden Muskeln und Muskelgruppen haben eine topographische Ordnung, die in der Frontalserie besonders deutlich erkennbar ist (Abb. 81). Der von dem **N. accessorius** und den ventralen Ästen der oberen Spinalnerven versorgte M. trapezius liegt am oberflächlichsten und dorsal. Die dorsalen Äste der Spinalnerven ziehen zu den beschriebenen Derivaten des M. erector spinae. Der dorsale Ast des 1. zervikalen Spinalnervs ist der N. suboccipitalis. Meist ist er rein motorisch und versorgt die tiefen Nackenmuskeln, den M. longissimus capitis und den M. semispinalis capitis. Der kräftige, dorsale Ast des 2. Zervikalnervs, der **N. occipitalis major** (Abb. 13a.29, 14a.20, 15a.22, 16a.17, 17a.12), ist überwiegend sensibel. Seine Zweige versorgen die Haut am Hinterkopf.

Klinische Bedeutung des kraniozervikalen Übergangs

Die klinische Bedeutung des kraniozervikalen Übergangs reicht von den **Brüchen und Verrenkungen,** den angeborenen Fehlbildungen bis zu den Subokzipitalpunktionen. Brüche und Verrenkungen treten am häufigsten bei Verkehrsunfällen als Schleudertrauma oder beim Kopfsprung in zu flaches Wasser auf. Dabei werden meistens die beiden ersten Halswirbel verletzt. Der hintere Atlasbogen wird öfter als der vordere gebrochen. Die Fraktur des Axiszahns ist die häufigste Verletzung des 2. Halswirbels (265). Wenn eine Luxation zwischen dem 1. und 2. Halswirbel unerheblich ist, können neurologische Ausfälle fehlen. Die Fraktur wird möglicherweise erst bei Nachweis einer Pseudoarthrose entdeckt. Luxationen können bei Überstreckungen der Halswirbelsäule durch Zerreißen des Ligamentum transversum atlantis (Abb. 32c.37) entstehen. Der Dens axis (Abb. 32c.36) kann nach dorsal verschoben werden und das Rückenmark (Abb. 12b.28, 32a.45, 32b.40, 32d.40) quetschen (Querschnittslähmungen). Subluxationen werden bei schwerer rheumatoider Arthritis, atlantoaxialer Dislokation mit Ruptur der Bänder beobachtet (3, 5).

Als **Fehlbildungen** im Bereich des kraniozervikalen Übergangs können Atlasassimilationen, basale Impressionen und das **Arnold-Chiari-Syndrom** auftreten (3, 66a, 185). Bei der Atlasassimilation ist der Atlas mit dem Hinterhauptsbein verschmolzen. Das Foramen magnum ist verkleinert und meist deformiert. Der erste bewegliche Halswirbel ist der Axis. Der Dens axis kann nach hinten verlagert sein und die Strömung in der A. vertebralis und den Fluss des Liquors beeinträchtigen. Ischämien der Medulla oblongata und Hydrozephalus können die Folge sein.
Ähnliche klinische Symptome kann die **basiläre Impression** hervorrufen. Sie besteht aus Veränderungen am Hinterhauptsloch und der oberen Halswirbel. Beim Arnold-Chiari-Syndrom sind die Kleinhirntonsillen zungenförmig in Richtung Rückenmarkskanal verlängert und verlagert. Die Medulla oblongata ist verformt und ebenfalls nach kaudal verlagert. In medianen und paramedianen MR-Bildern lassen sich diese Veränderungen leicht nachweisen. Eine neurochirurgische Dekompression der Medulla oblongata und die Beseitigung der Zirkulationsstörung des Liquors kann indiziert sein (195, 253, 367). Die Kennzeichen der **Dandy-Walker-Malformation** sind Hypoplasie des Kleinhirnwurms und die Aufweitung bis zur grotesken Ballonierung des 4. Ventrikels. Darüber hinaus können Balkendysplasie, andere zerebrale und viele extrazerebrale Fehlbildungen bestehen.
Wenn klinische Hinweise auf Fehlbildungen und Anomalien vorliegen, kann die MRT die anatomischen Verhältnisse klären und gegebenenfalls das Risiko der heute selten notwendigen Subokzipitalpunktion mindern.

4.3 Gefäße im Kopf-Hals-Bereich

Der große Gefäßstrang zwischen Rumpf und Kopf verläuft im Halsbereich axial. Die Gefäße bestehen aus:

- A. carotis communis,
- V. jugularis interna,
- einem Lymphgefäßgeflecht, das als Truncus jugularis in den Venenwinkel mündet.

Außerdem liegt der N. vagus innerhalb der Gefäß-Nerven-Scheide. Der Gefäß-Nerven-Strang nimmt die Richtung etwa dicht hinter dem Sternoklavikulargelenk – Mittelohr. Der Strang kommt aus der oberen Thoraxapertur, liegt medial von dem M. sternocleidomastoideus und tritt in das Trigonum caroticum ein. Oberhalb des Schildknorpels setzt die A. carotis interna die Richtung der A. carotis communis in den Lateropharyngealraum fort (s. Kap. 4.1).

Arterien im Kopf-Hals-Bereich

Die **A. carotis communis** (Abb. 10c.38, 37c.44) gabelt sich in Zweidrittel der Fälle in Höhe des 4. Halswirbels in die A. carotis externa (Abb. 10c.33, 37c.33) und in die A. carotis interna (Abb. 10c.23, 37c.41). In je einem Sechstel der Fälle liegt die Teilung in Höhe des 3. oder 5. Halswirbels, selten reicht sie bis an den 2. oder 6. Halswirbel (267).

Die **A. carotis interna** (Abb. 35c.35) zieht in den Canalis caroticus der Schädelbasis, ohne auf diesem Weg Äste abzugeben. Ihr weiterer Verlauf wird bei den Hirnarterien beschrieben (s. Kap. 5.4).

Die **A. carotis externa** teilt sich im Trigonum caroticum in Äste für die Halsorgane, das Gesicht und die Kopfschwarte auf:

- nach vorn
  - A. thyroidea superior,
  - A. lingualis,
  - A. facialis,
  - A. maxillaris,
- nach medial
  - A. pharyngea ascendens,
- nach dorsal
  - A. occipitalis,
- nach kranial
  - A. temporalis superficialis.

Die **A. thyroidea superior** verläuft im Halsgebiet zur Schilddrüse. Die A. lingualis (Abb. 9c.41, 8c.36, 36c.45) entspringt im Halsbereich im Trigonum caroticum und zieht zur Zungenspitze. Sie wurde im Bereich der Mundhöhle beschrieben (s. Kap. 3.4).

Die **A. facialis** (Abb. 9c.36, 8c.33, 36c.44, 37c.40) zweigt aus der A. carotis externa ebenfalls im Trigonum caroticum ab, verläuft zuerst nach dem Unterkiefer und gelangt am Vorderrand des M. masseter über den Unterkieferrand hinweg ins Gesicht. Die A. facialis anastomisiert am medialen Augenwinkel mit den Endästen der A. ophthalmica, der A. supratrochlearis und der A. supraorbitalis.

Die **A. maxillaris** (Abb. 9c.28, 8c.21, 7c.16, 37c.26, 36c.24) versorgt die tiefe Gesichtsgegend (s. Kap. 3.6).

Die kleine A. pharyngea ascendens zieht im lateropharyngealen Raum in Richtung Schädelbasis.

Die **A. occipitalis** verläuft nach dorsal in das Gebiet des kraniozervikalen Übergangs (s. Kap. 4.3).

Die **A. temporalis superficialis** (Abb. 7c.12, 6c.13) zieht über das Jochbein in die Schläfengegend und anastomisiert ebenfalls wie die A. facialis mit den Aa. supratrochlearis und supraorbitalis.

Klinischer Hinweis

Beim Gesunden ist der Druck im Strömungsgebiet der A. carotis interna größer als in dem der A. carotis externa. Deshalb fließt das Blut aus der Schädelhöhle über die A. ophthalmica und ihren Endästen in die Zweige der Aa. facialis und temporalis superficialis. Bei nicht kompensierten Stenosen und Verschluss der A. carotis interna nimmt die physiologische Strömung von intrakraniell nach extrakraniell ab und die Strömungsrichtung kann sich umkehren. Die Stärke der Strömung und die Strömungsrichtung lassen sich mit der unblutigen **Doppler-Sonographie** nachweisen. Der Befund einer Strömungsumkehr erlaubt mit 98% Wahrscheinlichkeit die Diagnose einer Stenose oder eines Verschlusses der A. carotis interna (15, 330, 488).

Venen im Kopf-Hals-Bereich

Die Diploevenen sind dünnwandige Venen in der Spongiosa des Schädeldaches. Sie stehen durch die Vv. emissariae (Abb. 37c.25) mit den Sinus der harten Hirnhaut und den äußeren Kopfvenen in Verbindung. Das Blut aus den Kopfweichteilen sammelt sich in

- V. facialis,
- Plexus venosus pterygoideus,
- V. retromandibularis,
- V. jugularis externa.

Das Blut wird in die V. jugularis interna oder in die V. subclavia abgeleitet.

Die **V. facialis** nimmt das Blut der oberflächlichen Gesichtsgegend auf. Die V. facialis beginnt am medialen Augenwinkel, zieht schräg über die Wange und den Unterkiefer. Der Plexus venosus pterygoideus (Abb. 9c.25) ist ein Venengeflecht in der tiefen Gesichtsgegend (s. Kap. 3.6). Er hat Abflüsse in die V. facialis und V. retromandibularis sowie Verbindungen zum S. cavernosus. Die V. retromandibularis sammelt das Blut der Schläfengegend, verläuft vor dem äußeren Gehörgang hinter dem Unterkiefer und durch die Parotis in Richtung der V. jugularis interna. Die V. jugularis externa nimmt Blut vor allem aus der Nackengegend auf.

Die **V. jugularis interna** leitet das Blut aus den venösen Sinus der Schädelhöhle ab. Sie ist rechts meist stärker als links. Bei dem Kopf der Hirnstammserie sind diese Unterschiede extrem groß (Abb. 70a.16, 70a.19). Die V. jugularis interna beginnt am Foramen jugulare (Abb. 25.6). Sie liegt (Abb. 11c.37, 35c.30) dorsal zur A. carotis interna (Abb. 10c.23, 35c.35). In der Gefäß-Nerven-Scheide nimmt die V. jugularis interna zur A. carotis communis eine laterale Lage ein. Hinter dem Sternoklavikulargelenk vereinigt sich die V. jugularis interna am Venenwinkel mit der V. subclavia zur V. brachiocephalica.

5 Topographie des Hirnschädels und seiner intrakraniellen Räume und Strukturen in multiplanaren Parallelschichten

5.1 Hirnschädel

Fünf Knochen bilden den Hirnschädel, das Neurocranium:

- das Hinterhauptsbein, Os occipitale,
- das Keilbein, Os sphenoidale,
- das paarige Schläfenbein, Os temporale,
- das Stirnbein, Os frontale,
- das paarige Scheitelbein, Os parietale.

Hirnschädel und Nasenskelett sind eng miteinander verbunden, sodass die Schädelhöhle außer von den erwähnten Knochen des Hirnschädels zwischen Keilbein und Stirnbein auch von der Lamina cribrosa des Siebbeins umwandet wird.

Hinterhauptsbein

Das Hinterhauptsbein, **Os occipitale,** begrenzt den größten Teil der hinteren Schädelgrube. Am Hinterhauptsbein lassen sich vier Teile unterscheiden:

- der basale Teil,
- die zwei Seitenteile und
- die Hinterhauptsschuppe.

Alle Teile umgeben das Foramen magnum (Abb. 26.9, 27.8, 38.23).

Der basale Teil bildet die vordere Umrandung des Foramen magnum und vereinigt sich im 16.–18. Lebensjahr mit dem Keilbein zum Clivus, der eine Leitstruktur für das Neuroimaging darstellt (Abb. 32c.28). Posterior vom Clivus liegen Pons und Medulla oblongata (Abb. 32a.28, 32a.36, 32b.31, 32b.34).

Die zwei Seitenteile stehen mit dem Schläfenbein in Verbindung. An ihrer Unterfläche wölben sich die Gelenkfortsätze für den Atlas, die Condyli occipitales, vor. Oberhalb der Condyli occipitales liegt der Austrittskanal für den XII. Hirnnerven, der Canalis nervi hypoglossi (Abb. 33a.36, 39.15, 48d.10).

Die Hinterhauptsschuppe ist annähernd dreieckig geformt. Im Medianschnitt erscheint sie in sich geknickt und in eine Ober- und Unterschuppe aufgeteilt. An dieser Grenze springt der äußere Hinterhauptshöcker, Protuberantia occipitalis externa, vor (Abb. 32c.30, 38.19). An der Innenseite der Hinterhauptsschuppe liegt der innere Hinterhauptshöcker, die Protuberantia occipitalis interna, dem äußeren Hinterhauptshöcker gegenüber (Abb. 32c.27, 38.15). Hier liegt der Confluens sinuum, an dem der S. sagittalis superior in die S. transversi mündet. Die Dura des S. transversus ist gleichzeitig der Ansatz des Tentorium cerebelli und damit die topographische und neurochirurgisch bedeutsame Grenze für den infra- und supratentoriellen Raum.

Keilbein

Das Keilbein oder auch Wespenbein, **Os sphenoidale,** schließt sich nach vorn an das Hinterhauptsbein an. Das Keilbein bildet den mittleren Teil der Schädelbasis. Der Vergleich mit einer Wespe dient dazu, die Teile des isolierten Wespenbeins zu veranschaulichen:

- Der Körper des Wespenbeins bildet das unpaare Mittelstück. Von diesem ragen nach oben zwei „Flügelpaare“, die
- Alae minores, die kleinen Keilbeinflügel, und darunter die
- Alae majores, die großen Keilbeinflügel.

Zwischen den beiden Flügelpaaren bleibt eine Spalte, die Fissura orbitalis superior (Abb. 20.4, 21.5, 30a.7, 34c.17, 50c.6). Vom Rumpf der Wespe hängen nach unten die beiden „paarigen“ Beine, die

- Processus pterygoidei, jeweils mit einer Lamina medialis und einer Lamina lateralis (Abb. 7c.20, 7c.17, 21.18, 21.17).

Der **Keilbeinkörper** ist würfelförmig und enthält den S. sphenoidalis, der als Nasennebenhöhle bereits beschrieben wurde (s. Kap. 3.2). Die zerebrale Fläche des Keilbeinkörpers wird durch die Sutura sphenoethmoidalis mit der Lamina cribrosa des Siebbeins verbunden. Dahinter schließt sich der Türkensattel, Sella turcica an, der sich zu einer tiefen Grube, der Fossa hypophysialis, für die Aufnahme der Hypophyse einsenkt. Die Fossa hypophysialis wird vorn durch das Tuberculum sellae und hinten durch das Dorsum sellae begrenzt (Abb. 38.11, 65.11). Vom Dorsum sellae springt beiderseits seitlich der Processus clinoideus posterior vor (Abb. 65.10).

Der kleine Keilbeinflügel, **Ala minor,** entspringt paarig am Keilbeinkörper jederseits mit zwei Wurzeln, die den Canalis opticus umfassen (Abb. 21.3, 65.6). Die kleinen Keilbeinflügel bilden die Grenze zwischen vorderer und mittlerer Schädelgrube. Die hintere mediale Ecke des kleinen Keilbeinflügels ragt als Processus clinoideus anterior nach medial vor (Abb. 2a.5, 8c.12, 45a.8, 65.7).

Der große Keilbeinflügel, **Ala major,** entspringt paarig vom hinteren Teil des Keilbeinkörpers. Der Wurzelabschnitt wird von zwei Nervenöffnungen (N. V/2 und N. V/3) durchbohrt, vorn vom Foramen rotundum und hinten vom Foramen ovale. Posterolateral vom Foramen ovale liegt das Foramen spinosum für die A. meningea media. Der große Keilbeinflügel grenzt nach vorn zur Maxilla an die Flügelgaumengrube, Fossa pterygopalatina, und zur Orbita hin bildet er Teile der Augenhöhlenwand. Der temporale Teil des großen Keilbeinflügels ist nach lateral gerichtet und bildet einen kleinen Teil der Schädelseitenwand im Bereich der Schläfengrube.

Der Flügelfortsatz, **Processus pterygoideus,** entspringt mit zwei Wurzeln, zwischen denen der Canalis pterygoideus (Abb. 21.12) verläuft und zieht in der seitlichen Wand der Choanen nach abwärts. Der Canalis pterygoideus mündet in die Fossa pterygopalatina. Der Processus pterygoideus spaltet sich in die Lamina medialis und die Lamina lateralis. Mediales und laterales Blatt des Flügelfortsatzes begrenzen eine Längsrinne, die Fossa pterygoidea (Abb. 21.16). Die Lamina medialis läuft in Form eines Hakens aus, dem Hamulus pterygoideus (Abb. 20.16, 34c.34), um den sich die Sehne des M. tensor veli palatini herumschlingt. Die Lamina lateralis endet unten abgerundet.

Schläfenbein

Das paarige Schläfenbein, **Os temporale,** bildet jeweils einen Teil der Schädelbasis und der Schädelseitenwand. Es umschließt das Innenohr, das Mittelohr und Teile des äußeren Gehörgangs. Das Schläfenbein gibt den Hirnnerven VII und VIII sowie den Ästen des IX. und X. Hirnnervs eine schützende Umhüllung. Es trägt die Pfanne des Kiefergelenkes. Das Schläfenbein besteht aus drei Teilen:

- dem Felsenbein, Pars petrosa, das das Innenohr umschließt und an der Schädelbasis liegt,
- dem Paukenteil, Pars tympanica, der Boden, Vorder- und Seitenwand des knöchernen äußeren Gehörganges bildet, und
- der Schläfenbeinschuppe, Pars squamosa, die zwischen Hinterhauptsbein, Scheitelbein und Keilbein die Schädelseitenwand fortsetzt und an ihrer unteren Fläche mit dem Gelenkkopf des Unterkiefers artikuliert.

Das **Felsenbein** besteht in seinem medialen Teil aus elfenbeinhartem Knochengewebe, das vor allem für die Aufhärtungsartefakte in CT-Bildern verantwortlich ist. Der laterale Abschnitt des Felsenbeins bildet den Warzenfortsatz, den Processus mastoideus. Er wird von der Paukenhöhle aus pneumatisiert und enthält die Cellulae mastoideae (Abb. 25.10, 43.13, 49c.20). Das Felsenbein erscheint pyramidenförmig. Seine Spitze ist nach vorn medial und seine Grundfläche nach hinten lateral gerichtet. Die Felsenbeinoberkante (Abb. 24.3, 30a.10) bildet mit der Medianebene – von oben her gesehen – einen spitzen Winkel von 55°. Die Felsenbeinoberkante bildet die Grenze zwischen der hinteren und mittleren Schädelgrube. In der Furche der Felsenbeinoberkante verläuft der S. petrosus superior. Die Felsenbeinoberkante trennt eine hintere Fläche, die gegen das Kleinhirn gerichtet ist, von einer vorderen Fläche, die gegen den Schläfenlappen blickt.

In der Mitte der hinteren Pyramidenfläche liegt der Eingang zum **Meatus acusticus internus** (Abb. 11b.23, 11c.20, 25.4, 35b.14, 35c.23, 41.9, 64.12), in den die Hirnnerven VII und VIII sowie A. und V. labyrinthi eintreten. Auf der vorderen Pyramidenfläche befindet sich im mittleren Bereich eine kleine Vorwölbung, die Eminentia arcuata (Abb. 25.3, 42.6), die durch den vorderen Bogengang des Gleichgewichtsorgans verursacht wird (Abb. 11b.24, 50b.18, 50c.17, 65.12). Der seitlich anschließende Teil bildet das Dach der Paukenhöhle, das Tegmen tympani. Im medialen Teil der vorderen Pyramidenfläche liegen zwei kleine Knochenöffnungen, durch die die parasympathischen Fasern aus den VII. und IX. Hirnnerven ziehen (s. Kap. 6.14). In der Nähe der Spitze des Felsenbeins ist eine flache Impressio trigeminalis für das Ganglion trigeminale eingeprägt.

Die untere Pyramidenfläche ist ein Teil der äußeren Schädelbasis. Sie bildet den Boden der Paukenhöhle und den knöchernen Teil des Canalis musculotubarius. In der Mitte der unteren Pyramidenfläche beginnt der Canalis caroticus. Anterior und lateral davon ist die Öffnung des knöchernen Teils der Tuba auditiva (s. Kap. 4.1).

Inhalt des Felsenbeins

Das Felsenbein enthält das **Labyrinthorgan** mit den sensorischen Rezeptoren für das vestibuläre und auditive System (s. Kap. 6.4 und Kap. 6.5) und die Hohlräume des Mittelohrs mit der Paukenhöhle und dem knöchernen Teil der Tuba auditiva. In der Paukenhöhle befinden sich die drei Gehörknöchelchen, Hammer, Amboss und Steigbügel. Weiterhin verläuft im Felsenbein der **Canalis nervi facialis** (Abb. 25.7, 36c.28, 42.11, 49c.18). Er ist etwa 20 mm lang und 2 mm weit. Der Kanal für den VII. Hirnnerven beginnt am Ende des Meatus acusticus internus, verläuft nach vorn lateral bis zum Knie des Canalis nervi facialis, in dem das sensorische Ganglion geniculi des N. facialis eingelagert ist. Außerdem verlassen an dieser Stelle die parasympathischen Fasern den Fazialisstamm. An diesem Fazialisknie biegt der Canalis nervi facialis in einem spitzen Winkel nach lateral hinten um. Er verläuft in der medialen Wand der Paukenhöhle. In über 50 % der Fälle grenzt das Bindegewebe des N. facialis direkt an die Schleimhaut der Paukenhöhle, sodass pathologische Prozesse aus der Paukenhöhle auf den VII. Hirnnerven leicht übergreifen können (260). Unterhalb des seitlichen Bogengangs zieht der Canalis nervi facialis im Bogen nach inferior und mündet am Foramen stylomastoideum zwischen Processus mastoideus und Processus styloideus an der äußeren Schädelbasis (237, 450).

Der Paukenteil des Schläfenbeins besteht beim Neugeborenen noch aus einem oben offenen Knochenring, dem Anulus tympanicus, in dem das Trommelfell ausgespannt ist. Postnatal entwickeln sich daraus vorn, unten und hinten die knöchernen Teile des äußeren Gehörgangs. Oben wird der knöcherne Gehörgang von der Schläfenbeinschuppe abgeschlossen.

Die Schläfenbeinschuppe besteht aus der eigentlichen Schuppe und einem basalen Teil, von dem der Jochfortsatz nach vorn ragt und gemeinsam mit dem Jochfortsatz des Jochbeins den Arcus zygomaticus bildet (Abb. 2a.15, 7c.14, 8c.20, 21.14, 48c.7). An der Unterfläche des basalen Teils liegt die Fossa mandibularis, die Gelenkpfanne des Kiefergelenks (Abb. 9c.21, 23.8, 37c.17, 43.7).

Stirnbein

Das Stirnbein, **Os frontale,** umwandet vorn die Schädelhöhle, bildet den größten Teil des Orbitadachs und begrenzt im oberen Teil die Nasenhöhle. Das Os frontale wird unterteilt in:

- die Stirnbeinschuppe,
- die beiden orbitalen Teile und
- den nasalen Teil.

Die Stirnbeinschuppe ist über die Sutura coronalis mit dem Scheitelbein und über die Sutura sphenofrontalis mit dem großen Keilbeinflügel verbunden.

Die orbitalen Teile bilden das nach der Seite der Schädelhöhle aufgewölbte Dach der Augenhöhle. Die medialen Ränder der orbitalen Teile begrenzen die Lamina cribrosa des Siebbeins. Der unpaare nasale Teil verbindet die beiden orbitalen Teile des Stirnbeins.

Scheitelbein

Das paarige Scheitelbein, **Os parietale,** bildet zwischen Hinterhaupts- und Stirnbein einen großen Teil des Schädeldachs und der Schädelseitenwand (Abb. 2a.2, 10c.4, 24.1, 32c.3, 38.2, 45a.2, 54c.14). Der Knochen hat vier Ränder:

- Der obere Rand bildet mit dem Scheitelbein der Gegenseite in Höhe der Medianebene die Sutura sagittalis (Abb. 59c.9).
- Der vordere Rand schließt sich in der Sutura coronalis dem Stirnbein an (Abb. 32c.1, 33c.1, 38.1, 39.1, 57c.6).
- Der hintere Rand trifft in der Sutura lambdoidea mit dem Hinterhauptsbein zusammen (Abb. 32c.10, 33c.8, 38.4, 39.4, 54c.25).
- Der untere Rand bildet mit der Schläfenbeinschuppe die Sutura squamosa und mit dem großen Keilbeinflügel die Sutura sphenoparietalis.

5.2 Schädelhöhle

(Abb. 4–17, 32–37, 47–60)

Die Schädelhöhle ist ein Hohlraum von im Mittel 1550 ml bei Männern und 1425 ml bei Frauen, der von einer starren Kapsel umschlossen wird. Darin ist das Gehirn mit Nerven und Gefäßen im Liquorraum schwebend eingelagert. Starre Durasepten unterteilen die Schädelhöhle.

Infratentorieller Raum

Das **Tentorium cerebelli** (Abb. 13a.17, 15a.17, 32a.21, 33a.21, 51a.19, 52a.40, 53a.40) grenzt die hintere Schädelgrube als infratentoriellen Raum in Form eines Flachzeltes gegen den supratentoriellen Raum partiell ab. Durch die **Incisura tentorii** (Tentoriumschlitz) tritt der Hirnstamm im Mittelhirnbereich hindurch. An dieser Stelle liegt das Liquorpolster der C. ambiens (s. Kap. 5.3). Die zweite große Öffnung besitzt der infratentorielle Raum am Foramen magnum (Abb. 2a.26, 14c.13, 27.8, 38.23, 48c.20). Es kann oval bis fast kreisrund sein, meistens erscheint es aus zwei unterschiedlich großen Halbkreisen zusammengesetzt. Die Fläche des Foramen magnum beträgt im Mittel 8 (5–10) cm^2. Bei einem starken Hirnödem verlagern sich Hirnstamm und Kleinhirn nach kaudal. Dabei kann sich ein Druckkonus an der Unterfläche des Kleinhirns ausbilden.

Supratentorieller Raum

Der supratentorielle Raum wird durch die **Falx cerebri** partiell unterteilt (Abb. 4a.3, 10a.3, 17a.4. 52a.3, 55a.3, 57a.14). Liquorkissen polstern die benachbarten Endhirnstrukturen ab: C. interhemispherica und C. pericallosa. Die durch Durasepten gebildeten Kammern der Schädelhöhle bestimmen bei intrakraniell raumfordernden Prozessen die Möglichkeit und Richtung einer Massenverlagerung. Bei Volumenvermehrung im supratentoriellen Raum kann sich durch **Einklemmung des Hirnstammes** im Tentoriumschlitz ein Mittelhirnsyndrom entwickeln. Darüber hinaus kann eine einseitige Raumforderung im Hemisphärenbereich die Falx cerebri zur Gegenseite durchbiegen. Eine genaue Kenntnis dieser Veränderungen ist also für die Diagnostik und für ein chirurgisches Vorgehen notwendig. Bei der Wahl des chirurgischen Zugangs müssen die Blutleiter in Falx und Tentorium berücksichtigt werden (s. Kap. 5.4 und Kap. 5.5).

In den Frontalschichten wird die Topographie der Schädelhöhle durch die oben gelegene Schädelkalotte, durch die seitlichen Schädelwände und die Schädelbasis übersichtlich dargestellt (Abb. 4–17). In den Sagittalscheiben sind die Strukturen des infratentoriellen und des supratentoriellen Raumes besonders deutlich gegeneinander abgesetzt (Abb. 32–37).

In den kanthomeatalen Parallelschichten ergeben Querschnitte der Knochen im Bereich des kraniozervikalen Übergangs und der Schädelbasis komplizierte, dagegen im Bereich des Schädeldaches einfache Schnittbilder. Die **Schädelkalotte** zeigt im Schnitt je nach der Kopfform einen mehr oder minder ovalen Knochenring (Abb. 52–60).

Im kraniozervikalen Übergang ergeben die Schnittebenen variable Bilder, wenn obere Halswirbel oder ihre Zwischenräume getroffen werden (Abb. 47a). Der vordere und hintere Wirbelbogen mit dem fehlenden Wirbelkörper und den beiden weit lateral liegenden Durchtrittslöchern der A. vertebralis, den Foramina transversaria, kennzeichnen den Atlas. Das Röntgenbild der 1 cm dicken Scheibe (Abb. 61) zeigt dies. Der Axis wird besonders durch den Dens charakterisiert.

In Abb. 48c liegt die Schnittebene der Kanthomeatalserie schräg zum Foramen magnum. Im anterioren Bereich trifft die Schnittebene den basalen Teil des Hinterhauptsbeines, anterolateral den Canalis nervi hypoglossi. Der posteriore Teil der Schnittebene liegt dicht inferior vom Foramen magnum (Abb. 62).

Schädelgruben

Die Topographie der hinteren, mittleren und vorderen Schädelgrube ist am besten am Schädel selbst zu erläutern, weil durch „Begreifen" die räumlichen Strukturen am leichtesten zu erkennen sind. Beim Betrachten anatomischer Atlasbilder der inneren Schädelbasis kann der Eindruck entstehen, dass sich die Schädelgruben in einer horizontalen Ebene befinden. In Wirklichkeit bilden die drei Schädelgruben mit ihren Böden **drei Terrassen,** die mit etwa 2,5 cm gegeneinander versetzt sind (264). Der Boden der mittleren Schädelgrube liegt etwa in Höhe der Deutschen Horizontalen (Abb. 45a.16) (136). Der Boden der hinteren Schädelgrube liegt um etwa 2,5 cm tiefer und der der vorderen Schädelgrube um 2,5 cm höher als die Deutsche Horizontale. Die in einem Koordinatensystem orientierte Sagittalserie zeigt die topographischen Positionen der Schädelgruben zur Deutschen Horizontalen (DH) in der Schicht am deutlichsten, in der die mittlere Schädelgrube ihre tiefste Stelle hat. Dies trifft für die 4. Sagittalscheibe und besonders für ihr Röntgenbild zu (Abb. 41.4, 41.8, 41.15).

Die Kenntnis dieser einfachen räumlichen Beziehungen ist für die Beurteilung der Querschnittsbilder parallel zur Kanthomeatalebene nützlich. Diese Ebene ist im Mittel 19° zur Deutschen Horizontalen geneigt (264). In Abb. 49a wird eine Kopfscheibe gezeigt, innerhalb der die Kanthomeatalebene verläuft. Die Schnittebene liegt in der hinteren Schädelgrube im inferioren Drittel. Von der mittleren Schädelgrube ist der Boden getroffen. Die vordere Schädelgrube liegt superior der Schnittebene und ist deshalb nicht im Bild dargestellt. Das Röntgenbild dieser Scheibe zeigt in der hinteren Schädelgrube das Foramen jugulare sowie in der mittleren Schädelgrube das Foramen spinosum, Foramen ovale und Foramen rotundum (Abb. 63). In der folgenden Scheibe (Abb. 50c, 64) umgibt der Knochen die hintere und mittlere Schädelgrube in Form von zwei Zangen. In die hintere Schädelgrube öffnet sich der Porus acusticus internus (Abb. 50c.15).

Die **Fissura orbitalis superior** (Abb. 50c.6, 64.7) verbindet mittlere Schädelgrube und Orbita. In der Mitte des Bildes ist das Dorsum sellae durch den Schnitt teilweise abgetragen (Abb. 50c.11). Innerhalb der Scheibe liegt als Teil der vorderen Schädelgrube die Lamina cribrosa, auf der der Bulbus olfactorius ruht (Abb. 50a.3).

In der fünften Scheibe trifft die Schnittebene das Tentorium cerebelli (Abb. 51c.17). Von dieser Höhe an verkleinert sich der infratentorielle Raum nach superior zum First des Tentorium cerebelli hin. Im Röntgenbild dieser Scheibe ist der **Canalis opticus** (Abb. 65.6) sichtbar, der die Orbita mit der mittleren Schädelgrube verbindet. Von der vorderen Schädelgrube ist das Dach der Orbita zu erkennen (Abb. 51c.4, 65.3).

Von der folgenden Scheibe (Abb. 52c, 66) an erscheint der Knochen als ovaler Ring. Im Bild ist der Anteil des infratentoriellen Areals klein im Vergleich zum supratentoriellen Raum, dessen Grenze das Tentorium cerebelli zeigt (Abb. 52c.17).

5.3 Intrakranielle Liquorräume

(Abb. 83–87)

Subarachnoidalraum

Infolge des fast gleichen spezifischen Gewichtes der Hirnsubstanz und des Liquor cerebrospinalis schwebt das Gehirn geschützt innerhalb eines Flüssigkeitsmantels. Der Liquor cerebrospinalis befindet sich im Ventrikelsystem und in dem Subarachnoidalraum. Dieses Spatium subarachnoideum wird gehirnseitig von der Pia mater cranialis und nach außen von der Arachnoidea mater cranialis begrenzt. Die Arachnoidea mater cranialis liegt der harten Hirnhaut, Dura mater cranialis, dicht an. Der intrakranielle Subarachnoidalraum zwischen Pia mater und Arachnoidea fasst etwa 25–50 ml Liquor cerebrospinalis (264). In den vorliegenden anatomischen Präparaten sind die äußeren Liquorräume durch die Alkohol-Formalin-Fixation artifiziell vergrößert.

Zisternen

(Abb. 83a, 84, 85, 86a, 87)

Zisternen werden die erweiterten Liquorpolster des Subarachnoidalraumes genannt. Bei der **subokzipitalen Punktion** wird die Kanüle in die **Cisterna cerebellomedullaris posterior (magna)** eingeführt. Diese Zisterne füllt den Raum zwischen Kleinhirnunterfläche, Dach des 4. Ventrikels und der Medulla oblongata aus. Die C. cerebellomedullaris posterior ist etwa 3 cm breit und in der Sagittalebene bis zu 2 cm tief. In der Medianebene wird diese Zisterne durch eine sehr variable Falx cerebelli eingedellt.

Die **hintere** und die **vordere Basalzisterne** reichen als ein erweiterter Liquorraum zwischen Hirnbasis und Schädelbasis vom Foramen magnum bis zur Crista galli am Vorderrand der vorderen Schädelgrube. Als Grenze zwischen den beiden Basalzisternen wird das Dorsum sellae angegeben (264). In der hinteren Schädelgrube erweitert sich der Liquorraum zwischen Clivus und Pons zur **C. pontis** und am Kleinhirnbrückenwinkel zur paarigen **C. pontocerebellaris.** Von lateral ragt in die C. pontocerebellaris der Flocculus (H X) des Kleinhirns. Außerdem mündet in diese Zisterne die Apertura lateralis des 4. Ventrikels. An der Kleinhirnunterfläche lässt sich diese Stelle am „Bochdalekschen Blumenkörbchen" leicht erkennen. Es besteht aus Plexus choroideus, der aus dem 4. Ventrikel herausragt. Die **C. cerebelli superior** befindet sich zwischen dem Tentorium cerebelli und der Kleinhirnoberfläche. Den anterioren Teil der hinteren Basalzisterne bildet die **C. interpeduncularis** (früher: C. intercruralis). Sie geht von der gleichnamigen Fossa aus, enthält den III. Hirnnerven, die Endgabelung der A. basilaris (Abb. 51c.14) sowie die Anfangsstrecken der Aa. superiores cerebelli und der Aa. cerebri posteriores (Abb. 51c.13).

Die **C. ambiens** (Abb. 52b.18) liegt am Übergang zwischen hinterer und mittlerer Schädelgrube. Sie kommuniziert mit der C. interpeduncularis. Die C. ambiens umfasst die Seitenflächen des Pedunculus cerebri und bildet an der Incisura tentorii das Liquorpolster für den

1 C. pericallosa
2 C. fissurae transversae
3 C. laminae terminalis
4 Glandula pinealis
5 C. interpeduncularis
6 C. ambiens
7 C. quadrigeminalis (venae magnae cerebri)
8 C. cerebelli superior
9 vordere Basalzisterne (punktierte Linie)
10 C. chiasmatica
11 C. pontis
12 hintere Basalzisterne (unterbrochene Linie)
13 C. cerebellomedullaris posterior (magna)
14 spinaler Subarachnoidalraum

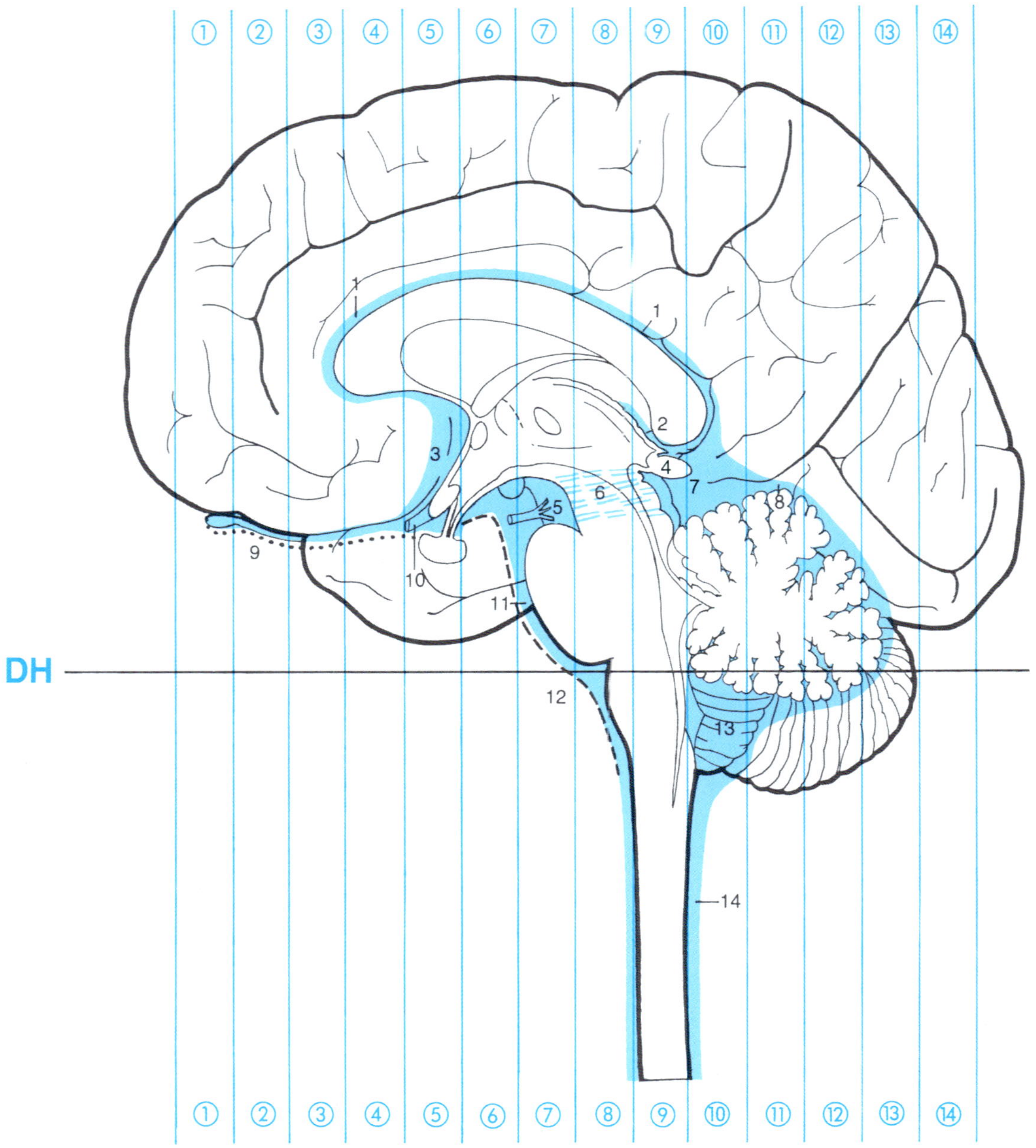

Abb. **83a** Äußere Liquorräume in der Schädelhöhle und im Wirbelkanal in Medianansicht des frontal geschnittenen Gehirns. Die Cisterna ambiens umgibt den Pedunculus cerebri. Deshalb wurde diese Zisterne mit unterbrochenen, blauen Linien angedeutet.

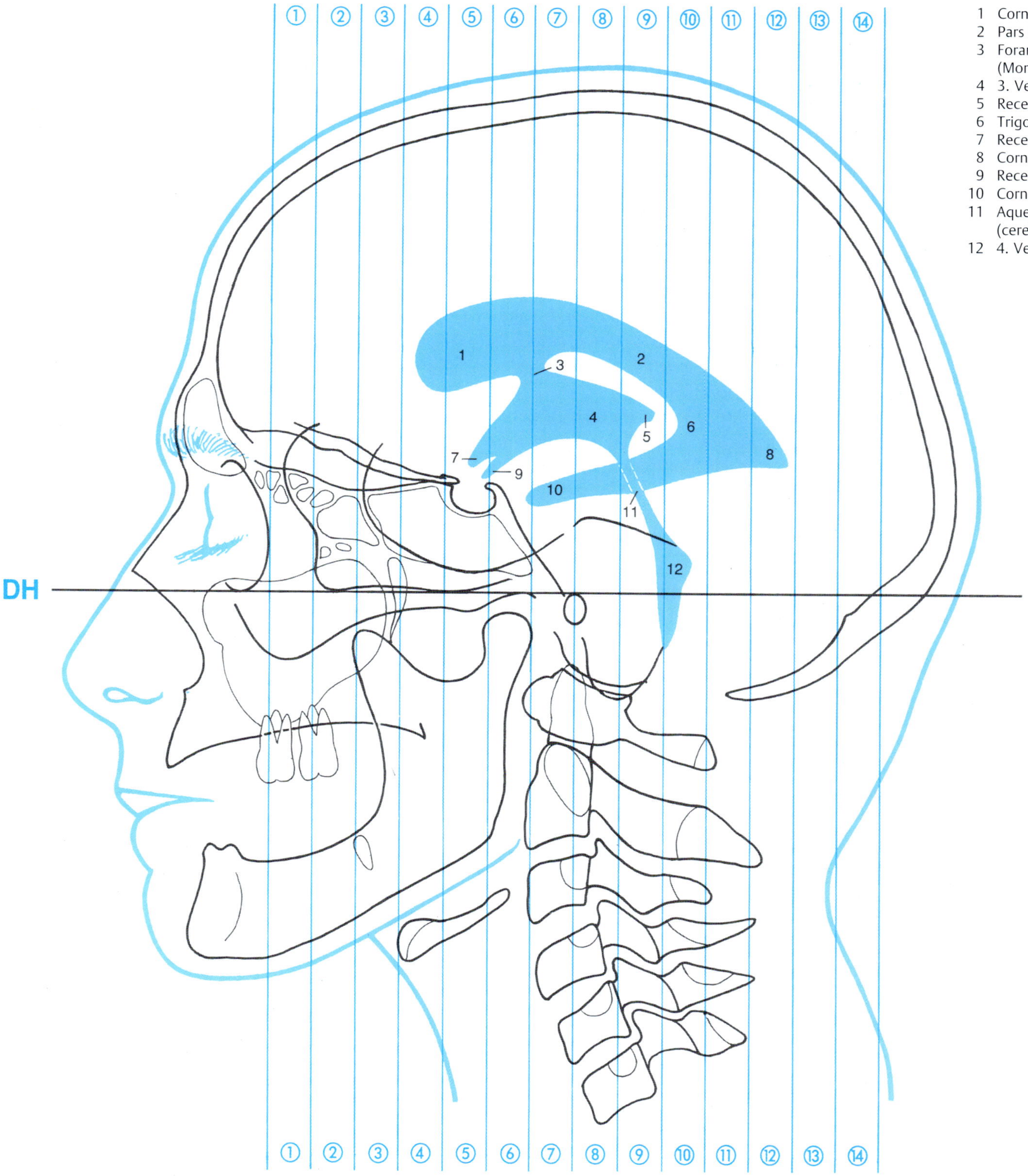

1 Cornu frontale (anterius)
2 Pars centralis
3 Foramen interventriculare (Monro)
4 3. Ventrikel
5 Recessus suprapinealis
6 Trigonum collaterale
7 Recessus supraopticus
8 Cornu occipitale (posterius)
9 Recessus infundibuli
10 Cornu temporale (inferius)
11 Aqueductus mesencephali (cerebri Sylvius)
12 4. Ventrikel

Abb. **83b** Ventrikelsystem in Lateralansicht des frontal geschnittenen Kopfes (s. Abb. 1, 2a, 2b, 3).
DH = Deutsche Horizontale.

scharfen Rand des Kleinhirnzeltes. Nach posterior geht die C. ambiens in die **C. quadrigeminalis** (venae cerebri magnae) (Abb. 52b.20, 52d.20) über, nach anterior in die C. valleculae cerebri. Die C. quadrigeminalis und die C. venae magnae cerebri wurden vom Federative Committee on Anatomical Terminology als Synonyme gewertet, weil diese zwei Zisternen einen annähernd gleichen Raum zwischen der Lamina quadrigemina und der V. magna cerebri beschreiben. Weiterhin kommuniziert die C. ambiens mit der unpaaren **C. pericallosa** und den paarigen Cisternae interhemisphericae (Abb. 7d.2, 16d.4). Die C. ambiens enthält Blutgefäße, die ihr Blut in posteriore Richtung lenken: A. cerebri posterior, A. superior cerebelli und V. basalis (Rosenthal). Der ebenfalls in der C. ambiens verlaufende N. trochlearis sendet seine efferenten Signale in anteriore Richtung.

Die **C. trigemini** hat ihre Öffnung im Bereich der C. pontocerebellaris (Abb. 50d.13, 73c.9, 73d.9) in der hinteren Schädelgrube. Der platte Blindsack der C. trigemini liegt in der mittleren Schädelgrube der Spitze des Felsenbeins (Abb. 74b.7, 87.5) sowie dem Keilbein auf und enthält den Stamm des V. Hirnnerven mit dem Ganglion trigeminale.

Die vordere Basalzisterne reicht vom Dorsum sellae bis zum Vorderrand der vorderen Schädelgrube und wird begrenzt von Corpora mammillaria, Infundibulum, Chiasma opticum, Tr. optici sowie von den Bulbi und Tr. olfactorii mit dem benachbarten Frontalhirn. Eine Teilzisterne davon ist die **C. chiasmatica,** die die Sehnervenkreuzung umgibt. Nach dorsal geht die vordere Basalzisterne in die C. interpeduncularis (Abb. 11b.17, 11d.17, 52b.11, 52d.11) über. Für den medialen Teil der vorderen Basalzisterne einschließlich der C. interpeduncularis wurde der Begriff Pentagon geprägt (Abb. 87.9). Der Circulus arteriosus (Willis) und seine zentralen Äste liegen im Bereich des Pentagon.

Nach lateral kommuniziert die vordere Basalzisterne über die **C. valleculae cerebri** (Abb. 51d.8, 78c.3, 78d.3, 87.8) mit der C. fossae lateralis cerebri (Sylvius). Die C. valleculae cerebri ist der Raum zwischen dem Hinterrand der kleinen Keilbeinflügel und der Substantia perforata anterior. In ihr liegt der Stamm der A. cerebri media.

Die **C. fossae lateralis cerebri (Sylvius)** (Abb. 11b.11, 36b.9, 53d.16, 84.5, 85.36, 87.13) bildet den Raum zwischen Insel und operkularem Teil von Frontal-, Parietal- und Temporallappen (38). Sie wird deshalb auch als Inselzisterne bezeichnet. In ihr befinden sich Äste der A. cerebri media, die Aa. insulares.

Die **C. fissurae transversae** (Abb. 84.20, 85.5, 86a.2) ist das Liquorpolster in der Hirnspalte zwischen Balken und Dach des 3. Ventrikels einschließlich des Thalamus, also zwischen Telencephalon und Diencephalon (diese Furche hieß deshalb früher Fissura telodiencephalica). Die C. fissurae transversae dehnt sich anterior in Richtung Foramen interventriculare (Monro) (Abb. 54a.22) aus, ist in sagittaler Richtung etwa 2,5 cm lang und im frontalen Durchmesser 4 cm breit. Sie enthält die Vv. cerebri internae (Abb. 54c.12) und eine Teilstrecke der Aa. choroideae posteriores lateralis und medialis (Abb. 54c.16, 54c.17).

Die C. fissurae transversae geht über in die C. quadrigeminalis, C. pericallosa und in die C. interhemispherica. Die C. pericallosa (Abb. 83a.1, 85.2) ist der unpaare Liquorraum zwischen Balken und Unterrand der Falx cerebri. Die **Cisternae interhemisphericae** (Abb. 7d.2, 16d.4, 84.1) sind die paarigen Liquorspalten zwischen der Falx cerebri und den medialen Flächen der Endhirnhemisphären. Die C. laminae terminalis (Abb. 84.6, 86a.4, 87.12) verbindet die C. chiasmatica (Abb. 83a.10, 84.7, 85.13) mit der C. pericallosa, die den Balken umgibt.

Ventrikelsystem

(Abb. 83b, 84, 85, 86b, 87)
Das Ventrikelsystem ist der Liquorraum innerhalb des Gehirns. Es sind die vier Ventrikel mit ihren Verbindungen. Sie zeigen bereits bei Gesunden eine große Variabilität hinsichtlich Volumen und Form. Das mittlere Ventrikelvolumen an extrakraniell fixierten Gehirnen von Erwachsenen liegt bei etwa 20 (7–57) ml (233, 271), nach CT-Untersuchungen von Hirngesunden bei 31 (15–46) ml (52).

Abb. 83a, b Vierter Ventrikel

(Abb. 2b.38, 13b.19, 32a.32, 32b.32, 71a.20, 73b.29)
Der 4. Ventrikel kommuniziert mit den äußeren Liquorräumen über drei Öffnungen: am Obex (Abb. 32a.40, 32b.35, 70b.29, 70d.9) durch die unpaare Apertura mediana ventriculi quarti (Magendie) und lateral an der Medulla oblongata neben dem VII. Hirnnerv durch die paarigen Aperturae laterales ventriculi quarti (Luschka) (Abb. 72b.21, 72c.6). Der 4. Ventrikel hat die Form eines kleinen Zeltes. Seinen Boden bildet die Rautengrube. Das Dach wird von zwei Marksegeln (Vela medullaria superius et inferius), den Kleinhirnstielen und dem Kleinhirn gebildet. An das Velum medullare inferius schließt der Plexus choroideus des 4. Ventrikels an. Er hängt an einer Bindegewebsplatte, die den 4. Ventrikel nach posterior abschließt.

Aqueductus mesencephali

Der Aqueductus mesencephali (cerebri Sylvius) (Abb. 2b.30, 12a.23, 32b.22, 52a.33, 52d.17, 53c.17, 85.15) liegt im Mittelhirn. Er verläuft leicht gekrümmt und verbindet den 4. mit dem 3. Ventrikel. Er ist etwa 15 mm lang.

Dritter Ventrikel

Der 3. Ventrikel ist ein unpaarer, spaltförmiger Raum in der Medianebene, dessen Wände von dorsal nach basal von Epithalamus, Thalamus und Hypothalamus gebildet werden. In 75 % der Fälle besteht zwischen den beiden Thalamusmassiven eine Adhesio interthalamica. Die anteriore Begrenzung des 3. Ventrikels bildet die Lamina terminalis (Abb. 2b.17, 32a.14, 52a.16). Dort befindet sich etwa in Höhe des Sulcus hypothalamicus eine durch die Commissura anterior hervorgerufene Einbuchtung. Im Gebiet des Hypothalamus kommt es zu zwei Aussackungen: Der Recessus supraopticus (Abb. 86.b8) führt in Richtung Chiasma opticum, der Recessus infundibuli (Abb. 9a.26, 85.11, 86b.9) in Richtung Hypophysenstiel.

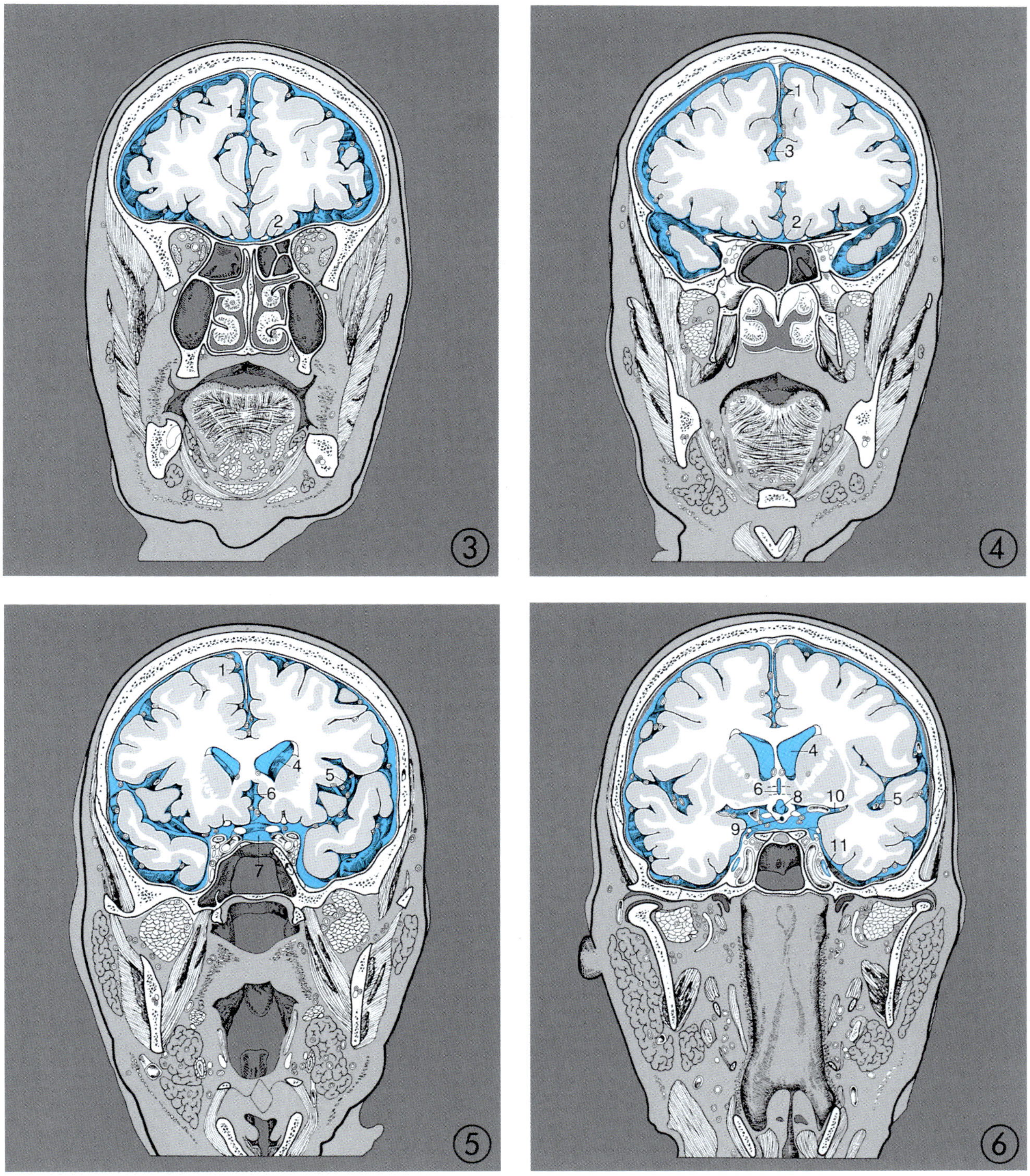

1 C. interhemispherica
2 vordere Basalzisterne
3 C. pericallosa
4 Cornu frontale (anterius)
5 C. fossae lateralis cerebri (Sylvius)
6 C. laminae terminalis
7 C. chiasmatica
8 3. Ventrikel
9 Recessus infundibuli
10 C. valleculae cerebri
11 C. trigemini

Abb. **84** Frontale Serienbilder der Liquorräume in der Schädelhöhle und im Wirbelkanal. Die Zahl im Kreis gibt die Nummer der jeweiligen Scheibe an (s. Abb. 1, 2a, 2b, 3).

1 C. interhemispherica
3 C. pericallosa
4 Cornu frontale (anterius)
5 C. fossae lateralis cerebri (Sylvius)
8 3. Ventrikel
11 C. trigemini
12 Foramen interventriculare (Monro)
13 C. ambiens
14 Cornu temporale (inferius)
15 C. pontis
16 Ventriculus lateralis
17 C. interpeduncularis
18 C. pontocerebellaris
19 Pars centralis
20 C. fissurae transversae
21 Recessus suprapinealis
22 Aqueductus mesencephali (cerebri Sylvius)
23 hintere Basalzisterne
24 spinaler Subarachnoidalraum
25 Trigonum collaterale
26 C. quadrigeminalis (venae magnae cerebri)
27 Dach des 4. Ventrikels
28 C. cerebellomedullaris posterior (magna)

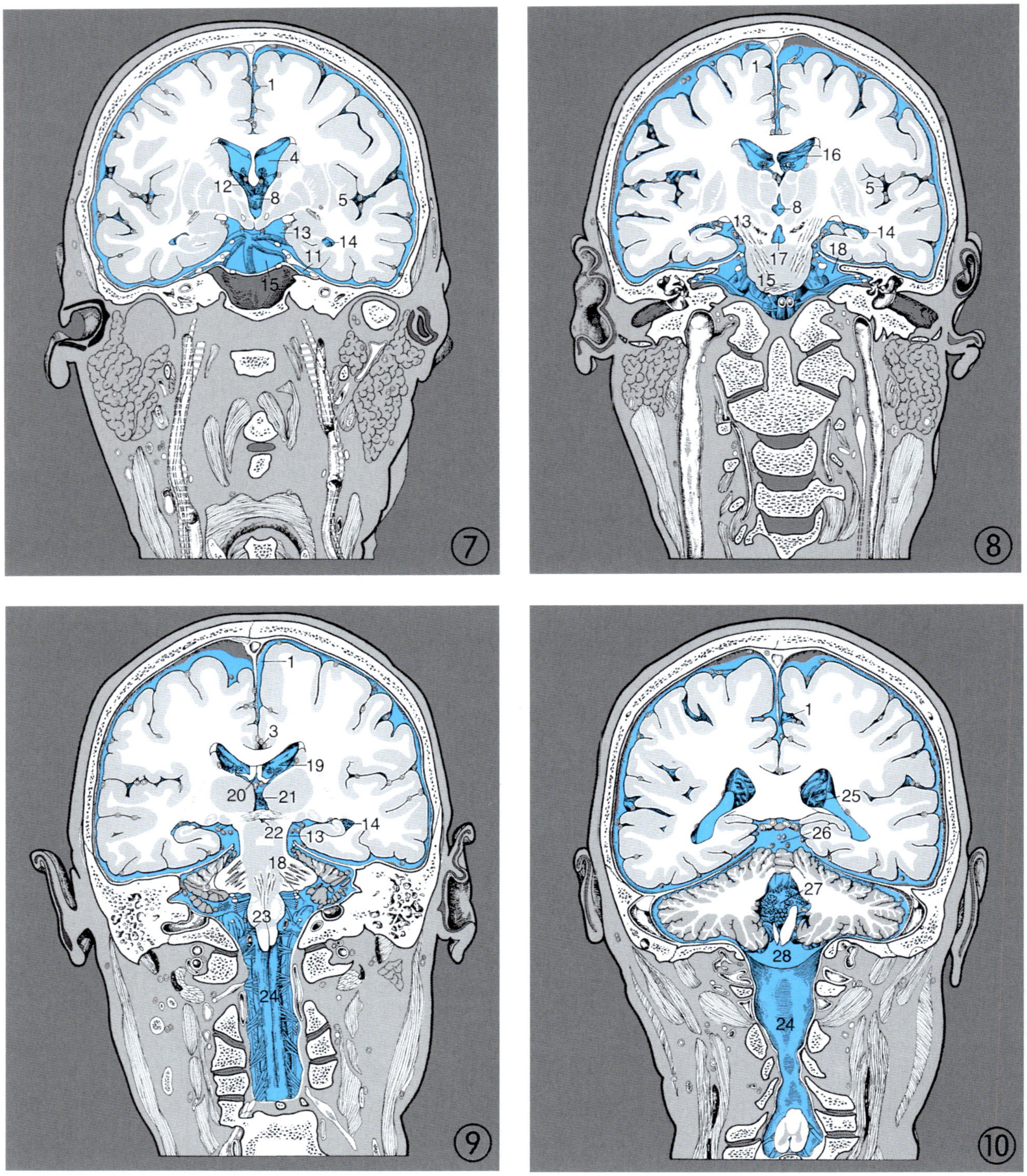

Abb. **84** Frontale Serienbilder der Liquorräume in der Schädelhöhle und im Wirbelkanal. Die Zahl im Kreis gibt die Nummer der jeweiligen Scheibe an (s. Abb. 1, 2a, 2b, 3).

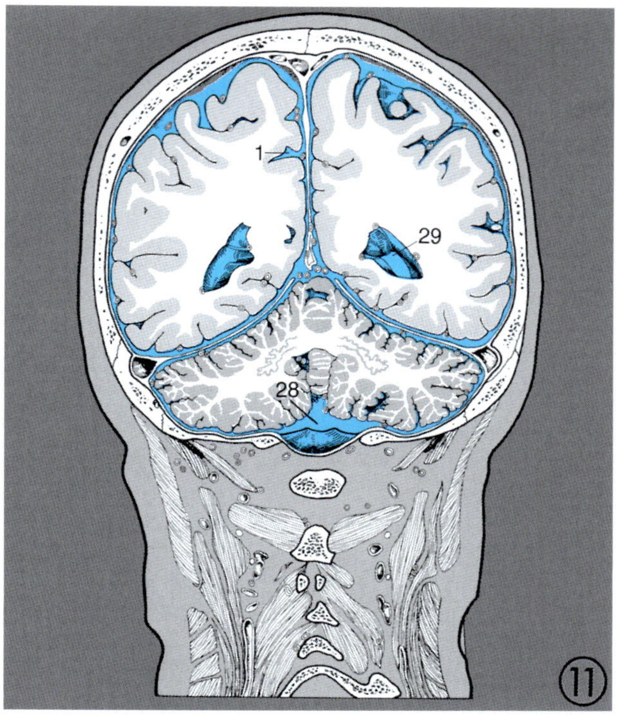

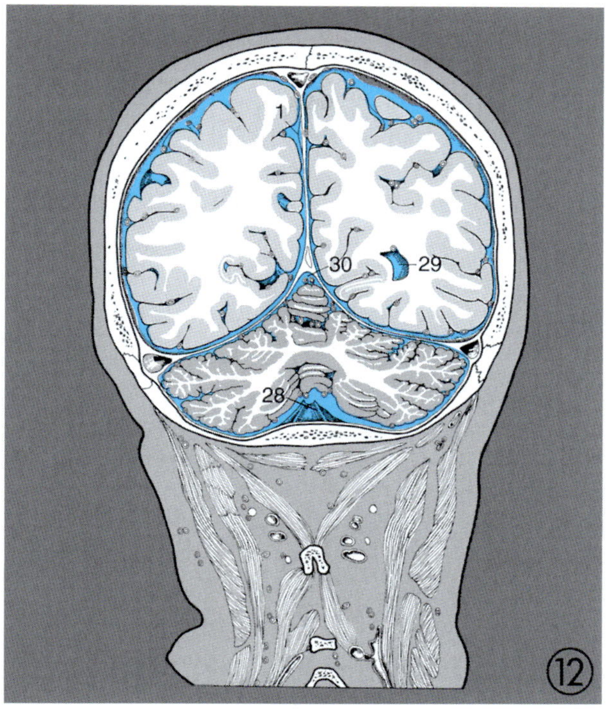

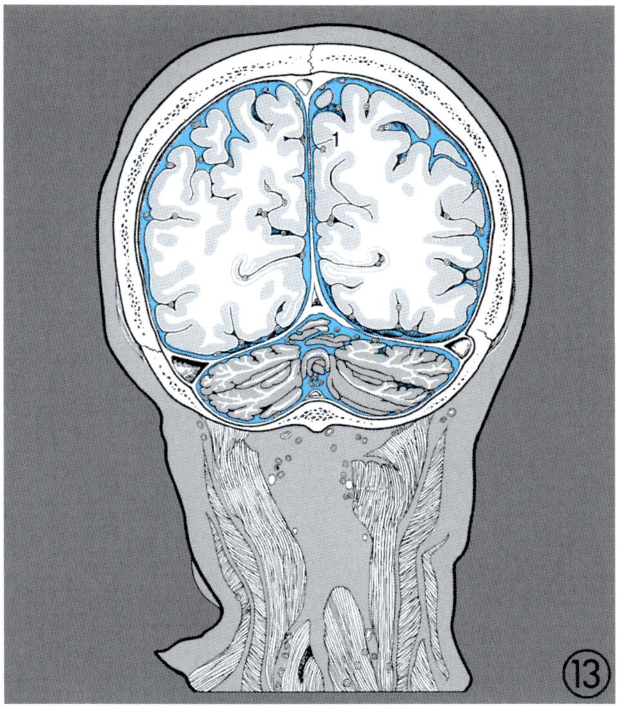

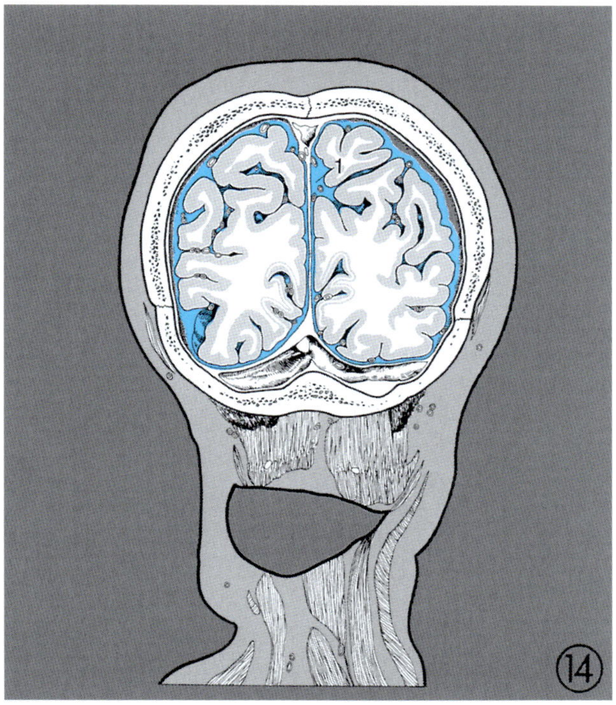

1 C. interhemispherica
28 C. cerebellomedullaris posterior (magna)
29 Cornu occipitale (posterius)
30 C. cerebelli superior

1 C. interhemispherica
2 C. pericallosa
3 Foramen interventriculare (Monro)
4 Plexus choroideus ventriculi tertii
5 C. fissurae transversae
6 Recessus suprapinealis
7 Glandula pinealis
8 C. quadrigeminalis (venae magnae cerebri)
9 C. laminae terminalis
10 Recessus supraopticus
11 Recessus infundibuli
12 3. Ventrikel
13 C. chiasmatica
14 C. interpeduncularis
15 Aqueductus mesencephali (cerebri Sylvius)
16 C. cerebelli superior
17 C. pontis
18 4. Ventrikel
19 Plexus choroideus ventriculi quarti
20 hintere Basalzisterne
21 Canalis centralis
22 C. cerebellomedullaris posterior (magna)
23 spinaler Subarachnoidalraum
24 Pars centralis des Ventriculus lateralis
25 Cornu frontale (anterius)
26 vordere Basalzisterne
27 C. ambiens
28 Ventriculus lateralis
29 Plexus choroideus ventriculi lateralis
30 C. valleculae cerebri
31 Cornu occipitale (posterius)
32 C. trigemini
33 C. pontocerebellaris
34 Trigonum collaterale
35 Cornu temporale (inferius)

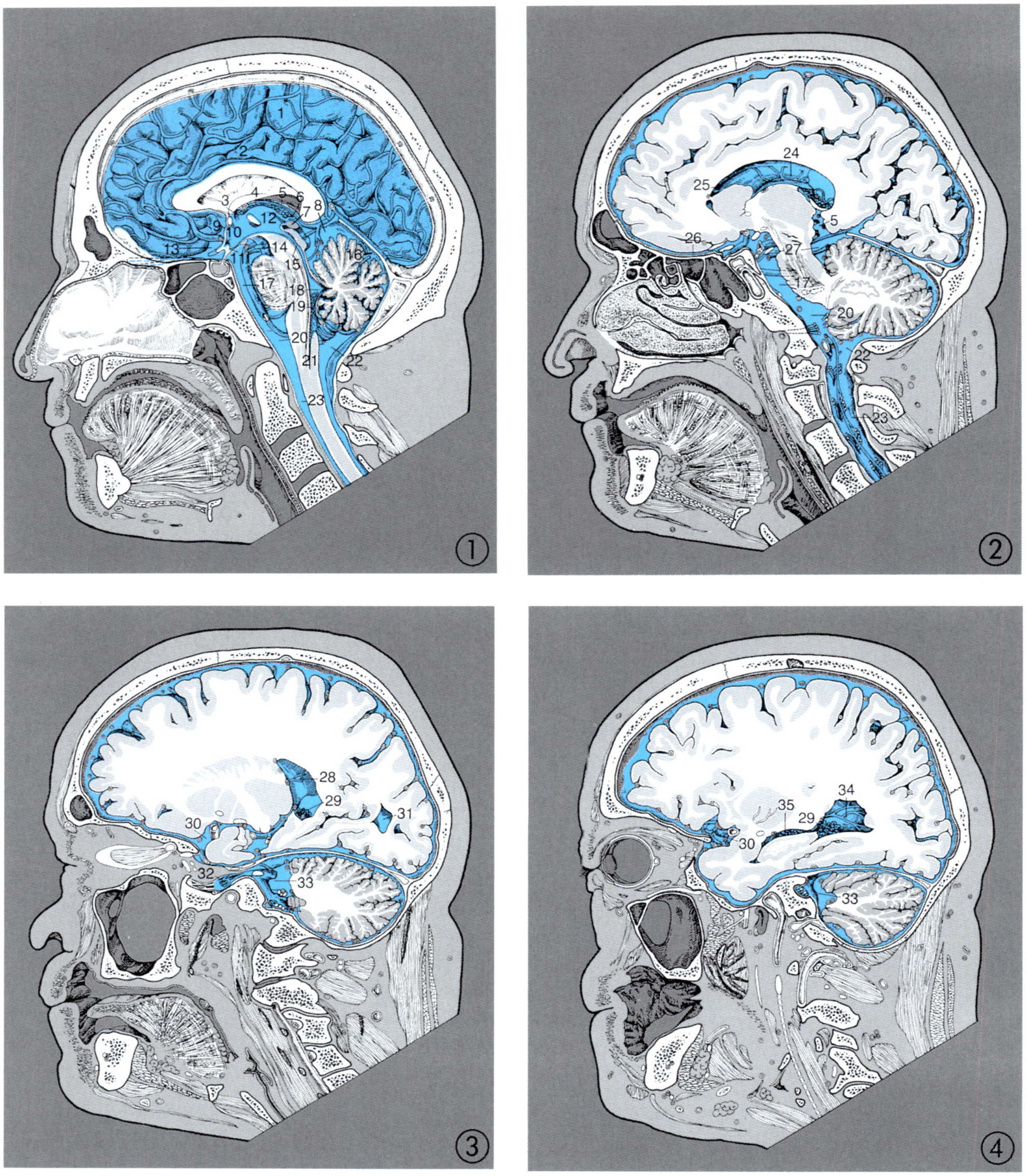

Abb. **85** Sagittale Serienbilder der Liquorräume in der Schädelhöhle und im Wirbelkanal. Die Zahl im Kreis gibt die Nummer der jeweiligen Scheibe an (s. Abb. 29, 30a, 30b, 31).

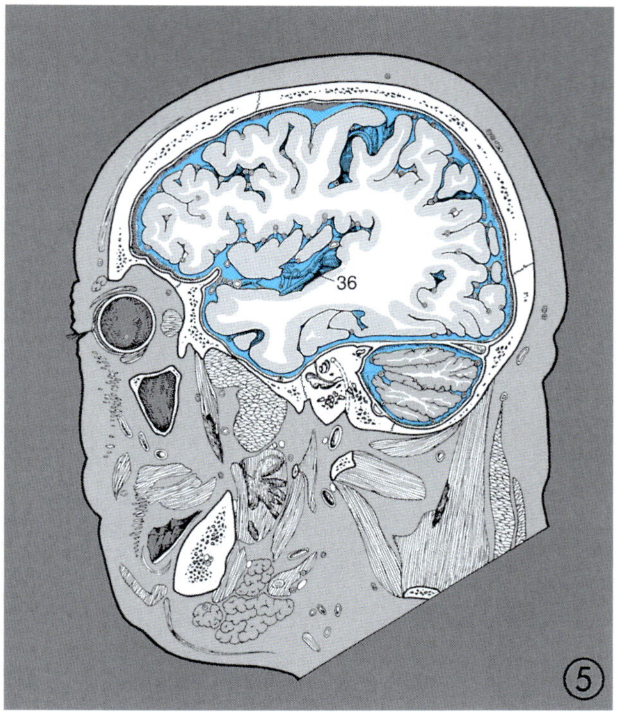

36 C. fossae lateralis cerebri (Sylvius)

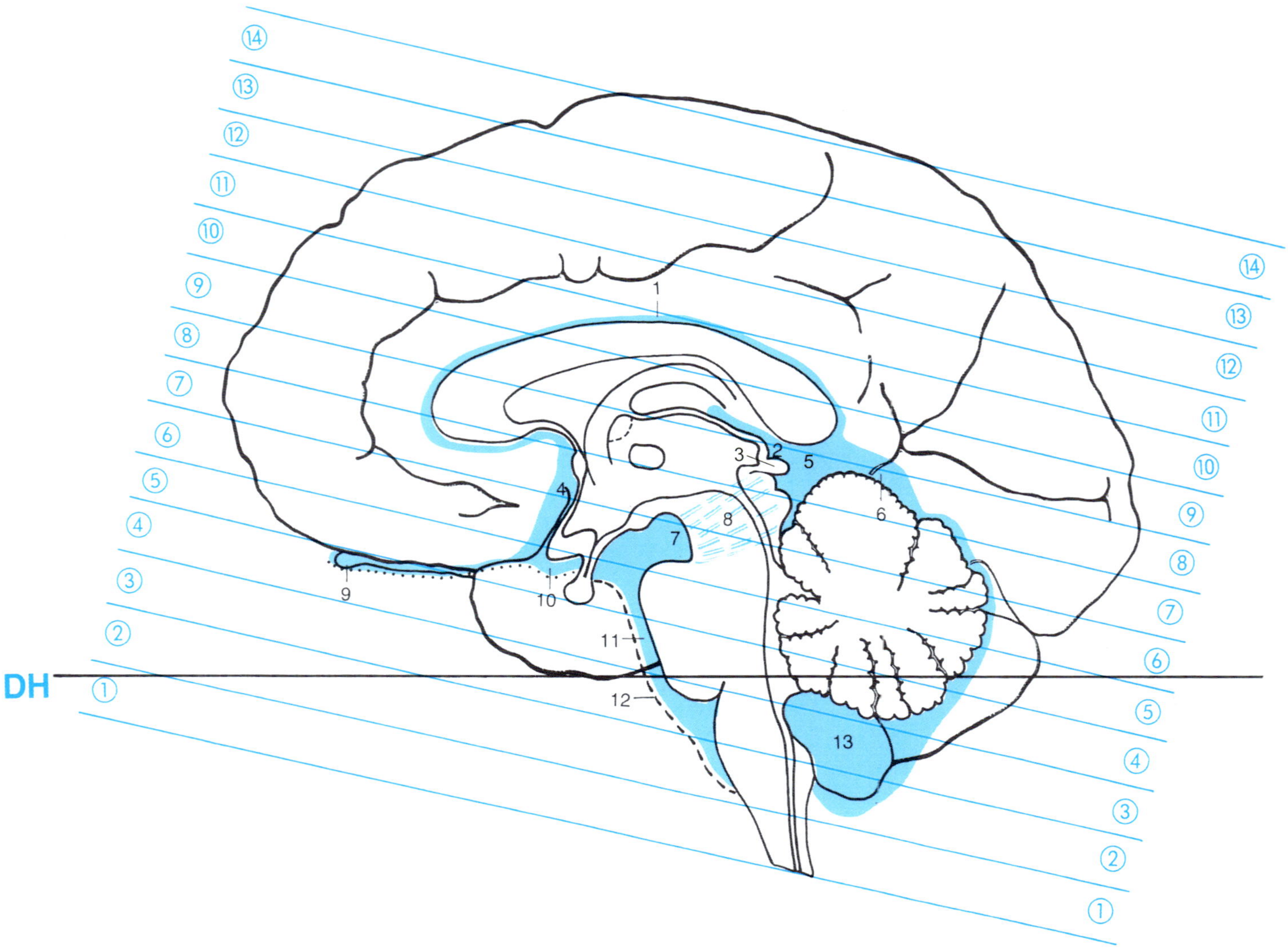

Abb. **86a** Äußere Liquorräume in Mediananansicht des Gehirns der Kanthomeatalserie. Die C. ambiens umgibt lateral den Pedunculus cerebri. Deshalb wurde diese Zisterne mit unterbrochenen, blauen Linien angedeutet.

1 C. pericallosa
2 C. fissurae transversae
3 Glandula pinealis
4 C. laminae terminalis
5 C. quadrigeminalis (venae magnae cerebri)
6 C. cerebelli superior
7 C. interpeduncularis
8 C. ambiens
9 vordere Basalzisterne (punktierte Linie)
10 C. chiasmatica
11 C. pontis
12 hintere Basalzisterne (unterbrochene, schwarze Linie)
13 C. cerebellomedullaris posterior (magna)

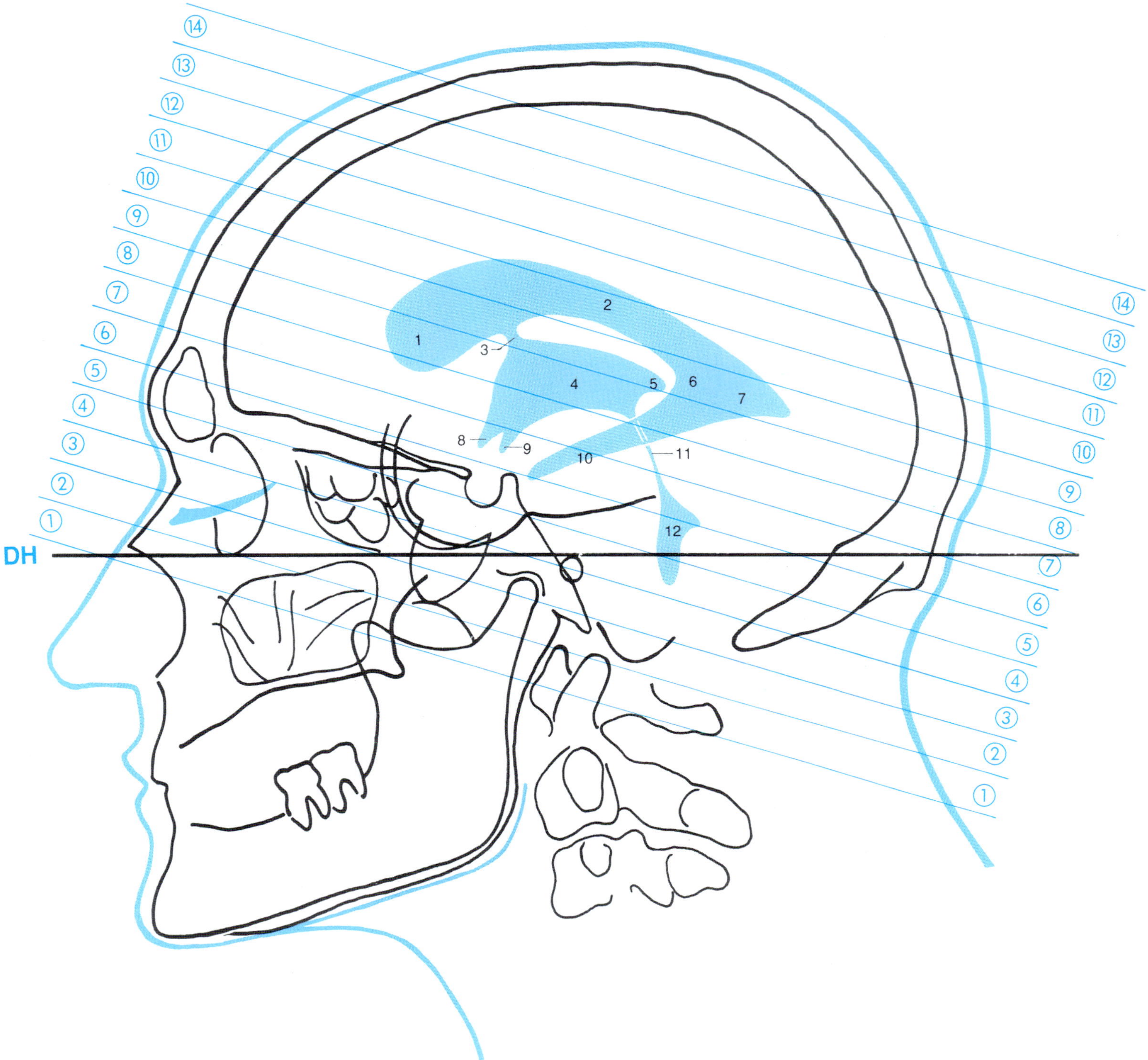

Abb. **86b** Ventrikelsystem in der Lateralansicht nach einem Röntgenbild des kanthomeatal geschnittenen Kopfes (s. Abb. 44, 45a, 45b, 46).
DH = Deutsche Horizontale.

1 Cornu frontale (anterius)
2 Pars centralis
3 Foramen interventriculare (Monro)
4 3. Ventrikel
5 Recessus suprapinealis
6 Trigonum collaterale
7 Cornu occipitale (posterius)
8 Recessus supraopticus
9 Recessus infundibuli
10 Cornu temporale (inferius)
11 Aqueductus mesencephali (cerebri Sylvius)
12 4. Ventrikel

1 hintere Basalzisterne
2 C. cerebellomedullaris posterior (magna)
3 vordere Basalzisterne
4 C. pontis
5 C. trigemini
6 C. pontocerebellaris
7 4. Ventrikel
8 C. valleculae cerebri
9 Pentagon der Basalzisternen
10 Ventriculus lateralis

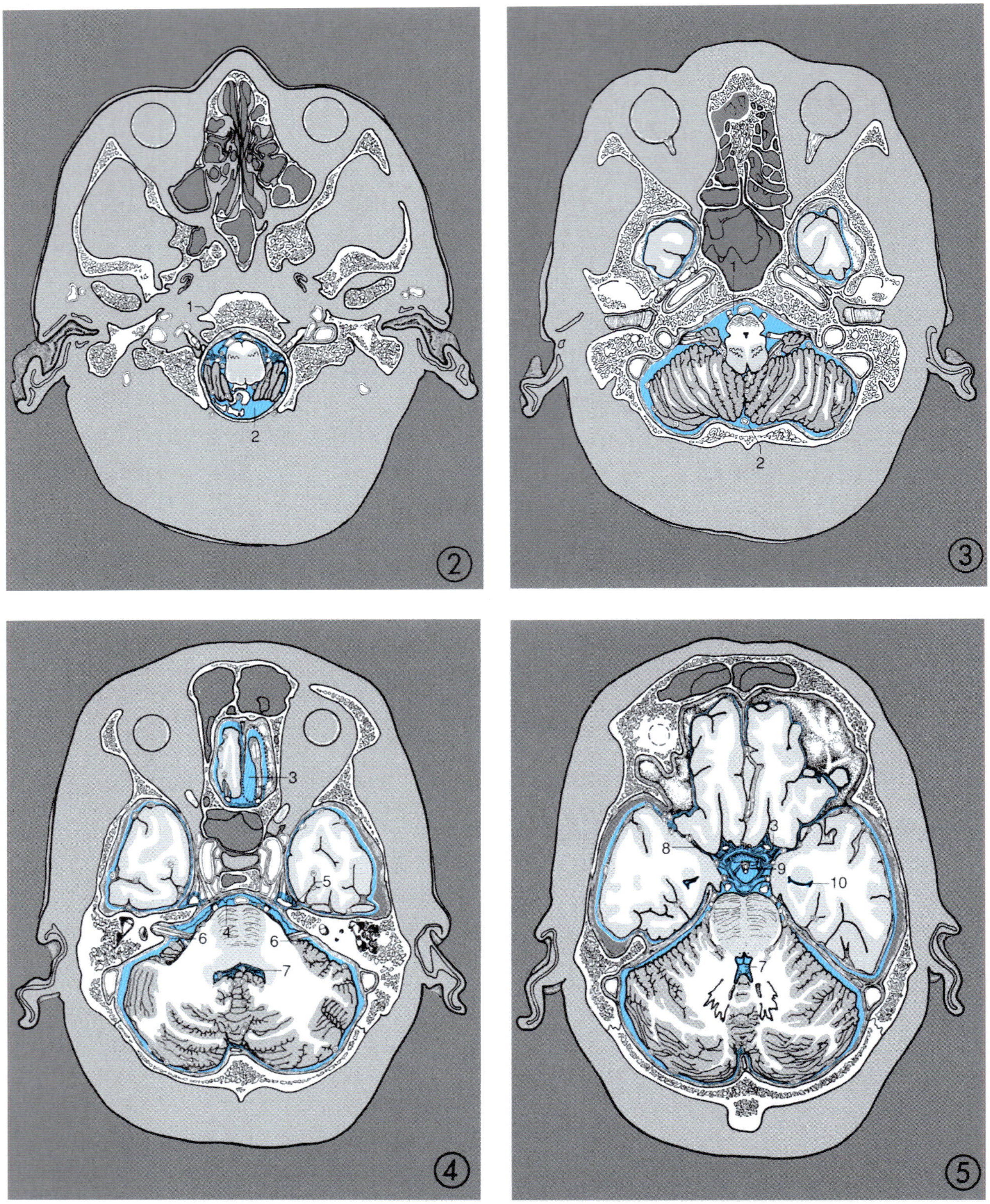

Abb. **87** Kanthomeatal orientierte Serienbilder der intrakraniellen Liquorräume. Die Zahl im Kreis gibt die Nummer der jeweiligen Scheibe an (s. Abb. 44, 45a, 45b, 46, 86a, 86b).

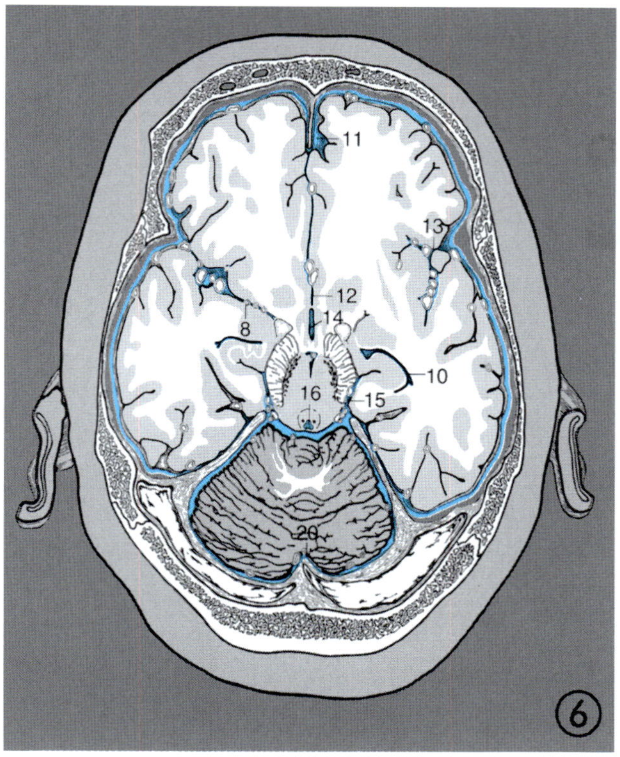

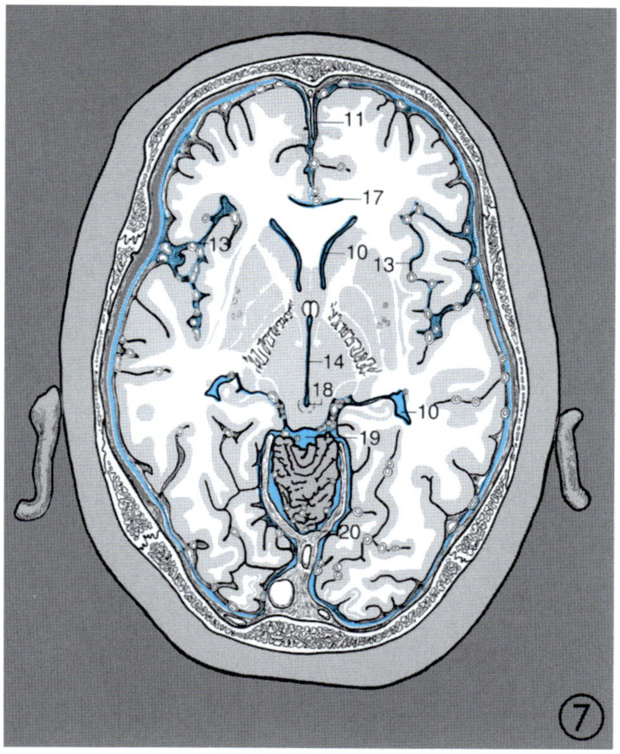

8 C. valleculae cerebri
10 Ventriculus lateralis
11 C. interhemispherica
12 C. laminae terminalis
13 C. fossae lateralis cerebri (Sylvius)
14 3. Ventrikel
15 C. ambiens
16 Übergang des Aqueductus mesencephali in 4. Ventrikel
17 C. pericallosa
18 Aqueductus mesencephali (cerebri Sylvius)
19 C. quadrigeminalis (venae magnae cerebri)
20 C. cerebelli superior

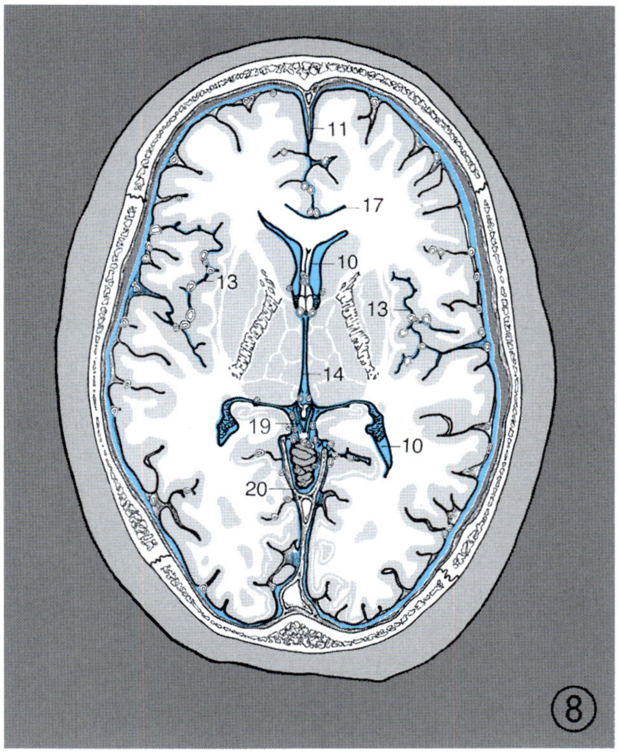

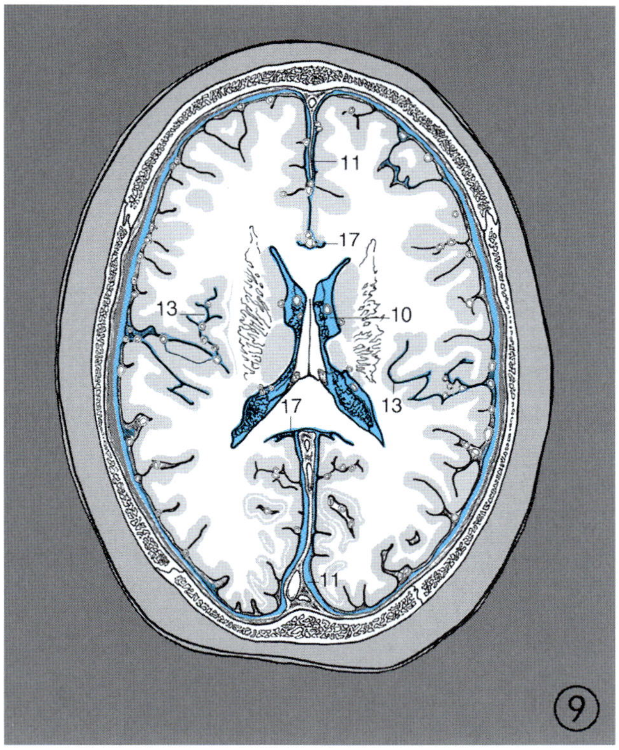

10 Ventriculus lateralis
11 C. interhemispherica
17 C. pericallosa

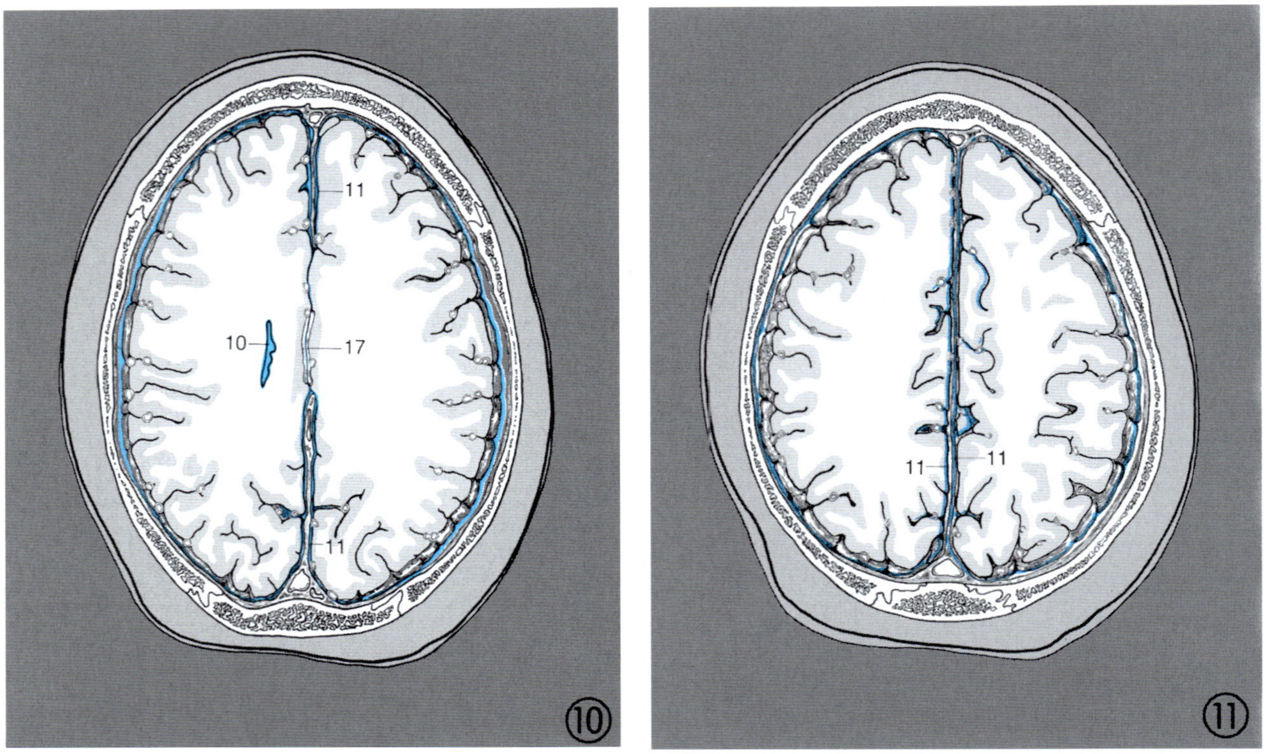

Abb. **87** Kanthomeatal orientierte Serienbilder der intrakraniellen Liquorräume. Die Zahl im Kreis gibt die Nummer der jeweiligen Scheibe an (s. Abb. 44, 45a, 45b, 46, 86a, 86b).

Oberhalb des **Foramen interventriculare (Monro)** überdacht der Plexus choroideus ventriculi tertii den 3. Ventrikel. Die mit dem Plexus choroideus verbundene Bindegewebsplatte, Tela choroidea ventriculi tertii, ist zwischen den Striae medullares thalami ausgespannt und bildet oberhalb der Glandula pinealis (Corpus pineale) einen Blindsack, Recessus suprapinealis (Abb. 83b.5). Wenige Millimeter darunter befindet sich eine kleine Ausstülpung, Recessus pinealis. Oberhalb des Recessus pinealis liegt die Einbuchtung der Commissura habenularum, unterhalb die der Commissura posterior (epithalamica). Darunter geht der 3. Ventrikel in den Aqueductus mesencephali über (262).

Seitenventrikel

Die beiden Seitenventrikel, Ventriculi laterales, bilden zwei widderhornförmige Hohlräume im Endhirn. Sie sind untereinander und mit dem 3. Ventrikel durch die Foramina interventricularia (Monro) verbunden. Entsprechend den vier Lappen des Endhirns unterscheidet man vier Abschnitte der Seitenventrikel:

1. Vorderhorn, **Cornu frontale** (anterius), im Stirnlappen (Abb. 9a.9, 9b.7, 54a.8, 54d.5, 85.25);
2. Mittelteil, **Pars centralis,** im Scheitellappen (Abb. 12a.7, 12b.8, 55c.13, 85.24);
3. Hinterhorn, **Cornu occipitale** (posterius), im Hinterhauptslappen (Abb. 14a.6, 14b.6, 85.31);
4. Unterhorn, **Cornu temporale** (inferius), im Schläfenlappen (Abb. 11a.24, 11b.19, 35a.14, 35d.8, 52a.31).

Das **Vorderhorn** ist der anteriore Pol des Seitenventrikels bis zum Foramen interventriculare (Abb. 2b.11, 10a.13, 54a.22, 54d.13, 83b.3, 85.3). Das Vorderhorn wird medial vom Septum pellucidum und lateral vom Caput nuclei caudati begrenzt. Die Balkenstrahlung bildet das Dach. Der Mittelteil ist schmal, besonders durch den vorgewölbten Thalamus. Der Boden wird medial durch die Lamina affixa und lateral durch das Corpus nuclei caudati gebildet, das Dach durch den Balken. Durch das Foramen interventriculare kommend wölbt sich das Adergeflecht, der Plexus choroideus ventriculi lateralis, von der medialen Seite in den Hohlraum vor. Der **Mittelteil** reicht bis zum Splenium des Balkens, wo sich die Pars centralis des Seitenventrikels in das Hinterhorn und Unterhorn gabelt. Im klinischen Sprachgebrauch wird die Region der Vereinigung von Mittelteil, **Hinterhorn** und Unterhorn Trigonum genannt. Anatomisch ist das Trigonum collaterale (Abb. 54b.26, 55c.16) ein dreieckiges Feld am Anfang des Unterhorns, das topographisch mit dem von außen tief einschneidenden Sulcus collateralis benachbart ist. Das Hinterhorn wird durch eine Ausstrahlung des Balkens, Forceps major(occipitalis), überdacht. Es besitzt in seiner medialen Wand eine Vorwölbung, Calcar avis, die durch den tief einschneidenden Sulcus calcarinus bedingt ist. Das **Unterhorn** schert in einem schwachen Bogen laterobasal aus. Die Cauda nuclei caudati liegt im Dach des Unterhorns. An der Spitze des Unterhorns befindet sich das Corpus amygdaloideum (Abb. 9b.20, 10a.27, 35a.21, 51a.12, 51b.11, 52a.21). Auf der medialen Seite des Unterhorns schließt sich der Plexus choroideus bis zur Fimbria hippocampi an. Es folgt mediobasal der Hippocampus (Abb. 10a.30, 10d.22, 35a.22, 35b.9, 52a.24), der sich mit seinem Alveus hippocampi (Abb. 52a.23) in das Unterhorn vorwölbt.

Klinische Hinweise

Trotz großer interindividueller und sehr unterschiedlich altersabhängiger Weite und Konfiguration des Ventrikelsystems und der äußeren Liquorräume sind diese Räume für das Erkennen und die Bewertung pathologischer intrakranieller Prozesse bedeutsam. Asymmetrien der Seitenventrikel, Verformungen einer Ventrikelwand oder mehrerer Ventrikel, unterschiedliche Weite der äußeren und inneren Liquorräume oder ein Missverhältnis der Weite der supratentoriell gelegenen Ventrikel mit der Größe des 4. Ventrikels führen die Aufmerksamkeit des Untersuchers auf bestimmte Krankheitsbilder oder helfen bei der topischen und gelegentlich auch funktionell ausgerichteten diagnostischen Orientierung: Hydrocephalus occlusus, malresorptivus, hypersecretorius, externus, internus, e vacuo etc. Weiterführende Literatur (185, 253, 403, 409).

5.4 Hirnarterien und ihre vaskulären Territorien

(Abb. 88–96)

Die Hirngefäße werden in der CT- und MR-Routinediagnostik nur ungenügend dargestellt, sodass bei bestimmten Fragestellungen ergänzend die **CT-Angiographie (CTA)** oder die **MR-Angiographie (MRA)** notwendig ist. Das gilt für Gefäßkrankheiten, auch für die Differenzialdiagnostik der Tumoren und für die Operationsplanung. In einigen besonderen Fällen ist die **zerebrale Angiographie** erforderlich. CT und MRT lassen die Folgen von Gefäßkrankheiten und die am Gehirn aufgetretenen Schäden wie Ödem, Infarkt, Blutung, Hydrozephalus erkennen. Es besteht deshalb häufig die Aufgabe, die topographische Anatomie der Hirnarterien, die meistens aus angiographischen Frontal- und Lateralprojektionen erschlossen wird, mit den durch die neue Bilddiagnostik ermittelten Befunden dreidimensional in Verbindung zu setzen. Aus diesem Grund werden wir Schemata der Angiogramme der häufigsten Arterienvariationen mit den Schnittbildern der Arterien in den Hirnpräparaten vergleichen.

Verschlüsse großer Hirnarterien (A. cerebri media und A. basilaris) können sich im CT durch hyperdense Strukturen im Gefäßlumen und im MRT durch fehlenden Fluss darstellen. **Verschlüsse mittlerer Hirnarterien** zeigen sich im CT erst Stunden später durch hypodense Areale und gegebenenfalls durch eine verwaschene Rinde-Markgrenze im arteriellen Versorgungsgebiet. Intrakranielle Blutungen sind im CT sofort nachweisbar, im MRT in den ersten Stunden mit speziellen Untersuchungssequenzen. Bei den zerebralen Ischämien hat die MRT eine höhere Sensitivität als CT durch den früheren Nachweis des Hirninfarktes und durch die bessere Erkennbarkeit in Hirnstamm und Kleinhirn. Ausdehnung und Ausmaß der Hypodensität im CT, abnormes Signal im MRT als Korrelat zu Ödem und Infarkt werden nicht nur von der Größe des verschlossenen Gefäßes, sondern auch von der möglichen **Kollateralversorgung** bestimmt. Aneurysmen werden erst ab 5–10 mm Durchmesser im CT erfassbar. Hierzu ist in der Regel Kontrastmittelgabe erforderlich, wie auch zum Nachweis von Angiomen. In der nativen MRT zeigen sich die Angiome durch Flussphänomene.

In den letzten Jahrzehnten sind gründliche Studien über die **Variabilität der Hirnarterien** durchgeführt worden (111, 145, 238, 264, 265, 474). Dabei ist die international akzeptierte Nomenklatur nur partiell von den Klinikern übernommen worden. Dadurch werden in der Literatur oft Synonyme verwendet, sodass es notwendig erscheint, im Text hinter den internationalen anatomischen Namen diese Synonyme in Klammern einzufügen.

Viele anatomische **Namen der Hirnarterien** sind älter als 100 Jahre. Für die Benennung anatomischer Strukturen war oft ein einziges auffallendes topographisches Merkmal bestimmend (29). Beispielsweise verzweigen sich die Kleinhirnarterien auf dem Kleinhirn, geben aber außerdem wichtige zirkumferentielle Äste für Teile der Medulla oblongata, des Pons und des Mittelhirns ab. Ein proximaler Verschluss einer Kleinhirnarterie kann also zu Ausfällen in der Medulla oblongata, im Pons oder im Mittelhirn führen. Meistens gibt ein Arterienname im Sinne der Mengenlehre nur eine Teilmenge des Versorgungsgebietes der Arterie an.

A. vertebralis

Die A. vertebralis (Abb. 88.1) tritt aus dem Foramen transversarium des Atlas aus, zieht zuerst nach hinten und biegt dann in den Sulcus arteriae vertebralis des Atlas ein (Abb. 47a.24). Dadurch bildet sie eine Reserveschlinge, die bei Kopfbewegungen erforderlich ist. Im lateralen Strahlengang ist dieser Abschnitt als V3-Teil im Angiogramm sichtbar.

Vom Sulcus arteriae vertebralis aus zieht die Arterie schräg durch Membrana atlantooccipitalis, Dura mater und Arachnoidea. An dieser Stelle liegt der S. atlantooccipitalis mit dem Organon ampulloglomerulare. Wahrscheinlich ist es eine Rezeptoreinrichtung für Gefäßreflexe. Die A. vertebralis verläuft zunächst bogenförmig und liegt dann vor der Medulla oblongata (Abb. 11c.25, 12c.21, 32c.31, 48c.15). Der intrakranielle Abschnitt wird der V4-Teil genannt. Die **Vereinigungsstelle** der linken und rechten A. vertebralis zur A. basilaris befindet sich meistens auf dem Unterrand des Pons (66 % der Fälle), seltener auf dem anterioren Teil der Medulla oblongata. Im V4-Teil kann die rechte oder linke A. vertebralis weitlumiger sein oder eine Schlinge bilden.

Angiographisch nachweisbare **Äste der A. vertebralis** sind A. spinalis anterior und A. inferior posterior cerebelli (PICA). Die **A. spinalis anterior** entspringt aus der A. vertebralis kurz vor der Vereinigungsstelle zur A. basilaris und verläuft dann nach mediokaudal. Die rechte und linke Arterie bilden nach etwa 2–3 cm eine unpaare, mittelständige A. spinalis anterior (in 77 % der Fälle nach [264]). In 20 % ist das einseitige Fehlen der A. spinalis anterior beobachtet worden, und in 13 % bleibt ihre Vereinigung aus. Von der A. spinalis anterior gehen paramediane Äste zur Medulla oblongata ab.

Die **A. inferior posterior cerebelli (PICA)** (Abb. 12c.20, 33c.25, 48c.18) entspringt in 18 % kaudal vom Foramen magnum, meistens jedoch intrakraniell aus der A. vertebralis. In Ausnahmefällen (10 %) geht die A. inferior posterior cerebelli (PICA) aus der A. basilaris ab.

Einseitiges Fehlen der A. inferior posterior cerebelli (PICA) wird mit 10 %, beidseitiges Fehlen mit 2 % angegeben (264). Diese Kleinhirnarterie verläuft sehr variabel am seitlichen Rand der Medulla oblongata (238, 264). Die A. inferior posterior cerebelli (PICA) gibt feine Äste zum anterolateralen und lateralen sowie teilweise zum posterioren Territorium der Medulla oblongata ab, wo u. a. Nucl. ambiguus, zentrale Sympathikusbahn, Nucl. spinalis nervi trigemini und Tr. spinothalamicus liegen (Abb. 69b.24, 69b.28, 70b.17, 70b.31, 71b.16, 72b.17). Danach kann die Arterie an der oder um die Tonsille des Kleinhirns eine Gefäßschlinge bilden. Diese Schlinge liegt in 18 % der Fälle kaudal vom Foramen magnum (238). Aus ihrem Tiefstand kann also ein Hirnödem mit verlagerter Tonsille des Kleinhirns nicht sicher abgeleitet werden. Ein Ast dieser Kleinhirnarterie zieht zum Plexus choroideus des 4. Ventrikels. Der letzte Abschnitt der A. inferior posterior cerebelli (PICA) liegt an der Unterseite des Kleinhirns und zweigt sich in zwei Äste auf, wobei der eine medial die Unterfläche des Kleinhirnwurms und der andere lateral die Unterfläche der Kleinhirnhemisphäre einschließlich eines kleinen Teils des Nucl. dentatus versorgt.

A. basilaris

Die A. basilaris entsteht aus der Vereinigung der Aa. vertebrales. Die A. basilaris (Abb. 10c.17, 32b.25, 32c.25, 49c.11, 50b.12, 50c.12, 51c.14) zieht im Sulcus basilaris des Pons innerhalb der C. pontis nach superior bis in die C. interpeduncularis. Sie ist im Mittel 32 (15–40) mm lang. Das obere Ende der A. basilaris liegt in 51 % auf Höhe, in 30 % oberhalb und in 19 % unterhalb des Dorsum sellae (238). Die Arterie kann in etwa je 10 % einen rechtskonkaven oder einen linkskonkaven Bogen bilden, meist mit einer kontralateral dickeren A. vertebralis kombiniert. Deshalb werden für diese Ausbiegungen hämodynamische Faktoren angenommen (178). Dieser gekrümmte Verlauf darf nicht mit einer pathologischen Verlagerung durch Raumforderung verwechselt werden.

Äste der A. basilaris sind:

1. Aa. pontis (feine Äste, nicht in den Schnitten getroffen),
2. A. inferior anterior cerebelli (AICA) (Abb. 32c.29, 49c.15, 50c.18),
3. A. superior cerebelli (Abb. 10c.18, 32c.22, 51c.16),
4. A. cerebri posterior (Abb. 10c.13, 32c.21, 51c.13).

Die etwa 8 **Aa. pontis** gehen fast rechtwinklig von der A. basilaris ab und versorgen mit medialen Ästen das anteromediale und mit den lateralen Ästen das anterolaterale und laterale Territorium des Pons. Diese Äste sind im Übersichtsangiogramm in der Regel nicht sichtbar.

Die **A. inferior anterior cerebelli** (AICA) entspringt meist aus dem unteren Drittel (52 %), weiterhin aus dem mittleren (46 %) und selten aus dem oberen Drittel (2 %) der A. basilaris. Ausnahmsweise kann die A. inferior anterior cerebelli (AICA) von der A. vertebralis abgehen. In etwa 10 % ist die A. inferior anterior cerebelli (AICA) auf einer Seite doppelt angelegt, und in 1 % fehlt sie einseitig, seltener doppelseitig. Das Gefäß zieht meist zuerst lateroinferior über den Pons, an den es feine Äste abgibt. Dann bildet es eine Schlinge, aus der in etwa 70 % die A. labyrinthi abgeht. In den anderen Fällen geht die A. labyrinthi direkt aus der A. basilaris ab. Die A. inferior anterior cerebelli (AICA) zieht über den Flocculus (H X) hinweg oder umgreift ihn und versorgt ihn mit feinen Ästen. Aus diesem flokkulären Abschnitt der Kleinhirnarterie gehen noch feine Äste zum mittleren Kleinhirnstiel des Pons und zur Medulla oblongata ab. Die Hemisphärenäste der A. inferior anterior cerebelli (AICA) versorgen vorn liegende Teile vor allem der Kleinhirnunterfläche sowie den Plexus choroideus des 4. Ventrikels.

Die **A. superior cerebelli** entspringt als konstanteste der Kleinhirnarterien aus der A. basilaris unmittelbar

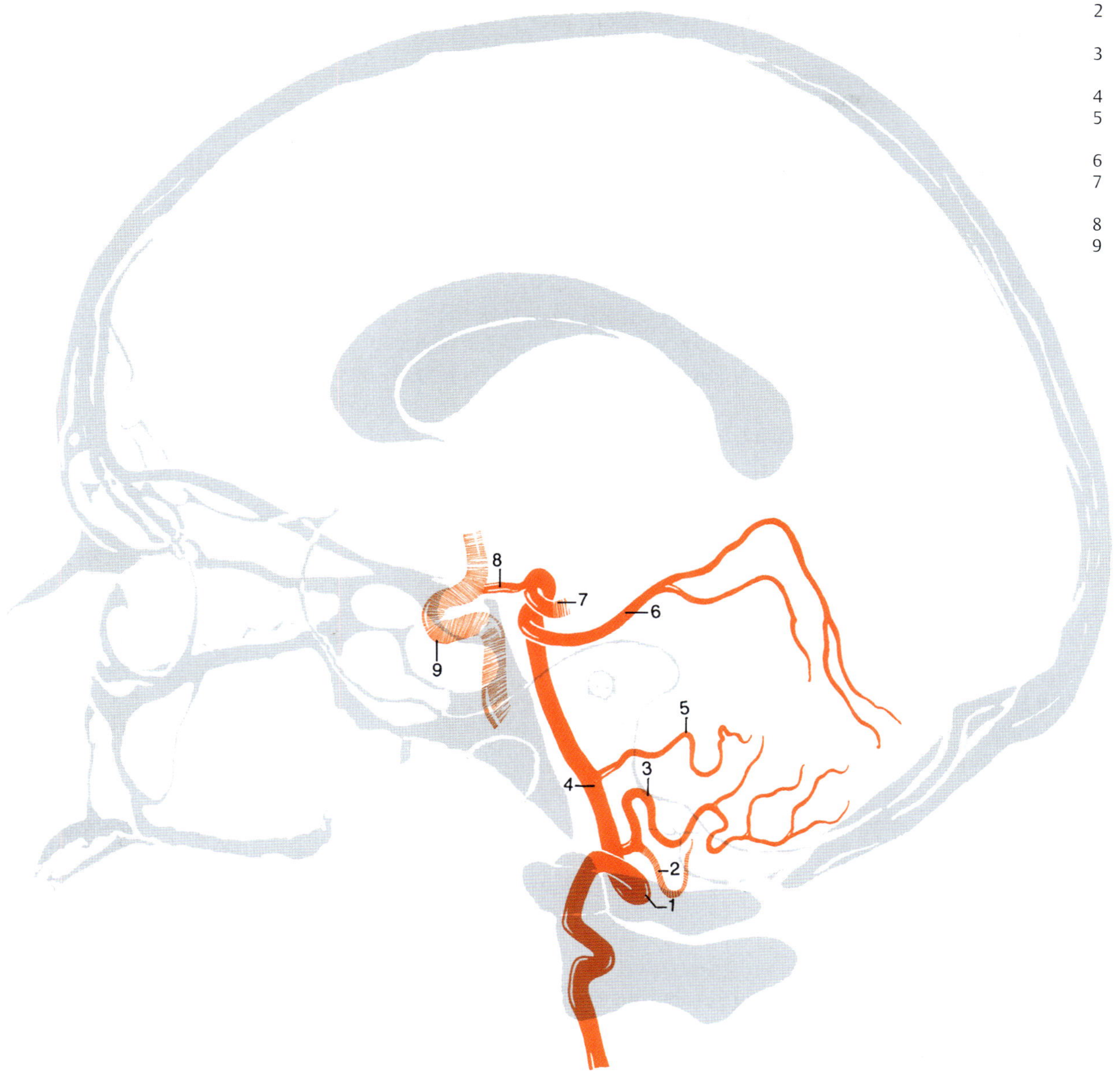

1 A. vertebralis
2 Variante der A. inferior posterior cerebelli (PICA)
3 A. inferior posterior cerebelli (PICA)
4 A. basilaris
5 A. inferior anterior cerebelli (AICA)
6 A. superior cerebelli
7 Abgang der A. cerebri posterior
8 A. communicans posterior
9 A. carotis interna

Abb. **88** Der infratentorielle arterielle Gefäßbaum mit seiner Verbindung zur A. carotis interna in Seitenansicht nach (238).

vor deren Endaufzweigung. In 4 % geht diese Kleinhirnarterie aus der A. cerebri posterior ab (265). In etwa je 10 % kommen doppelte Aa. superiores cerebelli auf der rechten und linken Seite vor. Die A. superior cerebelli gibt feine Äste zum posterioren Territorium des Pons und teilweise zum posterioren Territorium des Mittelhirns ab sowie dicke Äste zur Oberseite des Kleinhirns. Die Kleinhirnarterien anastomosieren untereinander.

Bei fehlender Anlage können sich die Kleinhirnarterien in der Versorgung des Kleinhirns gegenseitig ganz oder teilweise ersetzen. Bei fehlender A. inferior posterior cerebelli (PICA) übernehmen die A. inferior anterior cerebelli (AICA) und die A. superior cerebelli die Versorgung der Kleinhirnunterfläche. Eine A. inferior posterior cerebelli (PICA) versorgt in 60 % der Fälle allein die Kleinhirnunterfläche. In 26 % beteiligt sich noch die A. inferior anterior cerebelli (AICA) und in 3 % die A. superior cerebelli daran. In 67 % versorgt die A. superior cerebelli die Kleinhirnoberfläche. Weiterhin sind daran vor allem die A. inferior anterior cerebelli (AICA) sowie die A. inferior posterior cerebelli (PICA) beteiligt (264).

A. cerebri posterior

Die A. cerebri posterior (Abb. 89.6, 91d.16, 10c.13, 32c.21, 33d.15, 51c.13, 52b.15) entspringt in etwa 90 % aus A. basilaris und verläuft dann zwischen den Crura cerebri und dem Clivus in der C. interpeduncularis. In etwa 10 % liegt ein **fetaler Typ** vor, bei dem die A. cerebri posterior eine Fortsetzung der A. communicans posterior und damit ein Ast der A. carotis interna ist. Die Gefäßstrecke der A. cerebri posterior von der A. basilaris bis zur A. communicans posterior wird Pars precommunicalis genannt. Sie ist im Mittel 6 (3–9) mm lang. Feine penetrierende Äste der Pars precommunicalis (Aa. centrales posteromedialis und posterolateralis Abb. 89a.7) dringen durch die Substantia perforata anterior ins Gehirn ein und versorgen partiell Mittelhirn und Zwischenhirn. Im Angiogramm lassen sich diese dünnen Arterienäste selten identifizieren (265).

Die **Pars postcommunicalis** der A. cerebri posterior zieht bogenförmig um das Mittelhirn und liegt in der C. ambiens. Dünne penetrierende Äste der Pars postcommunalis (Aa. centrales posterolaterales, Abb. 89a.7 und die A. collicularis) versorgen hintere Thalamusabschnitte, Lamina tecti und die Glandula pinealis (Corpus pineale). Unterhalb des Pulvinar thalami und oberhalb des Tentorium cerebelli teilt sich die A. cerebri posterior in ihre beiden Hauptäste: **A. occipitalis medialis** (früher: A. occipitalis interna) (Abb. 12c.13, 33c.16, 52c.12, 53c.15, 54c.21) und **A. occipitalis lateralis** (früher: A. temporooccipitalis, A. occipitotemporalis) (Abb. 12c.15, 34c.15, 52c.13, 53c.18). Am Anfang der Pars postcommunicalis gehen die Aa. choroideae posteriores medialis et lateralis (Abb. 52c.14) ab. Sie ziehen zwischen Lamina tecti und G. parahippocampalis. Dann versorgen diese Arterien die Plexus choroidei des 3. Ventrikels und der Seitenventrikel. Außerdem geben sie dünne Zweige zu der Glandula pinealis, dem Tectum und den Zwischenhirnanteilen ab. Mehrere Äste ziehen zu den Corpora geniculata laterale et mediale, zur Rückseite des Thalamus und zum G. parahippocampalis. Ein bis vier Äste der Aa. parahippocampales versorgen den G. parahippocampalis, die Hippocampusformation und Teile des Splenium corporis callosi. Bei einem Hirnödem werden Teiläste durch Zugwirkung des Tentorium cerebelli stranguliert, so dass meistens ein Sektor der Hippocampusformation degeneriert (Sommerscher Sektor, entspricht etwa dem h1-Feld nach [284]). Weitere kortikale Äste gehen zur Unterseite des Temporallappens.

Die Aufteilung der A. cerebri posterior in zwei annähernd gleich große Hauptäste liegt meistens am lateralsten Punkt des Pedunculus cerebri. Diese Teilung in eine A. occipitalis medialis und in eine A. occipitalis lateralis tritt meistens als Bifurkation, seltener als Trifurkation und sehr selten als Quadrofurkation auf (265).

Die **A. occipitalis lateralis** zieht über den hinteren Abschnitt des G. parahippocampalis und versorgt die Unterfläche des Hinterhauptslappens. Die **A. occipitalis medialis** verläuft unterhalb des Splenium corporis callosi und kreuzt den Isthmus des G. cinguli. Die Arterie zweigt sich in ihre Endäste A. parietooccipitalis und A. calcarina auf. Die A. parietooccipitalis (Abb. 15c.7, 32c.14, 55c.21, 56c.16) verläuft meist im gleichnamigen Sulcus und versorgt Cuneus und Precuneus. Die **A. calcarina** (Abb. 15c.11, 32c.15, 54c.22, 55c.23) liegt an oder in der gleichnamigen Furche. Selten entspringt die Arterie aus der A. occipitalis lateralis. Die A. calcarina versorgt nur in etwa 1/4 der Fälle die Area striata vollständig (433). In den anderen Fällen wird die Sehregion partiell von Nachbararterien mitversorgt. Bei Gefäßverschluss der A. calcarina kann eine homonyme Hemianopsie mit Aussparung der Macula auftreten, wenn eine Nachbararterie das an der Mantelkante gelegene Feld der Area striata, das mit der Macula lutea eine Punkt-zu-Punkt-Verbindung hat, ausreichend versorgt.

Arterielle Versorgungsgebiete des Hirnstamms und Cerebellum

(Abb. 89b)

Trotz vieler beschriebener **Anastomosen** zwischen den Hirnarterien (238) treten ischämische Hirninfarkte auf, wenn plötzlich der arterielle Blutstrom unterbrochen wird. Im allgemeinen reicht die Versorgung durch benachbarte Kollateralen nicht aus. Es lassen sich arterielle Territorien abgrenzen.

Die klinischen Symptome eines Infarktes hängen von den neurofunktionellen Systemen ab, die betroffen sind. Deshalb sind die topographischen Kenntnisse sowohl der arteriellen Territorien als auch der neurofunktionellen Systeme für die Beurteilung neurovaskulärer Erkrankungen notwendig.

Die den **Hirnstamm** versorgenden Arterien sind meist dünne Seitenäste, die von größeren Arterien unmittelbar abgehen und die Oberfläche des Hirnstamms in 4 oder in 3 Zonen penetrieren, wie in neuen Untersuchungen dargelegt wurde (111, 456). Die Arterien des Hirnstamms vaskularisieren ein

- anteromediales,
- anterolaterales,
- laterales,
- (meistens) posteriores Territorium.

Im oberen Drittel der Medulla oblongata und in den zwei unteren Dritteln des Pons fehlt das posteriore Territorium. Die Grenzen dieser Territorien sind variabel und nicht mit denen der neurofunktionellen Systeme identisch. Lange Kerne und breite Faserbahnen liegen oft im Bereich von zwei benachbarten arteriellen Territorien. Beispielsweise verläuft das mediale Lemniscussystem (Abb. 69b.29, 69b.30, 113, 73b.17, 77b.23) von der Medulla oblongata bis zum Mittelhirn zuerst weitgehend durch ein posteriores, dann laterales, anterolaterales, anteromediales Territorium und schließlich durch zwei Territorien (anteromediales und laterales, anterolaterales und laterales Territorium). Nach Farbinjektionen in die Arterien des Hirnstamms sind große **Seitenunterschiede** dieser Territorien auch zwischen der linken und rechten Hirnstammhälfte des gleichen Gehirns beobachtet worden (111).

Medulla oblongata

Die Medulla oblongata wird hauptsächlich von den Ästen aus der A. spinalis anterior, der A. vertebralis, der A. inferior posterior cerebelli (PICA) und der A. spinalis posterior versorgt. Dünne Äste der A. basilaris und der A. inferior anterior cerebelli (AICA) vaskularisieren einen kleinen lateralen Teil der Medulla oblongata dicht vor dem pontomedullären Übergang.

Dünne Äste der A. spinalis anterior penetrieren unmittelbar neben der Fissura mediana anterior die Oberfläche der Medulla oblongata und verzweigen sich in dem **anteromedialen Territorium**. In dem oberen Viertel der Medulla oblongata versorgen auch Äste der A. vertebralis das anteromediale Territorium. Es enhält einen medialen Teil der kortikospinalen Fasern (Abb. 69b.21, 70b.12, 71b.10, 72b.9), den größten Teil des

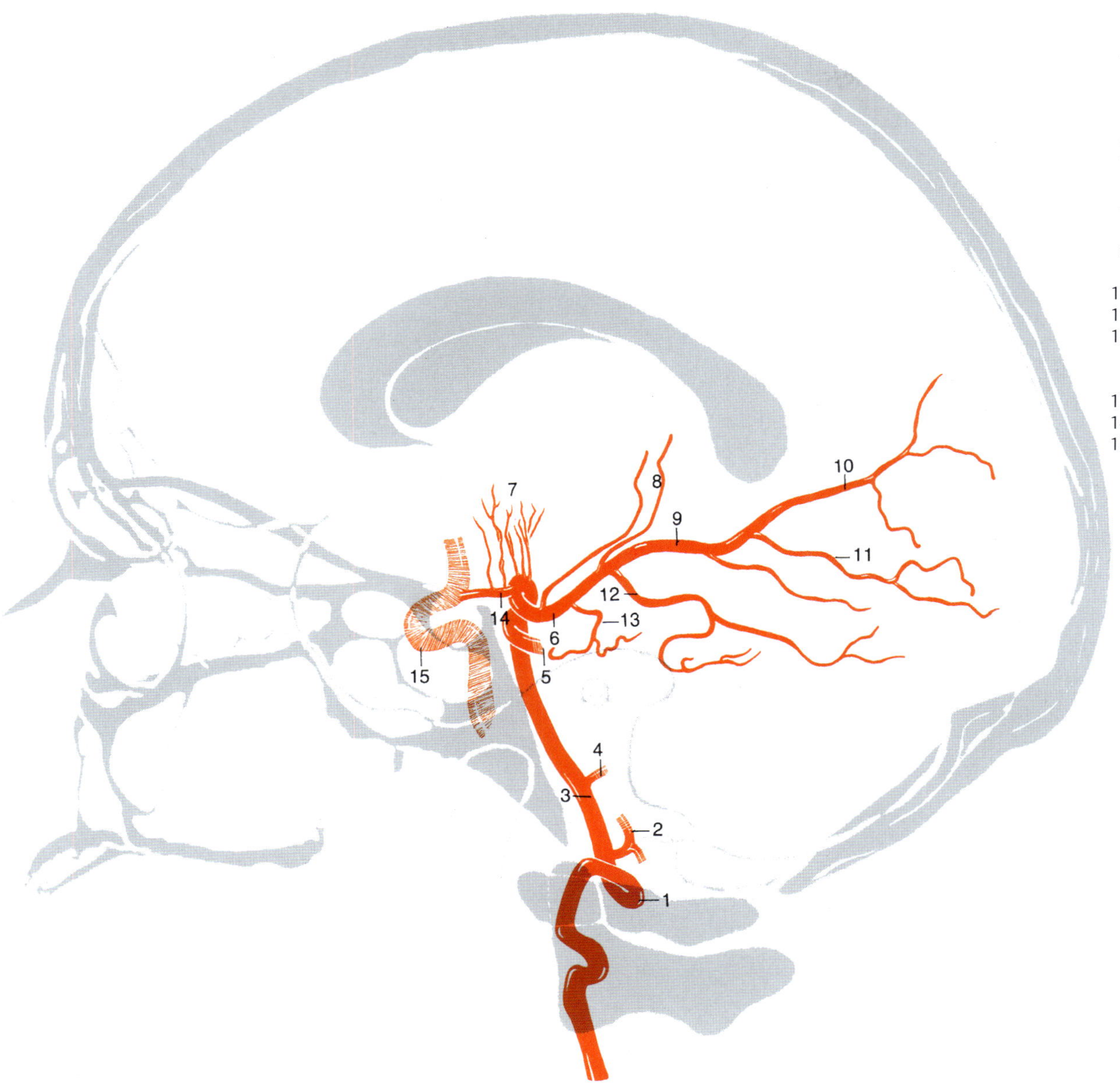

1 A. vertebralis
2 Abgang der A. inferior posterior cerebelli (PICA)
3 A. basilaris
4 Abgang der A. inferior anterior cerebelli (AICA)
5 Abgang der A. superior cerebelli
6 A. cerebri posterior
7 Aa. centrales posteromedialis und posterolateralis
8 Aa. choroideae posteriores medialis und lateralis
9 A. occipitalis medialis (A. occipitalis interna (238))
10 A. parietooccipitalis
11 A. calcarina
12 A. occipitalis lateralis (A. temporooccipitalis, A. occipitotemporalis (238))
13 Aa. temporales
14 A. communicans posterior
15 A. carotis interna

Abb. **89a** A. cerebri posterior in Seitenansicht nach (238).

medialen Lemniscus (Abb. 70b.14, 71b.13, 72b.11), den Fasciculus longitudinalis medialis (Abb. 69b.22, 70b.19, 71b.20, 72b.16), den größten Teil des Hypoglossuskerns (Abb. 70b.24, 71b.25) und des Nucl. prepositus (Abb. 72b.22).

Das **anterolaterale Territorium** wird von Ästen der A. spinalis anterior, der A. vertebralis und der A. inferior posterior cerebelli (PICA) vaskularisiert. Dieses Territorium umfasst den lateralen Teil der kortikospinalen Fasern (Abb. 69b.21, 70b.12, 71b.10, 72b.9), einen kleinen Teil des Lemniscus medialis sowie mediale Teile des Nucl. olivaris inferior (Abb. 70b.16, 71b.14, 72b.14) und der Formatio reticularis.

Das **laterale Territorium** wird von den penetrierenden Ästen der A. inferior posterior cerebelli (PICA) und der A. vertebralis versorgt. Zu diesem Territorium gehören der Tr. spinothalamicus (Abb. 70b.17, 71b.17), der Tr. spinocerebellaris anterior (Abb. 70b.21, 71b.21), ein kleiner Teil vom Hypoglossuskern und vom Vaguskern, ein Teil des Nucl. tractus solitarii sowie der laterale Teil der unteren Olive, außerdem die Wurzeln vom N. glossopharyngeus und N. vagus. Im lateralen Territorium des oberen Abschnittes der Medulla oblongata liegen die Nuclei cochleares posterior und anterior (Abb. 72b.26) und der mediale und untere Vestibulariskerne (Abb. 72b.24).

Das **posteriore Territorium** wird hauptsächlich von der A. spinalis posterior vaskularisiert. Dort befinden sich im unteren Abschnitt der Medulla oblongata (geschlossener Teil mit Zentralkanal) die Nuclei gracilis und cuneatus, Nucl. tractus solitarii und der Vaguskern. In mittlerer Höhe der Medulla oblongata liegen die Area postrema, ebenfalls der Vaguskern und Nucl. tractus solitarii. Im oberen Abschnitt der Medulla oblongata fehlt beidseits ein posteriores Territorium.

Arterielle Territorien der Medulla oblongata: penetrierende Äste der

- anteromedial: A. spinalis anterior
- anterolateral: A. spinalis anterior, A. vertebralis, A. inferior posterior cerebelli (PICA)
- lateral: A. inferior posterior cerebelli (PICA)
- posterior: A. spinalis posterior

Arterielle Territorien des Cerebellum

- lateraler Ast der A. inferior posterior cerebelli (PICA)
- medialer Ast der A. inferior posterior cerebelli (PICA)

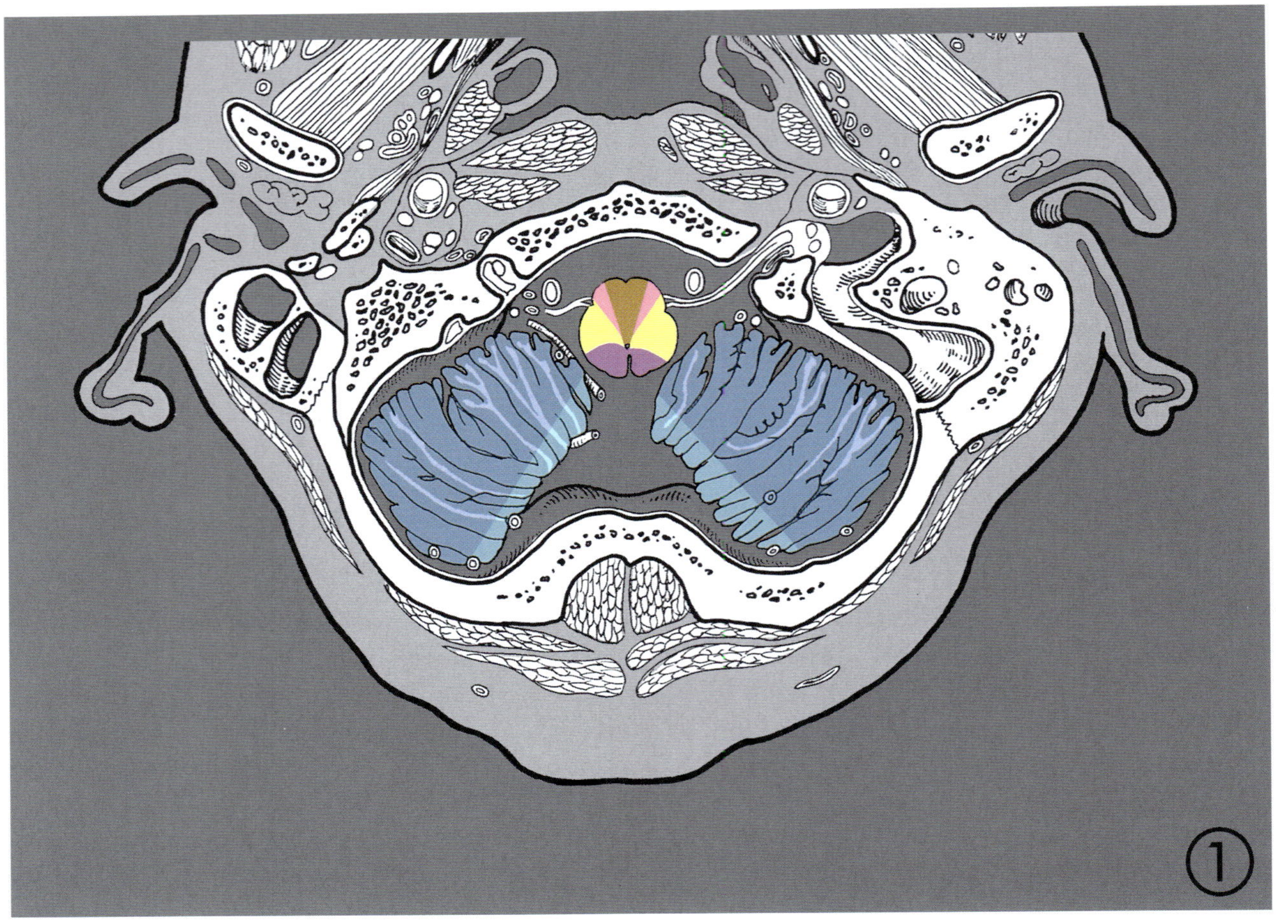

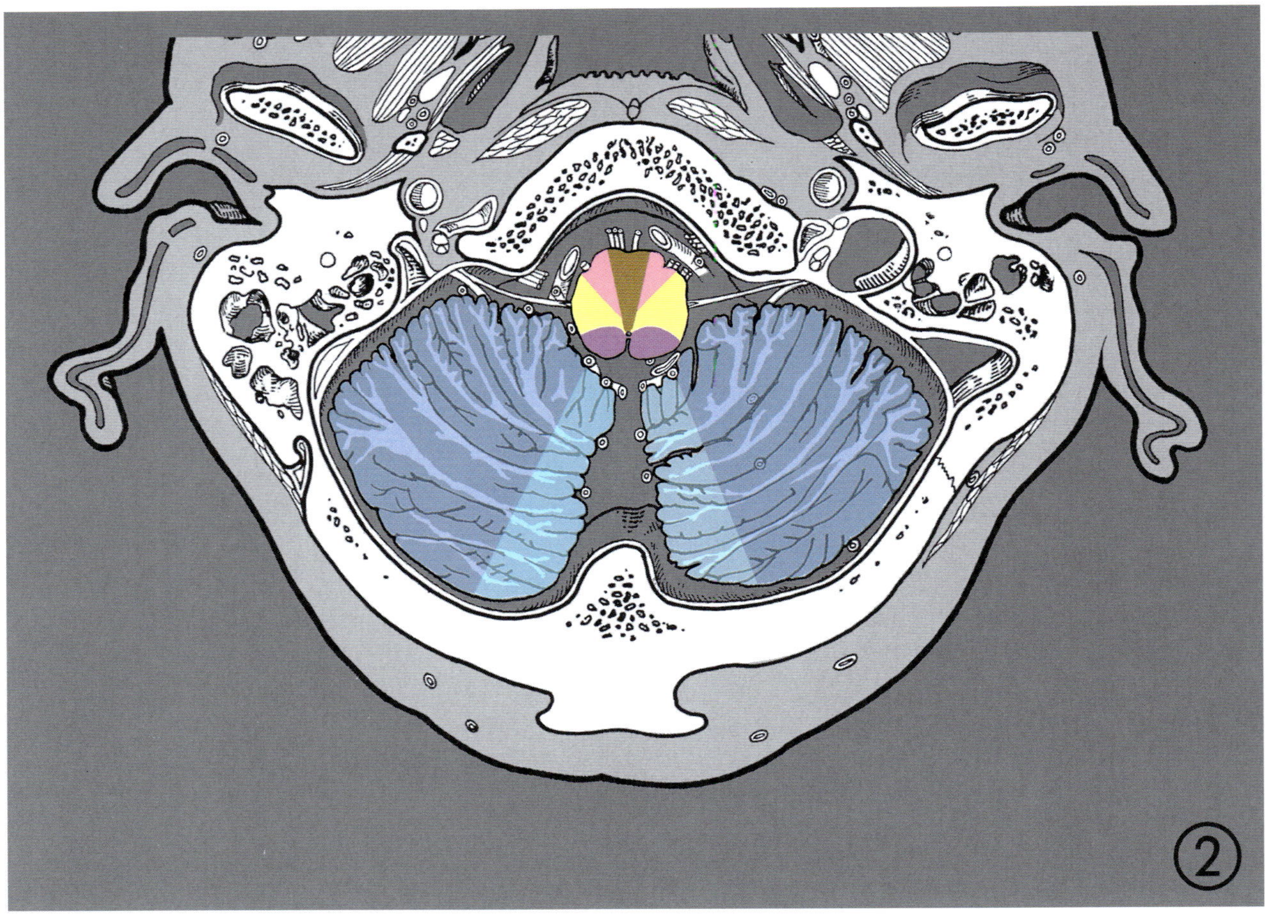

Abb. **89b** Senkrecht zur Medianebene und Meynertschen Achse orientierte Serienbilder der Medulla oblongata und des Cerebellum mit den arteriellen Territorien. Die Zahl im Kreis gibt die Nummer der jeweiligen Scheibe der Hirnstammserie an. Diese Abbildungen sind Teilbilder der Abb. 69a und 70a. Nach (111, 456).

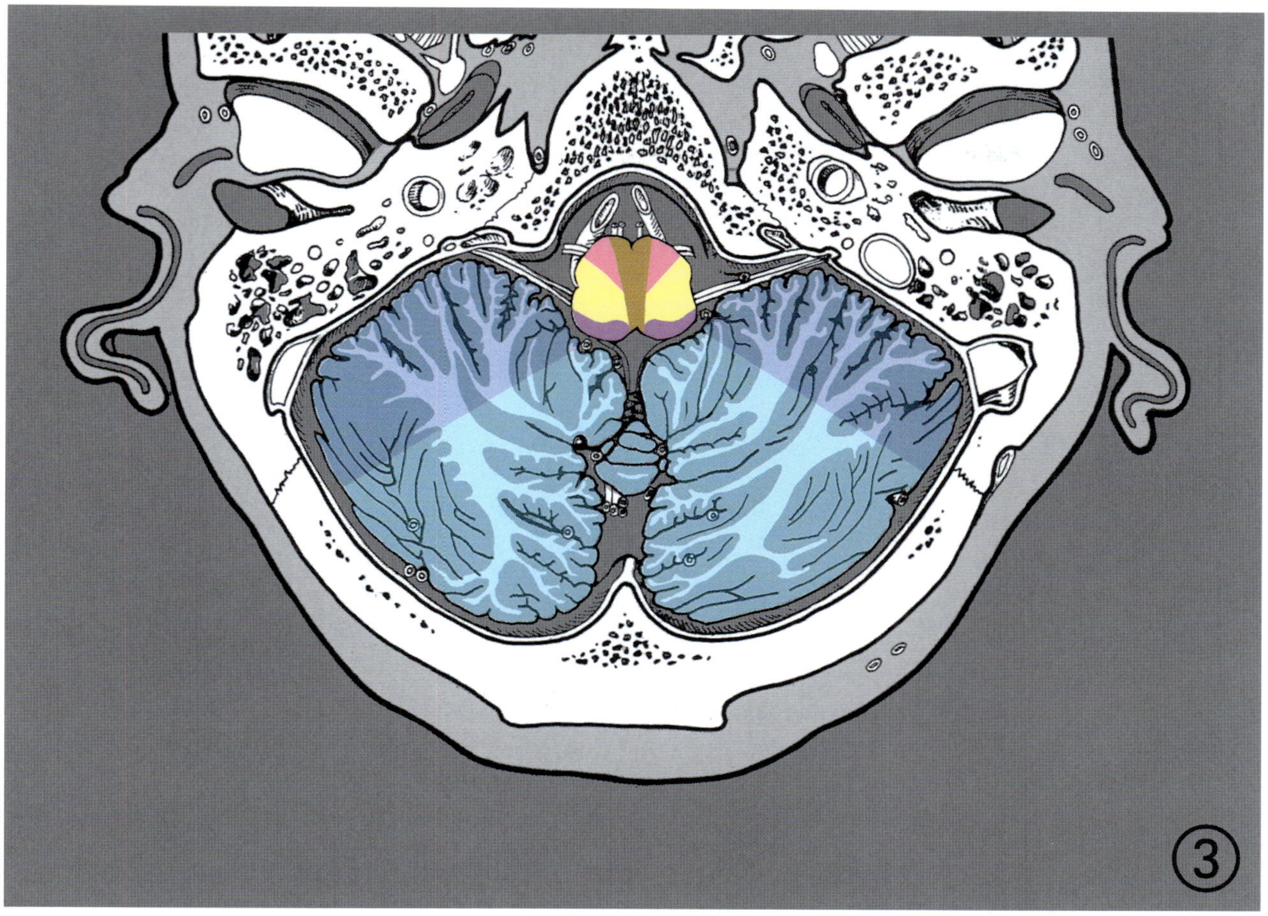

Arterielle Territorien der Medulla oblongata: penetrierende Äste der

- anteromedial: A. spinalis anterior
- anterolateral: A. spinalis anterior, A. inferior posterior cerebelli (PICA)
- lateral: A. inferior posterior cerebelli (PICA)
- posterior: A. inferior posterior cerebelli (PICA)

Arterielle Territorien des Cerebellum

- lateraler Ast der A. inferior posterior cerebelli (PICA)
- medialer Ast der A. inferior posterior cerebelli (PICA)

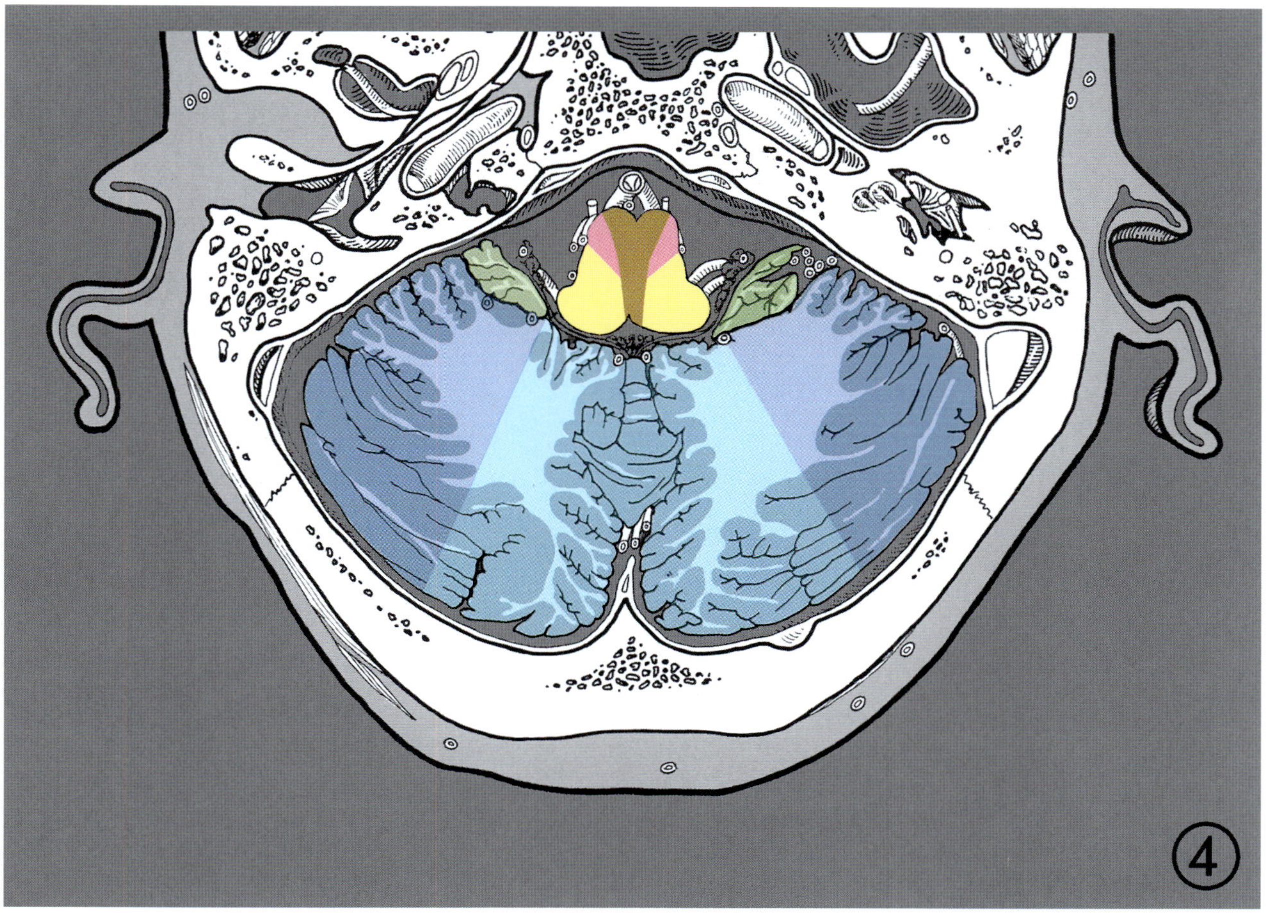

Arterielle Territorien der Medulla oblongata: penetrierende Äste der

- anteromedial: A. spinalis anterior, A. vertebralis
- anterolateral: A. spinalis anterior, A. vertebralis, A. inferior posterior cerebelli (PICA)
- lateral: A.vertebralis

Arterielle Territorien des Cerebellum

- A. inferior anterior cerebelli (AICA)
- lateraler Ast der A. inferior posterior cerebelli (PICA)
- medialer Ast der A. inferior posterior cerebelli (PICA)

Abb. **89b** Senkrecht zur Medianebene und Meynertschen Achse orientierte Serienbilder der Medulla oblongata und des Cerebellum mit den arteriellen Territorien. Die Zahl im Kreis gibt die Nummer der jeweiligen Scheibe der Hirnstammserie an. Diese Abbildungen sind Teilbilder der Abb. 71a und 72a. Nach (111, 456).

Arterielle Territorien des Pons: penetrierende Äste der

- anteromedial: Aa. pontis mediales der A. basilaris
- anterolateral: Aa. pontis laterales der A. basilaris
- lateral: Aa. pontis laterales der A. basilaris, A.inferior anterior cerebelli (AICA)

Arterielle Territorien des Cerebellum

- A. inferior anterior cerebelli (AICA)
- lateraler Ast der A. superior cerebelli
- medialer Ast der A. superior cerebelli
- medialer Ast der A. inferior posterior cerebelli (PICA)

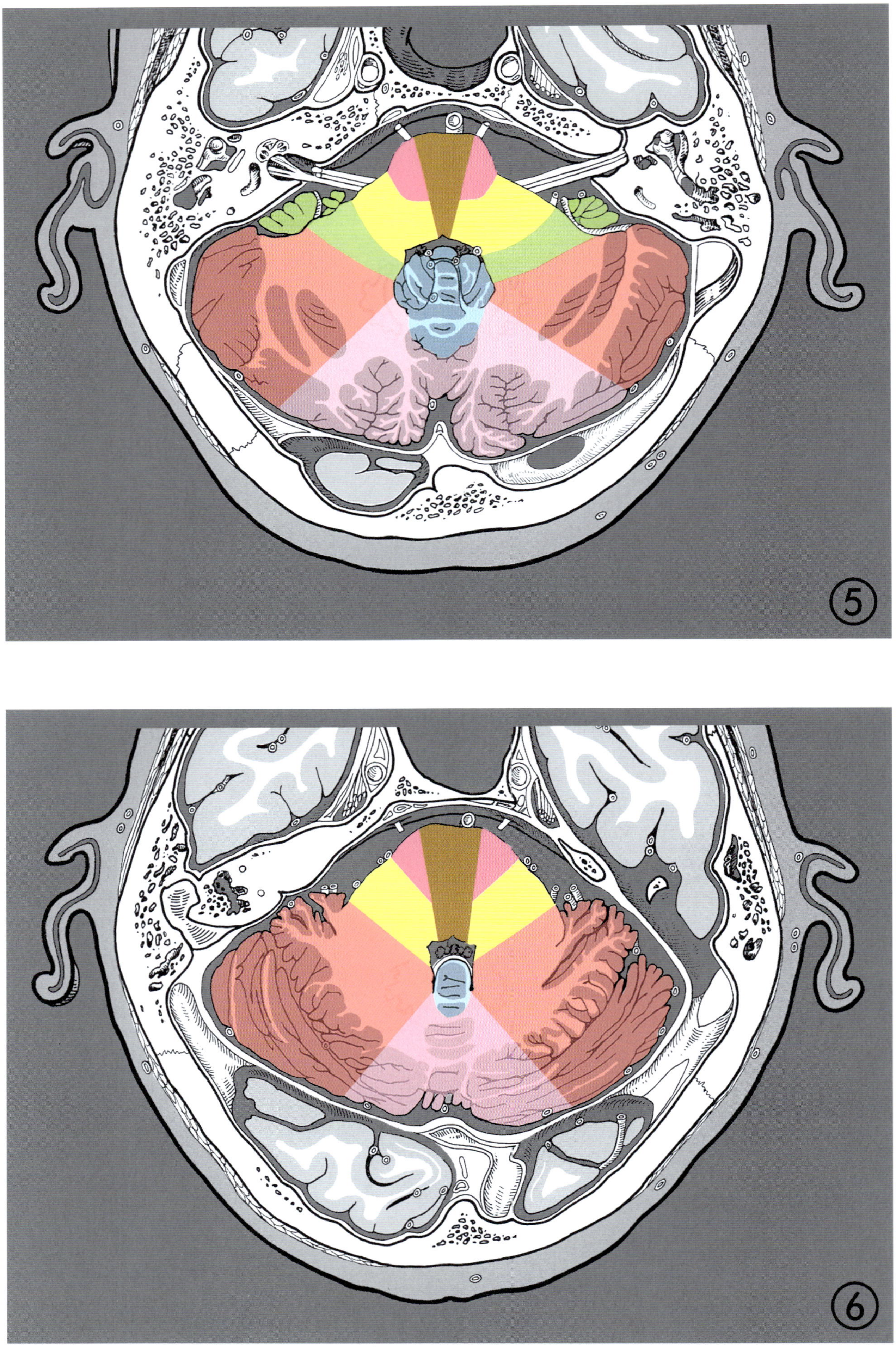

Abb. **89b** Senkrecht zur Medianebene und Meynertschen Achse orientierte Serienbilder des unteren Abschnittes des Pons und des Cerebellum mit den arteriellen Territorien. Die Zahl im Kreis gibt die Nummer der jeweiligen Scheibe der Hirnstammserie an. Diese Abbildungen sind Teilbilder der Abb. 73a und 74a. Nach (111, 456).

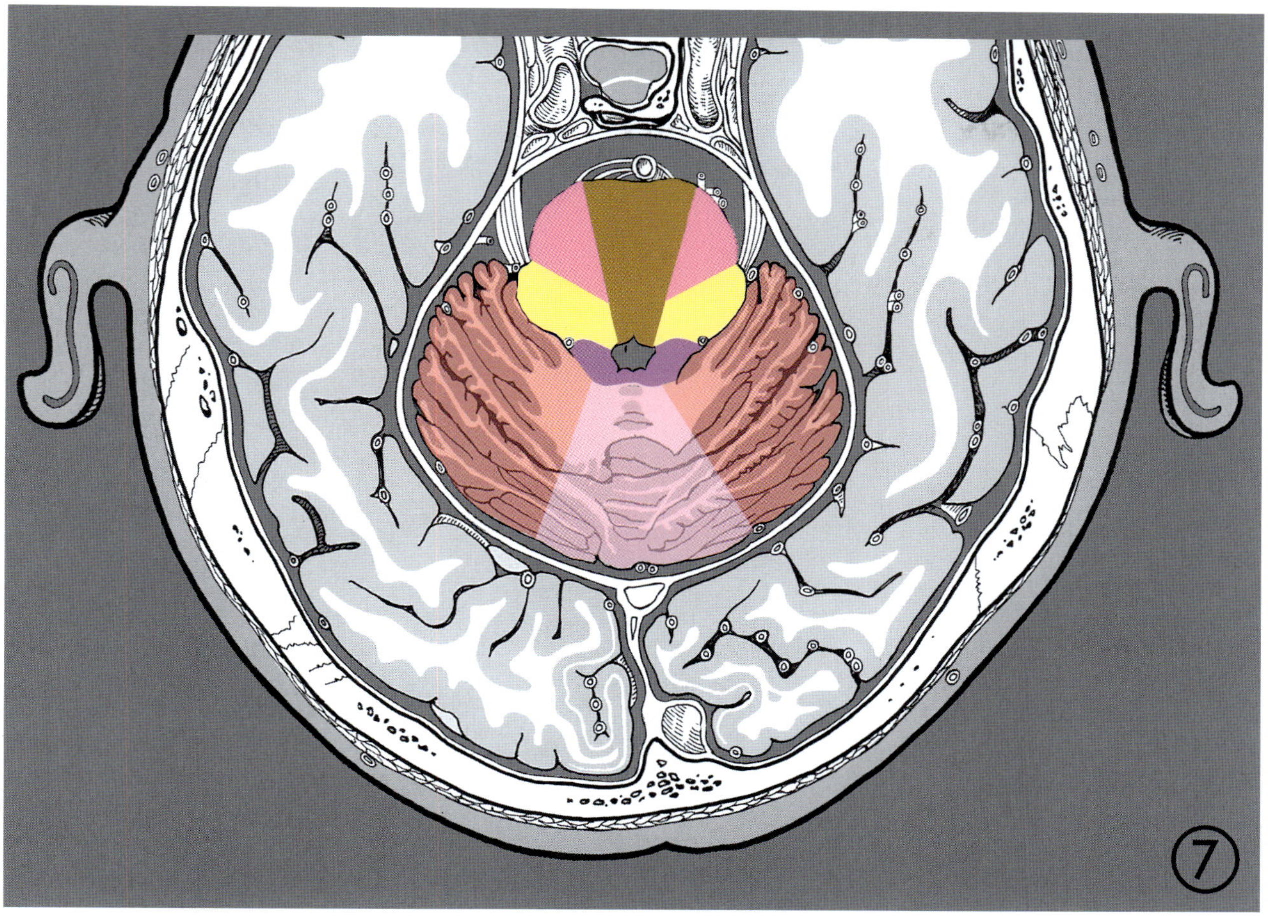

Arterielle Territorien des Pons: penetrierende Äste der
- anteromedial: Aa. pontis mediales der A. basilaris, absteigende Äste der Aa. centrales posteromediales der A. cerebri posterior aus der Fossa interpeduncularis
- anterolateral: Aa. pontis laterales der A. basilaris
- lateral: Aa. pontis laterales der A. basilaris
- posterior: A. superior cerebelli

Arterielle Territorien des Cerebellum
- lateraler Ast der A. superior cerebelli
- medialer Ast der A. superior cerebelli

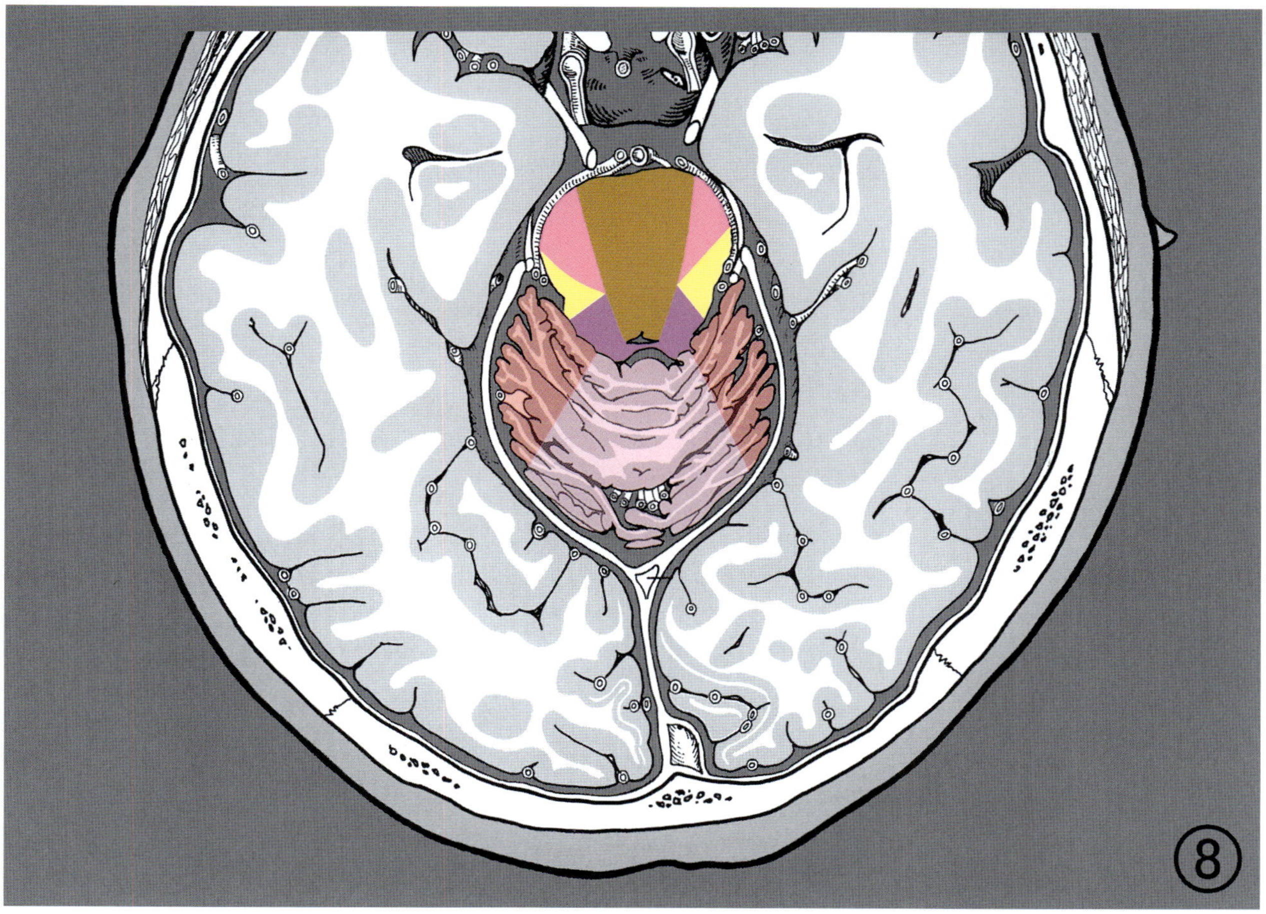

Arterielle Territorien des Pons: penetrierende Äste der
- anteromedial: Aa. pontis mediales der A. basilaris, absteigende Äste der Aa. centrales posteromediales der A. cerebri posterior aus der Fossa interpeduncularis
- anterolateral: Aa. pontis laterales der A. basilaris
- lateral: A.superior cerebelli
- posterior: A. superior cerebelli

Arterielle Territorien des Cerebellum
- lateraler Ast der A. superior cerebelli
- medialer Ast der A. superior cerebelli

Abb. **89b** Senkrecht zur Medianebene und Meynertschen Achse orientierte Serienbilder des oberen Abschnittes des Pons und des Cerebellum mit den arteriellen Territorien. Die Zahl im Kreis gibt die Nummer der jeweiligen Scheibe der Hirnstammserie an. Diese Abbildungen sind Teilbilder der Abb. 75a und 76a. Nach (111, 456).

Arterielle Territorien des Mittelhirns: penetrierende Äste der
- anteromedial: Aa. centrales posteromediales der A. cerebri posterior
- anterolateral: A. collicularis und Aa. choroideae posteriores mediales der A. cerebri posterior
- lateral: A. collicularis der A. cerebri posterior
- posterior: A. collicularis der A. cerebri posterior, A. superior cerebelli

Arterielle Territorien des Cerebellum
- lateraler Ast der A. superior cerebelli
- medialer Ast der A. superior cerebelli

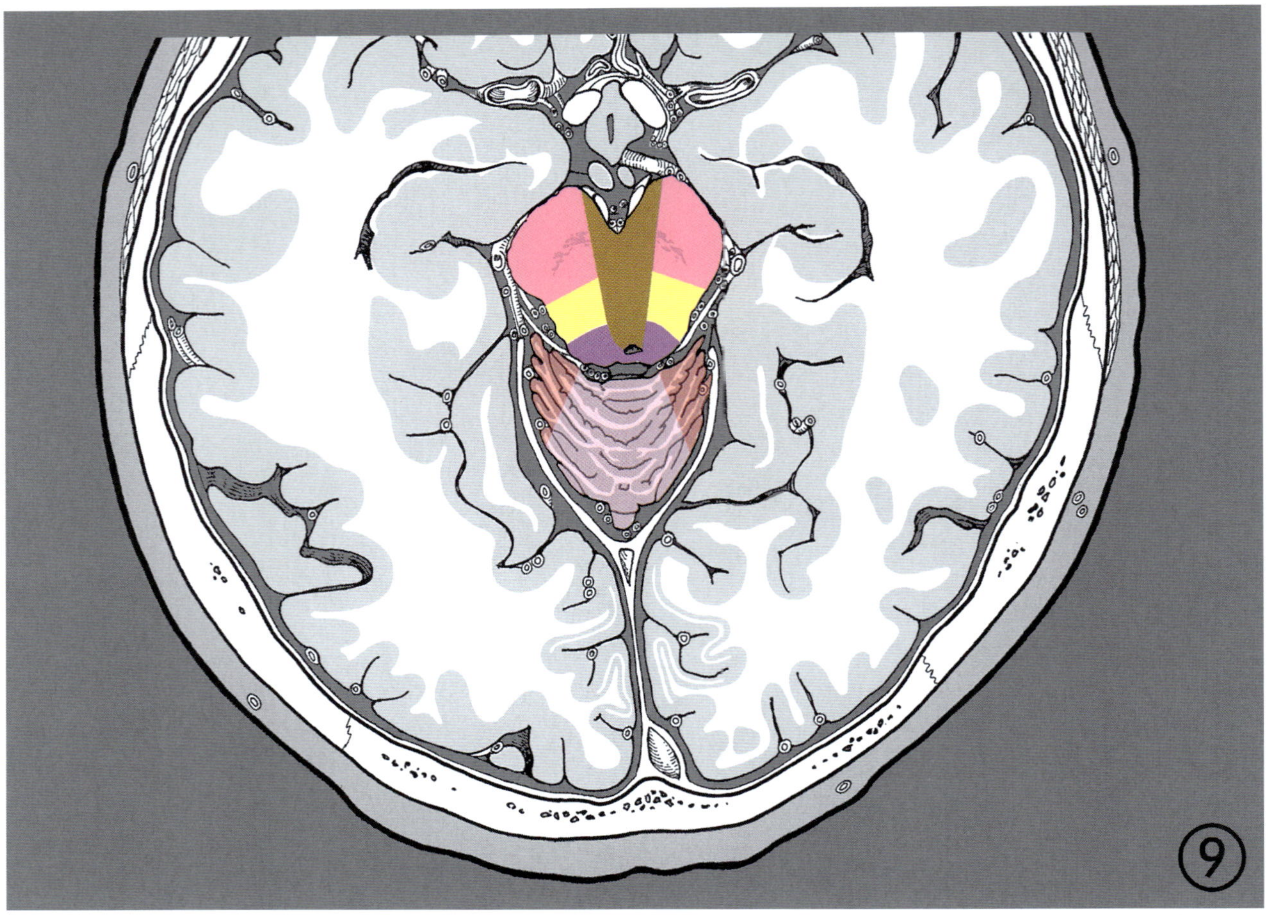

Arterielle Territorien des Mittelhirns: penetrierende Äste der
- anteromedial: Aa. centrales posteromediales der A. cerebri posterior
- anterolateral: A. collicularis und Aa. choroideae posteriores mediales der A. cerebri posterior, A. choroidea anterior
- lateral: A. collicularis und Aa. choroideae posteriores mediales der A. cerebri posterior
- posterior: A. collicularis und Aa. choroideae posteriores mediales der A. cerebri posterior

Arterielle Territorien des Cerebellum
- medialer Ast der A. superior cerebelli

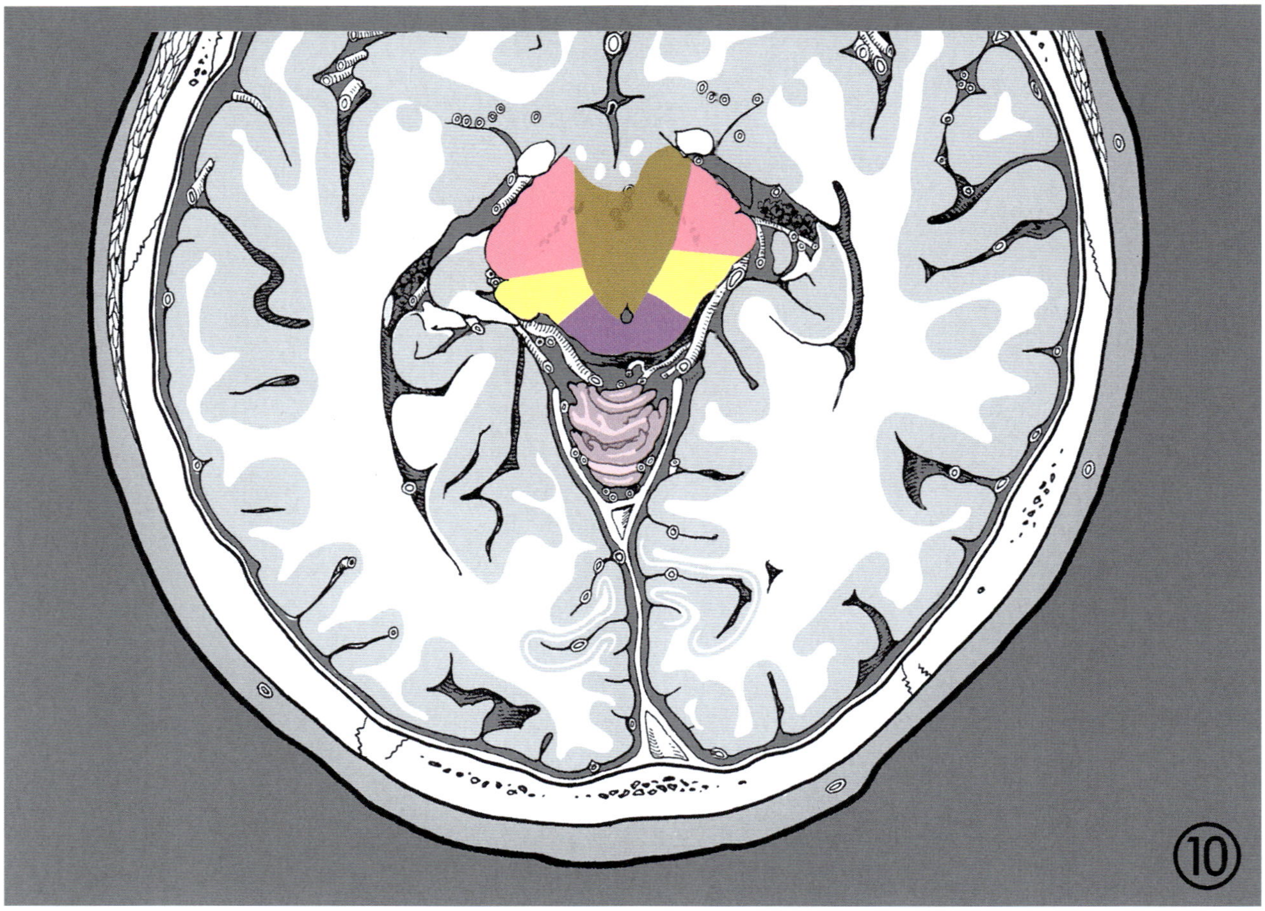

Abb. **89b** Senkrecht zur Medianebene und Meynertschen Achse orientierte Serienbilder des Mittelhirns und des Cerebellum mit den arteriellen Territorien. Die Zahl im Kreis gibt die Nummer der jeweiligen Scheibe der Hirnstammserie an. Diese Abbildungen sind Teilbilder der Abb. 77a und 78a. Nach (111, 456).

Pons

Der Pons wird vor allem von den Ästen der A. basilaris, der A. inferior anterior cerebelli (AICA) und der A. superior cerebelli vaskularisiert. Im unteren und mittleren Abschnitt des Pons, in dem die Rautengrube sehr breit ist, befinden sich 3 Territorien auf jeder Seite: anteromedial, anterolateral und lateral. Im oberen Abschnitt des Pons gibt es außerdem ein posteriores Territorium.

Das **anteromediale Territorium** wird von den medialen pontinen Ästen der A. basilaris versorgt, die meistens die Oberfläche des Sulcus basilaris penetrieren. Im Querschnitt durch den Pons erscheint das anteromediale Territorium als ein paramedianer Streifen vom Sulcus basilaris bis zum Boden des 4. Ventrikels. Dieses Territorium enthält mediale Teile der kortikospinalen Bahnen (Abb. 73b.11, 74b.11, 75b.9), des medialen Lemniscussystems (Abb. 73b.17, 74b.18, 75b.16) und reicht im unteren Ponsabschnitt bis zum Nucl. nervi abducentis. Im unteren Abschnitt des Pons wird die ventrikelnahe Zone dieses Territorium von feinen Ästen versorgt, die am Foramen caecum penetrieren und aufsteigend zu dieser Zone ziehen. Im oberen Abschnitt des Pons kommen feine Arterien durch die Fossa interpeduncularis absteigend zu dieser ventrikelnahen Zone des anteromedialen Territoriums. Wenn diese auf- und absteigenden Arterien bei einem anteromedialen Infarkt funktionsfähig bleiben, reicht dieser anteromediale Infarkt nicht bis an den Boden des 4. Ventrikels (111).

Das **anterolaterale Territorium** schließt sich lateral dem anteromedialen Territorium an und beschränkt sich auf den basalen Teil des Pons, ohne das Tegmentum pontis zu erreichen. Das anterolaterale Territorium enthält laterale Teile der kortikospinalen Bahnen.

Das **laterale Territorium** variiert in seiner Ausdehnung und Form erheblich, im unteren und mittleren Abschnitt des Pons ist es größer im oberen kleiner oder auch nicht vorhanden. Es enthält laterale Teile des anterioren Teils des Pons und des Tegmentum pontis. Dort befinden sich die Wurzelfasern des N. trigeminus (Abb. 75b.13),Teile des motorischen und sensorischen Trigeminuskerns (Abb. 74b.24, 74b.25), und der Lemniscus lateralis, der Nucl. olivaris superior (Abb. 73b.19) und der Nucl. nervi facialis (Abb. 73b.21).

Das **posteriore Territorium** im oberen Abschnitt des Pons enthält Teile des oberen Kleinhirnstiels, des mesencephalen Trigeminuskerns (Abb. 75b.24) und des Nucl. caeruleus.

Mesencephalon

Äste aus dem Anfangsteil (precommunicaler Teil) der A. cerebri posterior versorgen hauptsächlich das Mittelhirn. Außerdem sind daran noch die A. choroidea anterior und feine Zweige der A. superior cerebelli beteiligt (111). Die kurzen precommissuralen Äste der A. cerebri posterior, die Aa. centrales posteromediales, penetrieren die Fossa interpeduncularis und versorgen das **anteromediale Territorium**. Darin befinden sich der Nucl. nervi oculomotorii (Abb. 78b.20), Nucl. nervi trochlearis (Abb. 77b.27), der Nucl. ruber (Abb. 78b.16) und mediale Teile der Substantia nigra (Abb. 77b.21, 78b.15).

Das **anterolaterale Territorium** erhält die Zuflüsse aus den längeren Ästen der A. cerebri posterior, nämlich der A. collicularis und der Aa. choroideae posteriores mediales. In diesem Sektor liegen das Crus cerebri mit dem Tr. corticospinalis (Abb. 77b.17, 78b.12), große Teile der Substantia nigra (Abb. 77b.21, 78b.15)und Teile des medialen Lemniscus (Abb. 77b.23).

Das **laterale Territorium** wird von der A. collicularis und im oberen Abschnitt des Mittelhirns auch von der A. choroidea anterior versorgt. In diesem Sektor befinden sich Teile des medialen Lemniscus (Abb. 77b.23, 78b.22).

Das **posteriore Territorium** wird vor allem von der A. collicularis und der A. superior cerebelli versorgt. Dieses Gebiet entspricht etwa der Vierhügelplatte mit den Colliculi inferiores und superiores (Abb. 77b.34, 78b.31).

Arterielle Territorien des Cerebellum

Das Cerebellum wird von den 3 langen Arterien versorgt:

- A. inferior posterior cerebelli (PICA) (Abb. 88.3),
- A. inferior anterior cerebelli (AICA) (Abb. 88.5),
- A. superior cerebelli (Abb. 88.6).

Die arterielle Kleinhirnversorgung zeigt eine hohe Variabilität (s. S. 254, 255), auch Rechts-Links-Asymmetrien sind nicht selten. Deshalb können die farbig markierten Territorien (Abb. 89b) nur als Groborientierung dienen.

Die **A. inferior posterior cerebelli** teilt sich in einen medialen und lateralen Ast und versorgt den unteren Teil des Wurmes und die untere und hintere Oberfläche der Kleinhirnhemisphären.

Die **A. inferior anterior cerebelli** durchblutet den mittleren Kleinhirnstiel, den Flocculus, den Lobulus quadrangularis posterior (H VI) und Lobulus semilunaris superior und inferior (H VII A). Auf die große reziproke Variabilität der PICA und AICA wurde schon oben hingewiesen. Wenn die eine Arterie ein kleineres Territorium hat, übernimmt die andere Arterie einen größeren Versorgungsbezirk.

Die **A. superior cerebelli** ist die Konstanteste der drei Kleinhirnarterien. Sie besitzt einen medialen und lateralen Ast und vaskularisiert die obere Hälfte der Kleinhirnhemisphäre, den oberen Kleinhirnwurm und hauptsächlich den Nucl. dentatus. Alle drei Kleinhirnarterien sind an der Versorgung des Hirnstamms mitbeteiligt.

Klinische Hinweise

Ein einseitiger Ausfall des anteromedialen und anterolateralen Territorium in der Medulla oblongata führt zum klinischen Bild einer so genannten gekreuzten Lähmung **(Alternans-Syndrom).** Auf der gleichen Seite der Läsion fallen die Motoneurone der Hirnnervenkerne aus. Damit ist eine Lähmung der ipsilateralen Muskulatur die Folge. Weiterhin wird die Pyramidenbahn vor ihrer Kreuzung unterbrochen. Deshalb tritt eine kontralaterale Halbseitenlähmung auf.

Eine einseitige Läsion der lateralen Medulla oblongata führt zum Wallenberg-Syndrom mit „gekreuztem“ Ausfall der Schmerz- und Temperaturleitung:

1 A. carotis interna
2 Äste der A. cerebri media
3 A. cerebri anterior
4 A. frontobasalis medialis
5 A. callosomarginalis
6 A. polaris frontalis
7 A. frontalis anteromedialis (A. frontalis interna anterior (238))
8 A. frontalis intermediomedialis
9 A. pericallosa
10 A. frontalis posteromedialis (A. frontalis interna posterior (238))
11 A. paracentralis
12 A. precunealis superior (A. parietalis interna superior (238))
13 A. precunealis inferior (A. parietalis interna inferior (238))

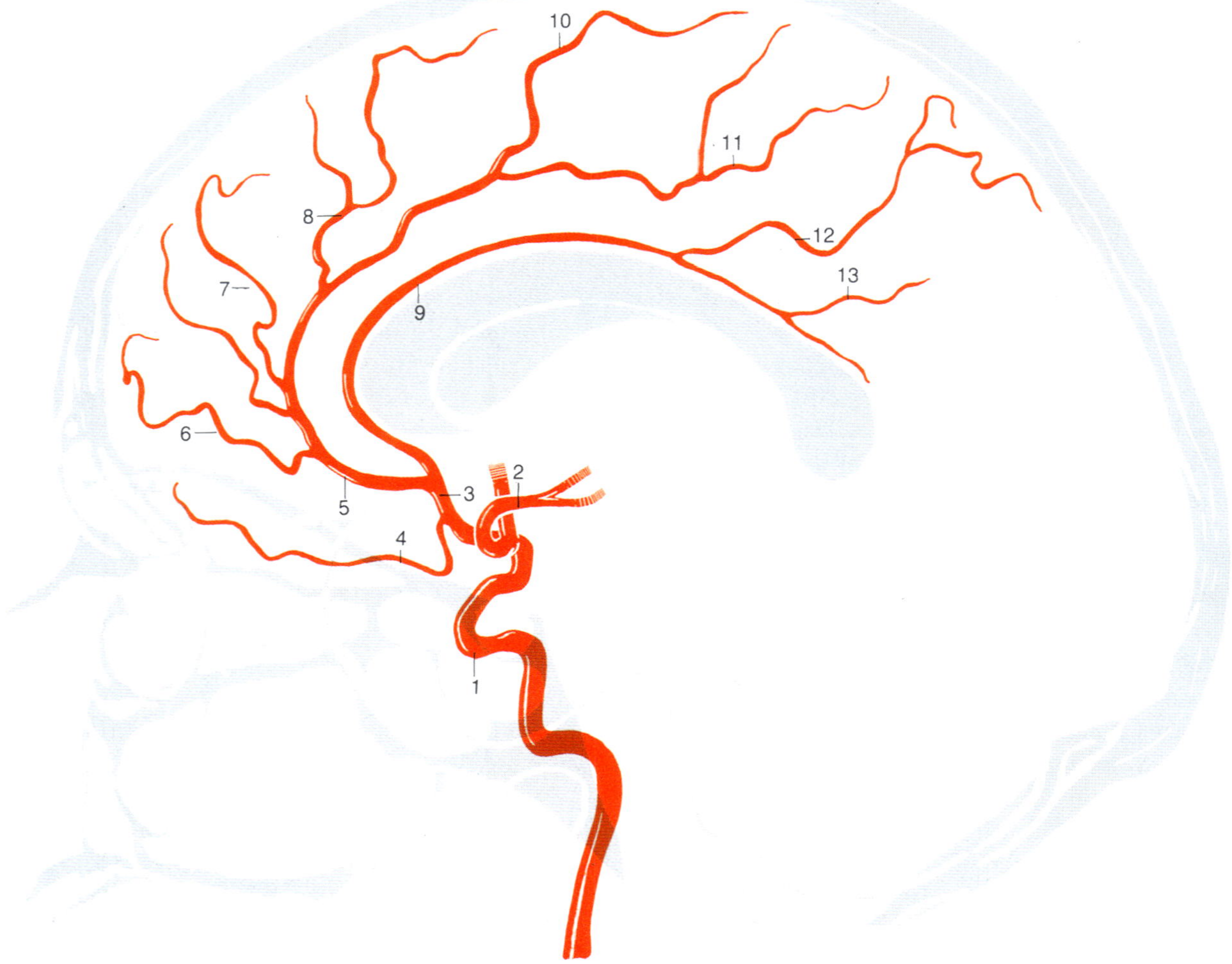

Abb. **90a** u. **b** Zwei Hauptvarianten der A. cerebri anterior in Seitenansicht nach (238): a) die A. callosomarginalis ist ein Hauptast der A. cerebri anterior mit Seitenästen, b) die Seitenäste zweigen direkt aus der A. cerebri anterior ab.

durch Unterbrechung des Nucl. spinalis nervi trigemini werden die Schmerz- und Temperaturempfindungen aus dem Gesichtsbereich auf der gleichen Seite gestört. Eine Unterbrechung des Tr. spinothalamicus (oberhalb der Kreuzung) resultiert in einer Störung der Schmerz- und Temperaturleitung im kontralateralen Arm-Rumpf-Beinbereich. Eine Störung des vestibulären Systems und des Tr. spinocerebellaris kann sich in Schwindel, Erbrechen, Nausea, Nystagmus und gleichseitiger Extremitätenataxie zeigen. Eine Läsion des IX. und X. Hirnnerven kann sich in Schluckstörungen und Heiserkeit äußern. Ipsilateral findet sich meist ein Horner-Syndrom.
Die Kleinhirninfarkte sind infolge der variablen arteriellen Versorgung entsprechend weniger gleichförmig als die Großhirninfarkte (403).

A. carotis interna

Die A. carotis interna (Abb. 90.1, 10c.23, 34c.23, 48c.12, 49c.9) tritt an der äußeren Schädelbasis in den Canalis caroticus des Felsenbeins ein. Die Arterie verläuft erst vertikal und knickt dann mediofrontal ab. Sie durchdringt in anteriorer und erneuter vertikaler Richtung (C5-Abschnitt) den S. cavernosus (Abb. 9c.17, 33c.17, 33d.18, 50c.10, 50c.9). Dann wendet sie sich nach vorn (C4-Abschnitt). Unter dem Processus clinoideus anterior steigt die A. carotis interna nach oben und biegt nach hinten um. Sie bildet mit nach vorn gerichteter Konvexität das Karotisknie (C3-Abschnitt). Der intrakavernöse Abschnitt der A. carotis interna wird in der neuen Literatur überwiegend juxtaselläres Segment genannt (238). Die A. carotis interna tritt danach mit nach hinten gerichtetem Verlauf durch Dura mater und Arachnoidea in den Subarachnoidalraum ein (C2-Abschnitt). Diese Pars subarachnoidealis der A. carotis interna hat eine Länge von 13 (8–18) mm (265) und reicht mit aufsteigendem Verlauf (C1-Abschnitt) bis zur Aufteilung in ihre beiden Endäste A. cerebri anterior (Abb. 8c.10, 8d.14, 32c.20, 51c.10) und A. cerebri media (Abb. 8d.13, 9c.9, 34c.13, 51c.11). Direkte Äste der A. carotis interna durchbluten die Gegend des Chiasma opticum, den Hypophysenstiel, den Hypophysenvorderlappen sowie kleine Teile des Hypothalamus, des Genu der Capsula interna, gelegentlich auch des Pallidum sowie vordere Abschnitte des Thalamus (264).

Die **A. communicans posterior** (Abb. 51c.12) entspringt aus der A. carotis interna in der Region zwischen der Sella turcica und dem Tuber cinereum des Zwischenhirns. Sie läuft am oberen Tentoriumrand okzipital-

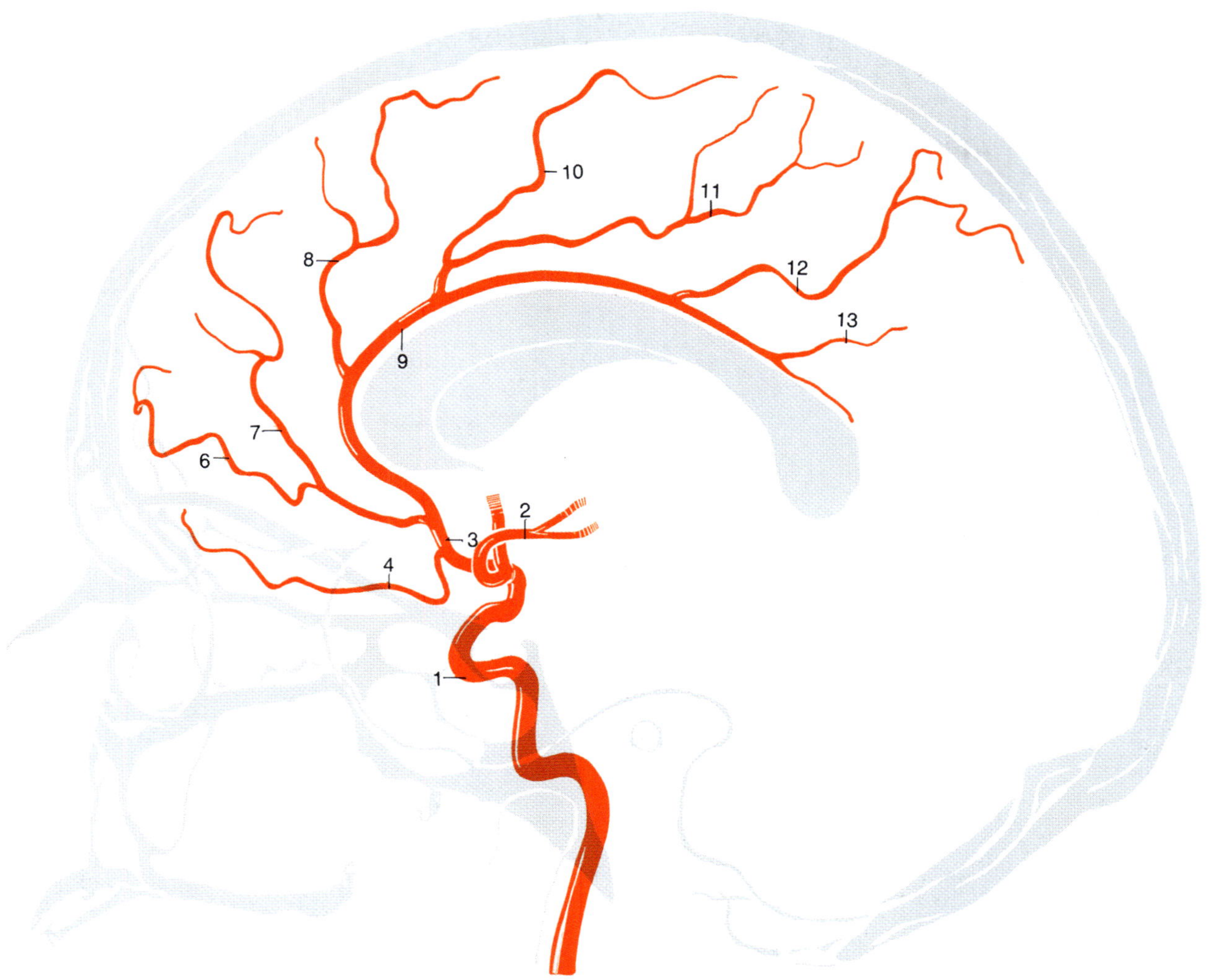

1 A. carotis interna
2 Äste der A. cerebri media
3 A. cerebri anterior
4 A. frontobasalis medialis
6 A. polaris frontalis
7 A. frontalis anteromedialis (A. frontalis interna anterior (238))
8 A. frontalis intermediomedialis
9 A. pericallosa
10 A. frontalis posteromedialis (A. frontalis interna posterior (238))
11 A. paracentralis
12 A. precunealis superior (A. parietalis interna superior (238))
13 A. precunealis inferior (A. parietalis interna inferior (238))

wärts. In etwa jedem 100. Fall fehlt die A. communicans posterior. In etwa 10 % liegt ein **fetaler Typus** vor: Die A. communicans posterior ist so weitlumig, dass die A. cerebri posterior ihre Hauptblutzufuhr aus der A. carotis interna über die A. communicans posterior erhält (265). Die Äste der A. communicans posterior versorgen das Chiasma opticum, Anteile des Tr. opticus, des Hypothalamus wie Corpus mammillare und Tuber cinereum, des Thalamus zwischen der Adhesio interthalamica und dem Foramen interventriculare, den Hirnschenkel und weiterhin den Schwanz des Nucl. caudatus.

Die **A. choroidea anterior** geht fast immer aus der A. carotis interna nach dem Abgang der A. communicans posterior und etwa 3 mm proximal der Aufteilungsstelle der A. carotis interna ab (265). In seltenen Fällen entspringt die A. choroidea anterior aus der A. communicans posterior. Die etwa 25 mm lange A. choroidea anterior verläuft zwischen dem Tr. opticus und dem G. parahippocampalis, tritt in die C. interpeduncularis ein und zieht in der C. ambiens zur Spitze des Unterhorns des Seitenventrikels in den Plexus choroideus. Sie versorgt weiterhin Anteile des End-, Zwischen- und Mittelhirns. Feine Äste der A. choroidea anterior ziehen zum Uncus des G. parahippocampalis, zum Corpus amygdaloideum, zum inneren Abschnitt des Pallidum sowie zum Crus posterius der Capsula interna, in dem Tr. corticonuclearis und Tr. corticospinalis verlaufen.

A. cerebri anterior

Die A. cerebri anterior (Abb. 90.3, 7d.10, 7c.5, 32c.20, 32d.11, 51c.10, 52c.6, 53c.5, 54c.7) entspringt mit der A. cerebri media aus der Endaufzweigung der A. carotis interna. Diese Gabelung liegt in dem Zwickel zwischen Chiasma opticum und Temporalpol des Schläfenlappens etwa in Höhe des Processus clinoideus anterior. Eine Aplasie der A. cerebri anterior kommt selten vor (weniger als 1 % (265). Die A. cerebri anterior wendet sich nach ihrem Ursprung mediofrontal und liegt dann oberhalb des N. opticus. Der erste Abschnitt, die Pars precommunicalis (A1-Segment), reicht bis zur A. communicans anterior und ist im Mittel 14 mm lang (265). Der zweite Abschnitt (Pars postcommunicalis, A2-Segment) beginnt distal der A. communicans anterior (Abb. 32c.18).

Aus der **Pars precommunicalis** gehen mehrere penetrierende Aa. centrales breves ab und dringen in die Substantia perforata anterior ein. Die A. centralis longa (Heubnersche Arterie) entspringt meistens aus der Pars postcommunicalis, nur in etwa jedem 10. Fall aus der

1 A. carotis interna
2 A. cerebri media, orthograd verlaufend
3 Abgang der A. cerebri anterior
4 A. frontobasalis lateralis
5 Aa. insulares
6 Aa. prefrontales
7 A. sulci precentralis (A. praerolandica (238))
8 A. sulci centralis (A. rolandica (238))
9 A. parietalis anterior
10 A. parietalis posterior
11 A. gyri angularis
12 A. temporooccipitalis (A. occipitotemporalis (238))
13 A. temporalis posterior
14 A. temporalis media
15 A. temporalis anterior
16 A. polaris temporalis

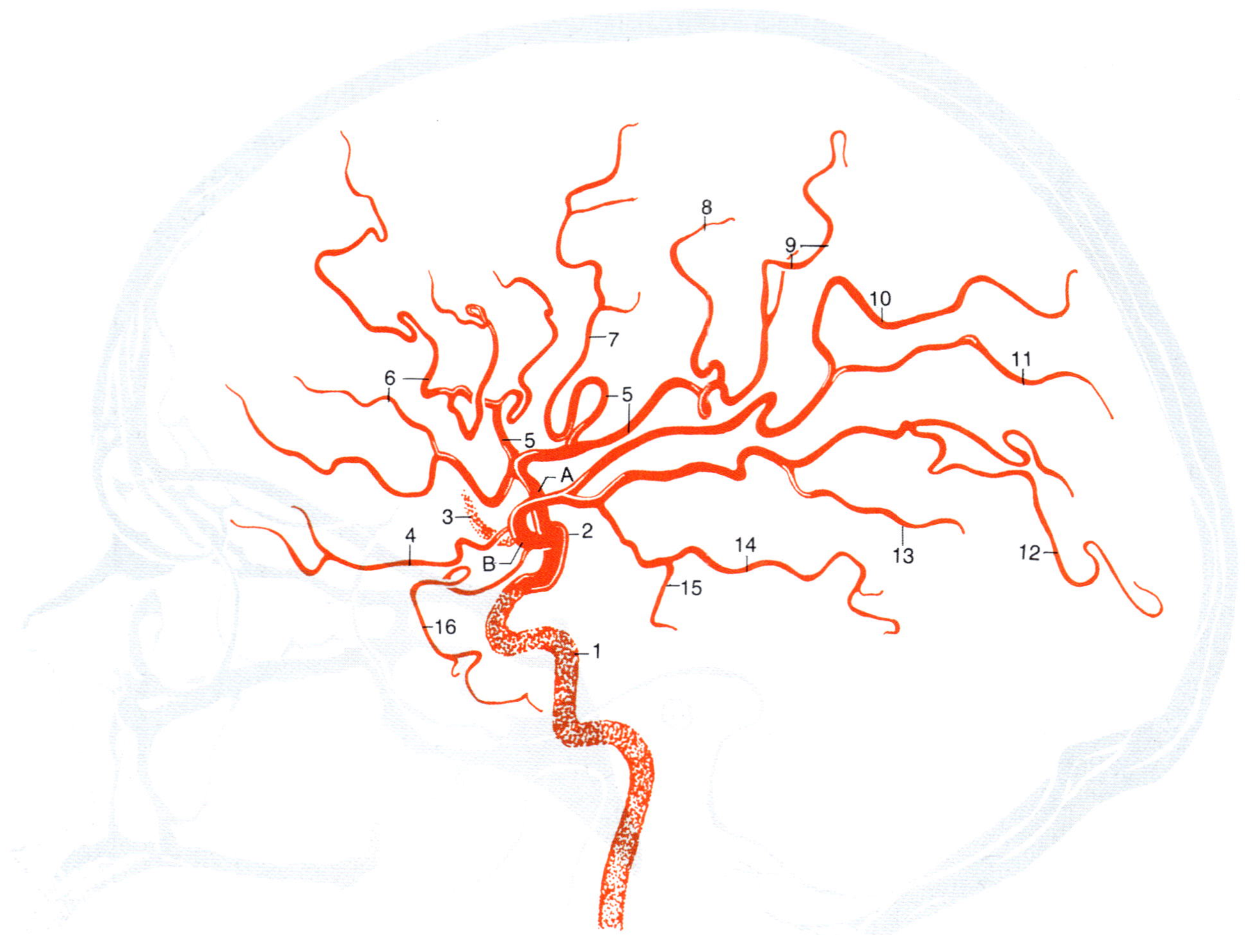

Abb. **91a** u. **b** Zwei Varianten der A. cerebri media mit a) einer Bifurkation A, B und mit b) einer Trifurkation A, B, C in Seitenansicht nach (238).

Pars precommunicalis (264). Diese penetrierenden Arterien und die Aa. centrales anteromediales (lenticulostriatae mediales) versorgen Lamina terminalis, Commissura anterior, vordere hypothalamische Abschnitte, gelegentlich das Tuberculum anterius des Thalamus. Weiterhin werden von diesen Aa. centrales das Crus anterius und Genu der Capsula interna, vordere Teile des Pallidum und der anteroinferiore Teil des Caput nuclei caudati durchblutet.

Aus der **Pars postcommunicalis** gehen Äste zur Großhirnrinde ab. Die A. frontobasalis medialis (Abb. 6c.8, 32c.19, 51c.5, 90a.4) entspringt in Höhe der Area subcallosa und versorgt mediale Abschnitte des orbitalen Frontalhirns. Die A. polaris frontalis (Abb. 52c.3) zieht in schräg-anteriorer Richtung zum Stirnpol und ist für angiographische Lagebestimmungen eine Orientierungshilfe. Der horizontal verlaufende Endabschnitt der A. cerebri anterior wird A. pericallosa (Abb. 7b.7, 7c.4, 7d.7, 32b.3, 32c.9, 55c.8, 56c.10) genannt (381). Die weitere Verzweigung der Äste der A. cerebri anterior folgt meistens in zwei Varianten (238):

1. Ein Hauptast der A. cerebri anterior, die **A. callosomarginalis** (Abb. 54c.5, 55c.6, 56c.7, 57c.7, 91d.5), liegt im Sulcus cinguli und gibt die Seitenäste ab (Abb. 90a.5).
2. Die Seitenäste zweigen direkt aus der A. cerebri anterior bzw. A. pericallosa ab (Abb. 90b.9).

Die **terminalen** (früher: kortikalen) **Äste** der A. cerebri anterior versorgen die mediale Fläche von Stirn- und Scheitellappen bis dicht vor den Sulcus parietooccipitalis. Das Versorgungsgebiet lappt unterschiedlich weit, etwa 2–3 cm breit, auf die konvexe Hemisphärenseite über, sodass G. frontalis superior, anteriorer Teil des G. frontalis medius, mantelkantennahe Teile der Gyri pre- und postcentralis und ein Teil des Lobulus parietalis superior von der A. cerebri anterior durchblutet werden. Außerdem wird der Balken mit Ausnahme des Splenium von dieser Arterie versorgt.

Die **A. communicans anterior** (Abb. 32c.18, 51c.9, 91d.3) ist die etwa 3 mm lange Verbindungsarterie zwischen den Aa. cerebri anteriores dexter et sinister. Sie liegt oberhalb des Chiasma opticum in Höhe des Processus clinoideus anterior. Feine Äste gehen zu Chiasma opticum, Infundibulum und zur präoptischen Region des Hypothalamus ab.
Abb. 90a, b

A. cerebri media

Die A. cerebri media (Abb. 91a.2, 8b.13, 8d.13, 9c.9,

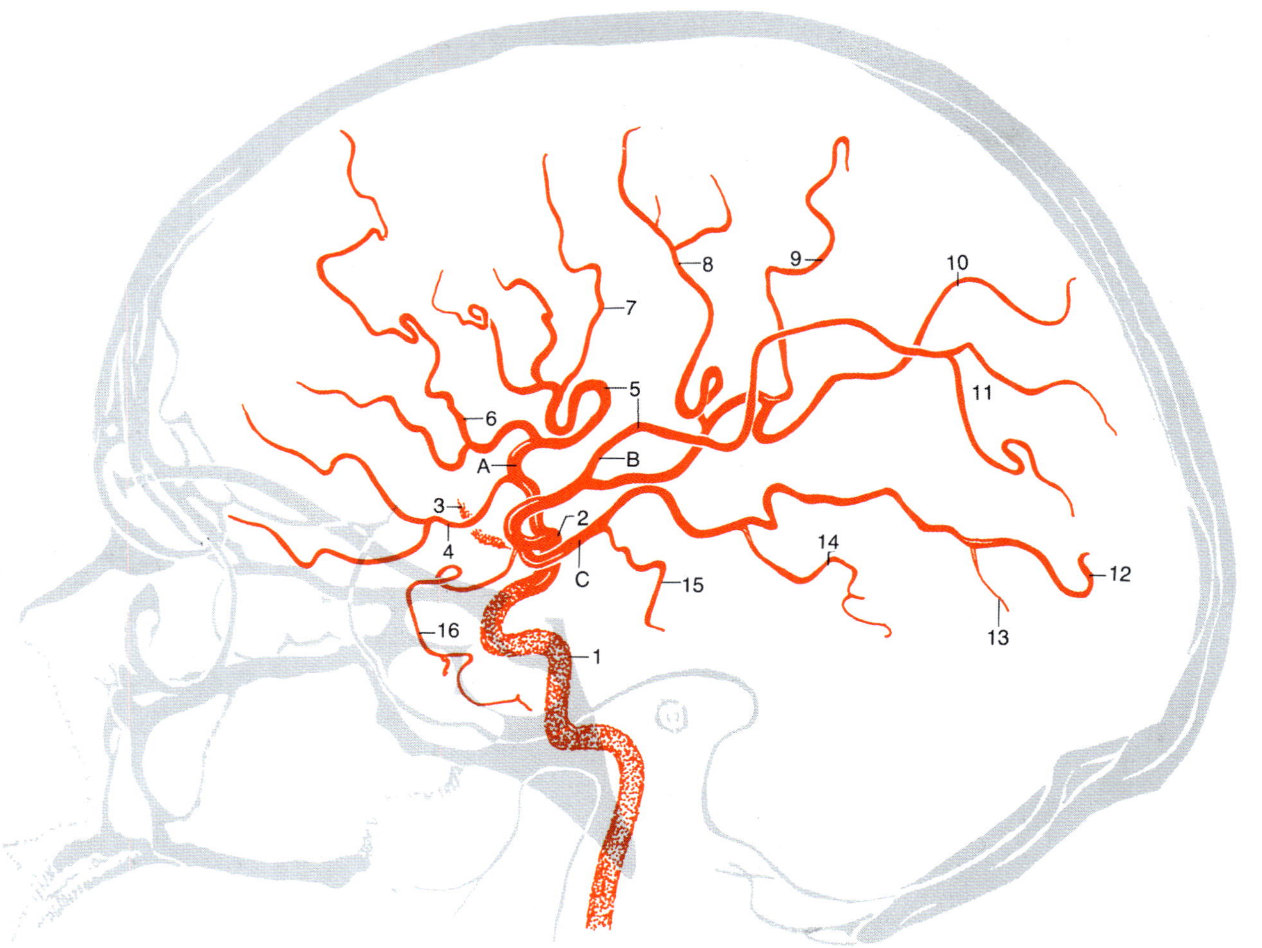

1 A. carotis interna
2 A. cerebri media, orthograd verlaufend
3 Abgang der A. cerebri anterior
4 A. frontobasalis lateralis
5 Aa. insulares
6 Aa. prefrontales
7 A. sulci precentralis (A. praerolandica (238))
8 A. sulci centralis (A. rolandica (238))
9 A. parietalis anterior
10 A. parietalis posterior
11 A. gyri angularis
12 A. temporooccipitalis (A. occipitotemporalis (238))
13 A. temporalis posterior
14 A. temporalis media
15 A. temporalis anterior
16 A. polaris temporalis

34c.13, 35d.7, 51c.11) setzt die Verlaufsrichtung der A. carotis interna fort und zieht von medial her in die Tiefe der C. fossae lateralis cerebri (Sylvius). Die A. cerebri media liegt in ihrem Anfangsabschnitt (Pars sphenoidalis, M1-Abschnitt) dicht unter der Substantia perforata rostralis, in die sie 3–13 dünne, penetrierende Arterien, Aa. centrales anterolaterales (früher: Aa. thalamostriatae anterolaterales, Aa. lenticulostriatae laterales), vor allem für die Basalganglien abgibt. Diese Arterien versorgen im einzelnen das Genu der Capsula interna, vorwiegend das Putamen und zum Teil das Pallidum. Bis zur Aufteilung in zwei oder mehrere Äste ist die A. cerebri media 16 (5–24) mm lang. Eine Aplasie der A. cerebri media ist sehr selten (0,3% nach 265). Das Limen insulae ist die Stelle, wo die Insel an die Substantia perforata anterior grenzt. Dort teilt sich die A. cerebri media in etwa 20% der Fälle in Form einer **Bifurkation** (Abb. 91a), in etwa 50% in Form einer Trifurkation (Abb. 91b) oder seltener in Form einer Quadrofurkation oder einer Pentafurkation (265). Diese terminalen (früher: kortikalen) Äste verlaufen schräg aufwärts-posterior und liegen auf der Insel: **Aa. insulares** (M2-Abschnitt) (Abb. 8c.9, 36c.9, 52c.7, 53c.6, 54c.9, 55c.10). Sie müssen dann um den Neuhirnrindenanteil herumziehen, der sich während der Neenzephalisation deckelartig über die Insel geschoben hat (438, 439). Die Arterien, die die Opercula der Insel umfassen (Pars opercularis, M3-Abschnitt), nehmen die Form eines Kandelabers an. Bei den nach oben verlaufenden Arterien ist der konkave Teil der Schlinge nach oben gerichtet, bei den nach unten (Temporallappen) verlaufenden Arterien entsprechend nach unten. Daran schließen sich die Endabschnitte der Arterien auf der Großhirnoberfläche an (M4-Abschnitt und M5-Abschnitt). Die Arterien werden nach ihrem peripheren Stromgebiet benannt.

Die A. frontobasalis lateralis (Abb. 6c.6, 35c.10, 91a.4) versorgt den G. frontalis inferior und zum Teil die Gyri orbitales. Die A. prefrontalis (Abb. 6c.4, 35c.4, 55c.5, 56c.5) liegt auf der Pars triangularis des Operculum und verzweigt sich auf der Außenfläche des Stirnhirns. Die A. sulci precentralis (früher: A. praerolandica) (Abb. 9c.6, 35c.2, 54c.8, 55c.9) liegt streckenweise im Sulcus precentralis und versorgt die basale Hälfte des G. precentralis und den G. frontalis medius. Die A. sulci centralis (früher: A. rolandica) (Abb. 10c.7, 35c.6, 55c.14, 56c.9) beteiligt sich an der Versorgung der Gyri pre- und postcentralis sowie angrenzender Gebiete. Die Aa. parietales anterior et posterior versorgen vordere und hintere Teile des Lobus parietalis. Die **A. gyri angularis** (Abb. 12c.9, 35c.8, 55c.19, 56c.15) zieht eine Strecke im Sulcus temporalis

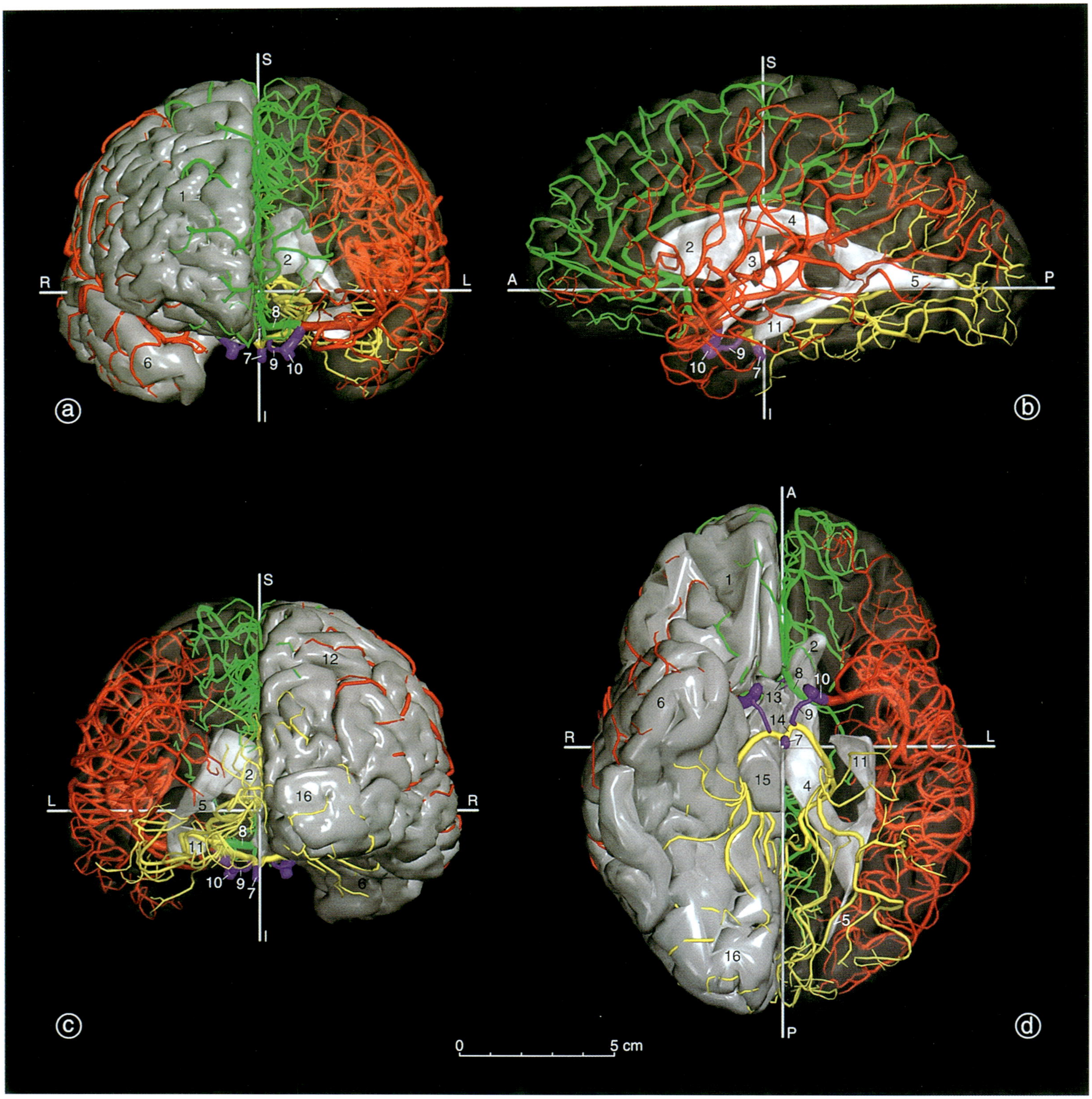

Abb. **91c** Computergraphische Bilder des **Circulus arteriosus cerebri (Willis)** und der **Großhirnarterien** A. cerebri anterior (grün), A. cerebri media (rot) und A. cerebri posterior (gelb) innerhalb des bikommissuralen Koordinatensystems. Die linke Großhirnhemisphäre ist transparent dargestellt. Der linke Seitenventrikel, der 3. Ventrikel und die rechte Großhirnhemisphäre sind nichttransparent abgebildet. Von den Arterien der rechten Hemisphäre sind nur die an der Oberfläche verlaufenden Abschnitte erkennbar. Nach (149, 244)

ⓐ Ansicht von vorn
ⓑ Lateralansicht nur der linken Großhirnhemisphäre
ⓒ Ansicht von hinten
ⓓ Ansicht von unten

1 Frontallappen ⓐⓓ
2 Cornu frontale (anterius)
3 3. Ventrikel ⓑ
4 Pars centralis des Ventriculus lateralis ⓑⓓ
5 Cornu occipitale (posterius) ⓑⓒⓓ
6 Temporallappen ⓐⓒⓓ
7 Endteil der A. basilaris
8 Pars precommunicalis der A. cerebri anterior ⓐⓒⓓ
9 A. communicans posterior
10 Endteil der A. carotis interna
11 Cornu temporale (inferius) ⓑⓒⓓ
12 Parietallappen ⓒ
13 A. communicans anterior ⓓ
14 Pars precommunicalis der A. cerebri posterior ⓓ
15 Mittelhirn ⓓ
16 Okzipitallappen ⓒⓓ

A ANTERIOR (vorn)
P POSTERIOR (hinten)
R RECHTS
L LINKS
S SUPERIOR (oben)
I INFERIOR (unten)

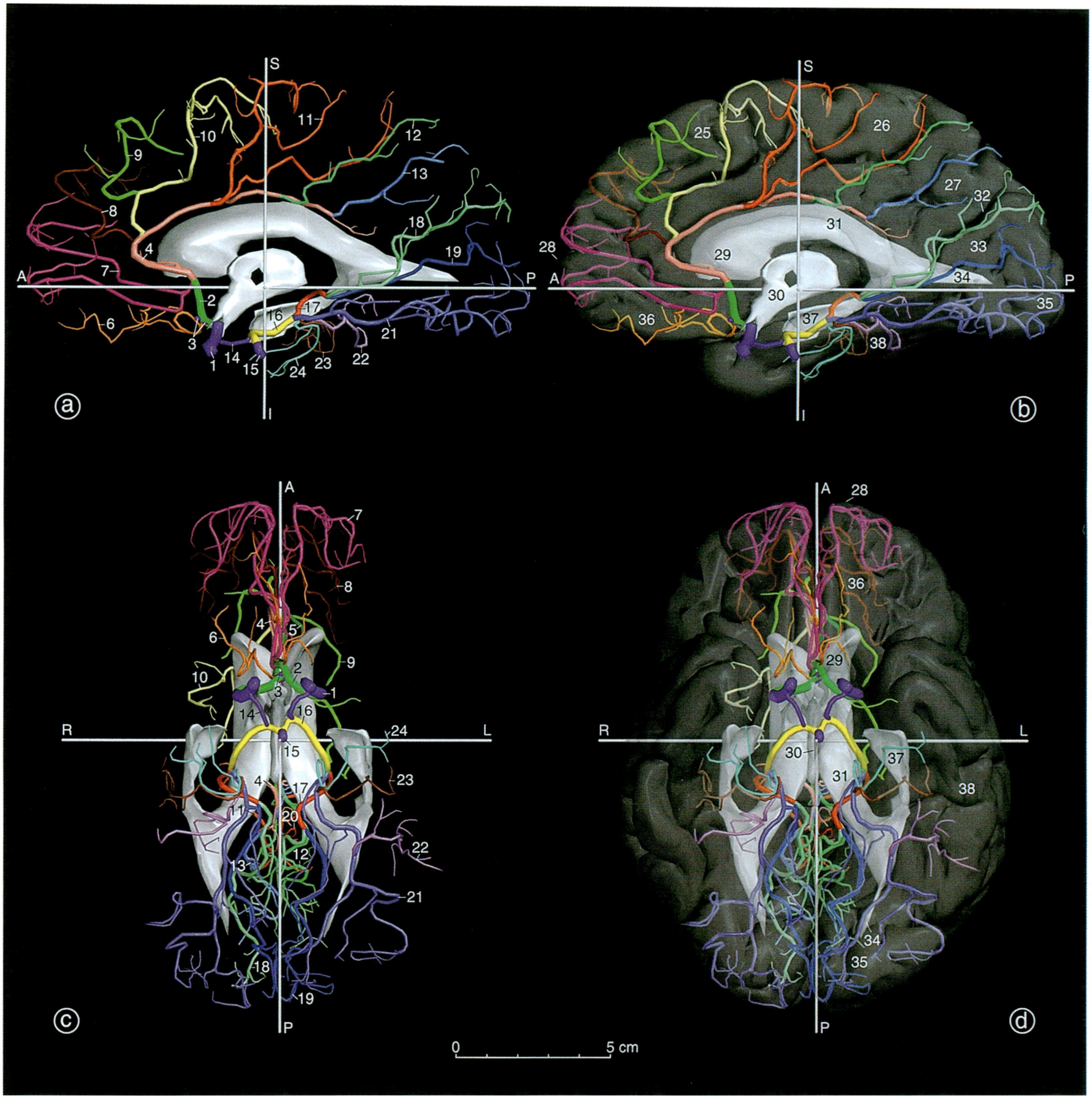

Abb. **91d** Computergraphische Bilder des Circulus arteriosus cerebri (Willis), der **A. cerebri anterior** mit ihren **terminalen Ästen** und der **A. cerebri posterior** mit ihren **terminalen Ästen** innerhalb des bikommissuralen Koordinatensystems. Nach (149, 244)

ⓐ Medianansicht auf die rechtsseitigen Arterien mit dem rechten Seitenventrikel und dem 3. Ventrikel
ⓑ wie ⓐ, zusätzlich mit der transparent dargestellten rechten Großhirnhemisphäre
ⓒ Ansicht von unten auf die beidseitigen Arterien mit den Seitenventrikeln und dem 3. Ventrikel
ⓓ wie ⓒ, zusätzlich mit dem transparent dargestellten Großhirn

1 Endteil der A. carotis interna (dunkelviolett) ⓐⓒ
2 Stamm der A. cerebri anterior (grün) ⓐⓒ
3 A. communicans anterior (dunkelviolett) ⓐⓒ
4 A. pericallosa (rosa) ⓐⓒ
5 A. callosomarginalis (dunkelgrün), nur auf der linken Hemisphäre vorhanden ⓒ
6 A. frontobasalis medialis (ocker) ⓐⓒ
7 A. polaris frontalis (rotviolett) ⓐⓒ
8 A. frontalis anteromedialis (braun) ⓐⓒ
9 A. frontalis intermediomedialis (hellgrün) ⓐⓒ
10 A. frontalis posteromedialis (gelbgrün) ⓐⓒ
11 A. paracentralis (hellorange) ⓐⓒ
12 A. precunealis superior (blaugrün) ⓐⓒ
13 A. precunealis inferior (hellblau) ⓐⓒ
14 A. communicans posterior (dunkelviolett) ⓐⓒ
15 Endteil der A. basilaris (dunkelviolett) ⓐⓒ
16 Stamm der A. cerebri posterior (gelb) ⓐⓒ
17 A. occipitalis medialis (orange) ⓐⓒ
18 A. parietooccipitalis (helltürkis) ⓐⓒ
19 A. calcarina (blau) ⓐⓒ
20 A. pericallosa posterior (rot), nur auf der linken Hemisphäre vorhanden ⓒ
21 A. occipitalis lateralis (flieder) ⓐⓒ
22 A. temporalis inferior posterior (hellviolett) ⓐⓒ
23 A. temporalis inferior media (hellbraun) ⓐⓒ
24 A. temporalis inferior anterior (türkis) ⓐⓒ
25 G. frontalis medialis ⓑ
26 Lobulus paracentralis ⓑ
27 Precuneus ⓑ
28 Pol des Frontallappens ⓑⓓ
29 Cornu frontale (anterius) ⓑⓓ
30 3. Ventrikel ⓑⓓ
31 Pars centralis des Ventriculus lateralis ⓑⓓ
32 Sulcus parietooccipitalis ⓑ
33 Cuneus ⓑ
34 Cornu occipitale (posterius) ⓑⓓ
35 Okzipitallappen ⓑⓓ
36 medialer orbitaler Teil des Frontallappens ⓑⓓ
37 Cornu temporale (inferius) ⓑⓓ
38 Temporallappen ⓑⓓ

A ANTERIOR (vorn)
P POSTERIOR (hinten)
R RECHTS
L LINKS
S SUPERIOR (oben)
I INFERIOR (unten)

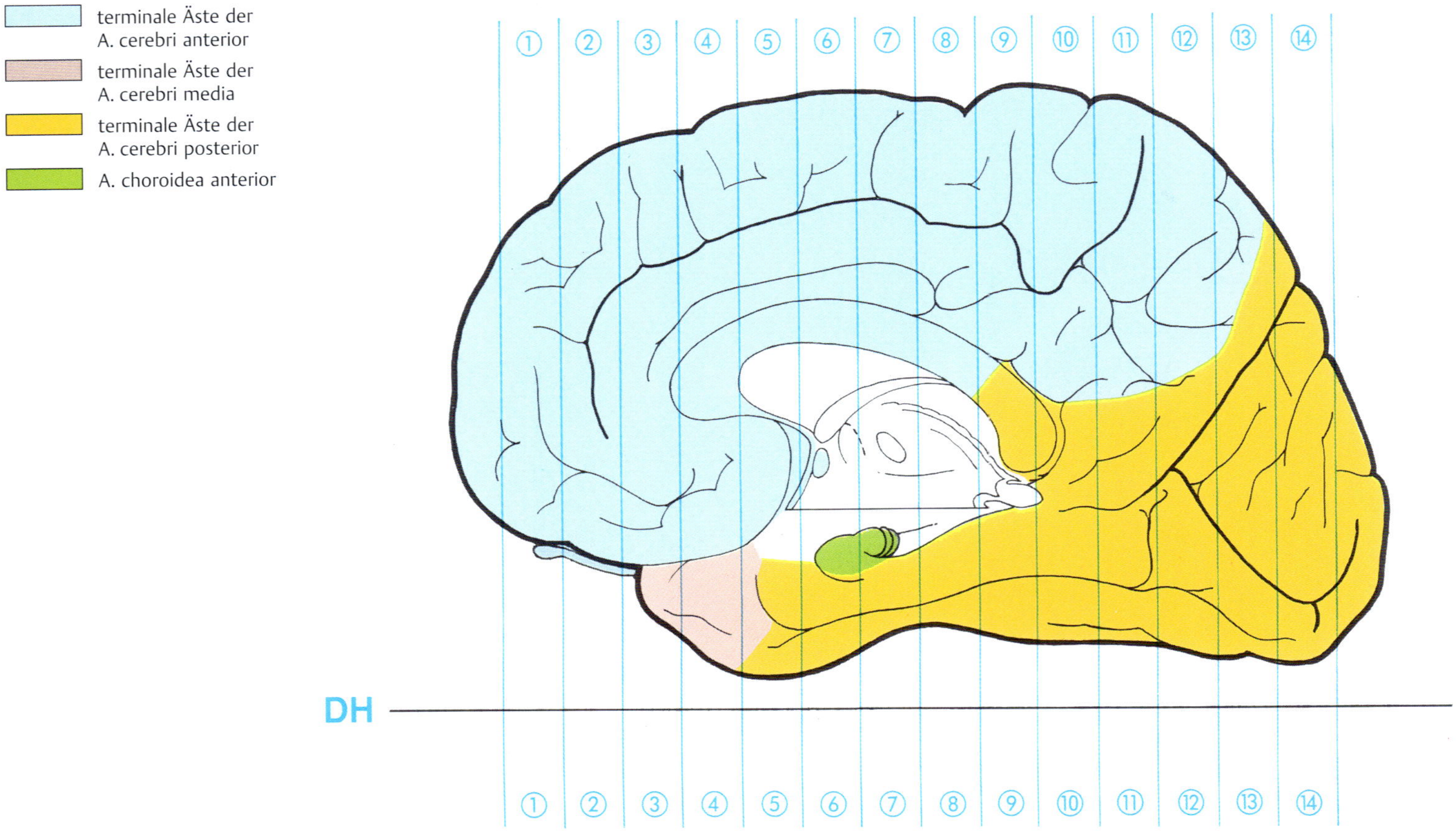

Abb. **92a** In der Medianansicht des frontal geschnittenen Großhirns werden die Territorien der terminalen (kortikalen) Äste der Aa. cerebri anterior, media und posterior sowie der A. choroidea anterior angegeben. Die Zahl im Kreis gibt die Nummer der jeweiligen Scheibe an (s. Abb. 1, 2a, 2b, 3). DH = Deutsche Horizontale.

superior zum G. angularis und kann als Endast der A. cerebri media aufgefasst werden. Die A. temporooccipitalis zieht über den G. temporalis superior zum Okzipitallappen. Vier weitere temporale Arterien verlaufen nach unten (Abb. 91.13, 91.14, 91.15, 91.16).

Circulus arteriosus (Willis)

Der Circulus arteriosus (Willis) bildet in etwa 96% der Fälle einen vollständigen Gefäßkranz und verbindet dadurch die Stromgebiete der A. basilaris und der Aa. carotis internae. Bei Schwankungen der Blutzufuhr durch eine der Arterien kann der Circulus arteriosus als Blutverteiler wirken. In etwa je 2% fehlt die linke oder rechte A. communicans posterior (264). Hämodynamisch ausreichend funktionsfähige Verbindungen zwischen den großen Hirnarterien fehlen etwa in der Hälfte der Fälle (8). Die bevorzugte Lokalisation der Arteriosklerose am Circulus arteriosus kann seine Ausgleichsfunktion zusätzlich beeinträchtigen. Eine komplette Unterbindung einer A. carotis interna verursacht bei Erwachsenen normalerweise Ausfälle. Die kompensatorische Funktion des Circulus arteriosus als Blutleiter wird durch die Tatsache bestätigt, dass Hirninfarkte bei Patienten mit einem angeborenen inkompletten Circulus arteriosus signifikant häufiger als bei Personen mit einem kompletten Circulus vorkommen.

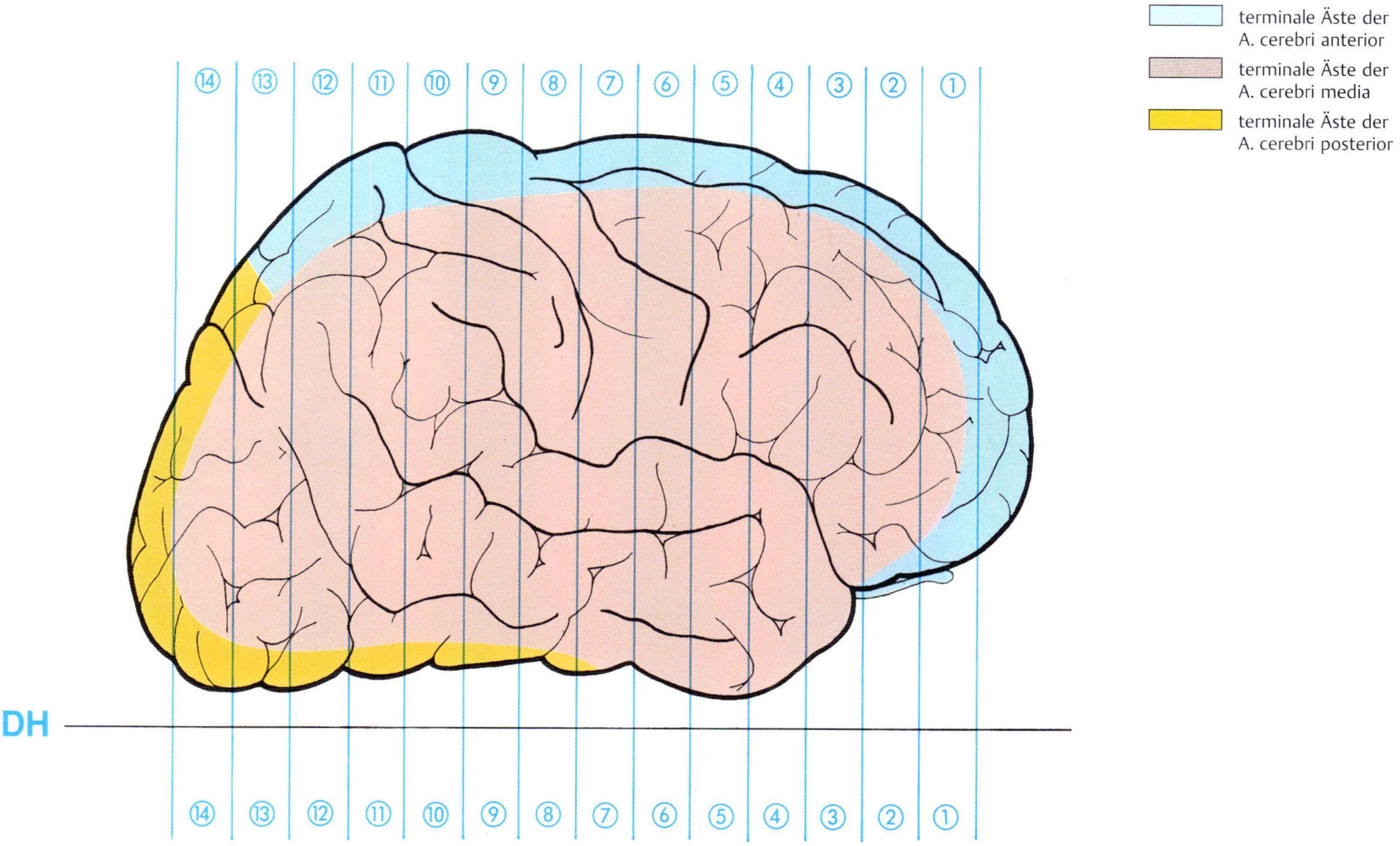

Abb. **92b** In der Seitenansicht des frontal geschnittenen Großhirns werden die Territorien der terminalen (kortikalen) Äste der Aa. cerebri anterior, media und posterior angegeben. Die Zahl im Kreis gibt die Nummer der jeweiligen Scheibe an (s. Abb. 1, 2a, 2b, 3). DH = Deutsche Horizontale.

Anastomosen der Hirnarterien

Eine nicht ausreichende Blutversorgung des Gehirns durch die A. carotis interna und A. vertebralis kann durch Anastomosen zwischen A. facialis und A. temporalis superficialis mit der A. ophthalmica und einer **Umkehr der Strömungsrichtung** der A. ophthalmica in die A. carotis interna in Grenzen kompensiert werden (s. Kap. 3.3). Weiterhin sind leptomeningeale Anastomosen zwischen den drei Großhirnarterien sowie zwischen den drei Kleinhirnarterien vorhanden. Über die Mittellinie hinweg können die A. callosomarginalis und die A. pericallosa den Blutstrom zur kontralateralen Hemisphäre leiten. Reichlich Anastomosen sind in der Regel zwischen der A. choroidea anterior und der A. choroidea posterior vorhanden.

Arterielle Versorgungsgebiete des Vorderhirns

(Abb. 92–96)

Vereinfacht dargestellt gibt es im Vorderhirn zwei Hauptversorgungsbezirke:

- zentrale Versorgungsbezirke, die sich im Zwischenhirn, Nucl. caudatus, Putamen und in der Capsula interna befinden,
- terminale Versorgungsbezirke, die im Pallium, im Endhirnmantel, also im Cortex cerebri und dem darunterliegenden Mark, liegen. Die häufig synonym verwendete Bezeichnung „kortikaler Versorgungsbezirk“ (oder „kortikale Arterie“) beschreibt das Territorium unvollständig.

terminale Äste der A. cerebri anterior

terminale Äste der A. cerebri media

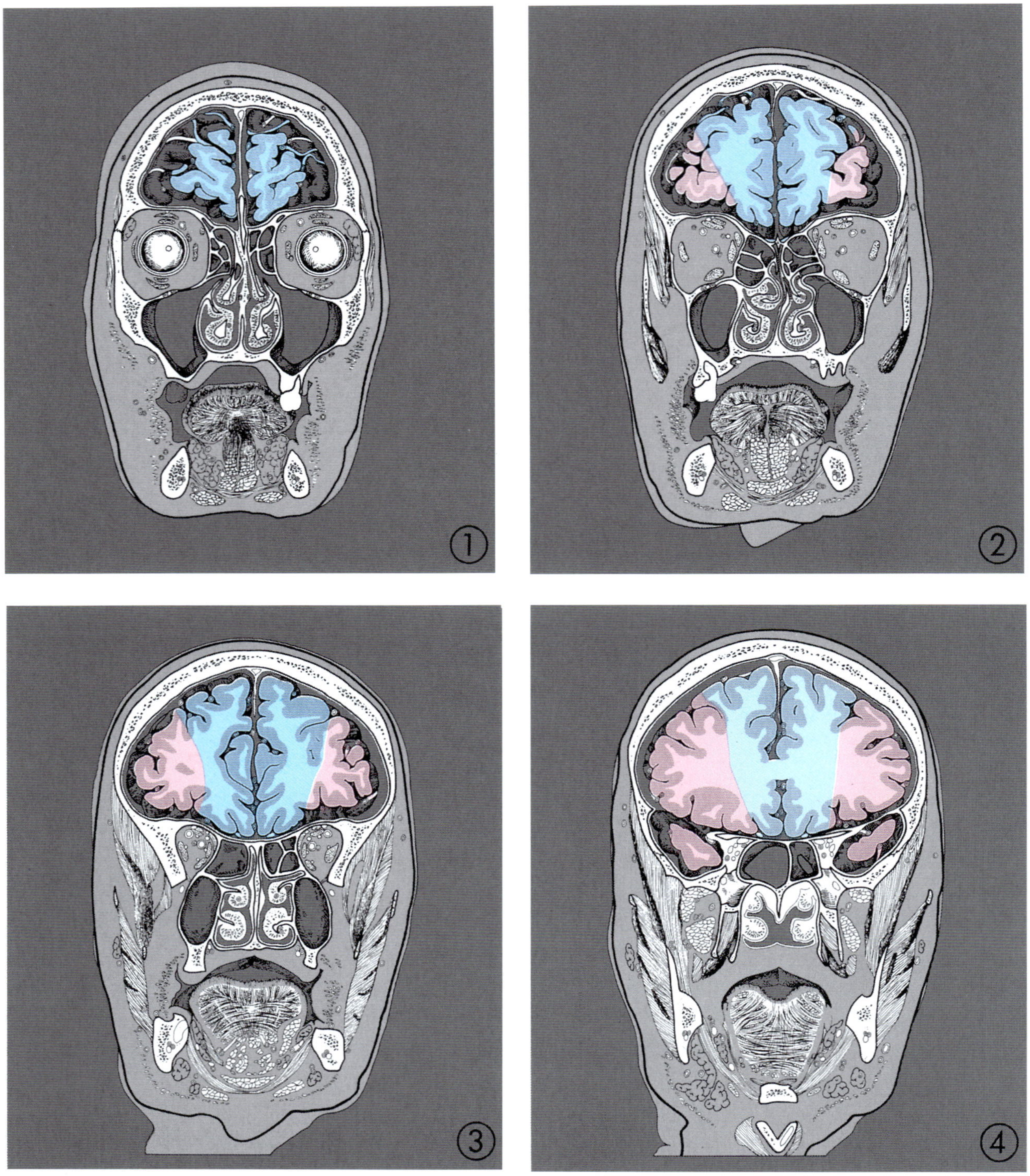

Abb. **93** Frontale Serienbilder der Territorien der terminalen (kortikalen) und zentralen (penetrierenden) Äste der Aa. cerebri anterior, media und posterior sowie der A. choroidea anterior. Die Zahl im Kreis gibt die Nummer der jeweiligen Scheibe an (s. Abb. 1, 2a, 2b, 3, 92a, 92b). Nach (29, 35, 36, 89, 179).

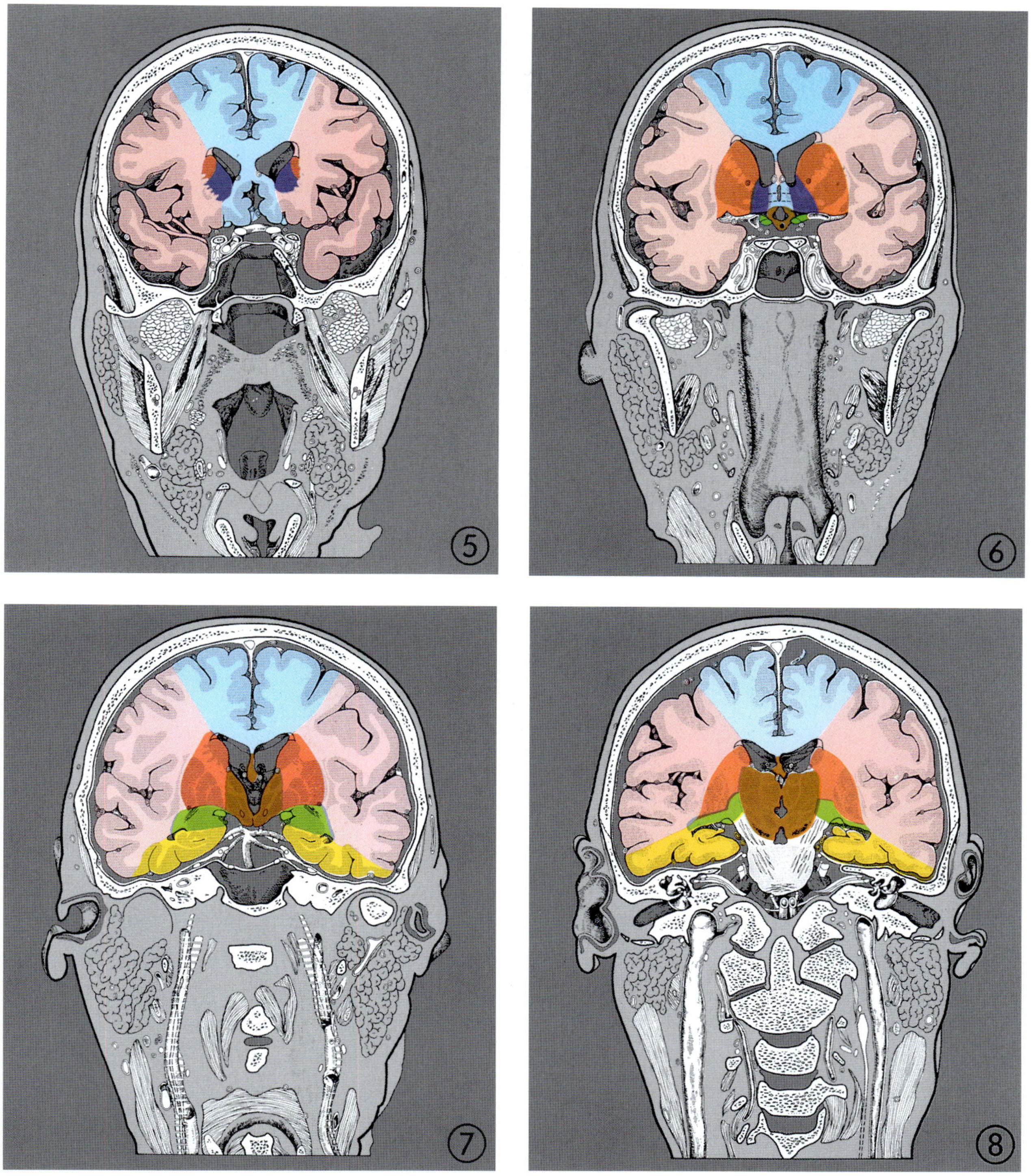

- terminale Äste der A. cerebri anterior
- terminale Äste der A. cerebri media
- zentrale Äste der A. cerebri anterior
- zentrale Äste der A. cerebri media
- zentrale Äste der A. cerebri posterior und der penetrierenden Äste der A. communicans posterior
- A. choroidea anterior
- terminale Äste der A. cerebri posterior

terminale Äste der A. cerebri anterior

terminale Äste der A. cerebri media

terminale Äste der A. cerebri posterior

zentrale Äste der A. cerebri media

zentrale Äste der A. cerebri posterior

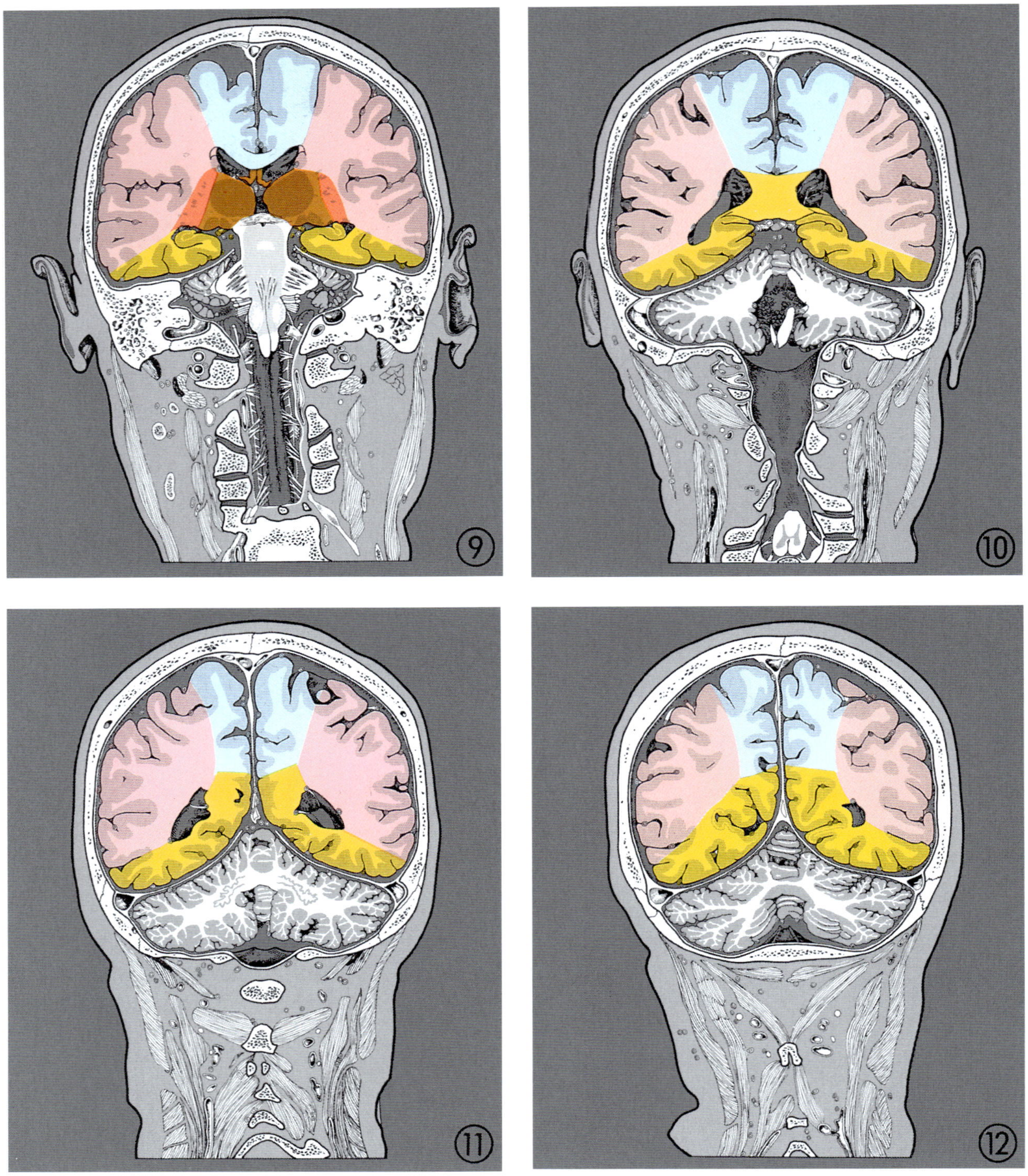

Abb. **93** Frontale Serienbilder der Territorien der terminalen (kortikalen) und zentralen (penetrierenden) Äste der Aa. cerebri anterior, media und posterior sowie der A. choroidea anterior. Die Zahl im Kreis gibt die Nummer der jeweiligen Scheibe an (s. Abb. 1, 2a, 2b, 3, 92a, 92b). Nach (29, 35, 36, 89, 179).

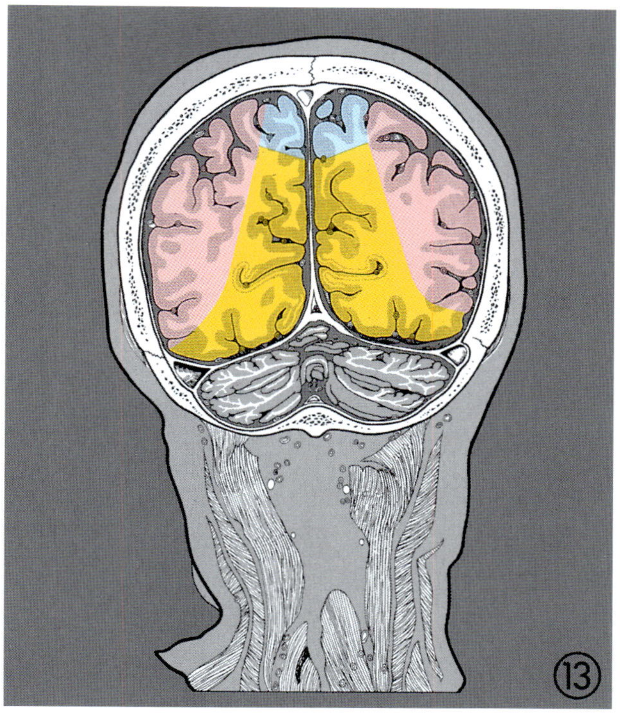

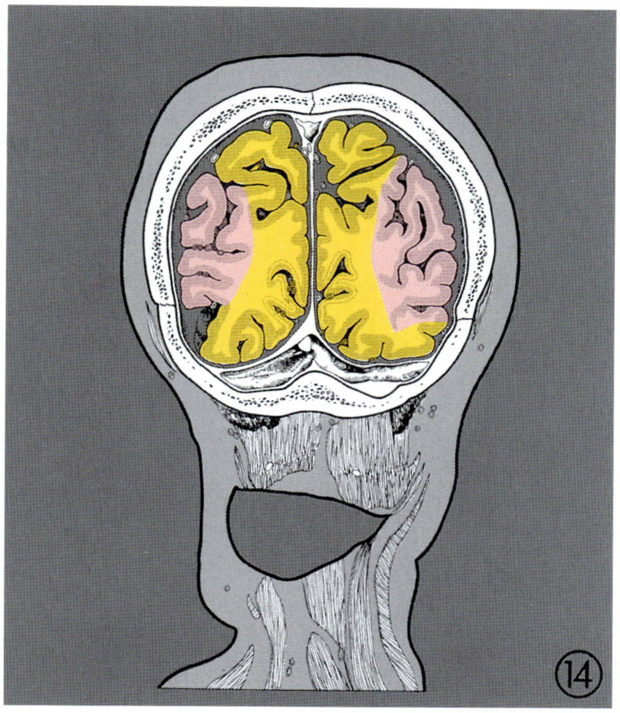

Zentrale Versorgungsbezirke

Das zentrale Territorium des Vorderhirns wird von den **„penetrierenden" Arterien** versorgt. Sie sind Endarterien, d. h. bei einer Läsion treten Mangeldurchblutungen auf. Im einzelnen sind dies folgende Arterien:

- die penetrierenden Äste aus der A. cerebri anterior umfassen die **A. centralis longa** (früher: Heubnersche Arterie) und die **Aa. centrales anteromediales** (Abb. 77b.4) (früher: Aa. lenticulostriatae mediales, 35). Sie dringen durch die Substantia perforata anterior in das Vorderhirn ein und versorgen den anteroinferioren Teil des Nucl. caudatus und des Putamen und den anteroinferioren Teil der Capsula interna (35),
- die **Aa. centrales anterolaterales** (früher: Aa. lenticulostriatae laterales) (Abb. 77b.5) aus der A. cerebri media „penetrieren" basale Teile des Frontalhirns und versorgen die Substantia innominata, den lateralen Teil der Commissura anterior, den größten Teil des Putamen und den lateralen Teil des Globus pallidus, die obere Hälfte der Capsula interna und der benachbarten Corona radiata, Körper und Kopf (Ausnahme den anteroinferioren Teil) des Nucl. caudatus (36),
- die **Aa. centrales posteromediales und posterolaterales** (aus der A. cerebri posterior) sowie direkte Äste aus dem Circulus arteriosus dringen in den basalen und posterioren Zwischenhirnbereich ein. Sie versorgen den Thalamus, Metathalamus, Hypothalamus und den Nucl. subthalamicus.

Klinische Hinweise

Ein Verschluss der penetrierenden Äste verursacht kleine, umschriebene Infarkte. Wenn diese Läsionen nur die Pyramidenbahn treffen, entsteht eine kontralaterale Parese ohne sensible Beteiligung. Infarkte im Nucl. ventralis posterior thalami führen zu rein sensiblen, halbseitigen Ausfällen.

Terminale Versorgungsbezirke

Die terminalen Versorgungsbezirke einer Großhirnhemisphäre setzen sich aus drei Territorien der terminalen Äste der A. cerebri anterior, media und posterior zusammen. Die Grenzen dieser drei Versorgungsbezirke (Abb. 92a,b, 95a,b) sind unabhängig von den Lappengrenzen des Endhirns.

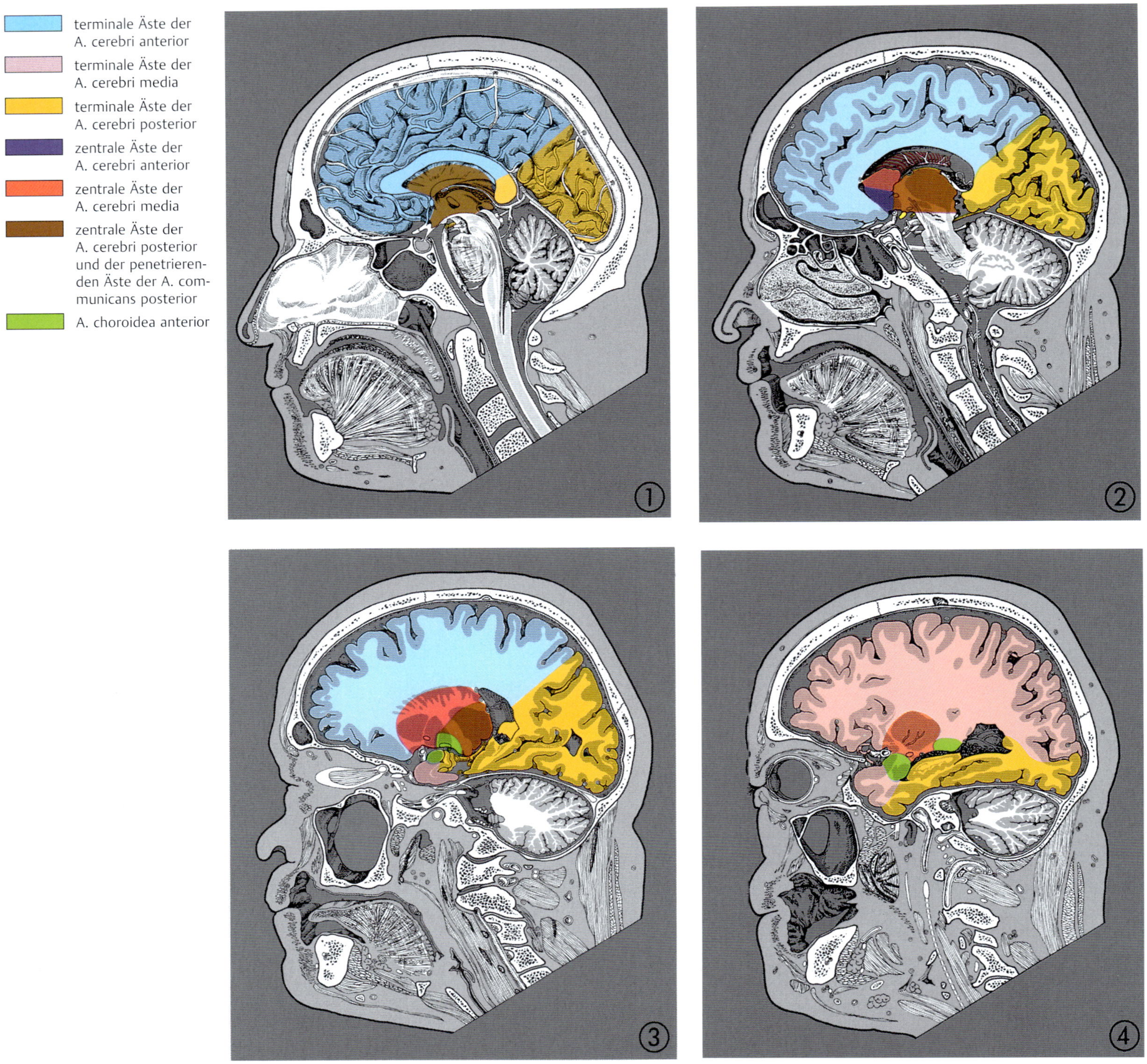

Abb. **94** Sagittale Serienbilder der Territorien der terminalen (kortikalen) und zentralen (penetrierenden) Äste der Aa. cerebri anterior, media und posterior sowie der A. choroidea anterior. Die Zahl im Kreis gibt die Nummer der jeweiligen Scheibe an (s. Abb. 29, 30a, 30b, 31). Nach (29, 35, 36, 89, 179).

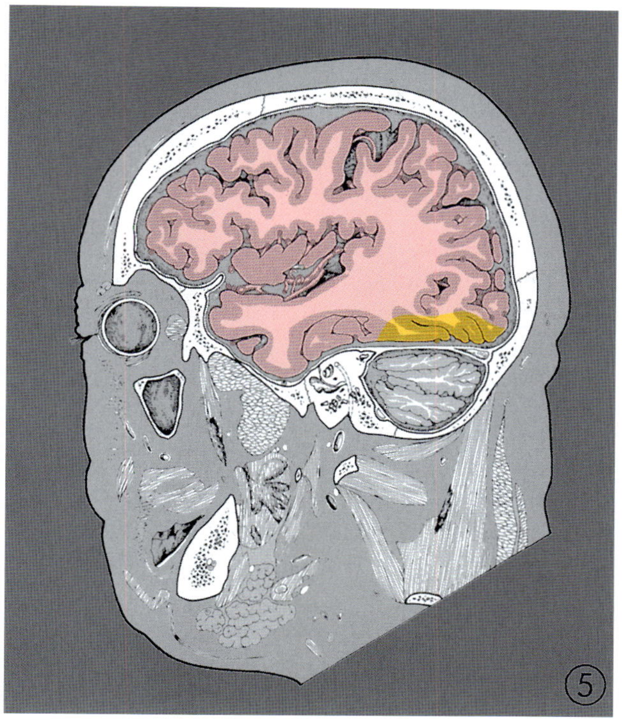

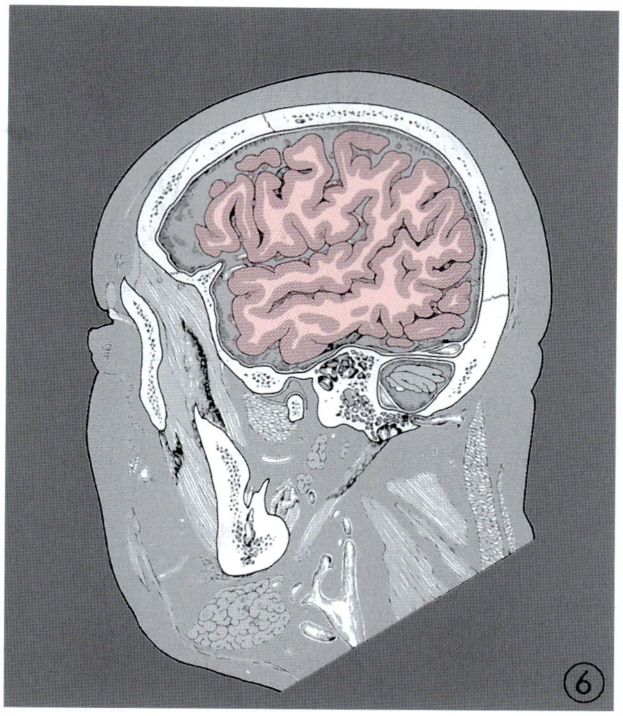

terminale Äste der A. cerebri media

terminale Äste der A. cerebri posterior

Terminale Äste der A. cerebri anterior

Sie vaskularisieren den größten Teil der medialen Hemisphärenfläche. Das Versorgungsgebiet reicht von frontal bis parietal in Höhe des Sulcus parietooccipitalis. Außerdem versorgt die A. cerebri anterior etwa 4/5 des Balkens mit Ausnahme des Splenium. Sie gibt weiterhin feine Äste für einen 2–3 cm schmalen Streifen auf der Konvexität der Hemisphären entlang der Mantelkante ab. Dieser Bezirk umfasst den G. frontalis superior, den mantelkantennahen Streifen der Gyri pre- und postcentralis sowie die oberen Parietalwindungen. In den Versorgungsbezirken liegen das motorisch-pyramidale und sensible Primärfeld für das jeweils kontralaterale Bein.

Klinische Hinweise

Bei Läsionen der terminalen Äste der A. cerebri anterior treten eine motorische, zentrale Lähmung und eine Sensibilitätsstörung des kontralateralen Beines auf.

Terminale Äste der A. cerebri media

Sie vaskularisieren die Insel, das frontale, parietale und temporale Operculum und ein ovales Rindenfeld um den Sulcus lateralis herum (Abb. 93, 94, 96). Es umfasst die untere Sulcus lateralis-nahe Hälfte der Gyri precentralis und postcentralis, also die motorischen und sensiblen Primärfelder für Rumpf, Arm und Kopf. Weiterhin wird von der A. cerebri media die weiße Substanz unter dem parietalen und temporalen Rindenbezirk versorgt. Im parietalen Bereich befindet sich die obere Hälfte der Gratioletschen Sehstrahlung, im temporalen Gebiet die untere Hälfte der Sehstrahlung. Im frontalen Operculum liegt in der dominanten Hemisphäre die motorische (Broca) Sprachregion, im temporalen Operculum im Gebiet des G. temporalis superior die sensorische Sprachregion (Wernicke).

Klinische Hinweise

Terminalinfarkte der A. cerebri media bewirken eine motorische Schwäche und eine sensible Störung im Gebiet des kontralateralen Rumpfes, Armes und Kopfes. Außerdem tritt bei Unterbrechung der oberen Hälfte der Sehstrahlung eine untere kontralaterale Quadrantenanopsie und bei Störung der unteren Hälfte der Sehstrahlung eine obere kontralaterale Quadrantenanopsie auf. Wenn die motorische oder sensorische Sprachregion betroffen ist, tritt eine Aphasie nach Broca oder Wernicke auf. Ist die Läsion im gesamten operkularen Bereich der sprachdominanten Hemisphäre vorhanden, resultiert eine globale Aphasie mit schweren Sprachstörungen (59).

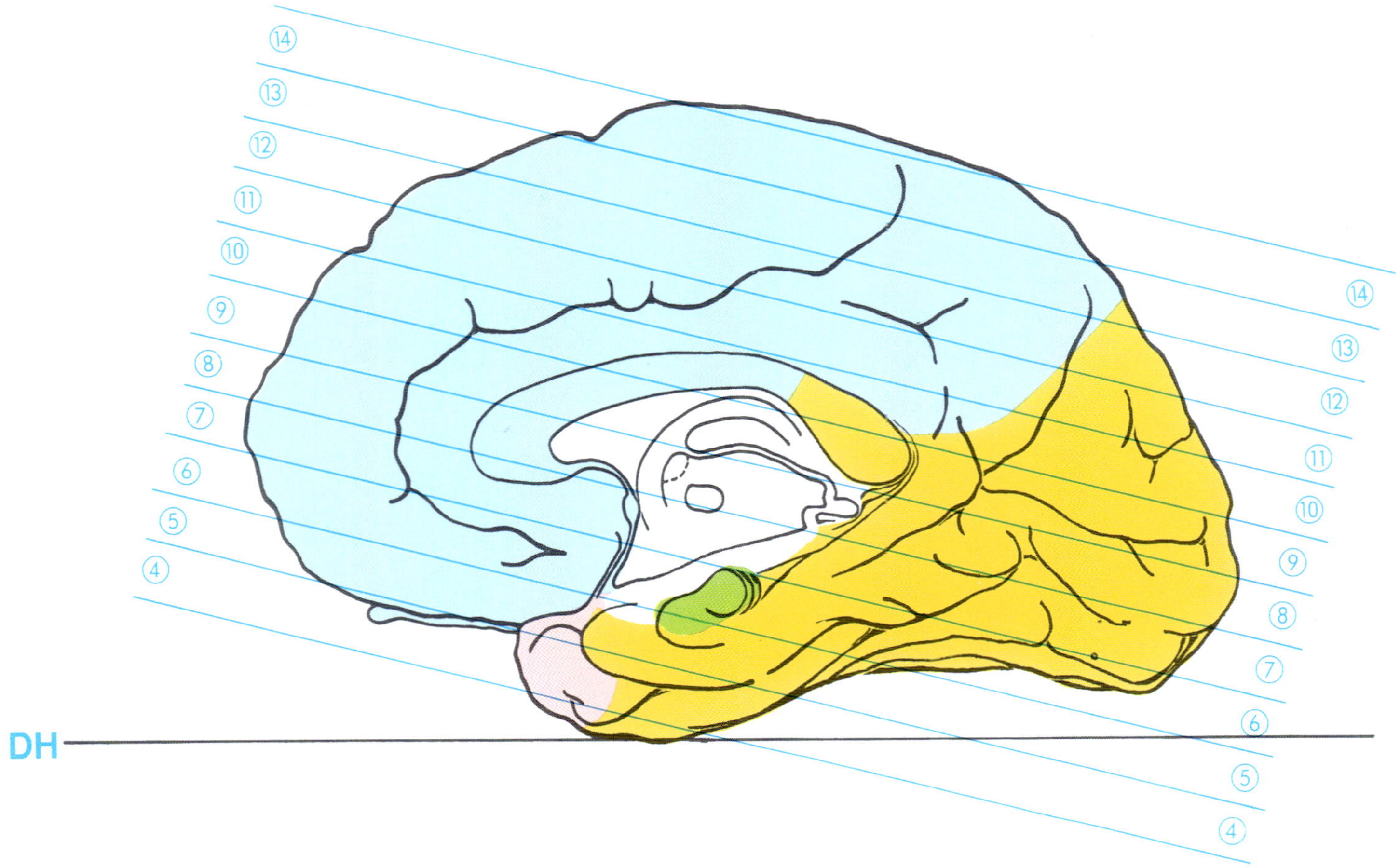

Abb. **95a** Mediananansicht des kanthomeatal geschnittenen Großhirns mit den Territorien der terminalen (kortikalen) Äste der Aa. cerebri anterior, media und posterior. Die Zahl im Kreis gibt die Nummer der jeweiligen Scheibe an. Nach (29, 35, 36, 89, 179).
DH = Deutsche Horizontale.

Terminale Äste der A. cerebri posterior

Sie vaskularisieren an der medialen Hemisphärenfläche große Teile des Okzipitallappens, besonders das primäre Sehfeld, Area striata (Abb. 92a, 95a). An der Konvexität der Hemisphären wird ein schmaler Streifen von Okzipital- und Temporallappen versorgt (Abb. 92b, 95b). Außerdem wird das Splenium des Balkens von der A. cerebri posterior ernährt.

Klinische Hinweise

Ein Verschluss der A. cerebri posterior führt zur kontralateralen homonymen Hemianopsie. Ein Ausfall des Splenium des Balkens unterbricht die Verbindung der Sehrinde mit den Sprachregionen. Diese Patienten entwickeln Leseschwierigkeiten (Alexia).

In den Abb. 92–96 wurden die arteriellen Territorien in frontalen, sagittalen und kanthomeatalen Schnittebenen nach Literaturangaben (35, 36, 59, 89, 179, 238, 264, 474) dargestellt. Es wurde eine mittlere Größe der arteriellen Territorien gewählt. Die interindividuelle Variabilität muss beachtet werden, weil die Ausdehnung eines Infarktes von der Versorgung durch Kollateralen abhängt. Eine Sonderform einer Mangeldurchblutung sind die Grenzzoneninfarkte (Wasserscheideninfarkte). Sie treten an den Grenzgebieten zwischen den Aa. cerebri anterior, media und posterior auf, wenn gleichzeitig zwei (seltener drei) dieser Arterien unzureichend durchblutet werden.

Für die Beurteilung der regionalen Hirndurchblutung sind Perfusions-CT, Perfusions-MRT und die Emissionscomputertomographie geeignete Verfahren. Intrakranielle Arterien lassen sich nichtinvasiv mit der MR-Angio (s. Kap. 2.2) und CT-Angio (s. Kap. 2.1) abbilden. Hiermit sind Gefäßanomalien, Lage- und Lumenveränderungen der Gefäße und ein pathologisches Strömungsverhalten erkennbar.

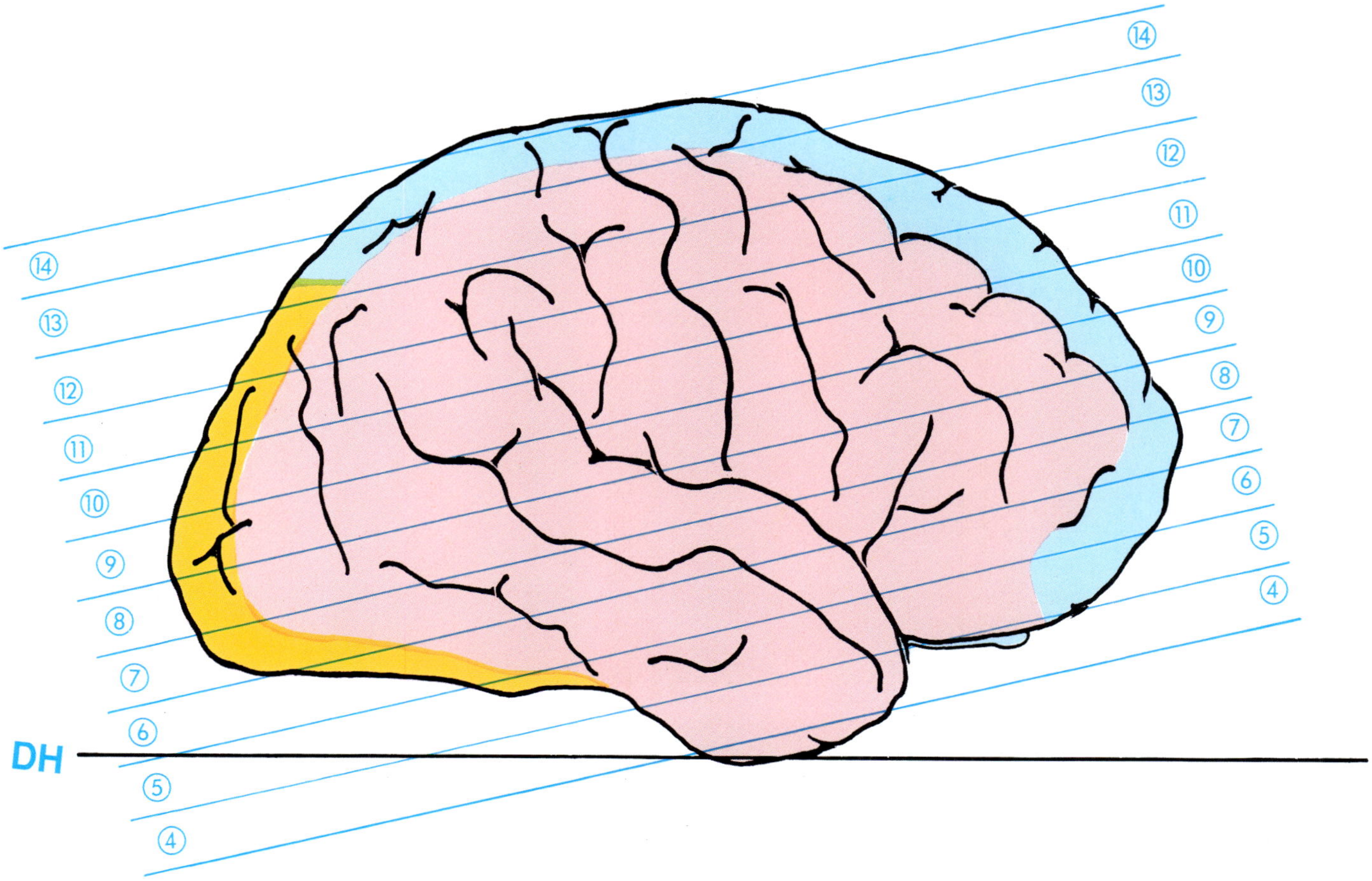

Abb. **95b** Lateralansicht des kanthomeatal geschnittenen Großhirns mit den Territorien der terminalen (kortikalen) Äste der Aa. cerebri anterior, media und posterior. Die Zahl im Kreis gibt die Nummer der jeweiligen Scheibe an. Nach (29, 35, 36, 89, 179).
DH = Deutsche Horizontale.

- terminale Äste der A.cerebri anterior
- terminale Äste der A.cerebri media
- terminale Äste der A. cerebri posterior

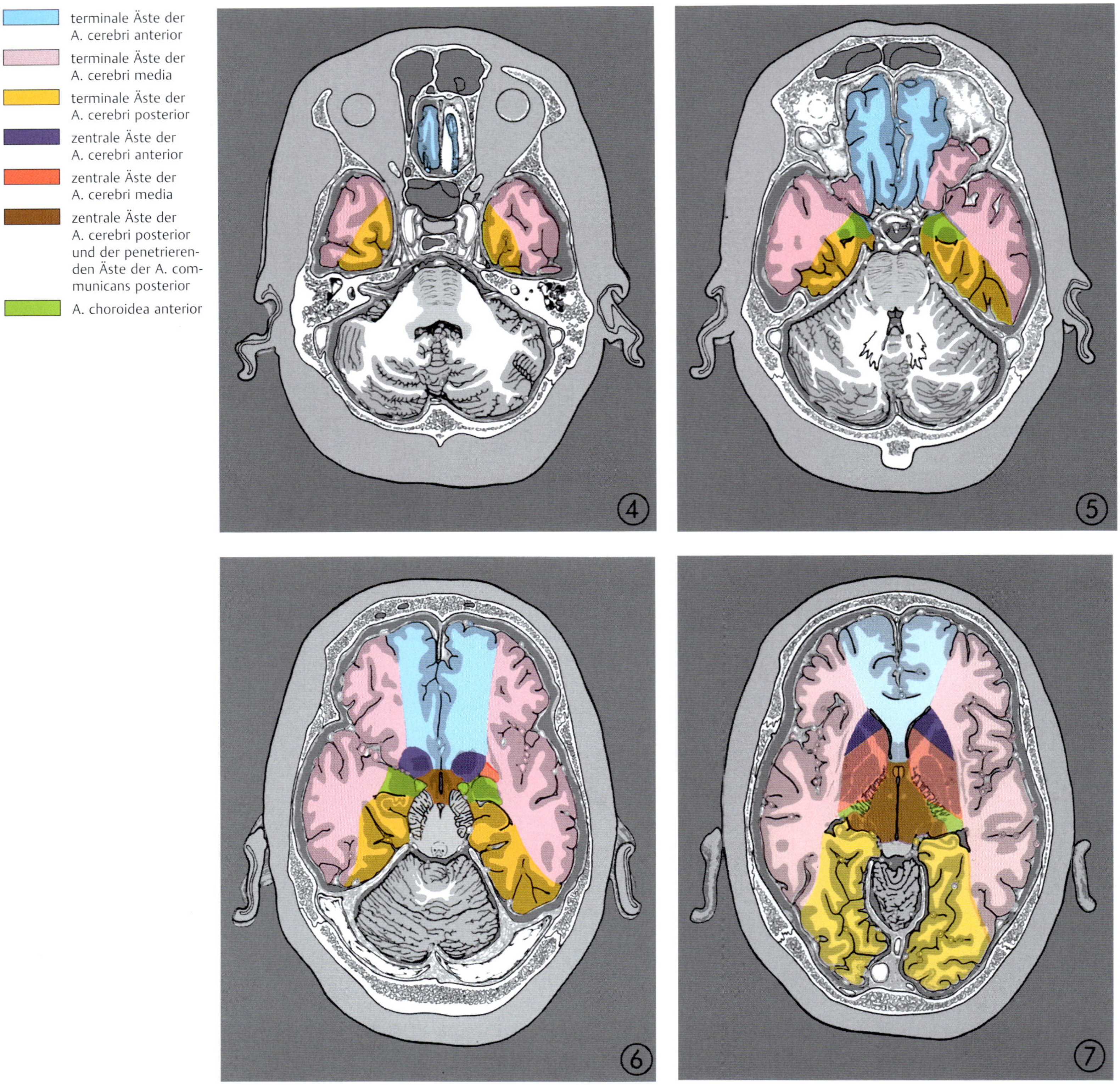

Abb. **96** Kanthomeatal orientierte Serienbilder der Territorien der terminalen (kortikalen) und zentralen (penetrierenden) Äste der Aa. cerebri anterior, media und posterior sowie der A. choroidea anterior. Die Zahl im Kreis gibt die Nummer der jeweiligen Scheibe an (s. Abb. 44, 45a, 45b, 46). Nach (29, 35, 36, 89, 179).

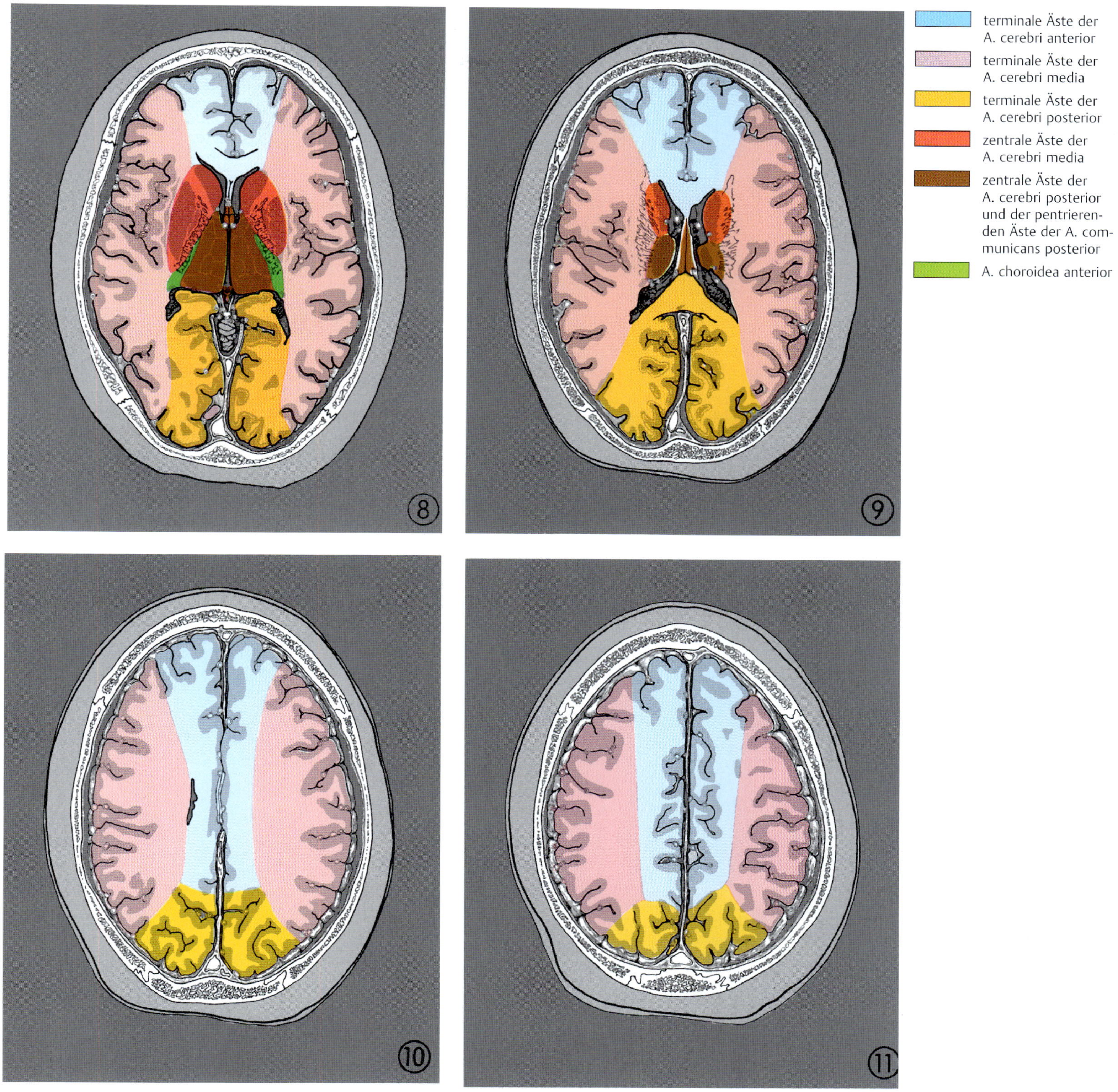
terminale Äste der A. cerebri anterior
terminale Äste der A. cerebri media
terminale Äste der A. cerebri posterior
zentrale Äste der A. cerebri media
zentrale Äste der A. cerebri posterior und der pentrierenden Äste der A. communicans posterior
A. choroidea anterior
8
9
10
11

terminale Äste der A. cerebri anterior

terminale Äste der A. cerebri media

terminale Äste der A. cerebri posterior

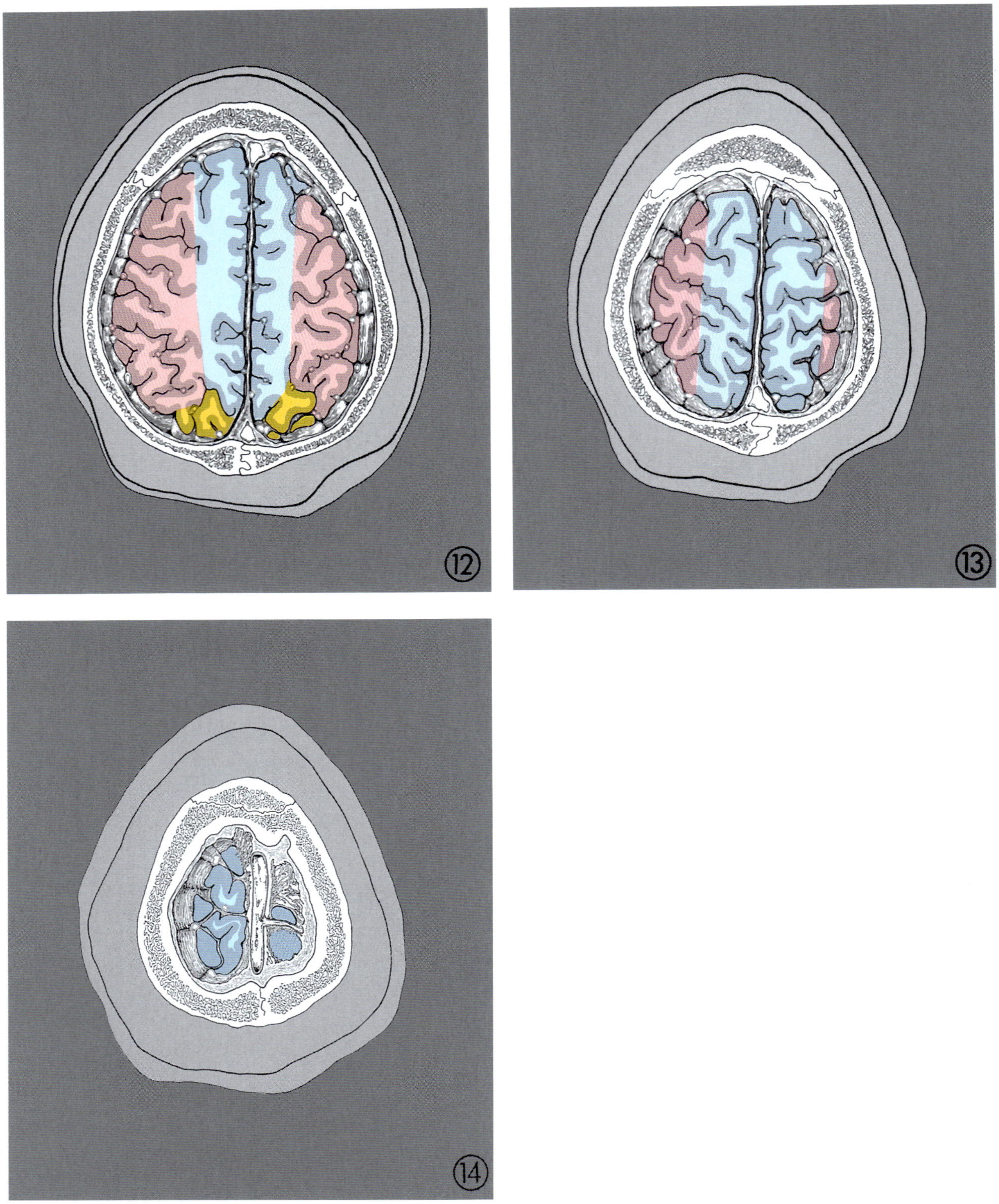

Abb. **96** Kanthomeatal orientierte Serienbilder der Territorien der terminalen (kortikalen) und zentralen (penetrierenden) Äste der Aa. cerebri anterior, media und posterior sowie der A. choroidea anterior. Die Zahl im Kreis gibt die Nummer der jeweiligen Scheibe an (s. Abb. 44, 45a, 45b, 46). Nach (29, 35, 36, 89, 179).

5.5 Hirnvenen

(Abb. 97a, b, 4c–17c, 32c–37c, 47a, 48c–60c)

Viele Körpervenen verlaufen mit ihren entsprechenden Arterien in gemeinsamen Gefäßstraßen. Die Hirnvenen haben jedoch eine von den Hirnarterien **unabhängige räumliche Ordnung.** Die Hirnvenen zeigen eine größere Variabilität als die Hirnarterien. Trotzdem bleiben die Hirnvenen im Rahmen eines überschaubaren Schemas. Die von den Hirnarterien abweichende Topographie der tiefen, intrazerebralen Hirnvenen hat eine diagnostische Bedeutung im Angiogramm: In der venösen Phase des Angiogramms können raumfordernde Prozesse durch Verlagerungen der tiefen Hirnvenen erkannt werden. Die außenliegenden Hirnarterien können in dem dazugehörigen angiographischen Bild unauffällig sein.

Die Hirnvenen und Sinus können in der Computertomographie und Magnetresonanztomographie eine Bedeutung als Leitstrukturen haben (s. Kap. 2.5.5). Pathologische Veränderungen oder Verlagerungen sind häufig diskret oder nicht erkennbar. Bei Verlagerungen der Mittelstrukturen sind die Veränderungen der Ventrikelabschnitte oft deutlicher als die Verdrängung der tiefen Hirnvenen.

Die Hirnvenen sind klappenlos. Sie bilden ein netzartiges Röhrensystem mit vielen Anastomosen. Der Hauptabfluss erfolgt über die venösen Sinus durch die **V. jugularis interna** (Abb. 11c.37, 48c.13, 49c.17), die durch das Foramen jugulare (Abb. 25.6, 35c.30, 49c.16, 63.16) aus der Schädelhöhle austritt. Mehrere Venen können den Abfluss aus der V. jugularis interna kompensieren: Der Plexus venosus vertebralis internus kann Blut aus einem basalen Venenplexus aufnehmen, der auf dem Clivus liegt. Der **S. cavernosus** besitzt Abflüsse über die Vv. ophthalmicae zur V. facialis. Blut aus dem Gehirn kann außerdem über Venen des Foramen ovale zum Plexus venosus pterygoideus, über Venen im Karotiskanal (in Abb. 97a nicht eingezeichnet) und über die Emmissarien drainiert werden.

Zwei Gruppen von Venen entsorgen Endhirn und Zwischenhirn:

1. Die **oberflächlichen Venen** nehmen Blut vor allem aus kortikalen Gebieten auf.
2. Die **tiefen Venen** erhalten ihren Blutstrom vor allem aus der Marksubstanz und den dort liegenden Kerngebieten. An einzelnen Stellen drainieren die tiefen Venen auch Rindenareale. Die Äste der tiefen Venen sammeln sich kaskadenartig in der V. magna cerebri (Galen) (Abb. 32c.13, 54c.19, 55c.20), die meistens in den Übergang von S. sagittalis inferior (Abb. 97a.11) zu S. rectus (Abb. 97a.13, 14c.7, 32c.23) mündet (264).

Oberflächliche Hirnvenen

Zu den oberflächlichen Venen gehören die Vv. superiores cerebri (Abb. 54c.3, 55c.3, 56c.3, 57c.3, 58c.4), die Vv. inferiores cerebri und die V. media superficialis cerebri (V. fossae Sylvius) (Abb. 52c.5, 53c.9). Die Vv. superiores cerebri streben aufwärts wie Bögen über die Wölbung der Großhirnhemisphären hinweg, um in den S. sagittalis superior (Abb. 4c.1, 9b.1, 9c.1, 17c.1, 32c.2, 54c.2, 60c.5) einzumünden. Die Venen in Sinusnähe durchbrechen die Arachnoidea mater cranialis und vereinigen ihre Adventitia mit dem straffen Bindegewebe der Dura mater. Diese Venen werden Brückenvenen (Abb. 32b.1, 53c.3) genannt. Sie können mechanisch leicht verletzt werden und sind dann die Quelle für subdurale Hämatome (164).

Die oberflächlichen Hirnvenen gliedern sich in präfrontale, frontale, parietale und okzipitale Äste. Die Vv. inferiores cerebri ziehen abwärts von der Außenseite des Stirnlappens, des Schläfenlappens und des Okzipitallappens. Die frontalen Venen münden am häufigsten in die V. media superficialis cerebri, die temporalen und okzipitalen in den S. transversus (Abb. 14c.11, 14d.13, 17c.9, 33c.22, 37c.14, 52c.19) direkt oder über die V. anastomotica posterior indirekt. Die V. media superficialis cerebri (früher: V. fossae Sylvius) bildet sich an der seitlichen Hemisphärenwand über dem Sulcus lateralis. Sie mündet entweder in den S. cavernosus (Abb. 8c.15, 9c.13, 33c.21, 50c.9), in den S. sphenoparietalis, als S. paracavernosus in die Venen des Foramen ovale, in den S. petrosus superior (Abb. 51c.19, 75b.7) oder in den S. sigmoideus (Abb. 12c.19, 13c.16, 36c.30, 49c.19, 50c.20, 50d.22, 51b.19, 51c.20).

Tiefe Hirnvenen

Die Sammelvene der tiefen Venen ist die etwa 1 cm lange V. magna cerebri (Galen). Sie entsteht aus der Vereinigung der beiden Vv. internae cerebri (Abb. 12c.10, 13c.10, 32c.12, 54c.12), biegt dann um die Rückfläche des Splenium des Balkens und mündet meistens in das Übergangsgebiet zwischen S. sagittalis inferior und S. rectus. An dieser Stelle vereinigt sich die Falx cerebri mit dem First des Tentorium cerebelli.

Die **V. interna cerebri** ist der Zusammenfluss der V. anterior septi pellucidi (Abb. 54c.11), der V. thalamostriata superior (V. terminalis) (Abb. 10c.8, 12c.8, 55c.11) und der V. choroidea superior (Abb. 55c.12). In der Lateralprojektion ist die Mündung der V. anterior septi pellucidi in die V. thalamostriata superior zu erkennen. Diese Stelle wird Venenwinkel, Angulus venosus, genannt. Er befindet sich meistens in Höhe des Foramen interventriculare. Die Verlagerung des Venenwinkels ist im Angiogramm ein wichtiger Hinweis auf eine intrakranielle Raumforderung besonders in der Medianebene. Die V. thalamostriata superior liegt in etwa der Hälfte der Fälle zwischen Nucl. caudatus und Thalamus. Sie kann schon okzipital vor dem Foramen interventriculare abbiegen. Der Zusammenfluss von V. anterior septi pellucidi und V. thalamostriata superior (Angulus venosus) liegt dann einige Millimeter okzipital vom Foramen interventriculare (264).

Die V. interna cerebri zieht innerhalb der C. fissurae transversae in einem leicht gewellten Verlauf nach posterior. Etwa 3,5 cm posterior vom Foramen interventriculare vereinigen sich die rechte und linke V. interna cerebri zur V. magna cerebri (Galen). Eine angiographisch nachweisbare Verlagerung der V. interna cerebri ist ein Hinweis auf eine einseitige supratentorielle Raumforderung.

Oberflächliche Venen aus kortikalen Gebieten mit ihren Abflüssen:

1 Vv. superiores cerebri
2 S. sagittalis superior
3 V. media superficialis cerebri
4 S. cavernosus
5 S. petrosus inferior

Tiefe Venen aus Mark- und Kerngebieten mit Sinus:

6 V. anterior septi pellucidi
7 V. thalamostriata superior (V. terminalis)
8 Angulus venosus
9 V. interna cerebri
10 V. magna cerebri (Galen)
11 S. sagittalis inferior
12 V. basalis (Rosenthal)
13 S. rectus
14 Confluens sinuum
15 S. transversus
16 S. sigmoideus
17 V. jugularis interna

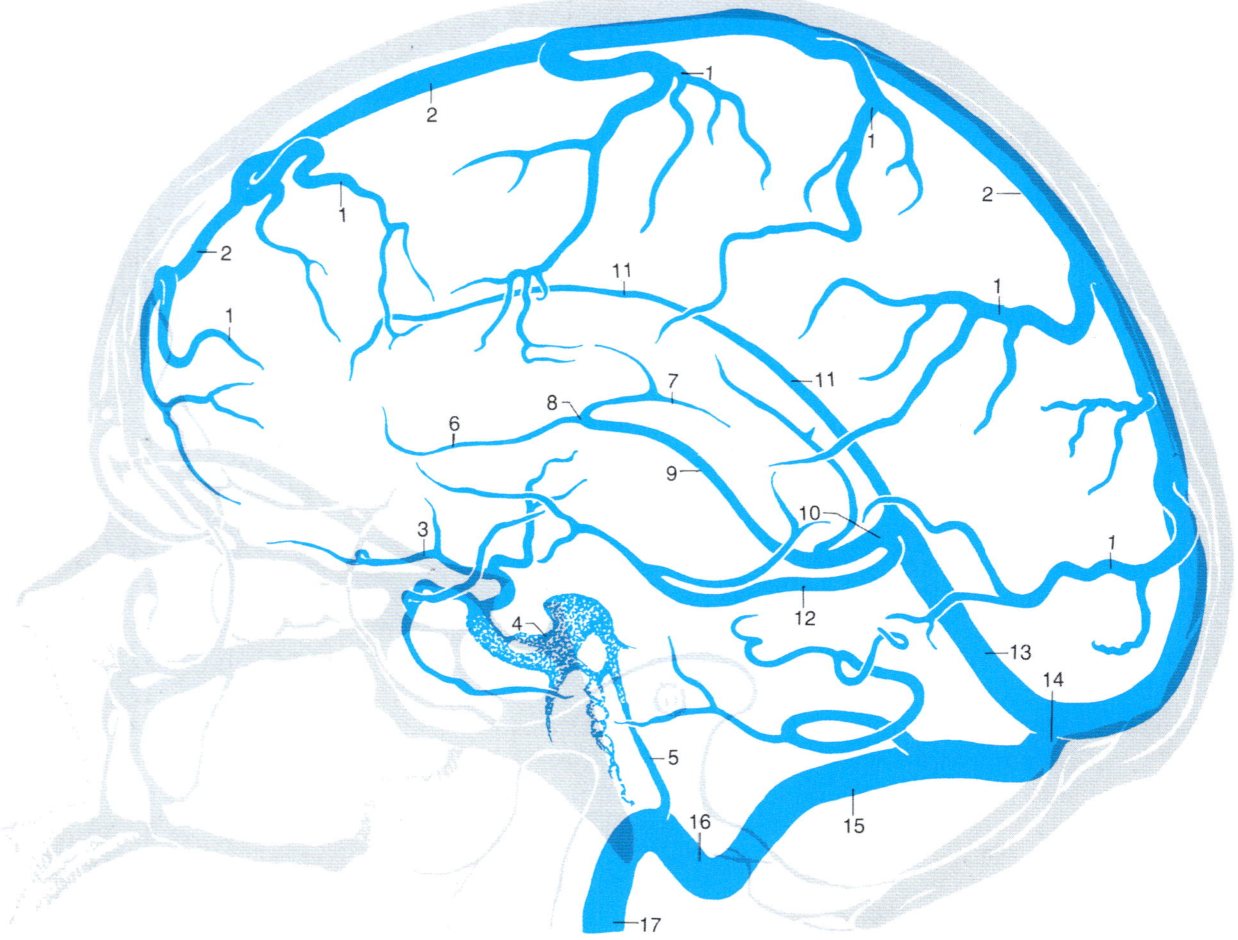

Abb. **97a** Lateralansicht eines Schemas der Hirnvenen und Sinus (= S.). Die Reihenfolge der Nummerierung berücksichtigt die Stromgebiete und die Strömungsrichtung nach (238).

Die **V. basalis (Rosenthal)** (Abb. 8c.11, 12c.14, 51c.15, 52c.15, 53c.19) entsteht variabel aus dem Zusammenfluss der V. anterior cerebri, der Vv. centrales inferiores (Vv. striatae) und der V. profunda cerebri basal der Substantia perforata anterior. Diese Venen erhalten Blut aus basalen und medialen Anteilen des Stirnhirns, aus den Basalganglien und aus der Inselregion. Die V. basalis zieht am Tr. opticus in okzipitale Richtung und liegt zwischen dem Pedunculus cerebri und dem Zwischenhirn. Die Vene verläuft weiter posterior und aufwärts um den Pedunculus cerebri herum. Aus ihrem ersten basalen Segment erhält die Vene außer den bereits erwähnten Zuflüssen aus frontalen und insulären Anteilen des Endhirns einen weiteren Zustrom aus dem Temporalpol des Schläfenlappens, aus dem Hippocampus sowie aus Anteilen des Zwischenhirns und Mittelhirns. Das zweite, lateroposteriore Segment der V. basalis ist die Venenstrecke zwischen dem Pedunculus cerebri und ihrer Mündung. Die V. basalis kann in die V. interna cerebri, in die V. magna cerebri oder in den S. rectus münden. Im zweiten Segment erhält die Vene Zustrom aus dem Pedunculus cerebri, dem Tectum, den Corpora geniculata, dem Truncus und dem Splenium des Balkens sowie aus der medialen Oberfläche des Hinterhauptslappens und aus Kleinhirnanteilen.

Die unpaaren Gefäße V. magna cerebri und S. rectus sammeln das Blut aus den paarigen Vv. internae cerebri und Vv. basales. Diese Venen drainieren die großen Gebiete des Endhirnmarks, des Zwischenhirns, des Striatum, des Mittelhirns, des Pons, des Cerebellum sowie von medialen und basalen Arealen frontaler, temporaler und okzipitaler Endhirnoberflächen.

Der S. rectus mündet mit dem **S. sagittalis superior** über den **Confluens sinuum** (Abb. 17c.8, 32b.29, 32c.26, 32d.29, 53c.25) in den S. transversus. Das venöse Blut fließt dann weiter über den S. sigmoideus in die V. jugularis interna.

Das Mittelhirnblut fließt vor allem über die V. magna cerebri ab. Auch der vordere obere Teil des Kleinhirns gibt kleine Venen zur V. cerebri magna ab. Die großen

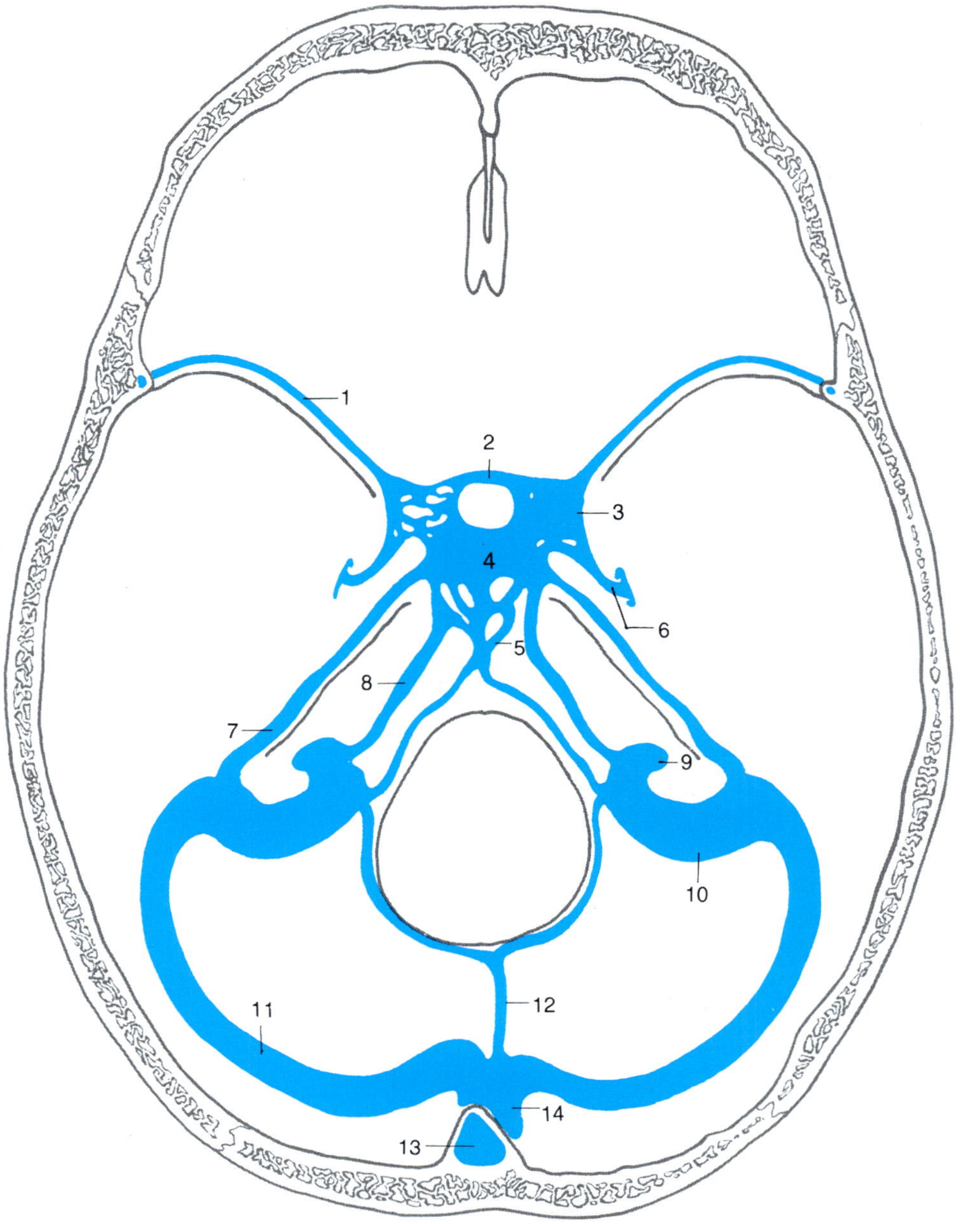

1 S. sphenoparietalis
2 S. intercavernosus anterior
3 S. cavernosus
4 S. intercavernosus posterior
5 Plexus basilaris
6 Venenplexus des Foramen ovale
7 S. petrosus superior
8 S. petrosus inferior
9 V. jugularis interna, nach inferior verlaufend
10 S. sigmoideus
11 S. transversus
12 S. occipitalis
13 S. sagittalis superior
14 Confluens sinuum

Abb. **97b** Schema der basalen Sinus nach (238).

Venen des Cerebellum verlaufen unabhängig von den Arterien im Subarachnoidalraum und münden in verschiedene Blutleiter der hinteren Schädelgrube. Die V. petrosa drainiert die vorderen unteren Teile des Kleinhirns und des Pons. Diese Vene mündet in den S. petrosus superior. Die anderen Kleinhirnvenen münden in den S. rectus, in den Confluens sinuum, selten in den S. transversus. Der Venenabfluss aus dem Pons und aus der Medulla oblongata kann sehr variabel über Äste zur V. basalis, in den S. transversus, in die S. petrosi superior et inferior, in den S. occipitalis oder Plexus venosus vertebralis internus erfolgen.

Klinische Hinweise

Hirnvenen- und Sinusthrombosen werden klinisch in blande und septische sowie funktionell-anatomisch in tiefe und oberflächliche venöse Gefäßerkrankungen eingeteilt. Uncharakteristische Beschwerden und eine Vielfalt von Symptomen erschweren die Diagnose. Das MRT mit Einsatz spezieller blutsensitiver Untersuchungssequenzen und der MR-Angio sind diagnostische Hilfen mit der höchsten Validität (403, 468). Bei diagnostisch unsicherer Aussage der MRT-Untersuchung ist eine DSA notwendig. Eingangsuntersuchungen sind häufig das CT (198), insbesondere bei klinisch nicht berücksichtigter Differenzialdiagnose der Hirnvenen- und Sinusthrombosen. Verdächtige Befunde der Bilddiagnostik können sehr enge Ventrikel und/oder äußere Liquorräume, auch symmetrische, bilaterale Hypodensitäten oder Blutungen mit atypischer Lokalisation sein. – Die Thrombosen der Hirnvenen und -sinus gehören zu den häufigsten zerebralen Fehldiagnosen (198).

5.6 Hirnnerven

(Abb. 68, 81, 82, 114, 119, 122, 126)

Die Hirnnerven treten an der Hirnbasis aus und ziehen dann durch den basalen äußeren Liquorraum, bevor sie die Wand der Dura mater durchbrechen und über Öffnungen die Schädelhöhle verlassen. Nur der II. Hirnnerv behält auch außerhalb der Schädelhöhle seine Dura mater-Scheide. Die Hirnnerven XII bis VII verlassen die hintere Schädelgrube, die Hirnnerven VI bis II die mittlere Schädelgrube, und der I. Hirnnerv zieht durch die Lamina cribrosa aus der vorderen Schädelgrube.

Klinischer Hinweis

In der MRT sind T2-gewichtete MR-Bilder mit FLAIR-Sequenzen besonders geeignet, um die Austrittsstellen der Hirnnerven zu lokalisieren (508).

XII. Hirnnerv

Der XII. Hirnnerv, der **N. hypoglossus** (Abb. 3.34, 11a.43, 12a.40, 33a.36, 33a.47, 48a.5), tritt mit 12–16 Wurzelfäden zwischen Pyramide und Olive aus der Medulla oblongata aus und vereinigt sich zu mehreren Bündeln. Diese liegen in der Regel posterior von der A. vertebralis und ziehen zum Canalis nervi hypoglossi des Hinterhauptsbeines. Der N. hypoglossus versorgt die Zungenmuskulatur.

XI. Hirnnerv

Der XI. Hirnnerv, der **N. accessorius** (Abb. 3.37, 12a.39, 30b.26, 49a.10, 70b.22), hat zwei Wurzeln. Die spinale Wurzel (Abb. 3.39, 33a.38, 47a.23, 48a.6, 49a.11) entspringt aus den Rückenmarksegmenten C1–C6 (maximal C7, minimal C3). Sie zieht kranial aus dem Wirbelkanal durch das Foramen magnum in die hintere Schädelgrube. Die kraniale Wurzel tritt mit 3–6 Wurzelfäden lateral aus der Medulla oblongata. Die beiden Wurzeln vereinigen sich mit dem IX. und X. Hirnnerven dicht vor dem Porus duralis im Bereich des Foramen jugulare. Diese drei Kiemenbogennerven ziehen gemeinsam durch den medialen Teil des Foramen jugulare. Die spinale Wurzel des N. accessorius versorgt die Mm. sternocleidomastoideus und trapezius zusammen mit direkten Ästen aus dem Plexus cervicalis.

Die kraniale Wurzel des N. accessorius beteiligt sich an der motorischen Innervation des Pharynx und zum kleinen Teil an der motorischen Versorgung der Kehlkopfmuskulatur.

X. Hirnnerv

Der X. Hirnnerv, der **N. vagus** (Abb. 3.33, 12a.36, 11a.42, 30b.23, 33a.34, 49a.9, 71c.7, 71d.7), verlässt mit 10–18 feinen Wurzelfäden den seitlichen Rand der Medulla oblongata. Seine intrazisternale Länge bis zum Dura-Porus oberhalb des Foramen jugulare beträgt etwa 1,5 cm (264). Er versorgt sensibel ein kleines Areal im äußeren Gehörgang, sensorisch Geschmacksknospen des Rachens und weiterhin viszeroafferent die Schleimhaut der Brusteingeweide und Oberbauchorgane. Der N. vagus innerviert motorisch vor allem die Larynxmuskeln und teilweise die Pharynxmuskulatur. Er ist der Hauptnerv des Parasympathikus, der die Brusteingeweide, Oberbauchorgane und den Intestinaltrakt bis zum Cannon-Böhmschen Punkt versorgt.

IX. Hirnnerv

Der IX. Hirnnerv, der **N. glossopharyngeus** (Abb. 3.33, 12a.36, 11a.42, 30b.22, 33a.34, 49a.9), hat als Kiemenbogennerv mit dem N. vagus morphologische Gemeinsamkeiten: die laterale Austrittsstelle aus der Medulla oblongata und die Durchtrittsstelle durch die Schädelbasis, das Foramen jugulare. Der N. glossopharyngeus versorgt ebenfalls primäres Kiemendarmgebiet wie Schleimhaut des Gaumens und des Rachens, Geschmacksknospen des hinteren Drittels der Zunge, parasympathisch die Glandula parotidea und teilweise die Pharynxmuskulatur.

VIII. Hirnnerv

Der VIII. Hirnnerv, der **N. vestibulocochlearis** (Abb. 3.30, 12a.35, 11a.40, 30b.20, 34a.30, 50a.15, 50d.14), bildet für das vestibuläre System und für die Hörbahn zwei Signalstrecken. Nach der afferenten Leitungsrichtung betrachtet, tritt der Nerv aus dem Porus acusticus internus aus und an der Grenze zum Pons in den lateralen Rand der Medulla oblongata ein. Die intrazisternale Länge des N. vestibulocochlearis beträgt etwa 1,4 cm (264).

VII. Hirnnerv

Der VII. Hirnnerv, der **N. facialis** mit dem N. intermedius (Abb. 3.28, 12a.34, 11a.39, 11a.44, 30b.17, 34a.29, 50a.14, 50d.14), tritt an der Seitenwand zwischen Pons und Medulla oblongata aus. Der N. intermedius ist ein sehr dünnes Bündel, das parallel zum Hauptanteil des VII. Hirnnervs in inferiorer Position verläuft. Der VII. Hirnnerv liegt superior vom VIII. Hirnnerv im Meatus acusticus internus. Der N. facialis ist vom Austritt bis zum Porus acusticus internus etwa 1,6 cm lang (264). Der **N. intermedius** enthält die sensorischen Nervenfasern von den Geschmacksknospen der vorderen zwei Drittel der Zunge und die parasympathischen Fasern zu Glandula lacrimalis, Drüsen des Nasen-Rachen-Raumes und Glandulae sublingualis und submandibularis. Der Hauptanteil des N. facialis ist motorisch. Er versorgt die mimische Muskulatur, den M. stapedius und teilweise die oberen Zungenbeinmuskeln. Die A. inferior anterior cerebelli bildet bei etwa jedem 3. Menschen eine Gefäßschlinge, die in unmittelbarer Nachbarschaft des N. facialis verläuft. Diese Gefäßschlinge kann den N. facialis komprimieren und zu einem Spasmus facialis führen (211, 371, 398).

Hirnnerven VI, IV und III

Die Hirnnerven VI, IV und III sind die Augenmuskelnerven: N. abducens, N. trochlearis und N. oculomotorius. Der **N. abducens** (Abb. 3.32, 11a.41, 10a.34, 30b.18, 32a.35, 33a.31, 49a.5, 72b.8) tritt in 94% der Fälle aus der Furche zwischen Pons und Medulla oblongata aus der basalen Hirnstammfläche, in 6% der Fälle geringfügig oberhalb dieser Furche aus dem unteren Abschnitt des Pons aus (508). Der N. abducens durchläuft die basale Zisterne vor dem Pons und tritt am Clivus in die Dura mater (Abb. 50a.11, 74b.9) mediobasal von der Felsenbeinspitze ein. Seine intrazisternale Länge beträgt 1,5 cm (264). Er durchzieht den venösen Plexus basilaris und tritt in die laterale Wand des S. cavernosus ein. Dann verlässt er die mittlere Schädelgrube durch die Fissura orbitalis superior und versorgt den M. rectus lateralis. Eine Läsion des N. abducens führt zu Einwärtsschielen.

Der **N. trochlearis** (Abb. 12a.25, 51a.16, 77b.24, 76b.14) verlässt als einziger Hirnnerv den Hirnstamm an posteriorer Stelle. Der N. trochlearis tritt unmittelbar inferior der inferioren Hügel des Tectum aus dem Mittelhirn. Er zieht in der C. ambiens um das Mittelhirn herum und tritt in die Dura mater innerhalb des Anheftungsbereiches der Incisura tentorii am Processus clinoideus posterior ein. Meistens liegt die Eintrittsstelle des Nervs in die Dura etwa 1 cm inferior vom Processus clinoideus posterior. Der N. trochlearis verläuft im Dach des S. cavernosus und zieht durch die Fissura orbitalis superior in die Orbita. Er versorgt den M. obliquus superior, der den Bulbus oculi nach unten außen dreht. Bei Ausfall des Nervs ziehen die antagonistischen Muskeln den Bulbus oculi nach innen oben.

Der **N. oculomotorius** (Abb. 2b.29, 9a.27, 10a.31, 30b.13, 32a.16, 33a.23, 51a.11, 77b.13, 76b.7, 77d.8) ist der dickste Augenmuskelnerv. Er versorgt die restlichen vier äußeren Augenmuskeln und den M. levator palpebrae superioris. Außerdem enthält der N. oculomotorius die parasympathischen Fasern für die Mm. sphincter pupillae und ciliaris. Der N. oculomotorius tritt aus der Fossa interpeduncularis aus, durchläuft die gleichnamige Zisterne, zieht zwischen A. superior cerebelli und A. cerebri posterior hindurch in Richtung S. cavernosus. Der Nerv verläuft in der lateralen Wand des S. cavernosus und verlässt die mittlere Schädelgrube durch die Fissura orbitalis superior.

V. Hirnnerv

Der V. Hirnnerv, der **N. trigeminus** (Abb. 11a.38, 10a.37, 30b.16, 33a.26, 34a.25, 50a.10, 74c.7, 74d.7, 75b.11), tritt am seitlichen Rand aus dem Pons aus (77). Er zieht aus der hinteren Schädelgrube durch den Porus nervi trigemini in eine Duratasche, die sich in der mittleren Schädelgrube befindet. Dieses Cavum trigeminale (Meckel) ist ein platter Durasack, der von Arachnoidea mater cranialis ausgekleidet wird. In ihm liegt das Ganglion trigeminale (Abb. 9a.31, 34a.28, 73b.3), das pseudounipolare Nervenzellen für den sensiblen Teil des N. trigeminus enthält. Hinter dem Ganglion teilt sich der N. trigeminus in seine drei Hauptäste: N. ophthalmicus, N. maxillaris und N. mandibularis, die die mittlere Schädelgrube über Fissura orbitalis superior (Abb. 64.7), Foramen rotundum (Abb. 63.5) und Foramen ovale (Abb. 63.8) verlassen. Der größere Teil der Nervenfasern des N. trigeminus leitet afferente Signale aus Gesichtshaut, Binde- und Hornhaut des Auges, Schleimhaut der Nasen- und Mundhöhle und von den Zähnen weiter. Eine besondere Verschaltung findet sich im trigeminalen System für die Afferenzen aus den Muskelspindeln der Kaumuskulatur (s. Kap. 6.1.3).

Die motorischen Fasern des N. trigeminus liegen medial im Nerv und ziehen am Ganglion trigeminale vorbei in Richtung N. mandibularis. Die motorischen Fasern versorgen Kaumuskeln, M. tensor tympani und größtenteils die Mundbodenmuskulatur.

Nach Beobachtungen von Neurochirurgen kann die A. superior cerebelli den N. trigeminus komprimieren und zur Trigeminusneuralgie führen (210, 212, 398).

II. Hirnnerv

Der II. Hirnnerv, der **N. opticus** (Abb. 2b.26, 7a.13, 7d.14, 8a.17, 32a.23, 33a.18, 49a.2, 50a.5, 50b.5, 76a.14, 77b.2), tritt durch den Canalis opticus in die mittlere Schädelgrube ein (77). Seine Topographie wird beim visuellen System beschrieben (s. Kap. 6.6).

I. Hirnnerv

Der I. Hirnnerv, der **N. olfactorius,** zieht durch die Lamina cribrosa in die vordere Schädelgrube. Er wird beim olfaktorischen System erläutert (s. Kap. 6.7).

Hirnnerven-Syndrome

Die Topographie der Hirnnerven zueinander, zu Strukturen der Schädelbasis sowie zu Blutgefäßen und Hirnteilen hat klinische Bedeutung. Das gleichzeitige Auftreten von Läsionen mehrerer Hirnnerven kann den Ort der Schädigung anzeigen. Hierbei kann es sich um Entzündungen oder Tumoren der Schädelbasis oder des Gehirns handeln.

Als **Garcin-Syndrom** (Halbbasissyndrom) wird eine Symptomatik mit Läsion der Hirnnerven einer Seite der Schädelbasis bezeichnet, aber auch nur der inferioren Hirnnerven V, VII bis XII an einer Seite.

Das **Syndrom des Foramen jugulare** umfasst Störungen des N. glossopharyngeus mit Sensibilitätsstörung, oft auch Schmerzen im Sinne einer Glossopharyngeus-Neuralgie und Gaumensegelparese, eine Läsion des N. vagus mit Stimmbandparese und eine einseitige N. accessorius- und N. hypoglossus-Parese. Kommt es gleichzeitig durch Druck auf die Medulla oblongata zu kontralateraler Hemiparese, spricht man von einem **Vernet-Syndrom**.

Das **Kleinhirnbrückenwinkel-Syndrom** besteht aus Störungen der Hirnnerven VIII, VII, V. Dabei sind einseitige akustische und vestibuläre Schäden, eine periphere Fazialisparese und Sensibilitätsstörungen und/ oder Schmerzen im Gesichtsbereich zu erwarten. Bei ausgedehnten Prozessen können auch homolaterale ataktische Störungen bei Kleinhirnbeteiligung, Nystagmus und gelegentlich eine Parese des N. abducens auftreten.

Als **Syndrom der Felsenbeinspitze** oder als Gradenigo-Syndrom werden eine einseitige N. abducens-Parese und Trigeminusstörungen mit Sensibilitätsbeeinträchtigung im Gesicht, besonders Stirn oder Schmerzen dort, bei ausgedehnten Prozessen auch mit peripherer Fazialislähmung bezeichnet.

Das **Syndrom des Sinus cavernosus** umfasst Störungen der drei Augenmuskelnerven III, IV und VI sowie des N. trigeminus.
Ist neben den Hirnnerven III, IV und VI nur der 1. Trigeminusast betroffen, so liegt ein **Syndrom der Fissura orbitalis superior** vor. Einseitiger Kopfschmerz mit temporaler Betonung und ein nicht pulsierender Exophthalmus zusätzlich zu den genannten Syndromen wird als **Keilbeinflügel-Syndrom** bezeichnet. Es findet sich besonders häufig bei Meningeomen dieser Lokalisation.
Bei Mitbeteiligung des N. opticus an den Störungen der Hirnnerven III, IV, VI, V/1 spricht man von einem **Syndrom der Orbitaspitze**. Oft ist das primäre Symptom eine zunehmende Optikusatrophie mit entsprechender Visusbeeinträchtigung.
Als **Syndrom der Olfaktoriusrinne** wird eine zunächst einseitige, später doppelseitige Anosmie bezeichnet. Die Läsion kann dabei zusätzlich den N. opticus treffen und zu einer Gesichtsfeldstörung oder zur Erblindung führen. Bei fortgeschrittenen raumfordernden Prozessen wie Meningeomen findet sich häufig außerdem ein Stirnhirn-Syndrom mit entsprechenden psychopathologischen Auffälligkeiten.
Im Initialstadium lassen sich die den genannten Hirnnerven-Syndromen zugrunde liegenden Läsionen im Bereich der Schädelbasis nicht immer im CT nachweisen. Ergänzende, dünne Zwischenschichten, andere Einstellebenen, spezielle Knochenberechnung („High-resolution-Technik“) und intrathekale Kontrastmittelgabe sind zur besseren Darstellung notwendig. Häufig führt die MRT zu früherer Darstellung des pathologischen Prozesses. Auch hier sind dünne Schichten und gelegentlich intravenöse Kontrastmittelgabe erforderlich. Die MRT ist in der Früherfassung basaler Hirnprozesse im Vergleich zur CT geeigneter. Der Einsatz beider Verfahren kann die diagnostische Aussage verbessern (s. Kap. 2.6).

5.7 Hirnabschnitte

(Abb. 98–103)

Das Gehirn wird in zwei große Abschnitte eingeteilt:

- Hirnstamm mit Kleinhirn und
- Vorderhirn.

Nach der Terminologia Anatomica wird zum Hirnstamm nur Medulla oblongata, Pons und Mittelhirn gerechnet (entgegen häufigem klinischen Sprachgebrauch). Das Kleinhirn ist über drei paarige Kleinhirnstiele mit dem Hirnstamm verbunden. Das Vorderhirn wird in Zwischenhirn und Endhirn gegliedert. Die Längsachse des Hirnstamms **(Meynertsche Achse)** und die des Vorderhirns (Forelsche Achse) bilden den in der Einleitung kurz erwähnten stumpfen Winkel von 110–120° (s. Kap. 1.1). Die Meynertsche Achse verläuft tangential im Boden des 4. Ventrikels. Die Forelsche Achse verläuft vom Frontalpol zum Okzipitalpol des Endhirns. Der Winkel zwischen Meynertscher Achse und Forelscher Achse wird bei einer extrakraniellen Fixation des Gehirns im Vergleich mit den In-vivo-Verhältnissen meistens verändert (s. Kap. 1.3).

5.7.1 Medulla oblongata und Pons

(Abb. 98–103)

Gestalt

Die **Medulla oblongata** ist ein kleiner Hirnabschnitt. Ihr Volumen liegt bei 7 ml. Ihre Basalfläche zwischen Rückenmark und Pons ist etwa 2–2,5 cm lang. Ihre inferiore Querschnittsfläche beträgt 1 cm^2. An der anterioren Seite der Medulla oblongata setzt sich die Fissura mediana anterior ins Rückenmark fort. Beiderseits der Fissur wölbt sich an der Medulla oblongata ein Strang, die Pyramide (Abb. 48b.8, 69c.7), vor. Die Kreuzung der Pyramidenbahn (s. Kap. 6.8.1) befindet sich in der Tiefe der Fissur.

Lateral der Pyramide liegt die Olive. Sie enthält die Nuclei olivares inferiores. Auf der posterioren Seite der Medulla oblongata treten Kerngebiete der Hinterstrangbahnen als kleine Höcker vor: Tuberculum gracile und Tuberculum cuneatum.

Weitere posteriore Teile der Medulla oblongata werden sichtbar, wenn das Kleinhirn an den Kleinhirnstielen abgetrennt (Abb. 68) und der 4. Ventrikel eröffnet wird. Den Boden des 4. Ventrikels bildet die Rautengrube, die Fossa rhomboidea. An ihrer inferioren Spitze geht der 4. Ventrikel in den Zentralkanal (Abb. 32a.43, 69c.9) über. Ein kleiner Querriegel, der Obex (Abb. 32a.40, 32b.35, 67.37, 70b.29, 70c.9), begrenzt inferior die Rautengrube. In Höhe des Obex kann die Medulla oblongata in einen unteren und einen oberen Abschnitt gegliedert werden: der **geschlossene** und der **offene Teil der Medulla oblongata** (302). Die Querschnittsform des geschlossenen Teils der Medulla oblongata erscheint birnenförmig (Abb. 69b). Paramedian von der Fissura mediana anterior liegen die Pyramiden (Abb. 69b.19). Posterior vom Zentralkanal (Abb. 69b.26) wölben sich die Nuclei gracilis und cuneatus (Abb. 69b.30, 69b.29) vor.

Beim offenen Teil der Medulla oblongata ist posterior der Boden der Rautengrube zu erkennen (Abb. 71a.19, 72b.23). Durch die Vorwölbung der Nuclei olivares inferiores (Abb. 71b.14) sind die Seitenwände dieses Medulla oblongata-Abschnittes bikonkav geformt. Zwischen dem geschlossenen und dem offenen Teil der Medulla oblongata gibt es einen Übergang in Höhe des Obex (Abb. 70b).

Der XII. Hirnnerv verlässt die Medulla oblongata mit 12–16 Wurzelfäden zwischen Pyramide und Olive (Abb. 69b.17, 70b.9, 70b.15, 71b.7), während die Branchialnerven IX, X, XI posterior von den Oliven aus der Seitenwand der Medulla oblongata austreten (Abb. 70b.22, 71b.18). Am Übergang zwischen Medulla oblongata und Pons liegen lateral die Austrittsstellen des VIII. und VII. Hirnnerven (Abb. 72b.20, 73b.12, mit unterbrochener Linie dargestellt). Der VI. Hirnnerv tritt in 94% der Fälle anterior aus dem Zwickel zwischen Medulla oblongata und Pons aus (Abb. 3.32, 11a.41, 32a.35, 49a.5, 72b.8).

Der **Pons** ist in der anterioren Ansicht fast doppelt so breit wie der superiore Teil der Medulla oblongata. Nach

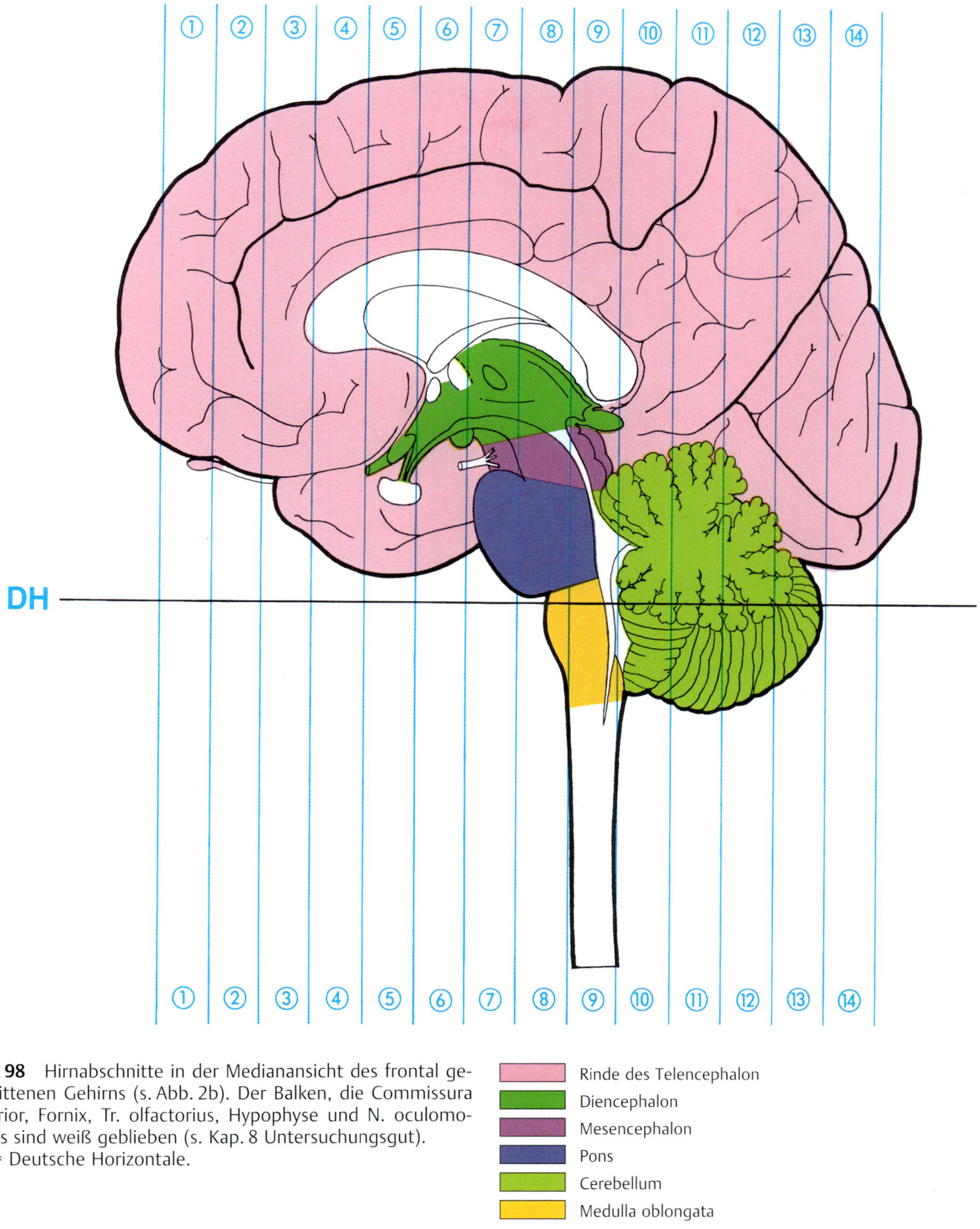

Abb. **98** Hirnabschnitte in der Mediananansicht des frontal geschnittenen Gehirns (s. Abb. 2b). Der Balken, die Commissura anterior, Fornix, Tr. olfactorius, Hypophyse und N. oculomotorius sind weiß geblieben (s. Kap. 8 Untersuchungsgut).
DH = Deutsche Horizontale.

Rinde des Telencephalon

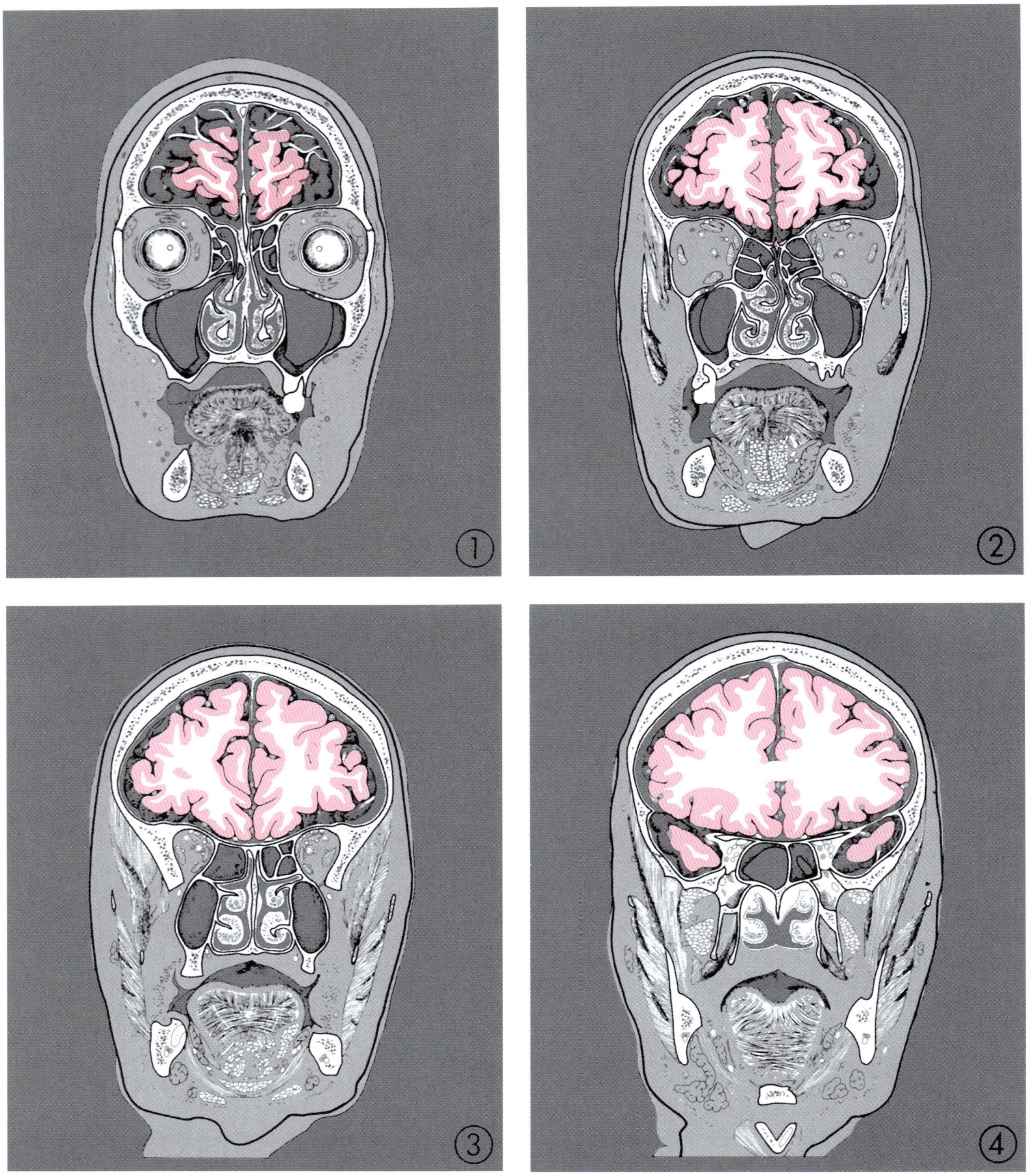

Abb. **99** Frontale Serienbilder der Hirnabschnitte. Die Zahl im Kreis gibt die Nummer der jeweiligen Scheibe an (s. Abb. 1, 2a, 2b, 3).

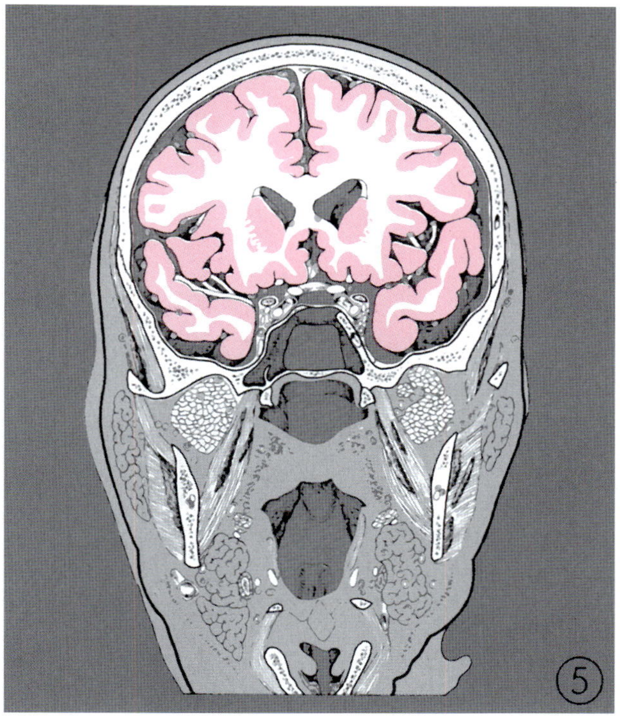

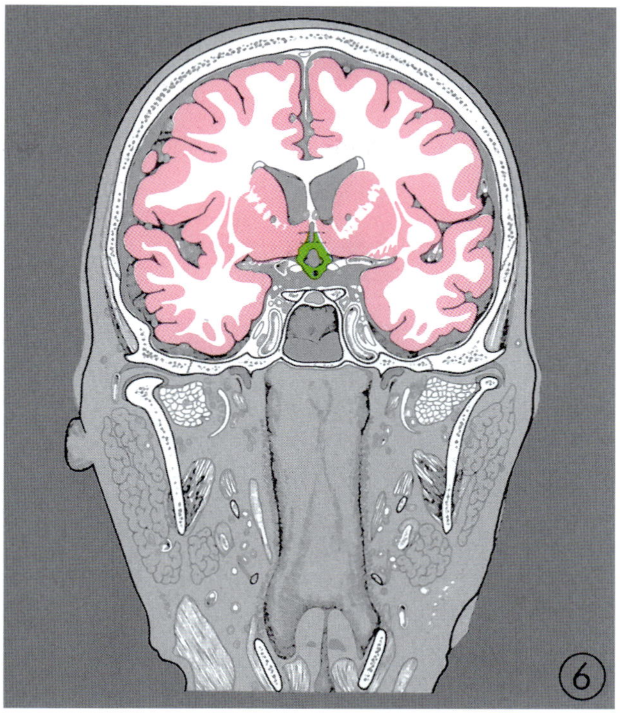

Rinde und Basalganglien des Telencephalon
Diencephalon
Mesencephalon
Pons
Medulla oblongata

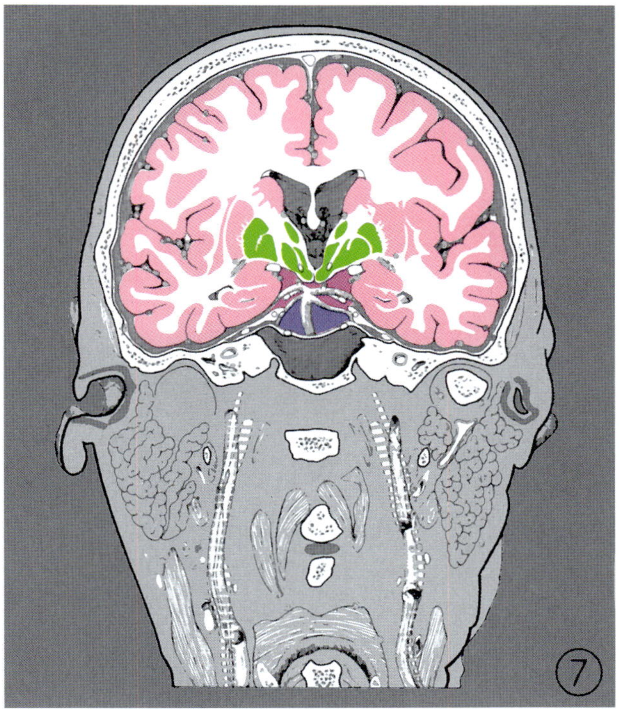

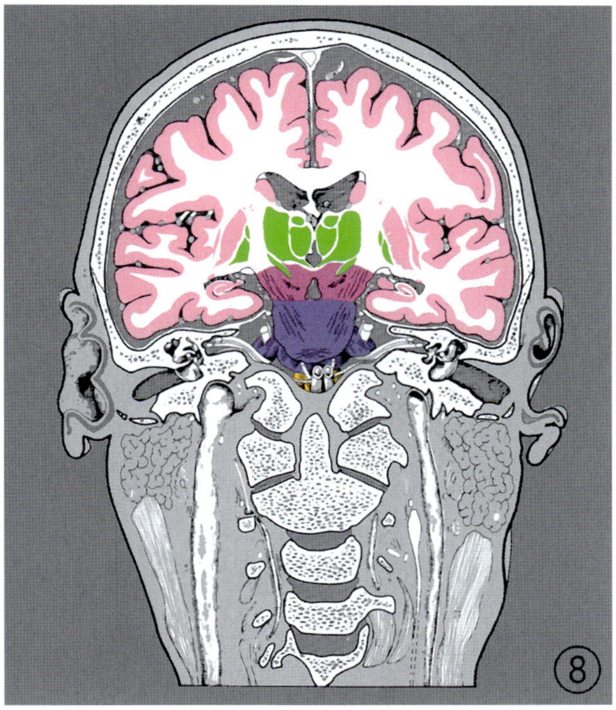

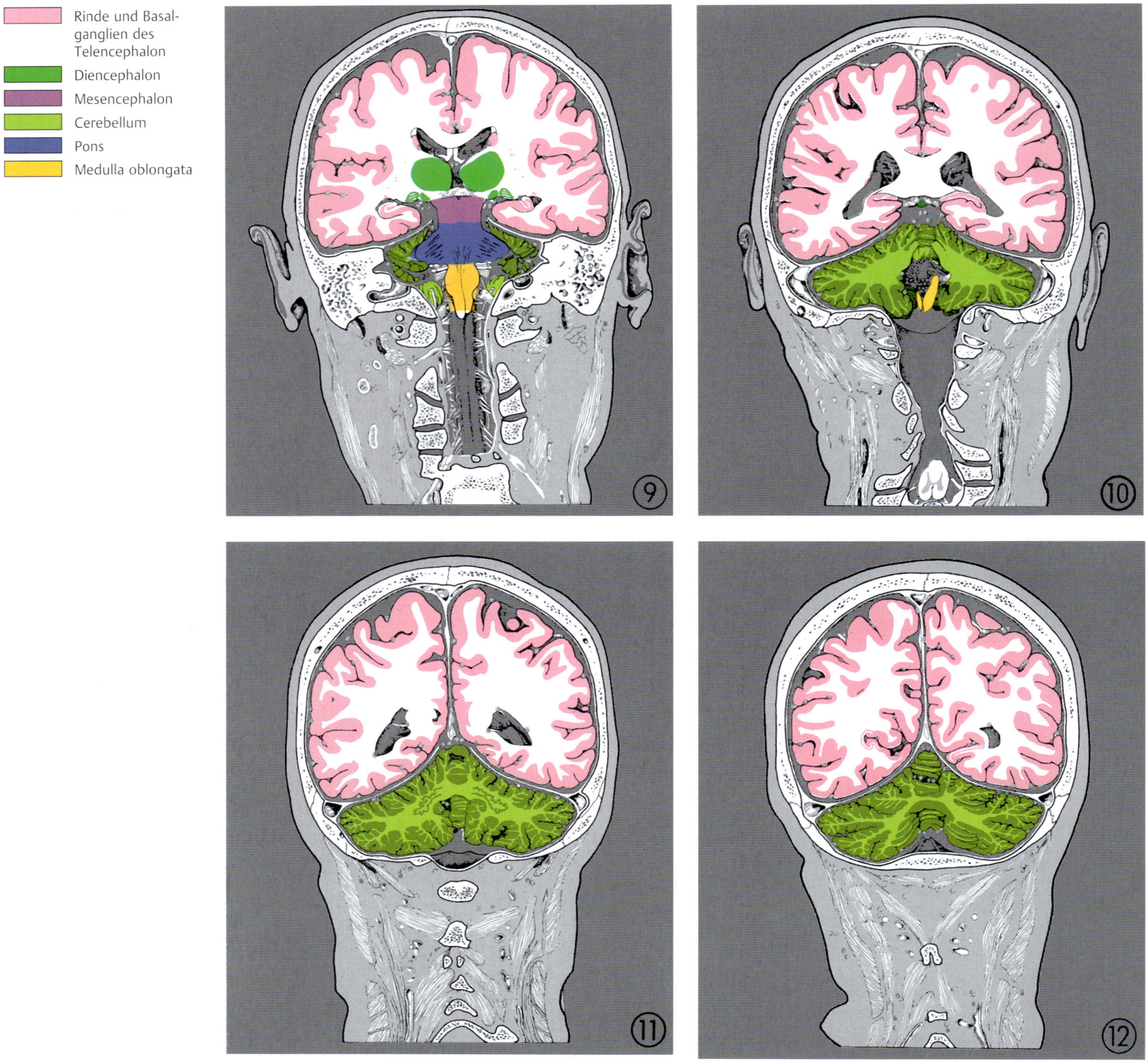

Abb. **99** Frontale Serienbilder der Hirnabschnitte. Die Zahl im Kreis gibt die Nummer der jeweiligen Scheibe an (s. Abb. 1, 2a, 2b, 3).

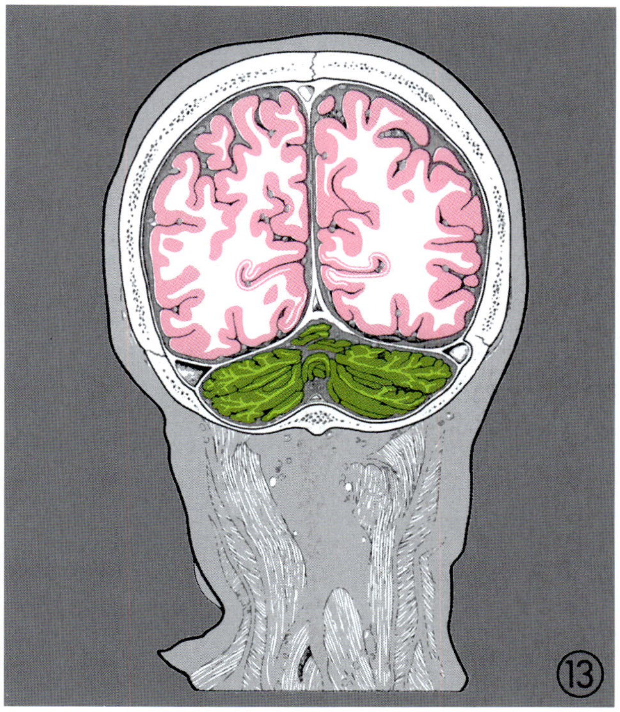

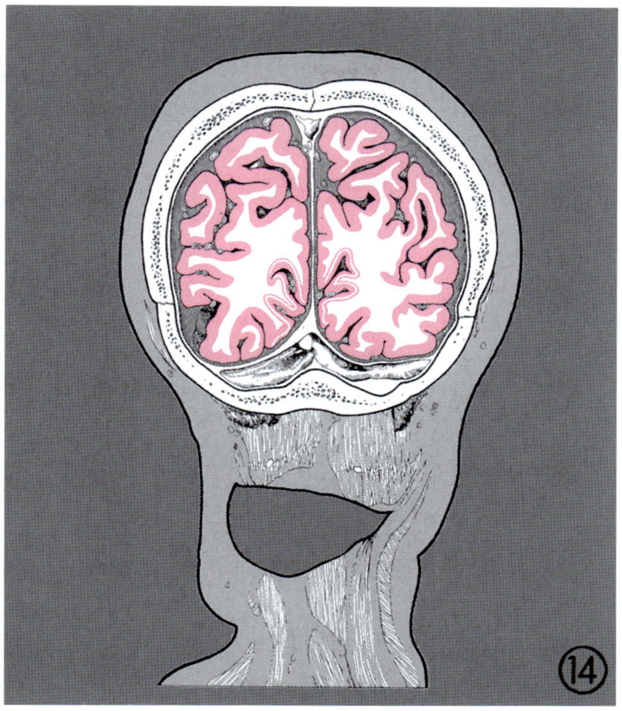

Rinde des Telencephalon
Cerebellum

superior grenzt der Pons scharf an die Crura cerebri des Mittelhirns. Seitlich des Pons treten die beiden mittleren Kleinhirnstiele hervor (Abb. 144a.14). Am Boden der Rautengrube geht die Medulla oblongata ohne scharfe Grenze in den Pons über. Auch die mediane Furche am Boden der Rautengrube, Sulcus medianus posterior (Abb. 71b.24), lässt sich kontinuierlich von der Medulla oblongata bis zum Pons verfolgen.

Die Querschnitte durch den Pons lassen sich in drei Teile gliedern, einen unteren, mittleren und oberen Abschnitt (302). Der **untere Abschnitt des Pons** reicht von der Grenzfläche zur Medulla oblongata bis zu einer Höhe, die unterhalb der Eintrittsstelle des N. trigeminus liegt. Der Boden der Rautengrube bildet die posteriore Wand. Sie verengt sich in Richtung zum Aqueductus mesencephali. Der 4. Ventrikel besitzt in dem unteren Ponsabschnitt die paarigen Recessus posteriores (Abb. 73b.31), die den Nodulus vermis (X) (Abb. 32b.33, 73b.30, 73c.11, 73d.11) seitlich umgeben. Lateral vom mittleren Kleinhirnstiel (Abb. 73b.24) liegt in der C. pontocerebellaris der Flocculus (H X) (Abb. 49b.18, 72b.5, 73b.23). Infolge seiner elliptischen Form und des dadurch bedingten Teilvolumeneffektes kann der Flocculus (H X) mit einem Neoplasma verwechselt werden (302).

Der **mittlere Abschnitt des Pons** ist durch die Austrittsstelle des in CT- und MR-Bildern darstellbaren N. trigeminus charakterisiert (Abb. 75b.11). Der V. Hirnnerv zieht von der C. pontocerebellaris (Abb. 50d.13, 73d.9, 75b.12) in die in der mittleren Schädelgrube liegende C. trigemini.

Der **obere Abschnitt des Pons** ist durch die posterior gelegenen, paarigen oberen Kleinhirnstiele (Abb. 76b.21) charakterisiert, die die Kontinuität der benachbarten perimesenzephalen Cisternen unterbrechen. Zwischen den oberen Kleinhirnstielen liegt der schmale superiore Teil des 4. Ventrikels.

Innere Gliederung

Alle drei vertikal gegliederten Abschnitte des Pons lassen sich in den axialen Ebenen in einen anterioren und posterioren Teil gliedern. Der **anteriore Teil** enthält Relaiskerne, die Nuclei pontis (Abb. 73b.10, 74b.14, 75b.10, 76b.12), an denen die Fibrae corticopontinae enden. Die von den Nuclei pontis ausgehenden Fasern bilden die typischen pontocerebellären Fasern, die ins Kleinhirn eintreten.

Der **posteriore Teil der Brücke** ist das **Tegmentum pontis,** das nach inferior in das Tegmentum der Medulla oblongata übergeht. Im Tegmentum der Medulla oblongata und im Pons gibt es eine topographische und **funktionelle Ordnung der Hirnnervenkerne XII bis V** (Abb. 68). Die afferenten Hirnnervenkerne liegen am Boden der Rautengrube lateral, die efferenten Nervenkerne medial. Die afferenten Endkerne werden durch eine schwach ausgebildete Furche von den efferenten Ursprungskernen getrennt. In Abb. 68 sind die Endkerne und zwei afferente Nerven links sowie die Ursprungskerne mit efferenten Nerven rechts eingezeichnet. Die Endkerne gehören zum trigeminalen System (s. Kap. 6.1.3), vestibulären System (s. Kap. 6.4), auditiven System (s. Kap. 6.5) und gustatorischen System (s. Kap. 6.2).

Der **afferente Kern** für die Schmerz- und Temperaturleitung von der ipsilateralen Gesichtshälfte ist die Pars caudalis des spinalen Trigeminuskerns (Abb. 69b.28, 70b.31), die sich etwa vom Obex der Medulla oblongata (Abb. 32a.40) bis zum dritten Zervikalsegment des Rückenmarks erstreckt. Die mechanorezeptiven Signale des Trigeminusnervs werden hauptsächlich dem Nucl. principalis nervi trigemini im mittleren Abschnitt des Pons zugeführt (Abb. 68.3, 74b.25). Signale vor allem von den Muskelspindeln des Kauapparates erreichen den mesenzephalen Trigeminuskern (Abb. 68.2, 74b.29, 75b.24, 76b.24, 77b.31, 78b.28), der sich vom mittleren Teil des Pons bis in das Mittelhirn ausdehnt. Die vestibulären Kerne erstrecken sich vom oberen Teil der Medulla oblongata bis fast zur Mitte des Pons (Abb. 68.6, 72b.24, 73b.26, 74b.30). Die sensorischen Endkerne für den Hörnerv, die Nuclei cochleares (Abb. 68.7, 72b.26) liegen im oberen Teil der Medulla oblongata in der Nähe der Apertura lateralis des 4. Ventrikels. Die sensorischen Kerne für die Geschmacksfasern, die Nuclei tractus solitarii (Abb. 68.8, 70b.23, 71b.23) reichen vom Übergang des geschlossenen in den offenen Teil der Medulla oblongata fast bis an den superioren Rand der Medulla oblongata.

In den **efferenten Kernen** liegen die Motoneurone für den XII., XI., X., IX., VII., VI. und V. Hirnnerven sowie die viszeroefferenten Nervenzellen für den X., IX. und VII. Hirnnerven, im einzelnen:

Nucl. nervi hypoglossi (Abb. 68.19, 70b.24, 71b.25). Er bildet eine 10 mm lange Zellsäule, die sich vom inferioren Teil der Rautengrube bis in den geschlossenen Teil der Medulla oblongata erstreckt. Seine Axone verlassen anterior von den Nuclei olivares inferiores als Wurzelfasern die Medulla oblongata, bündeln sich zum XII. Hirnnerven und versorgen die Zungenmuskulatur.

Nucl. ambiguus (Abb. 68.17, 70b.20, 71b.16, 72b.17). Dieser Kern ist 16 mm lang und liegt unmittelbar posterior von den Nuclei olivares inferiores vor allem im oberen Teil der Medulla oblongata. Seine motorischen Fasern ziehen im IX., X. und XI. Hirnnerven und versorgen die Pharynxmuskeln (zum Teil), Kehlkopfmuskeln, Oesophagus sowie Teile des M. sternocleidomastoideus und M. trapezius.

Nucl. nervi facialis (Abb. 68.15, 73b.21, 74b.23). Der 4 mm lange Kern (in Richtung der Meynertschen Achse) liegt im unteren Teil der Brücke anterior vom Nucl. nervi abducentis. Seine Fasern umschlingen den Abducenskern und bilden das innere Fazialisknie (Abb. 68.13, 74b.27). Die Axone des Nucl. nervi facialis versorgen die mimischen Muskeln, den M. stapedius und teilweise die oberen Zungenbeinmuskeln.

Nucl. motorius nervi trigemini (Abb. 68.12, 74b.24). Der etwa 4 mm lange Kern liegt im mittleren Teil der Brücke, bildet mit seinen Axonen die Radix motoria des N. trigeminus. Sie versorgt die Kaumuskulatur, Mundbodenmuskeln und den M. tensor tympani.

Zu den **viszeroefferenten Kernen** gehören:

- Nucl. posterior nervi vagi (Abb. 68.18, 70b.25, 71b.26). Der Kern liegt vor allem im inferioren Bereich der Rautengrube. Seine Fasern bilden den parasympathischen Anteil des N. vagus, der Brust und Baucheingeweide parasympathisch versorgt. Der Nucl. posterior nervi vagi ist auch Endkern für afferente Fasern aus dem IX. und X. Hirnnerven.
- Nucl. salivatorius inferior (Abb. 68.16, 151.4). Der kleine Kern befindet sich im oberen Teil der Medulla oblongata. Seine Axone versorgen parasympathisch die Glandula parotidea.
- Nucl. salivatorius superior (Abb. 68.16, 151.3). Dieser Kern liegt im unteren Teil der Brücke. Seine parasympathisch-sekretorischen Fasern innervieren die Glandulae lacrimalis, submandibularis, sublingualis und die Drüsen der Nasen- und Mundschleimhaut.

Formatio reticularis

Die Medulla oblongata und Pons enthalten als lockeres Geflecht großer und kleiner Nervenzellen die Formatio reticularis. Sie lässt sich in drei, nicht scharf gegeneinander abgegrenzte Längszonen, unterteilen (188):

- mediane Zone,
- mediale Zone,
- laterale Zone.

Die **mediane Zone** enthält die Nuclei raphes (B1–B8, von inferior nach superior nummeriert), in denen sich neben anderen Transmittersubstanzen auch Serotonin nachweisen lässt und die (grob vereinfacht) den serotoninergen Nervenzellen (s. Kap. 7.2) zugeordnet werden. Im mittleren Brückenabschnitt liegt das pontine Blickzentrum, die **p**aramediane **p**ontine **F**ormatio **r**eticularis PPRF (Abb. 75b.15, 76b.19). Die mediale Zone verfügt über viele große Nervenzellen, deren Axone meist einen langen aufsteigenden und einen langen absteigenden Ast mit vielen Synapsen enthalten.

Die **laterale Zone** setzt sich vor allem aus kleinen Nervenzellen zusammen mit vermutlich assoziativen Aufgaben. Die Formatio reticularis ist polysynaptisch mit afferenten, efferenten und vegetativen Systemen verknüpft. Die Formatio reticularis liegt im Nebenschluss aller afferenten Systeme. Die Reizung der Formatio reticularis führt im Tierexperiment zu einer Weckreaktion. Weiterhin sind Regulationsareale für Kreislauf und Atmung in der Formatio reticularis lokalisiert.

Inferiores Olivensystem

Die Nuclei olivares inferiores (Abb. 12a.38, 70b.16, 71b.14, 72b.14) mit ihren zwei kleinen Nebenoliven sind die auffälligste Kerngruppe im offenen Abschnitt der Medulla oblongata. Die inferioren Olivenkerne reichen mit ihrer Länge von 15 mm bis in den superioren Teil des geschlossenen Abschnittes der Medulla oblongata. Die inferioren Olivenkerne gleichen einem Sack mit einer stark gefalteten Wand. Seine Öffnung weist nach medial.

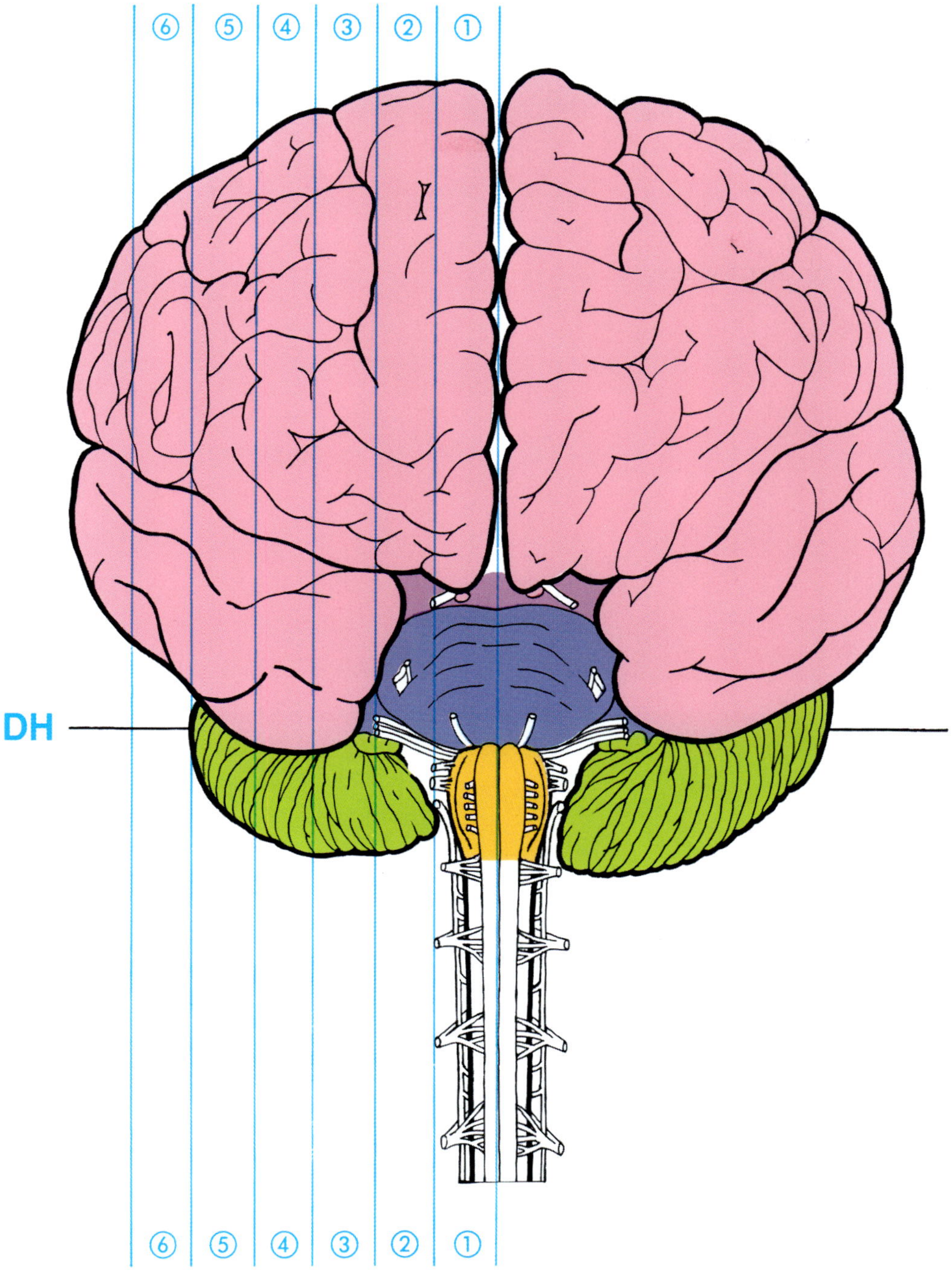

Abb. **100** Frontalansicht der Hirnabschnitte des sagittal geschnittenen Gehirns und Rückenmarks. Die Sagittalscheiben wurden passgerecht zusammengesetzt und wie in Abb. 30b nummeriert (s. Kap. 8 Untersuchungsgut).
DH = Deutsche Horizontale.

- Rinde des Telencephalon
- Mesencephalon
- Pons
- Cerebellum
- Medulla oblongata

Die Nuclei olivares inferiores sind Relaiskerne für die Verbindung zum Kleinhirn. Sie erhalten Signale vom Rückenmark, Mittelhirn und im Nebenschluss auch aus der motorischen Großhirnrinde und den Basalganglien des Endhirns. Insgesamt ist dieses Olivensystem eine Schaltstation für das Kleinhirn.

Chemisch nachweisbare Neuronensysteme

Durch Anwendung histochemischer Transmitternachweise können vor allem innerhalb der Formatio reticularis, zum Teil auch unabhängig davon in der Medulla oblongata und Pons folgende monoaminerge Kerngruppen und weitere Neuronenpopulationen nachgewiesen werden:

- noradrenerge Zellgruppen (A1–A7). Die durch Melaninpigmente auffälligste Gruppe bildet der Locus caeruleus (Abb. 75b.22, 76b.23),
- adrenerge Zellgruppen, die im oberen Teil der Medulla oblongata liegen,
- serotoninerge Zellgruppen (B1–B8) (s. oben),
- cholinerge Zellgruppen,
- neuropeptidhaltige Zellgruppen.

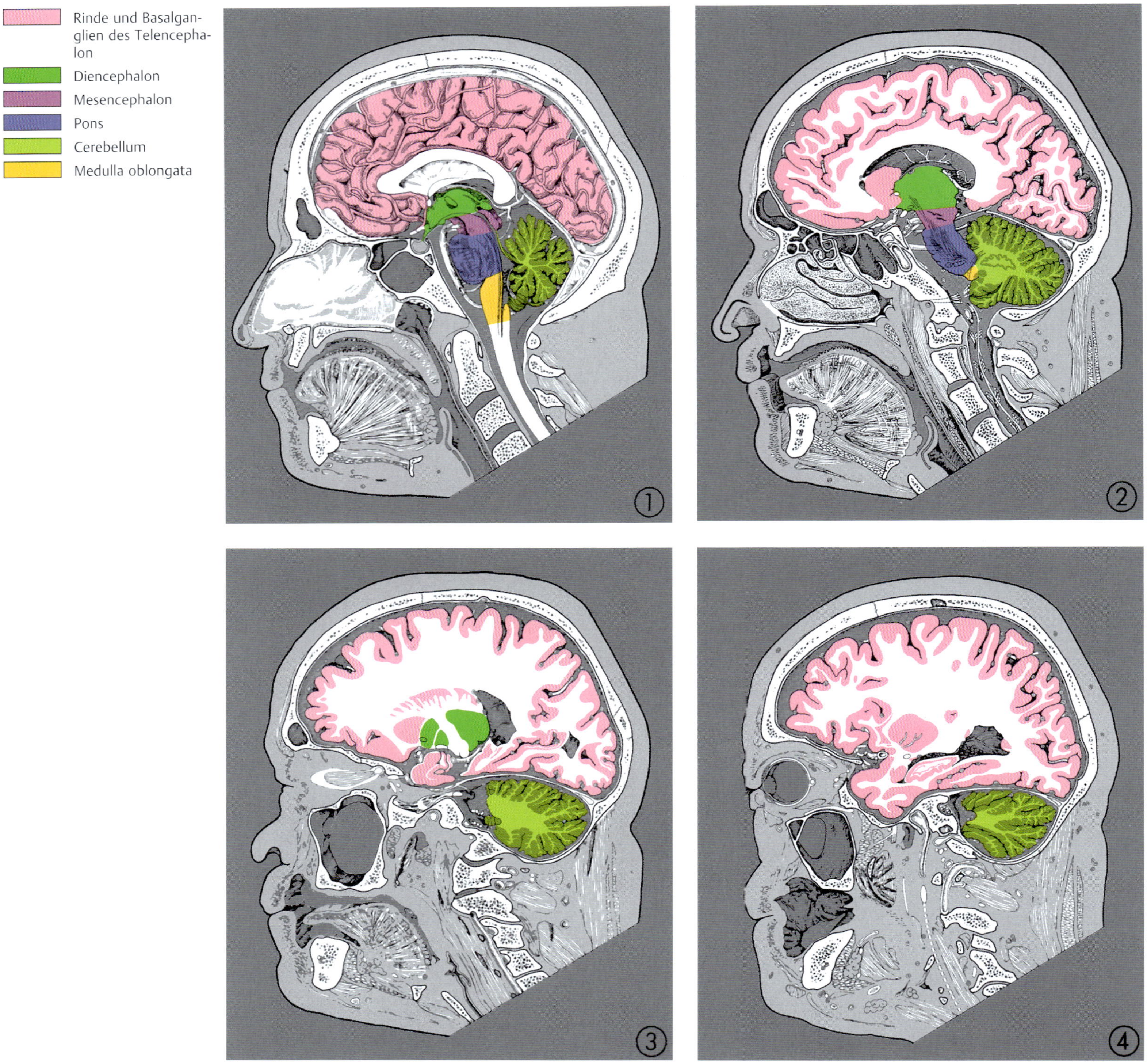

Abb. **101** Sagittale Serienbilder der Hirnabschnitte. Der Balken, die Commissura anterior und der Fornix sind weiß dargestellt. Die Zahl im Kreis gibt die Nummer der jeweiligen Scheibe an (s. Abb. 29, 30a, 30b, 31).

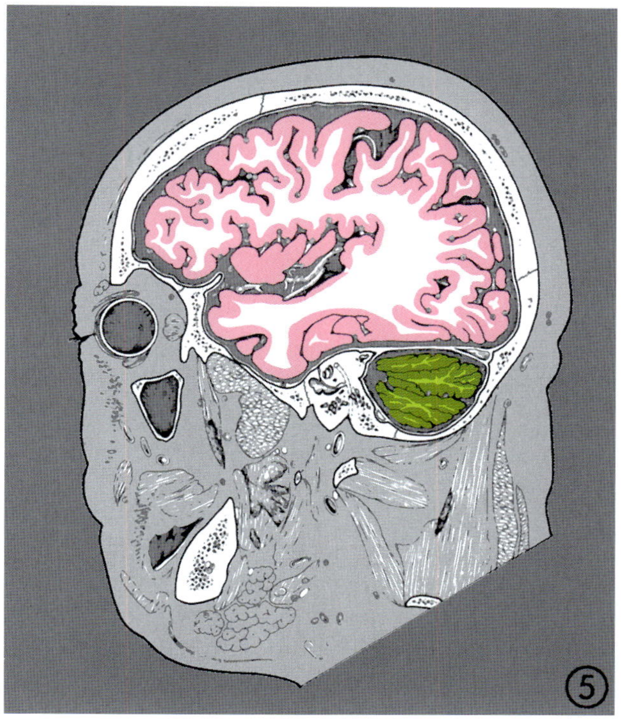

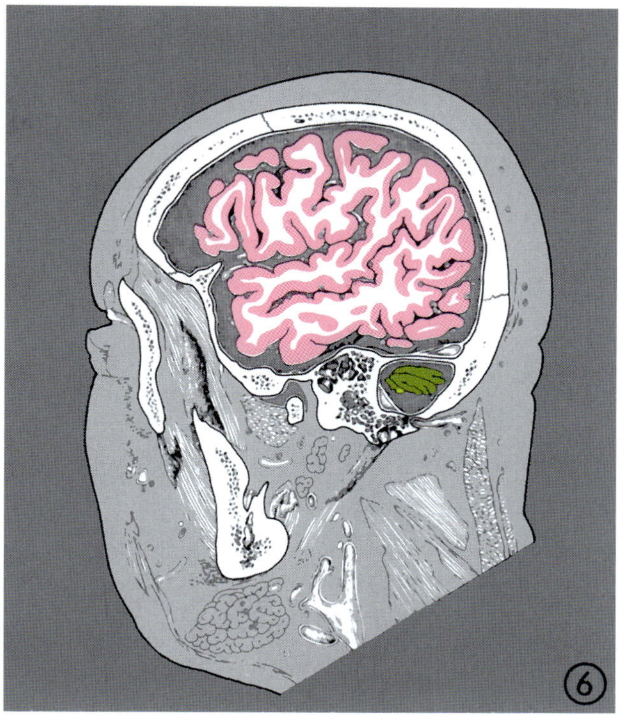

Rinde des Telencephalon

Cerebellum

Bahnen

Durch Medulla oblongata und Pons ziehen aufsteigende Bahnen vom anterolateralen System (s. Kap. 6.1.1), medialen Lemniscussystem (s. Kap. 6.1.2), trigeminalen System (s. Kap. 6.1.3), gustatorischen System (s. Kap. 6.2), vestibulären (s. Kap. 6.4) und auditiven System (s. Kap. 6.5) sowie absteigende Bahnen vom motorischen System (s. Kap. 6.8) und von den zerebellären Systemen (s. Kap. 6.9). In den kanthomeatalen Parallelebenen sind die Medulla oblongata und der Pons so schräg getroffen, dass die Schnittebene im Vergleich mit Transversalschnitten in neuroanatomischen Büchern (55, 85, 108, 219, 247, 285, 332, 350, 370, 380, 408, 492) anterior mehr superior sowie posterior mehr inferior liegt. Dafür ist die Schnittebene der 3. Scheibe typisch (Abb. 49a), die sich im Grenzbereich zwischen Pons und Medulla oblongata befindet. In ihrem anterioren Teil ist der Pons angeschnitten. Dann folgt im Bild nach unten die Medulla oblongata, die im posterioren Bereich fast am Ende der Rautengrube getroffen wurde. Zwischen Pons und Medulla oblongata liegt das blinde Loch, das Foramen caecum, das im Schnittbild das superiore Ende der Fissura mediana anterior an der Medulla oblongata anzeigt. Weiterhin sind die Medulla oblongata in Abb. 48a und der Pons in den Abb. 50a.13, 51a.18 dargestellt.

Klinische Hinweise

Läsionen der Medulla oblongata und des Pons treffen häufig Hirnnervenkerne und deren Verbindungen untereinander als auch die Verbindungen zu Rückenmark, Kleinhirn und Großhirn. Gleichzeitig sind in der Regel die afferenten und die ohne Umschaltung durchziehenden efferenten Leitungsbahnen zwischen Großhirn bzw. Basalganglien und Rückenmark betroffen. Kleinere Herde führen zu ipsilateralen Störungen der inferioren Hirnnerven und zu kontralateralen Extremitätenparesen und/oder Sensibilitätsstörungen. Die klinische Symptomatik gestattet in den meisten Fällen bereits die Lokalisation der Schädigung und die Zuordnung zu einem der bekannten Hirnstammsyndrome. Sie sind in der Literatur nicht einheitlich angegeben und werden klinisch auch selten in reiner Form gefunden. Eines der häufigsten ist das **Wallenberg-Syndrom**. Akut zeigen sich Drehschwindel, Erbrechen und Heiserkeit. Objektiv finden sich Nystagmus, auf der Seite der Schädigung ein Horner-Syndrom, eine Trigeminusstörung und Gaumensegel- sowie Rachenhinterwandparese und eine Hemiataxie der Extremitäten. Kontralateral besteht eine dissoziierte Sensibilitätsstörung (für Schmerz und Temperatur) der Extremitäten und des Rumpfes. Ausgedehnte Läsionen der Medulla oblongata und des Pons verursachen eine **Bulbärparalyse** mit Tetraplegie. Die häufig kleinen Läsionen des inferioren Hirnstamms sind computertomographisch wegen der Knochenartefakte nur selten zu erfassen. Für den Nachweis von Ischämiezonen, Multiple-Sklerose-Herden und kleineren Hirnstammtumoren ist die MRT die Methode der Wahl. Frische Blutungen können übersehen oder fehlgedeutet werden, wenn keine geeigneten Spezialsequenzen eingesetzt werden.

5.7.2 Mesencephalon

(Abb. 98–103)

Gestalt

Das Mittelhirn ist ein kleiner Hirnabschnitt mit einem Volumen von etwa 10 ml. Posterior ist das Mittelhirn etwa 2 cm, anterior etwa 1,5 cm lang.

Posteriore Oberfläche

Die posteriore Oberfläche des Mittelhirns wird durch die Vierhügelplatte, Lamina tecti, gebildet. Die oberen Hügel, Colliculi superiores (Abb. 2b.21, 32a.18, 78b.31, 78c.12), sind breiter und höher als die unteren Hügel (Colliculi inferiores) (Abb. 2b.31, 32a.19, 52d.19, 77b.34, 77c.14, 77d.14). Unmittelbar unterhalb der unteren Hügel tritt der IV. Hirnnerv als einziger Hirnnerv aus der posterioren Wand des Hirnstamms aus. Er wendet sich nach anterior und zieht durch die Orbita zum M. obliquus superior.

Anteriore Oberfläche

An der anterioren Oberfläche wölben sich die paarigen Hirnschenkel, Crura cerebri (Abb. 77a.14, 77c.10, 77d.10, 78b.9), vor, die die Fossa interpeduncularis (Abb. 77b.14) bzw. die C. interpeduncularis (Abb. 77c.9, 77d.9) umfassen. Aus dieser Grube tritt der III. Hirnnerv (Abb. 77b.13, 77d.8) aus. Sein Zielgebiet sind äußere und innere Augenmuskeln.

Innere Gliederung

Das Mittelhirn besteht aus 3 Etagen, die sich in Transversalschnitten um den Aqueductus mesencephali orientieren: Posterior liegt die Vierhügelplatte oder das Dach, Tectum mesencephali (Lamina quadrigemina). In der Mitte befindet sich die Mittelhirnhaube, das Tegmentum mesencephali. Basal liegen die Hirnschenkel, Crura cerebri. Der Aqueductus mesencephali verläuft in einem nach oben konvexen Bogen zwischen 3. und 4. Ventrikel. Transversalschnitte durch das Mittelhirn, die wirklich senkrecht zum Aqueductus mesencephali verlaufen sollen, können deshalb keine Parallelebenen sein. Histologische Schnittserien durch den Gewebeblock Mittelhirn können nach der superioren oder inferioren Transversalebene des Aqueductus mesencephali orientiert werden. Deshalb variieren Bilder von Transversalschnitten durch das Mittelhirn erheblich (55, 85, 108, 219, 247, 285, 332, 350, 370, 408, 492). Nach anatomischen und computertomographischen Studien wurde empfohlen, das Mittelhirn in infraorbitomeatal orientierten CT-Schichten zu untersuchen. Diese Bilder sind den üblichen anatomischen Darstellungen des Mittelhirns ähnlicher als in den kanthomeatal orientierten Schichten (37). Außerdem stellten sich in den infraorbitomeatal orientierten Schichten die C. interpeduncularis, die C. ambiens und die C. quadrigeminalis (venae cerebri magnae) mit ihren Blutgefäßen und Hirnnerven deutlicher dar. Für die intravitale Beurteilung des Mittelhirns bietet die MRT besondere Vorzüge: artefaktarme Darstellung der Hirnstrukturen und der Zisternen. Die sagittale Schichtung zusätzlich zu den axialen Darstellungen bietet den Gewinn der guten topischen Orientierung.

Das **Tectum mesencephali** (Abb. 32b.21), kurz Tectum genannt, ist eine dünne, vierhügelige Platte. Die Colliculi inferiores sind Zwischenglieder im auditiven System. Die Colliculi superiores sind visuelle Reflex- und Schaltzentren. Von ihnen verlaufen kurze (Tr. tectobulbaris) und lange Bahnen (Tr. tectospinalis) zu den Motoneuronen in Hirnstamm und Rückenmark.

Das **Tegmentum mesencephali** enthält die Ursprungskerne des III. und IV. Hirnnervs (Abb. 68.9, 68.10, 68.11, 78b.20, 77b.27). Medial und am weitesten superior liegt der parasympathische Nuclei accessorii nervi oculomotorii, die Edinger-Westphal Kerne (Abb. 151.2), für die Innervation des M. sphincter pupillae und des M. ciliaris. Die Wurzelfasern des III. Hirnnervs ziehen nach basal durch den Nucl. ruber und treten an der Fossa interpeduncularis aus. Der Ursprungskern des IV. Hirnnervs liegt inferior vom Kern des III. Hirnnervs. Die Wurzelfasern des N. trochlearis ziehen nach potserior, kreuzen und verlassen das Mittelhirn inferior der Colliculi inferiores (Abb. 68, 77b.33). Posterolateral von diesen Ursprungskernen liegt der Nucl. mesencephalicus nervi trigemini, der beim trigeminalen System beschrieben wird (s. Kap. 6.1.3).

Die Formatio reticularis bildet das Grundgerüst des Tegmentum mesencephali. Bau und Funktion der Formatio reticularis wurden bei Medulla oblongata und Pons beschrieben. Weiterhin sind im Tegmentum mesencephali Nucl. ruber und Substantia nigra eingelagert, die den Basalganglien zugerechnet werden (s. Kap. 6.8.2). Der Nucl. ruber hat die Form eines kurzen Ellipsoids, das von einer Kapsel longitudinal verlaufender Fasern umgeben wird (Abb. 78b.16). Nach inferior grenzt an den Nucl. ruber der Pedunculus cerebellaris superior. Nach anterior trennt eine fast 2 mm breite Faserschicht den Nucl. ruber vom Nucl. subthalamicus. Der Hauptteil des Nucl. ruber besteht aus kleinen Zellen (parvozellulär), nur eine inferiore Kappe von etwa 1 mm enthält große Nervenzellen (magnozellulär). Dieser letzte Teil enthält weniger als 300 Zellen. Die Substantia nigra ist eine schwarze Kernplatte am basalen Teil des Mittelhirns (Abb. 52a.29, 77b.21, 78b.15). Sie enthält melaninhaltige Pigmentzellen. In der Substantia nigra sind dopaminerge Neurone (A 9) geortet, deren Axone zum Striatum ziehen. Die nigrostriatalen Nervenzellen werden bei den dopaminergen Neuronen erläutert (s. Kap. 7.1.1).

Die paarigen Hirnschenkel, **Crura cerebri**, liegen an der basalen Seite des Mittelhirns und enthalten nur ab-

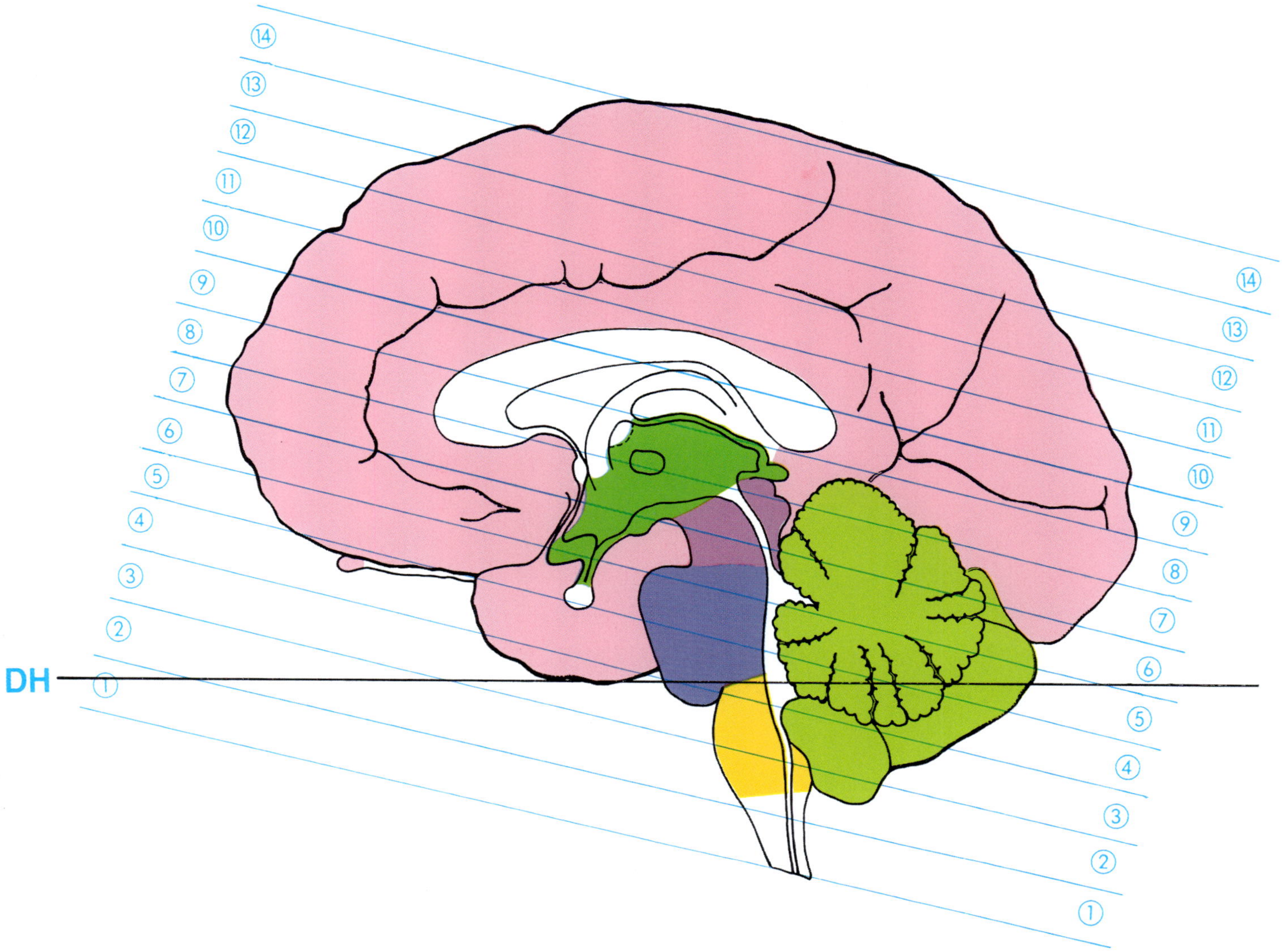

Abb. **102** Mediananansicht der Hirnabschnitte des kanthomeatal geschnittenen Gehirns (s. Abb. 45b). Der Balken, die Commissura anterior, Fornix, Tr. olfactorius und Hypophyse sind weiß geblieben (s. Kap. 8 Untersuchungsgut).
DH = Deutsche Horizontale

- Rinde des Telencephalon
- Diencephalon
- Mesencephalon
- Pons
- Cerebellum
- Medulla oblongata

Medulla oblongata
Pons
Cerebellum
Diencephalon
Rinde und Basalganglien des Telencephalon

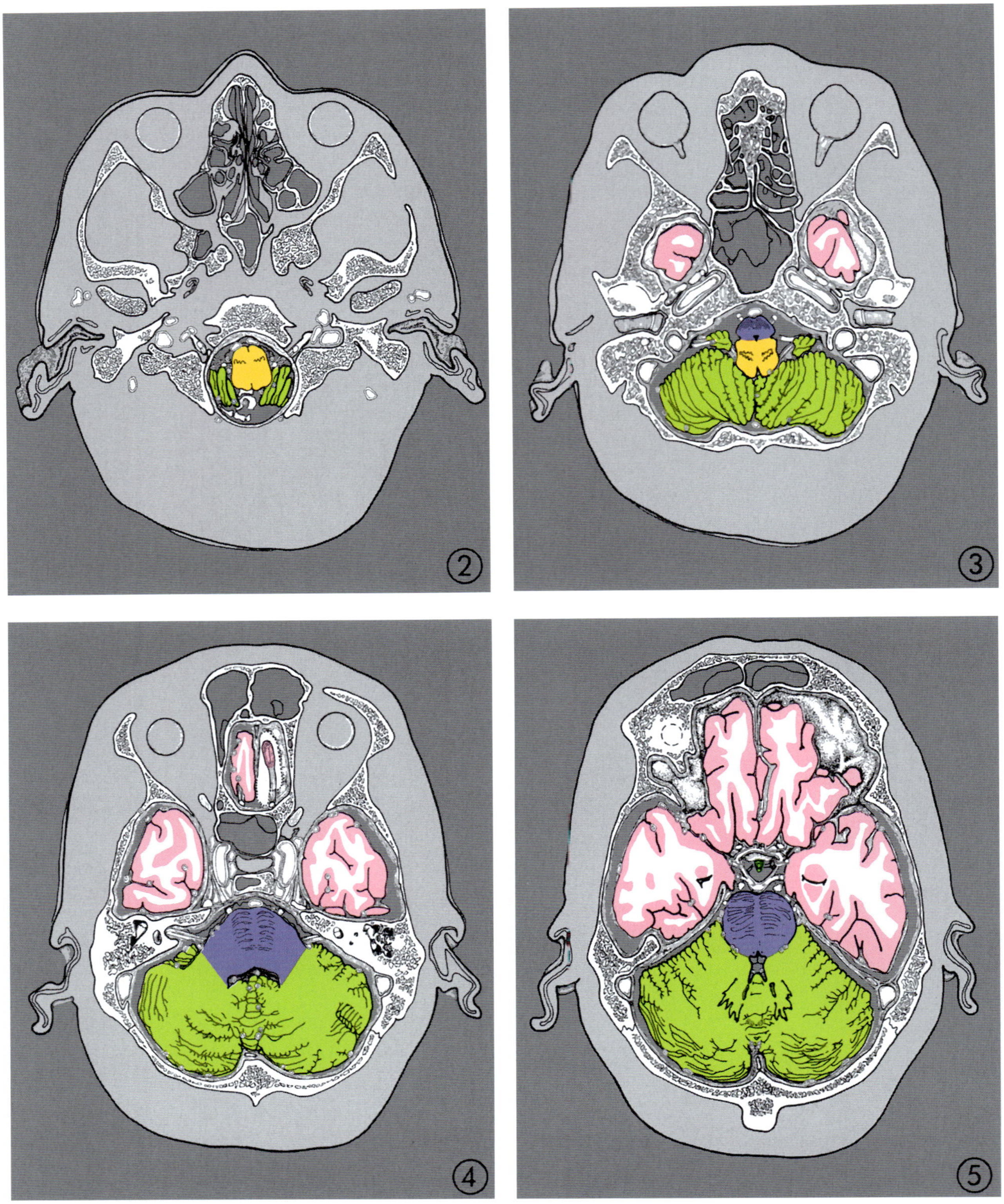

Abb. **103** Kanthomeatal orientierte Serienbilder der Hirnabschnitte. Die Zahl im Kreis gibt die Nummer der Scheiben an (s. Abb. 44, 45a, 45b, 46).

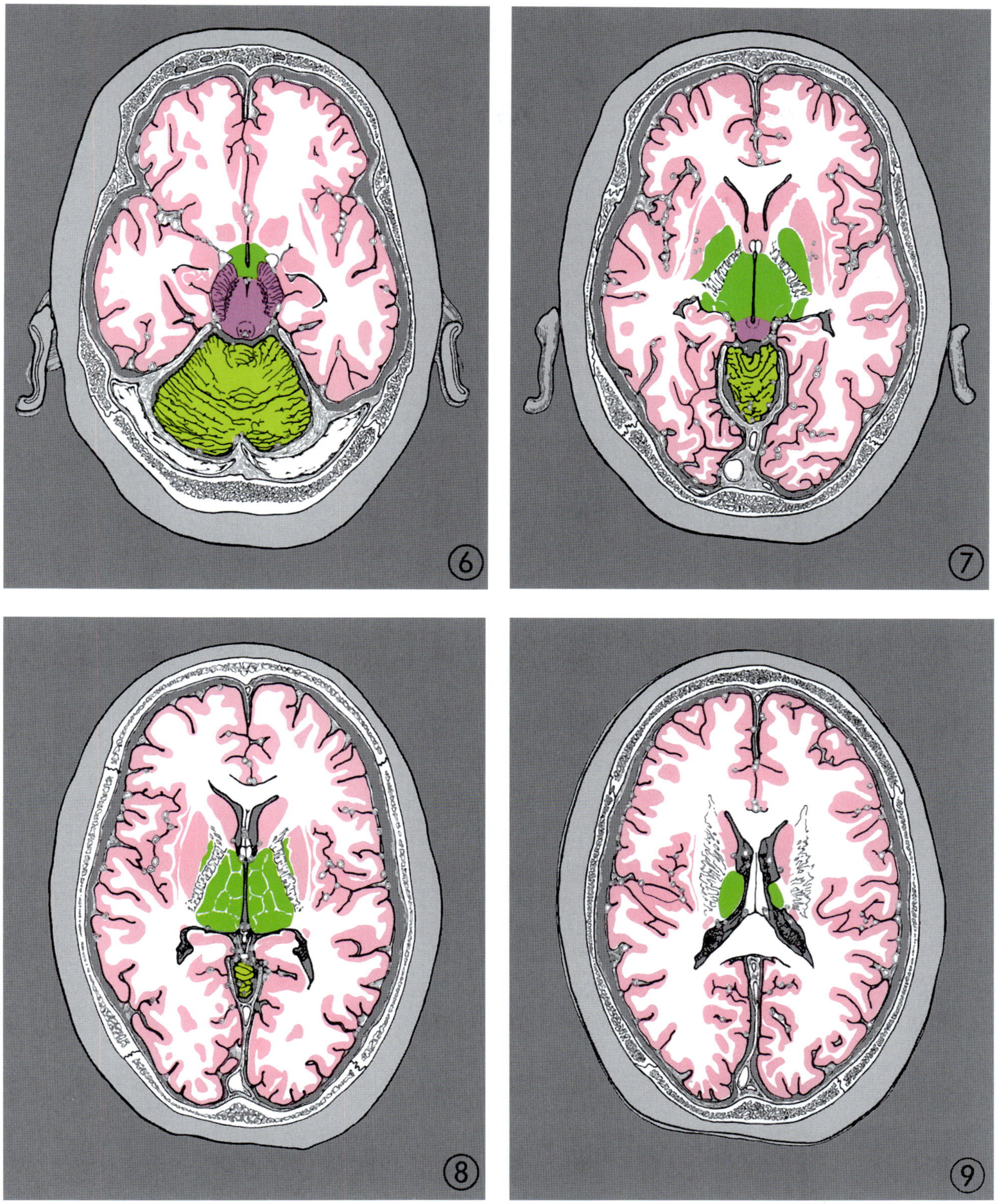

Cerebellum
Mesencephalon
Diencephalon
Rinde und Basalganglien des Telencephalon

Rinde des Telencephalon

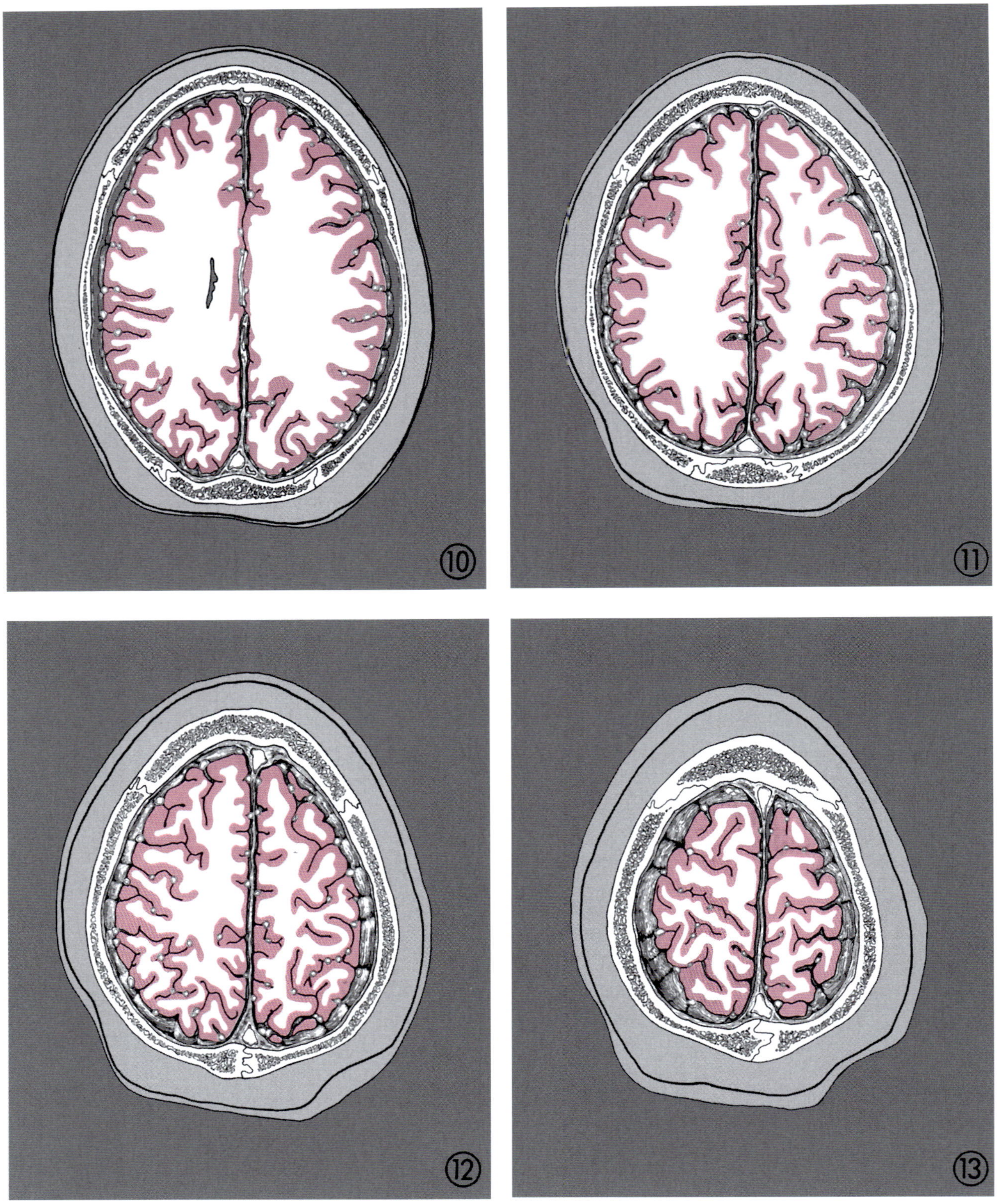

Abb. **103** Kanthomeatal orientierte Serienbilder der Hirnabschnitte. Die Zahl im Kreis gibt die Nummer der Scheiben an (s. Abb. 44, 45a, 45b, 46).

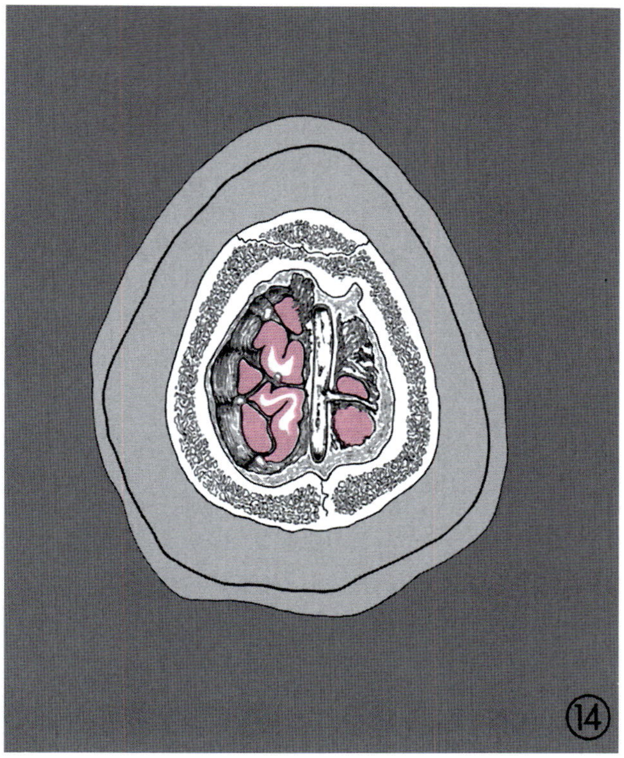

steigende Neuhirnbahnen. Es sind dies von medial nach lateral:

- die frontale Hirnbrückenbahn, Tr. frontopontinus (Abb. 77b.15, 78b.10),
- die motorische Hirnnervenbahn, Tr. corticonuclearis (Abb. 77b.16, 78b.11),
- die Pyramidenbahn, Tr. corticospinalis (Abb. 77b.17, 78b.12),
- die okzipitotemporale Hirnbrückenbahn, Tr. occipitotemporopontinus (Abb. 77b.18, 78b.13).

Die Hirnbrückenbahnen gehören zu den zerebellären Systemen (s. Kap. 6.9), die Hirnnervenbahnen und die Pyramidenbahn zum pyramidalen System (s. Kap. 6.8.1). Die aufsteigenden Bahnen verlaufen durch das Tegmentum mesencephali. Der Lemniscus medialis (Abb. 78b.22) liegt posterolateral vom Nucl. ruber (Abb. 78b.16). Der Lemniscus medialis bildet das nach ihm benannte System (s. Kap. 6.1.2) und ist im Mittelhirnbereich unmittelbar den Fasern des anterolateralen Systems und des trigeminalen Systems benachbart. Der Lemniscus lateralis (Abb. 77b.30), ein Teil des auditiven Systems, endet am Colliculus inferior (Abb. 77b.34) (s. Kap. 6.5).

Klinische Hinweise

Mesenzephale Funktionsstörungen sind gekennzeichnet durch Blickparesen, Störungen der Augenmuskeln des III. oder IV. Hirnnervs, durch Ataxie und gelegentlich durch Tremor. Schäden der Formatio reticularis und oberer mesenzephaler Strukturen sowie dienzephaler Übergangsregionen bewirken einen akinetischen Mutismus. Derartige Funktionsstörungen entwickeln sich häufig posttraumatisch.

5.7.3 Cerebellum

(Abb. 98–103, 142, 143)

Gestalt

Das Kleinhirn besteht aus einem Wurm, **Vermis,** und aus **zwei Hemisphären.** Die **Fissura prima** (Abb. 32a.26, 32b.26, 52a.41, 67.20, 74a.17, 75a.18, 76a.20) trennt den Lobus anterior vom Lobus posterior des Cerebellum. Die Lappen und die Läppchen des Kleinhirns lassen sich am besten von der Medianebene aus bestimmen, weil die gewölbte Fläche der Fissura prima nur in der Medianebene annähernd senkrecht, jedoch schräg zu den Paramedianebenen verläuft. Außerdem zeigt nur der Wurm (nicht die Hemisphären) das typische Muster eines Blattes des Lebensbaumes mit dem tiefen Einschnitt der Fissura prima zwischen Culmen (IV et V) und Declive (VI) (Abb. 142.1, 142.2, 142.3). Der Lobus anterior liegt in den oberen Kanthomeatalebenen entsprechend seiner Bezeichnung anterior vor dem Lobus posterior (Abb. 143). In der Sagittalserie erkennt man, dass große Teile des Lobus posterior unterhalb vom Lobus anterior liegen (Abb. 142).

Der Flocculus (H X) (Abb. 49a.12, 49b.18, 72a.14, 72c.5, 73b.23, 142.11) und der Nodulus vermis (X)

Tabelle 1 Beschreibung der Wurmteile, der Läppchen und der Lappen des Kleinhirns mit den numerischen und alphanumerischen Abkürzungen nach Larsell

Wurm	Hemisphäre	Lappen
Lingula cerebelli (I) Lobulus centralis (II, III) Culmen (IV, V)	 Ala lobuli centralis (H II, H III) Lobulus quadrangularis anterior (H IV, HV)	Lobus cerebelli anterior
Fissura prima		
Declive (VI) Folium vermis (VII A) Tuber vermis (VII B) Pyramis vermis (VIII) Uvula vermis (IX)	Lobulus quadrangularis posterior (H VI) Lobulus semilunaris superior und inferior (H VII A) Lobulus gracilis (H VII B) Lobulus biventer (H VIII) Tonsilla cerebelli (H IX)	Lobus cerebelli posterior
Fissura posterolateralis		
Nodulus vermis (X)	Flocculus (H X)	Lobus flocculonodularis

(Abb. 67.29, 73b.30, 73d.11, 74b.32, 142.8) gehören zum Lobus flocculonodularis. Die Fissura posterolateralis grenzt den Lobus flocculonodularis vom Lobus posterior ab (Tab. 1).

Das Kleinhirn ist an jeder Seite durch **drei Kleinhirnstiele** mit dem Hirnstamm verbunden:

- Pedunculus cerebellaris inferior (Abb. 144a.13) mit der Medulla oblongata,
- Pedunculus cerebellaris medius (Abb. 144a.14) mit der Brücke,
- Pedunculus cerebellaris superior (Abb. 144a.6) mit dem Mittelhirn.

Gegenwärtig werden Funktionen und Somatotopie der Läppchen des Kleinhirns mithilfe von PET und der fMRT erfolgreich untersucht und einzelne Funktionen diesen Läppchen zugeordnet. Die Läppchen des Kleinhirns tragen historische Namen, die nichts über ihre Funktionen oder Entwicklungen aussagen. Larsell hat eine übersichtliche **alphanumerische Nomenklatur** für das Kleinhirn vorgeschlagen (268), die 1998 vom Federative Committee on Anatomical Terminology als Alternative akzeptiert wurde. Die Teile des Kleinhirnwurmes werden in topographischer Reihenfolge mit römischen Zahlen numeriert. Am Medianschnitt der rechten Kleinhirnhälfte (Abb. 32a) sind die meisten Strukturen des Kleinhirnwurmes mit diesen Zahlen in Klammern angegeben, die auf dieser Seite im Uhrzeigersinn angeordnet sind. Den entsprechenden Teilen der Hemisphäre wird ein H vorangesetzt, z. B. Ala lobuli centralis (H II, H III) oder Flocculus (H X). In Tab. 1 sind die Namen mit den alphanumerischen Abkürzungen aufgelistet. In PET- und fMRT-Untersuchungen werden diese Abkürzungen verwendet (412).

Innere Gliederung

Das Kleinhirn hat eine schmale, etwa 1 mm dicke Rinde von grauer Substanz. In der Marksubstanz liegen von lateral nach medial folgende paarige Kleinhirnkerne: Nucl. dentatus, Nucl. interpositus anterior (emboliformis), Nucl. interpositus posterior (globosus) und Nucl. fastigii. Die afferenten und efferenten Kleinhirnbahnen werden bei den zerebellären Systemen beschrieben (s. Kap. 6.9).

Topographie

Das Kleinhirn nimmt den größten Teil des infratentoriellen Raumes ein. Im Mittel hat das Kleinhirn bei Männern ein Volumen von etwa 150 ml und bei Frauen von etwa 135 ml (390, 482). Die Volumendominanz des Cerebellum im infratentoriellen Raum im Vergleich zu Medulla oblongata und Pons ist in den Abb. 99, 101 und 103 gut zu erkennen.

Die Tonsilla cerebelli (H IX) reicht am weitesten inferior in die hintere Schädelgrube (Abb. 48a.9, 48b.14, 48d.14). Dann folgt nach superior der Lobus posterior. Der Flocculus (H X) (Abb. 49a.12, 49b.18, 72c.5, 72d.5, 73b.23) liegt in der C. pontocerebellaris (Abb. 73b.16, 73c.9, 73d.9, 87.6). In der kanthomeatalen Schichtfolge liegt der Lobus anterior am weitesten superior (Abb. 52a.38, 52a.39, 53a.41, 54a.41, 142, 143).

Klinische Hinweise

Zerebelläre Läsionen sind durch Dyssynergien, d. h. unzulängliche Steuerung motorischer Abläufe mit Ataxie, durch Haltungsanomalien, durch Minderung des Muskeltonus, durch Gleichgewichtsstörungen, durch Beeinträchtigung der Sprachmotorik charakterisiert. Bei Schäden des Vermis cerebelli und des Flocculus treten bedingt durch Beeinträchtigung vestibulärer Signalverarbeitung Gleichgewichtsstörungen sowie Rumpf- und Gangataxie auf. Bei Läsion der lateralen Zone der Kleinhirnhemisphäre entstehen ipsilaterale Bewegungsstörungen der Extremitäten mit Ataxie, Intentionstremor und Dysdiadochokinese. Ein weiteres häufiges Kleinhirnsymptom ist der Nystagmus.

Knochenartefakte können die CT-Bilddiagnostik beeinträchtigen. Hieraus erklärt sich die Überlegenheit der MRT in dieser Region, die durch die Möglichkeit der sagittalen und frontalen Schichtung noch erhöht wird (Arnold-Chiari-Syndrom s. Kap. 4.2 kraniozervikaler Übergang).

5.7.4 Diencephalon und Hypophyse
(Abb. 98–103)

Gestalt
Das Zwischenhirn umgibt den 3. Ventrikel. Es wird von Mittelhirn und Endhirn begrenzt. Das Zwischenhirn besteht aus Kernmassen, die von Faserbahnen durchquert werden. Infolge der erwähnten Abknickung der Forelschen Achse während der Evolution des Neuhirns erhielten auch die Kerngebiete des Zwischenhirns neue topographische Positionen. Viele dienzephale Kerngebiete wurden erstmals bei Säugern beschrieben, deren Neuhirn sich nicht so stark entwickelt hat. In der vergleichenden Neuroanatomie behielten diese Kerngebiete ihre Namen. Deshalb werden die Bezeichnungen ventral-dorsal bei den Unterkernen des menschlichen Zwischenhirns auf die Forelsche Achse bezogen und weichen daher von den sonst in der Anatomie verwendeten Richtungsangaben ab. Bei Betrachtung des Vorderhirns in kanthomeatalen Parallelebenen fallen diese Widersprüche besonders auf, weil die Position ventral oder dorsal aus der Bildfolge an der Lage von Stirn und Hinterhaupt eindeutig abgelesen werden kann.

In der inferior-superioren Folge der kanthomeatal orientierten Abbildungen sind vom Zwischenhirn zuerst nur Hypothalamus mit seinem Infundibulum (Abb. 51a.9, 77d.6), im nächsten Bild Hypothalamus (Abb. 52a.17) mit der telenzephalen Lamina terminalis (Abb. 52a.16), dann Hypothalamus (Abb. 53a.22), Thalamusteile (Abb. 53a.30), Metathalamus (Abb. 53a.31, 53a.32) und Globus pallidus (Abb. 53a.14, 53a.15) und in der nächsten Schnittebene schließlich Thalamusunterkerne mit Nuclei habenulares (Abb. 54a.23–28) und Globus pallidus (Abb. 54a.18) und endlich am weitesten superior nur noch Thalamus (Abb. 55a.18) getroffen.

Innere Gliederung
Mit einzelnen Abweichungen gliedert sich das Zwischenhirn von inferior nach superior in
- Hypothalamus,
- Subthalamus,
- Metathalamus,
- Thalamus,
- Epithalamus.

Hypothalamus
Der Hypothalamus bildet die Basis des Zwischenhirns (Abb. 52a.17, 53a.22, 67.11, 77b.9, 78b.5). Er umlagert den inferioren Teil des **3. Ventrikels,** der nach inferior trichterförmig in den Recessus infundibuli übergeht. Das Infundibulum verbindet Hypothalamus mit Hypophyse. Nach anterior grenzt der Hypothalamus an die Lamina terminalis (Abb. 2b.17, 32a.14, 52a.16, 78b.3) und an die **Commissura anterior** (32a.8, 32b.12, 53b.12). Basal lagert sich dem Hypothalamus das Chiasma opticum an (Abb. 2b.20, 8a.16, 8b.15, 8d.15, 32a.24, 32b.18, 45b.29, 51a.8, 67.14, 77b.3). Posterior vom Infundibulum befinden sich Tuber cinereum und Corpora mammillaria (Abb. 2b.22, 10a.25, 32a.15, 32b.19, 45b.22, 67.18, 77b.10). An der Ventrikelwand grenzt der Sulcus hypothalamicus den Hypothalamus gegen den Thalamus ab. Nach lateral reicht der Hypothalamus bis zum Nucl. subthalamicus.

Der Hypothalamus ist morphologisch und funktionell eng **mit der Hypophyse verbunden.** Über das Infundibulum ziehen neurosekretorische Fortsätze aus dem Hypothalamus in die Neurohypophyse und dienen der Neurosekretion von Oxytocin und Vasopressin. Bei Schädigung dieses hypothalamisch-neurohypophysären Systems kommt es zu einem Diabetes insipidus. Die Adenohypophyse ist über ein Pfortadersystem mit dem Hypothalamus verbunden. Das Hypothalamus-Infundibulum-System produziert Substanzen mit der Aufgabe, die Abgabe von Hormonen aus dem Hypophysenvorderlappen zu fördern (Releasing-Faktoren = RF = Liberine) oder zu hemmen (Inhibiting-Faktoren = IF = Statine). Diese Funktionen sollen von dem tuberoinfundibulären dopaminergen System überwacht werden (s. Kap. 7.1.1).

Der Hypothalamus kann nach dem Gehalt an markscheidenhaltigen Nervenfasern unterteilt werden in
- markarmen Hypothalamus und
- markreichen Hypothalamus.

Zu den Zellgruppen des markarmen Hypothalamus gehören die Nervenzellen des erwähnten Hypothalamus-Neurohypophysen-Systems, die des Hypothalamus-Infundibulum-Systems sowie nichthypophysäre Nervenzellen. Die nichthypophysären Nervenzellen des Hypothalamus liegen vorwiegend lateral und steuern vegetative Vorgänge wie die Regulation der Körpertemperatur, der Ernährungs- und Wasseraufnahme, des Schlafs und des emotionalen Verhaltens. Zum markreichen Hypothalamus gehört die Kerngruppe des Corpus mammillare. Sie besitzt enge morphologische und funktionelle Beziehungen zum limbischen System (s. Kap. 6.11).

Subthalamus
Der Subthalamus liegt im Zwischenhirn lateral und berührt nicht die Wand des 3. Ventrikels. Zum Subthalamus werden der Nucl. subthalamicus, der Globus pallidus und die Zona incerta gerechnet. Er liegt posterior vom Corpus mammillare und posterior medial vom Crus posterius der Capsula interna in der Tiefe der 7. kanthomeatal orientierten Scheibe (Abb. 138.7). Der **Nucl. subthalamicus** ist linsenförmig und lässt sich makroskopisch gut abgrenzen (Abb. 11a.22, 33a.15). Dem Nucl. subthalamicus benachbart, aber lateral zur Capsula interna befindet sich der **Globus pallidus** (Abb. 9b.11, 9d.11, 11a.23, 11a.15, 34a.8, 34a.14, 53a.14, 53a.15, 53b.13, 53d.13). Er wird nach lateral durch eine dünne Faserschicht, die Lamina medullaris lateralis, vom Putamen getrennt. Nach inferior grenzt der Globus pallidus an die Substantia innominata und an olfaktorische Areale. Der Globus pallidus wird den Basalganglien zugerechnet und erfüllt motorische Aufgaben (s. Kap. 6.8.2). Die Zona incerta ist eine Fortsetzung der Formatio reticularis des Mittelhirns. Es handelt sich um eine schmale Zellgruppe, die dem Nucl. subthalamicus aufliegt. Sie grenzt an zwei markhaltige Faserplatten (Forel-Felder H1 und H2).

Metathalamus

Der Metathalamus besteht aus dem **Corpus geniculatum mediale** (Abb. 12a.18, 34a.15, 53a.31) und dem **Corpus geniculatum laterale** (Abb. 12a.19, 53a.32), die beide von posterior dem Thalamus angelagert sind. Der mediale Kniehöcker ist ein Relaiskern für das auditive System (s. Kap. 6.5) und der laterale Kniehöcker für das visuelle System (s. Kap. 6.6).

Thalamus

Der Thalamus ist ein etwa eiförmiges Aggregat vieler Kerngruppen. Die Spitze dieses „Eies" weist auf das Foramen interventriculare (Monro) (Abb. 2b.11, 10a.13, 54a.22, 83b.3). Seine mediale Fläche grenzt an den 3. Ventrikel. Die laterale Fläche des Thalamus wird vom Crus posterius der Capsula interna berührt (Abb. 11a.15, 54a.20, 54d.20). Das Pulvinar des Thalamus (Abb. 12b.13, 54a.28) bildet den posterioren Bereich des Thalamus. Meistens verbindet eine schmale Brücke aus Gliazellen, die Adhesio interthalamica (Abb. 2b.13, 32a.9, 45b.15), die Thalami beider Seiten. Ein Streifen auf der oberen Seite des Thalamus wird embryonal als Boden in die Pars centralis des Seitenventrikels einbezogen. Dieses Areal wird Lamina affixa genannt. Sie liegt dicht oberhalb des angeschnittenen Thalamus in Abb. 55a.18 (dort nicht näher bezeichnet). Lateral und superior vom Thalamus befindet sich der Nucl. caudatus (Abb. 11a.9, 12a.9, 34a.5, 34b.5, 34d.5, 55a.12, 55a.22). In der Furche zwischen beiden Kerngebieten ziehen die V. thalamostriata superior (Abb. 11c.9, 12c.8, 55c.11) und die Stria terminalis.

Marklamellen unterteilen den Kernkomplex des Thalamus in mehrere Gruppen. Anterior trennen zwei Marklamellen die **Nuclei anteriores thalami** (Abb. 10a.14, 54a.23). Sie bilden vor allem Relaisstationen für das limbische System (s. Kap. 6.11). Medial bildet eine innere Marklamelle eine Grenze für eine medial gelegene Kerngruppe. Dazu gehören die **Nuclei mediales thalami** (Abb. 11a.13, 54a.24). Sie besitzen Verbindungen in kortikopetaler und kortikofugaler Richtung mit dem Stirnlappen des Endhirns.

Aus der Vielzahl der lateralen Kerne des Thalamus sollen die ausgewählt werden, die für die neurofunktionellen Systeme eine besondere Bedeutung besitzen. Im allgemeinen sind sowohl thalamokortikale als auch kortikothalamische Projektionen für die Thalamuskerne vorhanden, wenn auch nur eine Richtung im Sinne der Projektionssysteme erwähnt wird. Einige Relaiskerne sind Ziele für stereotaktische Eingriffe. Die in der Klinik verwendeten Synonyme (406) werden deshalb den internationalen Namen in Klammern beigefügt. Die Nuclei ventrales laterales (früher: Nucl. ventrooralis) (Abb. 11a.14, 54a.25) sind mit der Area 4 vor dem Sulcus centralis im Frontallappen verbunden. Sein vorderer Teil erhält Afferenzen vom Pallidum internum, der hintere vom Cerebellum. Der **Nucl. ventralis posterolateralis** (früher: Nucl. ventrocaudalis externus) (Abb. 34a.9, 53a.30) ist ein Relaiskern für das anterolaterale System und für das mediale Lemniscussystem. In unmittelbarer Nähe dieses Kernes liegt der **Nucl. ventralis posteromedialis** (früher: Nucl. ventrocaudalis internus) (Abb. 114.3, 115.17, 116.9). Er ist für das trigeminale System eine ähnliche Umschaltstation mit einer somatotopen Projektion in den G. postcentralis wie sein Nachbarkern (s. Kap. 6.1.3). Die Nuclei ventrales posterolateralis und posteromedialis gehören zu den spezifischen Kernen des Thalamus. Sie haben mit der Körperperipherie und bestimmten Arealen der Großhirnrinde eine Punkt-zu-Punkt-Verbindung.

Diesem Verschaltungsmodus werden die unspezifischen Systeme gegenübergestellt, bei denen die Projektion diffus in große Endhirnareale erfolgt. Zu diesen Thalamuskernen gehören die intralaminären Kerne (s. aufsteigendes retikuläres System Kap. 6.3). Das **Pulvinar thalami** leitet akustische sowie optische Signale und projiziert in sekundäre Rindenfelder des Endhirns.

Epithalamus

Zum Epithalamus werden Strukturen im Bereich des Daches vom 3. Ventrikel zusammengefasst: Plexus choroideus des 3. Ventrikels, Stria medullaris thalami, Nuclei habenulares (Abb. 54a.27, 147.11) und **Glandula pinealis** (Corpus pineale) (Abb. 2b.19, 13a.14, 32a.12, 32b.16, 54b.22, 54c.18, 54d.22). Unmittelbar ventral der Colliculi superiores liegt die hintere Kommissur, die **Commissura posterior** (epithalamica) (Abb. 2b.18, 12a.17, 32a.11, 32b.15, 45b.18, 54d.22). Sie verbindet Kerngruppen des Mittelhirns. Die Glandula pinealis ist ein fast 1 cm langes Organ, das am Zwischenhirndach befestigt ist und auf dem Tectum liegt. Schon bei Schulkindern enthält die Glandula pinealis in etwa 10% der Fälle Hirnsand (Acervulus). Nach dem 25. Lebensjahr wird bei mehr als 50% der Untersuchten Kalk der Glandula pinealis computertomographisch nachgewiesen (497). Er dient dann als Leitstruktur für die Glandula pinealis.

Klinische Hinweise

Dienzephale Läsionen bewirken charakteristische Funktionsstörungen, die in Einzelfällen bereits klinisch eine topische Zuordnung ermöglichen. So weisen eine „zentrale" Dysregulation der Körpertemperatur und/oder des Wasserhaushalts auf eine hypothalamische bzw. auf eine hypothalamisch-neurohypophysäre Funktionsstörung hin. Schwere Beeinträchtigungen der sympathischen/parasympathischen vegetativen Steuerung sind gleichfalls Symptome einer hypothalamischen Funktionsstörung.

Der **Subthalamus** steht über den Globus pallidus in enger Beziehung zum System der Basalganglien. Eine Läsion dieser Region bewirkt einen kontralateralen Hemiballismus. Häufigste Ursache hierfür sind vaskuläre Störungen.

Funktionsstörungen des **Thalamus** sind entsprechend seiner anatomisch-funktionellen Stellung vielgestaltig. Er ist nicht nur subkortikale Sammelstelle für exterozeptive und propriozeptive Impulse (110), sondern auch Umschaltstation für Seh- und Hörbahn sowie wichtiges Integrations- und Koordinationsorgan für Afferenzen und deren affektive Tönung. Läsionen bewirken kontralaterale Störungen der Oberflächensensibilität besonders des Temperaturempfindens und Störungen der Tiefensensibilität. Es entstehen Hemiataxie und unwillkürliche Bewegungen

bis hin zu choreatisch-athetotischer Bewegungsunruhe. Kontralateral können auch Spontanschmerzen und Hyperpathien auftreten. Thalamische Störungen haben häufig eine vaskuläre Ursache. Tumoren bewirken nur selten ein vollständiges Thalamussyndrom.
Eine einseitige Läsion des **Corpus geniculatum mediale** bleibt wegen der bilateralen Verschaltung der Hörbahn meist unbemerkt. Hingegen führt eine einseitige Schädigung des **Corpus geniculatum laterale** zu einer kontralateralen Gesichtsfeldstörung bis zur homonymen Hemianopsie.

Hypophyse

Die Hypophyse, Glandula pituitaria, ist ein endokrines Organ. Sie steht mit dem Hypothalamus anatomisch und funktionell in Verbindung. Die Hypophyse ist durchschnittlich 0,7 g schwer und bohnenförmig. Sie liegt in der Fossa hypophysialis des Keilbeinkörpers, die oben durch ein Durablatt, Diaphragma sellae, gegen die Schädelhöhle abgegrenzt ist. Der Hypophysenstiel tritt durch eine kleine Öffnung hindurch.

Die Hypophyse lässt sich in die

- Adenohypophyse, Lobus anterior (Abb. 75b.2), und in die
- Neurohypophyse, Lobus posterior (Abb. 75b.5),

aufteilen.

Die **Adenohypophyse** oder der Hypophysenvorderlappen wird in einen distalen, tuberalen und intermediären Teil gegliedert. Der distale Teil ist der größte Abschnitt der Adenohypophyse. Der tuberale Teil umgibt den Hypophysenstiel. Der intermediäre Teil ist der Zwischenlappen an der Grenze zur Neurohypophyse.

Die Adenohypophyse ist den anderen endokrinen Drüsen übergeordnet, deren Tätigkeit sie mit den glandotropen Hormonen steuert. In der Adenohypophyse lassen sich folgende Zellen mit elektronenmikroskopischen und immunhistochemischen Methoden für die in Klammern angegebenen Hormone differenzieren:

- somatotrope Zellen (Wachstumshormon = GH = STH),
- thyrotrope Zellen (Thyrotropes Hormon = TSH),
- mammotrope Zellen (Prolaktin = PRL),
- kortikotrope Zellen (Adrenokortikotropes Hormon = ACTH),
- gonadotrope Zellen (Follikelreifungshormon = FSH) (Luteinisierungshormon = LH).

Im Zwischenlappen werden von endokrinen Zellen Melanotropin und Lipotropin gebildet.

Die Neurohypophyse gliedert sich in

- Infundibulum, Hypophysenstiel und
- Lobus nervosus, Hypophysenhinterlappen.

In der **Neurohypophyse** werden keine Hormone gebildet. Sie ist vielmehr ein Speicher- und Abgabeort von Hormonen, die ihr in den Axonen von Neuronen des Hypothalamus zugeführt werden.

Die Hypophyse wird von den

- Aa. hypophyseales superiores aus der A. carotis interna und
- Aa. hypophyseales inferiores aus dem Circulus arteriosus cerebri

versorgt. Teile beider Gefäße erreichen die Hypophyse direkt, andere Teile bilden im Hypophysenstiel Kapillarkonvolute. Von hier gelangt das Blut in ein bis zwei Venen (Portalvenen), die zur Adenohypophyse ziehen und sich dort (erneut) kapillarisieren **(Pfortaderkreislauf der Hypophyse).** Die von den Gefäßen des Infundibulum aufgenommenen hypothalamischen Steuerhormone werden in der Adenohypophyse abgegeben und dort wirksam.

5.7.5 Telencephalon

(Abb. 102–108)

Gestalt

Das Endhirn bildet den größten Abschnitt des Gehirns (mehr als 80 % des Gehirngewichtes, im Mittel mit einem Volumen von über 1000 ml) und überdeckt große Teile des Zwischenhirns und des Hirnstamms. Vom Kleinhirn wird das Endhirn durch eine tiefe, querverlaufende Furche, Fissura transversa cerebri, getrennt, in der das Tentorium cerebelli liegt.

Das Endhirn besteht aus zwei Hemisphären. Die **Fissura longitudinalis cerebri** schneidet zwischen beiden Hemisphären bis auf den Balken ein. Zwischen beiden Hemisphären ist ein Duraseptum ausgespannt, die Falx cerebri (Abb. 4a.3, 4b.3, 10a.3, 17a.4, 52a.3, 55a.3, 55d.3, 57a.14). Die der Medianebene zugewandte Fläche der beiden Hemisphären wird Facies medialis genannt. Sie geht an der Mantelkante der Hemisphären in die Facies lateralis über. Diese laterale Fläche der beiden Hemisphären wird beim menschlichen Gehirn ganz von Neuhirnrinde eingenommen. Sie wurde im Laufe der Evolution durch Windungen und Furchen vergrößert. Jede Hemisphäre gliedert sich in vier Lappen und eine Insel. Unter dem vorderen Lappen, dem Stirnlappen, liegen Bulbus und Tractus olfactorius. Sie gehören zum olfaktorischen System (s. Kap. 6.7).

Innere Gliederung

Das Endhirn besteht aus grauer und weißer Substanz. Die **graue, nervenzellhaltige Substanz** besteht aus den

- Endhirnkernen und der
- Großhirnrinde, Cortex cerebri.

Die **weiße Substanz** enthält Nervenfasern, die afferente und efferente Signale übermitteln und der Informationsverarbeitung zwischen den Gebieten des Endhirns dienen. Jede Hemisphäre hat einen Seitenventrikel, der über das Foramen interventriculare mit dem 3. Ventrikel kommuniziert.

Endhirnkerne

Die Endhirnkerne sind den Seitenventrikeln benachbart. Auf- und absteigende neenzephale Faserbahnen haben diese Kerne in Gruppen aufgeteilt:

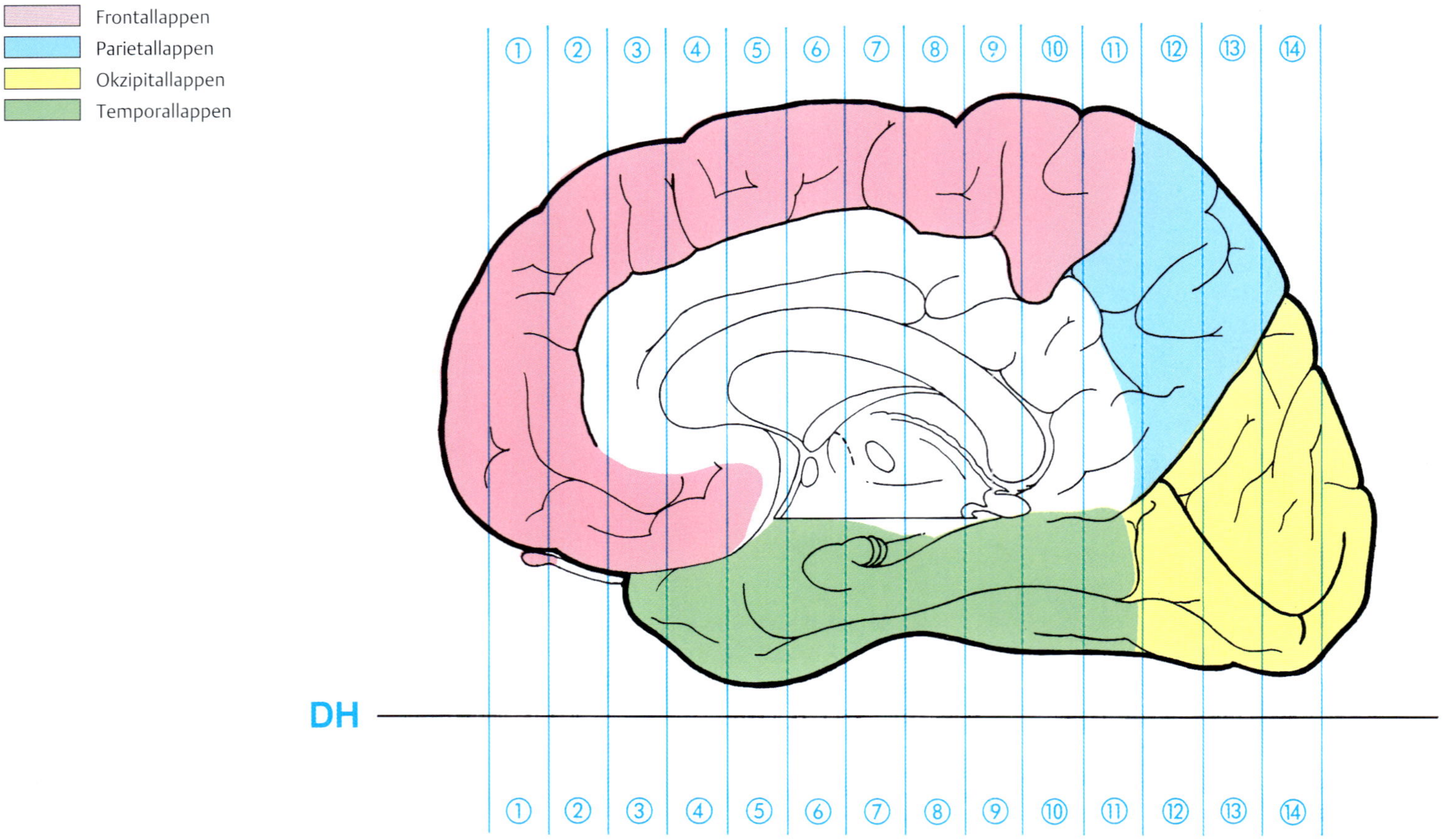

Abb. **104a** Medianansicht der Grenzen des Frontal-, Parietal-, Okzipital- und Temporallappens des frontal geschnittenen Großhirns. G. cinguli mit G. paraterminalis und Area subcallosa wurden keinem Großhirnlappen zugerechnet (s. Kap. 8 Untersuchungsgut).
DH = Deutsche Horizontale.

- Nucl.caudatus (Abb. 8a.9, 10a.9, 12a.20, 33a.7, 34a.5, 35a.11, 53a.16, 53a.33, 54a.34, 55a.22, 55b.8, 55d.8),
- Putamen (Abb. 9a.14, 9b.12, 9d.12, 11a.16, 34a.7, 34b.10, 34d.10, 35a.10, 53a.13, 54a.17),
- Claustrum (Abb. 9a.16, 10a.22, 10b.17, 35a.9, 52a.13, 54a.15, 55a.13),
- Corpus amygdaloideum (Abb. 9b.20, 9d.20, 10a.27, 35a.21, 51a.12, 51b.11, 52a.21),
- Nuclei septales (früher: Septum verum) (Abb. 53a.20).

Der **Nucl. caudatus** nahm während der Evolution des Neuhirns an der Wand des Seitenventrikels eine bogenförmige schweifartige Form an. Der Kopf, Caput nuclei caudati, liegt als mächtiger Wulst an der lateralen Wand des Vorderhorns des Seitenventrikels. Der Nucl. caudatus geht okzipitalwärts in den Schweif, Cauda nuclei caudati, über, der im Dach des Unterhorns nach vorn umbiegt. Neenzephale Faserbahnen trennen den Nucl. caudatus vom Putamen mit Ausnahme im anterobasalen Bereich (Boden des Striatum Abb. 52a.12). Die Nervenzellen beider Kerngebiete gleichen sich in Form und Funktion. Deshalb werden Nucl. caudatus und Putamen als **Striatum** zusammengefasst. Es besitzt wichtige motorische Funktionen (s. Kap. 6.8.2).

Das **Putamen** hat die Form einer Schale, die sich medial von der Capsula externa befindet. In die Konkavität des Putamen ist der Globus pallidus des Zwischenhirns eingebettet. Topographisch bilden Putamen und Globus pallidus den Nucl. lentiformis. Die Nervenzellen beider Kerngebiete unterscheiden sich jedoch wesentlich.

Das **Claustrum** liegt als schmale Scheibe lateral vom Putamen und wird von Capsula externa und Capsula extrema begrenzt.

Das **Corpus amygdaloideum** befindet sich medial an der Spitze des Unterhorns des Seitenventrikels. Teilweise gehört das Corpus amygdaloideum zum olfaktorischen System (s. Kap. 6.7), teilweise zum limbischen System (s. Kap. 6.11).

Die **Nuclei septales** (früher: Septum verum), sind Kerne, die sich vor der Commissura anterior und vor der Columna fornicis befinden. Sie gehören zum limbischen System (s. Kap. 6.11).

Cortex cerebri

Das Endhirn wird von der Großhirnrinde, Cortex cerebri, umgeben. Die Großhirnrinde wird in vier Lappen und eine in die Tiefe verlagerte Insel eingeteilt (Abb. 104–108):

- Stirnlappen, Lobus frontalis,
- Scheitellappen, Lobus parietalis,
- Hinterhauptslappen, Lobus occipitalis,
- Schläfenlappen, Lobus temporalis,
- Insel, Insula.

Die einzelnen Lappen werden nur teilweise durch Furchen getrennt (342). Der **Sulcus centralis** (Abb. 3.4, 11a.4, 12a.4, 12b.4, 31.9, 36a.4, 36b.3, 54a.29, 56a.7,

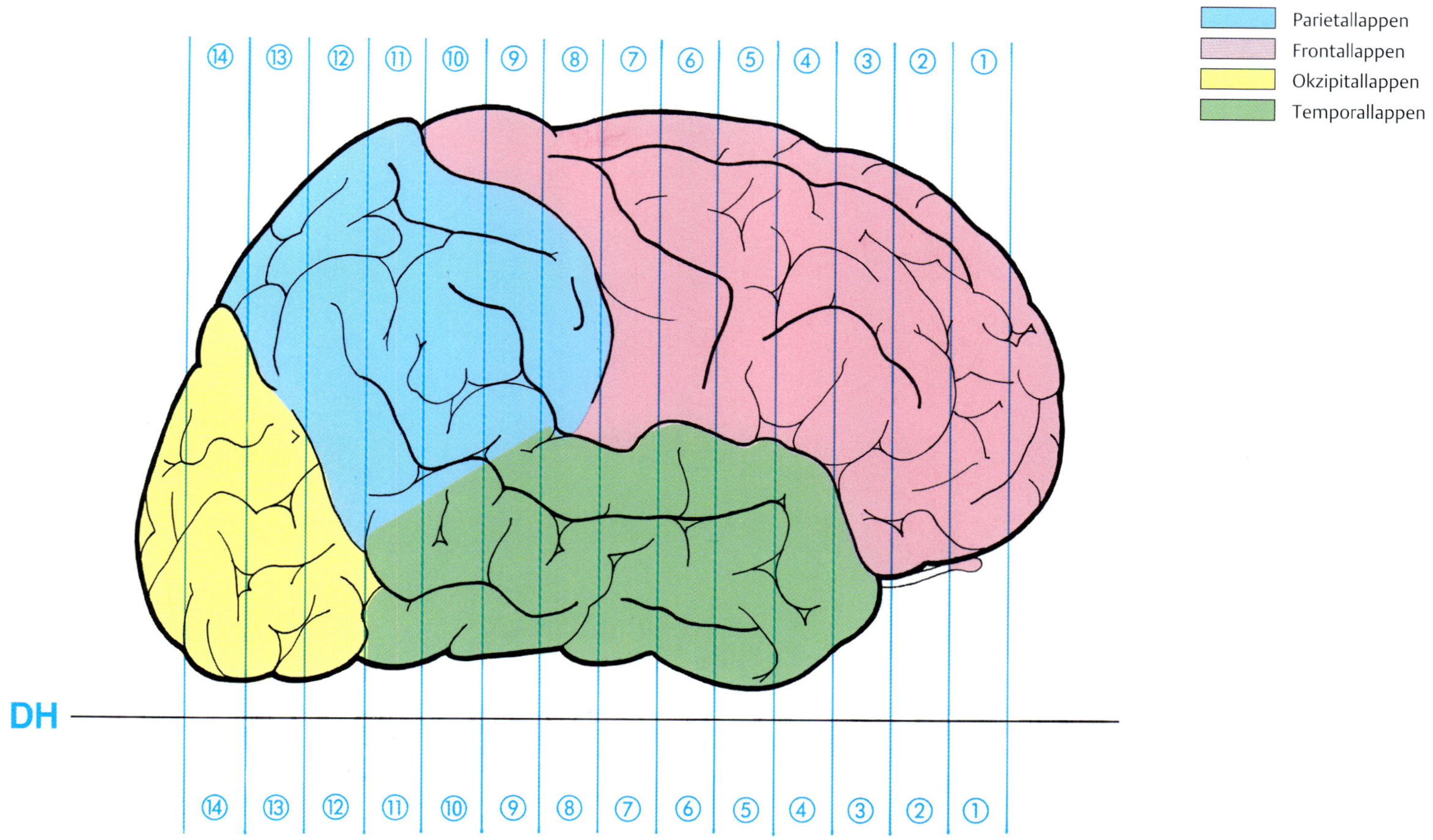

Abb. **104b** Lateralansicht der Grenzen des Frontal-, Parietal-, Okzipital- und Temporallappens des frontal geschnittenen Großhirns (s. Kap. 8 Untersuchungsgut).
DH = Deutsche Horizontale.

58b.9, 59a.4, 59d.9) bildet auf der lateralen Hemisphärenfläche die Grenze zwischen Stirnlappen und Scheitellappen. Der Sulcus centralis verläuft von der Mantelkante in Richtung Sulcus lateralis nicht gerade, sondern in zwei Kurven. Die obere Kurve begrenzt den „Knauf" („knob") (Abb. 59b.8, 59d.8), dessen Vorwölbung nach posterior und dessen Konkavität nach anterior gerichtet ist (458, 495, 507). In dreidimensionalen Bildern ist dieser Verlauf des Sulcus centralis anschaulich dargestellt worden (Abb. 108a). Mithilfe eines PC, einer Rot-Blau-Brille und einer CD-ROM (242) lässt sich ein unterschiedlicher Neigungswinkel des Sulcus centralis zur Medianebene und zur Bikommissuralebene erkennen.

Klinische Hinweise

In CT- und seltener in MR-Bildern führt dieser unterschiedliche Neigungswinkel zu einem unregelmäßigen Teilvolumeneffekt und damit zu einer undeutlichen Abbildung des Sulcus centralis. Dadurch ist die Identifikation des Sulcus centralis in der Bilddiagnostik erschwert. Die Kriterien für das Auffinden des **Sulcus centralis** sind:

- Lokalisation des „knob" (229) (s. o.).
- Unterschiede der Rindendicke von G. precentralis und G. postcentralis. An Stellen, wo der Sulcus centralis annähernd senkrecht zur Schichtebene des MR-Bildes liegt, ist die Rinde des G. precentralis breiter als die des G. postcentralis. An Seitenwänden des Sulcus centralis wurden für die Rindendicke des G. precentralis ein Mittelwert von 2,7 mm und für die des G. postcentralis ein Mittelwert von 1,8 mm bestimmt (508).
- Der Sulcus frontalis superior endet meistens in den Sulcus precentralis, der unmittelbar anterior vor dem Sulcus centralis verläuft. Dies zeigt sich in axialen Bildern am deutlichsten.
- Das Klammer-Zeichen (bracket sign). In axialen CT- und MR-Bildern scheint der Ramus marginals des Sulcus cinguli in der Nachbarschaft der Mantelkante des Großhirns eine „Klammer" zum Sulcus centralis zu bilden. Das mediale Ende des Sulcus centralis erreicht diese „Klammerregion" etwa in 95 % der Fälle, während der Sulcus postcentralis sie in etwa 3 % der Fälle erreicht (508).

Der **Sulcus lateralis** (Abb. 8a.11, 10a.18, 10b.15, 13a.8, 36a.8, 37b.8, 37d.8, 52a.7, 53a.25, 53b.8, 53d.8, 54a.12) begrenzt den Schläfenlappen nach frontal zum Stirnlappen hin und führt gleichzeitig in die Tiefe zur Insel. Der Sulcus lateralis ist nur auf einer kurzen Strecke die Grenze zwischen Schläfenlappen und Scheitellappen. An der medialen Fläche der Hemisphäre trennt der **Sulcus parietooccipitalis** (Abb. 2b.6, 15a.6, 15b.4, 16b.5, 17a.3, 32a.2, 32b.4, 33a.6, 55a.25, 55b.21, 56d.15, 57a.12) den Scheitellappen vom Hinterhauptslappen. An der lateralen Hemisphärenfläche gehen Scheitel-, Hinterhaupts- und Schläfenlappen ohne scharfe Grenze ineinander über.

Rinde des Frontallappens

Rinde des Temporallappens

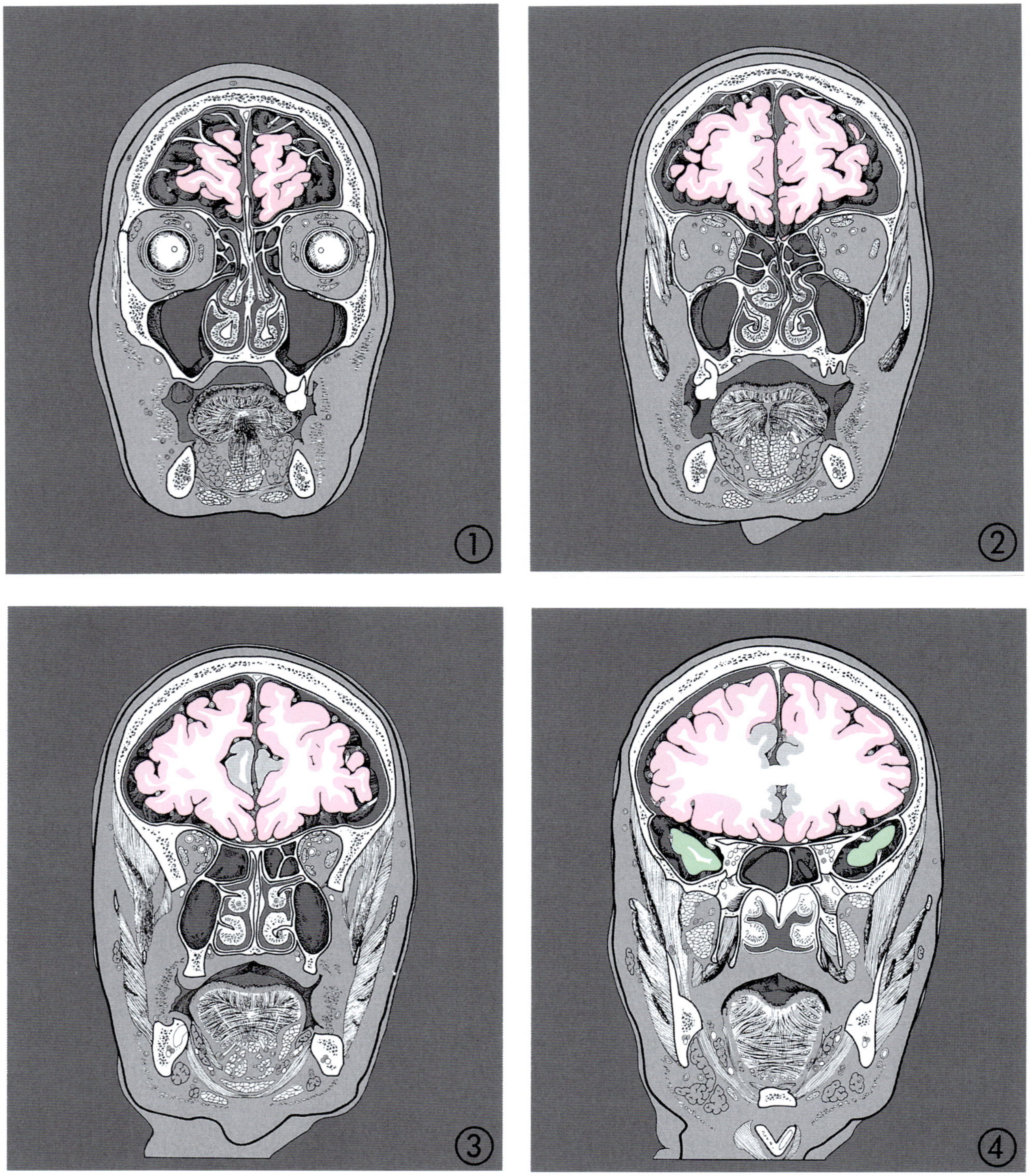

Abb. **105** Frontale Serienbilder der Rinde des Frontal-, Parietal-, Okzipital- und Temporallappens. Die Rinde der Insel, des G. cinguli, der Area subcallosa und des G. paraterminalis wurden keinem Großhirnlappen zugerechnet. Die Zahl im Kreis gibt die Nummer der jeweiligen Scheibe an.

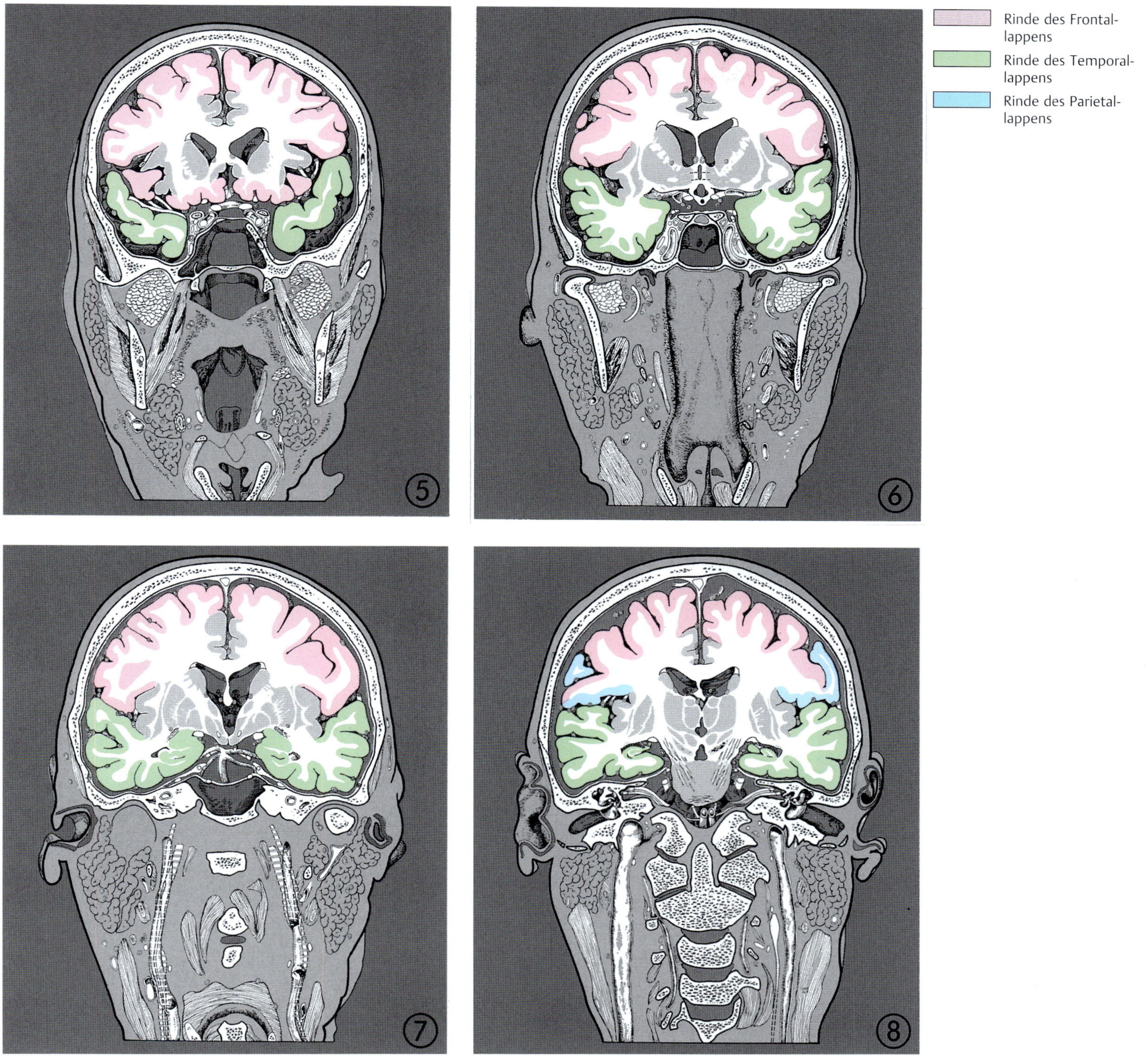
Rinde des Frontallappens
Rinde des Temporallappens
Rinde des Parietallappens
5
6
7
8

Rinde des Frontallappens

Rinde des Parietallappens

Rinde des Temporallappens

Rinde des Okzipitallappens

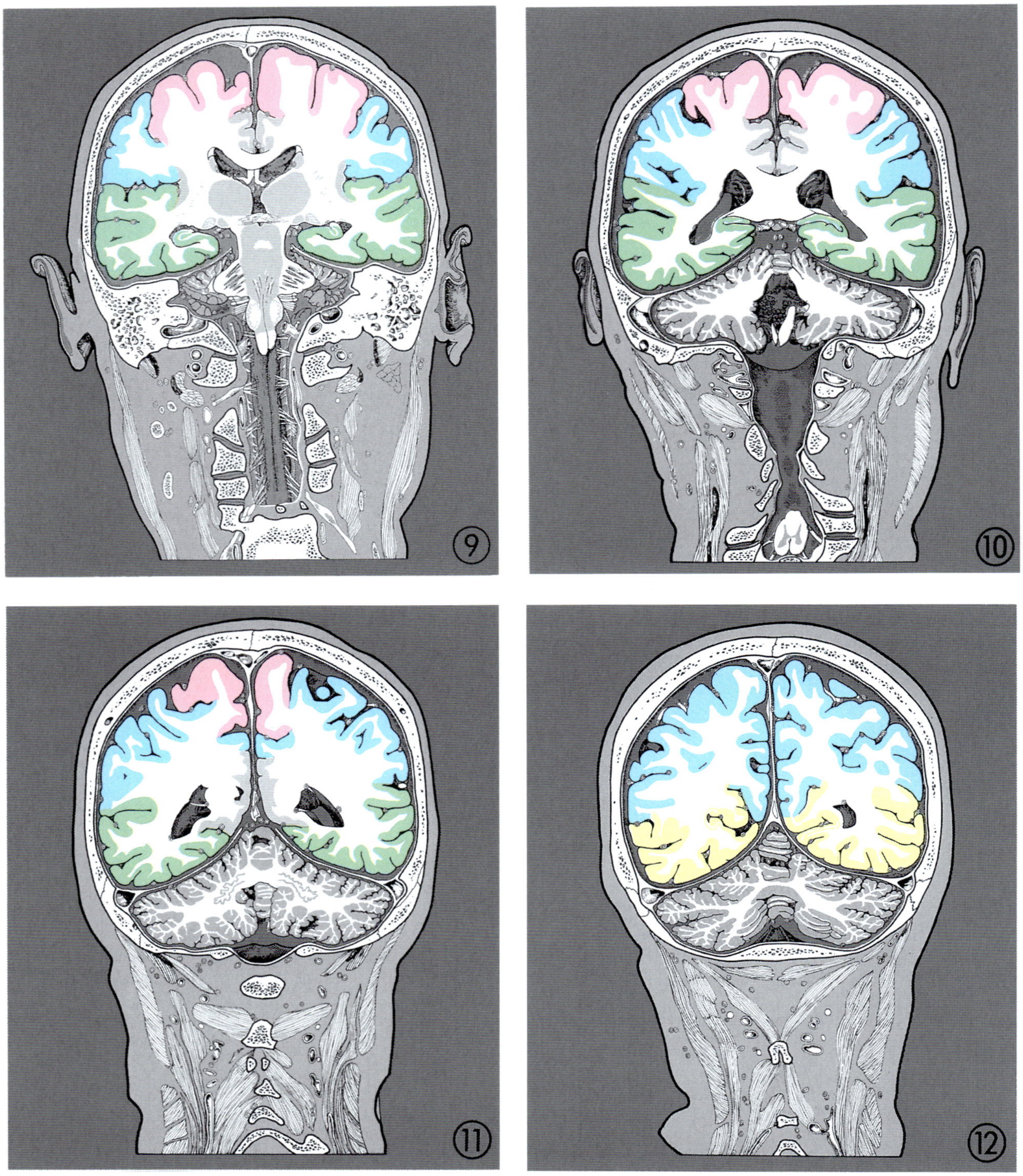

Abb. **105** Frontale Serienbilder der Rinde des Frontal-, Parietal-, Okzipital- und Temporallappens. Die Rinde der Insel, des G. cinguli, der Area subcallosa und des G. paraterminalis wurden keinem Großhirnlappen zugerechnet. Die Zahl im Kreis gibt die Nummer der jeweiligen Scheibe an.

Stirnlappen

Der Stirnlappen zeigt an der lateralen Fläche drei bogenförmig verlaufende Windungen, die durch unvollständige Furchen getrennt werden:

- G. frontalis superior (Abb. 3.1, 4a.2, 5b.4, 8a.1, 11a.1, 30b.4, 33a.3, 33b.4, 52a.1, 55a.1, 55b.2, 59a.1, 59d.4),
- G.frontalis medius (Abb. 3.8, 4a.4, 8a.3, 8b.4, 10a.2, 10d.3, 30b.3, 35a.1, 36b.1, 52a.4, 55a.2, 58a.2, 58b.6, 58d.6),
- G. frontalis inferior (Abb. 3.13, 5a.6, 8a.6, 9b.9, 30b.6, 31.5, 36a.7, 36b.5, 52a.5, 55a.7).

Die untere Stirnwindung wird durch zwei vom Sulcus lateralis abgehende Zweige noch weiter aufgeteilt. In sagittalen MR- und CT-Bildern, die dicht unter der Oberfläche des G. frontalis inferior liegen, lässt sich ein oft etwas windschiefes M-förmiges Rindenband am Sulcus lateralis erkennen. Der vertikal verlaufende Ramus ascen-

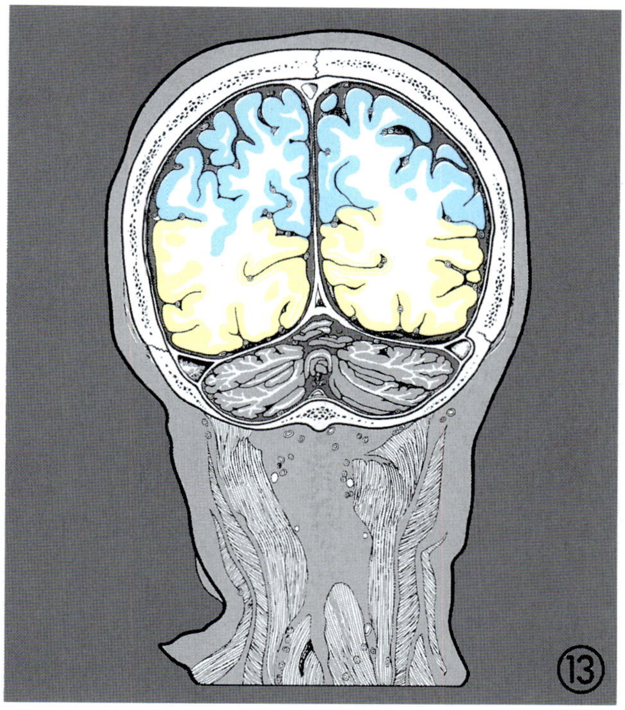

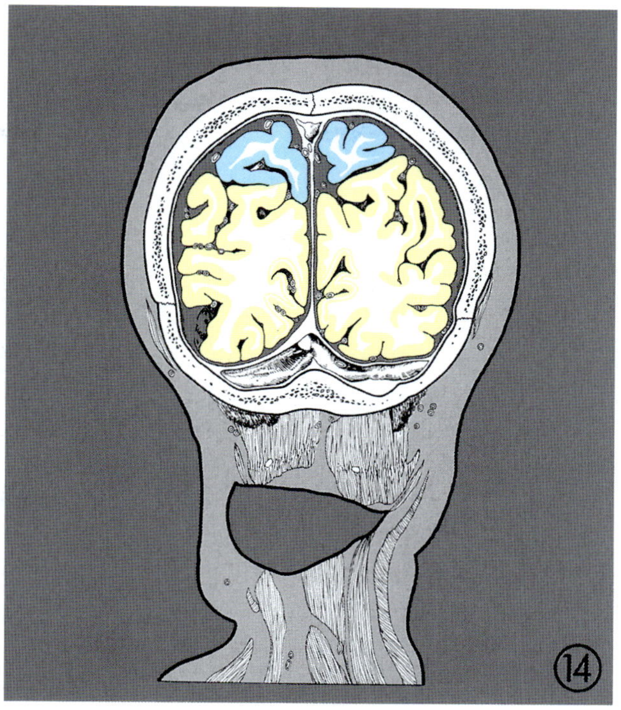

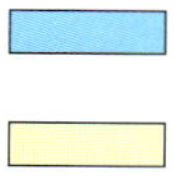

dens des Sulcus lateralis grenzt die Pars opercularis und die Pars triangularis ab. Die „V-Form" des Buchstaben M wird von der Pars triangularis eingenommen. Der Ramus anterior des Sulcus lateralis trennt die Pars triangularis von der Pars orbitalis des G. frontalis inferior (508). In dem **frontalen Operculum** der linken Hemisphäre liegt bei mehr als 95% der Menschen die motorische Sprachregion (Broca) (s. Kap. 6.10). Alle drei Stirnwindungen enden am Sulcus precentralis (Abb. 3.7, 31.8, 36a.2, 37a.5, 56a.5, 56b.5, 56d.5, 58a.3, 58d.7, 59a.2). Zwischen diesem und dem Sulcus centralis befindet sich der **G. precentralis** (Abb. 3.10, 10a.5, 10b.5, 11a.3, 14a.1, 31.10, 33a.1, 33b.2, 34a.2, 34d.3, 54a.11, 59a.3, 59d.7), eine motorische Region. Der G. precentralis verläuft in der Seitenansicht des Großhirns nicht vertikal zur Deutschen Horizontalen, sondern schräg von anteriorinferior nach posteriorsuperior in Richtung zur Mantelkante. Bei einem **frontopetalen Typ** des Großhirns verläuft der G. precentralis (Abb. 46.3) steiler, bei einem **okzipitopetalen Typ** weniger steil zur Deutschen Horizontalen (Abb. 3.10) (136, 260). Bei dem Gehirn der Frontalserie reicht deshalb der G. precentralis im Bereich der Mantelkante relativ weit nach okzipital. Auf der medialen Fläche der Hemisphäre gehört zur motorischen Region der Lobulus paracentralis, der zum Stirnlappen gerechnet werden kann. Ebenfalls medial liegt der **G. frontalis medialis** (Abb. 91d.25). Über dem Orbitadach in der vorderen Schädelgrube liegen variable Windungen des Stirnlappens, die Gyri orbitales (Abb. 5a.5, 6a.8, 6b.6, 51a.2). Der Sulcus olfactorius begrenzt lateral den G. rectus (Abb. 5a.7, 8a.14, 50a.2, 51a.3).

Scheitellappen

Der Scheitellappen grenzt mit seinem G. postcentralis (Abb. 3.3, 11a.7, 13a.5, 13b.4, 31.12, 33a.2, 33b.3, 34a.3, 37a.4, 55a.15, 59a.5, 59b.10, 59d.10) an den Sulcus centralis. Ein meist unvollständiger Sulcus postcentralis zieht posterior vom **G. postcentralis** und trennt dann den Lobulus parietalis superior ab (Abb. 3.6, 15a.1, 15b.2, 31.15, 58a.9, 58b.14, 58d.14, 59a.9). Weiterhin werden zum Scheitellappen der **G. supramarginalis** (Abb. 3.9, 12a.6, 13a.7, 31.11, 36a.6, 37a.6, 37b.5, 46.9, 56a.13, 56b.13, 57a.9) und **G. angularis** (Abb. 3.11, 15a.5, 16a.4, 31.14, 35a.4, 36a.9, 46.11, 56a.15, 57a.10) gerechnet. Der G. supramarginalis bildet eine nach basal konkave Windung um den Ramus posterior des Sulcus lateralis. Der G. angularis zieht um das okzipitale Ende des Sulcus temporalis superior. An der medialen Fläche der Hemisphären wird der Precuneus (Abb. 2b.4, 15a.4, 17a.1, 33a.4, 45b.2, 56a.16, 57a.11, 58a.11) zum Scheitellappen gerechnet.

Hinterhauptslappen

Der Hinterhauptslappen hat an der Facies lateralis unregelmäßige Windungen, die **Gyri occipitales** (Abb. 3.18, 16a.8, 17a.5, 17b.4, 31.17, 33a.12, 35a.7, 36a.17, 36b.12, 53a.45, 53b.28, 53d.28, 56a.19, 56b.16, 56d.16). An der inferioren Fläche, die dem Tentorium cerebelli zugewandt ist, befinden sich die Gyri occipitotemporales lateralis (Abb. 15a.15, 15b.9, 15d.9, 16a.13, 16b.10, 17a.11, 53a.42) und medialis (Abb. 15a.14, 15b.8, 16a.12, 16b.9, 17a.10, 34a.19, 35a.23, 53a.44). Sie gehören zur einen Hälfte dem Hinterhauptslappen und zur anderen dem Schläfenlappen an. An der medialen Seite des Hinterhauptslappens liegt der Cuneus (Abb. 2b.16, 16a.7, 17a.6, 45b.12, 55a.26, 56a.20, 57a.15) zwischen dem Sulcus parietooccipitalis (Abb. 33a.6) und dem Sulcus calcarinus (Abb. 33a.16). Das Areal auf beiden Seiten des **Sulcus calcarinus** (Abb. 2b.23, 15a.12, 15b.6, 15d.6, 16a.9, 17a.8, 17b.5, 32b.17, 32d.17, 45b.20, 54a.44, 126.17) gehört zur primären Sehrinde.

Rinde des Frontallappens
Rinde des Parietallappens
Rinde des Okzipitallappens
Rinde des Temporallappens

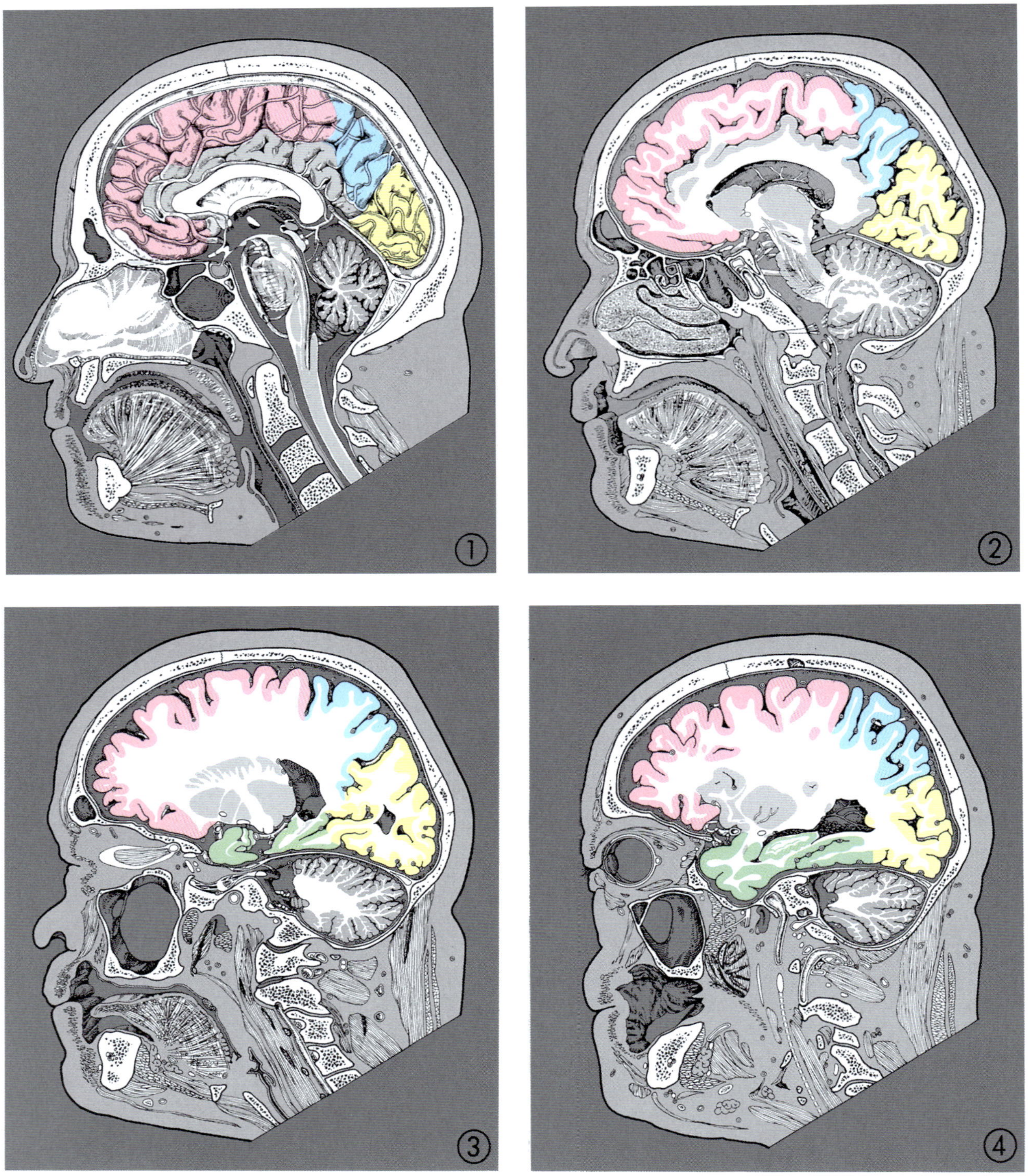

Abb. **106** Sagittale Serienbilder der Rinde des Frontal-, Parietal-, Okzipital- und Temporallappens. Die Rinde der Insel, des G. cinguli, der Area subcallosa und des G. paraterminalis wurden keinem Großhirnlappen zugerechnet. Die Zahl im Kreis gibt die Nummer der jeweiligen Scheibe an (s. Abb. 29, 30a, 30b, 31).

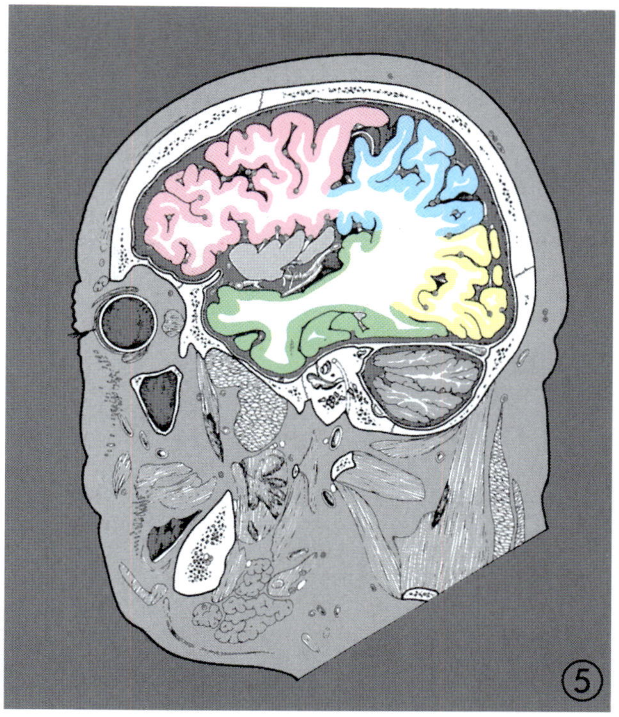

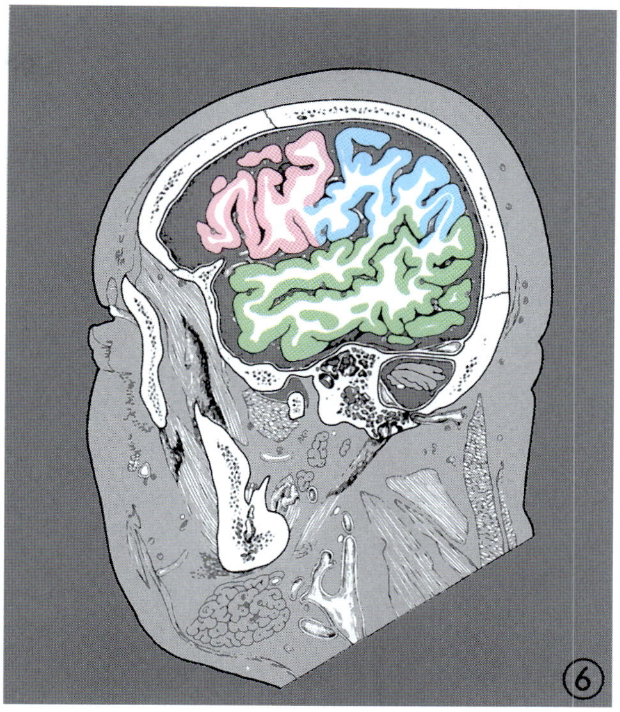

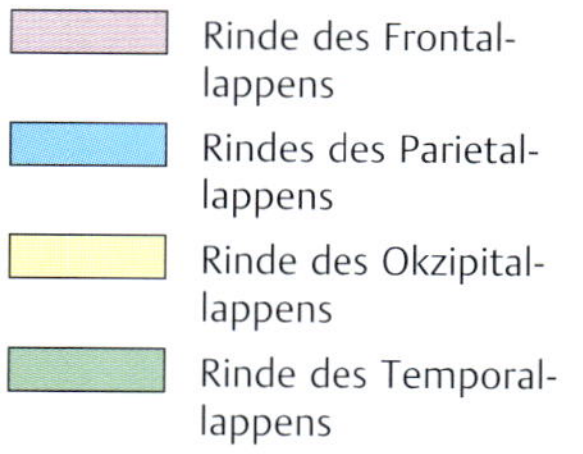

Schläfenlappen

Der Schläfenlappen hat drei schräg zur Deutschen Horizontalen verlaufende Schläfenwindungen (Abb. 46):

- G. temporalis superior (Abb. 3.19, 8a.13, 8b.12, 11a.20, 14a.8, 30b.8, 37a.10, 37b.7, 37d.7, 46.20, 52a.10, 52b.5, 52d.5, 54b.15, 55a.20),
- G. temporalis medius (Abb. 3.23, 8a.20, 8b.16, 11a.27, 14a.9, 30b.10, 37a.15, 37b.9, 37d.9, 46.25, 52a.22, 52b.10, 52d.10, 54a.38),
- G. temporalis inferior (3.26, 9a.32, 9b.23, 14a.14, 36a.19, 36b.13, 36d.13, 37a.16, 50a.8, 50b.9, 51a.17, 52a.32).

Sie werden durch die beiden Sulci temporales superior und inferior geteilt. In der Tiefe des Sulcus lateralis zwischen G. temporalis superior und dem unteren Rand der Insel liegen die **Gyri temporales transversi,** die Heschlschen Querwindungen. In der Regel werden rechts zwei Heschlsche Querwindungen, links eine Querwindung angetroffen (139, 140). Sie verlaufen schräg zur Medianebene in der Richtung von lateral vorn nach medial hinten. Sie sind in den Frontalscheiben (Abb. 11a.18, 11b.13, 12a.10, 12a.11, 12a.14, 12b.14) und in den Sagittalscheiben (Abb. 36a.11, 36a.12, 36b.8, 37a.11, 37a.12) leichter als in den kanthomeatal orientierten Schichten zu erkennen (Abb. 54a.32, 54d.21, 55a.21, 55b.15, 55d.15). In frontalen MR-Bildern bildet der G. temporalis transversus eine nach superior gerichtete Wölbung. In sagittalen MR-Bildern erkennt man den G. temporalis transversus an seiner Omega-Form (Ω), die auch Pilzform genannt wird. Manchmal kann das Schichtbild auch herzförmig aussehen. In axialen Schichten ist die beschriebene schräge Verlaufsrichtung von der Medianebene nach anterolateral für den G. transversus temporalis typisch (508). In der Heschlschen Querwindung oder – wenn zwei vorhanden sind – in der vorderen Heschlschen Querwindung ist die primäre auditive Region großenteils lokalisiert. Nach posterior schließt sich an die Querwindungen das Planum temporale (Abb. 37a.13) an, das auf der linken Seite häufig größer als auf der rechten Seite ist (138, 140). Dieser Befund wird mit der Lateralisation der Sprache in Verbindung gebracht (140).

An der inferioren Seite des Schläfenlappens sind dem G. temporalis inferior die bereits erwähnten Gyri occipitotemporales lateralis und medialis benachbart. Weiter medial liegt der **G. parahippocampalis** (Abb. 9a.29, 10a.36, 10b.23, 12a.26, 12b.21, 12d.21, 51a.15, 52a.27, 53a.37) mit dem Uncus des G. parahippocampalis (Abb. 34a.17, 52a.25). Diese Hirnteile gehören zu phylogenetisch alten Hirnabschnitten. In der Tiefe des Schläfenlappens am Unterhorn des Seitenventrikels schließt sich noch der **Hippocampus** (113) an (Abb. 10a.30, 10b.22, 10d.22, 11a.31, 11b.18, 13a.15, 35a.22, 35b.9, 35d.9, 52a.24, 53a.36, 53b.24, 54a.37). Er bildet mit rudimentären Rindenstrukturen auf dem Balken und einer kleinen Windung vor dem Balken den inneren Saum des limbischen Systems (s. Kap. 6.11). Der äußere Ring von Windungen des **limbischen Systems** um den Balken besteht aus dem erwähnten G. parahippocampalis, dem balkennahen Anteil des G. cinguli (Abb. 2b.3, 6a.5, 6b.4, 9a.5, 9b.4, 13a.6, 32b.2, 32d.2, 33a.5, 45b.4, 53a.4, 55b.4, 56a.8, 56b.10, 147.1) und der Area subcallosa. Dieser äußere Ring von Windungen verläuft an der Medialseite der Großhirnhemisphäre ohne Grenze zu den 4 Hirnlappen (Abb. 104a, 107a).

Insel

In der Tiefe des Sulcus lateralis liegt die Insel (Abb. 8a.10, 9a.18, 9b.13, 10a.17, 36a.10, 36b.7, 52a.14, 53a.9, 53b.9, 53d.9, 54a.13, 55a.14, 55b.11). Sie wird von Neuhirnanteilen des Stirn-, Scheitel- und Schläfenlappens über-

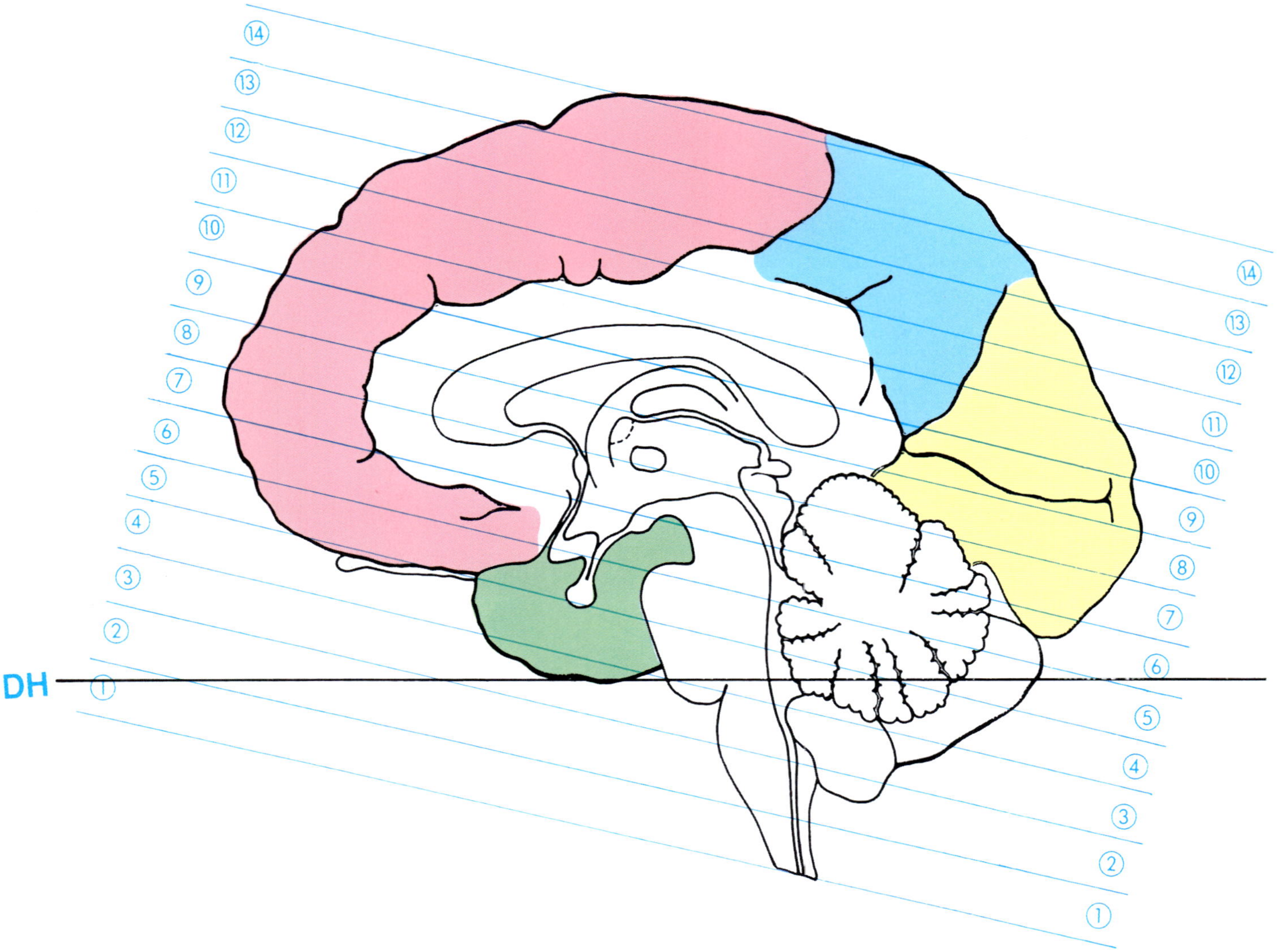

Abb. **107a** Mediananansicht der Grenzen des Frontal-, Parietal-, Okzipital- und Temporallappens des kanthomeatal geschnittenen Gehirns. G. cinguli mit G. paraterminalis und Area subcallosa wurden keinem Großhirnlappen zugerechnet (s. Kap. 8 Untersuchungsgut).
DH = Deutsche Horizontale

deckt. Diese Windungen werden daher frontales, parietales und temporales Operculum genannt. Die Insel enthält viszerale Areale.

In den kanthomeatalen Parallelebenen wird in der inferior-superioren Reihenfolge zuerst die Basisfläche des Temporallappens in der mittleren Schädelgrube getroffen (Abb. 108, 3. Scheibe). In Scheibe 4 erreicht 1 cm höher die Schnittebene die Vertiefung der vorderen Schädelgrube, die Lamina cribrosa, in der Bulbus olfactorius, Tr. olfactorius und basale Teile des Frontallappens liegen. In der 5. und 6. Scheibe vergrößern sich die Schnittflächen des Frontal- und Temporallappens. In Höhe der Seitenventrikel erscheinen zusätzlich die Schnittflächen des Okzipital- und des Parietallappens. Im Schnittbild können Frontal-, Parietal-, Temporal-, Parietal-, Okzipitallappen verzahnt getroffen sein (9. Scheibe). Supraventrikulär ist der Temporallappen nicht mehr vorhanden. Die beiden obersten Scheiben enthalten nur noch Frontal- und Parietallappen.

Die Großhirnrinde ist eine 2–5 mm dicke Schicht grauer Substanz von durchschnittlich 600 ml bei Männern und 540 ml bei Frauen. Der Geschlechtsunterschied ist signifikant.

Bauplan des Cortex cerebri

Aus phylogenetischen und ontogenetischen Studien der Entwicklung des Endhirns ergibt sich die Unterteilung der Großhirnrinde in

- Paleocortex,
- Archicortex und
- Neocortex.

Der **Paleocortex** ist ein alter Teil der Großhirnrinde, die olfaktorische Rinde. Sie wurde durch die starke Entwick-

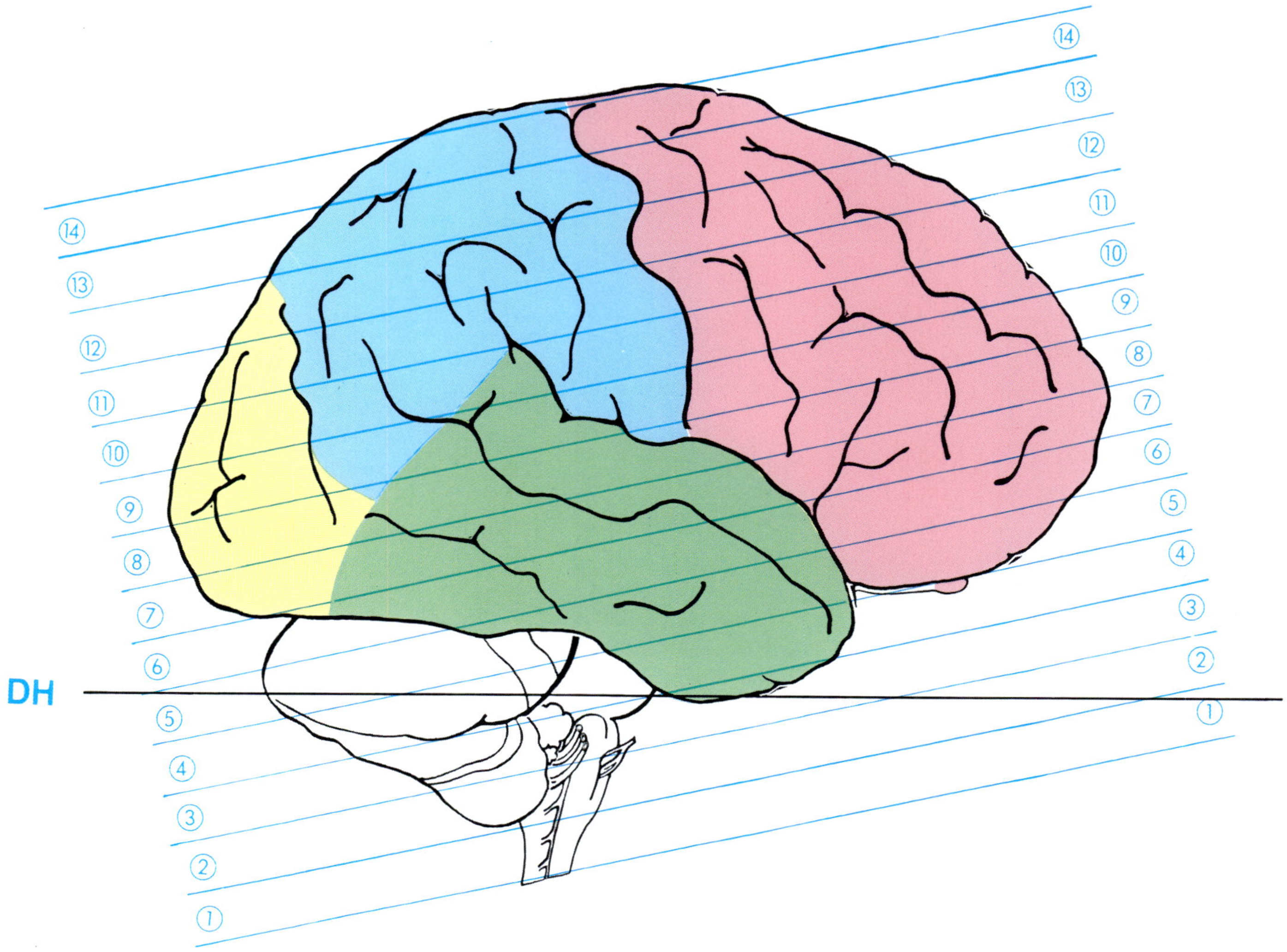

Abb. **107b** Lateralansicht der Grenzen des Frontal-, Parietal-, Okzipital- und Temporallappens des kanthomeatal geschnittenen Gehirns (s. Kap. 8 Untersuchungsgut).

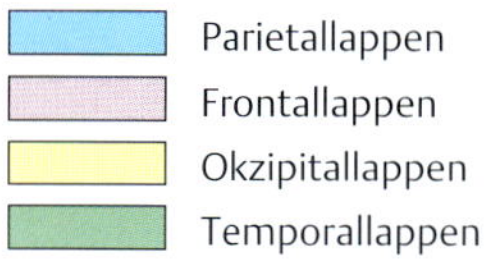

lung des Neocortex an die mediobasale Seite des Schläfenlappens verlagert. Der Paleocortex kann aufgefunden werden, wenn der laterale Strang des Tr. olfactorius (Stria olfactoria lateralis) in Richtung auf die mediale Fläche des Temporallappens verfolgt wird. Dort wölben sich zwei flache, etwa hirsekorngroße Erhebungen vor, die Gyri ambiens und semilunaris. Sie werden von der Area prepiriformis und von der periamygdalären Rinde bedeckt, die zum Paleocortex und zum olfaktorischen System gehören (s. Kap. 6.7).

Der **Archicortex** besteht aus phylogenetisch alter Großhirnrinde, die primär auf der medialen Hemisphärenfläche lag. Durch die starke Neenzephalisation wurden die größten Anteile des Archicortex wie G. dentatus, Hippocampus und Subiculum nach innen in den Schläfenlappen gedrängt.

Der **Neocortex** macht mehr als 90 % von der menschlichen Großhirnrinde aus. Er hat sich während der Phylogenese weitgehend über die Oberfläche des Endhirns ausgedehnt und dabei phylogenetisch ältere Neuhirnareale wie die Insel überlagert.

Aufgrund zyto-, myelo-, glia-, angio-, chemo- und pigmentarchitektonischer Untersuchungen kann die Großhirnrinde unterteilt werden in

- Isocortex,
- Allocortex und
- Mesocortex.

Als Isocortex werden die Großhirnrindenareale bezeichnet, die einen prinzipiell gleichartigen Sechsschichtenaufbau zeigen. Der Isocortex entspricht weitgehend dem Neocortex (439).

Rinde des Temporallappens

Rinde des Frontallappens

Rinde des Okzipitallappens

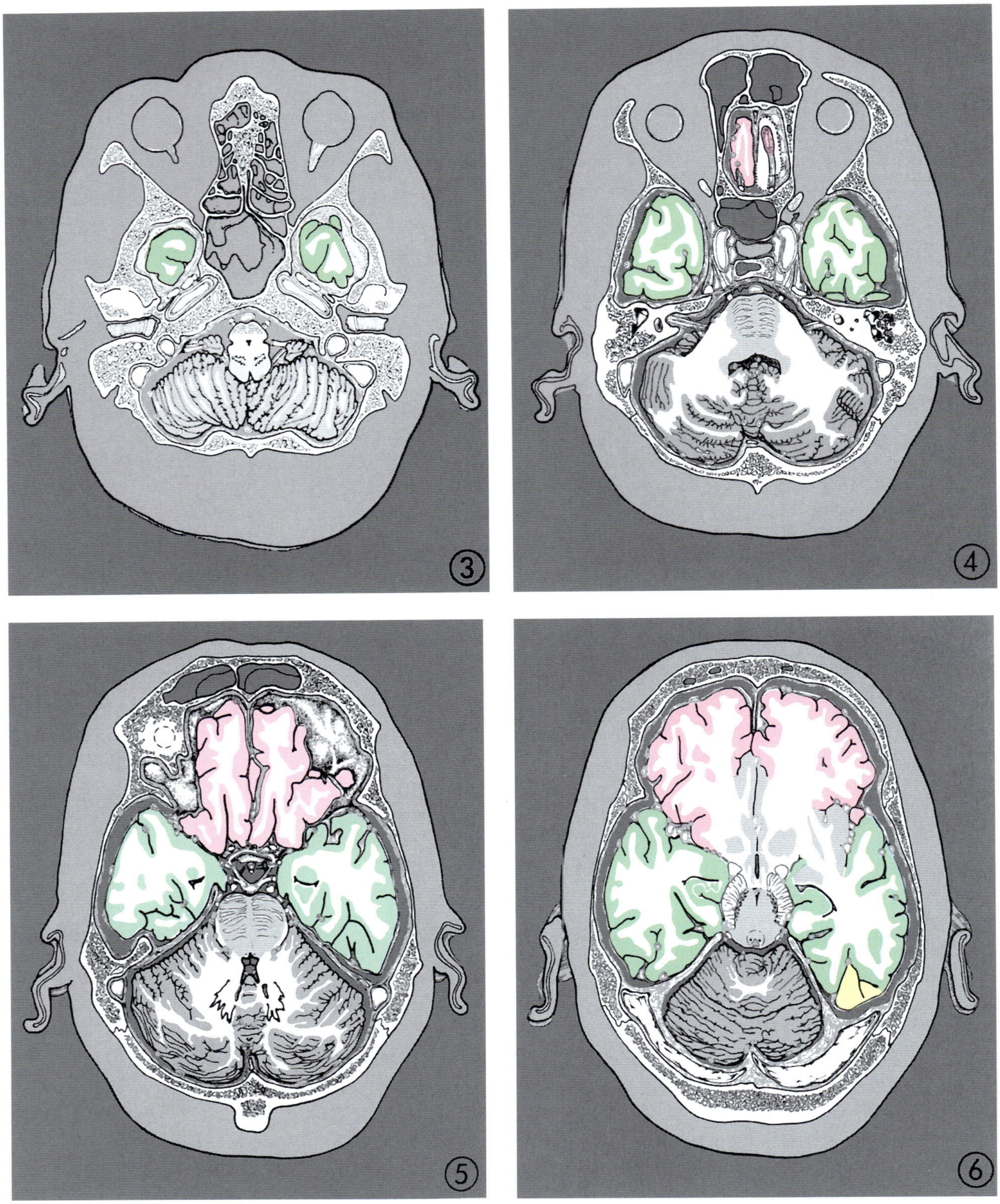

Abb. **108a** Kanthomeatal orientierte Serienbilder der Rinde des Frontal-, Parietal-, Okzipital- und Temporallappens. Die Rinde der Insel, des G. cinguli, der Area subcallosa und des G. paraterminalis wurden keinem Großhirnlappen zugerechnet. Die Zahl im Kreis gibt die Nummer der jeweiligen Scheibe an (s. Abb. 44, 45a, 45b, 46).

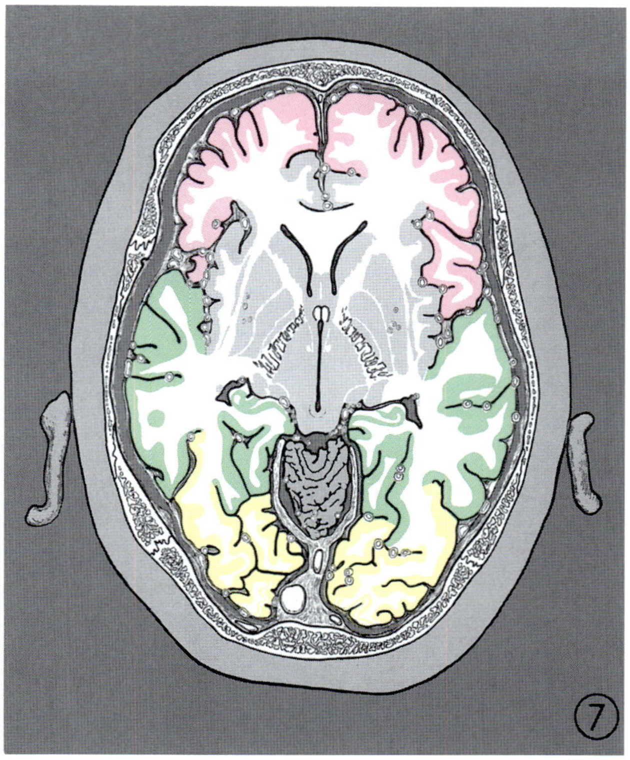

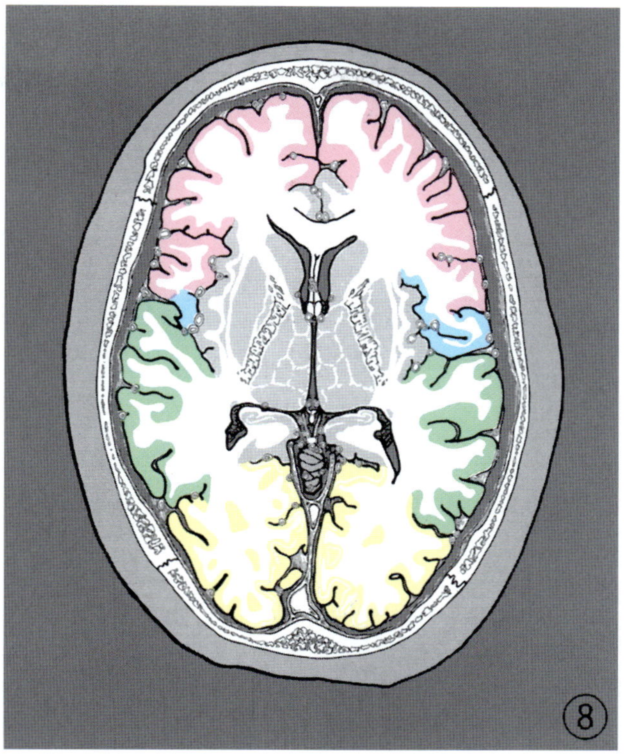

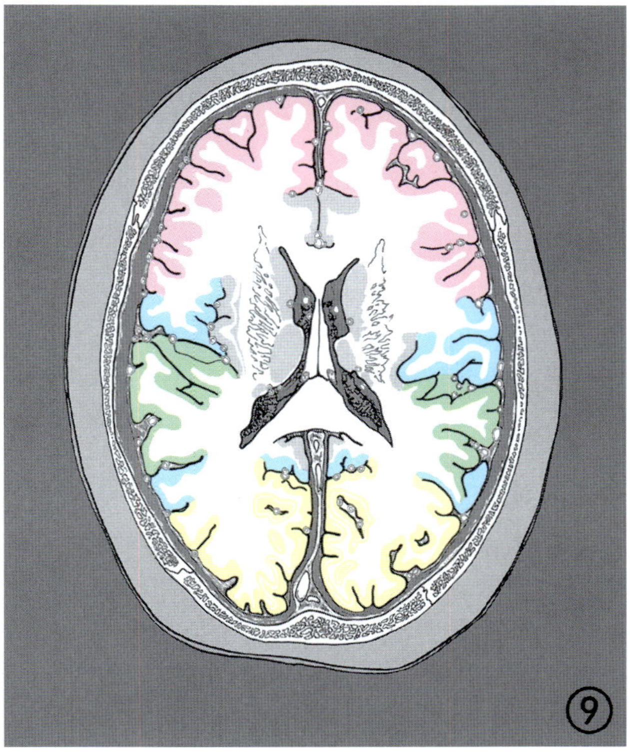

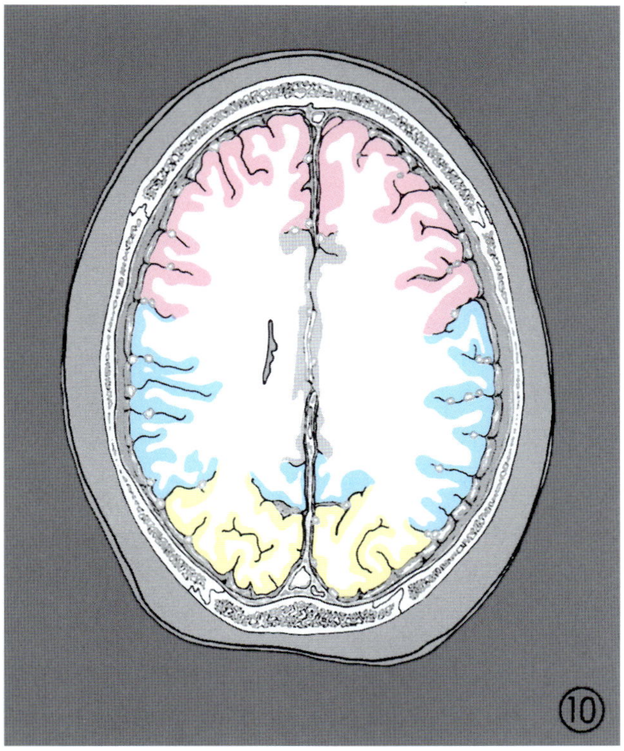

Rinde des Temporallappens

Rinde des Frontallappens

Rinde des Okzipitallappens

Rinde des Parietallappens

Rinde des Frontallappens

Rinde des Okzipitallappens

Rinde des Parietallappens

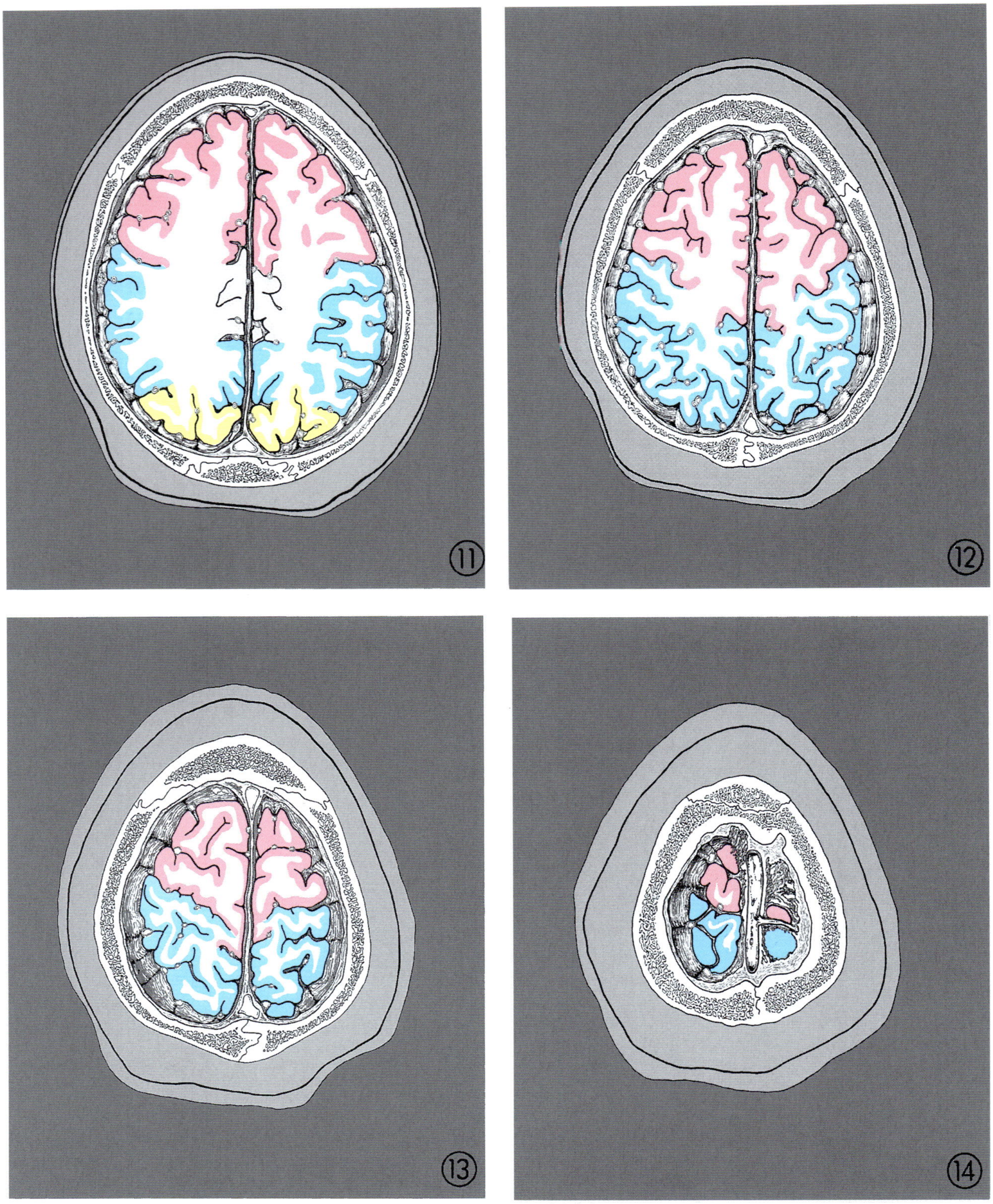

Abb. **108a** Kanthomeatal orientierte Serienbilder der Rinde des Frontal-, Parietal-, Okzipital- und Temporallappens. Die Rinde der Insel, des G. cinguli, der Area subcallosa und des G. paraterminalis wurden keinem Großhirnlappen zugerechnet. Die Zahl im Kreis gibt die Nummer der jeweiligen Scheibe an (s. Abb. 44, 45a, 45b, 46).

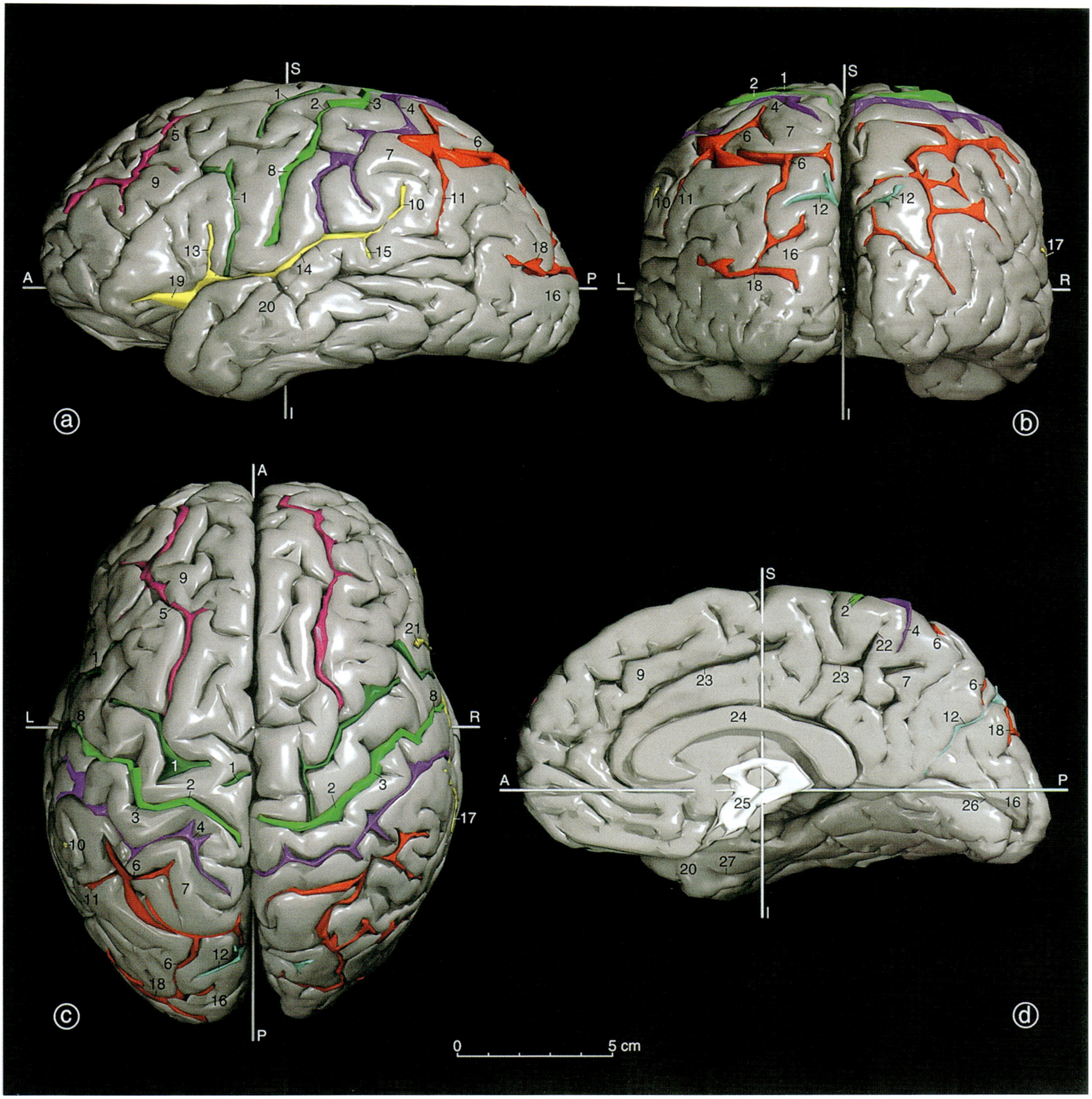

Abb. **108b** Computergraphische Bilder von 7 Furchen mit einer nichttransparenten Darstellung des Großhirns innerhalb des bikommissuralen Koordinatensystems. Nach (244)

ⓐ Lateralansicht der linken Großhirnhemisphäre
ⓑ Ansicht von hinten
ⓒ Ansicht von oben
ⓓ Medianansicht der rechten Großhirnhemisphäre

1 Sulcus precentralis ⓐⓑⓒ
2 Sulcus centralis
3 oberes Knie des Sulcus centralis ⓐⓒ
4 Sulcus postcentralis
5 Sulcus frontalis superior ⓐⓒ
6 Sulcus intraparietalis
7 Parietallappen
8 unteres Knie des Sulcus centralis ⓐⓒ
9 Frontallappen ⓐⓒⓓ
10 Sulcus lateralis, Ramus posterior ascendens ⓐⓑⓒ
11 Sulcus intermedius primus ⓐⓑⓒ
12 Sulcus parietooccipitalis ⓑⓒⓓ
13 Sulcus lateralis, Ramus ascendens ⓐ
14 Sulcus lateralis, Ramus posterior ⓐ
15 Sulcus lateralis, Ramus posterior descendens ⓐ
16 Okzipitallappen
17 Sulcus lateralis ⓑⓒ
18 Sulcus occipitalis transversus
19 Sulcus lateralis, Ramus anterior ⓐ
20 Temporallappen ⓐⓓ
21 Sulcus diagonalis ⓒ
22 Ramus marginalis des Sulcus cinguli ⓓ
23 Sulcus cinguli ⓓ
24 Corpus callosum ⓓ
25 3. Ventrikel ⓓ
26 Sulcus calcarinus ⓓ
27 Sulcus rhinalis ⓓ

A ANTERIOR (vorn)
P POSTERIOR (hinten)
R RECHTS
L LINKS
S SUPERIOR (oben)
I INFERIOR (unten)

Der Allocortex ist meist drei- oder vierschichtig. Zu ihm gehört der Paleocortex und Archicortex.

Der Mesocortex ist eine Übergangsrinde, die sich während der Evolution zwischen dem Isocortex und dem Allocortex entwickelte. Der Mesocortex steht in seinem Schichtenbau zwischen dem typisch sechsschichtigen Isocortex und dem drei- bis vierschichtigen Allocortex.

Zum Mesocortex gehören
- Peripaleocortex und
- Periarchicortex,

die als Periallocortex zusammengefasst werden sowie der
- Proisocortex.

Der Peripaleocortex ist beim Menschen sehr klein und umgibt den Paleocortex. Der Periarchicortex umgibt bogenförmig den Balken und besteht aus folgenden Teilen: G. paraterminalis, balkennaher Teil des G. cinguli, G. fasciolaris und Regio entorhinalis. Diese Regionen gehören zum limbischen System (s. Kap. 6.11).

Der Proisocortex liegt am Rande des Isocortex und entstand während der Evolution an der Grenze zwischen Isocortex und Periallocortex.

Im **Isocortex** werden mithilfe morphologischer, physiologischer und klinischer Methoden folgende Areale differenziert:
- primäre Rindenfelder,
- sekundäre Rindenfelder,
- Supplementärfelder.

Die **primären Rindenfelder** sind afferent oder efferent mit der Peripherie topisch verknüpft. Vereinfacht dargestellt sind sie durch eine Punkt-zu-Punkt-Verbindung zwischen Peripherie und Cortex oder zwischen Cortex und Peripherie charakterisiert. Das anterolaterale System, das mediale Lemniscussystem und das trigeminale System projizieren in den G. postcentralis (Abb. 3.3, 11a.7, 13a.5, 31.12, 33a.2, 34a.3, 37a.4, 55a.15, 59a.5) in die Brodmann-Felder 3, 1, 2. Diese zytoarchitektonischen Felder bilden drei Streifen auf dem G. postcentralis in der Reihenfolge 3, 1, 2. Ihre somatotope Ordnung ist bei den sensiblen Systemen dargestellt (s. Kap. 6.1). Das gustatorische System hat sein primäres Rindenfeld im parietalen Operculum und ein Areal am Rand der Insel (s. Kap. 6.2). Das vestibuläre System besitzt Verbindungen zur Parietalrinde um den Sulcus intraparietalis. Das auditive System hat ein etwa groschengroßes primäres Rindenfeld. Es liegt in der Tiefe des Sulcus lateralis im Schläfenlappen in der Heschlschen Querwindung, dem Gyrus temporalis transversus anterior (Abb. 12a.11, 36a.11, 37a.11). Zytoarchitektonisch entspricht dies dem Brodmann-Feld 41. Das visuelle primäre Rindenfeld beider Hemisphären hat etwa 12 ml Volumen. Es ist schon makroskopisch an den Vicq d'Azyrschen Streifen in der oberen und der unteren Lippe des Sulcus calcarinus (Abb. 54a.44, 126.17, 127.10, 127.9, 128.4, 128.5) im Hinterhauptslappen zu erkennen. Diese Area striata zeigt eine strenge topische Ordnung zu den einzelnen Netzhautarealen, die beim visuellen System näher erläutert wird (s. Kap. 6.6).

Die efferenten primären Rindenfelder liegen vor allem im Frontallappen im G. precentralis (Abb. 3.10, 10a.5, 14a.1, 31.10, 33a.1, 34a.2, 54a.11, 59a.3) und seiner näheren Umgebung. Zytoarchitektonisch entspricht dies den Brodmann-Feldern 4 und 6. Außerdem liegen motorische Neurone in den somatosensorischen Brodmann-Feldern 3, 1, 2 und ihren parietalen Nachbararealen (102, 270). Die somatotope Ordnung wird beim pyramidalen System beschrieben (s. Kap. 6.8.1).

Die **sekundären Rindenfelder** bildeten sich besonders bei den Primaten mosaikartig während der Evolution des Neuhirns zwischen den primären Rindenfeldern. Die sekundären Rindenfelder sind topisch durch Neurone weder mit der Körperperipherie noch mit den Sinnesorganen verbunden, sondern haben vornehmlich gnostische Funktionen als „Assoziationsfelder". Zu diesen sekundären Rindenfeldern gehören die motorische Sprachregion im frontalen Operculum und die sensorische Sprachregion zwischen der primären Hörrinde und dem G. angularis (s. Kap. 6.10).

Die **Supplementärfelder** liegen an der Grenze zwischen primären Rindenfeldern und phylogenetisch älteren Hirnregionen:
- Das sensible Supplementärfeld liegt zwischen dem sensiblen primären Rindenfeld und der Insel auf der lateralen Seite der Hemisphären (400).
- Das auditive Supplementärfeld befindet sich zwischen dem primären auditiven Rindenfeld und der Insel auf der lateralen Seite der Hemisphären.
- Das visuelle Supplementärfeld liegt zwischen der Area striata und dem Periarchicortex auf der medialen Hemisphärenfläche (400).
- Das motorische Supplementärfeld ist ein Teil der Area 6 und liegt auf der medialen Hemisphärenfläche (46, 356).

Die topische Ordnung zur Peripherie ist in den Supplementärfeldern schwächer als in den primären Rindenfeldern ausgebildet. Trotzdem können bei Ausfall der primären Rindenfelder die entsprechenden Supplementärfelder die Funktionen partiell kompensieren.

Weiße Substanz

Das Mark des Endhirns ist die weiße Substanz, die unter der Großhirnrinde liegt. Es ist eine Schicht aus vielen Faserbahnen, die die Rindenfelder untereinander oder mit anderen Regionen des Zentralnervensystems verbinden:
- Assoziationsbahnen,
- Kommissurenbahnen,
- Projektionsbahnen.

Die **Assoziationsbahnen** verbinden die Rindenfelder der gleichen Großhirnhemisphäre untereinander durch kürzere oder längere Bahnen. Die kurzen Fibrae arcuatae verlaufen bogenförmig zwischen benachbarten Windungen und liegen dicht unter der Großhirnrinde. Die langen Assoziationsbahnen verbinden die Windungen der einzelnen Großhirnlappen miteinander. Das Cingulum (Abb. 56a.9, 56b.11, 147.2) befindet sich als Faserbündel im Mark des G. cinguli und zieht vom Stirnlappen bogenförmig um den Balken zum Schläfenlappen. Es ist ein Teil des Papez-Kreises (s. Kap. 6.11).

Die **Kommissurenbahnen** verbinden gleiche Rindenareale beider Hemisphären. Die **Commissura anterior** verläuft innerhalb der 7. Scheibe der Kanthomeatalserie und ist in Mediananansicht des Gehirns abgebildet (Abb. 45b.14). Sie verbindet die Riechrinde beider Seiten, den Paleocortex (s. Kap. 6.7). Außerdem enthält die Commissura anterior Fasern, die kleine neokortikale Felder des Stirn- und Schläfenlappens der beiden Hemisphären miteinander verbinden. Der Balken, das **Corpus callosum**, ist die große Querverbindung des Neuhirns beider Seiten. In der Mediananansicht sind die Teile des Balkens von frontal nach okzipital zu erkennen: Genu, Truncus und Splenium corporis callosi (Abb. 32a.3, 32a.6, 32b.5, 32b.8, 45b.8, 45b.5, 45b.11).

In den kanthomeatalen Parallelebenen ist in Aufsicht das Genu (Abb. 53a.6, 53d.5), ein Teil des Truncus (Abb. 55a.8) und das Splenium (Abb. 55a.23, 55b.17) getroffen. Aus dem Balken biegen zangenförmige Faserbahnen als Forceps minor (frontalis) (Abb. 55a.6) in den Stirnlappen und als Forceps major (occipitalis) (Abb. 55a.24) in den Hinterhaupts- und Schläfenlappen ein.

Die Commissura posterior (epithalamica) (Abb. 2b.18, 12a.17, 32a.11, 32b.15, 45b.18) ist keine Kommissurenbahn des Endhirns. Sie verbindet Kerngebiete des Tegmentum des Mittelhirns.

Die **Projektionsbahnen** verbinden afferent oder efferent die Großhirnrinde mit tiefer gelegenen Zentren des Gehirns oder des Rückenmarks. Zu diesen Projektionsbahnen im Endhirn gehören die Endabschnitte der sensiblen Systeme (s. Kap. 6.1), des gustatorischen Systems (s. Kap. 6.2), des vestibulären Systems (s. Kap. 6.4), des auditiven Systems (s. Kap. 6.5), des visuellen Systems (s. Kap. 6.6), des olfaktorischen Systems (s. Kap. 6.7) sowie die Anfangsteile der Bahnen des pyramidalen und des okulomotorischen Systems (s. Kap. 6.8). Auch das limbische System ist über Projektionsbahnen vor allem mit dem Zwischenhirn in synaptischem Kontakt (s. Kap. 6.11).

Die **neenzephalen Projektionsbahnen** wurden während der Evolution des Neuhirns zu einem Fächer von Faserbahnen gebündelt, der Corona radiata (Abb. 55a.16). In den kanthomeatalen Parallelebenen erscheinen diese Projektionsbahnen nach inferior als Capsula interna im Bereich Zwischenhirn-Endhirn in Form von zwei Schenkeln, die einen stumpfen Winkel bilden. Die Spitze dieses Winkels ist nach medial gerichtet. Nach lateral grenzt an die **Capsula interna** der Nucl. lentiformis, der aus dem Globus pallidus und dem Putamen besteht. An der inneren Kapsel, Capsula interna, lässt sich das Crus anterius zwischen Caput nuclei caudati und Nucl. lentiformis, das Knie, Genu, etwa in Höhe des Foramen interventriculare und das Crus posterius zwischen Thalamus und Nucl. lentiformis abgrenzen (Abb. 53a.17, 53a.18, 53a.19, 54a.7, 54b.6, 54d.6, 54a.19, 54a.20, 54d.20). Die efferenten Projektionsbahnen verlaufen im Crus posterius. Die Hör- und Sehstrahlung verlaufen vom Metathalamus hinter der Capsula interna zur Hör- und Sehrinde (s. Kap. 6.5 und Kap. 6.6). Die Projektionsfasern vom Thalamus zweigen fächerförmig ab und verlaufen in Crus anterius und Crus posterius. Ein kleiner Teil der Projektionsbahnen bildet zwischen Putamen und Claustrum die **Capsula externa** (Abb. 53a.12, 54a.16). Von hier konvergieren diese Bahnen in das Crus cerebri des Mittelhirns (Abb. 52a.28, 78b.9, 78c.8, 77a.14, 77c.10). **Projektionsbahnen des Allocortex** verlaufen von der Hippocampusformation über die Fimbria hippocampi und den Fornix vor allem zum Hypothalamus (Abb. 13a.13, 12a.12, 11a.12, 10a.25, 10b.10, 32b.7, 54a.36, 55a.19, 55b.12, 55d.12, 54a.21, 53a.21). Unter Centrum semiovale wird die weiße Substanz des Endhirns oberhalb des Balkens verstanden (Abb. 56a.14, 56d.12, 57a.8, 57b.11, 58a.7), die im axialen Schnittbild eine halbovale Form in jeder Hemisphäre hat. Das Centrum semiovale setzt sich aus Assoziations-, Kommissuren- und Projektionsbahnen zusammen.

Klinische Hinweise

Läsionen im Telencephalon verursachen entsprechend ihrer Lage zu den neurofunktionellen Systemen in den einzelnen Hirnlappen mehr oder weniger charakteristische Symptome, die häufig klinisch eine topische Zuordnung ermöglichen.

Schäden im motorischen Cortex des **Stirnlappens** können als Reizsymptom Jackson-Anfälle mit zumindest initial eng begrenzten motorischen Abläufen zeigen. Eine akute Läsion bewirkt im hinteren Anteil des Stirnlappens eine kontralaterale, schlaffe Parese mit positivem Babinski-Reflex ohne Spastik. Später kann eine Reflexbetonung auftreten. Die Feinmotorik der distalen Extremitätenabschnitte ist auf Dauer behindert. Läsionen des prämotorischen Cortex führen zu einer Verlangsamung der Bewegungsabläufe. Ausgedehnte Schäden verursachen eine Apraxie. Defekte im frontalen Operculum der sprachdominanten Hemisphäre führen zu Dysarthrie und motorischer Aphasie. Aus einer Schädigung am Fuß der mittleren Stirnwindung kann eine Blickwendung zur Herdseite resultieren. Ausgedehnte Läsionen des Stirnlappens führen zu einem organischen Psychosyndrom mit Antriebsarmut, psychomotorischer Hemmung und Veränderung des affektiven Erlebens. Zusätzlich wird häufig eine Dysbasie beobachtet. Die topographische Beziehung des Stirnlappens mit Bulbus und Tr. olfactorius zeigt sich dadurch, dass bei pathologischen Veränderungen im Bereich der vorderen Schädelgrube auch eine Anosmie auftreten kann.

Parietale Läsionen im G. postcentralis führen zu einer kontralateralen Minderung der Oberflächensensibilität und Lagewahrnehmung. Vibrations- und Schmerzempfindung sind kaum beeinträchtigt. Läsionen können zu sensiblen Jackson-Anfällen führen. Charakteristisch für das Parietallappensyndrom ist eine veränderte Körper- und Raumwahrnehmung meist für die Gegenseite, seltener auch bilateral. Dabei vergessen Kranke beispielsweise das Anziehen des Strumpfes der kontralateralen Seite. Bei ausgedehnten Läsionen können sich eine schwere Apraxie und Lagesinnstörung, bei jugendlichen Kranken auch

Muskelatrophien und Hemiatrophien entwickeln. Eine Schädigung im unteren Bereich des parietalen Cortex verursacht auf der sprachdominanten Hemisphäre eine amnestische oder auch sensorische Aphasie.

Schäden im **Hinterhauptslappen**, die die Sehbahn und/oder Sehrinde treffen, sind durch eine kontralaterale Gesichtsfeldstörung charakterisiert. Die Sehbahn tangierende Läsionen können Photopsien bewirken. Visuelle Halluzinationen treten bei flüchtigen Ischämien des Okzipitalpols auf und werden häufig bei Migräne beobachtet (352). Ein kompletter bilateraler Ausfall der Area striata führt zur Rindenblindheit.

Pathologische Veränderungen im **Schläfenlappen** können zu vielfältigen Syndromen führen. Bilaterale Läsionen der Gyri temporales transversi (Heschlsche Querwindungen) führen zur kortikalen Taubheit, während ein unilateraler Ausfall klinisch unbemerkt bleiben kann. Ausfälle im Bereich des G. temporalis superior der dominanten Hemisphäre führen zur Wernicke-Aphasie. Bilaterale Läsionen der Hippocampusformation führen zu einer Beeinträchtigung von Merk- und Lernfähigkeit bis zu einem schweren amnestischen Syndrom. Schäden im hinteren Bereich des Temporallappens können zu einer homonymen Hemianopsie oder zu einer oberen Quadrantenanopsie führen. Pathologische Prozesse und narbige Veränderungen werden häufig durch epileptische Anfälle (psychomotorische Epilepsie) angezeigt.

Die **Kommissurenfasern des Balkens** dienen der Informationsübertragung von einer Hemisphäre in die andere. Eine Durchtrennung des Balkens führt zu einem „interhemisphärischen Diskonnektionseffekt“. Dieser bewirkt bei Unterbrechung vorderer Balkenanteile eine unilaterale Ataxie. Außerdem können Tumoren dieser Region schwere Antriebsstörungen bis zum Mutismus hervorrufen. Eine Durchtrennung hinterer Balkenanteile bewirkt eine Störung der Verbalisierung von Erkenntnissen, die über die nicht sprachdominante Hemisphäre zur Aufnahme gekommen sind.

6 Neurofunktionelle Systeme

Unter neurofunktionellen Systemen werden **Ordnungen von Neuronenpopulationen** verstanden, die afferente oder efferente Signale im Sinne der Leistung einer neuronalen Aufgabe verarbeiten und übertragen. Damit sind beispielsweise gustatorische, auditive, visuelle, olfaktorische oder motorische Funktionen gemeint. In der Beschreibung beschränken wir uns auf solche Systeme, deren Leitsymptome in der klinischen Praxis einfach zu prüfen sind und uns für die Diagnostik bedeutungsvoll erscheinen. Die Lehre der neuronalen Leitungsbahnen, Hodologie, ergibt sich aus einer Synthese von Befunden aus neurohistologischen, neurophysiologischen, ontogenetischen, neuropathologischen, tierexperimentellen, neurologischen, neurochirurgischen und neuroradiologischen Studien. Beispielsweise ist die Somatotopik der Pyramidenbahn im G. precentralis seit 1870 durch die neurochirurgischen Eingriffe von Fritsch und Hitzig (134) bekannt und in der Folgezeit immer wieder bestätigt worden (129, 332, 355). Die Grenze zwischen dem kortikospinalen und kortikonukleären Rindenfeld, also zwischen der motorischen Rumpfinnervation und der motorischen Kopfinnervation, liegt nach diesen klinischen Angaben ungefähr auf der Grenze zwischen den mantelkanten-nahen Zweidritteln und dem Sulcus-lateralis-nahen Eindrittel des G. precentralis. Dabei wurde ein Überlappen der Gebiete zwischen den Reizeffekten im Rumpf-Extremitäten-Bereich (kortikospinale Neurone) und im Kopfbereich (kortikonukleäre Neurone) beobachtet. Bei wiederholter Reizung an der gleichen Stelle des G. precentralis konnten nicht Kontraktionen durch die gleichen Muskeln, sondern durch andere Muskeln regelmäßig registriert werden (129, 355). Neurohistologisch ist nur eine allmähliche Größenabnahme der Betzschen Riesenzellen von der Mantelkante zum Sulcus lateralis in der Area 4 zu erkennen. Im Tierexperiment gibt es eindeutige Markierungsmethoden, um die neuronale Verbindung zwischen den einzelnen kortikalen Nervenzellen und der motorischen Peripherie zu lokalisieren. In den letzten Jahren wurden PET, fMRT und MEG für die Lokalisation motorischer Areale erfolgreich eingesetzt (103a, 229, 311). Deshalb geben unsere Abbildungen nur den heutigen, aus der Synopsis der Teilgebiete gewonnenen Kenntnisstand über die wahrscheinliche Topographie der neurofunktionellen Systeme wieder.

Die neurofunktionellen Systeme sind im pränatalen Lebensalter erst unvollständig ausgebildet. Embryonal besitzen Nervenzellen eine große **Plastizität.** Je jünger ein menschliches Gehirn ist, desto besser kann es Läsionen der Neurone kompensieren. Wird in der ersten Embryonalzeit aus genetischen oder äußeren Ursachen ein Kleinhirn nicht angelegt, dann können andere Neuronenpopulationen seine Funktionen fast vollständig übernehmen. Es sind Fälle von angeborener Hypoplasie des Cerebellum beschrieben, bei denen während des Lebens keine zerebellären Symptome gefunden wurden. Ähnliche Beobachtungen gibt es bei angeborener Aplasie des Balkens (469). Selbst das Gehirn von Kleinkindern kann neurofunktionelle Ausfälle viel besser ausgleichen als das von Erwachsenen. Die Potenz, im Kleinkindesalter neurofunktionelle Schäden zu kompensieren, liegt wahrscheinlich in dem Bereich der synaptischen Verknüpfungen vorhandener Neurone. Bei Säugern konnte nachgewiesen werden, dass pränatal mehr Nervenzellen angelegt und perinatal ausgebildet werden als später postnatal zur Funktion kommen. Die Bedeutung der Stammzellen für die Reorganisation im kindlichen und adulten Gehirn beschäftigt gegenwärtig die Neurowissenschaft (435). Perinatale Läsionen bestimmter neuronaler Strukturen können schwere Funktionsstörungen verursachen, z. B. Blindheit bei bilateralen okzipitalen Rindendefekten. Die Lokalisationslehre, die im Zentralnervensystem einzelnen Neuronenpopulationen spezifische Funktionen zuweist, geht vor allem von den neurologischen Befunden an Schulkindern, Jugendlichen und Erwachsenen aus.

Die **Positionen der neurofunktionellen Systeme** werden in Serienbildern in den Schichten angegeben, die im Atlasteil in den Abb. 4–17 (Frontalserie), 32–37 (Sagittalserie), 47–60 (Kanthomeatalserie) und 69–78 (Hirnstammserie) beschrieben wurden. Die Größe der Serienbilder orientiert sich an den üblichen MR- und CT-Bildern.

Die Schwierigkeit der Übertragung von neuroanatomischen Befunden an der Leiche auf die In-vivo-Verhältnisse wurde kritisch im Kapitel 1.3 geschildert. Diese Problematik ist bei der Analyse der neurofunktionellen Systeme zusätzlich zu berücksichtigen. Wenige Untersuchungen über die individuelle Variabilität der neurofunktionellen Systeme sind veröffentlicht (65, 146, 249, 416, 479).

Trotz dieser Einschränkungen werden in der klinischen Praxis täglich Hemianopsien, Ataxien, Aphasien und viele andere Syndrome diagnostiziert und mit den wahrscheinlichen Orten ihrer Defekte korreliert. Dafür soll unsere Darstellung der Hauptbahnen der neurofunktionellen Systeme in den frontal, sagittal und kanthomeatal orientierten Parallelschichten dienen. Wir sind davon überzeugt, dass unsere heutigen hodologischen Kenntnisse durch eine wissenschaftliche Auswertung der Korrelation von klinischen Befunden mit den Ergebnissen der modernen Bild- und Funktionsdiagnostik zunehmend erweitert werden.

6.1 Sensible Systeme

6.1.1 Anterolaterales System

(Abb. 109, 110)

Das anterolaterale System erhält seine Signale von Schmerz-, Kälte-, Wärme- und Mechanorezeptoren der Beine, des Rumpfes, der Arme und aus dem Halsbereich. Das 1. Neuron liegt mit seinen pseudounipolaren Nervenzellen in den **Spinalganglien** und endet an Strangzellen der Hinterhörner des Rückenmarks. Von dort zieht das 2. Neuron über die Tr. spinothalamici anterior et lateralis sowie über den Tr. spinoreticularis hirnwärts. Die Tr. spinothalamici kreuzen in der Commissura alba anterior des Rückenmarks und ziehen kontralateral im Vorderseitenstrang aufwärts. Der Tr. spinoreticularis zieht als polysynaptische Kette zur Formatio reticularis medialis des Rautenhirns und dann weiter aufwärts zu **intralaminären Kernen des Thalamus.** Diese thalamischen Neurone projizieren breit streuend in die Großhirnrinde und gezielt in ein kortikales Areal des G. cinguli und des prefrontalen Cortex. Wahrscheinlich wird im G. cinguli ein emotionaler Schmerz wahrgenommen (513).

In der Medulla oblongata und im Pons verläuft ein vereinigter Tr. spinothalamicus seitlich der Formatio reticularis. Im Pons-Mittelhirn-Bereich legt sich der Tr. spinothalamicus dem Lemniscus medialis an. Hier ist eine isolierte Läsion nur einer Bahn unwahrscheinlich. Der Tr. spinothalamicus endet im **Nucl. ventralis posterolateralis** des Thalamus. Von dort ziehen die Axone des 3. Neurons als Tr. thalamoparietalis durch das Crus posterius der inneren Kapsel zum G. postcentralis. Im **G. postcentralis** befindet sich das sensible Projektionsfeld mit den zytoarchitektonischen Feldern 3, 1, 2 nach Brodmann. In diesem schmalen Rindenfeld sind die somatosensiblen Areale somatotop geordnet: An der Mantelkante sind die Projektionsfelder für das kontralaterale Bein lokalisiert. Dann folgen auf den mantelkantennahen Zweidritteln der konvexen Hirnseite zum Sulcus lateralis hin die Areale für Rumpf, Arm und Hals der Gegenseite (Abb. 109.1). Außerdem findet sich ein sekundäres Schmerzareal im parietalen Operculum (Abb. 109.2). In den primären und sekundären Arealen wird der Schmerz bewusst lokalisiert. Eine Leitungsunterbrechung im spinothalamischen System zeigt sich in einer Störung der Schmerz-und Temperaturwahrnehmung (494).

1 G. postcentralis
2 parietales Operculum
3 Tr. thalamoparietalis
4 Nuclei intralaminares thalami
5 Nucl. ventralis posterolateralis thalami
6 Formatio reticularis medialis
7 Tr. spinothalamicus anterior und lateralis
8 Tr. spinoreticularis
9 Radix posterior nervi spinalis
10 Ganglion spinale
11 Commissura alba anterior des Rückenmarks

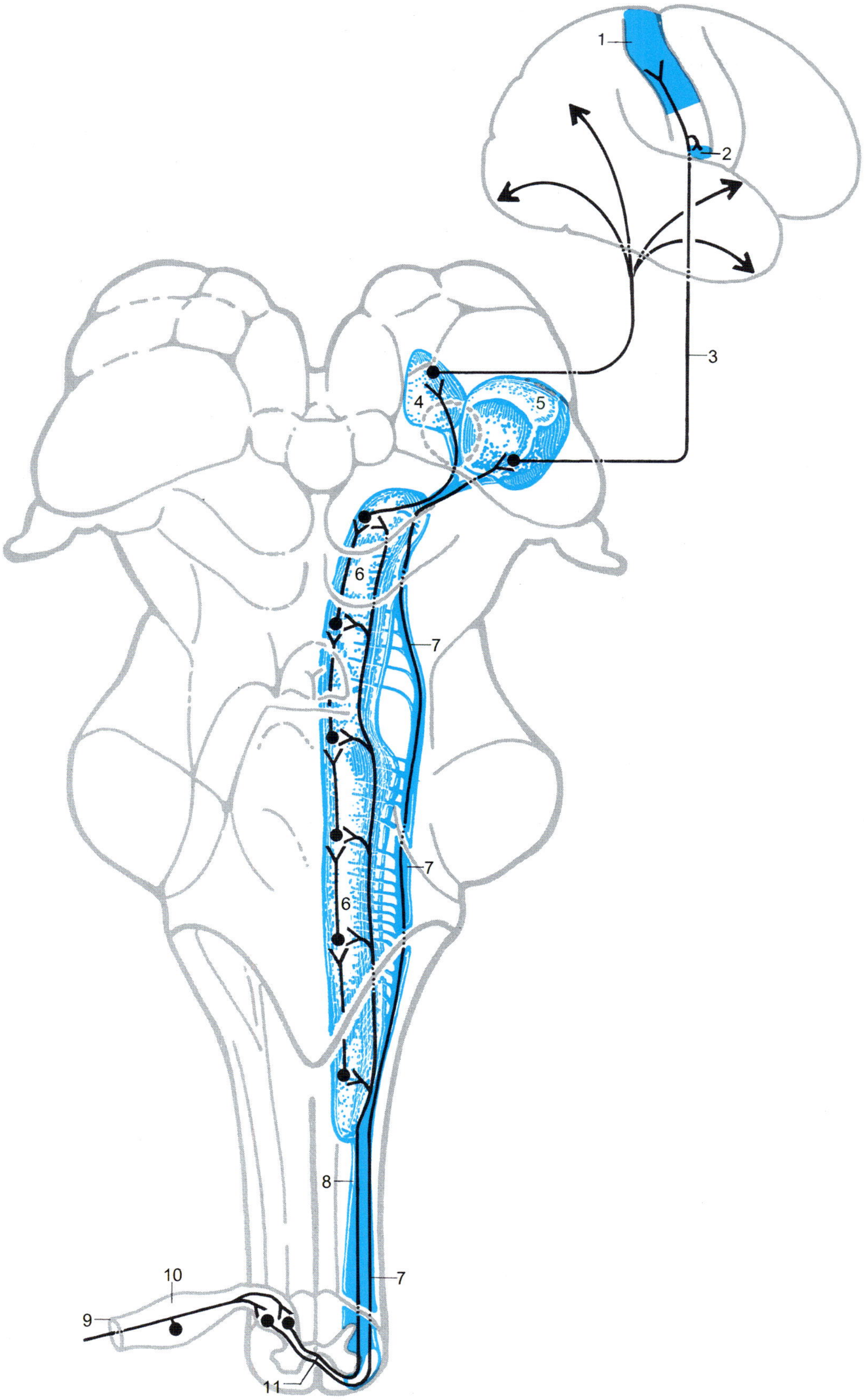

Abb. **109** Anterolaterales System und aufsteigendes retikuläres System in Rückenmark, Medulla oblongata, Pons, Mittelhirn und Zwischenhirn von posterior und im Großhirn von lateral gesehen. Schmerzhafte Reize aktivieren im aufsteigenden retikulären System die Hirnrinde im präfrontalen Cortex und im G. cinguli auf der medialen Seite des Großhirns. Im Schema ist dies nur angedeutet. Nach (332).

1 Tr. spinothalamicus anterior und lateralis

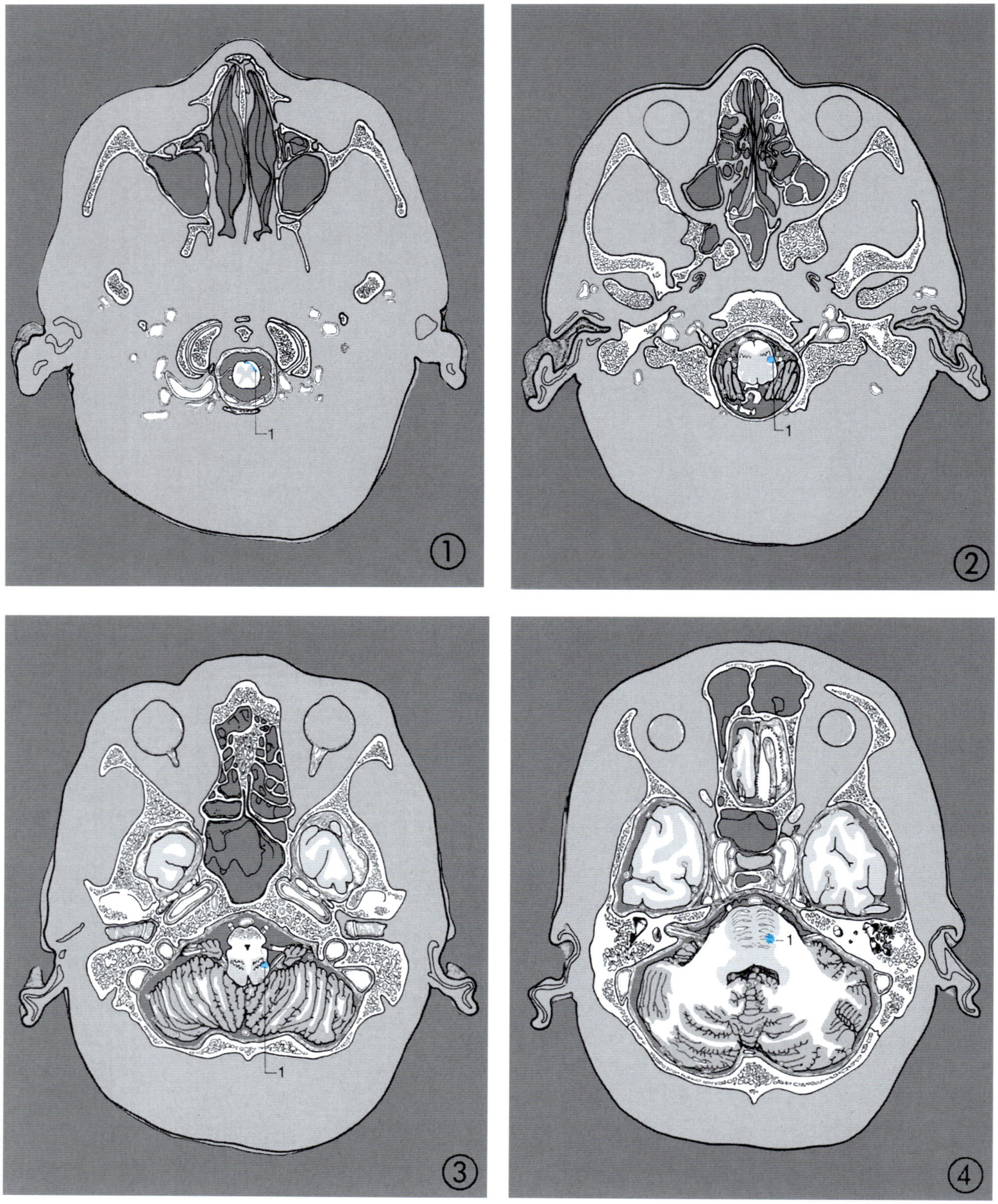

Abb. **110** Kanthomeatal orientierte Serienbilder des anterolateralen Systems. Die Zahl im Kreis gibt die Nummer der jeweiligen Scheibe an (s. Abb. 44, 45a, 45b, 46).

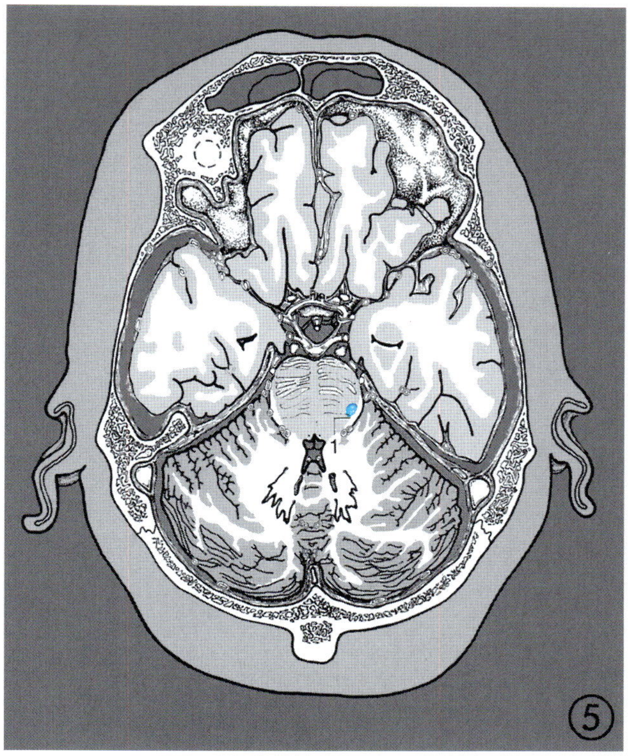

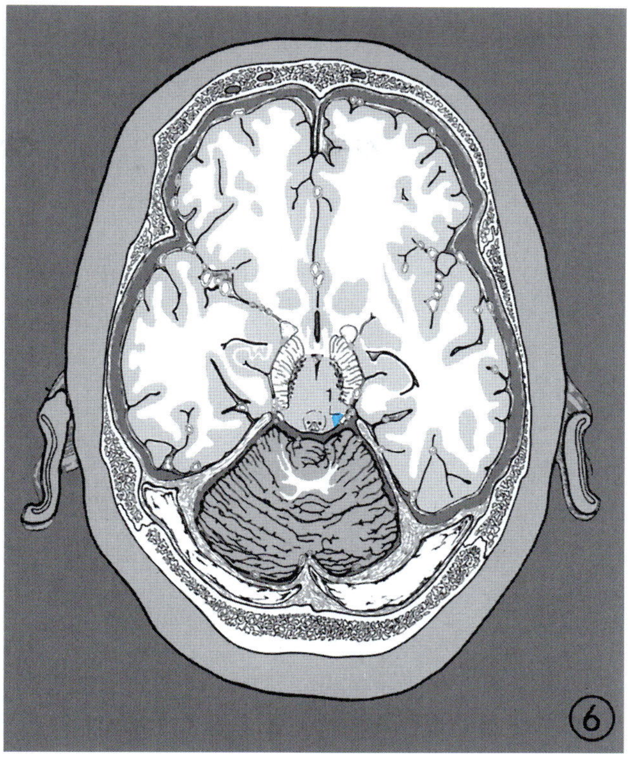

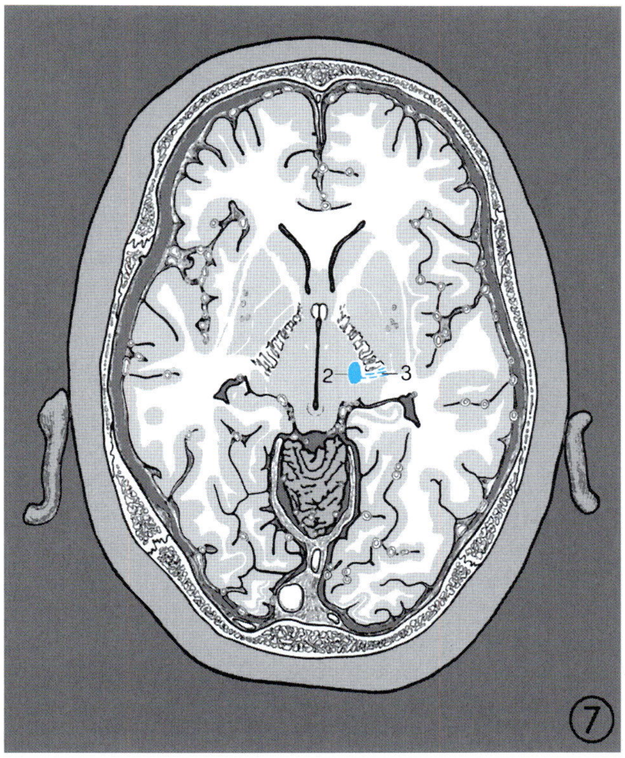

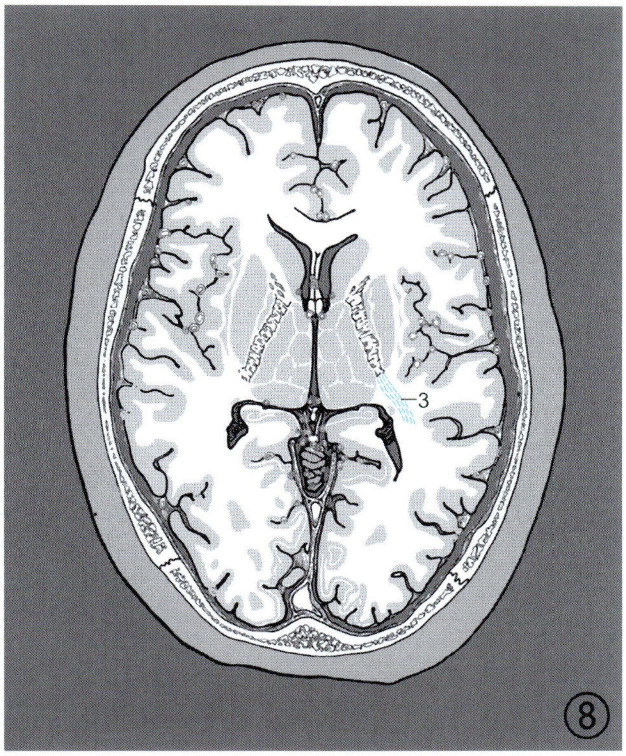

1 Tr. spinothalamicus anterior und lateralis
2 Nucl. ventralis posterolateralis thalami
3 Tr. thalamoparietalis

3 Tr. thalamoparietalis
4 G. postcentralis

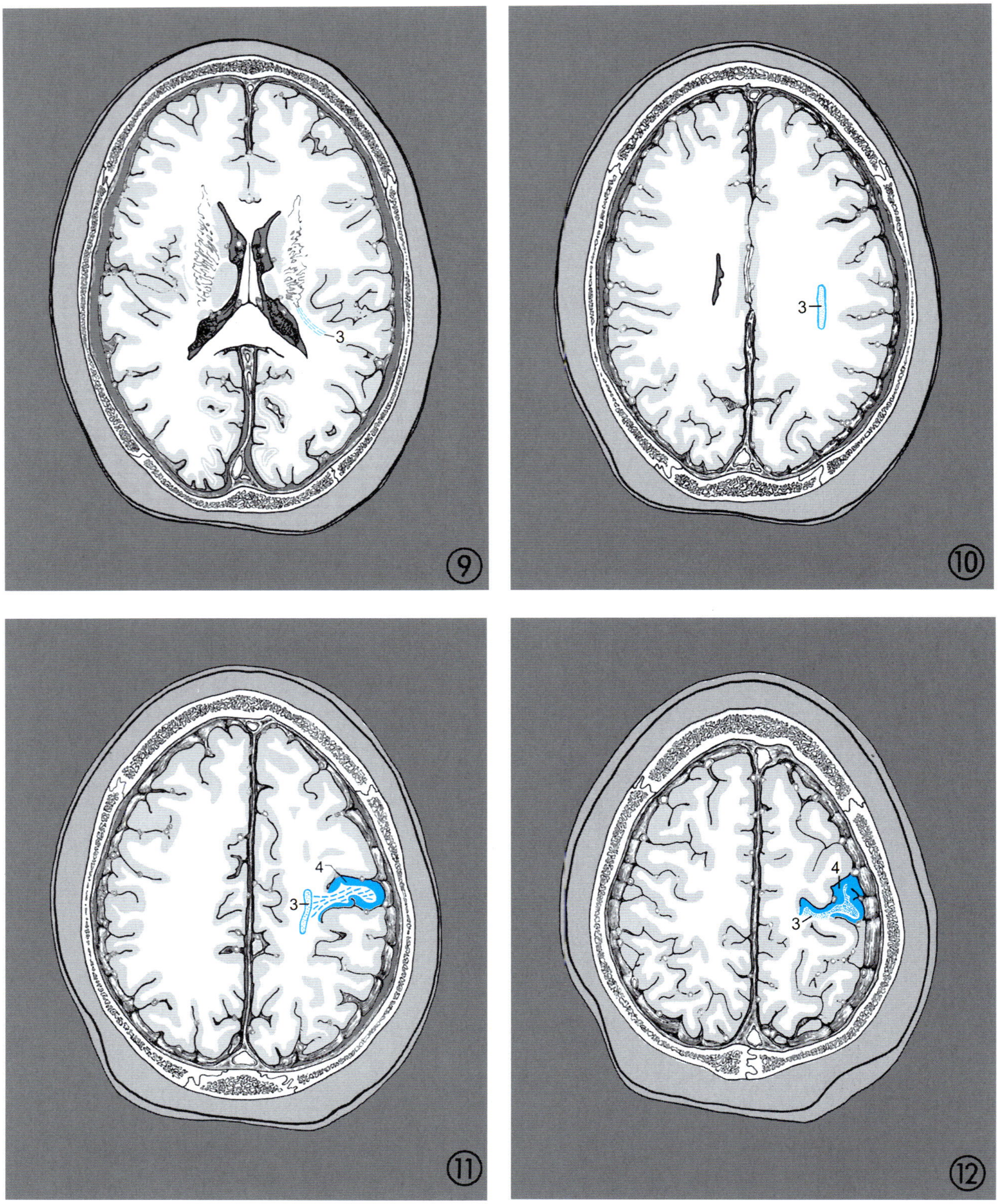

Abb. **110** Kanthomeatal orientierte Serienbilder des anterolateralen Systems. Die Zahl im Kreis gibt die Nummer der jeweiligen Scheibe an (s. Abb. 44, 45a, 45b, 46).

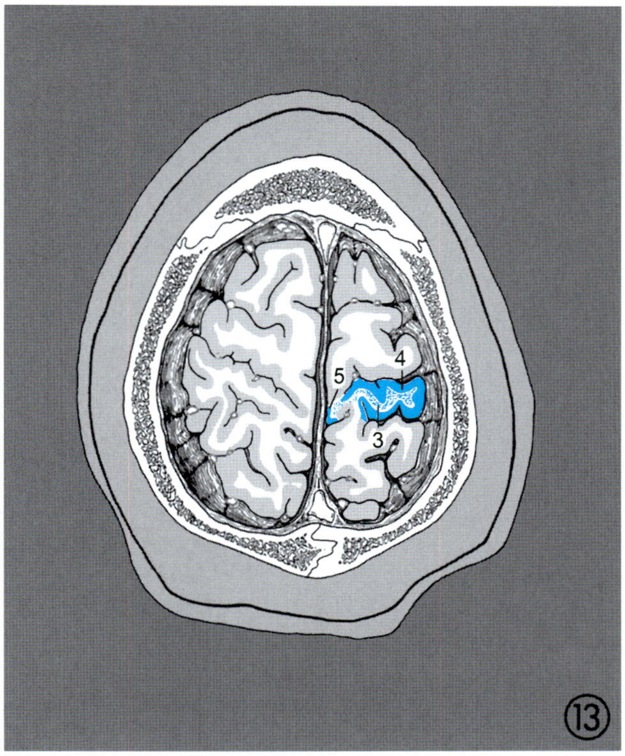

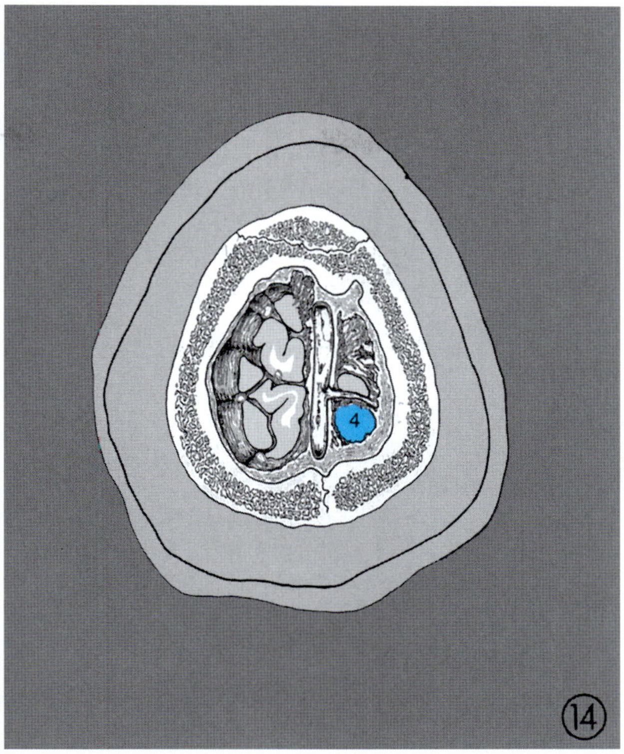

3 Tr. thalamoparietalis
4 G. postcentralis
5 primärer somatosensorischer Cortex im Lobulus paracentralis

6.1.2 Mediales Lemniscussystem

(Abb. 111–113)

Die sensorischen Rezeptoren des medialen Lemniscussystems (der Hinterstrangbahnen) sind Mechanorezeptoren der Haut, Muskelspindeln, Sehnenorgane und die übrigen propriozeptiven Reizumwandler der Beine, des Rumpfes, der Arme und des Halses. Die Nervenzellen des 1. Neurons liegen in den **Spinalganglien.** Die Axone dieser pseudounipolaren Nervenzellen sind in den Hintersträngen des Rückenmarks somatotop geordnet, d. h. die Bahnen aus den einzelnen Dermatomen sind schichtweise orientiert. Aus der kaudalen Körperhälfte gruppieren sich die Axone zum Fasciculus gracilis (Tr. spinobulbaris medialis), aus der kranialen Körperhälfte zum Fasciculus cuneatus (Tr. spinobulbaris lateralis).

In der Medulla oblongata werden der Fasciculus gracilis im **Nucl. gracilis (Goll)** und der Fasciculus cuneatus im **Nucl. cuneatus (Burdach)** umgeschaltet. Die Nuclei gracilis und cuneatus werden wegen ihrer Lage als oberer Abschluss des Hinterstrangs des Rückenmarks als Hinterstrangkerne zusammengefasst. Sie befinden sich im inferioren Bereich der Medulla oblongata an der Grenze zum Rückenmark. Ihre inferioren Enden liegen auf Höhe der Pyramidenbahnkreuzung. Diese Hinterstrangkerne bilden zusammen mit ihren Faszikeln an der posterioren Oberfläche der Medulla oblongata zwei makroskopisch sichtbare Vorwölbungen, medial das Tuberculum gracile und lateral das Tuberculum cuneatum. Von den Nervenzellen der Nuclei gracilis und cuneatus ziehen die Axone des zweiten Neurons bogenförmig auf die Gegenseite und dann nahe der Medianebene der Medulla oblongata als Lemniscus medialis aufwärts. Diese beiden Lemnisci mediales erscheinen im Querschnitt der Medulla oblongata als zwei sich in der Medianebene berührende Bänder. Der Lemniscus medialis liegt im Pons annähernd am anterioren Rand des Tegmentum pontis. Im Mittelhirn befindet sich der Lemniscus medialis im seitlichen Bereich des Tegmentum mesencephali. Am Übergang vom Mittelhirn in das Zwischenhirn verlagert sich der Lemniscus medialis nach lateral. In T2-gewichteten MR-Bildern axialer Schichtführung kann der Lemniscus medialis anhand seiner Form und seines Kontrastes zu umliegenden Strukturen identifiziert werden (50, 97). Der Lemniscus medialis endet im Nucl. ventralis posterolateralis des Thalamus.

Die posteriore Grenze des **Nucl. ventralis posterolateralis** zum Pulvinar wird durch eine annähernd dreieckige, faserhaltige Struktur, die Area triangularis (Wernicke) (176, 406) angezeigt. Sie kerbt den Thalamus in seinem inferioren Bereich auf der Lateralseite ein. In axialen MR-Bildern kann der Nucl. ventralis posterolateralis bestimmt werden. Das Crus posterius der Capsula interna, das Pulvinar und andeutungsweise die Area triangularis (Wernicke) dienen als Leitstrukturen (404, 479). Vom Nucl. ventralis posterolateralis ziehen die

Axone des 3. Neurons als Tr. thalamoparietalis zum G. postcentralis und zum Lobulus paracentralis.

Der **Tr. thalamoparietalis** ist makroskopisch und in mikroskopischen Präparaten von adulten menschlichen Gehirnen nicht sicher zu identifizieren. Die Abgrenzung des Tr. thalamoparietalis erfolgt daher im Vergleich mit histologisch-ontogenetischen Hirnschnittserien von Säuglingsgehirnen und in Anlehnung an (362, 479). Der Tr. thalamoparietalis zieht schräg ansteigend in lateraler Richtung hinter dem Tr. corticospinalis durch das Crus posterius der Capsula interna. Im weiteren Verlauf oberhalb der Radiatio optica zieht der Tr. thalamoparietalis am lateralen Rand der Corona radiata zum G. postcentralis und zum Lobulus paracentralis.

Vom **G. postcentralis** wird die vordere Grenze des primären somatosensorischen Cortex durch den Grund des Sulcus centralis gebildet, obwohl das Zusammentreffen der motorischen und der somatosensorischen Region genau auf dem Grund des Sulcus centralis selten ist (362). Entsprechend wird als posteriore Grenze der Grund des Sulcus postcentralis festgelegt. Nach inferior kann im Bereich des G. postcentralis der primäre somatosensorische Cortex des medialen Lemniscussystems morphologisch nicht vom kortikalen Endigungsgebiet des trigeminalen Systems abgegrenzt werden. Die Bestimmung dieser Grenze orientiert sich an physiologisch-experimentellen Beschreibungen (499). Bei neurochirurgischen Patienten wurde in Lokalanästhesie der primäre somatosensorische Cortex direkt an der Hirnoberfläche durch aufgesetzte Elektroden gereizt. Diese Reizungen erzeugten an bestimmten Körperstellen Parästhesien, die von den Patienten angegeben werden konnten. In Anlehnung an diese Untersuchungen (499) wurde auf dem G. postcentralis die Entfernung von der Mantelkante bis zum Sulcus lateralis ähnlich einer Messung mit dem Bandmaß errechnet (479). Als Grenzebene zwischen den Repräsentationsgebieten des medialen Lemniscussystems und des trigeminalen Systems wird der Hirnschnitt festgelegt, der sich unmittelbar unterhalb der oberen 70% des ermittelten Bandmaßwertes befindet. Zur Bestimmung des G. postcentralis in MR-Bildern orientiert man sich am Sulcus centralis, der vor allem in sagittaler, aber auch in axialer Schichtrichtung gut zu identifizieren ist (404) (s. Kap. 5.7.5).

Auf der Medialseite der Hemisphäre im **Lobulus paracentralis** wird als primärer somatosensorischer Cortex ein zipfelartiger Ausläufer abgegrenzt, der ähnlich wie in den Abbildungen der Hirnareale von Brodmann (56) verläuft. Als anteriore Grenze wird das Ende des Sulcus centralis senkrecht auf die inferior gelegenen Schnitte in Richtung auf den Sulcus cinguli übertragen. Die Grenze zwischen den oberen zwei Dritteln und dem unteren Drittel dieser Verbindungslinie wird als inferiores Ende dieses zipfelförmigen Rindenareals angenommen. Zum Auffinden des Lobulus paracentralis in axialen MR-Bildern dient der Ramus marginalis des Sulcus cinguli, der auf der Medialseite meist als unmittelbar hinter dem Sulcus centralis gelegene Furche zu bestimmen ist (404).

Die **Somatotopik** des medialen Lemniscussystems entspricht der des spinothalamischen Systems (s. Kap. 6.1.1). Eine Leitungsunterbrechung des medialen Lemniscussystems führt zu einer Beeinträchtigung der Tiefensensibilität (Lagesinn, weniger deutlich der Vibrationsempfindung) und einiger Qualitäten der Oberflächensensibilität (Störung der Zweipunkte-Diskrimination).

1 G. postcentralis
2 Tr. thalamoparietalis
3 Nucl. ventralis posterolateralis thalami
4 Lemniscus medialis
5 Fibrae arcuatae internae
6 Nucl. cuneatus (Burdach)
7 Nucl. gracilis (Goll)
8 Fasciculus cuneatus
9 Fasciculus gracilis
10 Radix posterior nervi spinalis
11 Ganglion spinale

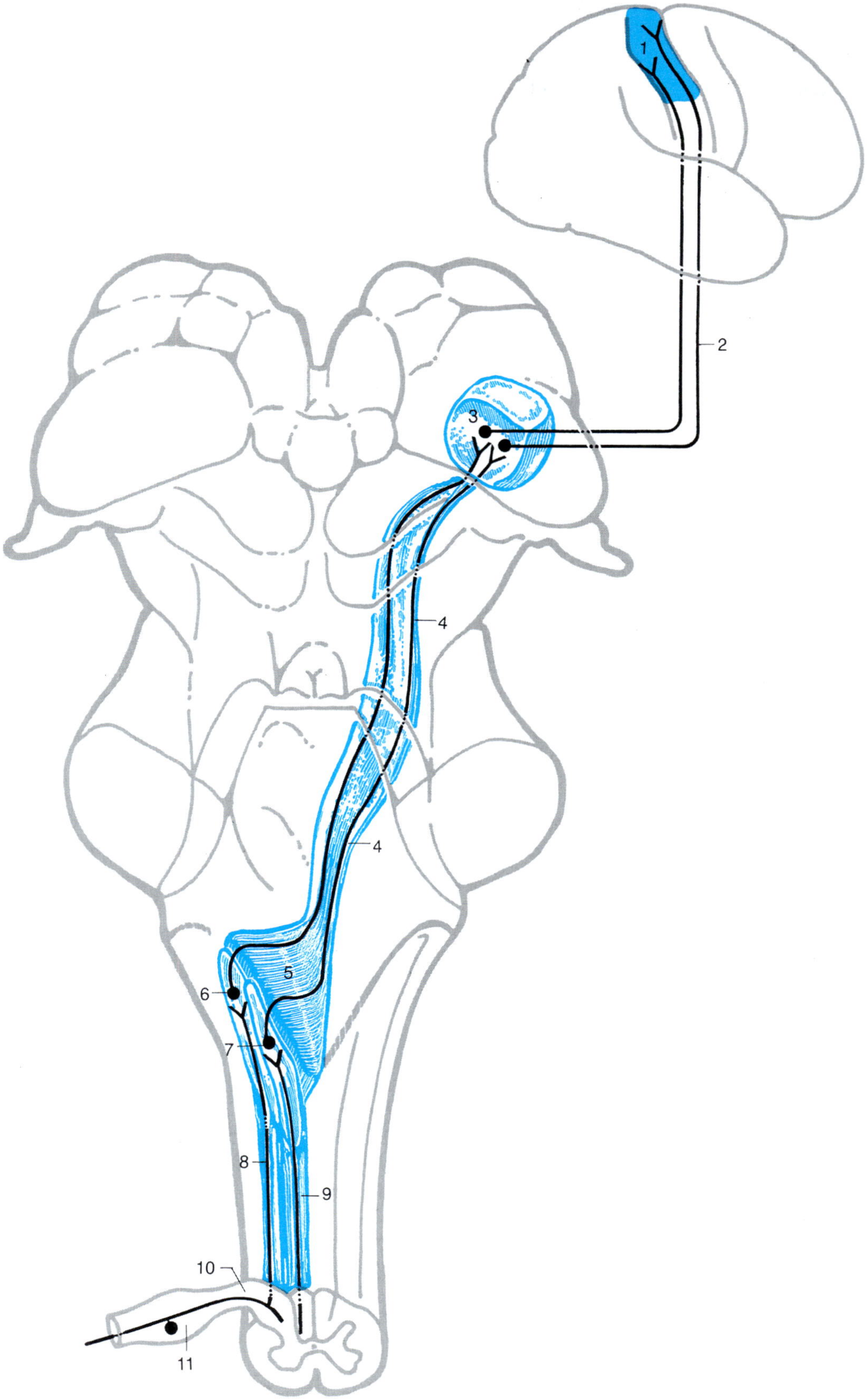

Abb. **111** Mediales Lemniscussystem in Rückenmark, Hirnstamm und Zwischenhirn von posterior sowie im Großhirn von lateral gesehen. Nach (332).

1 Tr. thalamoparietalis (im posterioren Teil der Scheibe)
2 Nucl. ventralis posterolateralis thalami (im posterioren Teil der Scheibe)
3 Lemniscus medialis (im posterioren Teil der Scheibe)
4 G. postcentralis
5 Tr. thalamoparietalis
6 Lemniscus medialis
7 Fibrae arcuatae internae
8 Nucl. cuneatus (Burdach) (im posterioren Teil der Scheibe)
9 Nucl. gracilis (Goll) (im posterioren Teil der Scheibe)
10 Fasciculus gracilis (im posterioren Teil der Scheibe)
11 Fasciculus cuneatus (im posterioren Teil der Scheibe)
12 G. postcentralis und primärer somatosensorischer Cortex im Lobulus paracentralis (innerhalb der Scheibe)

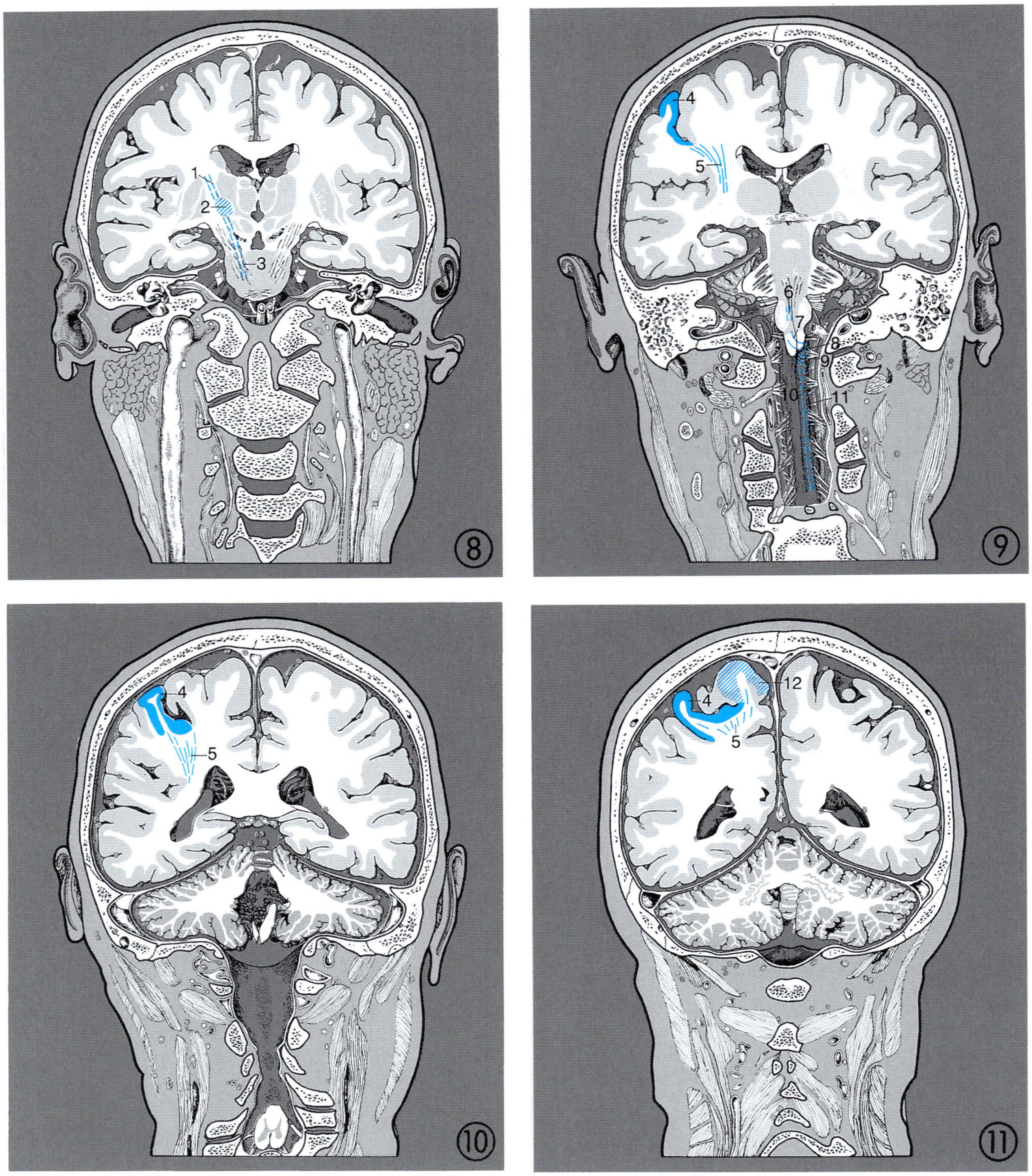

Abb. **112** Frontale Serienbilder des medialen Lemniscussystems. Die Zahl im Kreis gibt die Nummer der jeweiligen Scheibe an (s. Abb. 1, 2a, 2b, 3).

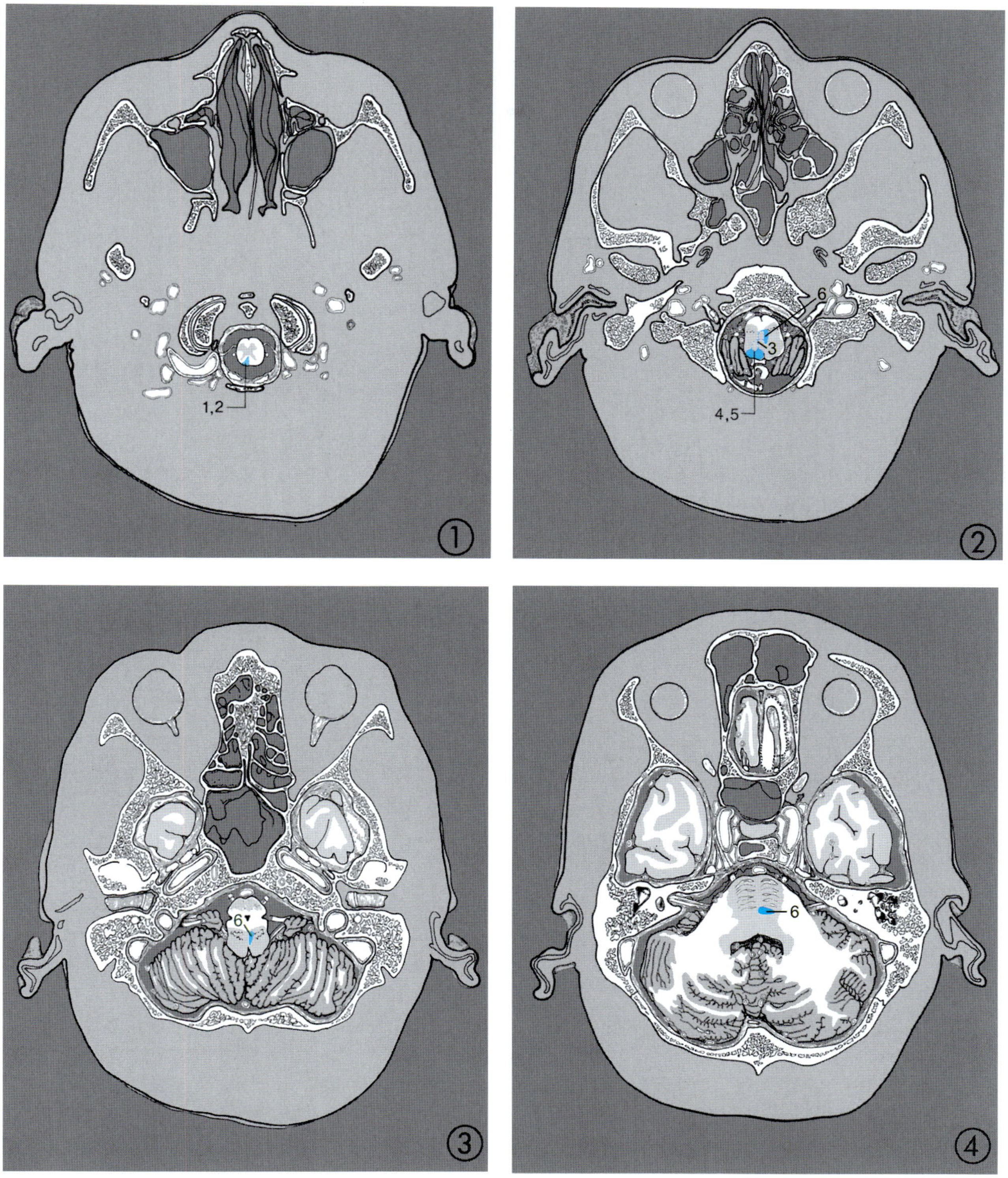

1 Fasciculus cuneatus
2 Fasciculus gracilis
3 Fibrae arcuatae internae
4 Nucl. cuneatus (Burdach)
5 Nucl. gracilis (Goll)
6 Lemniscus medialis

Abb. **113** Kanthomeatal orientierte Serienbilder des medialen Lemniscussystems. Die Zahl im Kreis gibt die Nummer der jeweiligen Scheibe an (s. Abb. 44, 45a, 45b, 46). Nach (479)

6 Lemniscus medialis
7 Nucl. ventralis posterolateralis thalami
8 Tr. thalamoparietalis

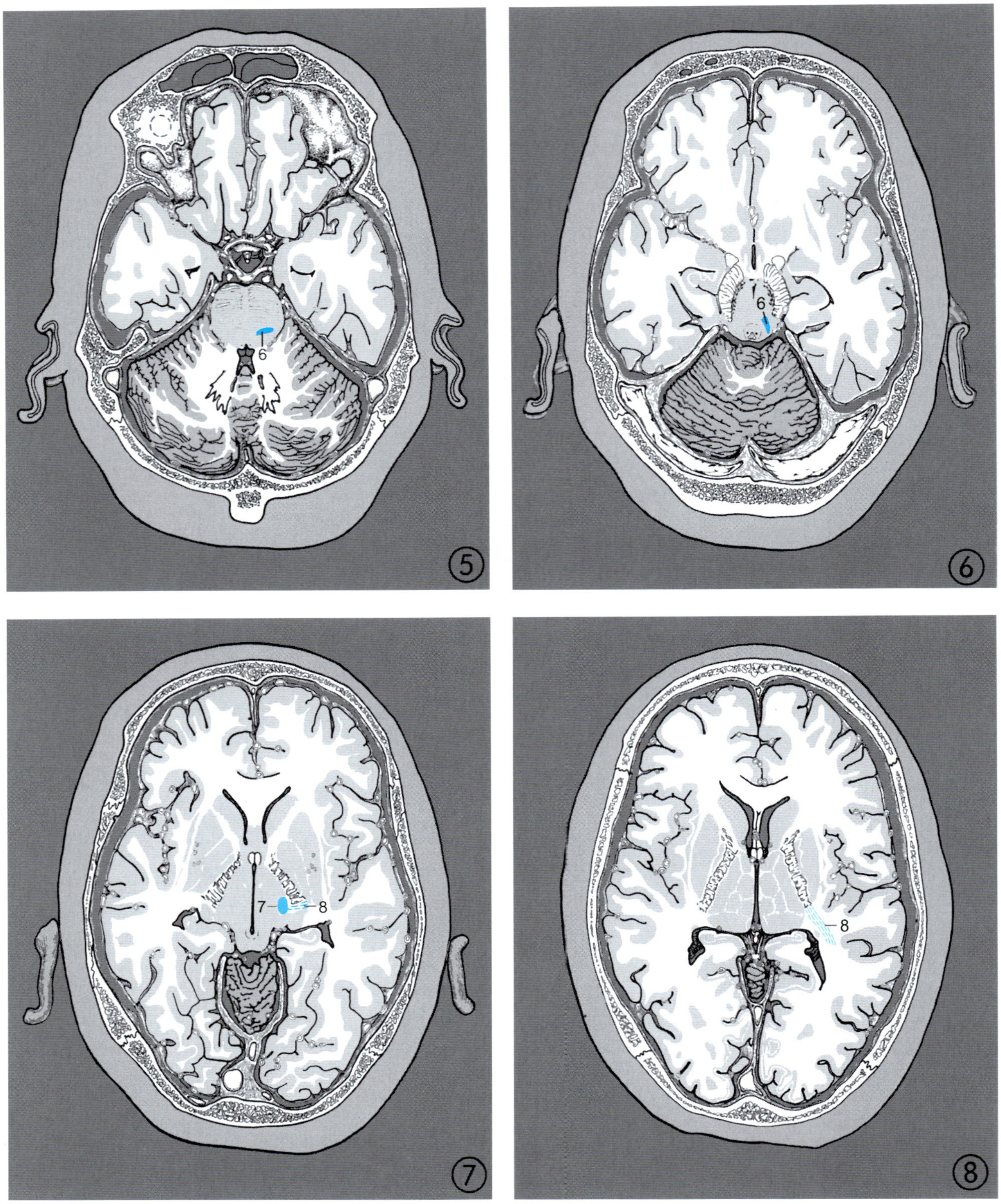

Abb. **113** Kanthomeatal orientierte Serienbilder des medialen Lemniscussystems. Die Zahl im Kreis gibt die Nummer der jeweiligen Scheibe an (s. Abb. 44, 45a, 45b, 46). Nach (479)

8 Tr. thalamoparietalis
9 G. postcentralis

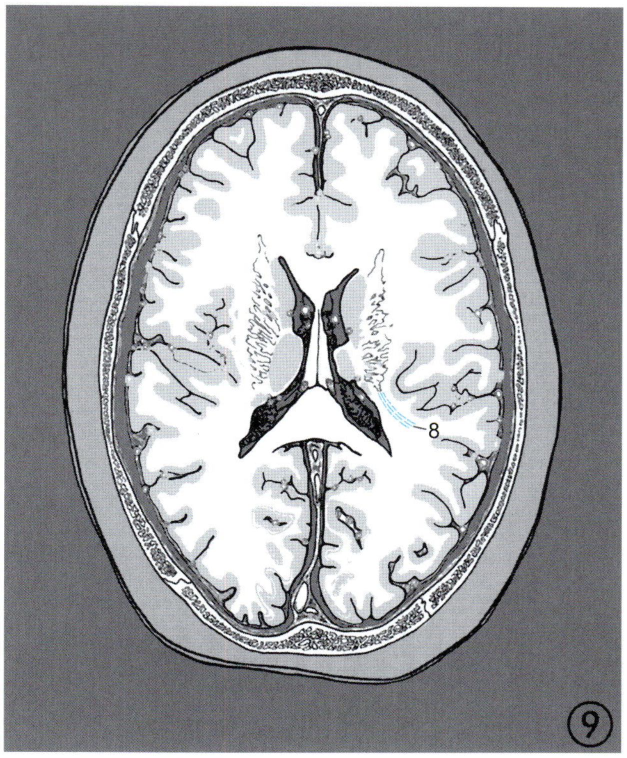

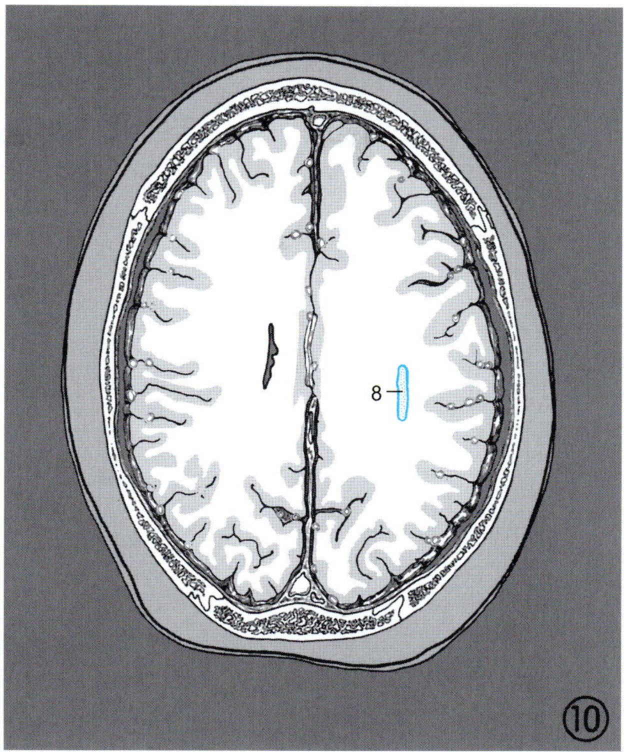

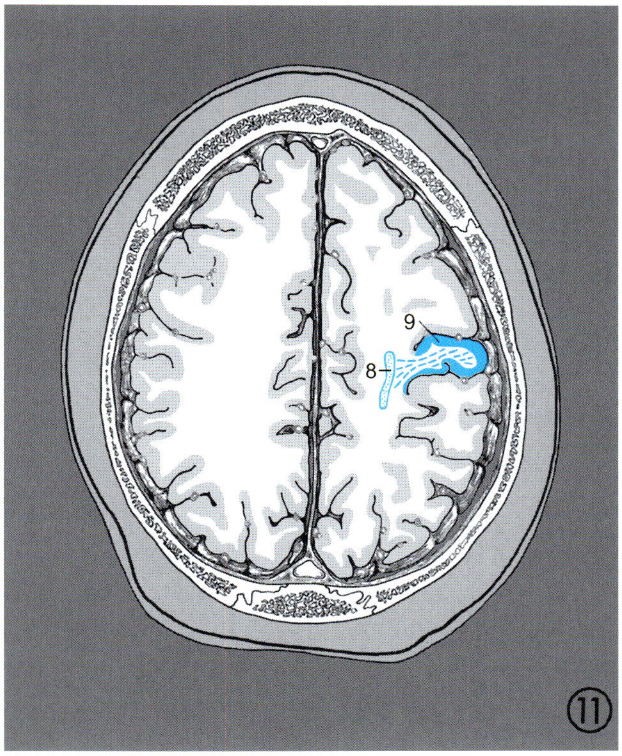

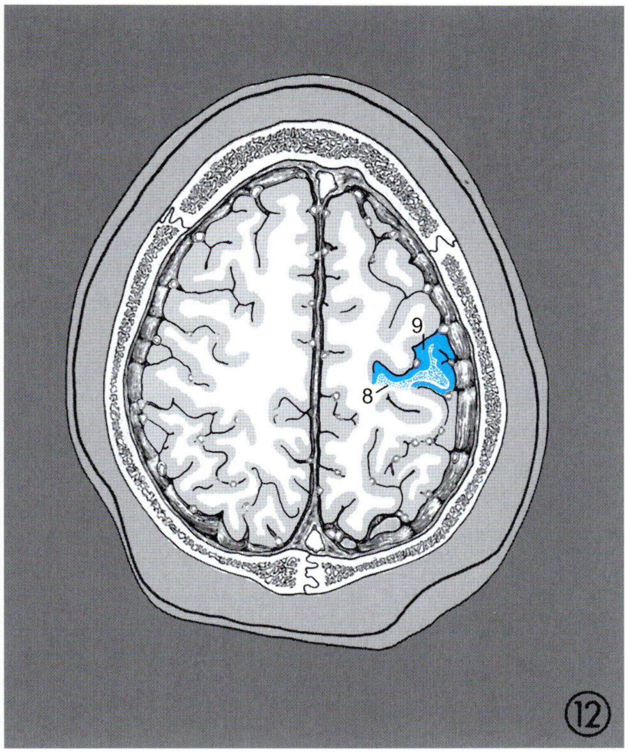

8 Tr. thalamoparietalis
9 G. postcentralis
10 primärer somatosensorischer Cortex im Lobulus paracentralis

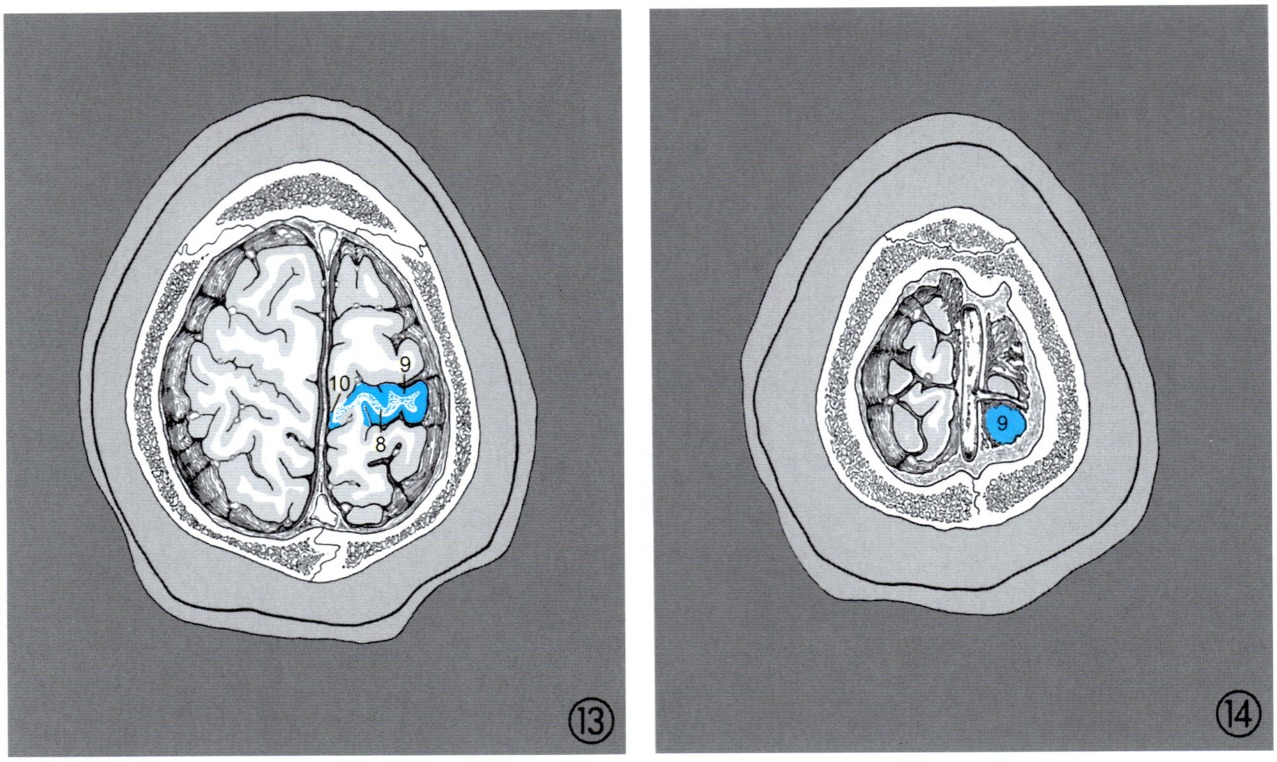

Abb. **113** Kanthomeatal orientierte Serienbilder des medialen Lemniscussystems. Die Zahl im Kreis gibt die Nummer der jeweiligen Scheibe an (s. Abb. 44, 45a, 45b, 46). Nach (479)

6.1.3 Trigeminales System

(Abb. 114–116)

Die Schmerz-, Kälte- und Wärmerezeptoren der Haut des Gesichtes sowie der Schleimhäute der Nase mit ihren Nasennebenhöhlen, der Mundhöhle und der Zähne leiten ihre Signale über die Äste des N. trigeminus zu den pseudounipolaren Nervenzellen des **Ganglion trigeminale** (Gasser). Deren zentrale Fortsätze ziehen zum Pons und im Pons als Tr. spinalis nervi trigemini zur **Pars caudalis des Nucl. spinalis nervi trigemini.** Dieser kaudale Teil des spinalen Trigeminuskerns liegt im seitlichen Bereich der Medulla oblongata und reicht etwa vom Obex bis zum zervikalen Teil des Rückenmarks C2. Er entspricht den Strangzellen im Hinterhorn des übrigen Rückenmarks, die ebenfalls Schmerz-, Kälte- und Wärmequalitäten leiten. Vom kaudalen Teil des spinalen Trigeminuskerns zieht das folgende Neuron als Tr. trigeminothalamicus lateralis aufwärts, kreuzt in der Medulla oblongata und nimmt mit dem Tr. spinothalamicus den gleichen Verlauf zum Thalamus und anschließend zum **G. postcentralis** (s. Kap. 6.1.1). Das somatosensorische Primärfeld für diese Bahnen liegt am Fuß der postzentralen Windung in Nachbarschaft zum Sulcus lateralis. Der Subnucleus oralis des Nucl. spinalis nervi trigemini liegt im unteren Abschnitt des Pons (Länge etwa 14 mm). Daran schließt sich die Pars interpolaris in der Medulla oblongata an (Länge etwa 11 mm) (4). Die Pars interpolaris übernimmt die Schmerzleitung der Zähne (153, 484).

Die Mechanorezeptoren der Gesichtshaut, des Auges, der Nasen- und Mundhöhle leiten ihre Informationen über die Trigeminusäste zu den pseudounipolaren Nervenzellen des **Ganglion trigeminale.** Deren zentrale Fortsätze ziehen über die Radix sensoria (Portio major) des N. trigeminus überwiegend zum Nucl. principalis nervi trigemini. Dieser Kern wurde in der alten Nomenklatur Nucl. pontinus nervi trigemini genannt. Der Name wurde geändert, weil der orale Teil des Nucl. spinalis nervi trigemini auch im Pons liegt. Der **Nucl. principalis nervi trigemini** liegt im lateralen Teil des Tegmentum pontis in Höhe des Eintritts des N. trigeminus. Vom Nucl. principalis nervi trigemini kreuzt das 2. Neuron zur anderen Seite und verläuft als Tr. trigeminothalamicus zum Nucl. ventralis posteromedialis des Thalamus. Von diesem Kern zieht das 3. Neuron als Tr. thalamoparietalis zum **unteren Drittel des G. postcentralis.** Diese Bahnen leiten Oberflächen- und Tiefensensibilität mit Ausnahme von Schmerz- und Temperaturqualitäten. Ungekreuzte Fasern vom Nucl. principalis nervi trigemini zum Nucl. ventralis posteromedialis sind als Wallenberg-Trakt oder als Tr. trigeminothalamicus posterior beschrieben (416). Diese Faserbahn verläuft im Tegmentum des Pons und des Mittelhirns weiter posterior als die Hauptbahn vom Nucl. principalis nervi trigemini. Erst kurz vor dem **Nucl. ventralis posteromedialis** liegen die ipsilaterale und kontralaterale Bahn unmittelbar nebeneinander.

Das Schema der Abb. 114 zeigt, dass sich erst in Höhe des pontomesenzephalen Übergangs die drei Faserbahnen, der Tr. trigeminothalamicus lateralis (Schmerz- und Temperaturleitung, der Tr. trigeminothalamicus anterior (Schmerz- und Temperaturleitung) und der Tr. trigeminothalamicus aus dem Nucl. principalis nervi trigemini

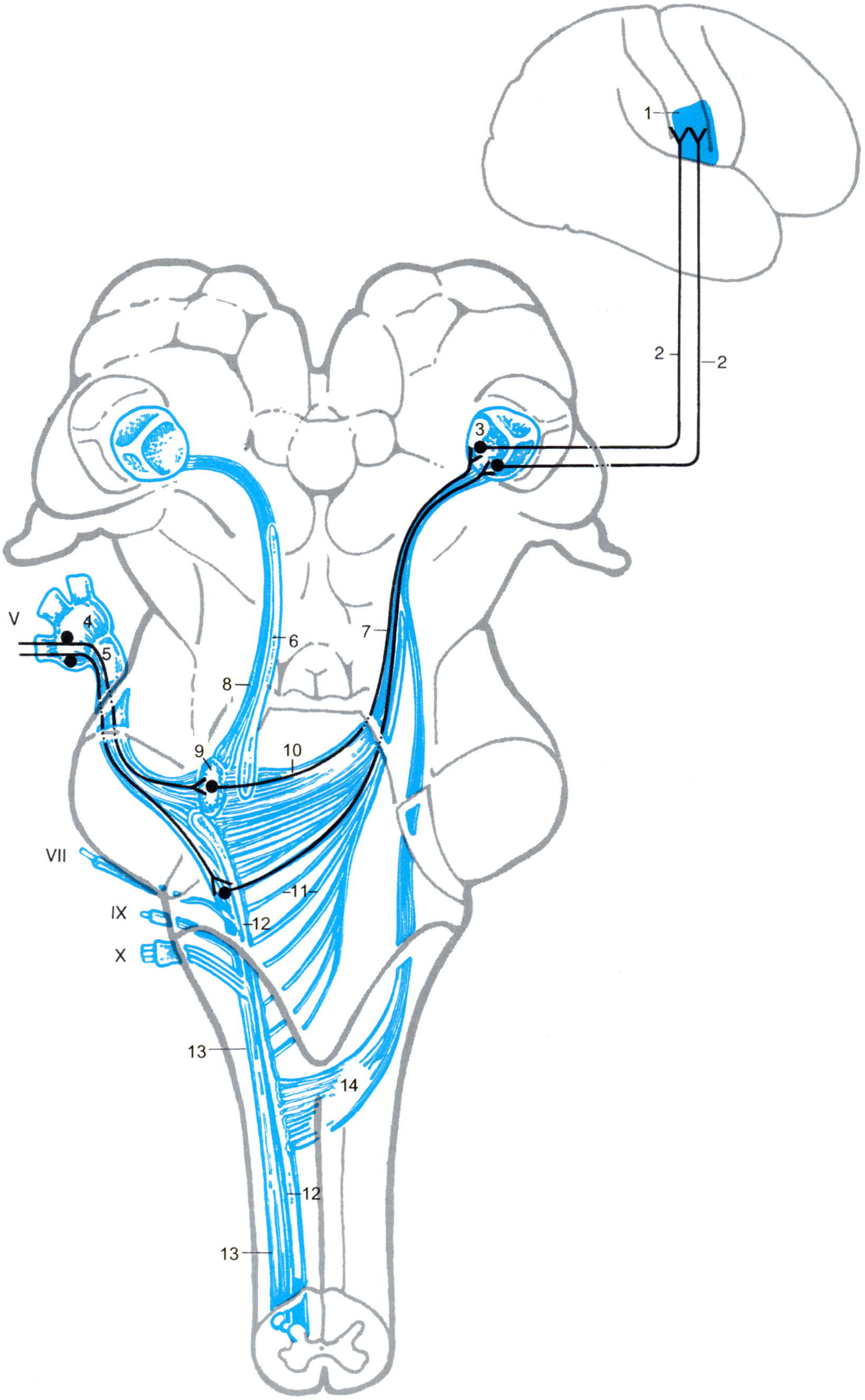

1 G. postcentralis
2 Tr. thalamoparietalis
3 Nucl. ventralis posteromedialis thalami
4 Ganglion trigeminale
5 Radix sensoria nervi trigemini
6 Nucl. mesencephalicus nervi trigemini
7 Lemniscus trigeminalis
8 Tr. trigeminothalamicus posterior
9 Nucl. principalis nervi trigemini
10 Tr. trigeminothalamicus vom Nucl. principalis nervi trigemini
11 Tr. trigeminothalamicus anterior
12 Nucl. spinalis nervi trigemini
13 Tr. spinalis nervi trigemini
14 Tr. trigeminothalamicus lateralis

V N. trigeminus
VII N. facialis
IX N. glossopharyngeus
X N. vagus

Abb. **114** Trigeminales System in Rückenmark, Hirnstamm und Zwischenhirn von dorsal sowie im Großhirn von lateral gesehen. Die römischen Zahlen geben die Nummern der Hirnnerven an. Nach (332, 416).

1 N. supraorbitalis
2 N. infraorbitalis
3 N. alveolaris inferior
4 N. nasociliaris
5 N. palatinus major
6 N. lingualis
7 N. frontalis
8 Nn. palatini
9 N. ophthalmicus
10 N. maxillaris

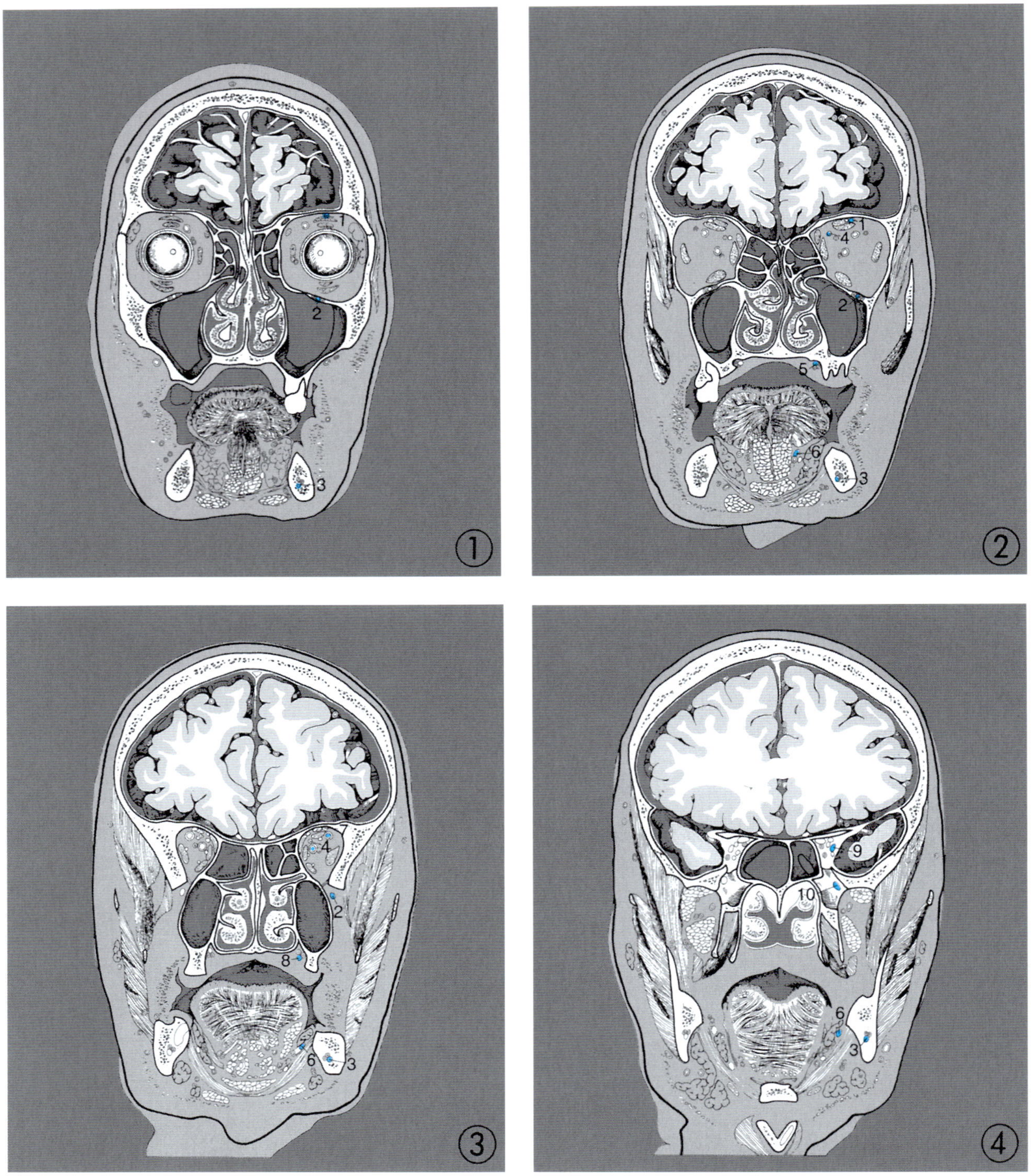

Abb. **115** Frontale Serienbilder des peripheren und zentralen trigeminalen Systems. Die Zahl im Kreis gibt die Nummer der jeweiligen Scheibe an (s. Abb. 1, 2a, 2b, 3). Nach (295, 416)

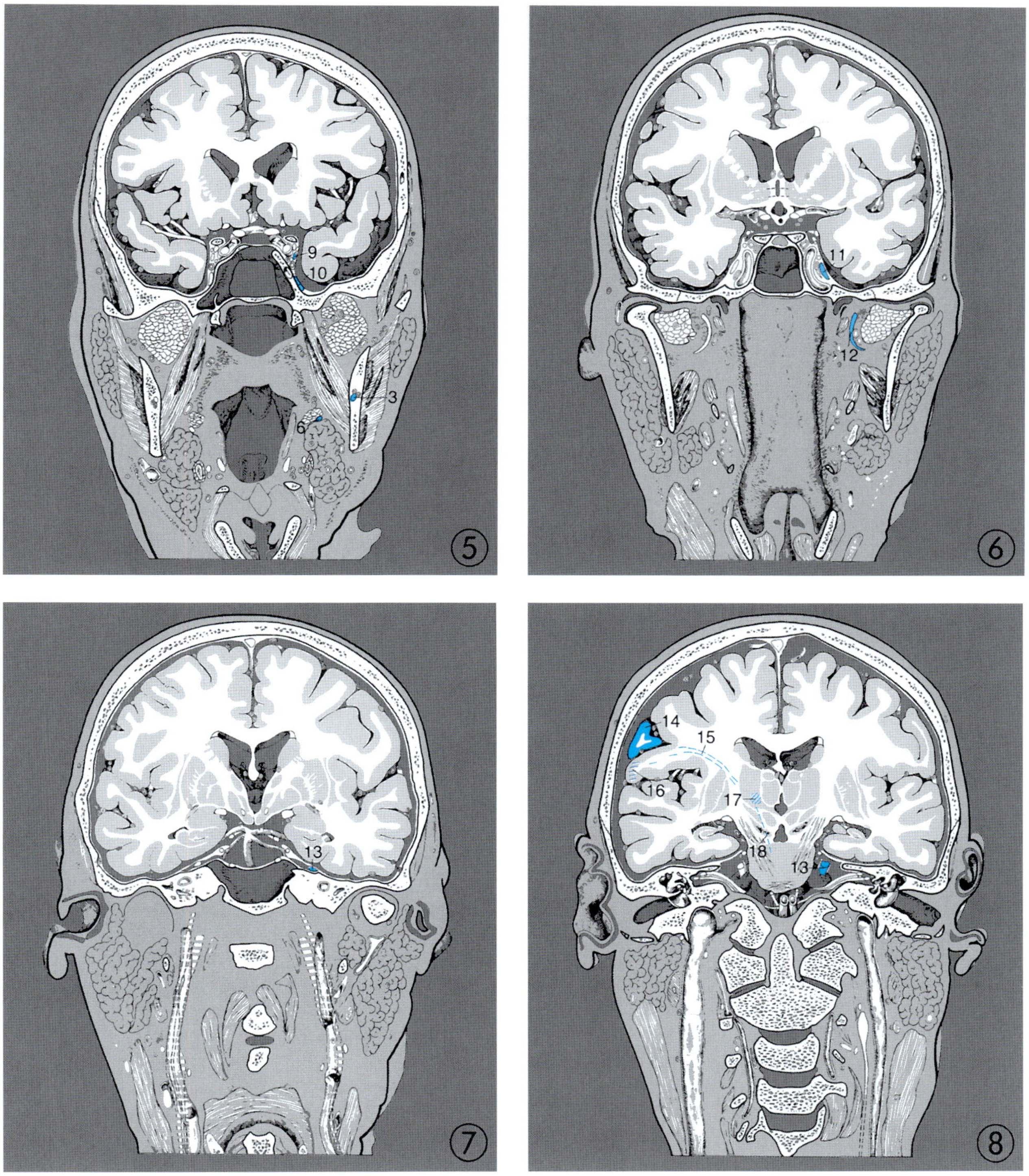

3 N. alveolaris inferior
6 N. lingualis
9 N. ophthalmicus
10 N. maxillaris
11 Ganglion trigeminale
12 N. mandibularis
13 N. trigeminus
14 G. postcentralis
15 Tr. thalamoparietalis
16 G. postcentralis (innerhalb der Scheibe)
17 Nucl. ventralis posteromedialis thalami (im posterioren Teil der Scheibe)
18 Lemniscus trigeminalis (innerhalb der Scheibe)

14 G. postcentralis
15 Tr. thalamoparietalis
18 Lemniscus trigeminalis (innerhalb der Scheibe)
19 Nucl. principalis nervi trigemini (im posterioren Teil der Scheibe)
20 Nucl. spinalis nervi trigemini (innerhalb der Scheibe)
21 Tr. trigeminothalamicus lateralis (innerhalb der Scheibe)

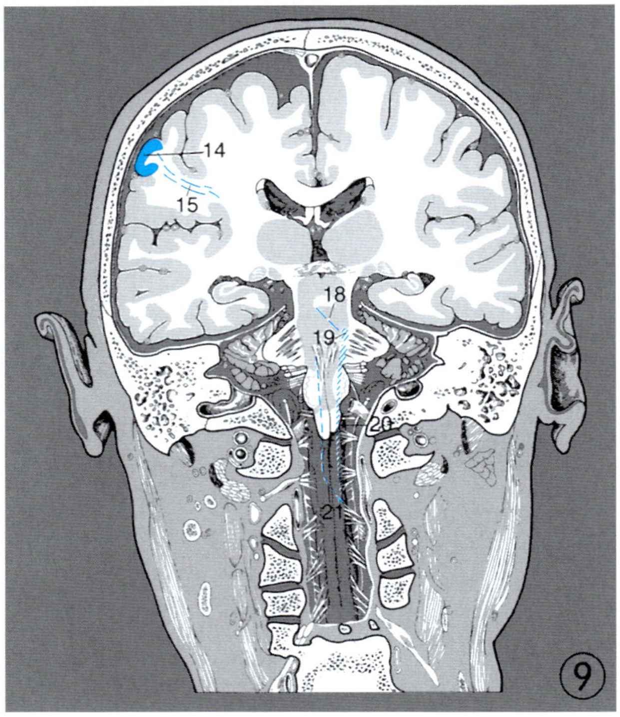

Abb. **115** Frontale Serienbilder des peripheren und zentralen trigeminalen Systems. Die Zahl im Kreis gibt die Nummer der jeweiligen Scheibe an (s. Abb. 1, 2a, 2b, 3). Nach (295, 416)

(Mechanosensibilität) dicht nebeneinander verlaufen, bevor sie den Nucl. ventralis posteromedialis gemeinsam erreichen. Dieser **Lemniscus trigeminalis** ist im oberen Abschnitt des Pons und im Mittelhirn so dicht mit dem Lemniscus medialis benachbart, dass sich diese beiden Faserbahnen histologisch nur an Säugetierhirnen nach experimenteller Markierung sicher unterscheiden lassen. Danach liegen in dem gemeinsamen Faserbündel die Fasern des Lemniscus trigeminalis in einer posterioren Position zu denen des Lemniscus medialis.

Die Afferenzen aus den Muskelspindeln der Kaumuskeln laufen über pseudounipolare Nervenzellen, die nicht im Ganglion trigeminale liegen. Diese Nervenfasern erreichen ihre pseudounipolaren Nervenzellen im **Nucl. mesencephalicus nervi trigemini,** der vom seitlichen Boden der Rautengrube des Pons bis zum zentralen Höhlengrau des Mittelhirns reicht. Der zentrale Fortsatz der pseudounipolaren Nervenzellen bildet eine Verbindung zum motorischen Kern des N. trigeminus. Auf diesem monosynaptischen Weg kann der Masseterreflex ausgelöst werden.

6.1.4 Topik sensibler Symptome

Klinische Hinweise

Der in der Medulla oblongata noch getrennte Verlauf des anterolateralen Systems und des medialen Lemniscussystems erklärt, dass eine **dissoziierte Sensibilitätsstörung** bei isolierter Schädigung des anterolateralen Systems in der **Medulla oblongata** auftreten kann. Es handelt sich dabei häufig um vaskuläre Schäden, die eine kontralaterale Störung von Schmerz- und Temperaturempfinden verursachen. Wird zusätzlich das 1. sensible Neuron und/oder die Anfangsstrecke des 2. Neurons des Trigeminussystems getroffen, treten ipsilaterale Sensibilitätsstörungen im Gesicht hinzu. Es entsteht das Bild einer **gekreuzten Sensibilitätsstörung** wie beispielsweise beim Wallenberg-Syndrom, dessen Ursache ein Schaden in der lateralen Medulla oblongata ist.

Eine Läsion des medialen Lemniscussystems hat eine Störung der taktilen Diskrimination, d. h. der Berührungs-, Lage- und Vibrationsempfindung, zur Folge. Mittelliniennahe Prozesse in der Medulla oblongata können einseitige oder beidseitige Schäden dieses sensiblen Systems hervorrufen. Oberhalb der Brücke kommt es durch die enge Lage der beiden sensiblen Systeme selten zu dissoziierten Sensibilitätsstörungen. Entsprechendes gilt für das Trigeminussystem. Isolierte Störungen von Schmerz- und Temperaturempfindung treten nur bei Schäden im oberen Halsmark und/oder in der Medulla oblongata auf.

Herde im hinteren Bereich der **Capsula interna** bewirken Sensibilitätsstörungen meist einer ganzen Körperseite. Das beruht auf der engen Bündelung aller sensiblen Systeme in diesem Bereich. Die zunehmende somatotope Auffächerung der thalamokortikalen Bahnen im **Centrum semiovale** bis zur sensiblen Rinde führt zu isolierten Sensibilitätsstörungen einzelner (kontralateraler) Körperabschnitte, die dann alle sensiblen Qualitäten umfassen.

Eine messtechnische Erfassung von Funktionsstörungen der sensiblen Systeme im peripheren wie zentralen Verlauf ist durch die Ableitung der somatosensorischen evozierten Potenziale (SEP) möglich. Dieses Verfahren erlaubt nach repetitiver Elektrostimulation eines Nervs eine topische Eingrenzung, wenn die typische Folge von SEP-Komponenten über dem Rückenmark, dem Hirnstamm und über dem kortikalen, somatosensorischen Primärfeld durch Oberflächenelektroden abgeleitet wird (288, 411, 446).

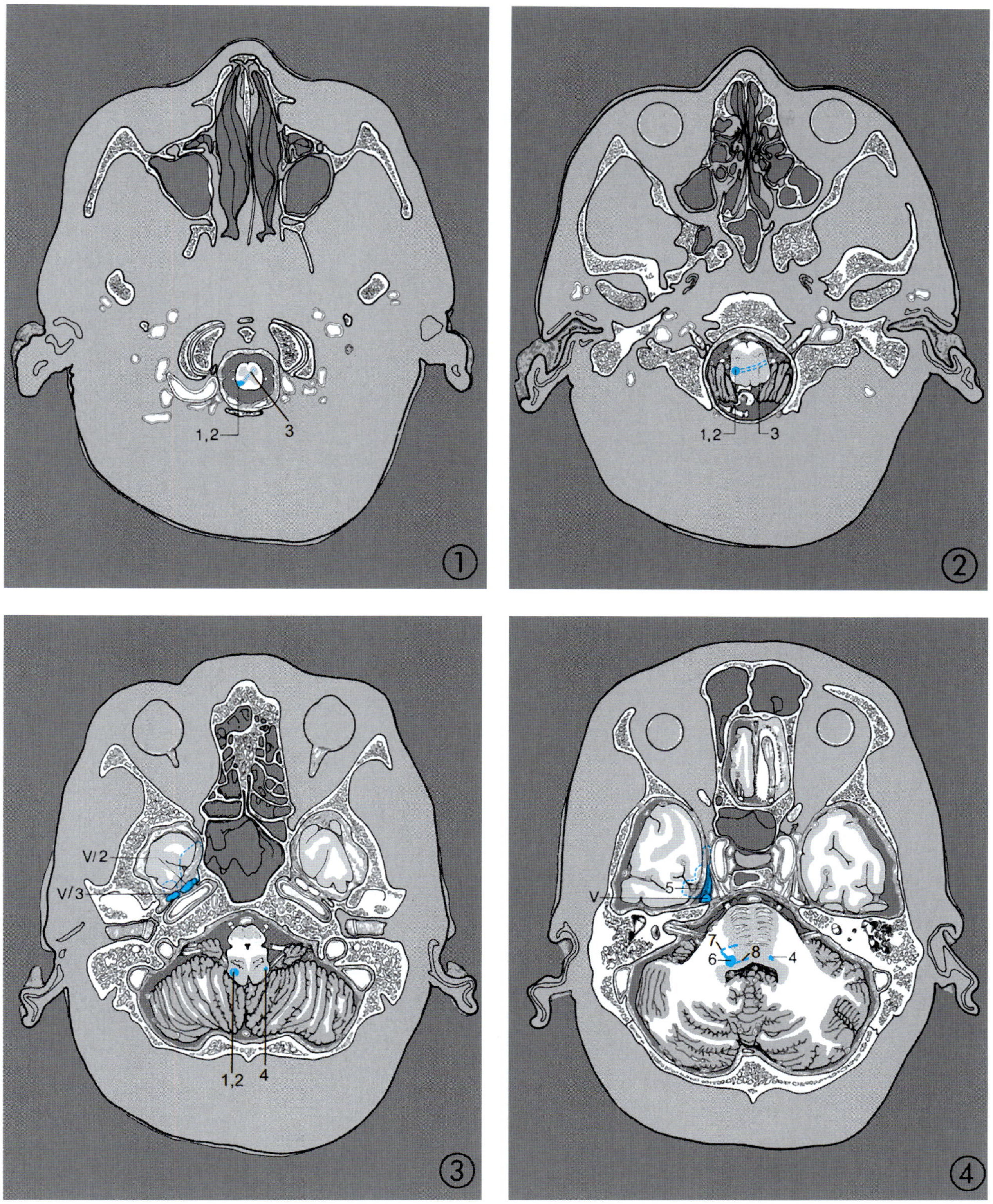

1 Tr. spinalis nervi trigemini
2 Nucl. spinalis nervi trigemini
3 Tr. trigeminothalamicus lateralis (innerhalb der Scheibe)
4 Tr. trigeminothalamicus lateralis
5 Ganglion trigeminale
6 Nucl. principalis nervi trigemini
7 Tr. trigeminothalamicus vom Nucl. principalis nervi trigemini
8 Tr. trigeminothalamicus posterior

V N. trigeminus
V/2 N. maxillaris
V/3 N. mandibularis

Abb. **116** Kanthomeatal orientierte Serienbilder des trigeminalen Systems. Die Zahl im Kreis gibt die Nummer der jeweiligen Scheibe an (s. Abb. 44, 45a, 45b, 46). Nach (295, 416)

4 Tr. trigeminothalamicus lateralis
7 Tr. trigeminothalamicus vom Nucl. principalis nervi trigemini
8 Tr. trigeminothalamicus posterior
9 Lemniscus trigeminalis
10 Nucl. mesencephalicus nervi trigemini
11 Nucl. ventralis posteromedialis thalami
12 Tr. thalamoparietalis
13 G. postcentralis

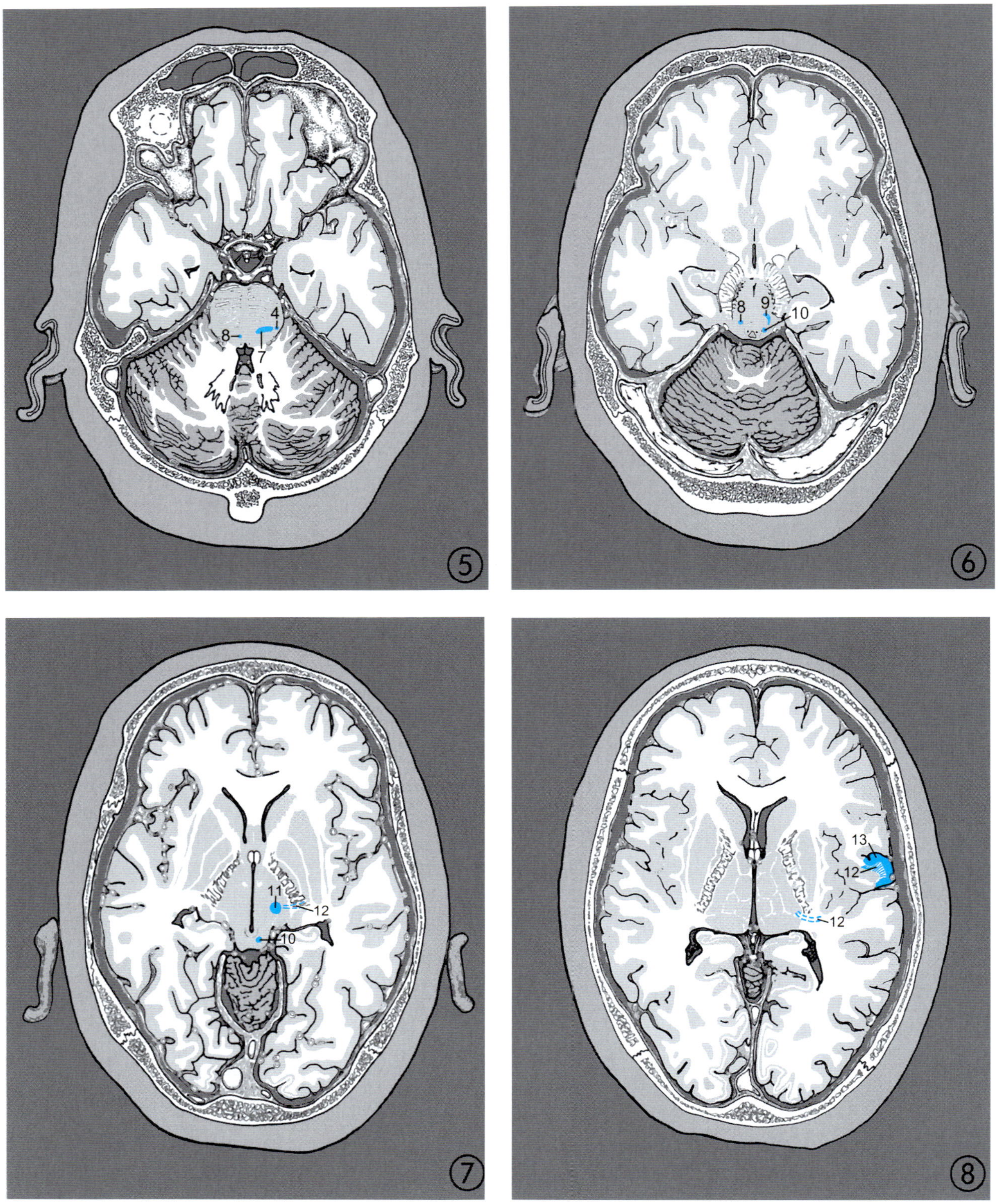

Abb. **116** Kanthomeatal orientierte Serienbilder des trigeminalen Systems. Die Zahl im Kreis gibt die Nummer der jeweiligen Scheibe an (s. Abb. 44, 45a, 45b, 46). Nach (295, 416)

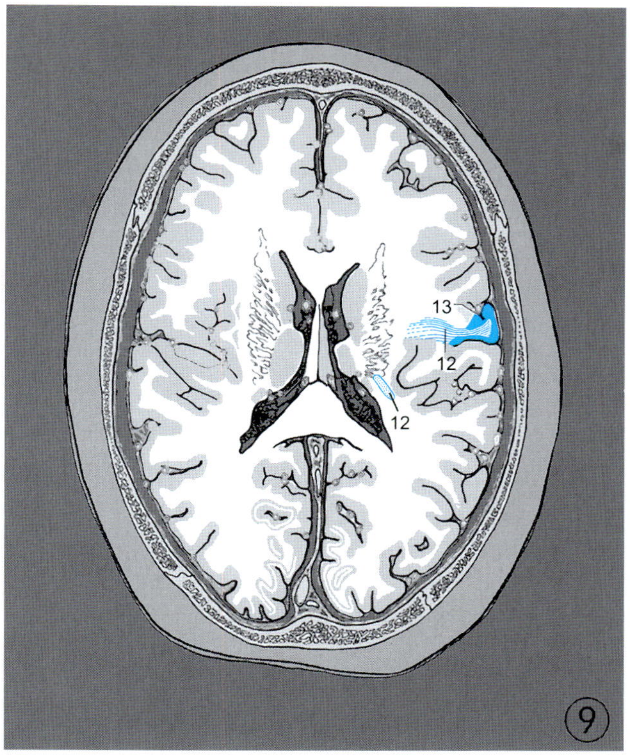

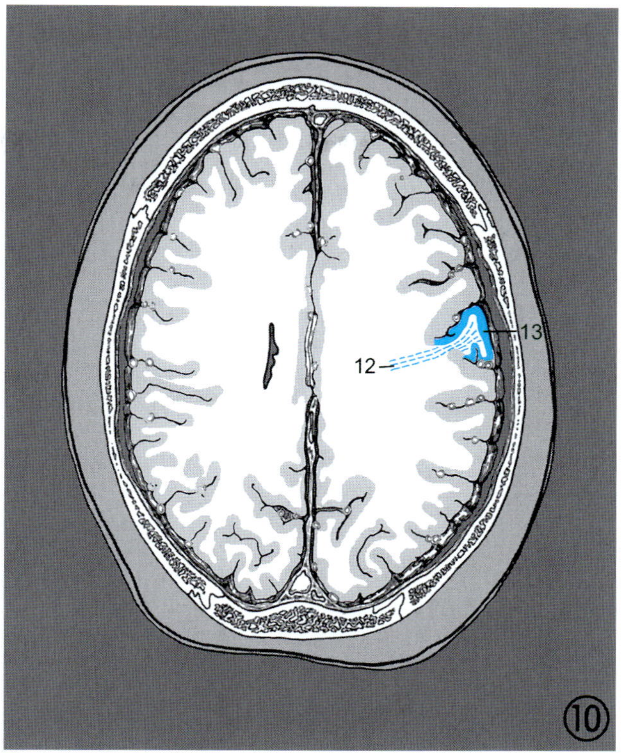

12 Tr. thalamoparietalis
13 G. postcentralis

6.2 Gustatorisches System

(Abb. 117, 118)

Die **Nn. facialis, glossopharyngeus und vagus** leiten von den Geschmacksknospen und freien Nervenendigungen gustatorische Signale zur Medulla oblongata. Die Perikarya dieses 1. Neurons befinden sich in den den Nerven zugeordneten Ganglien, d. h. im **Ganglion geniculi,** den **Ganglia superius et inferius** des IX. und X. Hirnnervs. Der zentrale Fortsatz der pseudounipolaren Nervenzellen endet in der Pars gustatoria der **Nuclei tractus solitarii** und in der superioren Verlängerung der Nuclei tractus solitarii, dem Nucl. ovalis. Die weitere aufsteigende Bahn verläuft ähnlich wie das Trigeminussystem in Nähe des Lemniscus medialis zu einem Unterkern des **Thalamus.** Von dort reicht das 3. Neuron zum **parietalen Operculum** und zu einem Areal am Rand der Insel (30, 67).

Klinische Hinweise

Störungen des Geschmackssinns beruhen meist auf peripheren Läsionen der Geschmacksknospen oder des VII., IX., X. Hirnnervs und nicht auf Herden in deren Kerngebieten oder Rindenarealen.

1 parietales Operculum
2 gustatorisches Rindenareal am Rand der Insel
3 Nucl. ventralis posteromedialis thalami
4 aszendierende Geschmacksbahn im Tr. trigeminothalamicus posterior
5 Nucl. ovalis
6 Nuclei tractus solitarii, Pars gustatoria

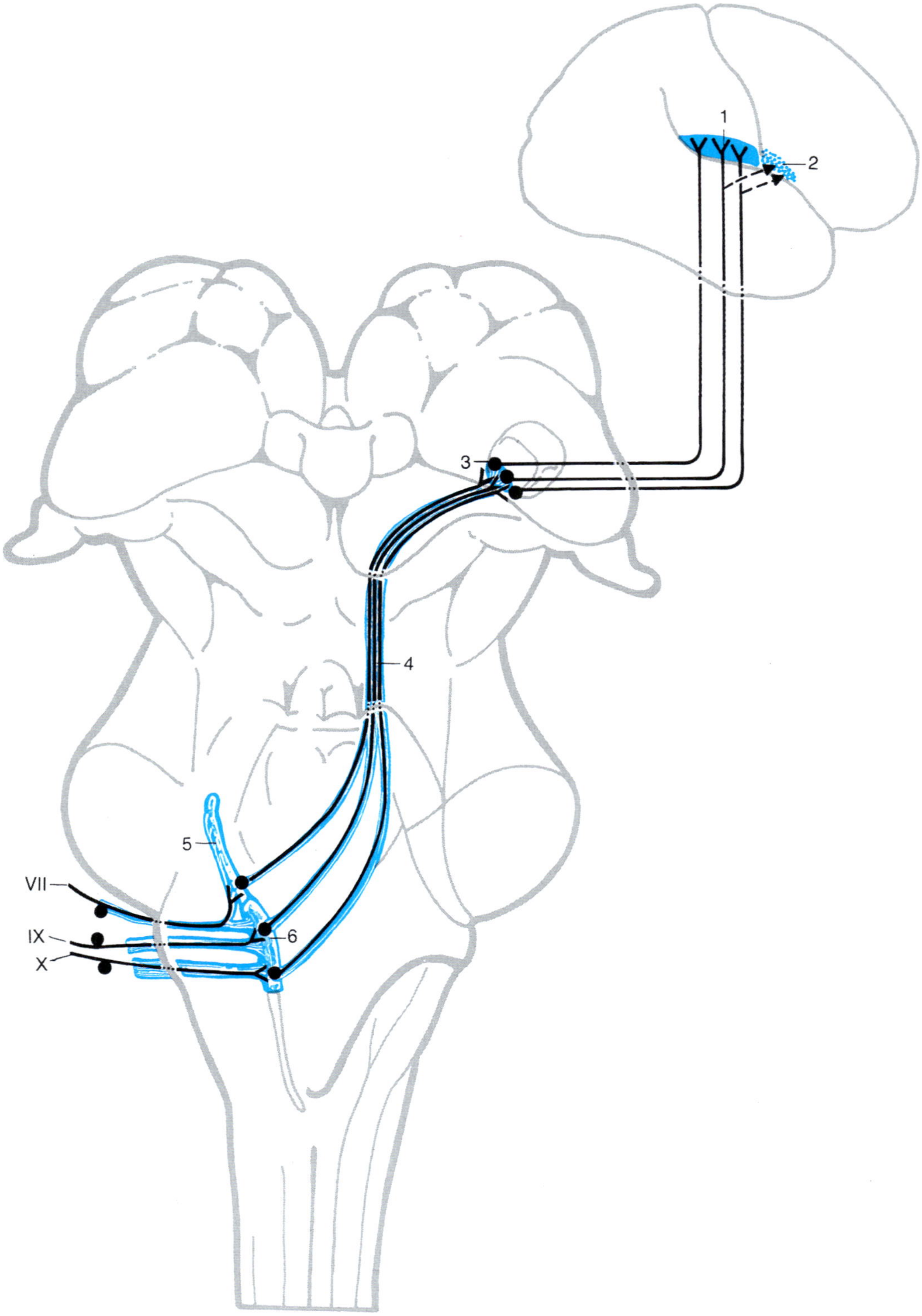

Abb. **117** Gustatorisches System in Hirnstamm und Zwischenhirn von posterior und im Großhirn von lateral gesehen. Die römischen Zahlen geben die Hirnnerven N. facialis, N. glossopharyngeus und N. vagus an. Nach (332).

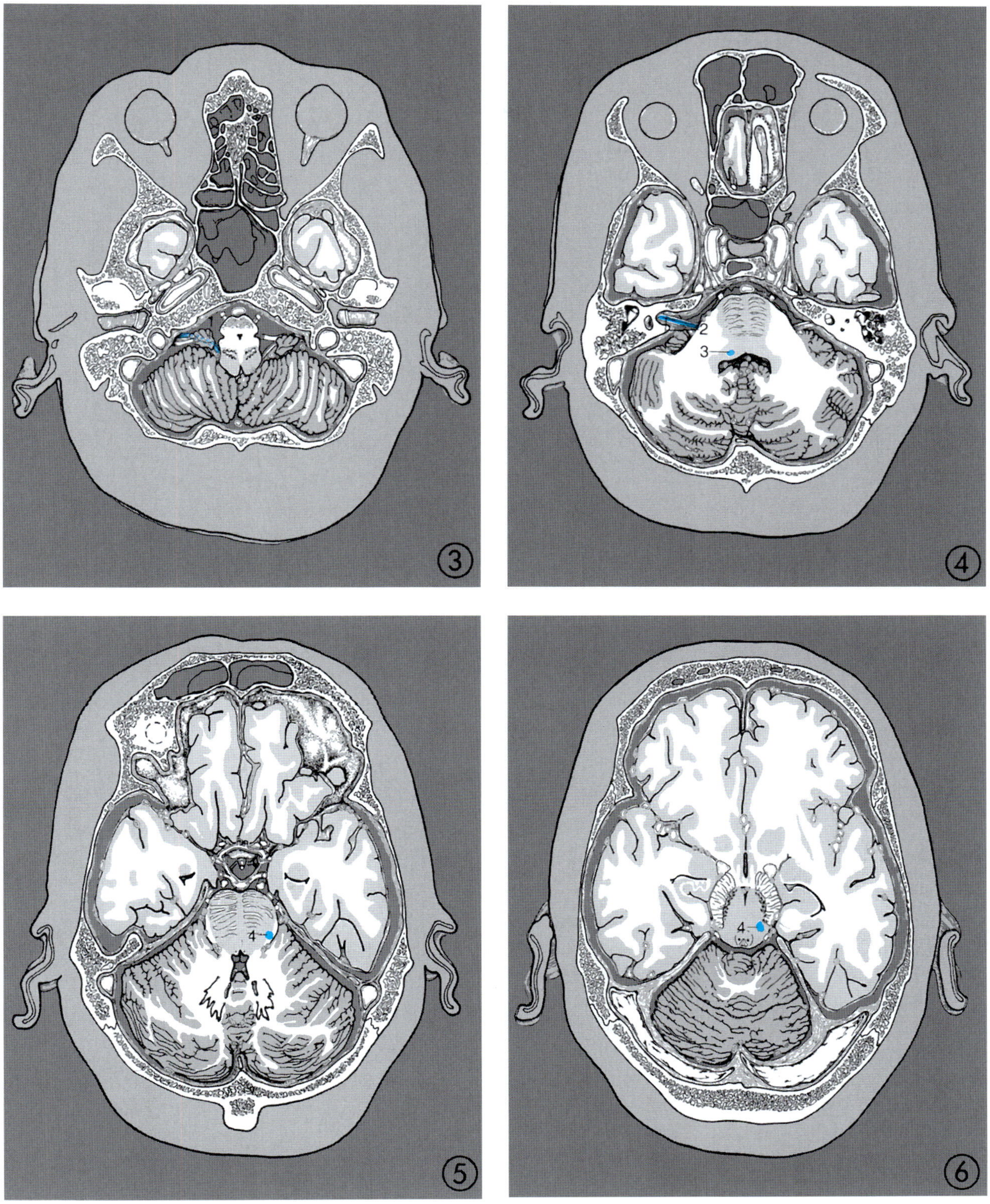

1 N. glossopharyngeus, N. vagus
2 N. facialis mit dem Chorda tympani-Anteil
3 Nuclei tractus solitarii (innerhalb der Scheibe)
4 aszendierende Geschmacksbahn im Tr. trigeminothalamicus posterior

Abb. **118** Kanthomeatal orientierte Serienbilder des gustatorischen Systems. Die Zahl im Kreis gibt die Nummer der jeweiligen Scheibe an (s. Abb. 44, 45a, 45b, 46).

5 Nucl. ventralis posteromedialis thalami
6 parietales Operculum
7 hypothetische Faserbahn zwischen Thalamus und parietalem Operculum

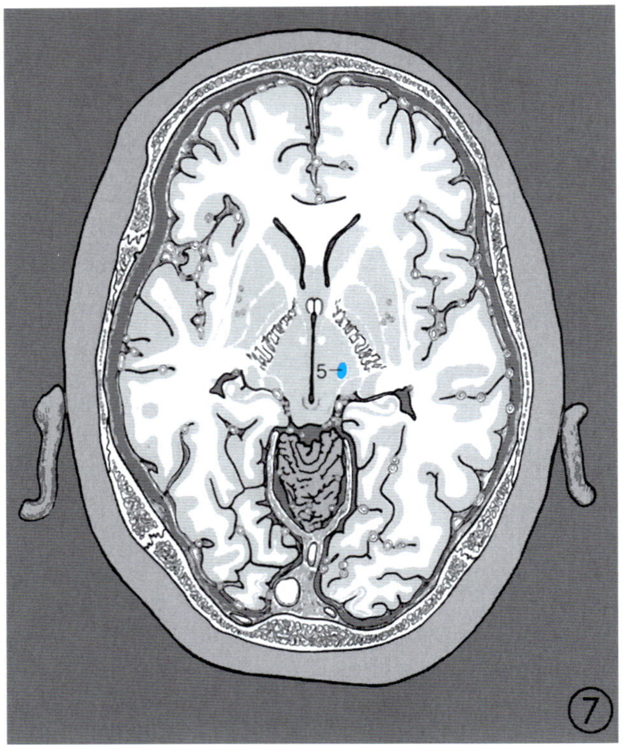

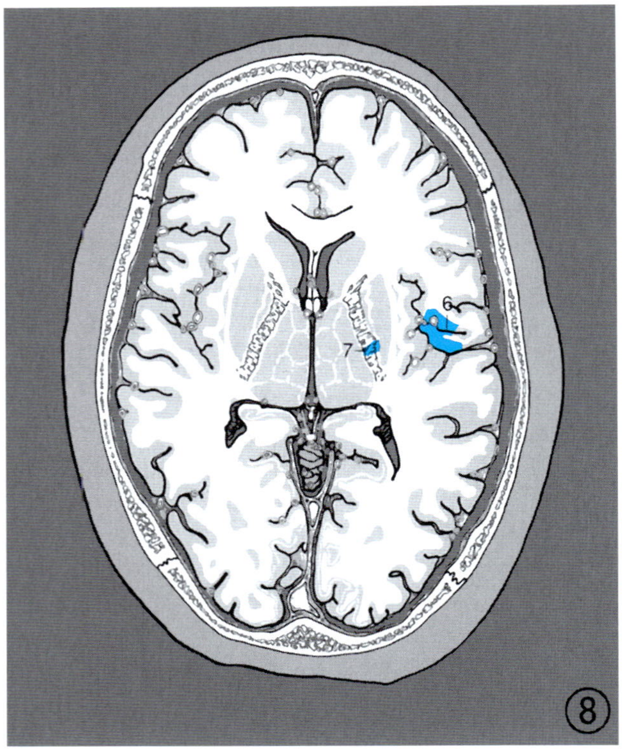

Abb. **118** Kanthomeatal orientierte Serienbilder des gustatorischen Systems. Die Zahl im Kreis gibt die Nummer der jeweiligen Scheibe an (s. Abb. 44, 45a, 45b, 46).

6.3 Aufsteigendes retikuläres System

(Abb. 109)

Die Formatio reticularis besteht aus netzartig angeordneten Nervenzellen in der mittleren Zone des Tegmentum von **Medulla oblongata, Pons** und **Mittelhirn.** Die Formatio reticularis wird von den Hirnnervenkernen, einigen Relaiskernen und absteigenden Fasersystemen umgeben. Das mediale Lemniscussystem durchdringt die Formatio reticularis (368). Die Formatio reticularis erhält **Afferenzen** aus dem **Rückenmark** und aus allen **sensiblen und sensorischen Hirnnerven.** Sie verschaltet diese Signale über die intralaminären Kerne des Thalamus durch eine breit streuende Projektion in die Großhirnrinde. Infolge ihrer polysynaptischen Erregungsausbreitung und **starken Vernetzung** bildet die Formatio reticularis ein nichtspezifisches System von Neuronenketten zwischen den Rezeptoren und den kortikalen Nervenzellen. Im Gegensatz dazu steht eine spezifische Signalverarbeitung mit einer Punkt-zu-Punkt-Projektion zwischen den signalgebenden Rezeptoren und den Nervenzellen in den Primärregionen des Großhirns. Beispiele hierfür sind das mediale Lemniscussystem und die Sehbahn. Das aufsteigende retikuläre System projiziert außerdem in viele subkortikale Regionen wie Striatum, Regio preoptica, Nuclei septales und hypothalamische Regionen (45, 332). Das aufsteigende retikuläre System ist eng mit dem absteigenden retikulären System verknüpft (55).

Klinische Hinweise

Die komplizierte Verschaltung der Formatio reticularis mit ihren zahlreichen Verbindungen zu den motorischen Systemen, zum limbischen System und zu zahlreichen weiteren Systemen erklärt die Schwierigkeit der Analyse isolierter Funktionsstörungen dieses komplexen Systems. Das aus der Formatio reticularis aufsteigende Fasersystem wirkt aktivierend auf das Vorderhirn. Vigilanzstörungen, Bewusstseinsstörung und Bewusstlosigkeit können u. a. Folge einer Schädigung des retikulären Systems sein (195, 513).

6.4 Vestibuläres System

(Abb. 119–121)

Die sensorischen Rezeptoren des vestibulären Systems liegen in den **Bogengängen** sowie in **Sacculus** und **Utriculus.** Die Sinneszellen der Bogengänge registrieren Drehbeschleunigungen des Kopfes. Die Sinneszellen von Sacculus und Utriculus geben Signale über die Wirkung der Schwerkraft mithilfe von kleinen Kalkkristallen, die innerhalb einer Gallertschicht auf diesen Sinneszellen liegen. Damit werden Informationen über die Linearbeschleunigung im Schwerefeld der Erde weitergegeben (72).

Die Signale über die Dreh- und Linearbeschleunigung werden von den Neuronen des vestibulären Systems weitergeleitet. Die Perikarya der ersten vestibulären Neurone liegen im **Ganglion vestibulare** im Meatus acusticus internus. Der periphere Fortsatz dieser bipolaren Zellen verzweigt sich an den Sinneszellen der Bogengänge sowie an denen in Sacculus und Utriculus. Die zentralen Fortsätze bilden den **N. vestibularis** des VIII. Hirnnervs, der am Winkel zwischen Kleinhirn, Brücke und Medulla oblongata in den Hirnstamm eindringt. Die Fasern, die mit den Sinneszellen der Bogengänge in Verbindung stehen, enden vornehmlich an den Nuclei vestibulares superior und medialis oder ziehen direkt zum Lobus flocculonodularis des Kleinhirns. Die Fasern, die mit den Sinneszellen in Sacculus und Utriculus synaptisch verbunden sind, ziehen bevorzugt zu dem Nucl. vestibularis inferior. Im großzelligen Nucl. vestibularis lateralis (Deiters) enden nur wenige primäre vestibuläre Afferenzen.

Die **vestibulären Kerne** erhalten afferente Verbindungen aus Rückenmark, Formatio reticularis und Kleinhirn. Die efferenten Verbindungen verlaufen vom Nucl. vestibularis lateralis zum Rückenmark über den Tr. vestibulospinalis lateralis. Die übrigen Vestibulariskerne senden ihre Fasern zunächst über den Fasciculus longitudinalis medialis für die Motoneurone der Augen- und Halsmuskeln in den Hirnstamm und über den Tr. vestibulospinalis ins Rückenmark. Dieses Navigationssystem hat die Aufgabe, Augenstellung und Kopfhaltung gegen Störeinflüsse zu stabilisieren. Bei jeder Kopfbewegung erfolgt eine reflektorische Augenbewegung, sodass der gesehene Gegenstand auf einem Punkt der Netzhaut „festgehalten" wird, um die optische Orientierung im Raum zu gewährleisten.

Das vestibuläre System weist im Ganzen zahlreiche Verbindungen zu den Motoneuronen für die Augen-, Hals-, Rumpf- und Extremitätenmuskeln auf (Augenreflexe und Körperstellreflexe).

Die Bahnverbindungen zur Großhirnrinde sind spärlicher. Sie verlaufen wahrscheinlich zum kontralateralen kleinen Nucl. ventralis posterior inferior (332) des Thalamus und dann in ein Areal der Parietalrinde um den Sulcus intraparietalis. Ein weiterer Weg führt über den Nucl. ventralis posterolateralis thalami zur Area 3 im G. postcentralis. Diese Verbindung ist in den Abb. 119–121 nicht dargestellt. An Affen konnten weitere kleine vestibuläre Rindenareale (Area 7, parietoinsuläre und insuläre Rinde) nachgewiesen werden (73).

Klinische Hinweise

Bei Läsion des vestibulären Systems treten **Gleichgewichtsstörungen** auf. Akute vestibuläre Läsionen verursachen initial einen Drehschwindel. Bei einseitigem Ausfall des Vestibularapparates kommt es nach einigen Wochen zur Kompensation, bei doppelseitigem bleibt eine Gangunsicherheit bestehen (110, 301, 318, 319). Unter Nystagmus versteht man eine Sequenz unwillkürlicher oder reflektorisch ausgelöster Bewegungen beider Bulbi mit einer langsamen und einer raschen Komponente, die durch Sakkadangeneratoren über die Hirnstammbahnen ausgelöst wird. Ein spontaner **Nystagmus** ist immer krankhaft. Er weist auf eine periphere oder zentrale Schädigung hin. Periphere Beeinträchtigungen treffen die Rezeptoren in den Bogengängen und/oder das 1. vestibuläre Neuron, zentrale Störungen die folgenden Neurone des vestibulären Systems. Blickrichtungsnystagmus wird bei Läsionen des Cerebellum, der Medulla oblongata sowie mes- und dienzephaler, der Blickmotorik dienender Strukturen gefunden (276, 301). Der Fixationsnystagmus tritt beim Fixieren in Form von Pendelbewegungen der Bulbi auf. Er stellt eine angeborene Störung der zentralen Blickmotorik dar. Spontannystagmus im engeren Sinne ist ein nach Ausschaltung der Fixation mittels Leuchtbrille zu beobachtender Nystagmus. Er wird sowohl bei peripheren als auch bei zentralen vestibulären Störungen gefunden. Allein ist der Nystagmus für eine topische Diagnostik unzulänglich, da ähnliche Formen bei unterschiedlicher Lokalisation zu Stande kommen können. Allerdings weist der **dissoziierte Nystagmus** auf eine mittelliniennahe Läsion im Bereich der Augenmuskelkerne im Hirnstamm hin. Beim dissoziierten Nystagmus zeigt das jeweils abduzierte Auge die stärkeren Bulbusausschläge. Auch der rotatorische und vertikale Nystagmus deuten auf eine zentrale Läsion.

1 vestibuläres Rindenareal im Parietallappen
2 Nucl. ventralis posterior inferior thalami
3 Nucl. nervi oculomotorii
4 Nucl. nervi trochlearis
5 Tr. vestibulothalamicus
6 Cerebellum
7 Fasciculus longitudinalis medialis
8 Nucl. vestibularis superior
9 Nucl. nervi abducentis
10 N. vestibularis
11 Nucl. vestibularis inferior
12 Nucl. vestibularis medialis
13 Nucl. vestibularis lateralis (Deiters)
14 Tr. vestibulospinalis lateralis
15 Tr. vestibulospinalis medialis

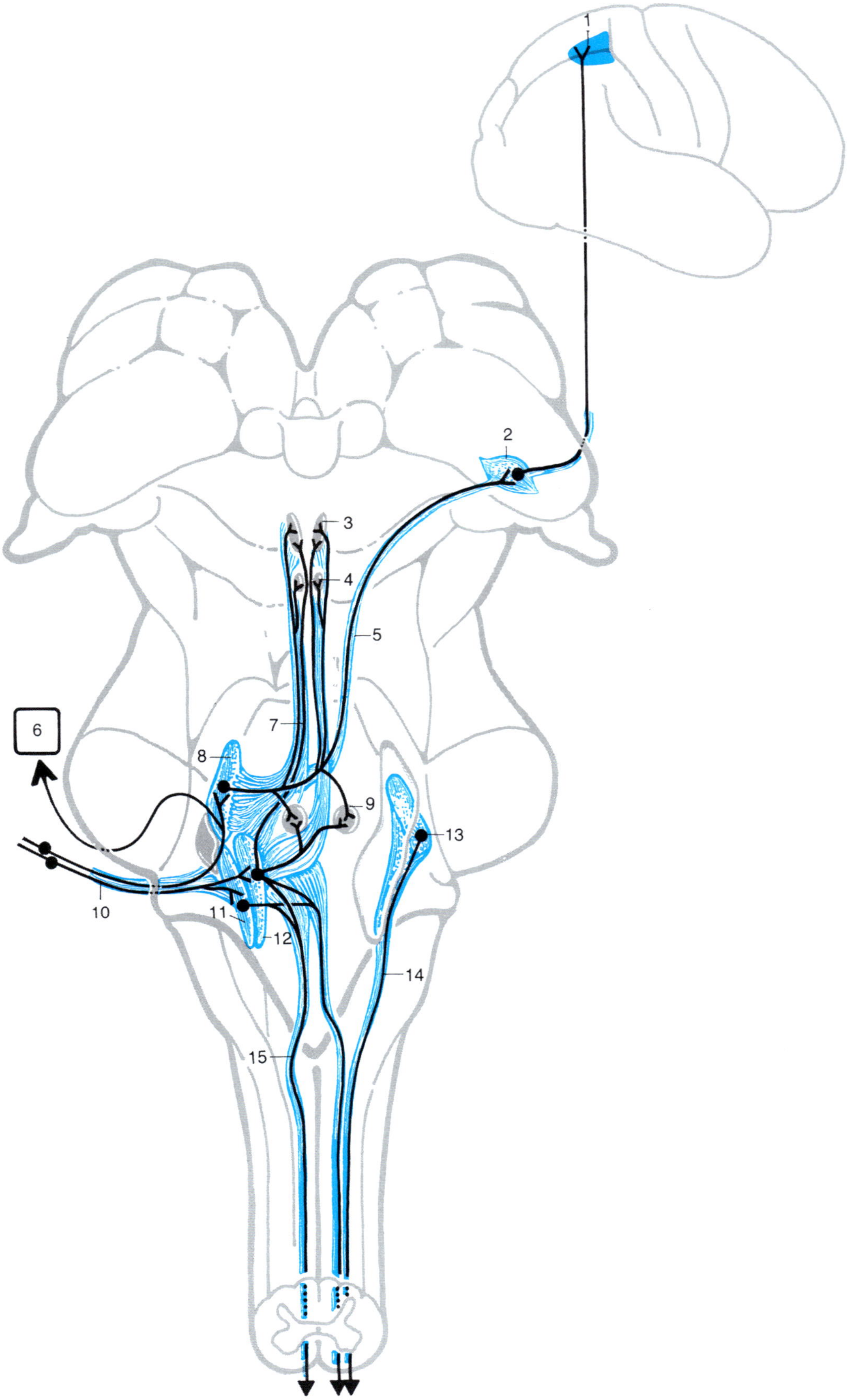

Abb. **119** Vestibuläres System in Rückenmark, Hirnstamm und Zwischenhirn von posterior und im Großhirn von lateral gesehen. Nach (332).

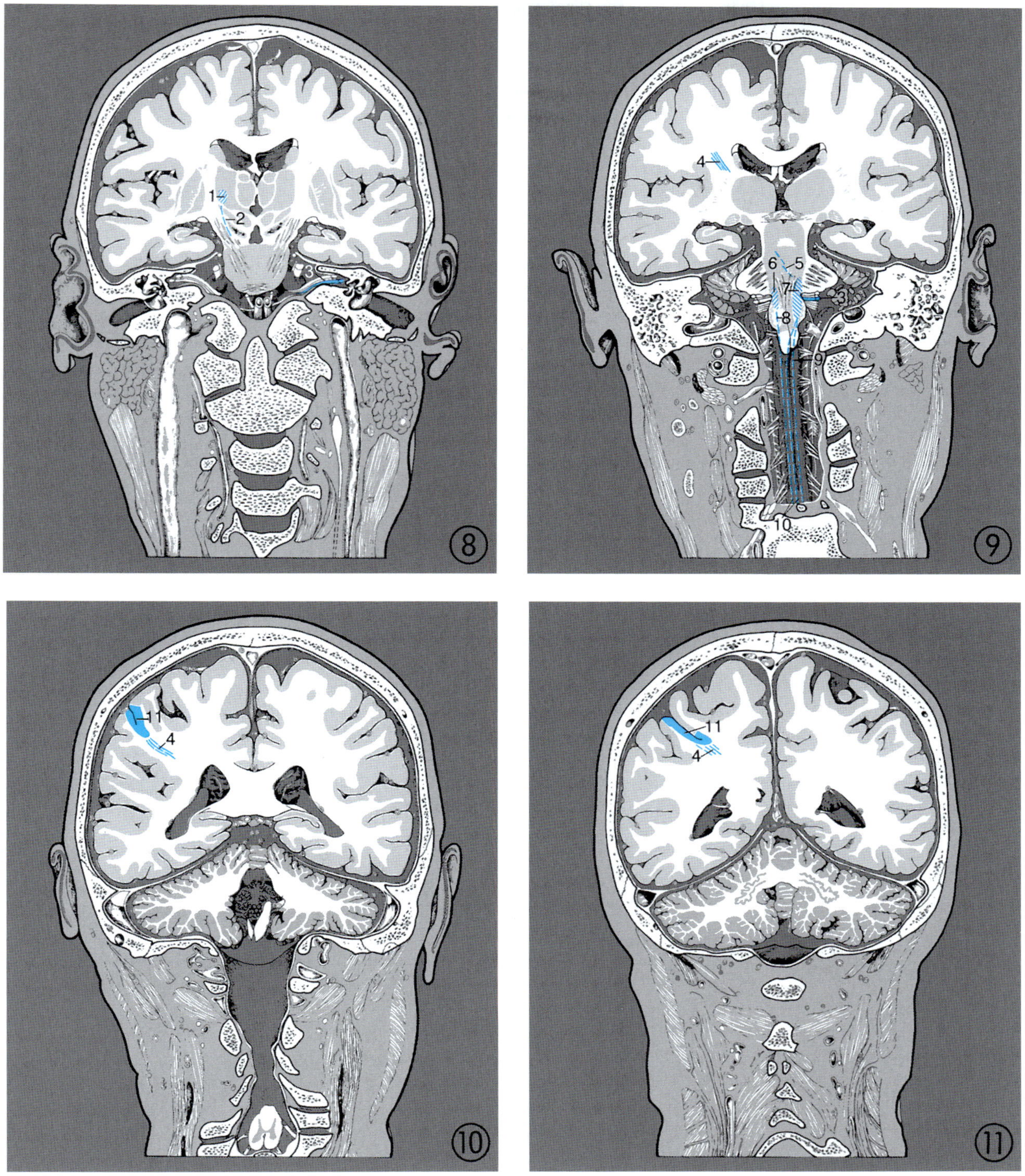

1 Nucl. ventralis posterior inferior thalami (innerhalb der Scheibe)
2 Tr. vestibulothalamicus (innerhalb der Scheibe)
3 N. vestibularis
4 hypothetische Faserbahn zwischen Thalamus und Parietallappen
5 Tr. vestibulothalamicus
6 Nucl. vestibularis lateralis (Deiters) (innerhalb der Scheibe)
7 Nuclei vestibulares (innerhalb der Scheibe)
8 Tr. vestibulospinalis lateralis (innerhalb der Scheibe)
9 Tr. vestibulospinalis medialis (innerhalb der Scheibe)
10 Tr. vestibulospinales lateralis und medialis (innerhalb der Scheibe)
11 vestibuläres Rindenareal im Parietallappen

Abb. **120** Frontale Serienbilder des vestibulären Systems. Die Zahl im Kreis gibt die Nummer der jeweiligen Scheibe an (s. Abb. 1, 2a, 2b, 3).

1 Tr. vestibulospinalis medialis
2 Tr. vestibulospinalis lateralis
3 N. vestibularis
4 Nuclei vestibulares
5 Nucl. vestibularis lateralis (Deiters)

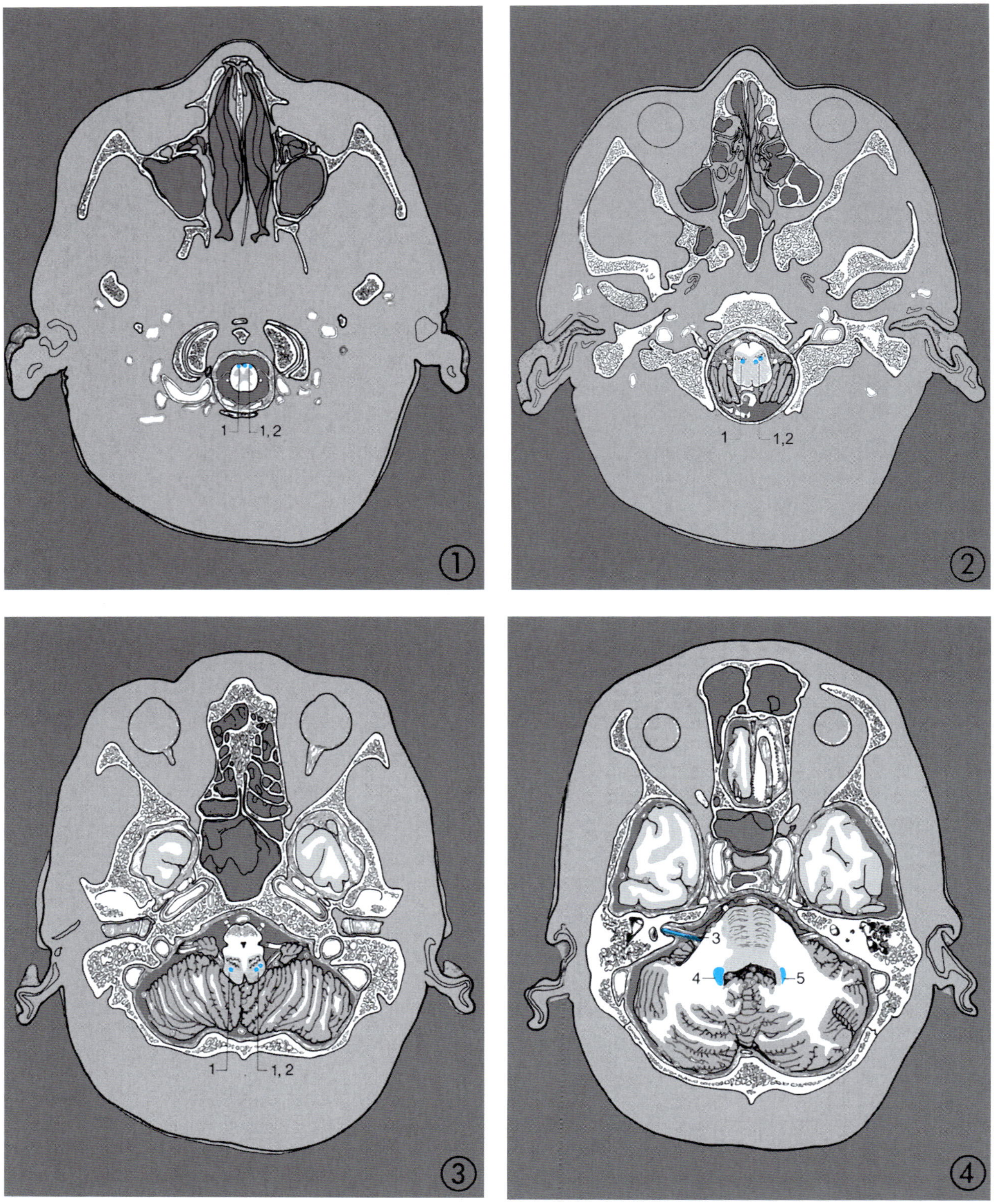

Abb. **121** Kanthomeatal orientierte Serienbilder des vestibulären Systems. Die Zahl im Kreis gibt die Nummer der jeweiligen Scheibe an (s. Abb. 44, 45a, 45b, 46).

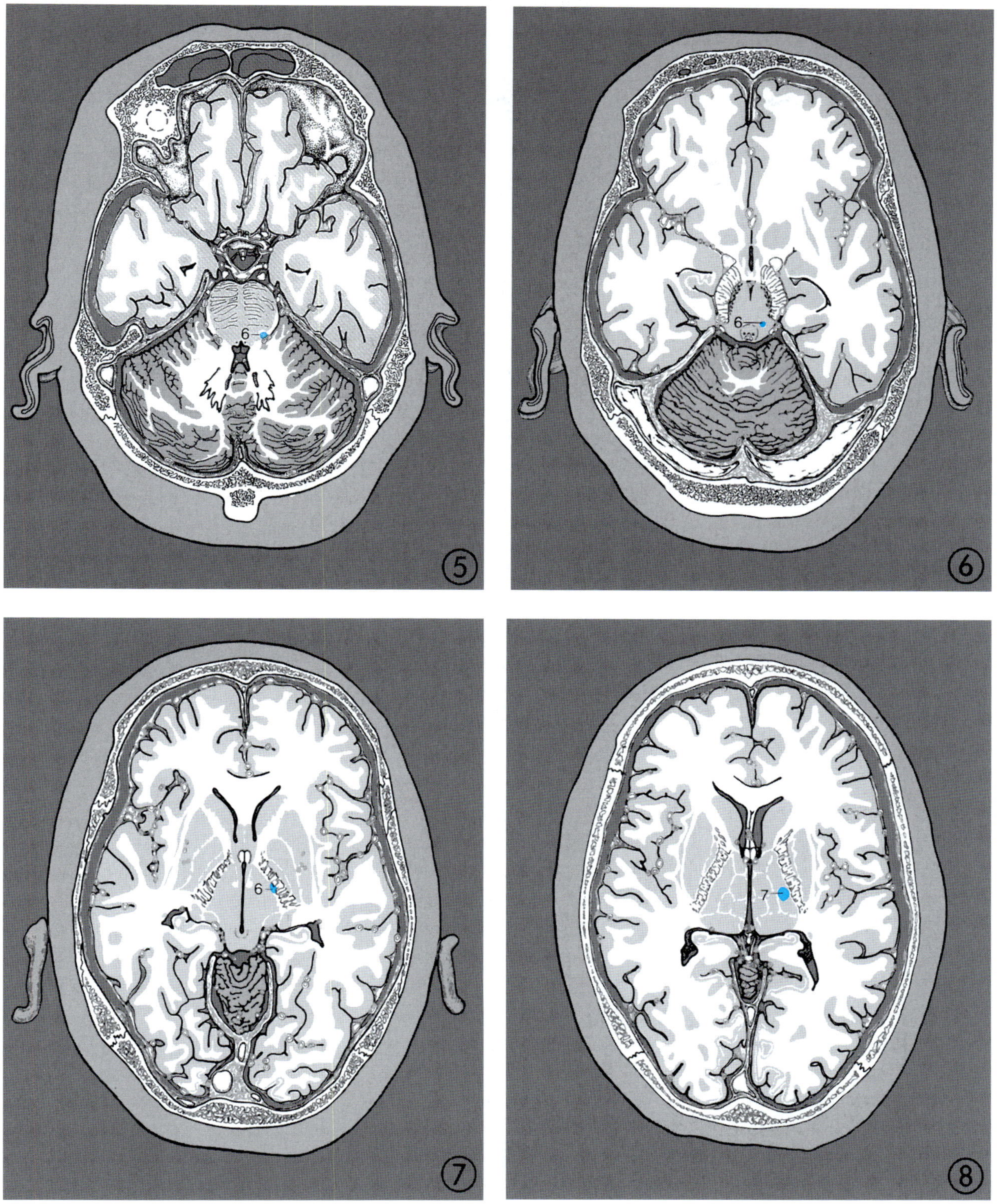

6 Tr. vestibulothalamicus
7 Nucl. ventralis posterior inferior thalami (innerhalb der Scheibe)

8 hypothetische Faserbahn zwischen Thalamus und Parietalrinde
9 vestibuläres Rindenareal im Parietallappen

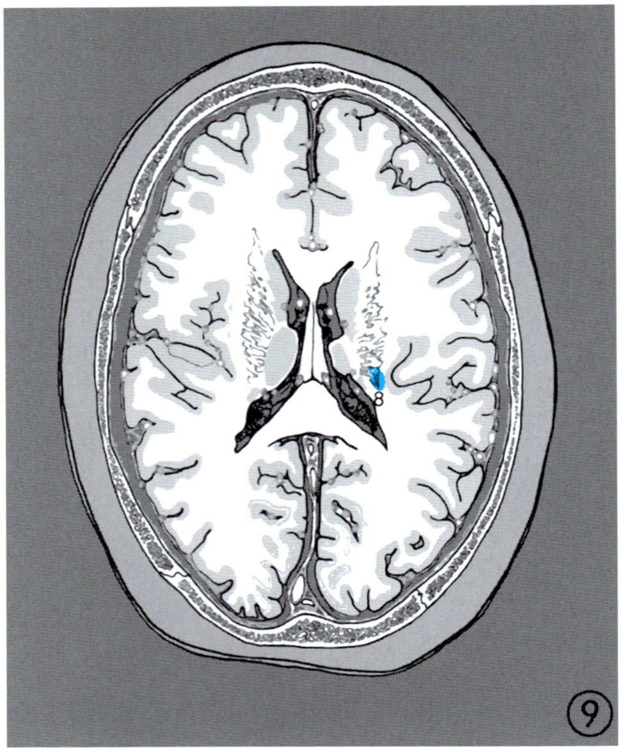

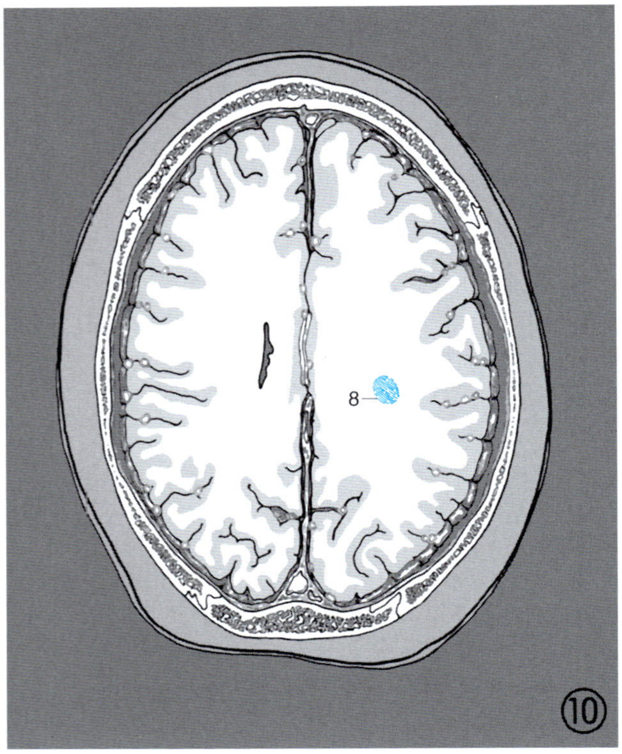

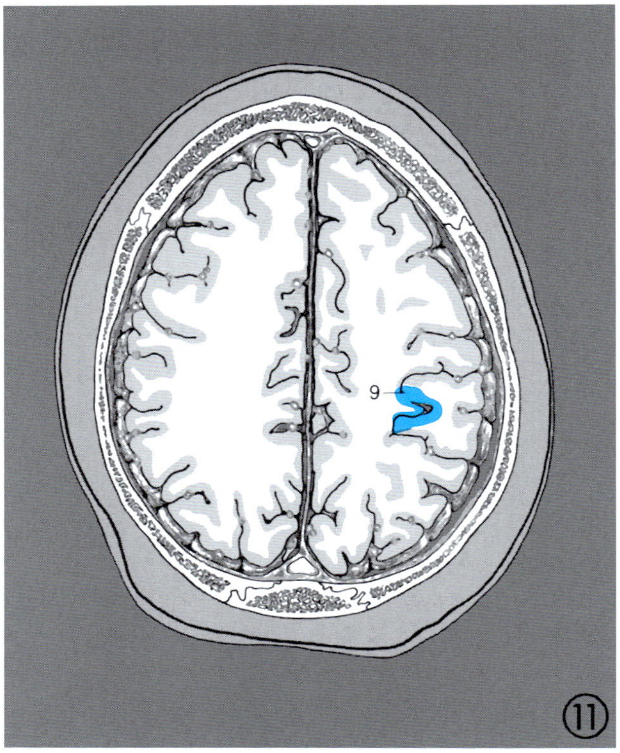

Abb. **121** Kanthomeatal orientierte Serienbilder des vestibulären Systems. Die Zahl im Kreis gibt die Nummer der jeweiligen Scheibe an (s. Abb. 44, 45a, 45b, 46).

6.5 Auditives System

(Abb. 122–125)

Die Schallwellen erreichen über den äußeren Gehörgang das Trommelfell. Im Mittelohr verstärken die Gehörknöchelchen die Schwingungen mechanisch und leiten sie zum ovalen Fenster. Die dort ausgelösten Endolymphbewegungen werden im Innenohr von den **Haarzellen des Cortischen Organes** der Cochlea wahrgenommen und an die Neuronenkette des auditiven Systems weitergeleitet. Im anatomischen Sinn ist die retrokochleäre Schwerhörigkeit eine Läsion dieser Neuronenkette. Ihr 1. Neuron wird von den bipolaren Nervenzellen des **Ganglion cochleare** (spirale cochleae) in der Schnecke gebildet. Ihr peripherer Fortsatz steht in Kontakt mit der Basis der Haarzellen. Die zentralen Fortsätze der bipolaren Zellen bilden den **N. cochlearis** des VIII. Hirnnervs. Er tritt am Porus acusticus internus aus dem Felsenbein aus und am Kleinhirnbrückenwinkel in die Medulla oblongata ein. Danach teilt sich der zentrale Fortsatz in zwei Äste: Der eine zieht zum Nucl. cochlearis posterior, der andere zum Nucl. cochlearis anterior. In diesen Kernen beginnt das 2. Neuron des auditiven Systems:

- Die Axone des **Nucl. cochlearis posterior** gehören zum posterioren Teil der Hörbahn und verlaufen am Boden der Rautengrube dicht unterhalb der Striae medullares ventriculi quarti. Sie kreuzen auf die Gegenseite, ziehen nach anterior und dann in der lateralen Schleife (**Lemniscus lateralis**) zum **Colliculus inferior.** Auf diesem Wege können noch weitere Neurone zwischengeschaltet sein. Die Fortsätze der die auditiven Signale leitenden Nervenzellen des Colliculus inferior reichen über das Brachium colliculi inferioris bis zum medialen Kniehöcker (**Corpus geniculatum mediale**). Das letzte Neuron gelangt von dort über die Hörstrahlung zu dem **auditiven Feld** des Großhirns (Area 41). Es liegt annähernd in der Rinde der anterioren **Heschlschen Querwindung** des Temporallappens in der Tiefe des Sulcus lateralis (173). Auf der Großhirnkonvexität ist die Heschlsche Querwindung ohne Spreizung des Sulcus lateralis nicht sichtbar.

- Vom **Nucl. cochlearis anterior** verläuft die anteriore Hörbahn im Corpus trapezoideum über die **Nuclei olivares superiores** und über die Kerne des Corpus trapezoideum zur **Gegenseite** und nimmt dann mit dem **Lemniscus lateralis** den gleichen Verlauf wie der oben beschriebene posteriore Teil der Hörbahn. Ein anderer Teil der anterioren Hörbahn bleibt auf der gleichen Seite und zieht **ipsilateral** über die erwähnten subkortikalen Zentren zu dem **primären auditiven Rindenfeld des Großhirns** (Area 41).

Dieser ipsi- und kontralaterale Verlauf der Hörbahn ermöglicht hoch spezialisierten Neuronen, die Laufzeitdifferenzen zu ermitteln, wenn eine Schallquelle von einem Ohr weiter entfernt ist als vom anderen. Dadurch kann die **Ortsbestimmung einer Schallquelle** allein durch das Hören erfolgen. Die zweiten und höheren Neurone des auditiven Systems sind zunehmend auf spezifische Schallmuster spezialisiert. Diese Neurone können den Nutzschall (z. B. die sprachliche Information) durch Trennung vom Störschall herausfiltern.

Die **Nuclei cochleares posterior und anterior** (Abb. 72b.26) liegen in der Medulla oblongata an der Eintrittsstelle des N. vestibulocochlearis dicht vor dem Übergang der Medulla oblongata in den Pons (459). Die Cochleariskerne befinden sich an der freien, seitlichen Oberfläche der Medulla oblongata in Höhe des Recessus lateralis des 4. Ventrikels (Abb. 72b.26). Nach anteromedial werden die Cochleariskerne vom Pedunculus cerebellaris inferior begrenzt. Der Pedunculus cerebellaris inferior wird auch zur indirekten Lokalisation der Cochleariskerne in MR-Bildern verwendet (14).

Vom auditiven System wurde nur der größte, der anteriore Teil der Hörbahn in den Abb. 123–125 eingezeichnet. Dieser Teil zieht durch das **Corpus trapezoideum**. Die Fasern des Corpus trapezoideum verlassen die Cochleariskerne an deren anterioren Rändern. Sie ziehen, leicht ansteigend, anterior um den Pedunculus cerebellaris inferior sowohl zum ipsilateralen als auch zum kontralateralen Komplex aus Nucl. olivaris superior und den Nuclei corporis trapezoidei. Dabei durchqueren sie den vorderen Teil des Lemniscus medialis und befinden sich im unteren Bereich des Pons unmittelbar hinter den Nuclei pontis. Das Corpus trapezoideum kann in MR-Bildern direkt und über die Lagebeziehung zum Lemniscus medialis lokalisiert werden (14).

Der **Lemniscus lateralis** (Abb. 74b.20, 75b.18, 76b.18) beginnt am Kernkomplex des Nucl. olivaris superior und der Nuclei corporis trapezoidei. Er endet am Colliculus inferior (Abb. 77b.34). Seine Länge liegt bei etwa 25 mm. Auf diesem Weg können die auditiven Signale noch weiter in einem oder mehreren Nuclei lemnisci lateralis umgeschaltet werden. Die Nuclei lemnisci lateralis werden nicht näher beschrieben und bleiben auch in den Abb. 122–125 unberücksichtigt. Der Lemniscus lateralis zieht im lateralen Teil des Tegmentum des Pons aufwärts und liegt im Übergang zwischen Pons und Mittelhirn dicht unter der lateroposterioren Oberfläche des Tegmentum pontis. In der Nähe des Colliculus inferior grenzt er an die laterale Fläche des Pedunculus cerebellaris superior. Der Lemniscus lateralis strahlt von anterolateral in den Colliculus inferior ein.

Der **Colliculus inferior** ist im ersten Sagittalschnitt posterior vom Aqueductus mesencephali an der inferioren Wölbung der Vierhügelplatte zu erkennen (Abb. 32a.19). In axialen T2-gewichteten MR-Bildern kann die Lage des Lemniscus lateralis wegen seines Kontrastes zu benachbarten Strukturen bestimmt werden (97). Anhand seiner exponierten Lage lässt sich der Colliculus inferior in MR-Bildern aller drei Hauptschichtrichtungen leicht auffinden (14, 404)

Die Axone der Perikaryen des Colliculus inferior bilden das **Brachium colliculi inferioris.** Es ist eine schmale Faserbahn an der Außenseite des Tegmentum mesencephali. Am Übergang des Mittelhirns in das Zwischenhirn biegt das Brachium colliculi inferioris leicht nach lateral ab und mündet nach etwa 5 mm von posteromedial in das **Corpus geniculatum mediale**. Dieser mediale Kniehöcker befindet sich lateral des Mittelhirns im unteren Bereich des Zwischenhirns. Das Corpus geniculatum mediale (Abb. 34a.15) grenzt mit seiner vorderen Fläche an die Capsula interna. Der größte Durchmesser des Corpus geniculatum mediale beträgt etwa 8–9 mm, seine Ausdehnung in superior-inferiorer Richtung etwa 5–6 mm. Das Corpus geniculatum mediale besteht aus 3 Teilen: der mediale, großzellige Teil ist ein kleiner Nebenkern, der posteromedial vom Hauptkern liegt (312). Er erhält nach elektrophysiologischen Untersuchungen somatosensorische, vestibuläre und auditive Afferenzen, ist also multimodal (7, 312). Der dorsale Nebenkern ist ein kleines, etwa dreieckiges Kerngebiet, das visuelle und auditive Signale erhält. Der ventrale, kleinzellige Teil ist das größte Kerngebiet. Er wird auch als Hauptkern bezeichnet und erhält nur auditive Signale (217). Die Fasern des Brachium colliculi inferioris erreichen das Corpus geniculatum mediale von posteromedial, die austretenden Fasern verlassen es als Radiatio acustica nach anterolateral (243, 244).

Die Hörstrahlung, **Radiatio acustica**, verbindet den medialen Kniehöcker mit der primären Hörrinde. Die Radiatio acustica wurde erstmals an myelogenetischen mikroskopischen Präparaten von Säuglingsgehirnen beschrieben (360). Spätere Untersuchungen haben weitere Details aufgezeigt (53, 247). Die Radiatio acustica beginnt am anterolateralen Rand des Corpus geniculatum mediale. Der Anfangsteil zieht leicht ansteigend nach lateral, oberhalb des Tr. opticus und unterhalb der Fibrae thalamoparietales. Er wird hinten-unten vom Corpus geniculatum laterale und hinten-oben vom Pulvinar begrenzt sowie vorn-oben vom restlichen Thalamus. Im weiteren, nach lateral gerichteten Verlauf grenzt die Ra-

1 Chiasma opticum
2 Temporallappen
3 3. Ventrikel
4 primärer auditiver Cortex im G. temporalis transversus
5 Thalamus
6 Glandula pinealis
7 Ventriculus lateralis
8 Splenium des Corpus callosum
9 Radiatio acustica
10 Corpus geniculatum mediale
11 Brachium colliculi inferioris
12 Colliculus inferior
13 Commissura colliculorum inferiorum
14 Nucl. lemnisci lateralis
15 Lemniscus lateralis
16 Pons
17 Nucl. olivaris superior
18 bipolare Ganglienzelle im Ganglion cochleare (spirale cochleae)
19 N. cochlearis des N. vestibulocochlearis
20 Nucl. cochlearis anterior
21 Corpus trapezoideum
22 Nuclei corporis trapezoidei
23 Nucl. cochlearis posterior
24 Striae acusticae posteriores
25 Medulla oblongata

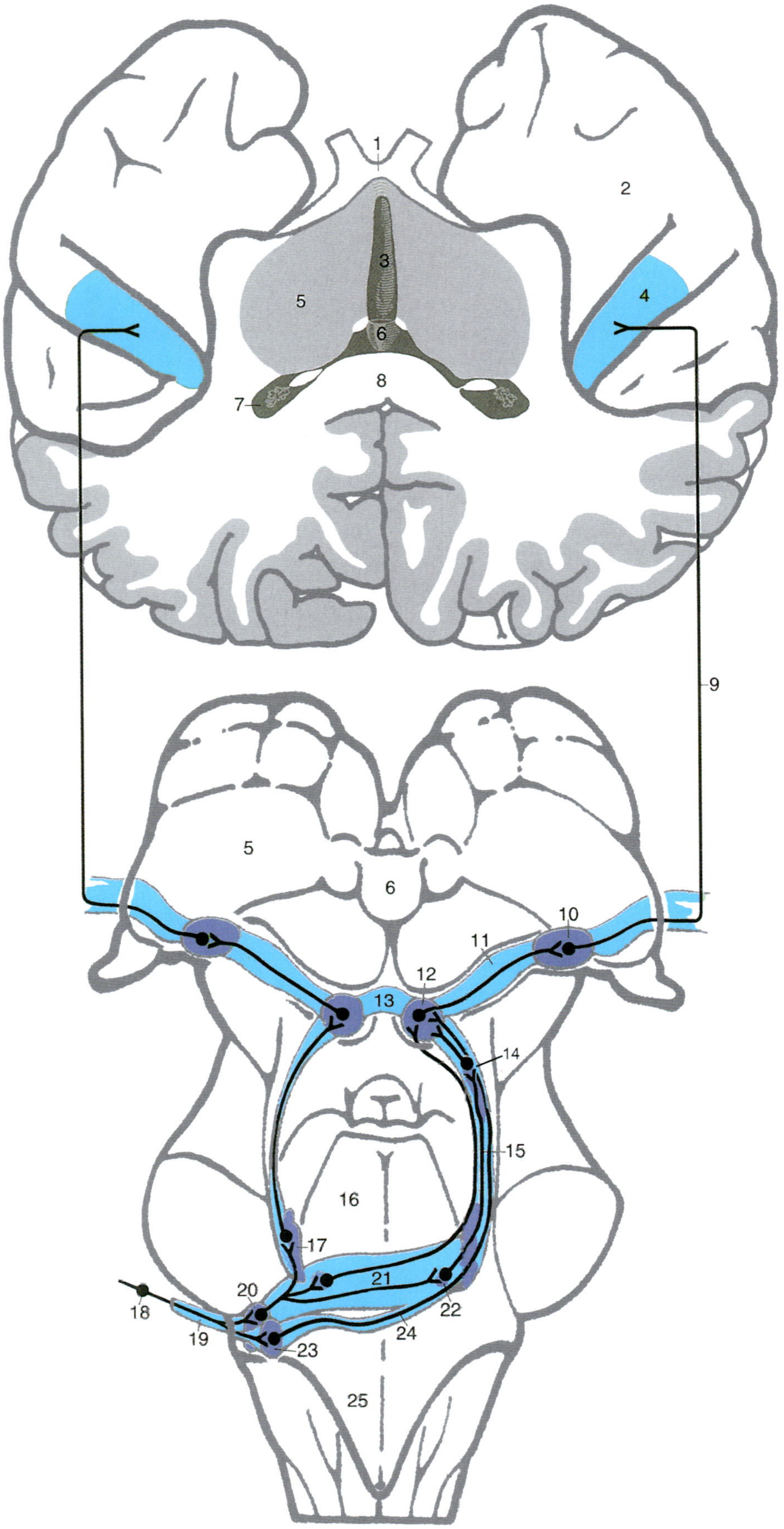

Abb. **122** Schema der neuronalen Verschaltung des auditiven Systems in Hirnstamm und Zwischenhirn in der Ansicht von hinten und in einer Aufsicht von oben auf die beiden Temporallappen sowie auf eine Schnittfläche, die dicht oberhalb des Chiasma opticum und durch die Mitte des Splenium des Balkens verläuft. Diese Schnittebene liegt vorn etwa 20° unterhalb und hinten etwa 20° oberhalb der Bikommissuralebene. Modifiziert nach (332).

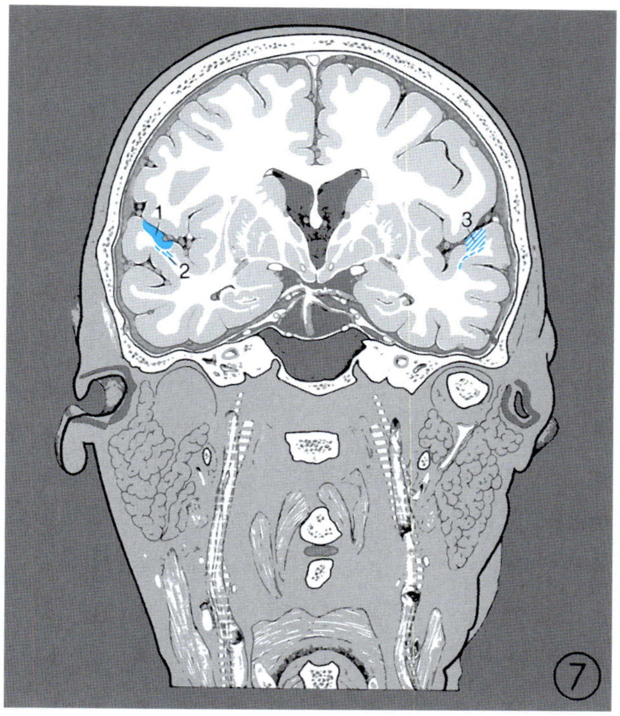

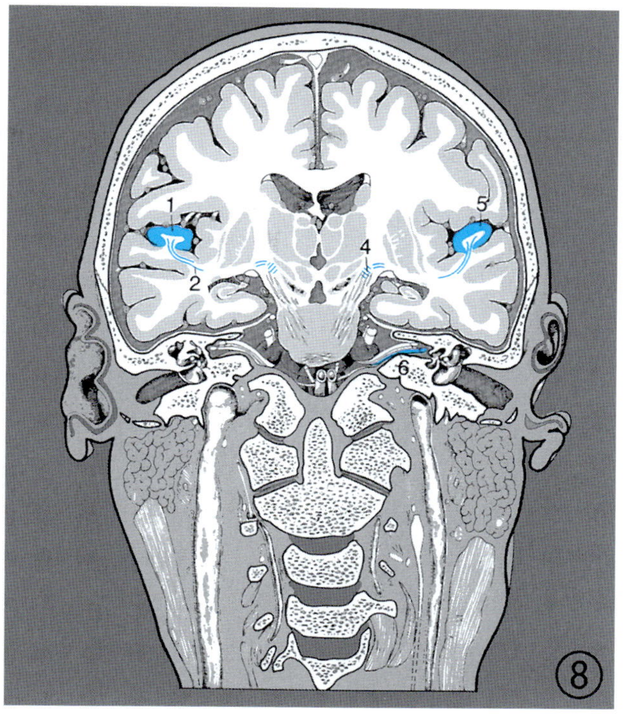

1 G. temporalis transversus anterior (vordere Heschlsche Querwindung)
2 Radiatio acustica
3 G. temporalis transversus (Heschlsche Querwindung) (im posterioren Teil der Scheibe)
4 Corpus geniculatum mediale (im posterioren Teil der Scheibe)
5 G. temporalis transversus (Heschlsche Querwindung)
6 N. cochlearis
7 Corpus geniculatum mediale
8 Brachium colliculi inferioris
9 Colliculus inferior (im posterioren Teil der Scheibe)
10 Lemniscus lateralis (innerhalb der Scheibe)
11 Nucl. olivaris superior
12 Nuclei cochleares anterior und posterior (innerhalb der Scheibe)

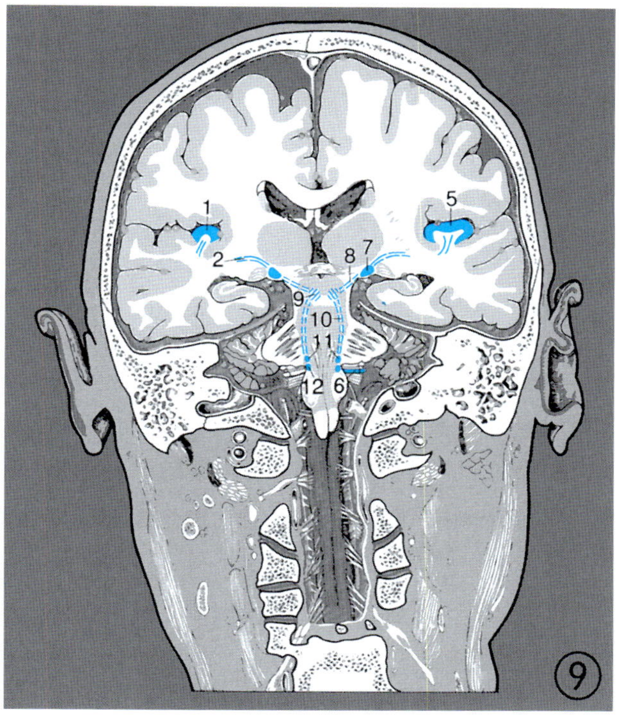

Abb. **123** Frontale Serienbilder des auditiven Systems. Die Zahl im Kreis gibt die Nummer der jeweiligen Scheibe an (s. Abb. 1, 2a, 2b, 3). Vom linken N. cochlearis ausgehend ist der ipsi- und kontralaterale Teil der anterioren Hörbahn dargestellt. Zwei Heschlsche Querwindungen sind in der rechten Hemisphäre vorhanden.

diatio optica posterior an die Radiatio acustica. Diese zieht dabei durch das hintere Ende des Crus posterius der Capsula interna und danach hinter der Pars lateralis des Globus pallidus, dem Putamen und dem Claustrum entlang. Schließlich biegt die Radiatio acustica um den hinteren Rand der Inselrinde herum nach vorn, steigt dann im Mark des G. temporalis transversus nach oben und erreicht den primären auditiven Cortex.

Der **primäre auditive Cortex** wird zytoarchitektonisch als Area 41 angegeben (514). Brodmann (56) lokalisierte die Area 41 annähernd im G. temporalis transversus. Nach vorn dehnt sich die Area 41 über den G. temporalis transversus aus. Die Area 42 umgreift das Feld 41 von außen her im Bogen. Das dem Feld 41 entsprechende Areal wird als Area supratemporalis granulosa auf der anterioren **Heschlschen Querwindung** beschrieben (116). Mit pigmentarchitektonischen Methoden wurde die primäre Hörrinde in dem medialen Teil der Heschlschen Querwindung und dem angrenzenden Teil des Planum temporale beschrieben (46, 47). In elektrophysiologischen Studien wurden mithilfe akustisch evozierter Potenziale an über zwanzig Patienten die auditiven Rindenfelder intraoperativ registriert (78, 283). An den medialen zwei Dritteln der anterioren und posterioren Heschlschen Querwindung waren die Potenziale relativ konstant und hatten kurze Latenzzeiten.

1 Colliculus inferior
2 Lemniscus lateralis (im lateralen Teil der Scheibe)
3 Corpus trapezoideum
4 Striae medullares ventriculi quarti
5 Brachium colliculi inferioris
6 Lemniscus lateralis
7 Nucl. olivaris superior
8 N. cochlearis (innerhalb der Scheibe)
9 Nuclei cochleares posterior und anterior (innerhalb der Scheibe)
10 Radiatio acustica (im lateralen Teil der Scheibe)
11 Corpus geniculatum mediale
12 N. cochlearis
13 Radiatio acustica (teilweise innerhalb der Scheibe)

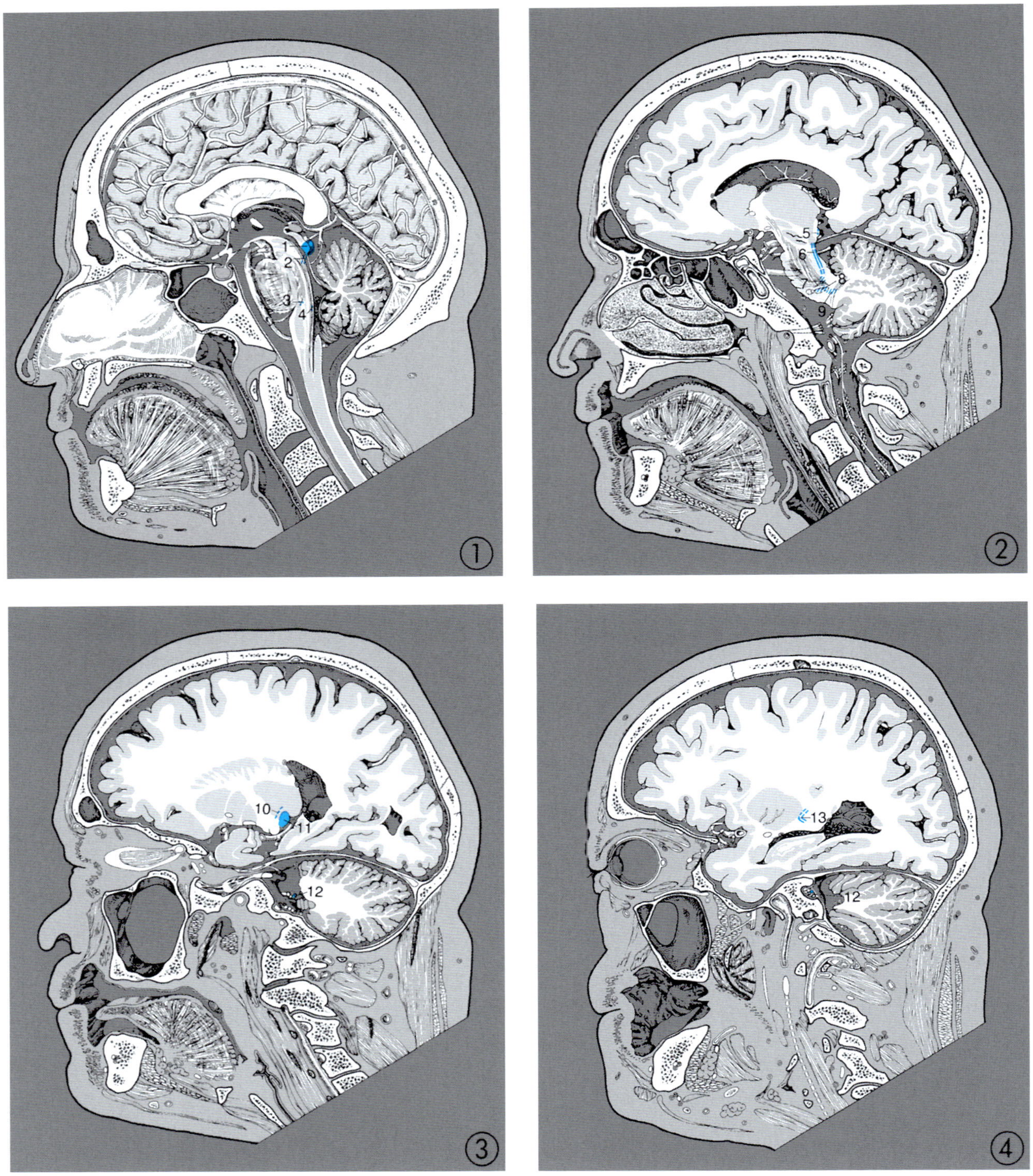

Abb. **124** Sagittale Serienbilder des auditiven Systems. Die Zahl im Kreis gibt die Nummer der jeweiligen Scheibe an (s. Abb. 29, 30a, 30b, 31).

Die Umgebung des Planum temporale und des G. temporalis superior zeigte Potenziale mit kleineren Amplituden und langen Latenzzeiten. In der Regel werden rechts zwei Heschlsche Querwindungen (Gyri temporales transversi anterior und posterior), links eine Querwindung angetroffen (138, 139). Der G. temporalis transversus liegt oberhalb des G. temporalis superior in der Tiefe des Sulcus lateralis. Er verläuft vom posterioren Rand der Insel, von ihr durch den Sulcus circularis insulae getrennt, schräg absteigend von posteromedial nach anterolateral. Posterior wird er durch einen Sulcus temporalis transversus begrenzt. Der gesamte G. temporalis transversus mit dem primären auditiven Cortex wird durch das Operculum parietale bedeckt und ist somit an einer intakten Hemisphäre von außen nicht direkt sichtbar. Der G. temporalis transversus lässt sich in axialen, koronalen und sagittalen MR-Bildern leicht auffinden (14, 505, 508).

In den computergraphischen Bildern erweist sich das auditive System im Vergleich mit dem medialen Lemniscussystem, dem visuellen und dem kortikospinalen System als das kürzeste neurofunktionelle System. Sein pri-

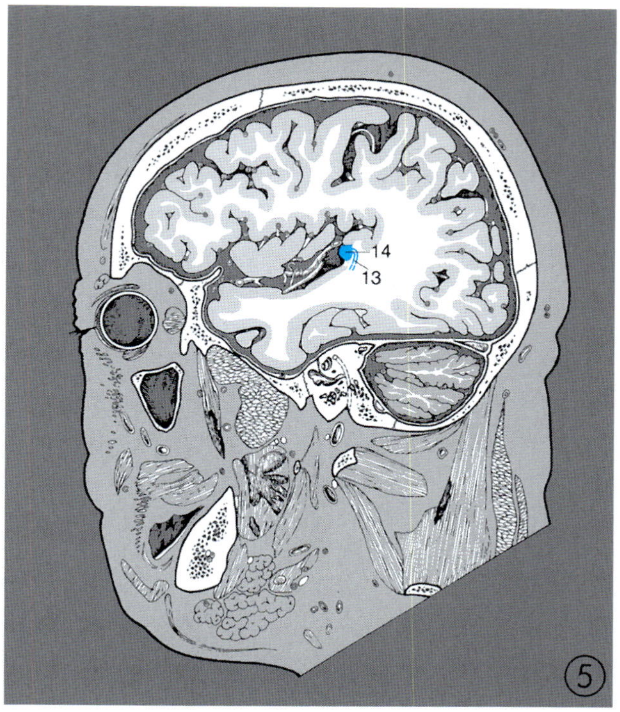

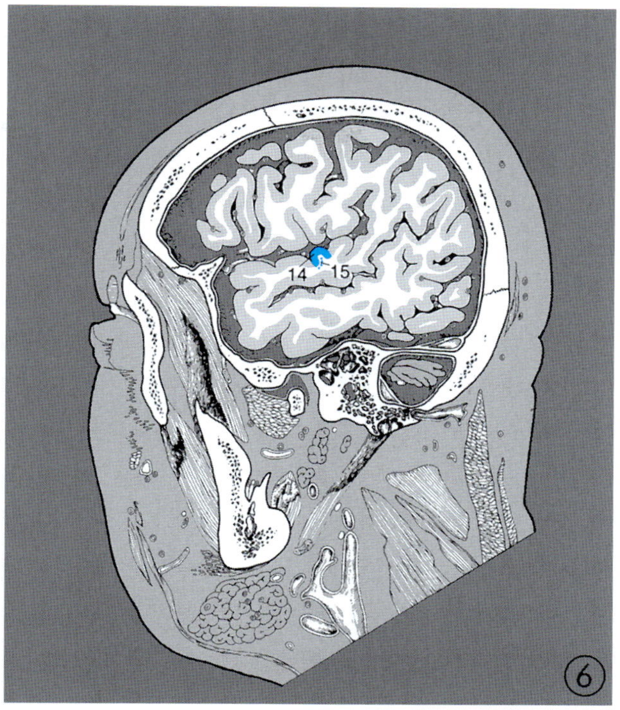

13 Radiatio acustica (teilweise innerhalb der Scheibe)
14 G. temporalis transversus anterior (vordere Heschlsche Querwindung)
15 Radiatio acustica

märes Rindenareal liegt in der Tiefe des Sulcus lateralis (243, 244).

Klinische Hinweise
Einige der erwähnten Kerne im Hirnstamm sind nicht nur Relaiskerne, sondern auch Reflexzentren. Auf diesem Wege werden die Kerne des Corpus trapezoideum mit den Ursprungskernen des VII. Hirnnervs verbunden. Damit ist der Reflexbogen vom Cortischen Organ zum M. stapedius hergestellt. Als Antwort auf akustische Reize mit hoher Intensität kontrahiert sich dieser Muskel reflektorisch und dämpft damit die Schallübertragung vom Trommelfell zum Stapes (Stapediusreflex). Fällt dieser Reflexbogen aus, tritt Hyperakusis auf.

Weitere Reflexbahnen verlaufen von den Colliculi inferiores zu den Colliculi superiores. Sie sind Stellglieder für Reflexe der Augen- und Kopfbewegungen auf akustische Reize. Außerdem sind Neurone der Formatio reticularis parallel zu aufsteigenden Abschnitten der Hörbahn geschaltet.

Vom auditiven Cortex und von den Colliculi inferiores ziehen absteigende Bahnen zu den periolivären Kernen im unteren Abschnitt des Pons. Von diesen periolivären Kernen verläuft eine efferente Bahn in die Schnecke und endet an den Haarzellen des Cortischen Organs (Tr. olivocochlearis, Rasmussen-Bündel). Diese Bahn enthält cholinerge und enkephalinerge Fasern (s. Kap. 7.4, Kap. 7.7.4). Im Experiment können Impulse des Hörnervs durch Reizung dieses Tr. olivocochlearis unterdrückt werden.

Klinische Hinweise
Klinisch werden Mittelohr- (Schallleitungs-), kochleäre und retrokochleäre Schwerhörigkeit unterschieden. Für die Abgrenzung der Mittelohrschwerhörigkeit gibt die einfache ärztliche Untersuchung mit Stimmgabelprüfung erste diagnostische Hinweise. Für die Fragestellungen der kochleären oder retrokochleären Schwerhörigkeit werden neben der Audiometrie neurophysiologische Testverfahren eingesetzt, unter denen die Ableitung **akustisch evozierter Potenziale (AEP)** bzw. die Brainstem Electric Response Audiometry (BERA) zu nennen sind. Bei der international uneinheitlicher Nomenklatur werden so die frühen akustisch evozierten Hirnstammpotenziale bezeichnet (301, 446). Die Ableitung der AEP durch Oberflächenelektroden nach repetitiver akustischer Reizung ermöglicht eine topische Zuordnung der Funktionsstörung nach peripherer und abschnittsweiser zentraler Störung im Hirnstamm (288).
Bei Verdacht auf **Akustikusneurinom** und andere Raumforderungen im Kleinhirnbrückenwinkel, aber auch bei zentralen Hörstörungen haben die Magnetresonanztomographie und ersatzweise die Computertomographie mit dünner Schichtung und intravenöser Kontrastmittelgabe hohen diagnostischen Rang.

1 N. cochlearis
2 Nuclei cochleares (innerhalb der Scheibe)
3 Corpus trapezoideum (innerhalb der Scheibe)
4 Lemniscus lateralis
5 Corpus geniculatum mediale
6 Brachium colliculi inferioris
7 Colliculus inferior

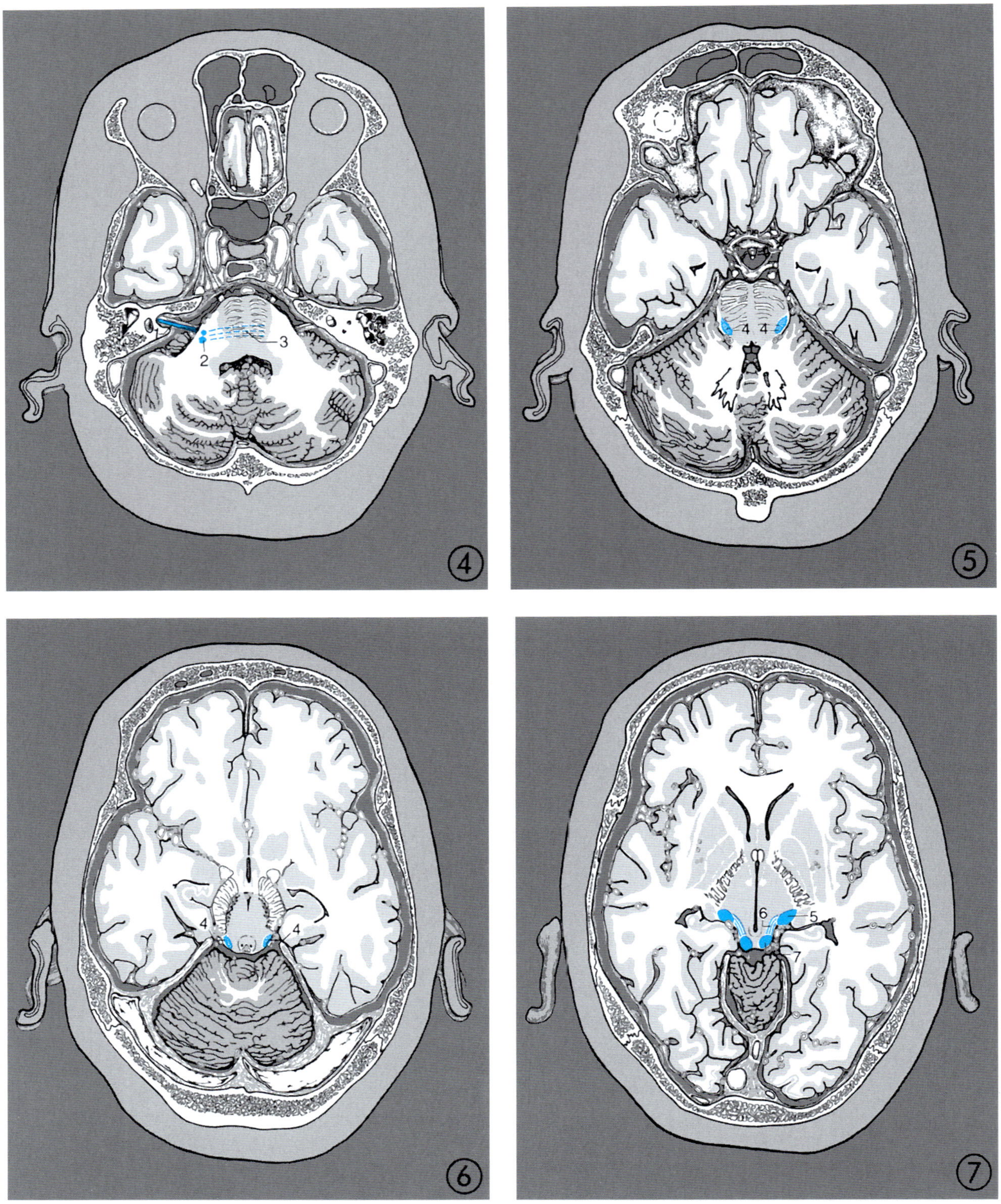

Abb. **125** Kanthomeatal orientierte Serienbilder des auditiven Systems. Die Zahl im Kreis gibt die Nummer der Scheiben an (s. Abb. 44, 45a, 45b, 46).

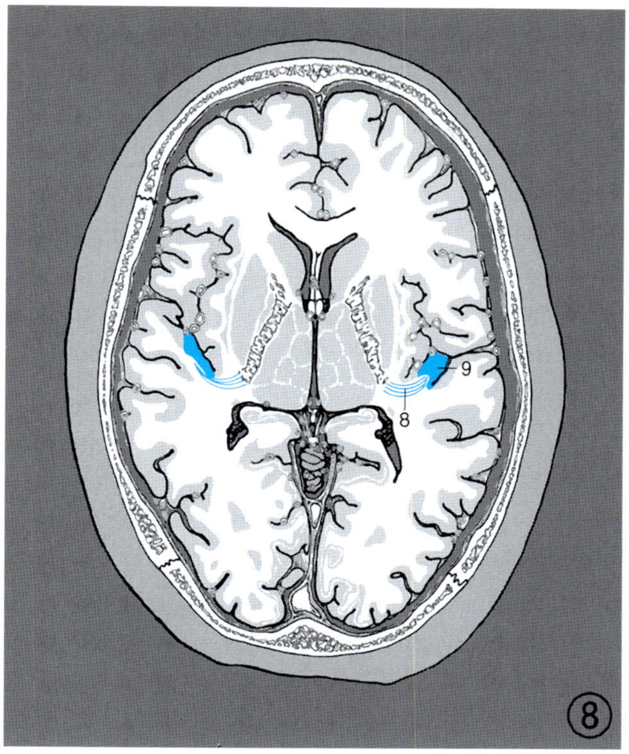

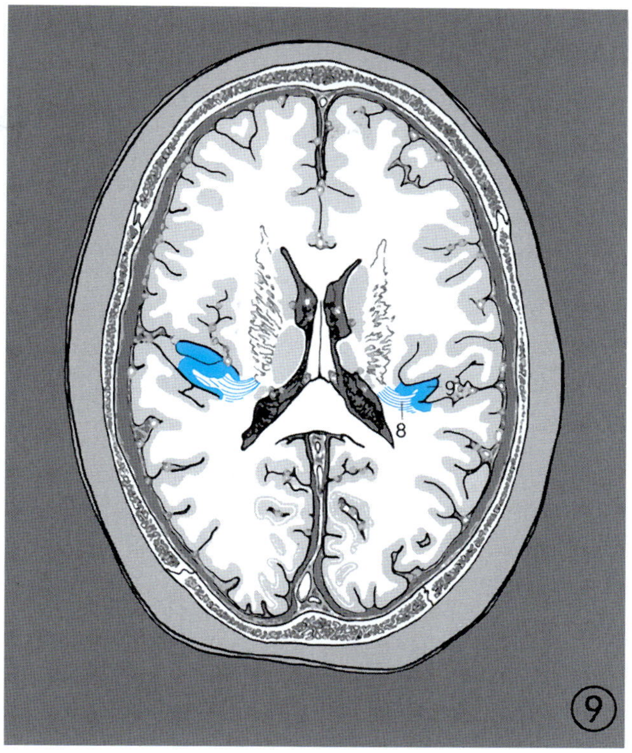

8 Radiatio acustica
9 G. temporalis transversus (Heschlsche Querwindung)

6.6 Visuelles System

(Abb. 126–129)

Die Photorezeptoren des visuellen Systems liegen in der **Retina.** Von den Zapfen- und Stäbchenzellen werden optische Signale über die bipolaren zu den multipolaren, großen Nervenzellen geleitet. Die Neuriten der multipolaren Nervenzellen verlaufen an der inneren Oberfläche der Retina, konvergieren zur Papille des Sehnervs, ziehen durch die Lamina cribrosa der Sclera und bilden den N. opticus. Innerhalb der Orbita hat der **N. opticus** eine Länge von etwa 3 cm. Er verläuft mit einer leichten Krümmung, die eine freie Beweglichkeit des Augenbulbus gestattet. Die Hauptrichtung des N. opticus kreuzt in einem spitzen Winkel die Kanthomeatalebene. Er ist deshalb in drei der etwa 1 cm dicken Scheiben getroffen (Abb. 129.2). Der N. opticus zieht durch den **Canalis opticus,** einen Knochenkanal von etwa 5 mm Länge, zum **Chiasma opticum** (Abb. 129.3). Bei Bewegungen des Augapfels nach außen verlagert der N. opticus seine Lage in der Orbita nach innen (396). Im Bereich der Orbita umhüllen die weichen und harten Hirnhäute den N. opticus mit einem schmalen Subarachnoidalraum, dagegen sind im Canalis opticus Pia mater, Dura mater und Knochenwand fest miteinander verwachsen.

Inferior vom Chiasma opticum liegen die Keilbeinhöhle und die Sella turcica mit der Hypophyse, posterior und superior der Hypothalamus und lateral die Aa. carotis internae. Im Chiasma opticum kreuzen nur die Fasern aus der nasalen Hälfte der Retina (temporales Gesichtsfeld), während die aus den temporalen Retinahälften (nasales Gesichtsfeld) auf der gleichen Seite bleiben.

Gekreuzte und ungekreuzte Fasern bilden den etwa 4 cm langen **Tr. opticus.** Er zieht bogenförmig an der Grenze von Mittelhirn und Zwischenhirn zum Corpus geniculatum laterale, wo die meisten Fasern synaptisch enden (Abb. 127.7, 128.8, 129.5).

Das **Corpus geniculatum laterale** liegt unterhalb vom Pulvinar des Thalamus unmittelbar lateral neben dem Corpus geniculatum mediale. Die größte Schnittfläche des Corpus geniculatum laterale hat die Form eines Hutes, dessen größter Durchmesser etwa 8–9 mm beträgt. Mikroskopisch besteht das Corpus geniculatum laterale aus 6 Zellschichten, die durch dünne weiße Zonen (Fasern des N. opticus) getrennt werden. Hier werden die meisten Fasern des N. opticus auf das 4. Neuron der Sehbahn umgeschaltet, die gekreuzten in den Schichten 1, 4 und 6, die ungekreuzten in den Schichten 2, 3 und 5. Die Schichten 1 und 2 bestehen aus magnozellulären Nervenzellen, die Schichten 3 bis 6 aus parvozellulären Nervenzellen.

Ein kleiner Teil der Fasern des Tr. opticus verläuft zum Colliculus superior und zur Area pretectalis, über die die Reflexe der inneren und äußeren Augenmuskeln moduliert werden. Ein dritter Teil der Fasern bildet die extragenikuläre Faserprojektion zur Endhirnrinde (s. unten).

Die **Sehstrahlung (Radiatio optica)** verläuft vom Corpus geniculatum laterale zunächst in einem Bogen über das Cornu temporale des Seitenventrikels, bevor sie sich der Sehrinde medial zuwendet (82, 83, 203, 475). Nervenzellen der medialen Hälfte des Corpus geniculatum laterale projizieren vorwiegend auf die obere Lippe der Area striata, Nervenzellen der lateralen Hälfte des Corpus geniculatum laterale auf die untere Lippe der Area striata. In MR-Bildern von Säuglingsgehirnen und in neurohistologischen Schnittserien von Säuglingsgehirnen im Alter von 3 bis 12 Monaten lässt sich die Sehstrahlung isoliert nachweisen (298). Die Sehstrahlung liegt im lateralen Bereich des Temporal- und Okzipitalhorns des Seitenventrikels in einer annähernd sagittal verlaufenden Schicht (Abb. 127.8), die in den Frontalscheiben hakenförmig erscheint und deren offener Abschnitt des Hakens nach medial gerichtet ist. Diese Marklamellen der Sehstrahlung beginnen an der posterioren Hälfte der lateralen Seite des Corpus geniculatum laterale. Die obere Faserlamelle der Sehstrahlung enthält extramakuläre Fasern, die zum anterioren Teil der oberen Lippe der Sehrinde ziehen. Der mittlere Teil der Sehstrahlung enthält die Fasern, die Signale aus der Macula lutea der Retina zum Okzipitalbereich der Sehrinde leiten. Die untere Faserlamelle der Sehstrahlung durchläuft die Schleife am vorderen Rand des Temporalhorns des Seitenventrikels, unterkreuzt den Seitenventrikel und zieht dann zum anterioren Teil der unteren Lippe der Sehrinde. Fällt nur dieser Teil aus, dann ist Wahrnehmung im peripheren (extramakulären) Teil des oberen Quadranten des Gesichtsfeldes davon betroffen (179).

Der bogenförmige Anfangsteil der Sehstrahlung, das **Genu der Radiatio optica** (Meyer Loop), lässt sich an histologischen Markscheidenpräparaten von juvenilen und adulten Gehirnen nicht sicher abgrenzen, weil dieser Teil der Sehstrahlung mit anderen Fasern gemischt ist und im histologischen Schnitt wie ein „Faserfilz" erscheint. Nur an den erwähnten Säuglingsgehirnen, bei denen sich zuerst die großen Projektionsbahnen wie die Sehstrahlung entwickeln, lässt sich diese isoliert färben und ihr Verlauf erkennen. Das Übertragen dieser Befunde auf die Gehirne von Erwachsenen muss berücksichtigen, dass sich die Volumengröße dieser Säuglingsgehirne während des weiteren Wachstums noch mehr als verdoppelt. Deshalb sind Rekonstruktionen des Knies der Sehstrahlung im Erwachsenenalter nur wahrscheinliche Lokalisationen, die erst durch die künftige Forschung geklärt werden können. Der weitere Verlauf der Sehstrahlung in dem erwähnten Stratum sagittale externum lässt sich histologisch und mit Lupe makroskopisch am Cornu temporale und am Cornu occipitale des Seitenventrikels erkennen.

Die **primäre Sehrinde** (**Area striata** oder **Area 17** nach Brodmann) liegt hauptsächlich im medialen Teil des Okzipitallappens um den Sulcus calcarinus herum. Mehr als die Hälfte der primären Sehrinde liegt an der Innenfläche des **Sulcus calcarinus.** Der Sulcus calcarinus schneidet tief in den Okzipitallappen bis an den Seitenventrikel heran ein. Am Calcar avis grenzt die weiße Substanz der primären Sehrinde an das Okzipitalhorn des Seitenventrikels. Unterhalb des Sulcus calcarinus reicht die primäre Sehrinde nach anterior bis vor die Einmündung des Sulcus parietooccipitalis. Die Form der primären Sehrinde der rechten und linken Hemisphäre ist asymmetrisch und interindividuell variabel (442). Die primäre Sehrinde kann bis an den Okzipitalpol des Großhirns reichen. Ihre Hauptverlaufsrichtung ist ähnlich wie die Bikommissuralebene ausgerichtet (453). Innerhalb des Sulcus calcarinus sind variable Wölbungen und Einsenkungen der Rinde zu beobachten (399). Die primäre Sehrinde gehört histologisch zum granulären, sensorischen Typ. In der 4. Schicht befindet sich ein makroskopisch und mikroskopisch sichtbarer Faserstreifen, der **Gennari-Streifen.**

Klinische Erfahrungen mit temporalen Kortikektomien zeigten keine Ausfälle des Gesichtsfeldes, wenn die Exzisionen weiter frontal als 1 cm vor der vertikofrontalen Ebene der Commissura posterior lagen (454). Diese Ebene verläuft durch die Commissura posterior und steht senkrecht auf der Medianebene und der Bikommissuralebene nach Tailarach. Nach diesen Befunden ist es wahrscheinlich, dass die Radiatio optica unterschiedlich dicht am frontalen Pol des Temporalhorns des Seitenventrikels verläuft und nicht so stark nach frontal ausladt, wie sie als Meyer-Loop teilweise beschrieben wird (203). Auch partielle temporale Lobektomien zeigten keine, kleine und große Gesichtsfeldausfälle (18). Diese Ergebnisse sprechen für eine Variabilität des Meyer-Loop.

In MR-Bildern lässt sich in den medianen und paramedianen Scheiben der **Sulcus calcarinus** (Abb. 32b.17, 32d.17, 33b.12, 33d.12) gut identifizieren, weil er sich anterior mit dem Sulcus parietooccipitalis vereinigt und beide Furchen einen keilförmigen Anteil aus dem Okzipitallappen abgrenzen (Cuneus). In axialen Scheiben lassen sich die obere und untere Lippe der Sehrinde nicht sicher unterscheiden, weil der Sulcus calcarinus wellenförmig und annähernd parallel zur Kanthomeatalebene verläuft. Selbst in makroskopischen Horizontalschnitten kann die Zuordnung der Sehrinde zur oberen oder unteren Lippe schwierig sein. Dagegen lassen sich die obere und untere Lippe der Sehrinde in Frontalscheiben gut unterscheiden. Der Sulcus calcarinus (Abb. 15b.6, 15d.6, 16b.6, 16d.6, 17b.5, 17d.5) schneidet tief den Okzipitallappen ein. Am Calcar avis grenzt die Sehrinde mit ihrer weißen Substanz an das Okzipitalhorn des Seitenventrikels. Mithilfe der Echoplanartechnik der funktionellen MRT lassen sich die okulären Dominanzsäulen der primären Sehrinde nachweisen (96).

Retinotopik

Die Objekte im Gesichtsfeld werden seitenverkehrt, umgekehrt und verkleinert auf die Photorezeptoren der Retina beider Augen projiziert. Die **räumliche Ordnung** der Photorezeptoren der Retina bleibt vom Sehnerv bis zur primären Sehrinde im visuellen System erhalten. Diese Konstanz der räumlichen Orientierung der Objekte im Gesichtsfeld, der Photorezeptoren in der Retina bis zur räumlichen Ordnung in der primären Sehrinde wird Retinotopik genannt. Mithilfe der funktionellen Magnetresonanztomographie ließ sich die Retinotopik bestätigen (96).

Zwischen den Photorezeptoren der Retina und der primären Sehrinde bestehen folgende räumliche Ordnungen:

1. Infolge der **partiellen Kreuzung** der Sehbahn im Chiasma opticum erreichen die optischen Signale der rechten Hälften beider Retinae (und damit die linken Hälften der Gesichtsfelder) die rechte primäre Sehrinde (Area striata).
2. Die unteren homonymen Viertel der Retina (entsprechen den oberen homonymen Gesichtsfeldvierteln) projizieren auf den Teil der primären Sehrinde, der unterhalb vom Sulcus calcarinus liegt und untere Lippe der Sehrinde genannt wird.

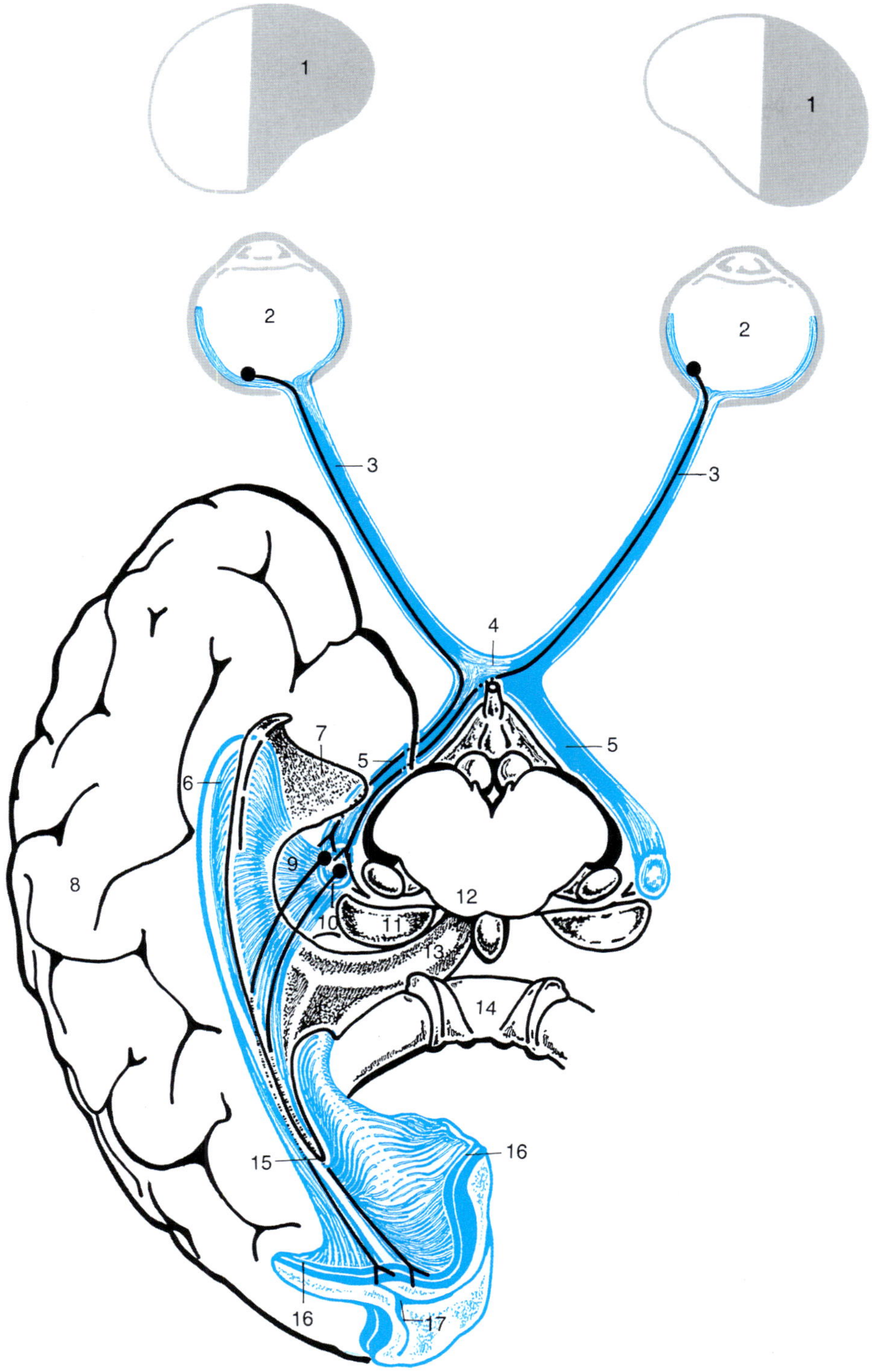

1 homonyme Gesichtsfeldhälften
2 Bulbus oculi
3 N. opticus
4 Chiasma opticum
5 Tr. opticus
6 Radiatio optica, Genu temporale
7 Ventriculus lateralis, Cornu temporale
8 Lobus temporalis des Großhirns
9 Radiatio optica
10 Corpus geniculatum laterale
11 Pulvinar thalami
12 Colliculus superior
13 Ventriculus lateralis, Pars centralis
14 Splenium corporis callosi
15 Ventriculus lateralis, Cornu occipitale
16 Area striata
17 Sulcus calcarinus

Abb. **126** Visuelles System in der Ansicht von inferior. Zwischen den beiden Tr. optici liegen basale Teile des Zwischenhirns und das Mittelhirn. Von dem rechten Endhirn wurde nur der Schläfen- und Hinterhauptslappen abgebildet. Zwei homonyme Gesichtsfeldhälften wurden grau gerastert. Das Schaltbild zeigt den Weg von den entsprechenden Retinahälften bis zur Sehrinde. Nach (332).

3. Die Macula lutea der Retina, die Stelle des schärfsten Sehens, besitzt das größte Projektionsfeld in der Sehrinde. Es liegt am Okzipitalpol. Anterior davon liegt die Sehrinde für das periphere (extramakuläre) binokulare Gesichtsfeld und dicht am Sulcus parietooccipitalis das periphere monokulare Gesichtsfeld.

Neben diesem Hauptweg der Sehbahn besteht ein kleiner **extragenikulärer Nebenweg,** der wahrscheinlich bei Ausfällen der Hauptbahn noch gewisse kompensatorische Aufgaben übernehmen kann. Diese extragenikuläre Projektion umgeht das Corpus geniculatum laterale, erreicht die oberen Hügel und das Pulvinar thalami. Von den thalamischen Kerngebieten aus erfolgt die weitere Verschaltung in die primäre und sekundäre Sehrinde (357, 369, 430).

1 Discus nervi optici
2 Retina
3 N. opticus

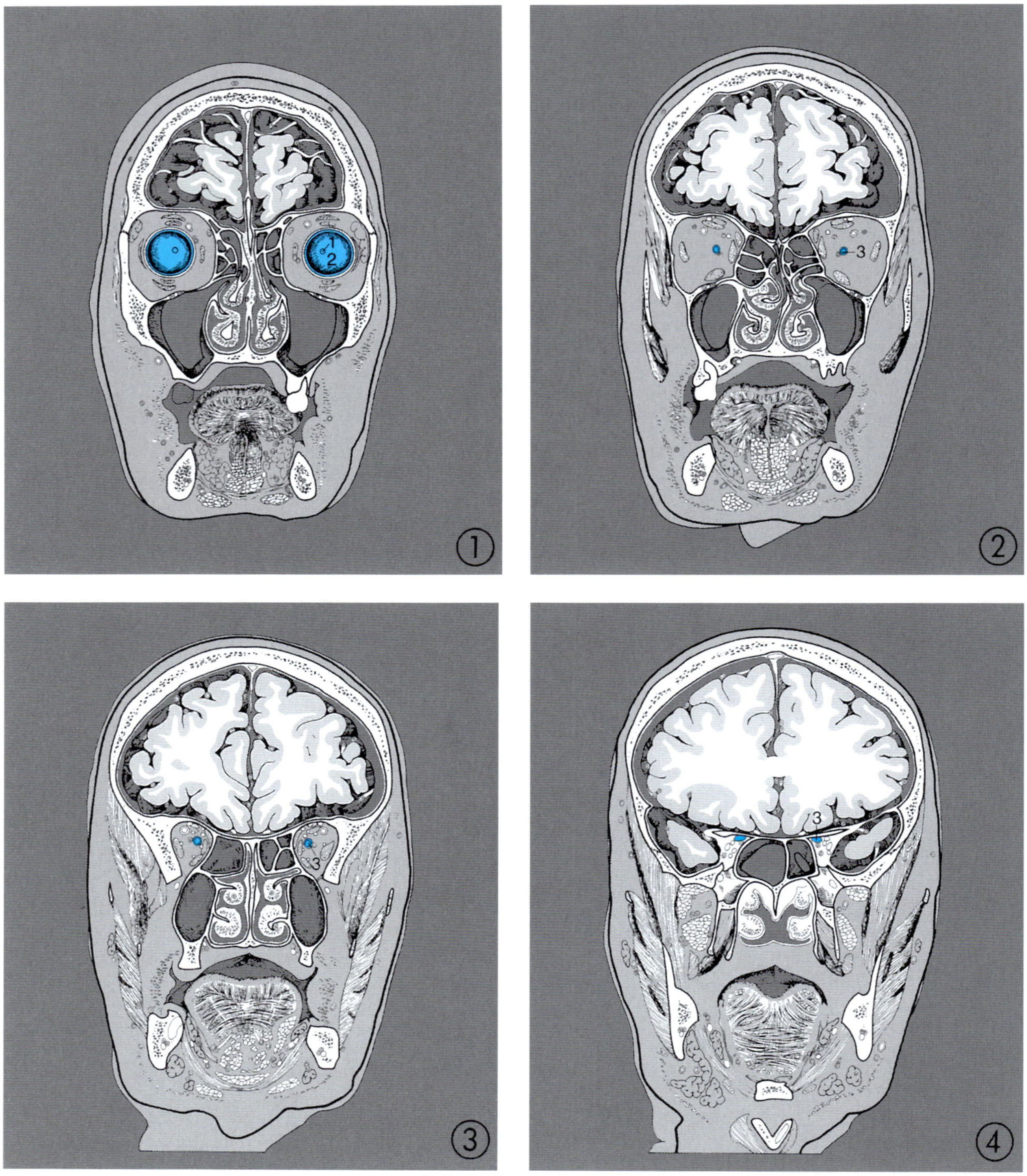

Abb. **127** Frontale Serienbilder des visuellen Systems. Die Radiatio optica ist nach (454) eingetragen. Die Zahl im Kreis gibt die Nummer der jeweiligen Scheibe an (s. Abb. 1, 2a, 2b, 3).

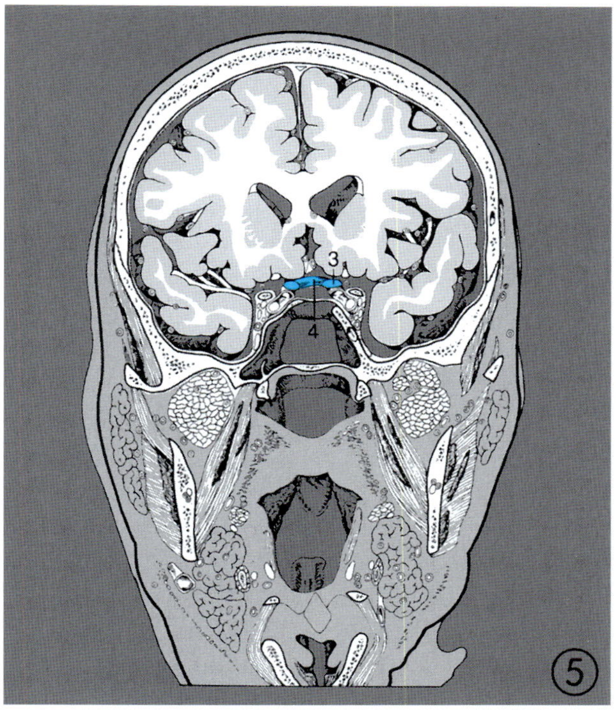

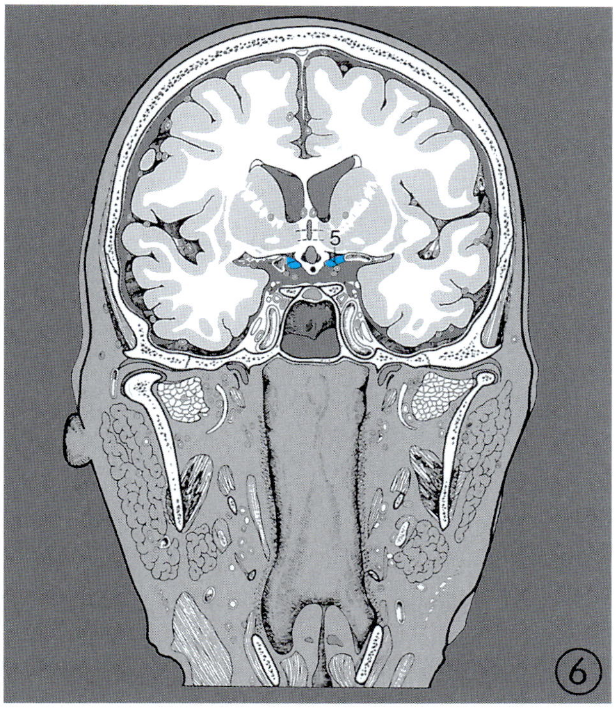

3 N. opticus
4 Chiasma opticum
5 Tr. opticus
6 Radiatio optica, Meyer Loop

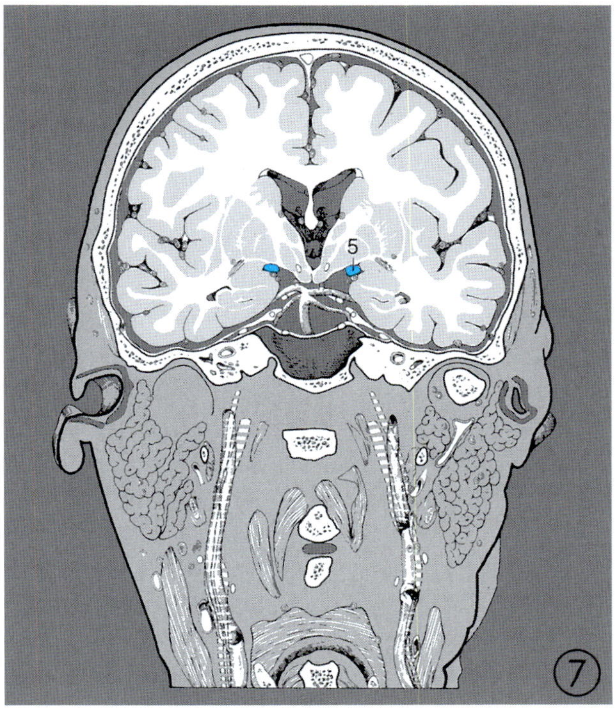

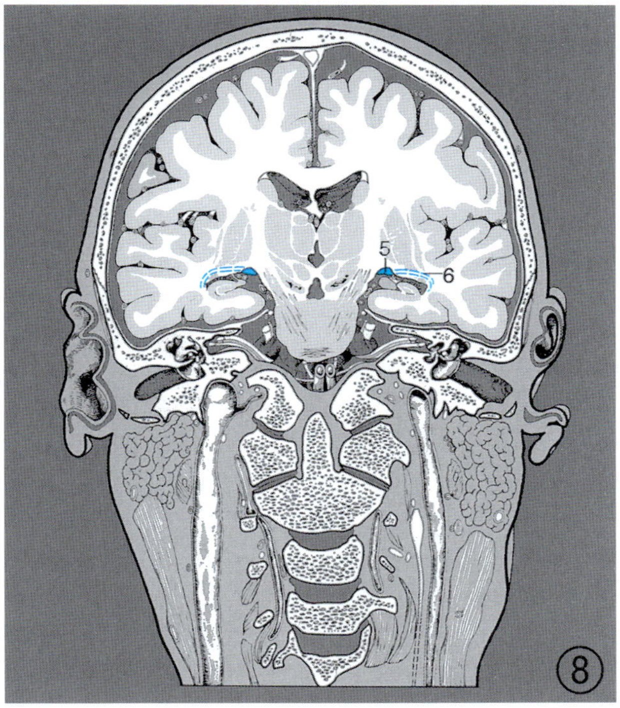

7 Corpus geniculatum laterale
8 Radiatio optica
9 Area striata, untere Lippe

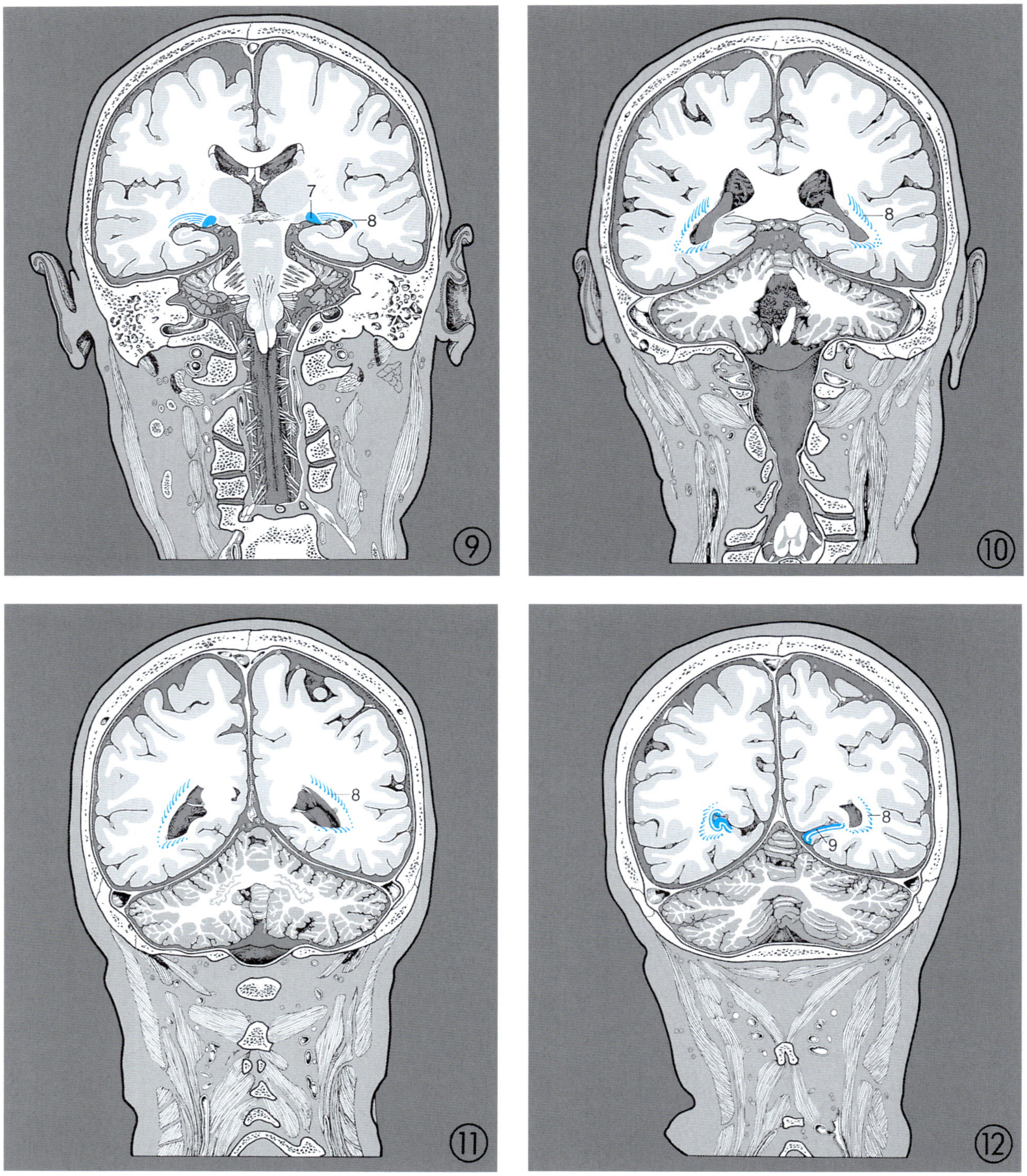

Abb. **127** Frontale Serienbilder des visuellen Systems. Die Radiatio optica ist nach (454) eingetragen. Die Zahl im Kreis gibt die Nummer der jeweiligen Scheibe an (s. Abb. 1, 2a, 2b, 3).

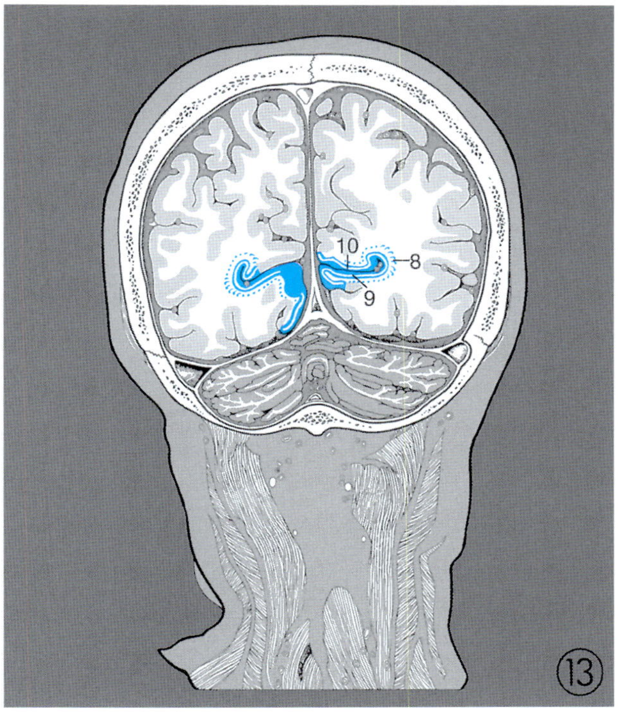

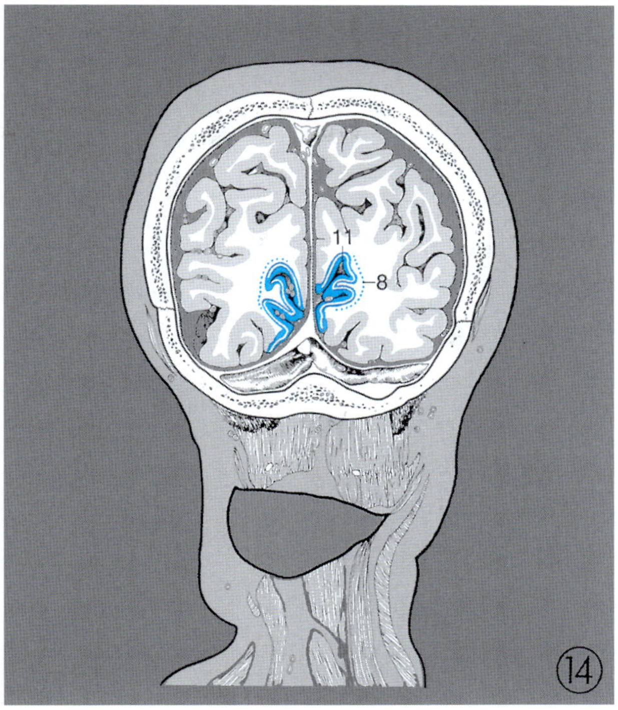

8 Radiatio optica
9 Area striata, untere Lippe
10 Area striata, obere Lippe
11 Area striata

1 N. opticus
2 Chiasma opticum
3 Tr. opticus (innerhalb der Scheibe)
4 Area striata, obere Lippe
5 Area striata, untere Lippe
6 N. opticus (innerhalb der Scheibe)
7 Tr. opticus
8 Corpus geniculatum laterale (innerhalb der Scheibe)
9 Radiatio optica
10 Area striata
11 Retina
12 Radiatio optica (innerhalb der Scheibe)

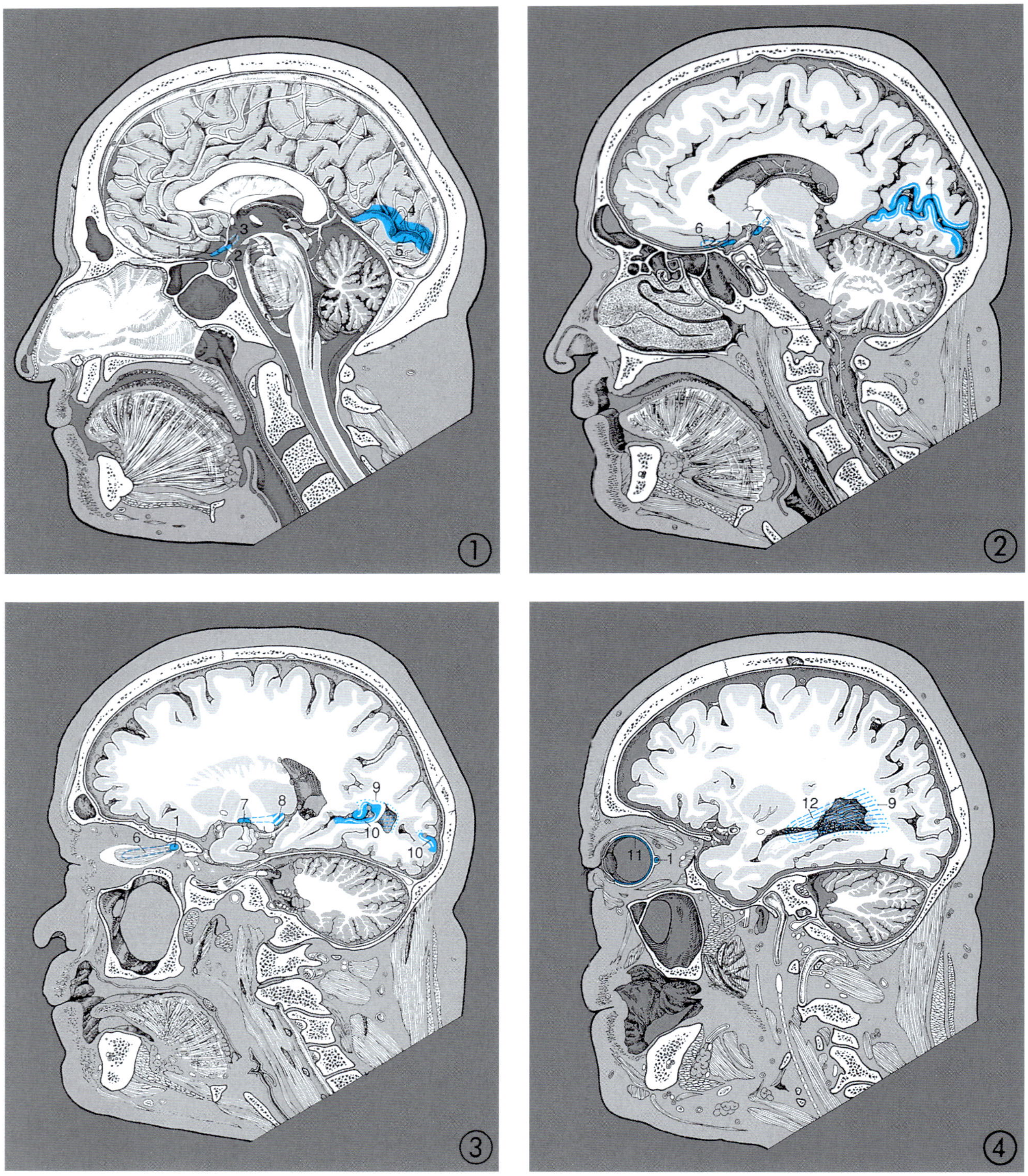

Abb. **128** Sagittale Serienbilder des visuellen Systems. Die Radiatio optica ist nach (454) eingetragen. Die Zahl im Kreis gibt die Nummer der jeweiligen Scheibe an (s. Abb. 29, 30a, 30b, 31).

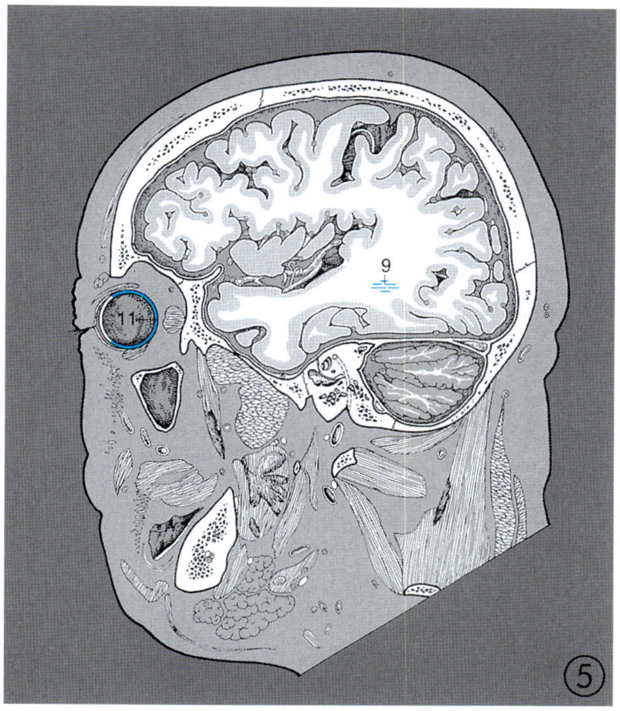

9 Radiatio optica
11 Retina

Klinische Hinweise

Obwohl die Retina mit dem Augenspiegel meistens gut zu beurteilen ist, kann ergänzende Bilddiagnostik erforderlich werden. Das gilt für die Prozesse des vorderen, nicht einsehbaren Teiles der Retina, für unklare, intraokulare Raumforderungen, bei Trübung der brechenden Medien sowie vor allem für den **retrobulbären Raum** der Orbita. Klinisch richtungsweisend für retrobulbäre Prozesse können einäugige Sehstörung und Bewegungsschmerz des Bulbus sowie Protrusio bulbi und Lidschwellung sein. Pathologische Veränderungen und Funktionsstörungen des **N. opticus** sowie Prozesse im Retrobulbärraum sind wichtige Indikationen für die Sonographie, die Magnetresonanztomographie und die Computertomographie. Letztere wird bevorzugt in Reklination des Kopfes um 10° zur Kanthomeatallinie durchgeführt, was annähernd der Infraorbitomeatallinie entspricht (321, 373). Hierdurch werden N. opticus, Mm. recti und die maximale Bulbuszirkumferenz übersichtlich und konstant reproduzierbar dargestellt. In CT- und MR-Bildern lassen sich Veränderungen des N. opticus und pathologische Strukturen im Retrobulbärraum nachweisen. Für Durchmesserbestimmung des N. opticus ist eine frontale Einstellebene zu wählen (373). Für geringe Funktionsstörungen des N. opticus ist die Bestimmung **visuell evozierter Potenziale (VEP)**, besonders nach Neuritis nervi optici, ein empfindliches diagnostisches Verfahren (288). Mit der Magnetresonanztomographie können beispielsweise Herde einer multiplen Sklerose im Sehnerven lokalisiert werden.

Bei Läsionen im Bereich des **Chiasma opticum** können **Gesichtsfeldstörungen** auftreten. Diese können als bitemporale, selten binasale Hemianopsien vorkommen. Solche Warnsymptome, auch hormonelle Störungen oder eine zufällig auf Schädelröntgenaufnahmen entdeckte Ausweitung des Sellalumens erfordern weitere Bilddiagnostik. Computertomographisch lassen sich pathologische Dichtemuster im Bereich des Chiasma opticum nachweisen, gelegentlich auch knöcherne Destruktionen der Sellaregion. Die MRT hat in dieser Region einen hohen diagnostischen Rang. Bei Läsionen des Tr. opticus und/oder Corpus geniculatum laterale resultiert eine homonyme Hemianopsie der Gegenseite. Die höhere Sensitivität, die multiplanare Schichttechnik und das Fehlen der CT-Aufhärtungsartefakte im Bereich der Schädelbasis erklärt den bevorzugten Einsatz der MRT bei Verdacht auf Läsionen des N. opticus und des Chiasma opticum.

Bei Prozessen im Bereich der **Radiatio optica** findet sich als klinisches Symptom eine homonyme Quadrantenanopsie oder eine homonyme Hemianopsie. Daneben gibt es Reizsymptome als **Photopsien**, aber auch eine Amaurosis fugax. Bei vaskulären oder traumatischen Störungen der Sehrinde beider Seiten kann eine Rindenblindheit resultieren.

1 Retina
2 N. opticus
3 Chiasma opticum

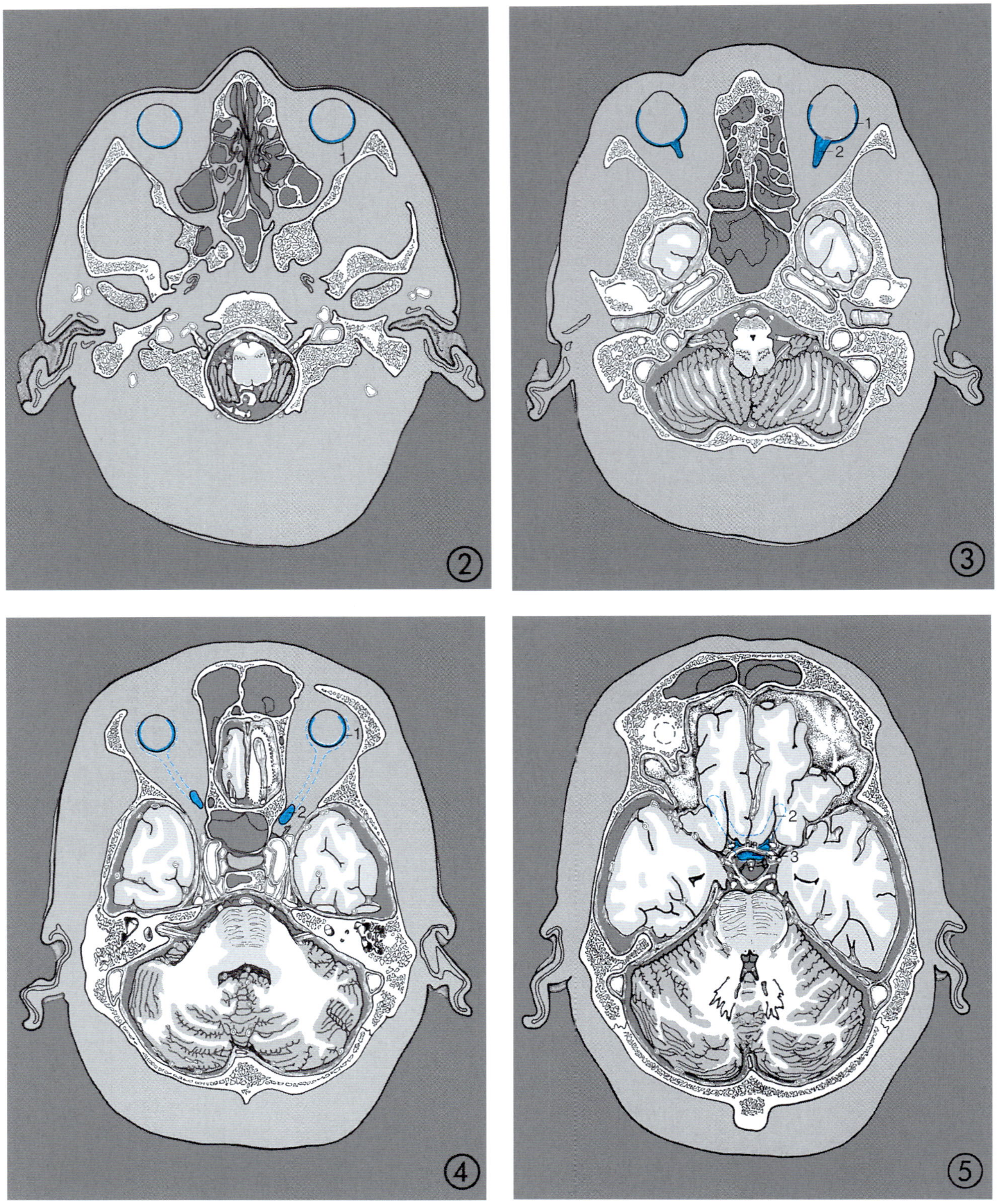

Abb. **129** Kanthomeatal orientierte Serienbilder des visuellen Systems. Die Zahl im Kreis gibt die Nummer der jeweiligen Scheibe an (s. Abb. 44, 45a, 45b, 46).

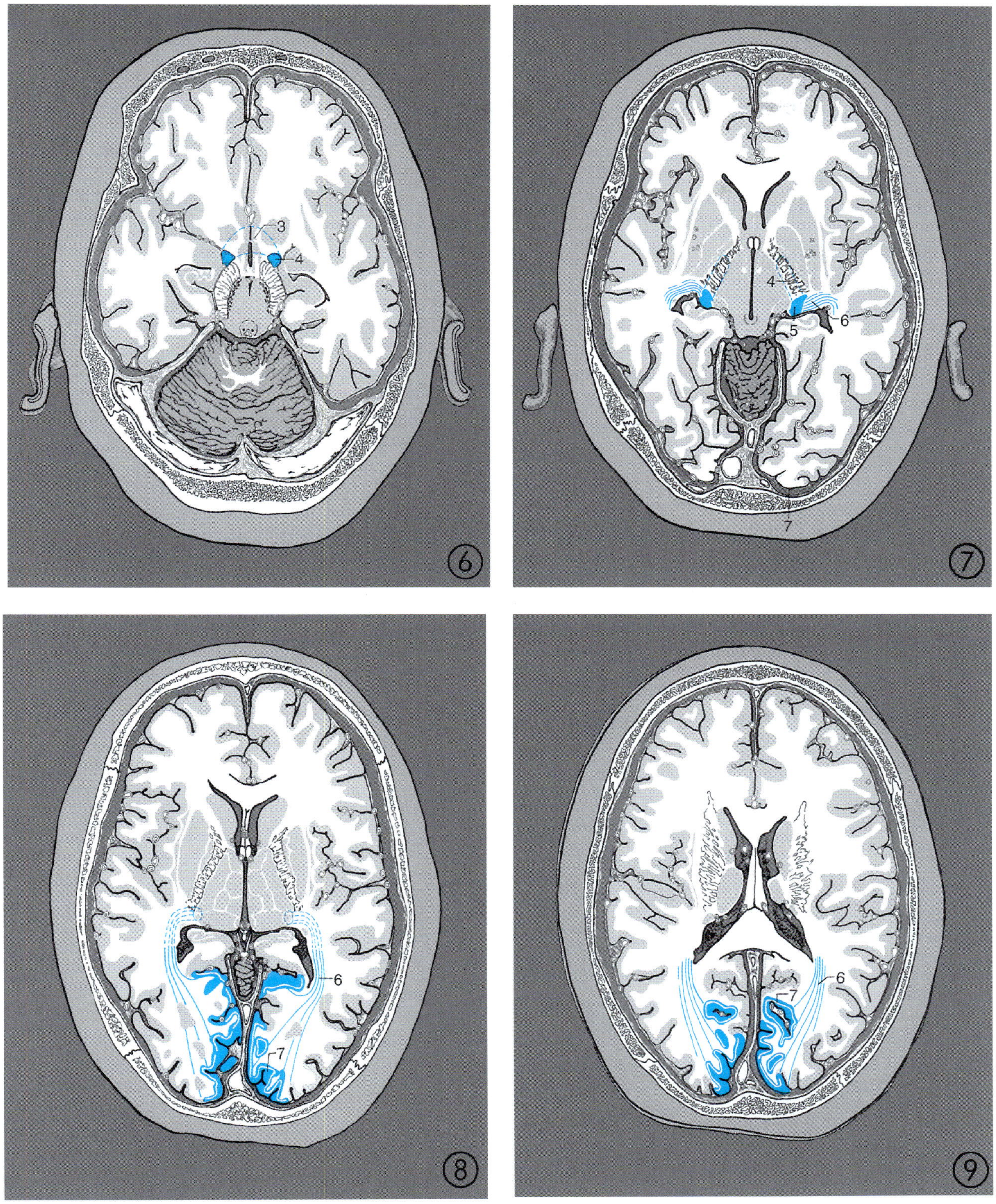

3 Chiasma opticum
4 Tr. opticus
5 Corpus geniculatum laterale
6 Radiatio optica
7 Area striata

6.7 Olfaktorisches System

(Abb. 147, 130, 131)

Am Zenit der beiden Nasenhöhlen dicht unter der Lamina cribrosa des Siebbeins befindet sich das **Riechepithel.** Es enthält in einem Areal von 2 cm^2 die Riechzellen. Etwa 20 Fila olfactoria mit den zentralen Fortsätzen auf jeder Seite durchdringen die Lamina cribrosa als **N. olfactorius.** Im Bulbus olfactorius endet das 1. Neuron an knäuelartig zusammengelagerten Synapsen, den Riechglomeruli. Sie stellen die Kontakte zu den Mitralzellen her. Beim Menschen ist der Bulbus olfactorius klein und reduziert, verglichen mit Affen und Menschenaffen (444). Er ist im Mittel 10 mm lang, 4.5 mm breit und in der Vertikalen abgeplattet (419).

Die Axone der Mitralzellen bilden den **Tr. olfactorius.** Er zieht zu kleinen, am Gehirn basal gelegenen Arealen des Endhirns, die dem Paleocortex zugerechnet werden. Der Tr. olfactorius teilt sich in eine mediale und laterale Stria olfactoria. Die mediale Stria olfactoria läuft auf ein Zentrum unter dem Balkenknie zu: dem Trigonum olfactorium, das dem Tuberculum olfactorium der Makrosmatiker entspricht. Die Stria olfactoria lateralis zieht nach lateral, biegt scharf um den Inselrand herum und strahlt in die **präpiriforme und periamygdaläre Rinde** des G. semilunaris (Abb. 52a.15) ein (443). Diese kleinen Rindenareale liegen versteckt in dem Winkel zwischen dem Schläfenlappen und dem Rand der benachbarten Insel. Die periamygdaläre Rinde ist ein Teil des Corpus amygdaloideum. Die Riechbahn zieht also ungekreuzt zur ipsilateralen Hirnrinde. Über die Commissura anterior sind die Riechzentren beider Seiten miteinander verbunden.

Klinische Hinweise

Ein Ausfall des Geruchssinnes geht mit einer subjektiven Störung der Geschmacksempfindung einher, weil olfaktorische und gustatorische Signale wahrscheinlich gemeinsam kortikal verarbeitet werden. Eine Minderung des Geruchsvermögens tritt bei Affektionen der Nasenschleimhaut und bei Schädigung der Nn. olfactorii sowie Bulbi olfactorii häufig postkontusionell, aber auch bei einem Meningeom der Olfaktoriusrinne auf. Ein einseitiger Ausfall wird spontan fast nie bemerkt. Geruchsillusionen können bei Läsionen im Bereich der Riechbahn und als begleitendes Symptom bei Schläfenlappenepilepsie auftreten (so genannte Uncinatuskrisen).

1 Bulbus olfactorius
2 Tr. olfactorius

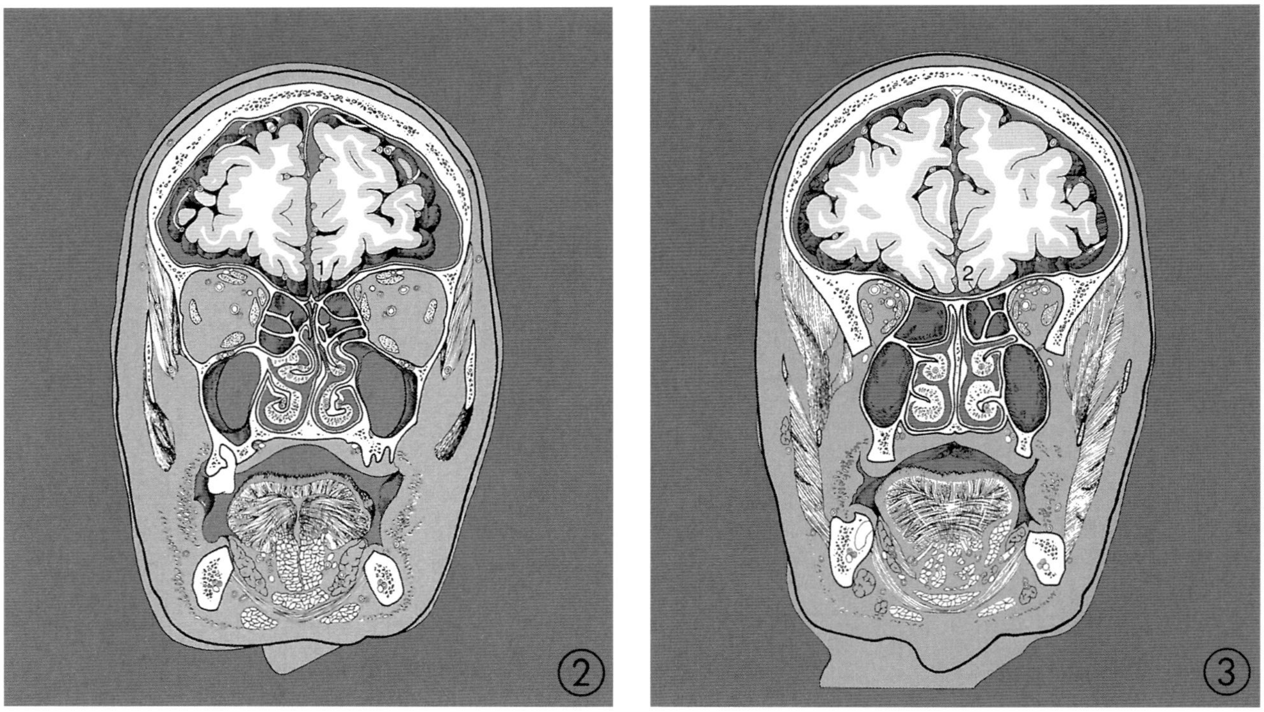

Abb. **130** Frontale Serienbilder des olfaktorischen Systems. Die Zahl im Kreis gibt die Nummer der jeweiligen Scheibe an (s. Abb. 1, 2a, 2b, 3).

2 Tr. olfactorius
3 Stria olfactoria lateralis
4 präpiriformes und periamygdaläres Rindenareal
5 periamygdaläres Rindenareal

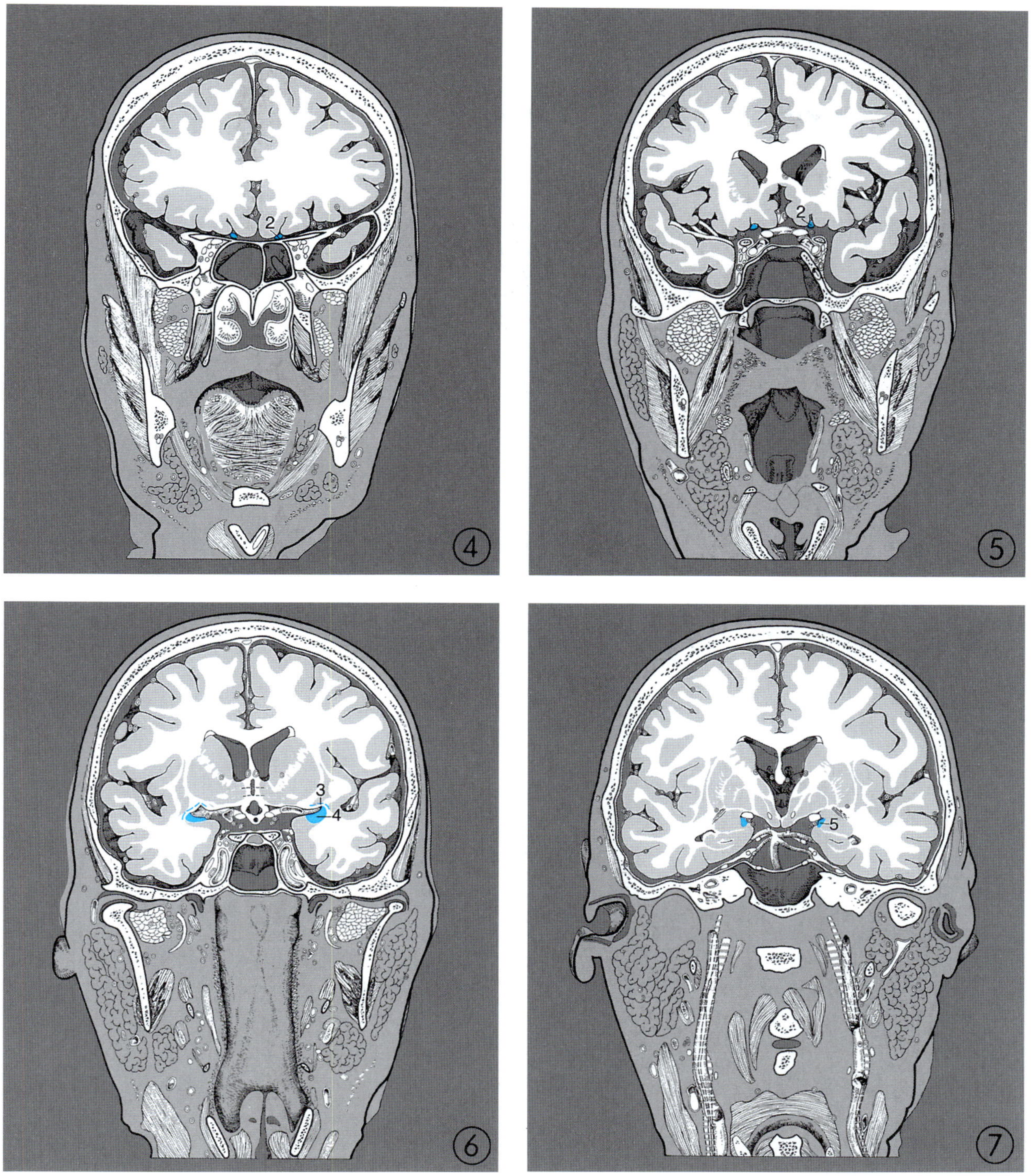

Abb. **130** Frontale Serienbilder des olfaktorischen Systems. Die Zahl im Kreis gibt die Nummer der jeweiligen Scheibe an (s. Abb. 1, 2a, 2b, 3).

1 Bulbus olfactorius
2 Tr. olfactorius
3 Trigonum olfactorium (innerhalb der Scheibe)
4 präpiriformes und periamygdaläres Rindenareal (teilweise innerhalb der Scheibe)

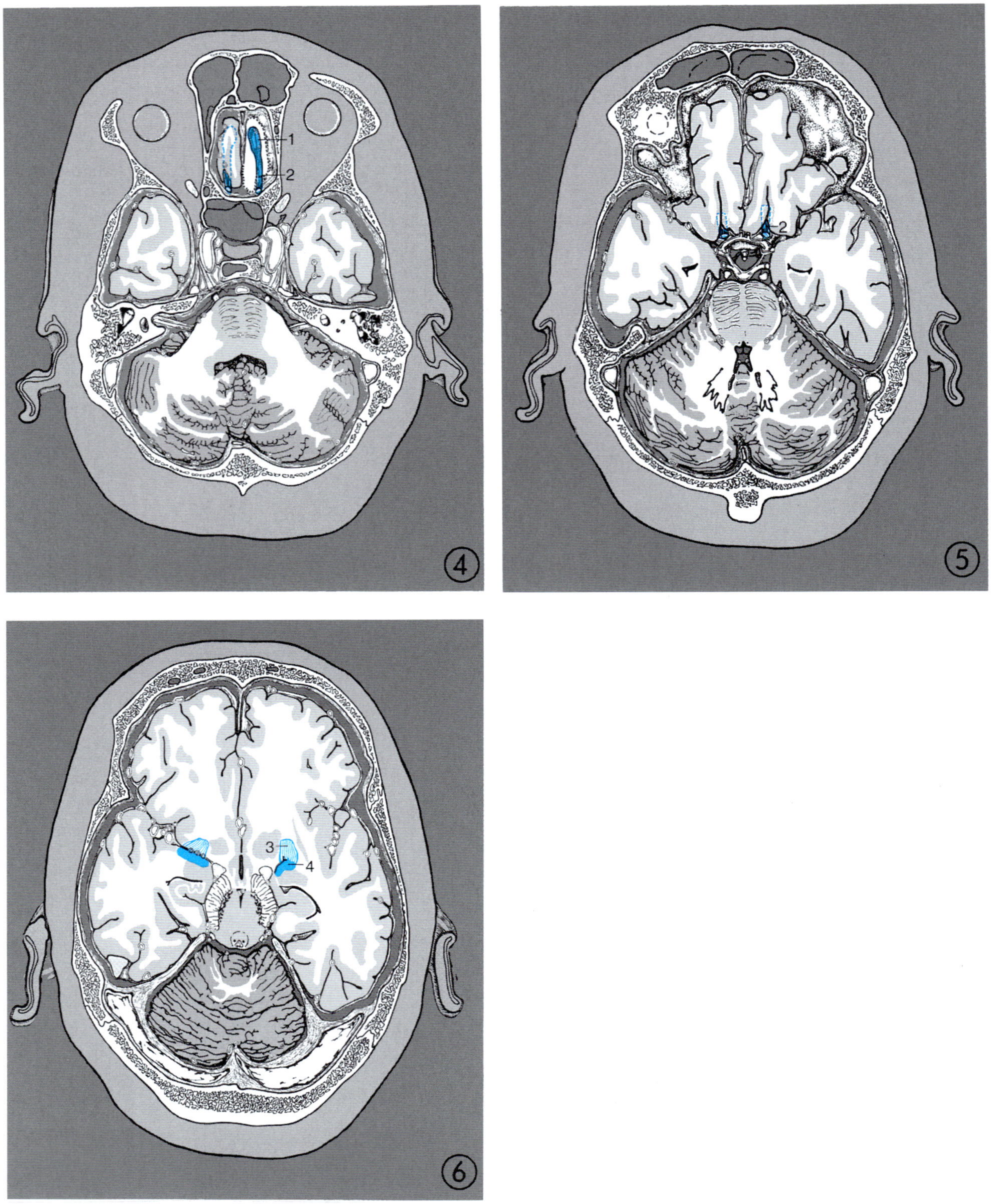

Abb. **131** Kanthomeatal orientierte Serienbilder des olfaktorischen Systems. Die Zahl im Kreis gibt die Nummer der jeweiligen Scheibe an (s. Abb. 44, 45a, 45b, 46).

6.8 Motorische Systeme

Kortikale und subkortikale Neurone sind synaptisch mit den Motoneuronen des Mittelhirns, des Pons, der Medulla oblongata und des Rückenmarks verbunden (256, 257, 258). Die anatomischen und physiologischen Forschungen der letzten Jahrzehnte zeigten enge Verbindungen über Rückkopplungsschleifen zwischen kortikalen und subkortikalen Nervenzellen, sodass das klassische Konzept von zwei getrennten motorischen Systemen – dem pyramidalen (willkürlichen) System und dem extrapyramidalen (unwillkürlichen) System – erweitert werden muss. Schon die Alltagserfahrung zeigt, dass willkürliche Bewegungen wie Gehen oder Laufen mit Automatismen (Mitpendeln der Arme) verbunden sind und deshalb in Wirklichkeit meist willkürlich-unwillkürliche Bewegungen sind. Entsprechend ist die Pyramidenbahn für einzelne Systeme der Basalganglien wie für den striatothalamischen Hauptleitungsbogen (s. u.) ein wesentlicher Weg der Ausgangssignale.

Klinische Hinweise

In der Neuropathologie und in der Klinik können neurologische Symptome mehr dem pyramidalen System oder bestimmten Systemen der Basalganglien zugeordnet werden (Beispiel: nach Störung der Pyramidenbahn → Reflex nach Babinski oder nach Läsion der Substantia nigra → Auftreten einer Hypokinese). Wir werden deshalb den Begriff pyramidales System beibehalten. Gesondert werden die einzelnen Systeme der Basalganglien behandelt.
Für die klinische Befunderhebung sind Störungen der Motorik erstrangig. Vielfach ist eine ausreichende Prüfung auch bei bewusstseinsgestörten oder nur partiell kooperierenden Patienten möglich. Mitunter sind die motorischen Störungen so augenfällig, dass bereits eine orientierende Prüfung für eine grobe topische Zuordnung ausreichend ist und dringliche spezielle diagnostische oder therapeutische Maßnahmen vorbereitet werden können, bevor die subtile Erhebung des klinischen Gesamtbefundes erfolgt.
Eine **zentrale Schädigung** des so genannten 1. motorischen Neurons ist charakterisiert durch eine Parese, durch Erlöschen physiologischer Fremdreflexe (z. B. Bauchhautreflexe) und durch das Auftreten pathologischer **Reflexe der Babinski-Gruppe.** Außerdem entwickeln sich mehr oder weniger rasch, abhängig von der Lokalisation der Läsion, eine **spastische Tonuserhöhung** der gelähmten Extremitäten und eine **Steigerung der Eigenreflexe.** Schließlich entsteht ein charakteristisches Lähmungsbild mit in der Regel distaler Betonung und häufig eine Prädilektionshaltung (z. B. Wernicke-Mann).

6.8.1 Pyramidales System

(Abb. 132–135)

Das pyramidale System beginnt in den Pyramidenzellen der **motorischen Großhirnrinde** vor und hinter dem Sulcus centralis in G. precentralis, G. postcentralis und in der näheren Umgebung. Zytoarchitektonisch sind es hauptsächlich die Areae 4 und 6, außerdem die Areae 3, 1, 2 und 5, in denen zwei Regionen, das primäre motorische Rindenfeld und das Supplementärfeld, liegen. Die Areale hinter dem Sulcus centralis sind sensomotorisch (102, 132a, 270).

Das **primäre motorische Rindenfeld (Area 4)** weist eine feine somatotope Ordnung auf. An der Medialfläche der Hemisphäre liegen die Nervenzellen, die die Motoneurone für die Beinmuskeln versorgen. Von der Mantelkante in Richtung auf den Sulcus lateralis folgen Felder mit der Innervation für die Rumpfmuskeln, Armmuskeln, mimischen Muskeln, Kaumuskeln, Zungenmuskeln, Kehlkopfmuskeln. Alle Motoneurone erhalten ihre Zuflüsse von kontralateral. Zusätzliche ipsilaterale Innervationen bekommen die Kerngebiete für die Kaumuskeln und die Kehlkopfmuskeln, bei den mimischen Muskeln nur die Mm. frontales und Mm. orbiculares oculi.

Die willkürlichen Komponenten der Bewegungen werden von 3 Hirnregionen vorbereitet und eingeleitet:

- vom motorischen Supplementärfeld (ein Teilgebiet der Area 6),
- vom prämotorischen Cortex (ein Teilgebiet der Area 6),
- vom oberen parietalen Cortex (Area 5).

Das **motorische Supplementärfeld** (46, 356) liegt auf der medialen Hemisphärenseite im G. frontalis medialis vor dem Lobulus paracentralis. Es zeigt nur eine grobe somatotope Ordnung. Im motorischen Supplementärfeld werden die Bewegungen geplant (103a, 130, 384).

Der **prämotorische Cortex** entspricht einem großen Teil der Area 6, die anterior vor der Area 4 im Frontallappen liegt. Vom prämotorischen Cortex werden komplexe Bewegungen ausgelöst. Dies sind vor allem erlernte komplizierte Bewegungen (132, 351, 496).

Der **obere parietale Cortex** (Area 5) liegt posterior vom G. postcentralis. Er liefert räumliche Informationen für die Motorik.

Der **primäre motorische Cortex** (Area 4) erhält Signale aus dem motorischen Supplementärfeld, dem prämotorischen Cortex, dem oberen parietalen Cortex und dem Cerebellum und verarbeitet diese Informationen. Die Pyramidenzellen des primären motorischen Cortex sowie die Pyramidenzellen des motorischen Supplementärfeldes und des prämotorischen Cortex geben Befehlssignale an die Motoneurone des Rückenmarks (über den Tr. corticospinalis) und des Hirnstamms (über den Tr. corticonuclearis).

Als hauptsächlicher kortikaler Ursprungsbereich des **kortikospinalen Systems** wird der motorische Cortex im oberen Teil des G. precentralis auf der Lateralseite und im benachbarten mittleren Teil des Lobulus paracentralis auf der Medialseite der Hemisphäre angenommen. Aus dem G. precentralis entspringen nämlich zum einen etwa 60–80% der kortikospinalen Fasern (127), zum anderen enden viele Fasern aus den somatosensorischen Arealen 3, 1, 2 synaptisch an den afferenten Nervenzellen der spinalen Hinterhörner und beeinflussen somit afferente Signale. Über beide Rindenanteile, G.

1 G. postcentralis mit sensomotorischem Rindenareal
2 Sulcus centralis
3 G. precentralis
4 motorische Rinde (Area 4)
5 prämotorische Rinde (Area 6)
6 Cauda nuclei caudati
7 Tr. corticospinalis
8 Caput nuclei caudati
9 Putamen
10 Substantia nigra
11 Cerebellum
12 Pons
13 Medulla oblongata
14 Decussatio pyramidum

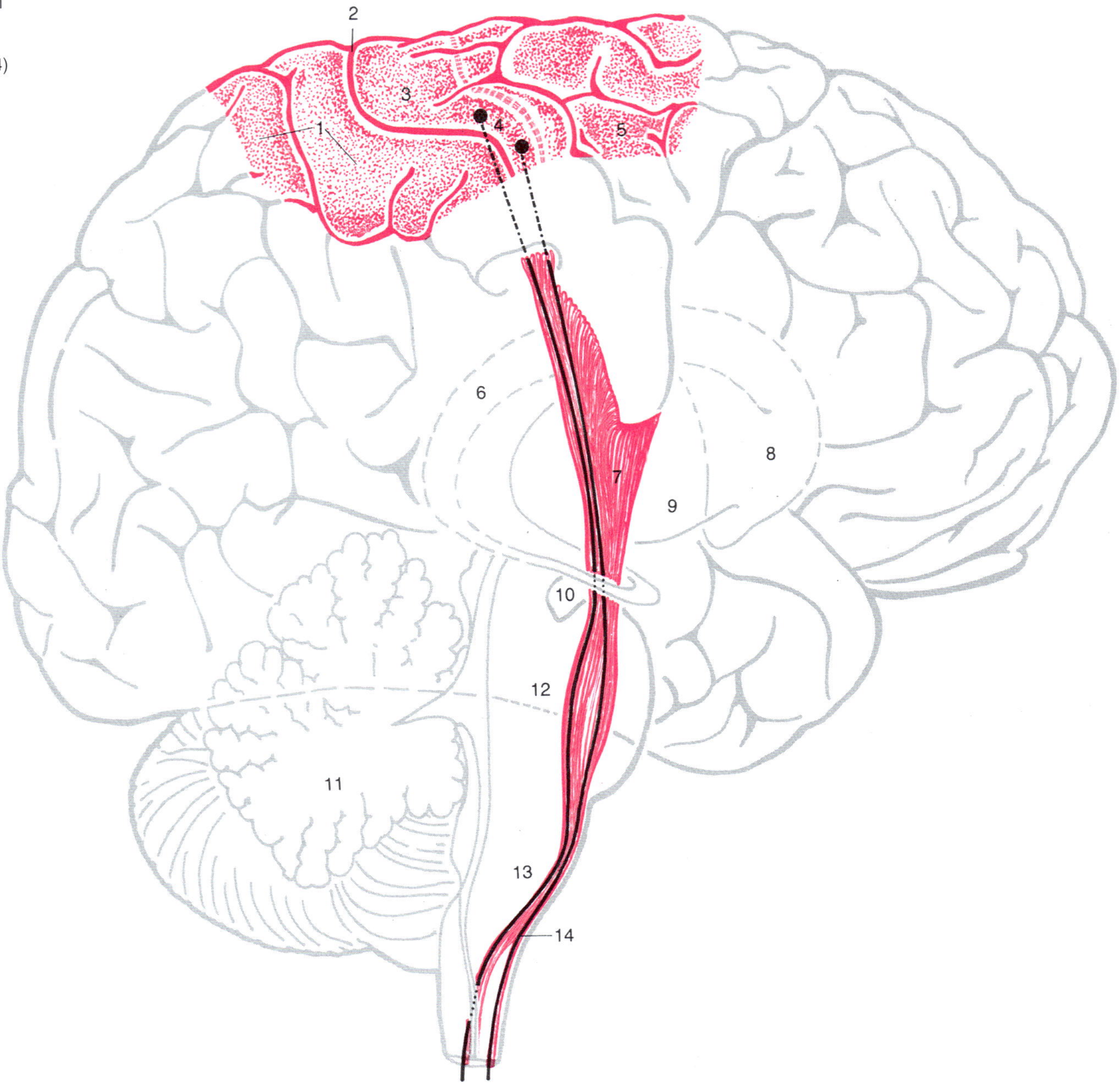

Abb. **132** Pyramidenbahn in Seitenansicht. Der Ursprung der Pyramidenbahn in der Endhirnrinde und das lange kortikofugale System wurden transparent gezeichnet. Der Hirnstamm und das Kleinhirn wurden in der Mittellinie durchschnitten und jeweils die rechte Hälfte mit Ausnahme der Pyramidenbahn und der Substantia nigra entfernt. Nach (332).

precentralis und Lobulus paracentralis, dehnt sich die Area 4 nach Brodmann (56), der primäre motorische Cortex, aus. Nahe der Mantelkante nimmt die Area 4 die ganze Breite des G. precentralis ein und beschränkt sich nach inferior auf seine hintere Lippe (56). Dies deckt sich auch mit neueren pigmentarchitektonischen Studien, wonach die Area 4 im G. precentralis nahe dem Sulcus centralis liegt, hauptsächlich an dessen vorderer Wand. Im Lobulus paracentralis nimmt die Area 4 etwa das mittlere Drittel ein (46).

Die **Fibrae corticospinales** (Pyramidenbahn) leiten motorische Impulse zu den kontralateralen spinalen Motoneuronen (64, 65, 490). Von den somatotop orientierten Feldern der Großhirnrinde ziehen die Axone der kleinen und großen Pyramidenzellen durch die Capsula interna, das Crus cerebri, den anterioren Teil der Brücke und die Medulla oblongata. Nach (64) wird in axialen Schnitten der hintere Schenkel der **Capsula interna** zwischen Thalamus und Putamen mit Globus pallidus durch ein annähernd rechtwinkliges Viereck abgegrenzt. Dieses schmale Rechteck wird in anterior-posteriorer Richtung gedrittelt und die Position des Tr. corticospinalis durch die Angabe des anterioren, medialen oder posterioren Drittels annähernd lokalisiert. Im oberen Teil des Zwischenhirns befindet sich der Tr. corticospinalis annähernd im mittleren Drittel, im unteren Teil im posterioren Drittel. Dabei ist der am weitesten posterior liegende Bereich des posterioren Drittels ausgespart. Im **Crus cerebri** befindet sich der Tr. corticospinalis weitgehend im mittleren Drittel. Im anterioren Teil des **Pons** liegen zwi-

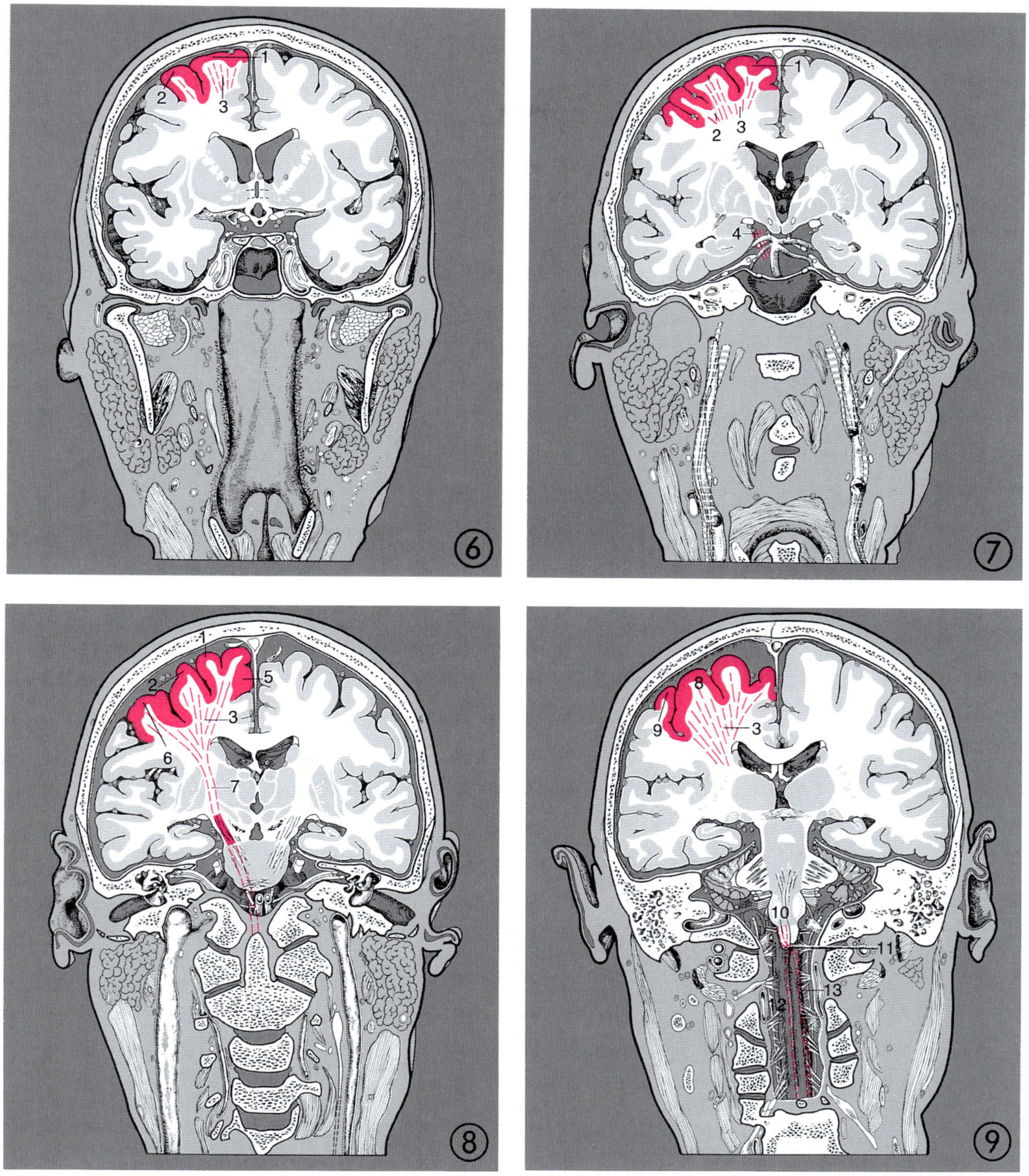

1 G. frontalis superior
2 G. frontalis medius
3 Tr. corticospinalis
4 Tr. corticospinalis im Crus cerebri (innerhalb der Scheibe)
5 motorisches Supplementärfeld
6 G. precentralis
7 Tr. corticospinalis im Crus posterius (innerhalb der Scheibe)
8 G. precentralis
9 G. postcentralis
10 Tr. corticospinalis in der Pyramide
11 Decussatio pyramidum
12 Tr. corticospinalis anterior im Vorderstrang (innerhalb der Scheibe)
13 Tr. corticospinalis lateralis im Seitenstrang (innerhalb der Scheibe)

Abb. **133** Frontale Serienbilder der Pyramidenbahn und ihrer Ursprungsareale. Die Zahl im Kreis gibt die Nummer der jeweiligen Scheibe an (s. Abb. 1, 2a, 2b, 3).

schen den Fasern des Tr. corticospinalis die pontinen Kerne. Dadurch ist sein äußerer Umfang größer als in seinem kompakten Faserbündel des Crus cerebri. Die Pyramidenbahn bildet an der anterioren Oberfläche der Medulla oblongata beiderseits eine strangförmige Vorwölbung, die **Pyramide** (daher der Name!). Am Übergang zwischen Medulla oblongata und Rückenmark kreuzen bis zu 90% der Fasern in der **Decussatio pyramidum** und bilden den Tr. corticospinalis lateralis. Er zieht im Seitenstrang abwärts. Der kleinere, noch ungekreuzte Teil verläuft im Vorderstrang als Tr. corticospinalis anterior bis in das mittlere Thorakalmark. Er kreuzt in der entsprechenden Segmenthöhe. Die zwischen Pyramidenbahn und spinalen Motoneuronen geschalteten Interneurone verknüpfen meist mehrere Motoneurone oder sind in rückkoppelnde Hemmkreise einbezogen.

Mit PET ließ sich bei Bewegungen einzelner Muskeln eine Erhöhung der Durchblutung des kontra- und ipsilateralen motorischen Cortex nachweisen. Mit der Magnetstimulation des motorischen Cortex auf einer Seite wurden ebenfalls bilaterale Effekte an der axialen Rumpfmuskulatur beobachtet. Aus diesen Beobachtun-

3 Tr. corticospinalis
9 G. postcentralis
14 G. precentralis (Beinmuskeln)
15 G. precentralis (Fußmuskeln)

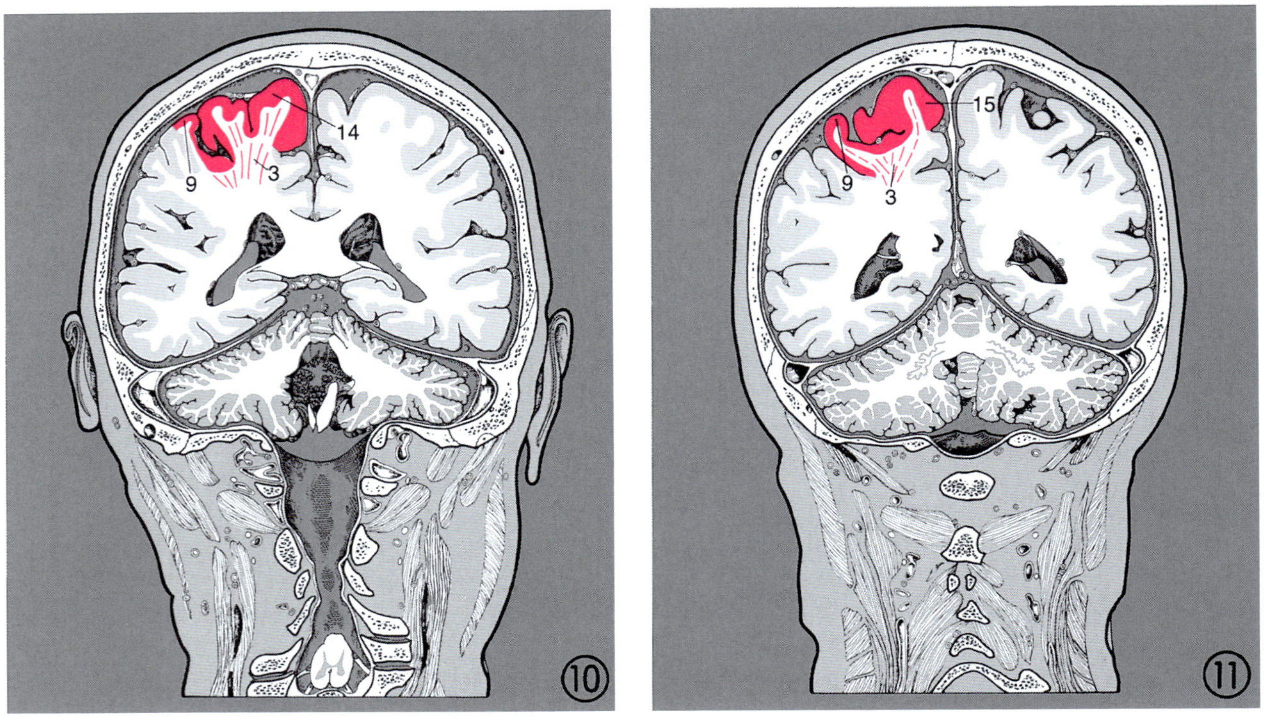

Abb. **133** Frontale Serienbilder der Pyramidenbahn und ihrer Ursprungsareale. Die Zahl im Kreis gibt die Nummer der jeweiligen Scheibe an (s. Abb. 1, 2a, 2b, 3).

1 motorisches Supplementärfeld
2 Lobulus paracentralis
3 Tr. corticospinalis im Crus cerebri (innerhalb der Scheibe)
4 Tr. corticospinalis im Pons (innerhalb der Scheibe)
5 Tr. corticospinalis in der Pyramide
6 Decussatio pyramidum
7 Tr. corticospinalis anterior (der Gegenseite)
8 G. precentralis (Beinmuskeln)
9 G. postcentralis
10 Tr. corticospinalis
11 Tr. corticospinalis (innerhalb der Scheibe)
12 Tr. corticospinalis im Pons

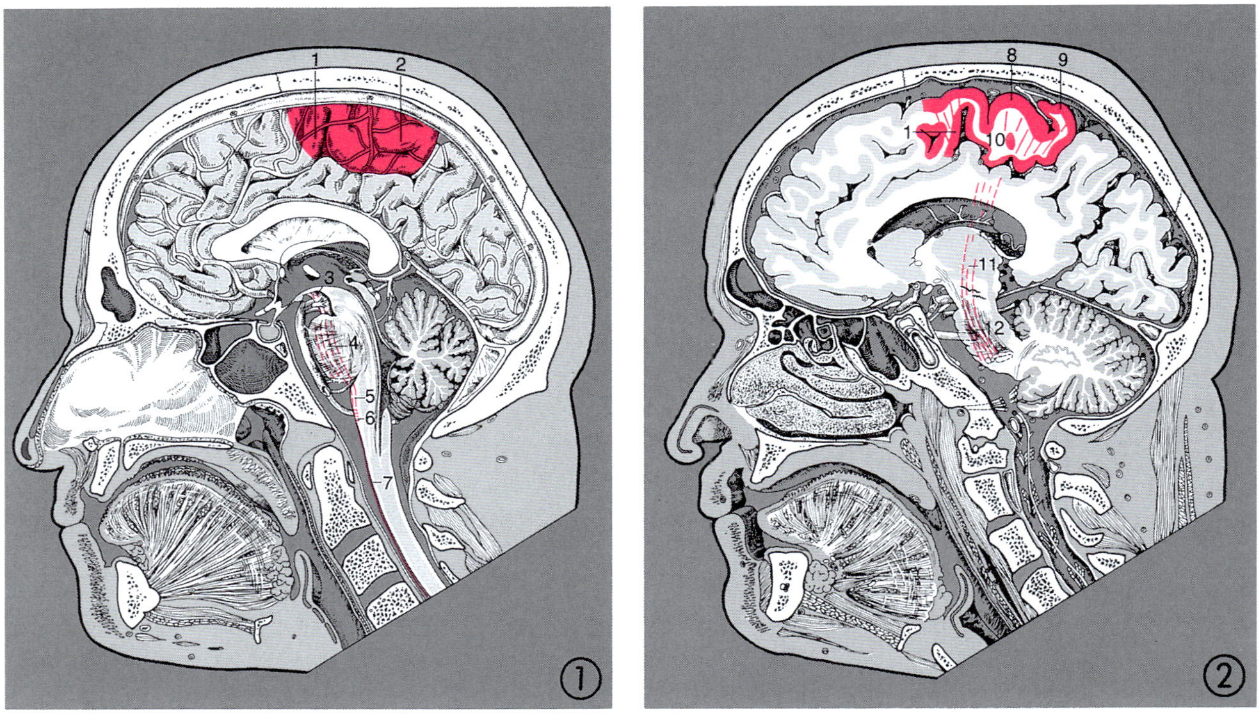

Abb. **134** Sagittale Serienbilder der Pyramidenbahn und ihrer Ursprungsareale. Die Zahl im Kreis gibt die Nummer der jeweiligen Scheibe an (s. Abb. 29, 30a, 30b, 31).

gen wird auf eine **kontra- und ipsilaterale Innervation** der Motoneurone für die proximale Extremitäten- und axiale Rumpfmuskulatur geschlossen.

Die Fasern des **kortikonukleären Systems** entspringen von den Pyramidenzellen des unteren Drittels des G. precentralis,des benachbarten prämotorischen Cortex, der benachbarten somatosensorischen Areale 3, 1, 2 und der Area 5. Diese Fibrae corticonucleares ziehen abwärts durch die Capsula interna, verlaufen durch das Crus cerebri und erreichen im Tegmentum des Pons und der Medulla oblongata die **motorischen Hirnnervenkerne V, VII, IX, X, XII und teilweise XI.** Die motorischen Hirn-

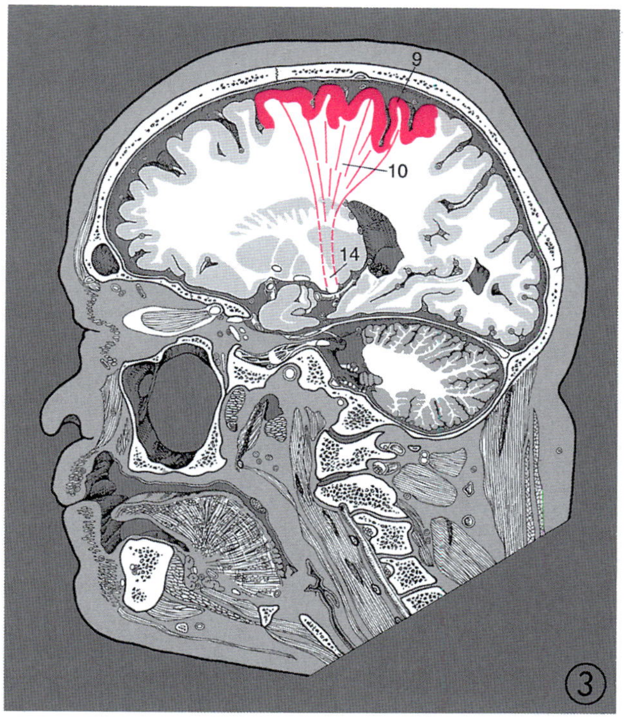

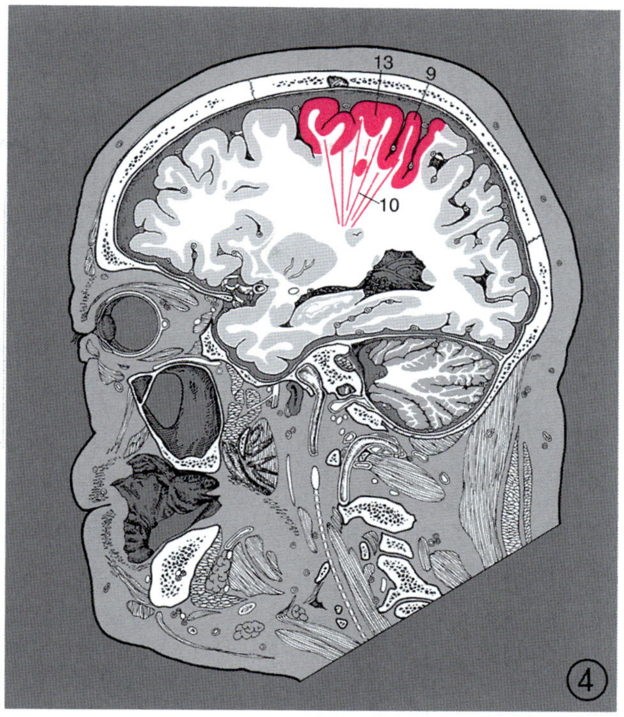

9 G. postcentralis
10 Tr. corticospinalis
13 G. precentralis
14 Tr. corticospinalis im Crus posterius der Capsula interna

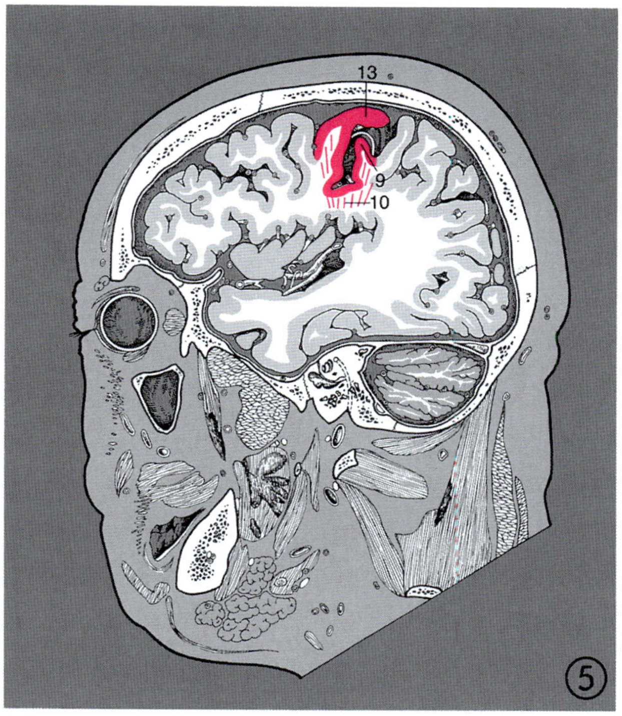

Abb. **134** Sagittale Serienbilder der Pyramidenbahn und ihrer Ursprungsareale. Die Zahl im Kreis gibt die Nummer der jeweiligen Scheibe an (s. Abb. 29, 30a, 30b, 31).

nervenkerne (V, IX, X) erhalten von den ipsilateralen motorischen Rindenfeldern eine zusätzliche Versorgung und sind somit bilateral innerviert. Die Ursprungskerne des XI. und XII. Hirnnervs werden nur von der kontralateralen Hirnrinde versorgt. Der Ursprungskern des N. facialis hat zwei verschieden innervierte Gebiete. Die Motoneurone für den Venter frontalis des M. occipitofrontalis und den M. orbicularis oculi werden ipsilateral und kontralateral versorgt, die Motoneurone für die übrige mimische Muskulatur nur kontralateral.

Klinische Hinweise

Die Kenntnis der ipsi- und kontralateralen und der nur kontralateralen Versorgung im Ursprungskern des N. facialis ist für die diagnostische Unterscheidung zwischen zentraler und peripherer **Fazialislähmung** notwendig. Fallen in der Capsula interna auf der einen Seite (apoplektischer Insult) die Fibrae corticonucleares aus, dann tritt kontralateral eine Lähmung der mimischen Muskulatur mit Ausnahme des Venter frontalis des M. occipitofrontalis und M. orbicularis oculi auf. Der Patient kann auf der betroffenen Gesichtshälfte die Stirn noch runzeln, während die mimische Muskulatur der Wange und des Mundes gelähmt ist (zentrale Lähmung). Bei Durchtrennung des N. facialis sind alle mimischen Muskeln der gleichen Seite ausgefallen (periphere Lähmung).

Die somatotope Gliederung der motorischen Rinde mit relativ breiter Auffächerung der Bahnen (Tr. corticonuclearis und Tr. corticospinalis) erklärt die häufig unvollständigen Lähmungen oder das Auftreten von **Monoparesen** bei Läsionen des motorischen Cortex oder seiner unmittelbaren Nachbarschaft. Irritative Prozesse der motorischen Rinde können zu fokalen epileptischen Anfällen führen.

Die enge Bündelung aller motorischen Fasern einer Hemisphäre in der Capsula interna hat bei Läsion in diesem Bereich eine schwere kontralaterale **Halbseitenlähmung** zur Folge. Die enge Topographie der motorischen Bahnen zu der sensiblen Endstrecke im hinteren Teil der inneren Kapsel korreliert bei Lähmungen mit der gleichzeitig bestehenden halbseitigen Sensibilitätsstörung. Bei zusätzlichem Ausfall des hinteren Kapselbereiches kann die Sehbahn mitgeschädigt werden. Es resultiert eine homonyme Hemianopsie der Gegenseite.

Die **transkranielle Magnetstimulation** ermöglicht die Funktionsbeurteilung der motorischen Bahnen durch die Bestimmung der zentralen Leitungszeit. Diese nichtinvasive Messung erfolgt durch die Erzeugung eines starken, zeitlich variablen Magnetfeldes

1 Tr. corticospinalis lateralis
2 Tr. corticospinalis anterior
3 Tr. corticospinalis

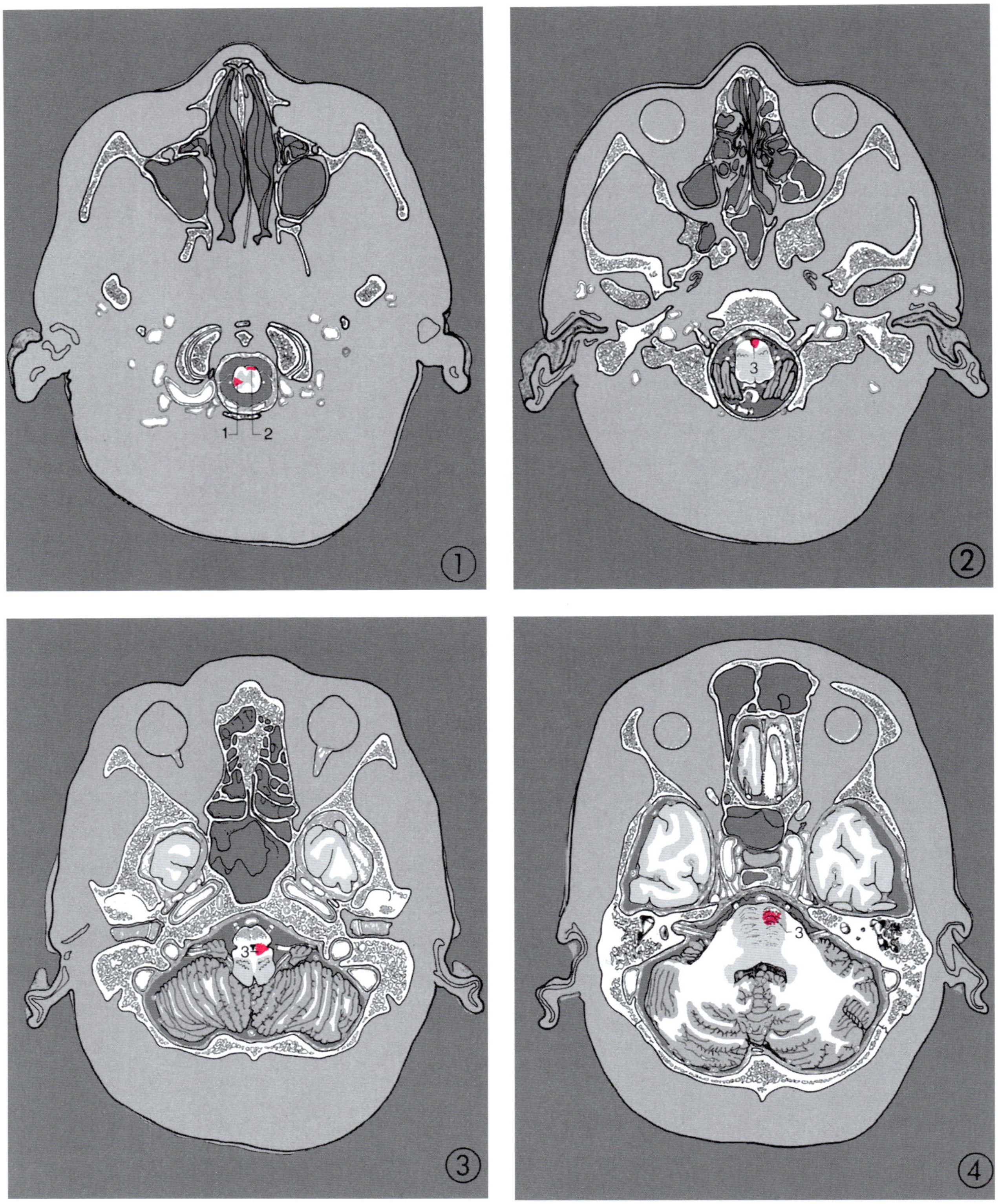

Abb. **135** Kanthomeatal orientierte Serienbilder der Pyramidenbahn und ihrer Ursprungsareale. Die Zahl im Kreis gibt die Nummer der jeweiligen Scheibe an (s. Abb. 44, 45a, 45b, 46).

in einer über dem Vertex angelegten elektrischen Spule und der Messung der kontralateralen motorischen Reizantwort an der Extremität. Eine Läsion des Tr. corticospinalis führt bei Leitungsunterbrechung zum Ausfall des Antwortpotenzials, bei inkompletter Schädigung zur Amplitudenreduktion (84, 288, 446).

Eine Hemiparese mit zentraler Fazialislähmung und Augenmuskelstörungen spricht für eine Läsion des Mittelhirns und/oder der Brückenhaube. Schäden in Höhe von Pons und Medulla oblongata verursachen homolaterale Hirnnervenstörungen mit Schluck- und Sprechstörungen (Hirnnerven IX, X und XII) und kontralaterale Hemiparesen.

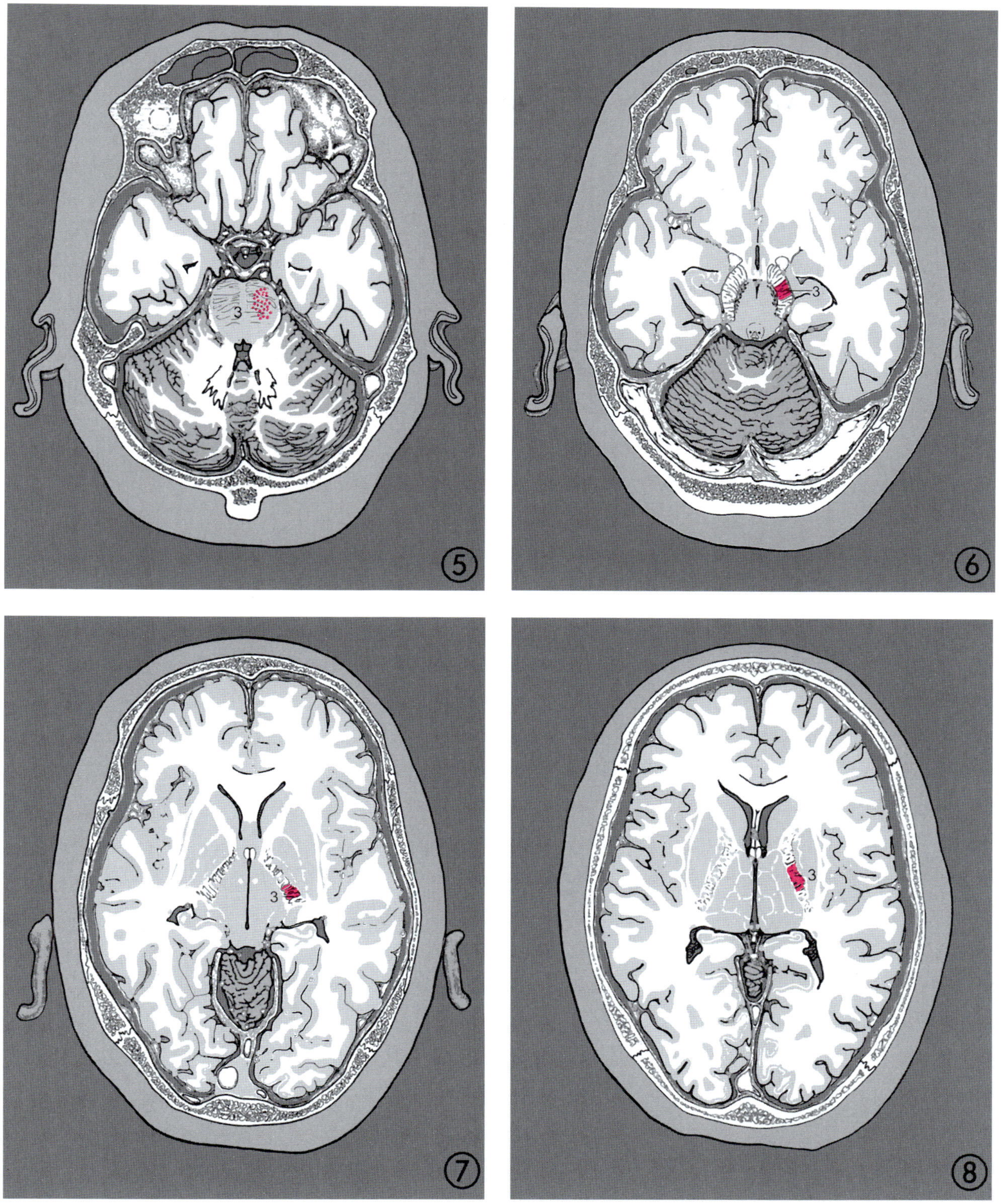

3 Tr. corticospinalis

3 Tr. corticospinalis
4 G. precentralis
5 prämotorische Rinde
6 sensomotorisches Rindenareal
7 Lobulus paracentralis

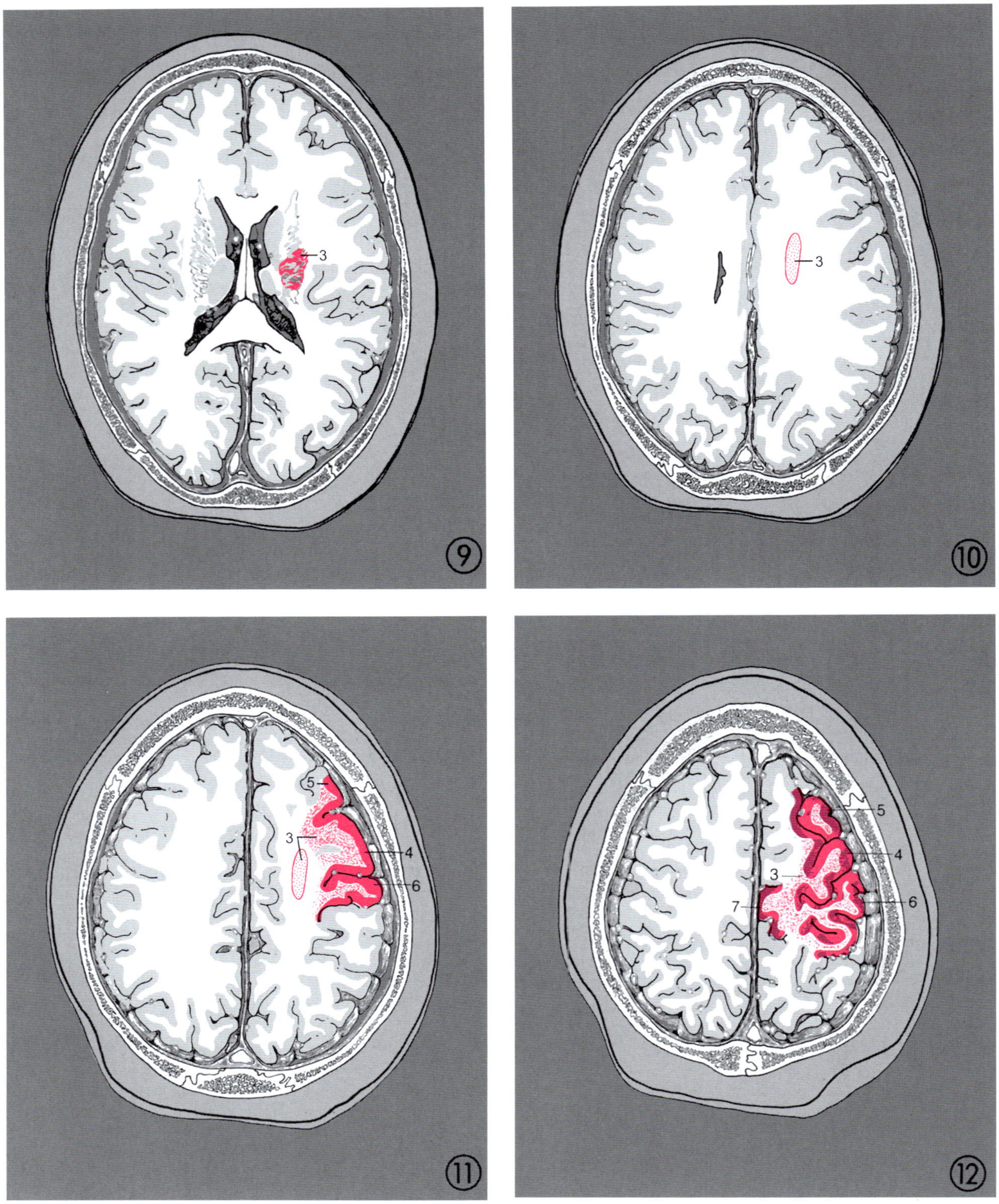

Abb. **135** Kanthomeatal orientierte Serienbilder der Pyramidenbahn und ihrer Ursprungsareale. Die Zahl im Kreis gibt die Nummer der jeweiligen Scheibe an (s. Abb. 44, 45a, 45b, 46).

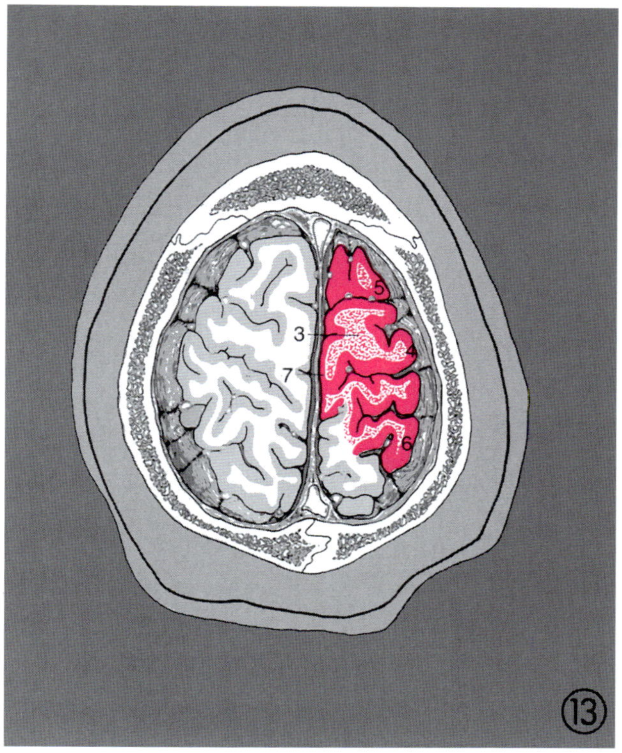

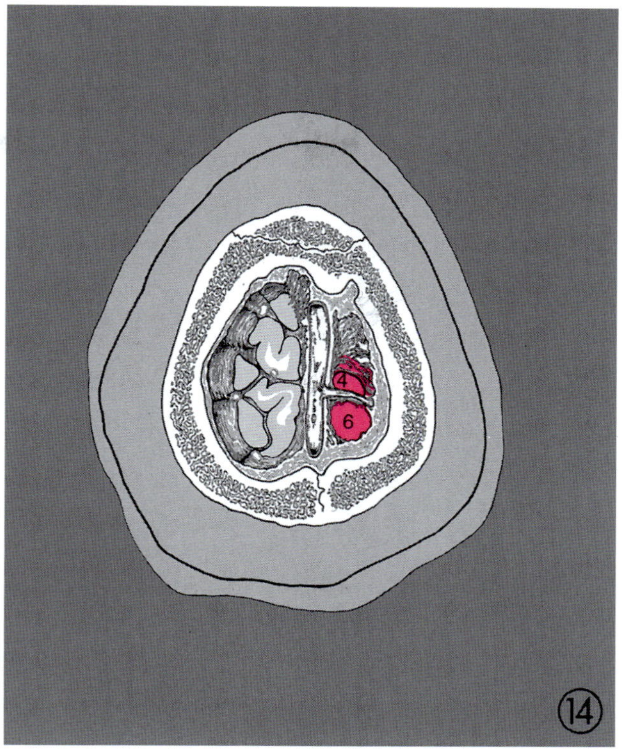

3 Tr. corticospinalis
4 G. precentralis
5 prämotorische Rinde
6 sensomotorisches Rindenareal
7 Lobulus paracentralis

6.8.2 Motorische Systeme der Basalganglien

(Abb. 136–138)

Die motorischen Systeme der Basalganglien bestehen aus subkortikalen Kerngruppen, die zahlreiche Verbindungen mit der motorischen Endhirnrinde haben und untereinander mehrere Leitungsbögen bilden. Entsprechend diesen neuronalen Schleifen bilden die Neurone der Basalganglien **mehrere Regelkreise.** Sie erhalten ihre Eingangssignale (Input) von der Formatio reticularis, von vestibulären, zerebellären und kortikalen Regionen und senden ihre Ausgangssignale (Output) vor allem über die pyramidalen Bahnen und außerdem über absteigende multisynaptische Bahnen wie die retikulospinalen und vestibulospinalen Bahnen.

Zu den **Basalganglien** gehören Striatum (Putamen und Nucl. caudatus), Globus pallidus, Nucl. subthalamicus, Substantia nigra, Nucl. ruber und Nucl. vestibularis lateralis. Stereotaktische Operationen zeigten, dass Unterkerne des lateralen Thalamuskernes (Nucl. ventralis anterior und Nuclei ventrales laterales) auf Rigor und Tremor einen großen Einfluss haben können. Deshalb können diese Unterkerne dem System der Basalganglien zugerechnet werden.

Wesentliche **Eingangssignale** für die Basalganglien kommen von der Formatio reticularis über Thalamusunterkerne (z. B. Nuclei intralaminares) in das Striatum. Vom Kleinhirn (Nucl. dentatus) verlaufen Bahnen über Thalamusunterkerne (Nuclei ventrales laterales) ins Pallidum und in die motorische Endhirnrinde. Im Striatum enden die mesostriatalen serotoninergen Neurone, deren Perikarya im Nucl. raphes posterior des Mittelhirns liegen.

Der **Hauptleitungsbogen** der Basalganglien geht vom gesamten Neocortex aus, zieht zum Striatum und verläuft über den Globus pallidus zu Unterkernen des Thalamus (Nucl. ventralis anterior und Nuclei ventrales laterales). Diese Thalamusunterkerne projizieren in die motorische Endhirnrinde (Area 4 und 6). Anscheinend „sammelt" dieser Leitungsbogen Informationen vom gesamten Neocortex und verarbeitet diese für die motorische Endhirnrinde. Drei weitere Nebenleitungsbogen verbinden die erwähnten Basalganglien. Dabei übernimmt das Striatum eine zentrale Stellung.

Der **erste Nebenleitungsbogen** zieht vom Striatum zum Globus pallidus, dann zu einem Unterkern des Thalamus (Nucl. centromedianus) und schließlich zurück zum Striatum. Der **zweite Nebenleitungsbogen** verbindet den Globus pallidus mit dem Nucl. subthalamicus und zieht zum Globus pallidus zurück. Der **dritte Nebenleitungsbogen** Striatum – Substantia nigra – Striatum enthält zwei unterschiedliche Transmittersubstanzen. Die striatonigralen Fasern sind gabaerg, während die nigrostriatalen Fasern dopaminerg sind.

Wichtige Ausgangsbahnen der Basalganglien sind die Fibrae corticonucleares und corticospinales, die von der motorischen Endhirnrinde entspringen und Signale von dem striatalen Hauptleitungsbogen erhalten. Motorische Signale auf Parallelwegen werden neben den pyramidalen Bahnen abwärts geleitet. Parallele Projektionen von den Basalganglien verlaufen über die Substantia nigra zum Tectum und zur Formatio reticularis. Von dort ziehen der Tr. tectospinalis und Tr. reticulospinalis absteigend zum Rückenmark. Ebenso sind absteigende Fasern des Nucl. vestibularis lateralis in den Output der Basalganglien eingeschaltet (Tr. vestibulospinalis lateralis).

1 Caput nuclei caudati (im posterioren Teil der Scheibe)
2 Caput nuclei caudati
3 Putamen
4 Claustrum
5 Corpus nuclei caudati
6 Nuclei ventrales laterales thalami (innerhalb der Scheibe)
7 Globus pallidus

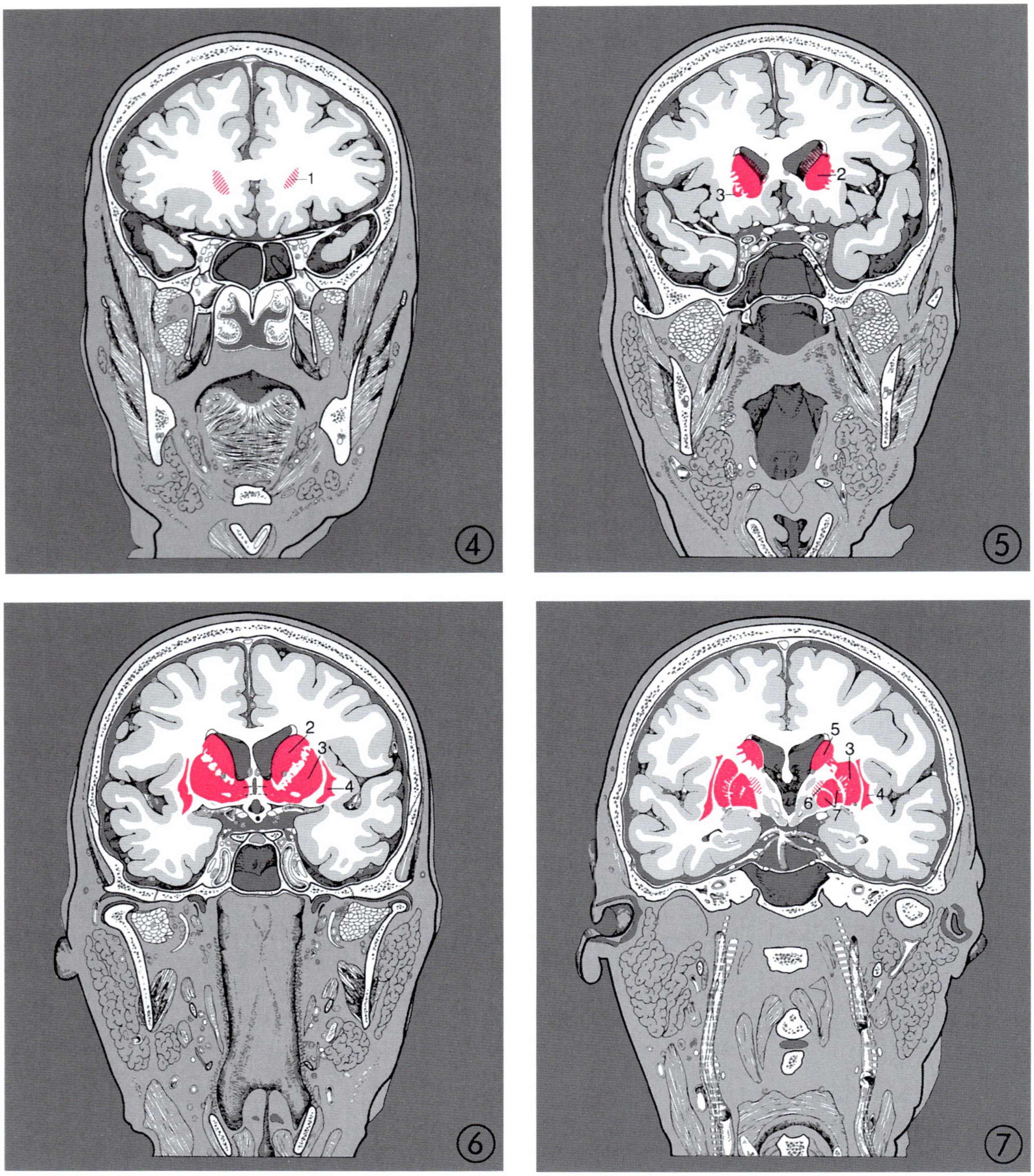

Abb. **136** Frontale Serienbilder der Basalganglien. Die Zahl im Kreis gibt die Nummer der jeweiligen Scheibe an (s. Abb. 1, 2a, 2b, 3).

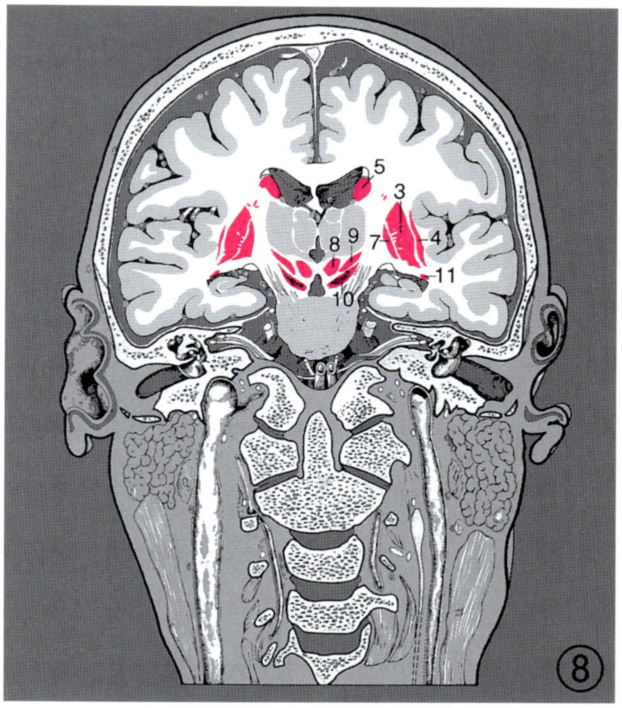

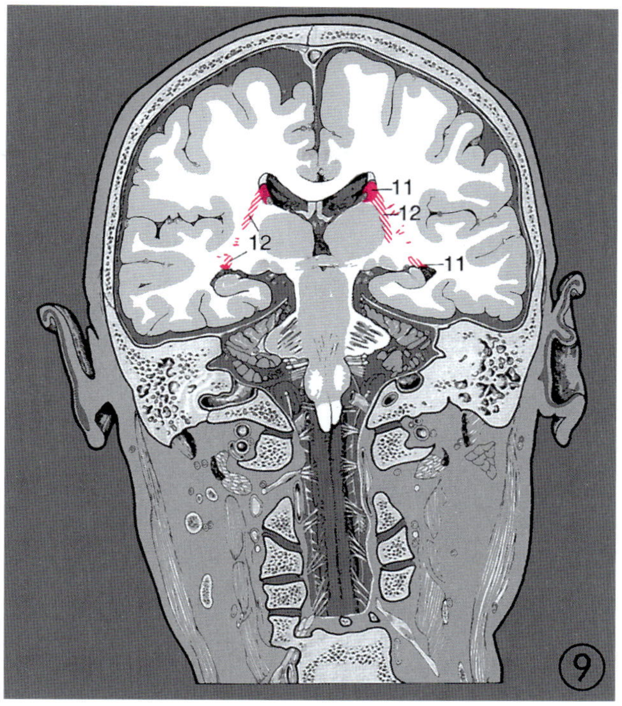

3 Putamen
4 Claustrum
5 Corpus nuclei caudati
7 Globus pallidus
8 Nucl. ruber
9 Nucl. subthalamicus
10 Substantia nigra
11 Cauda nuclei caudati
12 Cauda nuclei caudati (innerhalb der Scheibe)

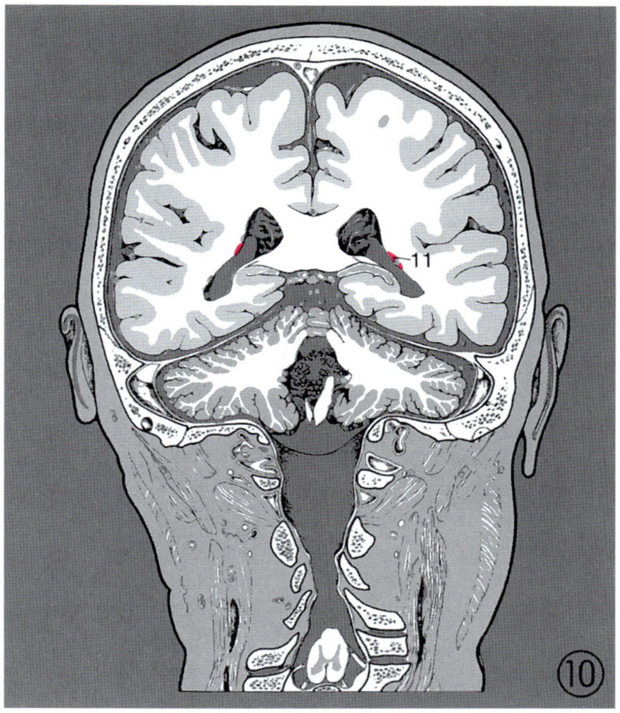

Von den Basalganglien gehen **Faserverbindungen zum limbischen System** ab. Die pallidohabenulären Fasern verbinden das mediale Segment des Pallidum mit dem Nucl. habenularis lateralis, der ein Teil des limbischen Systems ist.

Klinische Hinweise

Störungen im Bereich der **Basalganglien** bewirken charakteristische Veränderungen der Motorik unter Einschluss des Sprechens: Hyperkinesen aus der Ruhe, Tonusveränderungen, speziell Rigor, aber auch Hypokinese und Tremor sowie Haltungsbesonderheiten. Bei der erblichen **Chorea Huntington** geht die Ausprägung klinischer Symptome (Hyperkinese und Demenz) oft weitgehend parallel mit einer im CT und MRT nachweisbaren Erweiterung der Hirnkammern als Ausdruck diffuser subkortikal betonter Hirnatrophie und einer bevorzugten Atrophie des Nucl. caudatus und des Putamen (447). Mit PET lassen sich Verminderungen des Stoffwechsels in den Basalganglien schon vor dem Auftreten klinischer Symptome und vor der Manifestation einer Hirnatrophie nachweisen (66, 489). Beim **Parkinson-Syndrom** finden sich weniger konstant pathologische CT-Befunde. Es kommen neben eher seltenen Normalbefunden relativ häufig Hydrocephalus internus und/oder Hydrocephalus externus vor. Das Parkinson-Syndrom beruht auf einer Störung der dopaminergen Neurone (s. o. und s. Kap. 7.1.1). PET und SPECT können bei der Differenzialdiagnose des Morbus Parkinson und klinisch ähnlicher motorischer Störungen eingesetzt werden (66).
Dem athetotischen Syndrom liegen anatomisch uneinheitliche Läsionen zu Grunde, sodass auch der CT-Befund stark variiert. Der **Hemiballismus** beruht häufig auf vaskulären Störungen des Nucl. subthalamicus oder seiner Verbindungen.

1 Nucl. subthalamicus (innerhalb der Scheibe)
2 Nucl. ruber (innerhalb der Scheibe)
3 Substantia nigra (innerhalb der Scheibe)
4 Corpus nuclei caudati (innerhalb der Scheibe)
5 Caput nuclei caudati
6 Nuclei ventrales laterales thalami
7 Nucl. subthalamicus
8 Substantia nigra
9 Corpus nuclei caudati
10 Cauda nuclei caudati
11 Putamen
12 Globus pallidus lateralis
13 Globus pallidus medialis

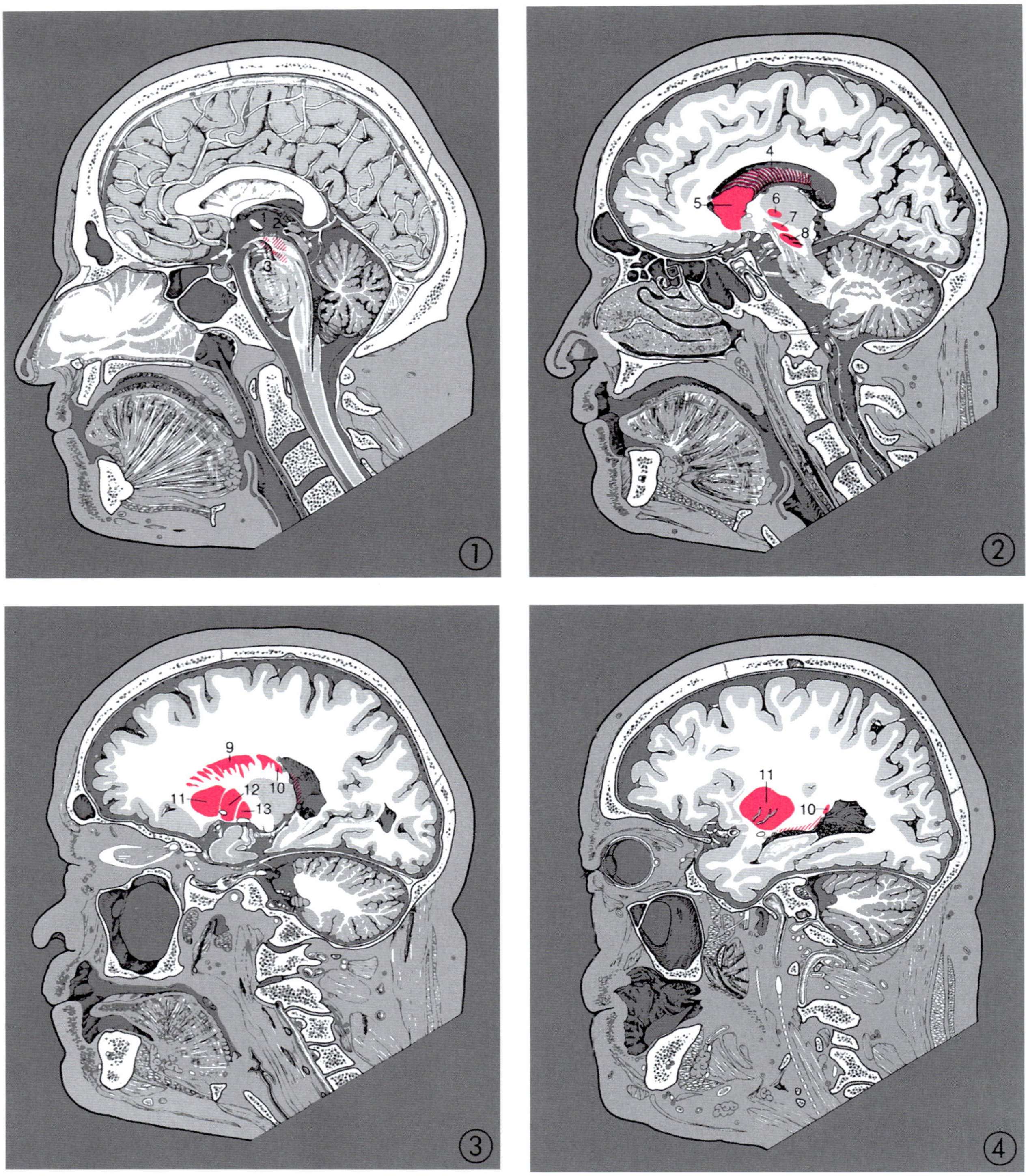

Abb. **137** Sagittale Serienbilder der Basalganglien. Die Zahl im Kreis gibt die Nummer der jeweiligen Scheibe an (s. Abb. 29, 30a, 30b, 31).

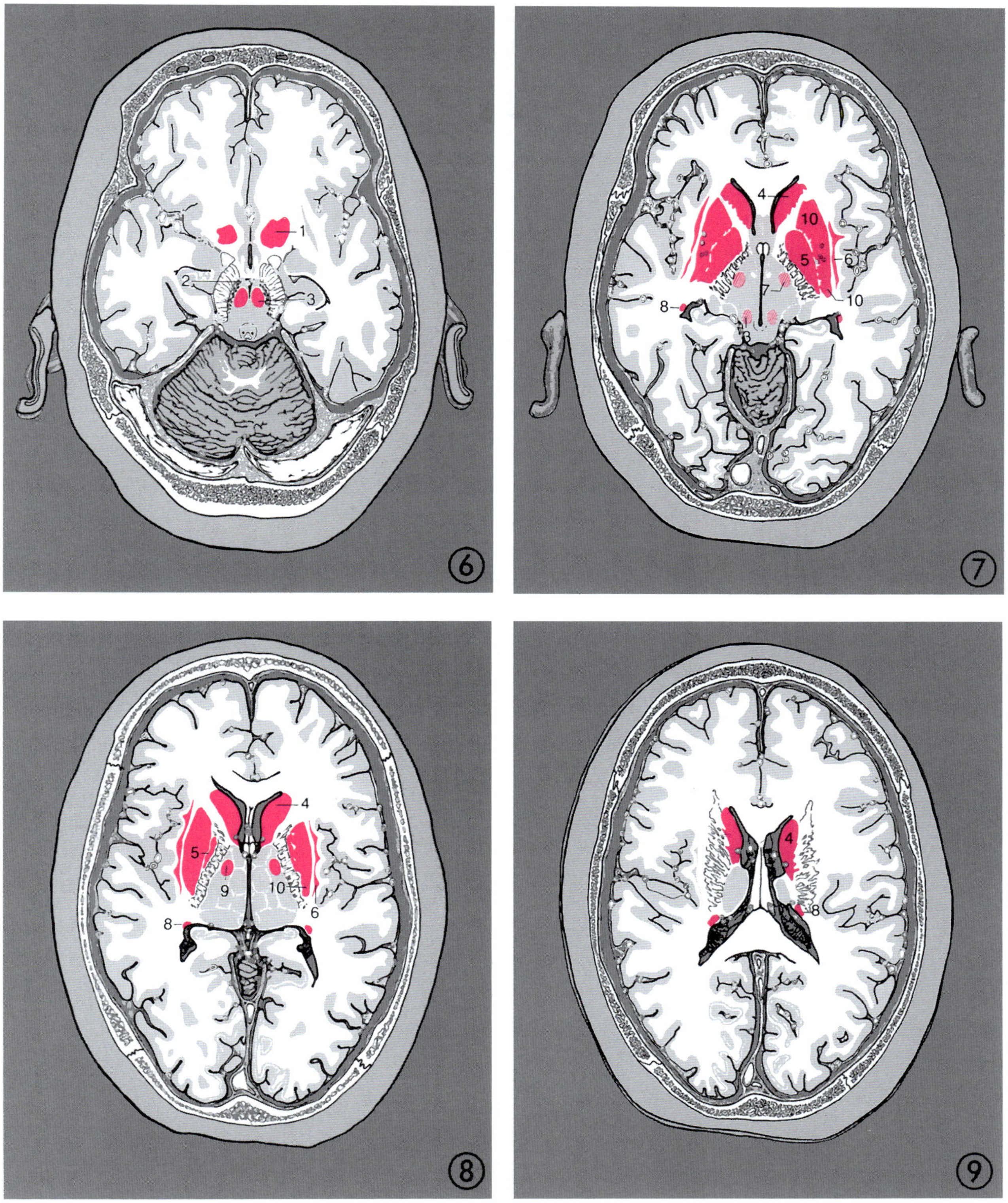

1 Boden des Striatum
2 Substantia nigra
3 Nucl. ruber (teilweise innerhalb der Scheibe)
4 Caput nuclei caudati
5 Globus pallidus
6 Claustrum
7 Nucl. subthalamicus (innerhalb der Scheibe)
8 Cauda nuclei caudati
9 Nuclei ventrales laterales thalami
10 Putamen

Abb. **138** Kanthomeatal orientierte Serienbilder der Basalganglien. Die Zahl im Kreis gibt die Nummer der jeweiligen Scheibe an (s. Abb. 44, 45a, 45b, 46).

6.8.3 Okulomotorische Systeme (Abb. 139–141)

Die okulomotorischen Systeme steuern die Bewegungen der äußeren Augenmuskeln über die Hirnnerven III, IV und VI. Störungen der Okulomotorik haben einen wichtigen klinischen Stellenwert. Blicklähmungen, beeinträchtigte Pupillomotorik, Konvergenzlähmungen, Nystagmus und die Lähmungen der Hirnnerven III, IV und VI sind für die klinische Befunderhebung „augenfällige“ Symptome. Sie ermöglichen oft eine Lokalisation aufgetretener Schäden bereits durch die neurologische Untersuchung (203, 204, 276, 461).

Bei den Augenbewegungen lassen sich mehrere Typen wie die schnellen Blickzielbewegungen (Sakkaden), die langsamen Augenfolgebewegungen, die vestibulookulären Reflexe und die Konvergenzbewegungen unterscheiden, die von relativ unabhängigen neuronalen Schaltungen gesteuert werden. Diese neuronalen Netze konvergieren auf der Höhe der Motoneurone des III., IV. und VI. Hirnnervs. Die Kerne des III. und IV. Hirnnervs liegen am Boden des Aqueductus mesencephali im Tegmentum des Mittelhirns (Abb. 68.10, 68.11, 78b.20, 77b.27). Der Nucl. nervi abducentis (des VI. Hirnnervs) befindet sich am Boden des 4. Ventrikels im pontinen Tegmentum (Abb. 68.14, 74b.28). In tierexperimentellen Studien besonders an Primaten konnten im letzten Jahrzehnt wesentliche Erkenntnisse über diese okulomotorischen Verschaltungen gewonnen werden (70, 196, 197, 203).

Sakkaden

Die Sakkaden sind schnelle **Blickzielbewegungen,** die beide Augen von einem Fixationspunkt zum anderen führen, um ein neues Sehobjekt zu erfassen. Dabei wird die Fovea der Netzhaut auf ein bestimmtes Sehobjekt zentriert. Diese sakkadischen Bewegungen können willkürlich von verschiedenen Arealen des Cortex cerebri gesteuert oder vom vestibulären System (s. Kap. 6.4) ausgelöst werden. Das frontale Augenfeld und der Colliculus superior sind gemeinsam an den Sakkaden beteiligt. Erst wenn im Tierexperiment diese beiden Regionen ausgeschaltet wurden, waren die sakkadischen Augenbewegungen auf Dauer geschädigt. Diese Sakkaden werden durch ein **Netzwerk aus parietalen und frontalen Hirnarealen** gesteuert (Abb. 139). Von der primären Sehrinde erhält ein posteriorer parietaler Cortex (Abb. 139.1, 140.14, 141.17) visuelle Informationen, die er an das frontale Augenfeld (Abb. 139.3, 140.1, 141.16) weitergibt. Das frontale Augenfeld ist weiterhin mit einem supplementären Augenfeld und einem dorsolateralen präfrontalen Cortex (Abb. 139.4) verbunden. Das frontale Augenfeld wurde mit PET-Studien im mittleren Bereich des Sulcus precentralis und im angrenzenden Teil des G. precentralis lokalisiert (235, 359). Die kortikofugalen Bahnen des frontalen Augenfeldes ziehen durch die Capsula interna und erreichen den Colliculus superior, die supranukleären Blickzentren im mesodienzephalen Übergang und Pons sowie die Basalganglien und den Thalamus. Im mesodienzephalen Übergang liegen der rostrale interstitielle Kern des Fasciculus longitudinalis medialis (Abb. 139.6, 140.4, 141.3) und der Nucl. interstitialis Cajal. Die Nervenzellen des rostralen interstitiellen Kerns des Fasciculus longitudinalis medialis generieren die senkrechten Sakkaden. Die Neurone des Nucl. interstitialis Cajal stabilisieren die vertikale Blickhaltung (196, 197). Die horizontalen schnellen Augenbewegungen werden von der paramedianen pontinen Formatio reticularis (PPRF) Abb. 139.10, 140.9, 141.7) ausgelöst. Sie projiziert auf den ipsilateralen Kern des Nucl. abducens, der Motoneurone und Interneurone enthält. Seine Interneurone haben starke synaptische Verbindungen über den Fasciculus longitudinalis medialis mit den Motoneuronen des Kernes für den kontralateralen M. rectus medialis. Dieser Schaltplan ist die Grundlage für die konjugierte Augenbewegung, weil Synergisten der konjugierten Augenbewegung von den Motoneuronen und Interneuronen des gleichen Kerngebietes ihre Befehle erhalten. Die prinzipiell ähnliche Verschaltung über Interneurone ist auch für die vertikale konjugierte Augenbewegung nachgewiesen (70).

Langsame Augenfolgebewegungen

Die langsamen Augenfolgebewegungen führen die beiden Augen so, dass bewegte Objekte auf der Fovea der Netzhaut kontinuierlich abgebildet werden. Dieses System steuert die Augenmuskeln so, dass der Drehwinkel der Augengeschwindigkeit dem der Objektgeschwindigkeit angepasst wird. Diese langsamen Augenfolgebewegungen verlangen Motivation und Aufmerksamkeit. Die visuellen Signale erreichen die Sehrinde über die Netzhaut, den Sehnerv und das Corpus geniculatum laterale. Im Tierexperiment wurden an Rhesusaffen Läsionen im Bereich des parietookzipitalen Cortex in der Area MST gesetzt, die zu einem Defizit der langsamen Augenfolgebewegungen führten. Das Homologon dieses parietookzipitalen Cortex im menschlichen Großhirn liegt etwa in den Areae 19 und 39 nach Brodmann (460). Von dort bestehen Faserverbindungen zum frontalen Augenfeld. Sowohl dieser **parietookzipitale Cortex** als auch das **frontale Augenfeld** haben kortikofugale Bahnen zu den dorsolateralen pontinen Kernen. Der weitere neuronale Weg für die langsamen Augenfolgebewegungen verläuft über das **Kleinhirn,** und zwar über den Flocculus (H X), die Declive (VI) und das Folium vermis (VII A), weiter zu den Vestibularisskernen und schließlich zu den Augenmuskelkernen (235, 276). Die Entfernung des Kleinhirns bei Affen führte zu einem vollständigen Verlust der langsamen Augenfolgebewegungen (483).

Vestibulookuläre Reflexe

Die vestibulookulären Reflexe kompensieren die Kopfbewegungen durch Augenbewegungen, um das visuelle Bild auf der Retina zu stabilisieren. Wird der Kopf beispielsweise nach links gedreht, werden beide Augen so kompensatorisch nach rechts geführt, dass die Fovea der Netzhaut beider Augen möglichst das gleiche Bild der Außenwelt erhält. Der **vestibulookuläre Reflex** ist auch beim bewusstlosen Patienten nachweisbar. Das neuronale Netzwerk dieses Reflexes besteht grundsätzlich aus drei Neuronenpopulationen: Das erste Neuron, dessen

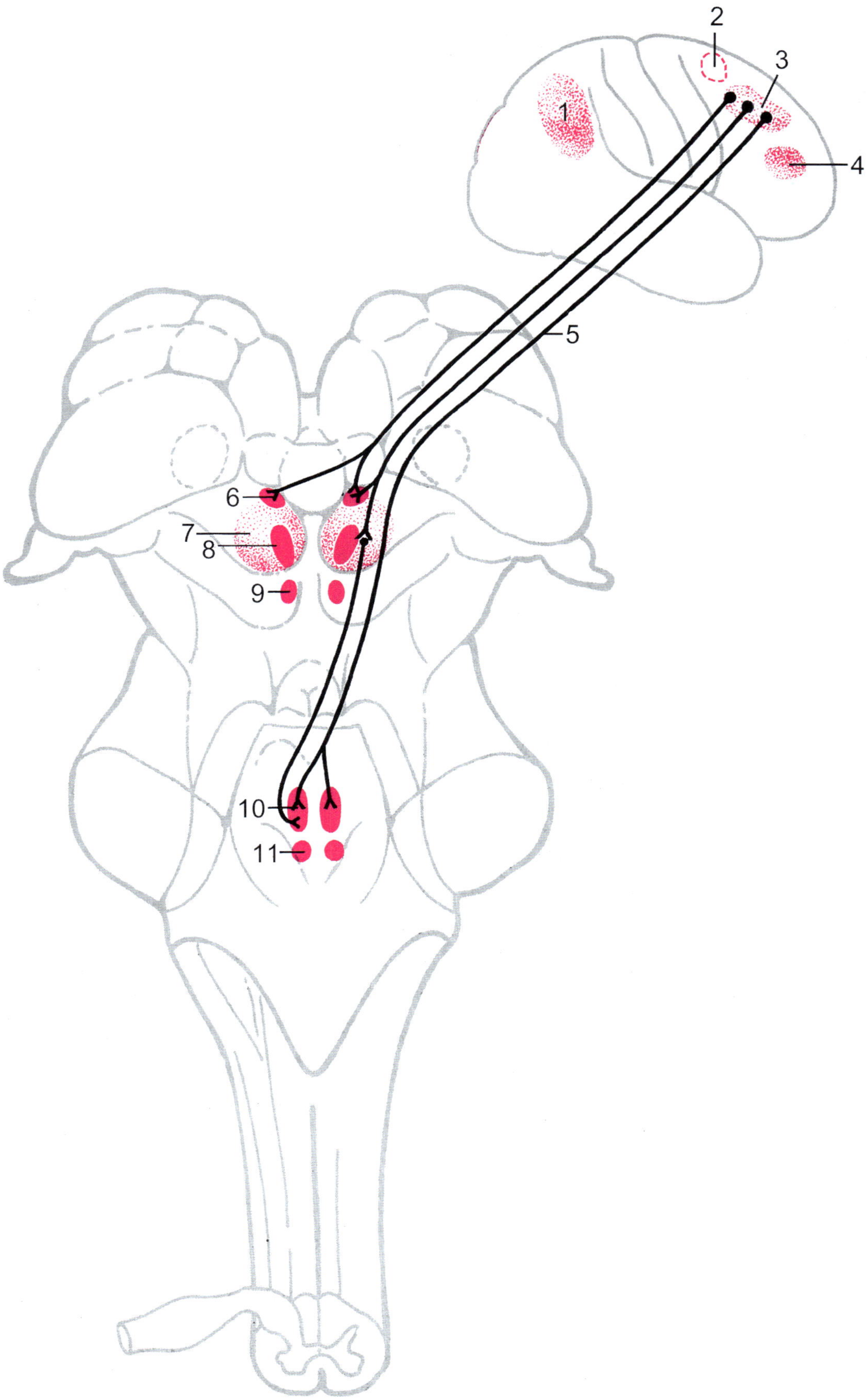

1 posteriorer parietaler Cortex
2 supplementäres Augenfeld (auf der Medialseite der Hemisphäre)
3 frontales Augenfeld
4 dorsolateraler präfrontaler Cortex
5 kortikofugale Bahnen
6 rostraler interstitieller Kern des Fasciculus longitudinalis medialis
7 Colliculus superior
8 Nucl. nervi oculomotorii
9 Nucl. nervi trochlearis
10 paramediane pontine Formatio reticularis (PPRF)
11 Nucl. nervi abducentis

Abb. **139** Das System der schnellen Blickzielbewegungen (Sakkaden) als Teil der Okulomotorik im Großhirn von lateral und in Hirnstamm und Zwischenhirn von posterior gesehen. Die neuronale Schaltung der sakkadischen Augenbewegungen ist bis zu den Colliculi superiores und bis zu den supranukleären Blickzentren dargestellt. Zu den supranukleären Blickzentren gehören der rostrale interstitielle Kern des Fasciculus longitudinalis medialis und die paramediane pontine Formatio reticularis. Nach (70, 196, 197, 235).

1 frontales Augenfeld
2 kortikofugale Bahnen
3 supplementäres Augenfeld
4 rostraler interstitieller Kern des Fasciculus longitudinalis medialis
5 dorsolaterale pontine Kerne (innerhalb der Scheibe)
6 Colliculus superior (im posterioren Teil der Scheibe)
7 Nucl. nervi oculomotorii (innerhalb der Scheibe)
8 Nucl. nervi trochlearis (innerhalb der Scheibe)
9 paramediane pontine Formatio reticularis (PPRF) (innerhalb der Scheibe)
10 Vestibulariskerne (innerhalb der Scheibe)
11 Nucl. nervi abducentis (innerhalb der Scheibe)
12 Nucl. prepositus (innerhalb der Scheibe)
13 Flocculus (H X)

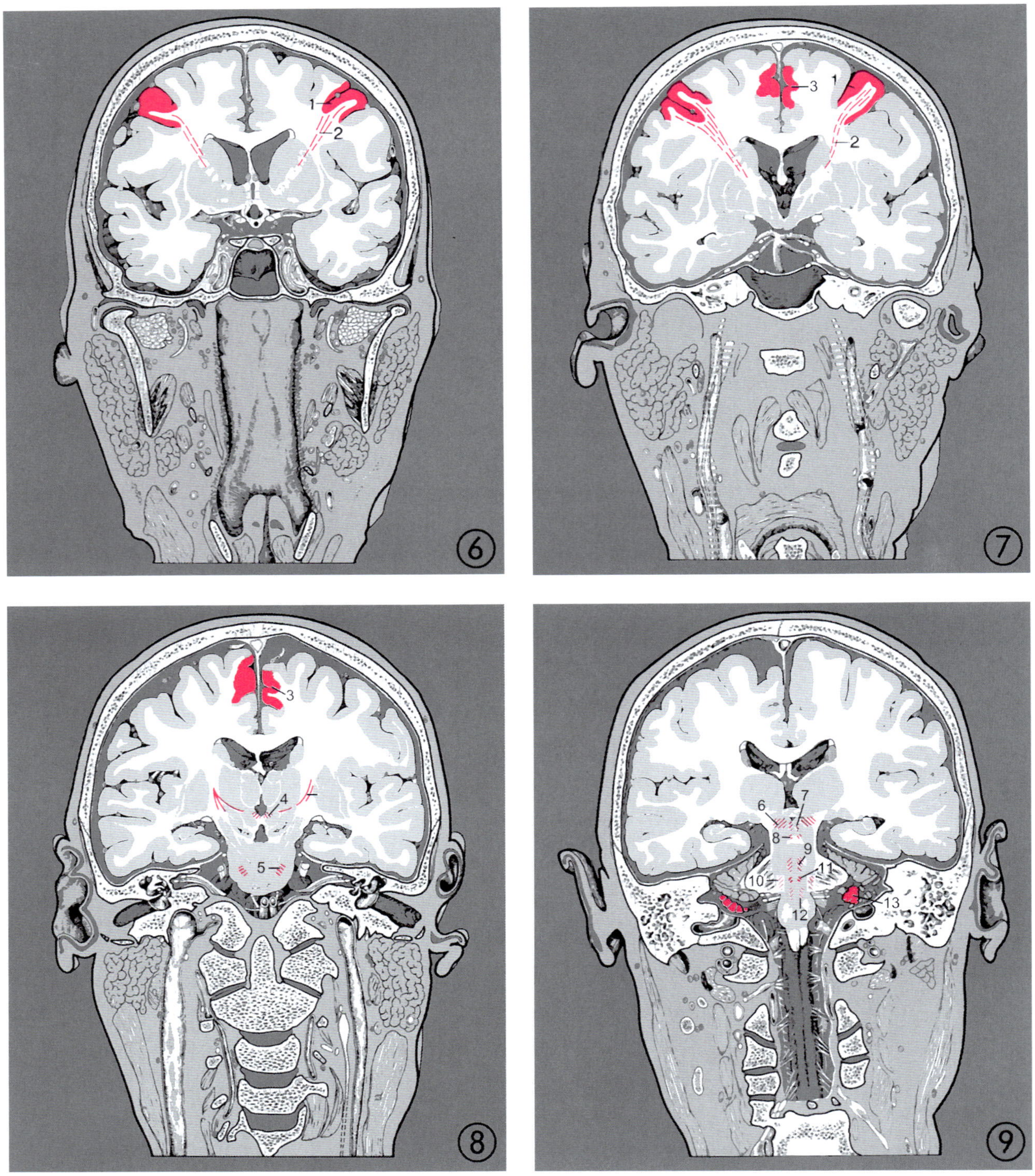

Abb. **140** Frontale Serienbilder zweier okulomotorischer Systeme (Sakkaden und langsame Augenfolgebewegungen). Die Zahl im Kreis gibt die Nummer der jeweiligen Scheibe an (s. Abb. 1, 2a, 2b, 3).

Perikaryon im Ganglion vestibulare liegt, erhält bei Drehbewegungen seine Signale von den Bogengängen und gibt sie an die Vestibulariskerne (zweites Neuron) weiter. Bei einer Linearbeschleunigung kommen die Signale über die Otolithen von den Sinneszellen des Utriculus und Sacculus (s. Kap. 6.4). Die Motoneurone der Augenmuskelkerne bilden das dritte und effektorische Neuron. Diese Augenbewegungen gehören zu den schnellsten Augenbewegungen, weil nur drei Neuronengruppen daran beteiligt sind. Dieser Schaltkreis ist beim vestibulären System (Abb. 119) abgebildet.

Konvergenzbewegung

Die Konvergenzbewegung beider Augen dient der binokularen Fixation naher Objekte. Ihre prämotorischen Neurone liegen im mesodienzephalen Übergang (196).

Der in Abb. 141.9 eingezeichnete Nucl. prepositus (früher: Nucl. prepostius hypoglossi) hat von und zu den meisten okulomotorischen Kernen, zu den Vestibulariskernen und zu Teilen des Kleinhirns neuronale Verbindungen. Deshalb nimmt man an, dass der Nucl. prepositus Efferenzkopien der Okulomotorik erhält und die Blickrichtung stabilisiert.

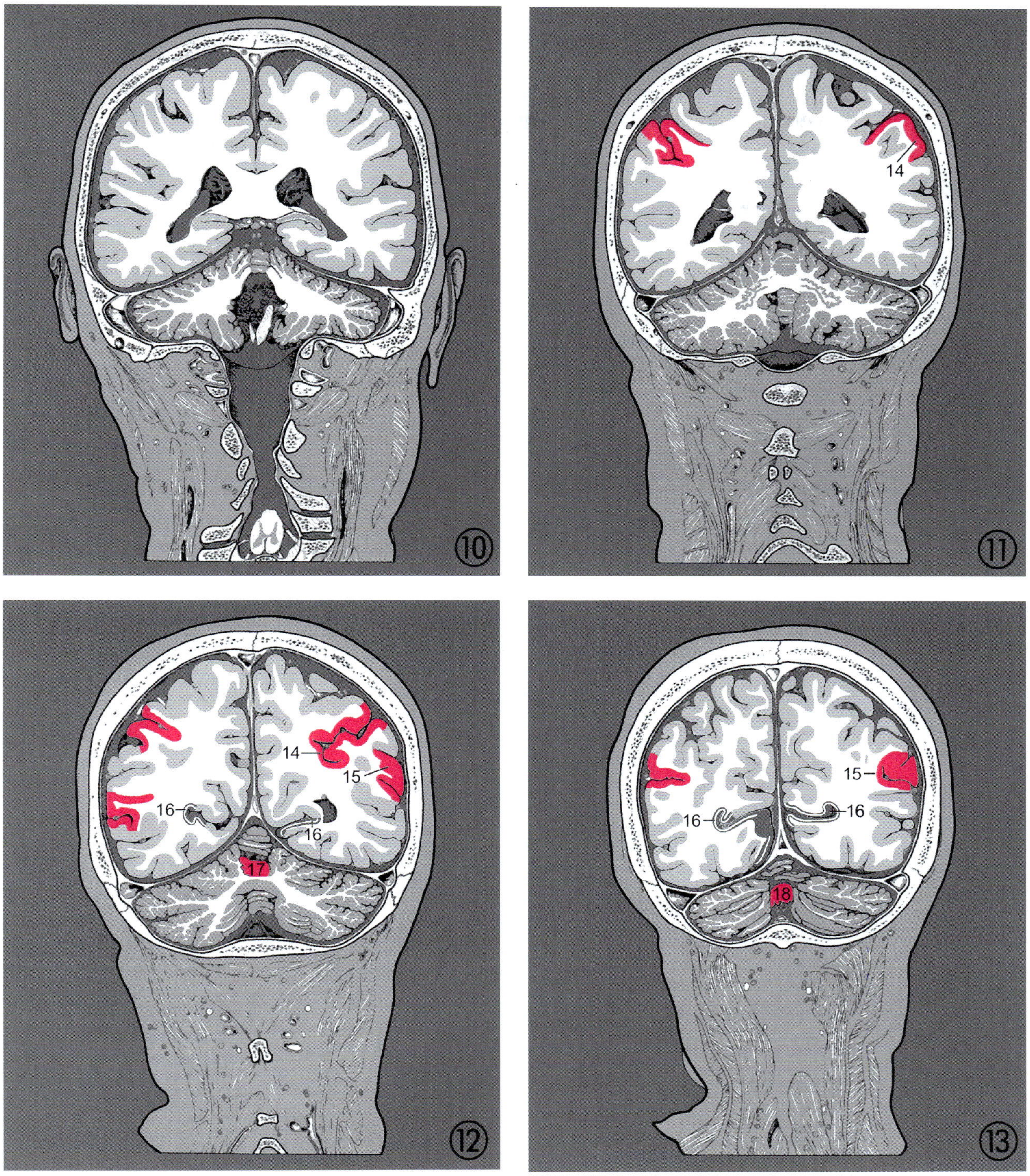

14 posteriorer parietaler Cortex
15 parietooccipitaler Cortex
16 primäre Sehrinde
17 Declive (VI)
18 Folium vermis (VII A)

Klinische Hinweise

Bei **Blicklähmungen** sind die konjugierten Bulbusbewegungen in horizontaler oder vertikaler Richtung eingeschränkt oder aufgehoben. Blicklähmungen sind überwiegend supranukleär. Dabei sind die vestibulookulären Reflexe und manchmal die langsamen Augenfolgebewegungen intakt. Es bestehen in der Regel keine Doppelbilder.

Bei einer Läsion des Abduzenskerns fallen außer den Motoneuronen auch die erwähnten Interneurone aus, die den kontralateralen M. rectus medialis versorgen. Hierdurch entsteht eine Blickparese nach ipsilateral (nukleäre Blickparese) (70). Ein isolierter Ausfall des M. rectus lateralis kann also nicht auf einer Abduzenskernläsion beruhen.

Horizontale Blicklähmungen zur Gegenseite sind bei Großhirnschäden mit einseitiger Unterbrechung der kortikopontinen Blickbahnen meist nur flüchtig. Sie werden von einer ebenfalls vorübergehenden konjugierten Ablenkung beider Augen begleitet, durch die die Blickparese larviert wird. Diese **Déviation conjugée** ist zum Herd gerichtet und bei Bewusstlosen be-

16 primäre Sehrinde

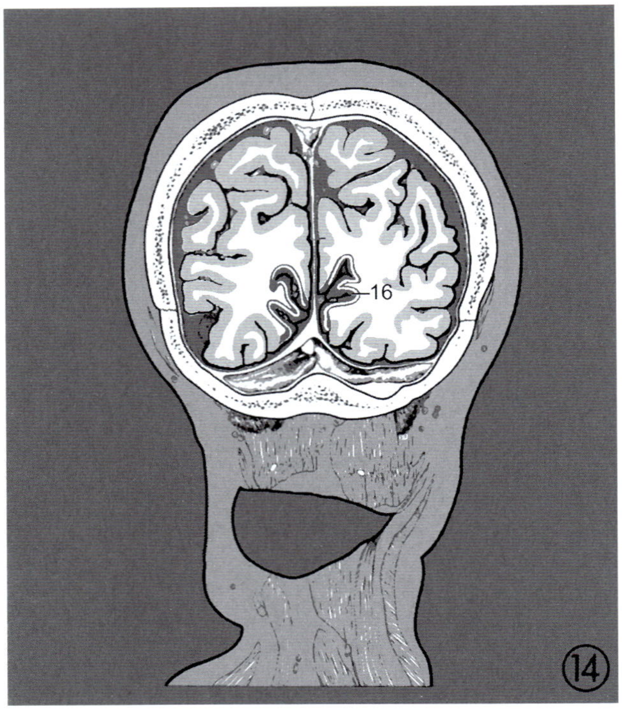

Abb. **140** Frontale Serienbilder zweier okulomotorischer Systeme (Sakkaden und langsame Augenfolgebewegungen). Die Zahl im Kreis gibt die Nummer der jeweiligen Scheibe an (s. Abb. 1, 2a, 2b, 3).

sonders ausgeprägt. Bei Reizungen (Epilepsie) kommt es zu anfallsartiger Blickabweichung nach kontralateral. Pontine Läsionen können eine Blicklähmung zur Herdseite mit Déviation zur Gegenseite verursachen.

Eine **vertikale Blickparese** entsteht bei Läsionen des rostralen interstitiellen Kerns des Fasciculus longitudinalis medialis, wobei eine Lähmung der Blickhebung wesentlich häufiger ist. Eine Kombination mit Konvergenzlähmung heißt **Parinaud-Syndrom.** Nach einer Läsion des Fasciculus longitudinalis medialis mit Unterbrechung der Verbindungen zwischen Abduzenskernen oder Okulomotoriuskernen kommt es zu einer **internukleären Ophthalmoplegie.** Hierbei besteht eine Beeinträchtigung der Motilität des einen Bulbus oder beider Bulbi zur Seite, außerdem ein Blickrichtungsnystagmus. Beim Geradeausblicken entstehen keine Doppelbilder. Derartige Störungen können bei multipler Sklerose oder bei vaskulären Schäden auftreten (235, 276).

Bei Störungen der Augenmuskelnerven ist das Leitsymptom das Auftreten von **Doppelbildern.** Die klinische Differenzierung zwischen myogener und neurogener Parese kann schwierig sein, wenn zusätzliche neurologische Symptome fehlen. Bei neurogener Läsion kommen infranukleäre und nukleäre Schäden infrage. Für die diagnostische Zuordnung sind Anamnese und **Nachbarschaftssymptome** entscheidend.

Ebenfalls kommen infranukleäre Augenmuskelparesen und eine Beeinträchtigung des ersten Trigeminusastes als Syndrom der Fissura orbitalis superior vor. Als ein fortgeschrittenes Fissura-orbitalis-superior-Syndrom kann das Orbitaspitzen-Syndrom bezeichnet werden. Hier gesellen sich zu den genannten Ausfällen Beeinträchtigungen des N. opticus, der A. ophthalmica und der Orbitavenen.

1 supplementäres Augenfeld
2 primäre Sehrinde
3 rostraler interstitieller Kern des Fasciculus longitudinalis medialis
4 Colliculus superior
5 Nucl. nervi oculomotorii
6 Nucl. nervi trochlearis
7 paramediane pontine Formatio reticularis (PPRF)
8 Nucl. nervi abducentis
9 Nucl. prepositus
10 Declive (VI)
11 Folium vermis (VII A)
12 Tuber vermis (VII B)
13 dorsolaterale pontine Kerne

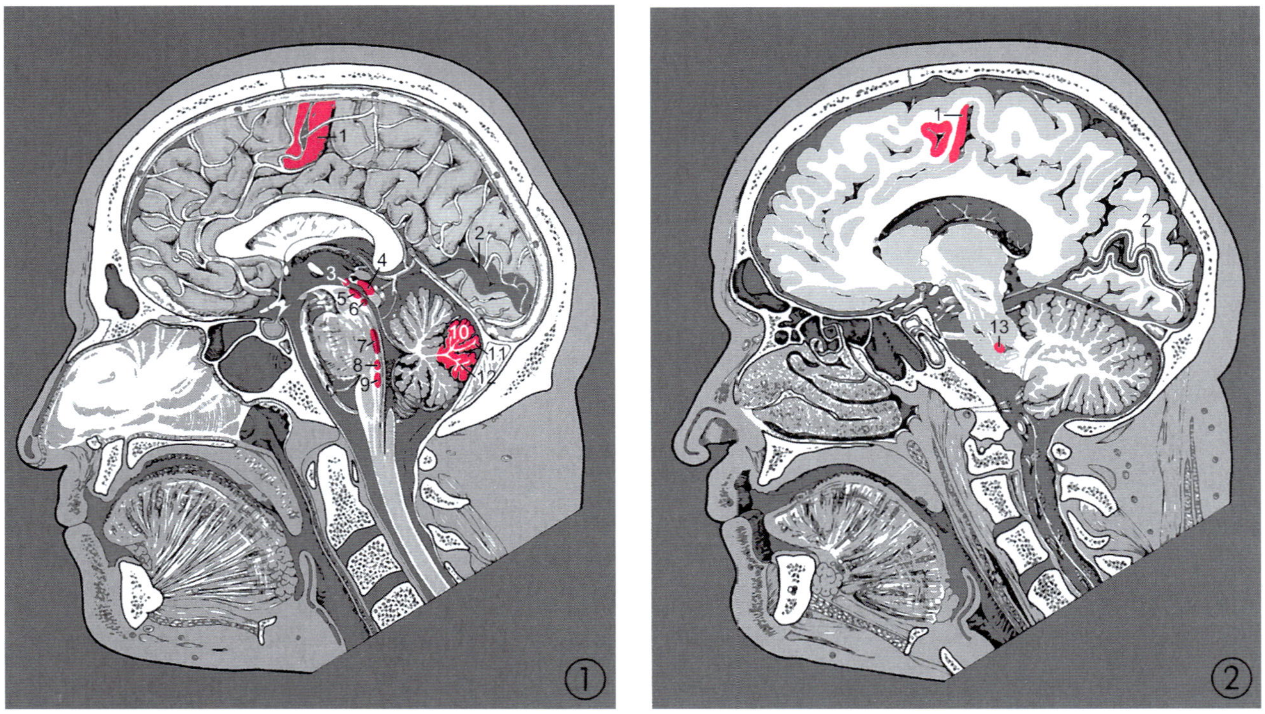

Abb. **141** Sagittale Serienbilder zweier okulomotorischer Systeme (Sakkaden und langsame Augenfolgebewegungen). Die Zahl im Kreis gibt die Nummer der jeweiligen Scheibe an (s. Abb. 29, 30a, 30b, 31).

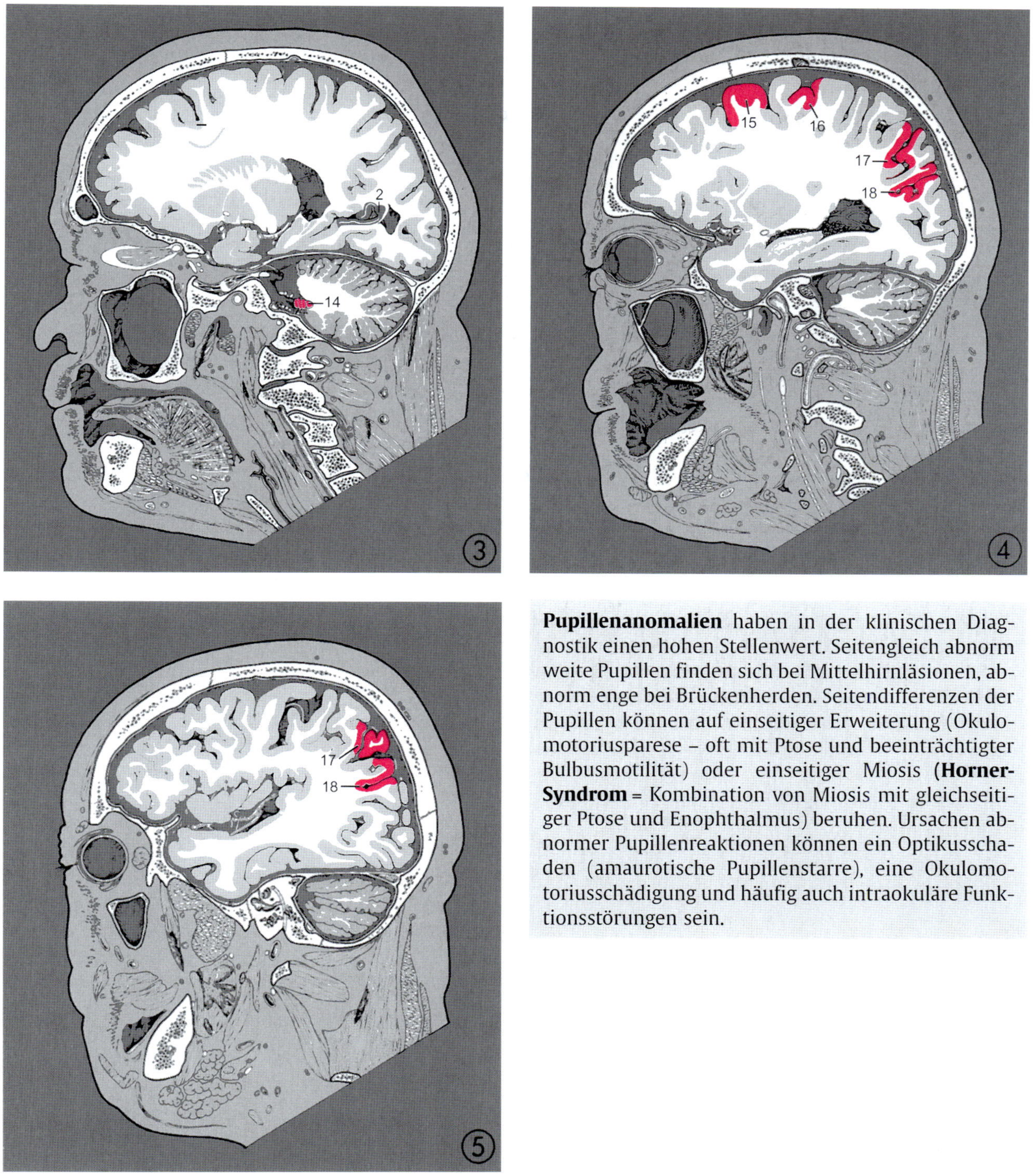

2 primäre Sehrinde
14 Flocculus (H X)
15 dorsolaterales präfrontales Augenfeld
16 frontales Augenfeld
17 posteriorer parietaler Cortex
18 parietooccipitaler Cortex

Abb. **141** Sagittale Serienbilder zweier okulomotorischer Systeme (Sakkaden und langsame Augenfolgebewegungen). Die Zahl im Kreis gibt die Nummer der jeweiligen Scheibe an (s. Abb. 29, 30a, 30b, 31).

Pupillenanomalien haben in der klinischen Diagnostik einen hohen Stellenwert. Seitengleich abnorm weite Pupillen finden sich bei Mittelhirnläsionen, abnorm enge bei Brückenherden. Seitendifferenzen der Pupillen können auf einseitiger Erweiterung (Okulomotoriusparese – oft mit Ptose und beeinträchtigter Bulbusmotilität) oder einseitiger Miosis (**Horner-Syndrom** = Kombination von Miosis mit gleichseitiger Ptose und Enophthalmus) beruhen. Ursachen abnormer Pupillenreaktionen können ein Optikusschaden (amaurotische Pupillenstarre), eine Okulomotoriusschädigung und häufig auch intraokuläre Funktionsstörungen sein.

6.9 Zerebelläre Systeme
(Abb. 142–144a, b)

Das Kleinhirn erhält afferente Bahnen praktisch von allen, d. h. von den propriozeptiven, exterozeptiven, vestibulären, auditiven, visuellen und anderen sensorischen Rezeptoren des menschlichen Körpers (55). Vom Neocortex des Großhirns ziehen über die Ponskerne die kortiko-ponto-zerebellären Bahnen ins Kleinhirn. Diese für die Kleinhirnrinde afferenten Bahnen verlaufen über den mächtigen mittleren Kleinhirnstiel. Die efferenten Bahnen des Kleinhirns gehen meistens von den Kleinhirnkernen aus und verlassen das Kleinhirn vor allem über den oberen Kleinhirnstiel. Das Verhältnis der Anzahl der afferenten Fasern zu den efferenten Fasern liegt etwa bei 40:1 (180). Dieses Zahlenverhältnis zwischen Input und Output des Kleinhirns spricht für seine große **koordinative Leistung** bei allen motorischen Funktionen, angefangen vom Stehen und Laufen bis hin zum Sprechen.

Das Kleinhirn erhält Informationen über die Stellung des Kopfes im Raum von den Nuclei vestibulares. Der Tr. vestibulocerebellaris gibt die Signale des vestibulären Systems vor allem an den Nodulus vermis (X) weiter. Ursprünglich wurde der Lobus flocculonodularis als Zielort angegeben. Neuere, tierexperimentelle Untersuchungen zeigten, dass der Flocculus hauptsächlich viszeromotorische Afferenzen erhält (266). Propriozeptive Signale vom Bewegungsapparat der Extremitäten und des Rumpfes bekommt das Kleinhirn von den Tr. spinocerebellares anterior und posterior (Abb. 144a.8, 144a.19) sowie vom Tr. cuneocerebellaris, die im Lobus anterior, in der Pyramis vermis (VIII) und im Lobulus gracilis (H VII B) enden. Weitere afferente Verbindungen zum Kleinhirn bestehen vom auditiven und visuellen System. Der Tr. olivocerebellaris von den Nuclei olivares inferiores projiziert in alle Kleinhirnareale (350). Auch die Fasern von noradrenergen und serotoninergen Neuronen des Hirnstammes erreichen alle Schichten der Kleinhirnrinde. Unter experimentellen Bedingungen scheinen sie die exzitatorischen Übertragungen an den Moosfasern und Kletterfasern zu stimulieren. Die afferenten Systeme enden vor allem in der Kleinhirnrinde, afferente Kollateralen erreichen auch die Kleinhirnkerne. Die Axone der Purkinje-Zellen verbinden die Kleinhirnrinde mit den Kleinhirnkernen.

Mächtige Verbindungen bestehen zwischen dem Neocortex des Großhirns und der zerebellären Rinde in der lateralen Zone der Kleinhirnhemisphäre. Der Tr. corticopontinus zieht von der Großhirnrinde durch die Capsula interna zu den Nuclei pontis. Die Neurone der Nuclei pontis senden ihre Axone zur kontralateralen Kleinhirnrinde im lateralen Bereich der Kleinhirnhemisphären, nachdem sie Kollateralen zur Kleinhirnkernen abgegeben haben. Mit dieser kortiko-ponto-zerebellären Verbindung erhält die Kleinhirnrinde vom Neocortex vor allem Informationen über die beabsichtigte Motorik.

Die Kleinhirnrinde gliedert sich funktionell nach ihren efferenten Bahnen in **Längszonen.** Diese Zonen verlaufen senkrecht zu den interlobulären Furchen. Es gibt 3 kortikonukleäre Projektionszonen, beschrieben für jede Kleinhirnhälfte von medial nach lateral:

- Kleinhirnwurm, Vermis cerebelli,
- eine schmale Zone am Übergang von Wurm und Hemisphäre (Pars intermedia),
- die große laterale Zone der Kleinhirnhemisphäre (Pars lateralis).

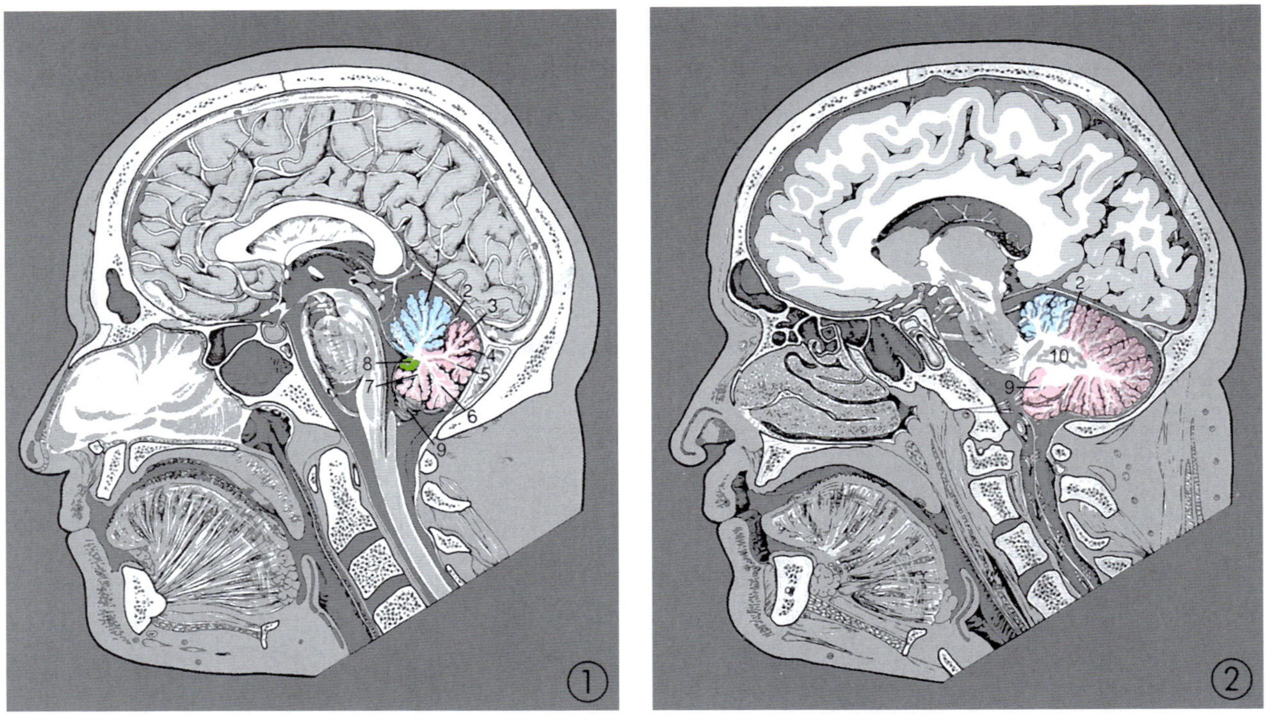

Abb. **142** Sagittale Serienbilder der Kleinhirnlappen. Die Zahl im Kreis gibt die Nummer der jeweiligen Scheibe an (s. Abb. 29, 30a, 30b, 31).

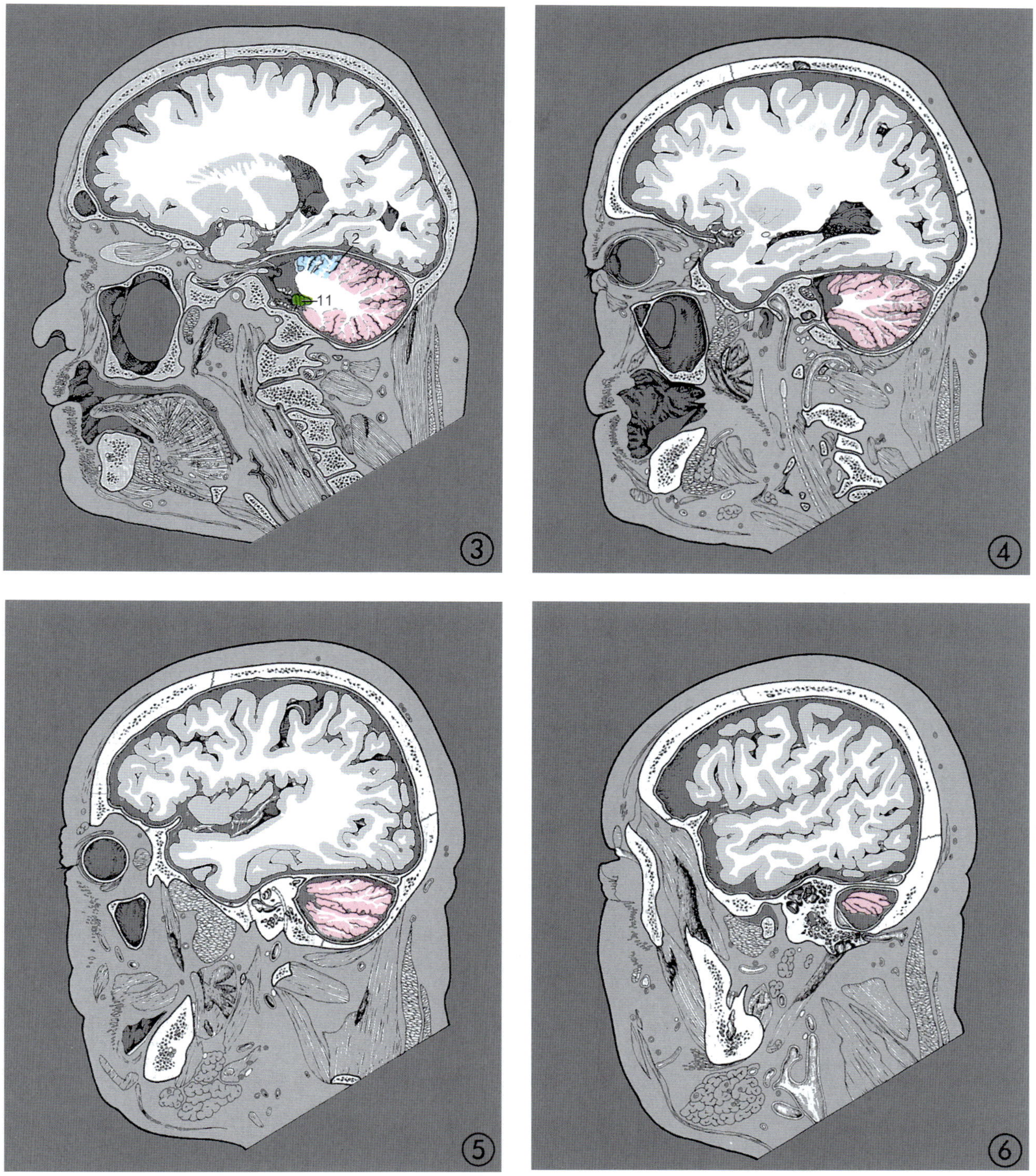

2 Fissura prima
11 Flocculus (H X)

Lobus anterior
Lobus flocculo-nodularis
Lobus posterior

Die Übergänge zwischen den 3 Zonen sind fließend. Sie sind nicht durch eine makroskopisch erkennbare Grenze getrennt.

Die Purkinje-Zellen dieser Projektionszonen sind mit den ipsilateralen Kernen verbunden. Die Purkinje-Zellen des Kleinhirnwurmes projizieren auf den Nucl. fastigii und auf die Nuclei vestibulares. Die Purkinje-Zellen der Übergangszone von Wurm und Hemisphäre projizieren auf die Nuclei interpositi (Nuclei globosus und emboliformis). Die Purkinje-Zellen der lateralen Zone der Hemisphäre sind mit dem Nucl. dentatus verbunden.

Die Axone der Nuclei interpositi und des Nucl. dentatus ziehen durch den Pedunculus cerebellaris superior (Abb. 144b.6), kreuzen im Mittelhirn und enden im Nucl. ruber (Abb. 144b.5) und in den Nuclei ventrales laterales des Thalamus (Abb. 144b.3). Der Nucl. ruber erhält Signale vom motorischen Cortex über Kollateralen der motorischen Bahnen. Deshalb kann man sich vorstellen, dass der Nucl. ruber eine Schaltstation ist, die das Lernen von Bewegung auf die kortikospinalen oder die automatischen Bewegungungen auf die rubrospinalen Bahnen lenken kann. Über die Nuclei ventrales laterales kann das Kleinhirn auf den motorischen Cortex im Frontallappen einwirken. Die Purkinje-Zellen der Kleinhirnrinde erhalten über die afferenten Bahnen Zeitsignale über die Stellung des Bewegungsapparates und über die kortiko-ponto-zerebellären Bahnen Signale der beabsichtigten Bewegungen. Der Vergleich dieser Signale ermöglicht,

1 Tonsilla cerebelli (H IX)
2 Flocculus (H X)
3 Uvula vermis (IX)
4 Pyramis vermis (VIII)
5 Nodulus vermis (X)

Lobus posterior
Lobus anterior
Lobus flocculonodularis

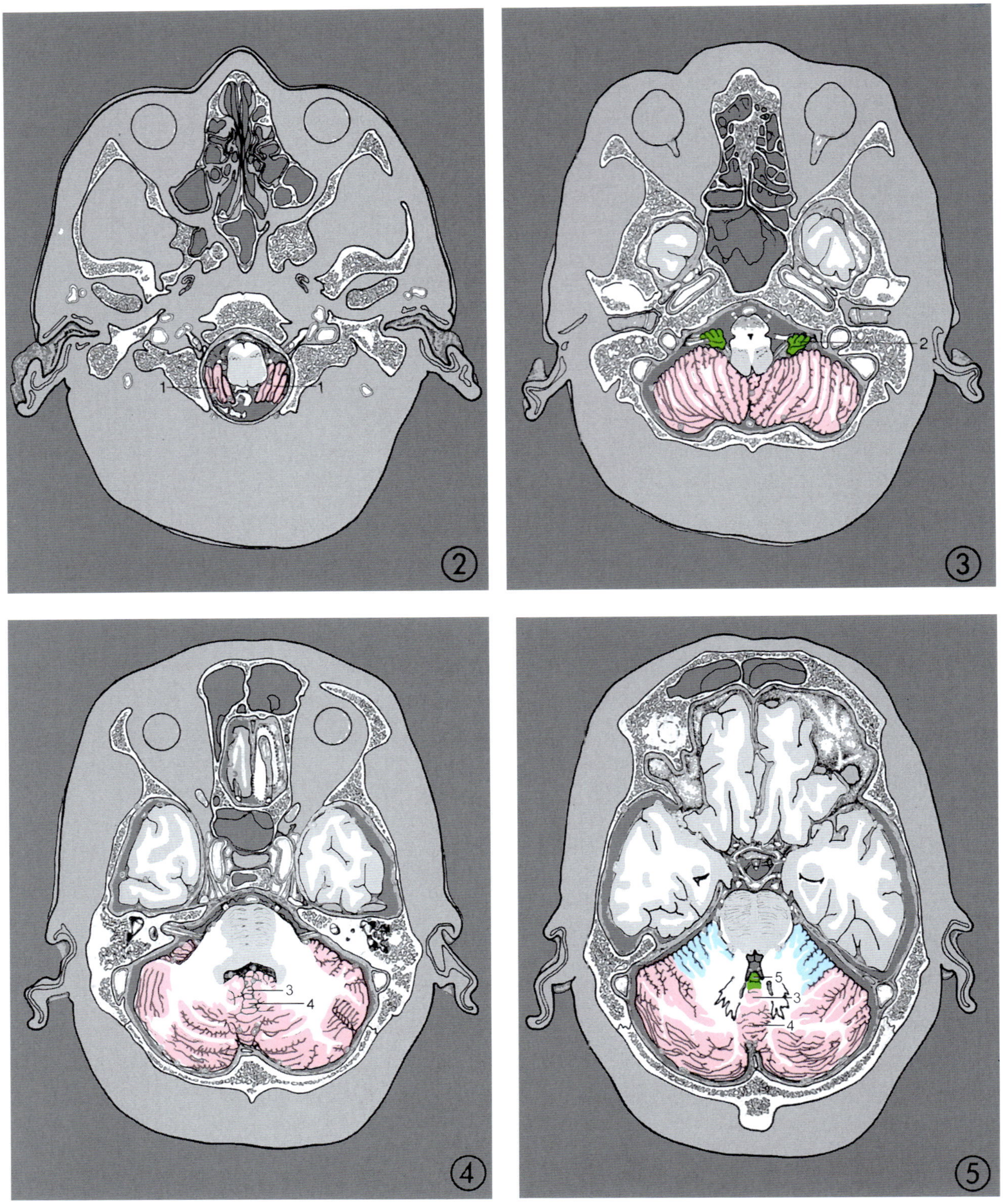

Abb. **143** Kanthomeatal orientierte Serienbilder der Kleinhirnlappen. Die Zahl im Kreis gibt die Nummer der jeweiligen Scheibe an (s. Abb. 44, 45a, 45b, 46).

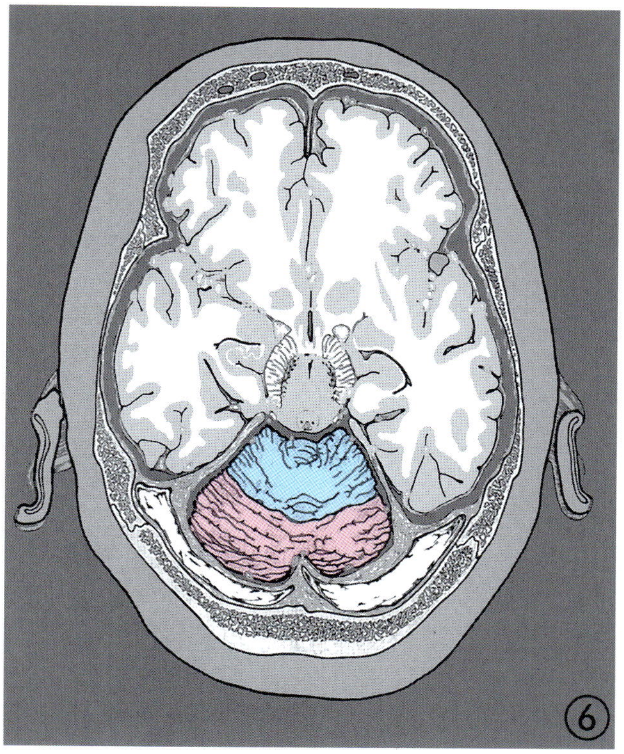

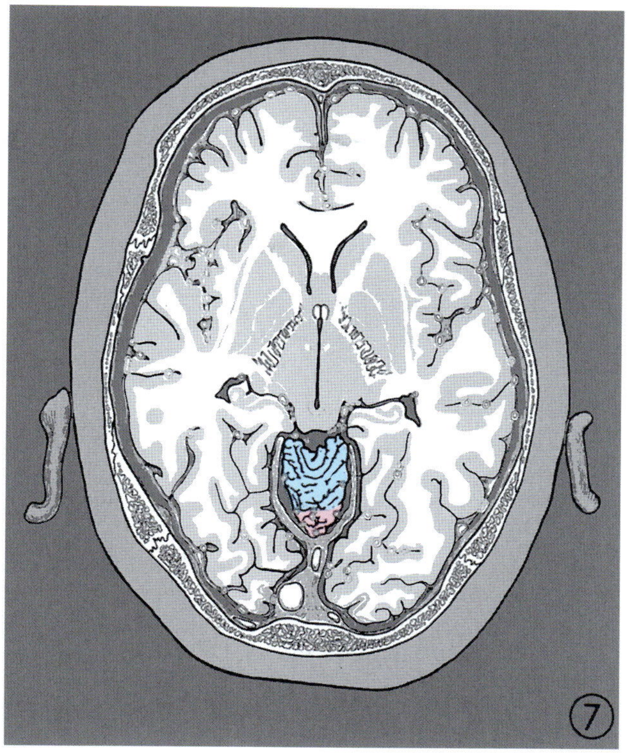

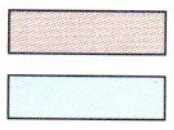

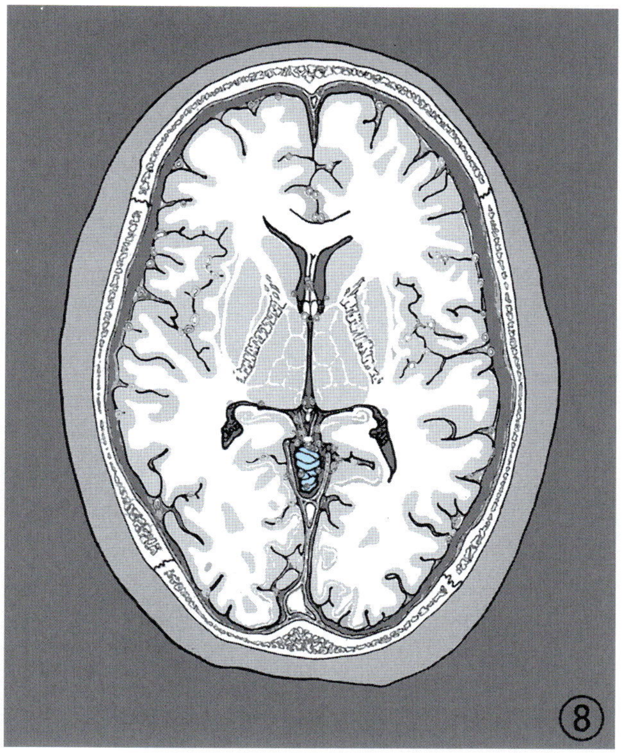

die Motorik zu harmonisieren. Ausfälle des Kleinhirns verursachen deshalb keine generelle Blockade der Motorik (Lähmungen), sondern vielmehr eine mangelnde zeitliche Koordination der Bewegungen in Kraft und Raum.

Durch die **Kreuzung** der efferenten Kleinhirnbahn im Mittelhirn und infolge der **Rückkreuzung** zur gleichen Seite des Tr. rubrospinalis im Mittelhirnbereich oder der Pyramidenbahn (Tr. corticospinalis) vom Endhirn ist jede Kleinhirnhemisphäre mit dem ipsilateralen Rückenmark verbunden. Einseitige Kleinhirnläsionen führen deshalb zu **ipsilateralen Funktionsausfällen.**

Klinische Hinweise

Läsionen des Vermis cerebelli führen zu Störungen der bilateralen Bewegung und Einschränkung der Gleichgewichtsregulation mit globaler Rumpf-, Stand- und Gangataxie ohne sonstige zerebelläre Symptome (26, 350, 367). Der Gang dieser Patienten erinnert an die schwankenden und torkelnden Bewegungen von Betrunkenen.

Läsionen der lateralen Zonen der Kleinhirnhemisphären sind durch eine gestörte Bewegungskoordination charakterisiert: Bei einer zerebellären Ataxie arbeiten die beteiligten Muskeln nicht mehr harmonisch zusammen, selbst wenn die optische Kontrolle vom Patienten eingesetzt wird. Beim Finger-Nase-Versuch tritt auch bei geöffneten Augen ein Intentionstremor auf. Schnell sich wiederholende Bewegungen können nicht mehr ausgeführt werden (Adiadochokinese). Zielbewegungen werden falsch abgeschätzt (Dysmetrie). Der Sprachfluss ist abgehackt (typische Störung: skandierende Sprache). Der Muskeltonus ist herabgesetzt (Hypotonie der Muskulatur). Oft wird ein Nystagmus beobachtet.

1 Thalamus
2 Tr. corticopontinus
3 Nucl. ruber
4 Tectum mesencephali
5 Decussatio pedunculorum cerebellarium superiorum
6 Pedunculus cerebellaris superior
7 Vermis des Lobus anterior
8 Tr. spinocerebellaris anterior
9 Fissura prima
10 Pons
11 N. trigeminus
12 Tr. pontocerebellaris
13 Pedunculus cerebellaris inferior
14 Pedunculus cerebellaris medius
15 Nuclei olivares inferiores
16 Tr. olivocerebellaris
17 Hemisphäre des Lobus posterior
18 Fibrae arcuatae externae
19 Tr. spinocerebellaris posterior

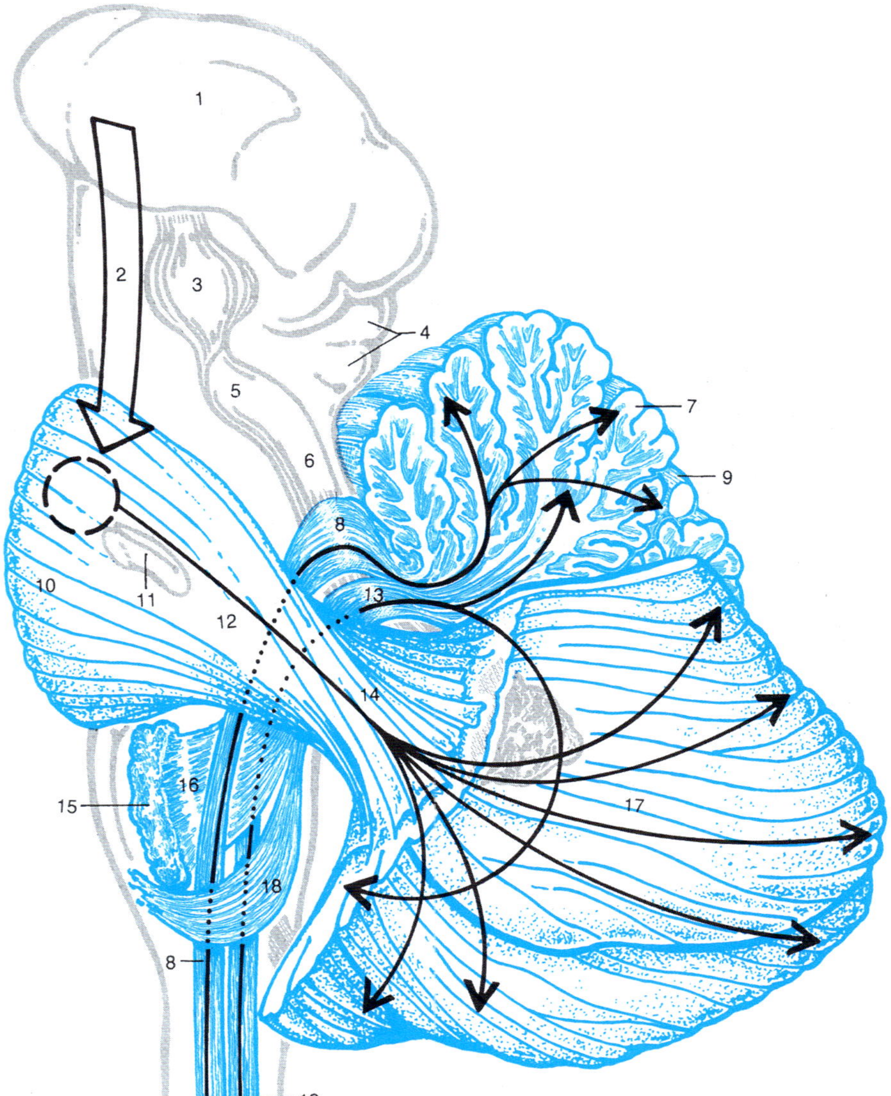

Abb. **144a** Für die Kleinhirnrinde afferente Systeme in der Seitenansicht. Vom Lobus anterior des Kleinhirns wurde die linke Hälfte abgeschnitten. Der Lobus flocculonodularis und ein Teil des linken Lobus posterior wurdehn seitlich vom mittleren Kleinhirnstiel abgefasert und entfernt. Nach (332).

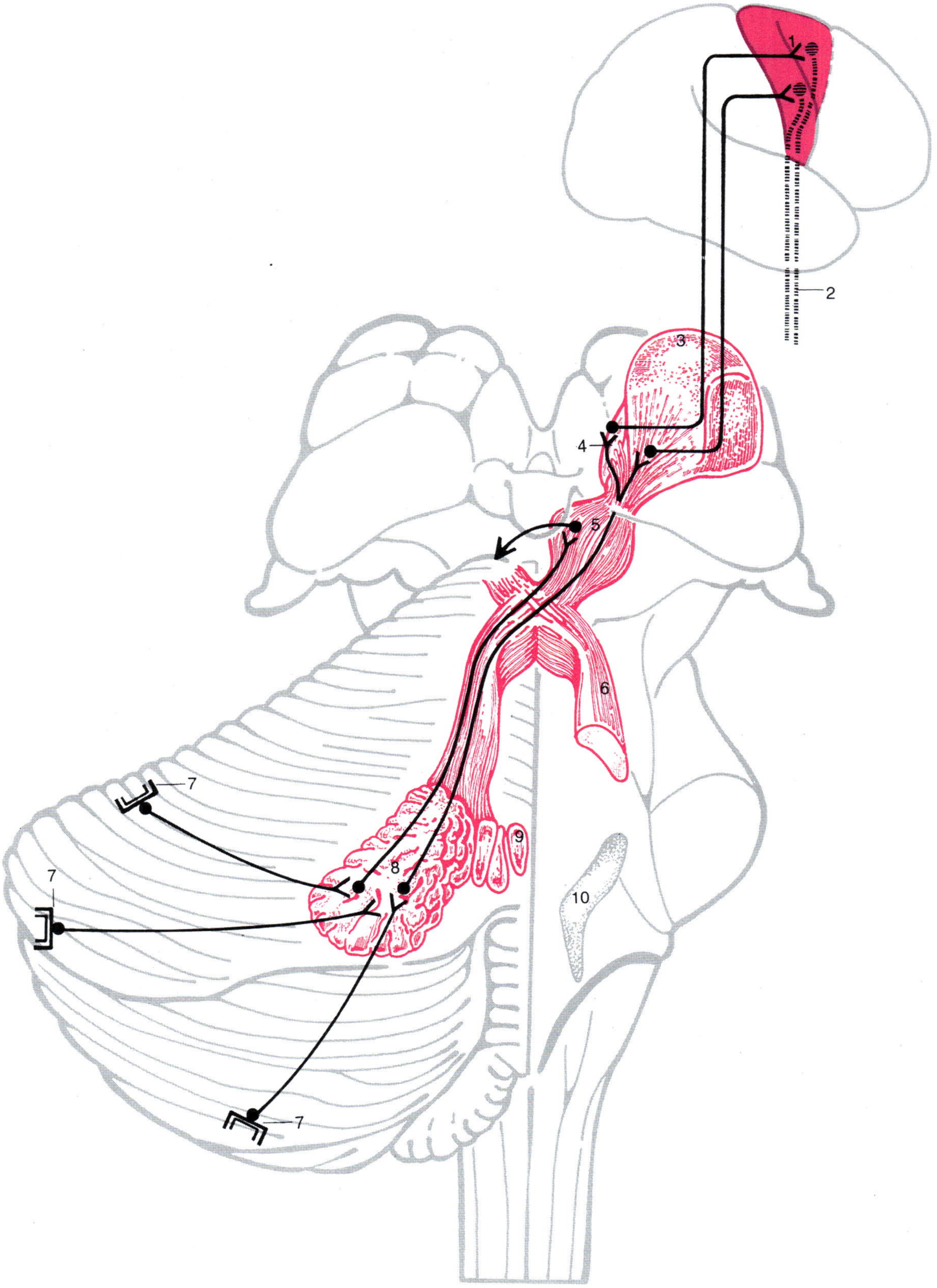

1 Motorische und prämotorische Rinde (Area 4 und 6)
2 Tr. pyramidalis
3 Nuclei ventrales laterales thalami
4 Nucl. ventralis anterior thalami
5 Nucl. ruber
6 Pedunculus cerebellaris superior
7 Purkinjezellen
8 Nucl. dentatus
9 Nucl. fastigii
10 Nuclei vestibulares

Abb. **144b** Efferente zerebelläre Systeme. Die Lage der Bahnen und Kerne von posterior gesehen. Das Kleinhirn wurde in der Mittellinie durchschnitten und die rechte Hälfte mit Ausnahme des Pedunculus cerebellaris superior entfernt. Nach (332).

6.10 Sprachregionen

(Abb. 145, 146)

Die Lokalisation der Sprachregionen war ein Verdienst von Klinikern (1861 Broca, 1874 Wernicke). Die Erforschung der Lokalisation von Aphasien beschäftigte in der Folgezeit vorwiegend Kliniker und in den letzten Jahrzehnten auch Linguisten, denn die Diagnose Aphasie kann nur am Lebenden gestellt werden.

In über 95 % der Aphasien ist die linke Hemisphäre betroffen (147). Daraus geht hervor, dass die Sprachregionen lateralisiert sind. Mehr als 99 % der Rechtshänder haben eine sprachdominante linke Hemisphäre. Bei Linkshändern wird eine Dominanz der linken Hemisphäre in etwa 60 % angenommen. Überwiegend dürfte bei Linkshändern eine bilaterale Sprachrepräsentation vorliegen (31). Die Topographie der Sprachregionen wird also **aus klinischen Befunden erschlossen.** Meistens werden Sprachstörungen durch Gefäßverschlüsse verursacht (147, 174, 277). Der Ort der pathologischen Läsion kann dann größer als die eigentliche Sprachregion sein, ohne dass mit morphologischen Kriterien die genaue Lokalisation der Sprachregion eingeengt werden kann. Daher sind unterschiedliche Literaturangaben über die Topik der Sprachregionen verständlich. In Abb. 145 und 146 wurden die Grenzen von drei Sprachregionen so eingetragen, dass ihre Größe der Minimalausdehnung nach Literaturangaben entspricht (147, 174, 277). Zukünftig versprechen die PET-Untersuchungen mit Bestimmung des Glukosestoffwechsels, des lokalen Sauerstoffverbrauchs und der regionalen Hirndurchblutung sowie der fMRT-Studien (2, 304, 327) weitere Erkenntnisse. Dafür sind Verlaufsuntersuchungen an einer großen Zahl von Aphasikern und umfangreiche Studien an gesunden Probanden erforderlich.

Die **sensorische Sprachregion** (Wernicke) liegt im G. temporalis superior zwischen der primären Hörregion und dem G. angularis. Es ist das Versorgungsgebiet der A. temporalis posterior aus der A. cerebri media (174). Die optische Sprachregion wird in den G. angularis lokalisiert (147). Die Sprachregionen liegen ihren entsprechenden Primärfeldern des Neocortex benachbart. Die motorische Sprachregion liegt im Frontallappen anterior vor dem motorischen Primärfeld. Die sensorische Sprachregion befindet sich zwischen den auditiven, visuellen und sensiblen Primärfeldern, d. h. zwischen der Heschlschen Querwindung, der Area striata und dem G. postcentralis.

Die **motorische Sprachregion** (Broca) wird durch den Verschluss der A. sulci precentralis (A. praerolandica) getroffen (174). Das Broca-Feld liegt im G. frontalis inferior im frontalen Operculum. Zytoarchitektonisch entspricht dies dem Brodmann-Feld 44 (110). Nach ausgewerteten CT-Bildern ist die benachbarte Inselregion mitbeteiligt (40).

Der Fasciculus longitudinalis superior (Abb. 145.1) liegt am posterolateralen Rand des Putamen zwischen den Projektionsbahnen der Capsula externa und Capsula interna. Diese Fasern des Fasciculus longitudinalis superior (auch Fasciculus arcuatus) bilden einen Bogen zwischen dem temporalen, parietalen und frontalen Lappen und verbinden das Wernickesche, optische und Brocasche Sprachzentrum miteinander.

Weitere sprachrelevante Regionen wurden im
- motorischen Supplementärfeld und im
- Kopf des Nucl. caudatus

nachgewiesen (90).

1 Fasciculus longitudinalis superior
2 Brocasche Sprachregion

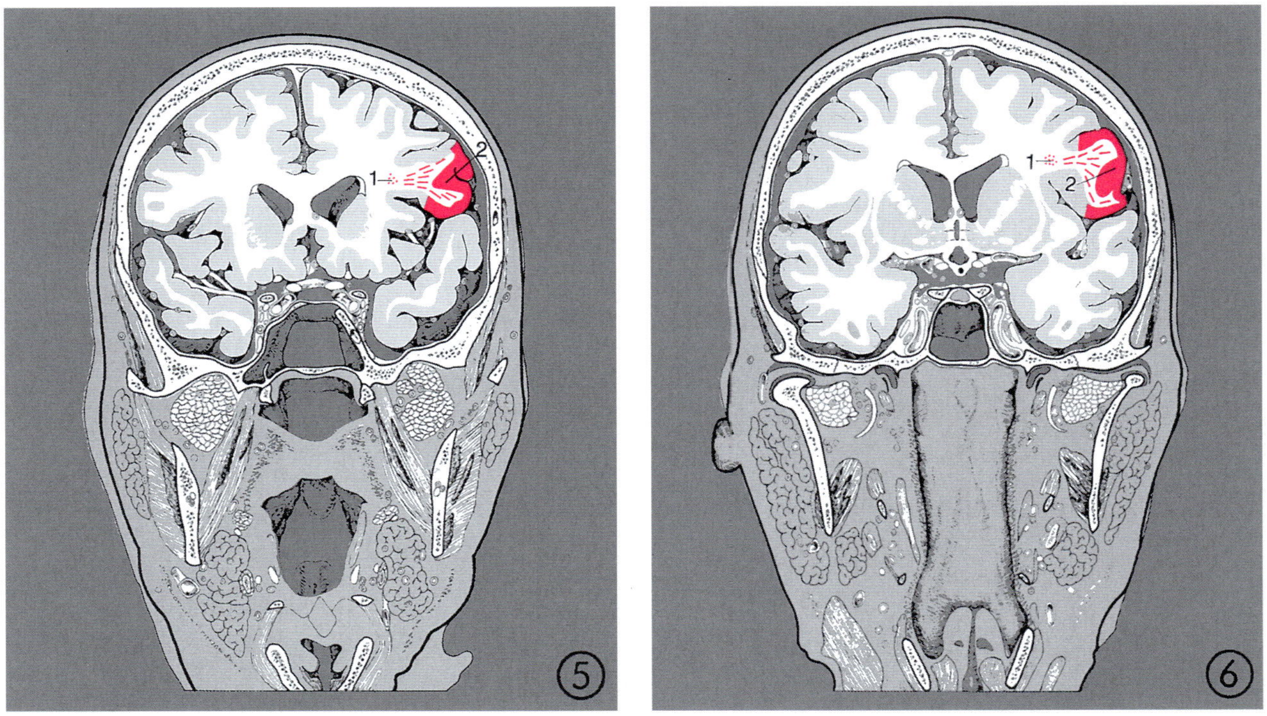

Abb. **145** Frontale Serienbilder der Sprachregionen. Die Zahl im Kreis gibt die Nummer der jeweiligen Scheibe an (s. Abb. 1, 2a, 2b, 3).

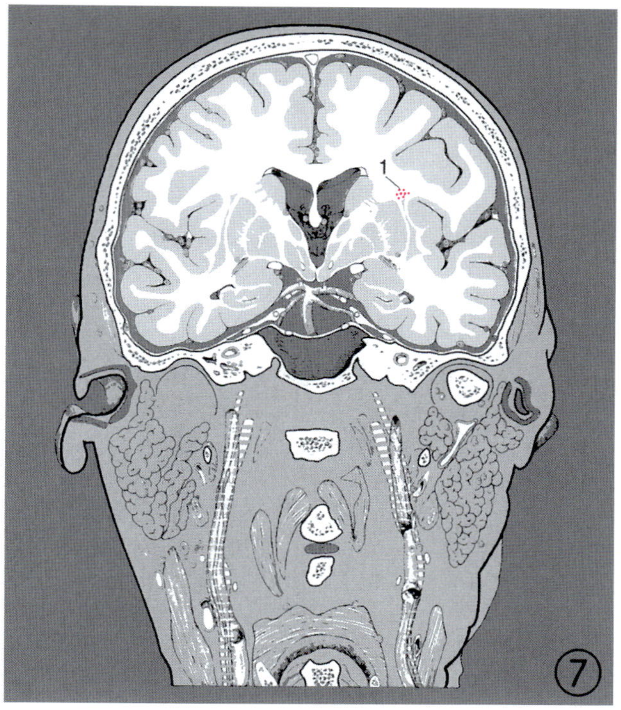

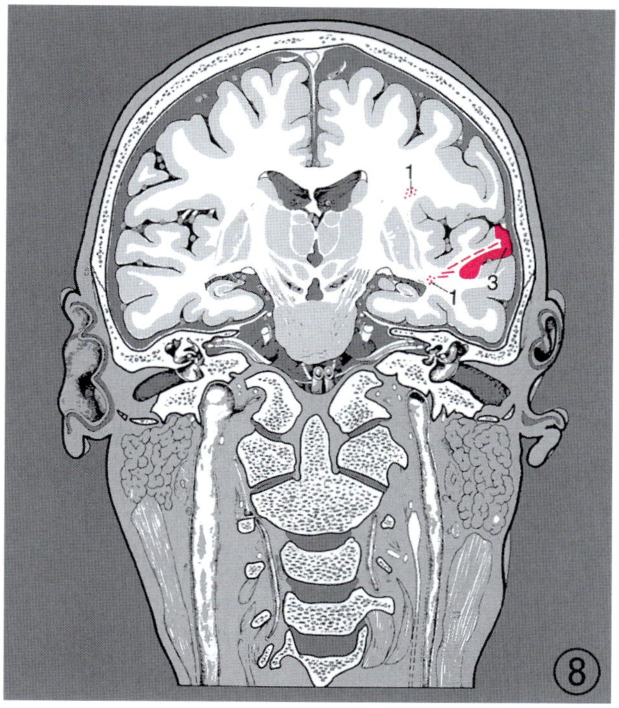

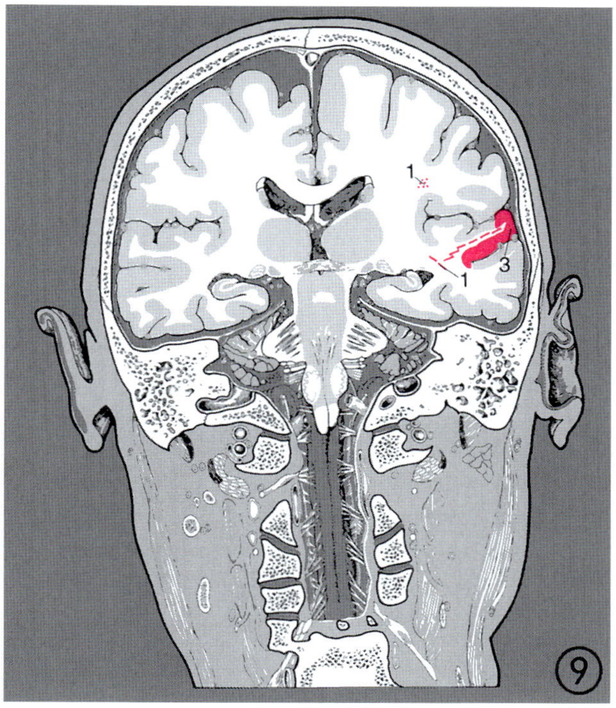

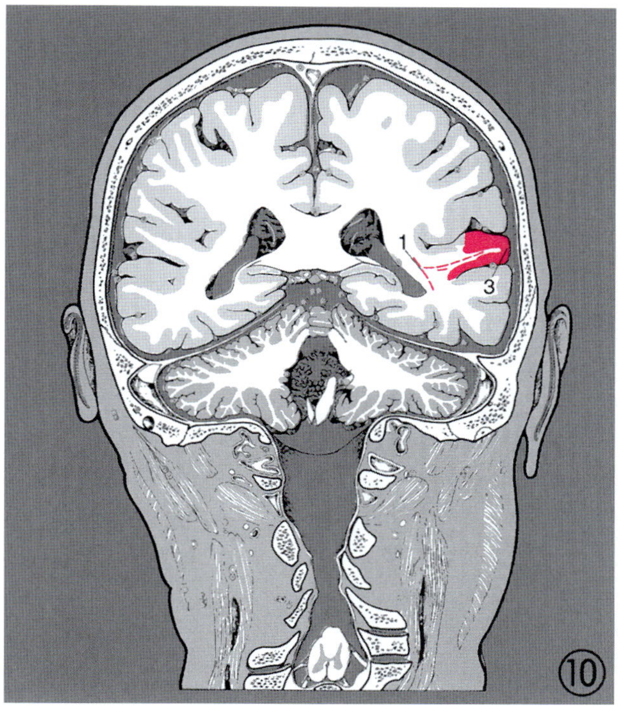

1 Fasciculus longitudinalis superior
3 Wernickesche Sprachregion

1 Fasciculus longitudinalis superior
4 G. angularis

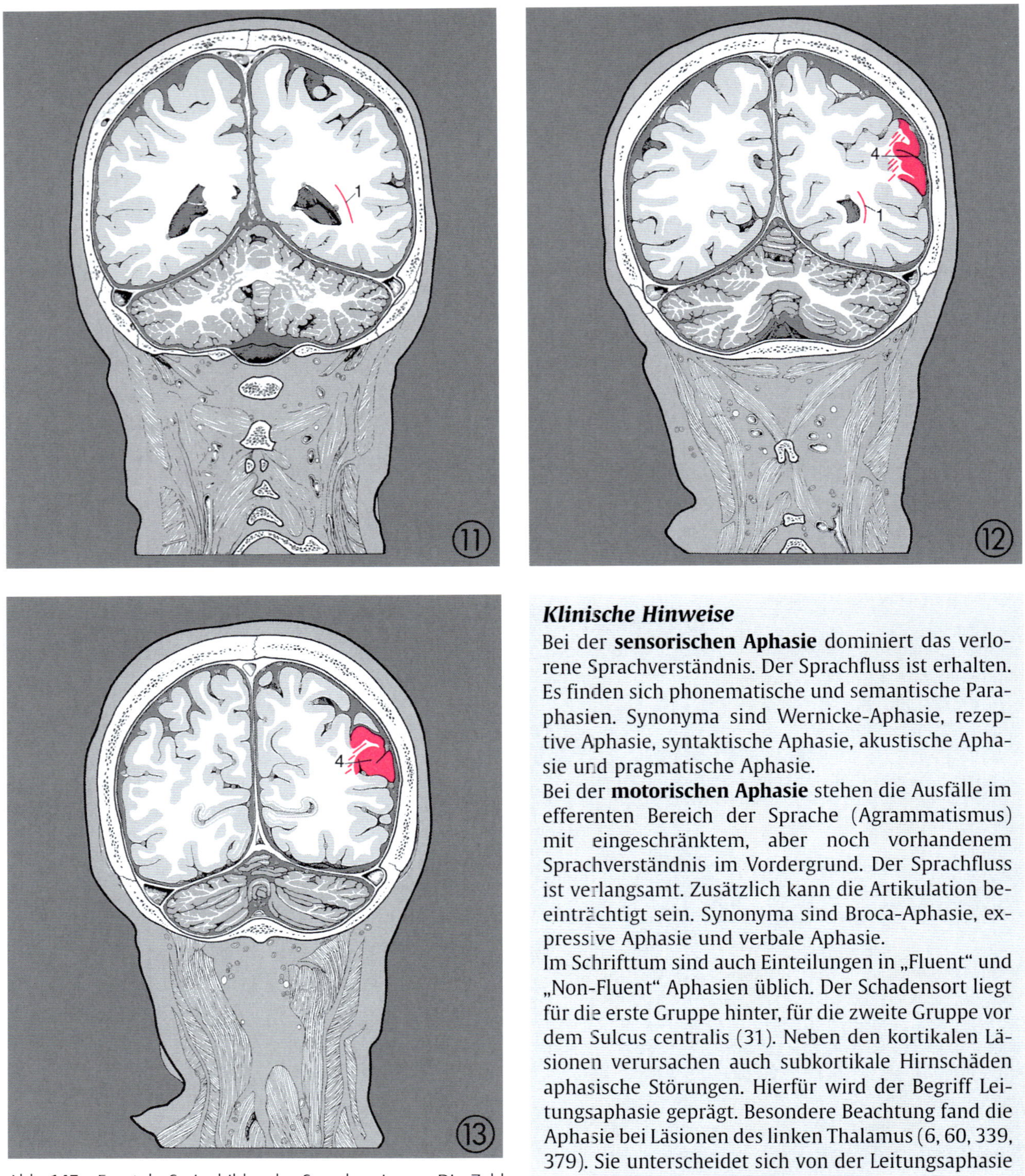

Abb. **145** Frontale Serienbilder der Sprachregionen. Die Zahl im Kreis gibt die Nummer der jeweiligen Scheibe an (s. Abb. 1, 2a, 2b, 3).

Klinische Hinweise

Bei der **sensorischen Aphasie** dominiert das verlorene Sprachverständnis. Der Sprachfluss ist erhalten. Es finden sich phonematische und semantische Paraphasien. Synonyma sind Wernicke-Aphasie, rezeptive Aphasie, syntaktische Aphasie, akustische Aphasie und pragmatische Aphasie.

Bei der **motorischen Aphasie** stehen die Ausfälle im efferenten Bereich der Sprache (Agrammatismus) mit eingeschränktem, aber noch vorhandenem Sprachverständnis im Vordergrund. Der Sprachfluss ist verlangsamt. Zusätzlich kann die Artikulation beeinträchtigt sein. Synonyma sind Broca-Aphasie, expressive Aphasie und verbale Aphasie.

Im Schrifttum sind auch Einteilungen in „Fluent" und „Non-Fluent" Aphasien üblich. Der Schadensort liegt für die erste Gruppe hinter, für die zweite Gruppe vor dem Sulcus centralis (31). Neben den kortikalen Läsionen verursachen auch subkortikale Hirnschäden aphasische Störungen. Hierfür wird der Begriff Leitungsaphasie geprägt. Besondere Beachtung fand die Aphasie bei Läsionen des linken Thalamus (6, 60, 339, 379). Sie unterscheidet sich von der Leitungsaphasie durch das ungestörte Nachsprechen.

Infarkte des motorischen Supplementärfeldes (Abb. 133.5, 134.1) der dominanten Hemisphäre führen anfangs zu schweren Sprachstörungen, gelegentlich mutistisch erscheinend, später zu einer verlangsamten Sprache. Meist haben diese Patienten eine allgemeine Akinese. Läsionen des Caput nuclei caudati (Abb. 9a.10, 33a.7), meist auch des vorderen Putamen und des Crus anterius der Capsula interna der dominanten Hemisphäre verursachen atypische Sprachstörungen. Bei diesen Patienten zeigen sich nur einzelne Symptome der Broca-Aphasie und der Wernicke-Aphasie. Der Infarkt liegt im vaskulären Territorium der Aa. centrales anterolaterales (lenticulostriatae laterales) (Abb. 93, 94, 96) (90).

Zur Bestimmung der sprachdominanten Hemisphäre steht außer dem invasiven Wada-Test die nicht invasive fMRT zur Verfügung (291a, 437).

1 Brocasche Sprachregion
2 Wernickesche Sprachregion
3 G. angularis

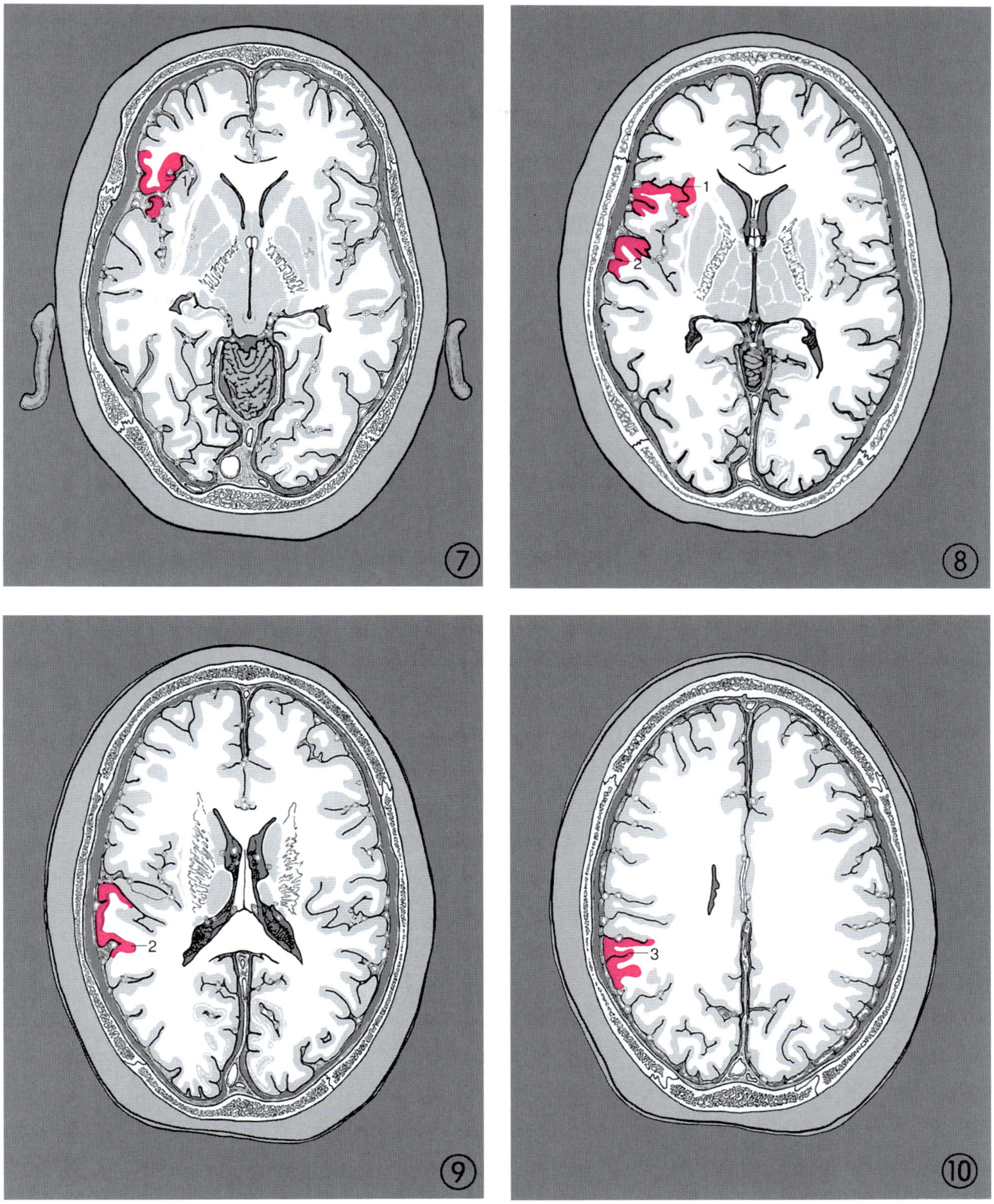

Abb. **146** Kanthomeatal orientierte Serienbilder der Sprachregionen. Die Zahl im Kreis gibt die Nummer der Scheiben an (s. Abb. 44, 45a, 45b, 46).

3 G. angularis

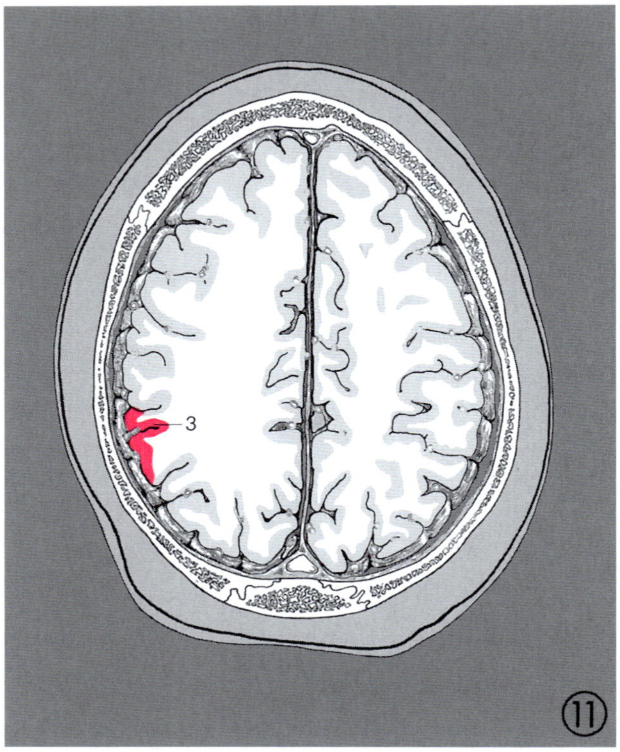

Abb. **146** Kanthomeatal orientierte Serienbilder der Sprachregionen. Die Zahl im Kreis gibt die Nummer der Scheiben an (s. Abb. 44, 45a, 45b, 46).

6.11 Limbisches System

(Abb. 147–150)

Das limbische System besteht aus kortikalen und subkortikalen Regionen. Die kortikalen Anteile entwickeln sich aus einer phylogenetisch alten Hirnrinde, dem Archicortex und Periarchicortex, die durch die Neuhirnentwicklung an die mediale Seite und an die Unterseite der beiden Großhirnhemisphären abgedrängt wurden. Diese Teile bilden um den Balken einen Saum, daher der Name limbisches System. Archicortex und Periarchicortex liegen vor, auf und hinter dem Balken und werden deshalb in prä-, supra- und retrokommissurale Abschnitte unterteilt. Die archikortikalen Teile bilden den inneren, die periarchikortikalen den äußeren Rand des Saumes. Zu den archikortikalen Teilen gehören präkommissural der innere Teil der Area subcallosa, suprakommissural das Indusium griseum und retrokommissural die Hippocampusformation. Der äußere Ring um den Balken wird durch den äußeren Teil der Area subcallosa, den balkennahen Teil des G. cinguli und den G. parahippocampalis gebildet (444). Elektrophysiologische Reizungen dieser Regionen führen zu emotionalen Reaktionen wie Wut, Angst, Lust und sexueller Aggression mit entsprechenden Wirkungen auf das vegetative Nervensystem. Mac Lean bezeichnete deshalb das limbische System als „visceral brain".

Die **kortikalen limbischen Regionen** sind afferent und efferent mit bestimmten subkortikalen Strukturen verbunden, die deshalb ebenfalls zum limbischen System gerechnet werden: Nuclei septales, Area preoptica, Corpus mammillare, weitere Hypothalamusunterkerne, Nuclei anteriores des Thalamus und limbische Kerngebiete des Mittelhirns.

Area subcallosa und Indusium griseum sind beim Menschen relativ schwach ausgebildet. Die Hippocampusformation ist dagegen im Vergleich mit Menschenaffen absolut größer (239, 444). Sie liegt im medialen Abschnitt des Schläfenlappens. Während der Ontogenese wird die Hippocampusformation in Richtung auf das Unterhorn des Seitenventrikels eingerollt. Dabei umgibt sie den Sulcus hippocampalis mit zwei bogenförmig gekrümmten Lippen in einer C-förmigen Struktur. In ihrem oberen Schenkel liegt der **G. dentatus.** Er leitet seinen Namen von der gezahnten oder perlschnurartigen Oberfläche ab. Der Bogen des C ragt in den Seitenventrikel als **Hippocampus proprius** (Cornu ammonis) hinein. Der untere Schenkel des C wird vor allem vom Subiculum gebildet.

Die Hippocampusformation ist afferent mit Teilen des G. parahippocampalis, den Nuclei septales, Unterkernen des Hypothalamus und mit den dopaminergen und serotoninergen Zentren (s. Kap. 7.1.1 und Kap. 7.2) verbunden. Die Hauptbahn ist dabei der **Fornix.** Im Fornix verlaufen auch von der Hippocampusformation wegführende Axone. Er ist ein kompaktes Faserbündel. Seine Fasern bilden zunächst den Alveus hippocampi, eine dünne weiße Lage an der ventrikulären Oberfläche des Hippocampus proprius. Sie setzen sich dann als Fimbria hippocampi fort und ziehen bogenförmig als Crus fornicis unter den Balken. An der Stelle, wo sich das rechte und linke Crus fornicis aneinanderlegen, kreuzt ein Teil der Bahnen in der Commissura fornicis. Die Fortsetzung des Fornix zieht als Corpus fornicis unter dem anterioren Teil des Balkens bis zum Foramen interventriculare (Monro). Hier teilen sich die Bahnen zu den beiden Fornixsäulen, die das Foramen interventriculare von medial her begrenzen. Sie ziehen posterior von der Commissura anterior weiter in inferiorer Richtung zum Hypothalamus. Unmittelbar oberhalb der Commissura anterior ziehen präkommissurale Fasern zu **Nuclei septales,** G. rectus und Cortex frontalis. Etwas unterhalb der Commissura anterior zweigen Faserbündel zum Binnenkern der Stria terminalis und zu den Nuclei anteriores thalami ab. Das Hauptbündel des Fornix zieht zum **Hypothalamus,** wo die meisten Fasern im Corpus mammillare enden.

Vom **Corpus mammillare** zieht ein Bündel als Fasciculus mammillothalamicus (Vicq d'Azyrsches Bündel) zu den **Nuclei anteriores des Thalamus.** Von dort verlaufen Faserbahnen über das Cingulum rückläufig zur Hippocampusformation. Dieser Kreis Hippocampusformation – Corpus mammillare – Nuclei anteriores thalami – Cingulum – Hippocampusformation wird **Papez-Kreis** genannt. Von ihm strahlen Verbindungen in den frontalen Cortex, G. cinguli und G. parahippocampalis aus. Diese neuronalen Schaltungen sind wahrscheinlich betroffen, wenn es bei einer **beidseitigen Läsion der Hippocampusformationen,** der Fornices oder der Corpora mammillaria zu einem dramatischen **Verlust des Kurzzeitgedächtnisses** kommt (208, 387).

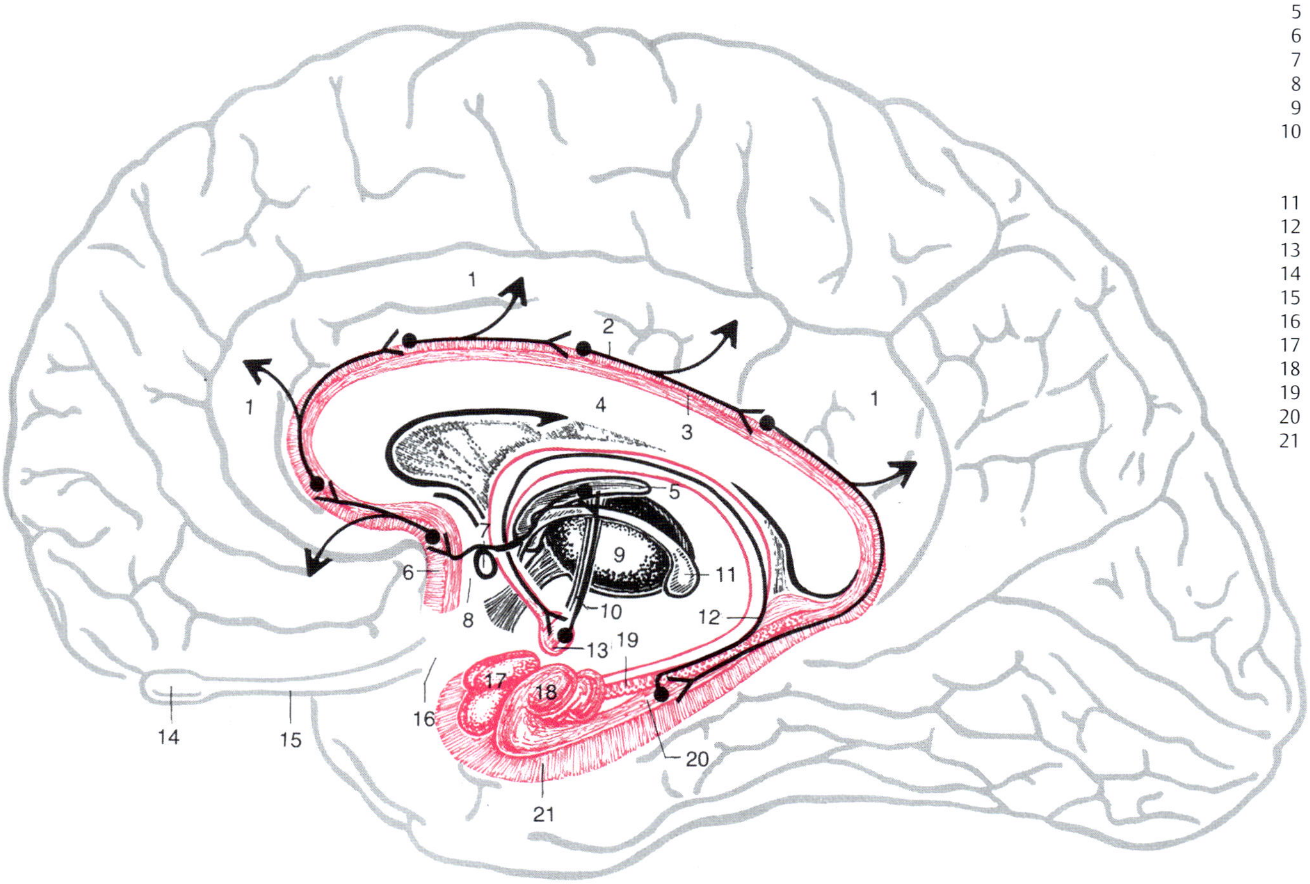

1 G. cinguli
2 Cingulum
3 Indusium griseum
4 Corpus callosum
5 Nuclei anteriores thalami
6 Area subcallosa
7 Commissura anterior
8 Nuclei septales
9 Nuclei mediales thalami
10 Fasciculus mammillothalamicus (Vicq d'Azyrsches Bündel)
11 Nuclei habenulares
12 Fornix
13 Corpus mammillare
14 Bulbus olfactorius
15 Tr. olfactorius
16 Cortex prepiriformis
17 Corpus amygdaloideum
18 Hippocampus
19 G. dentatus
20 Subiculum
21 G. parahippocampalis

Abb. **147** Limbisches und olfaktorisches System in der Mediansicht nach (332, 444). Die Wand des 3. Ventrikels wurde weggelassen. Dadurch sind die Teile des Papez-Kreislaufes wie Fasciculus mammillothalamicus und Nuclei anteriores thalami sichtbar.

Das **Corpus amygdaloideum** (Mandelkern) ist ein Komplex aus mehreren Kernen und einem Rindenareal. Das Corpus amygdaloideum liegt medial an der Spitze des Unterhorns des Seitenventrikels. Teilweise gehört es zu Riechregionen (s. Kap. 6.7), teilweise zum limbischen System. Das Corpus amygdaloideum ist afferent mit dem Bulbus olfactorius, einzelnen Kernen des Hypothalamus und des Hirnstammes sowie mit Endhirnrindenarealen verbunden. Die Hauptbahnen sind Stria terminalis und ventrale amygdalofugale Bahnen. Die Stria terminalis zieht zwischen Thalamus und Nucl. caudatus bogenförmig zu den Nuclei septales und zu Kernen des Hypothalamus sowie zur Formatio reticularis und zu einzelnen Endhirngebieten.

Unter den bereits aufgezählten **subkortikalen limbischen Kerngebieten** nehmen die **Nuclei septales** (früher: Septum verum, Septum precommissurale) eine zentrale Stellung ein. Das mediale Vorderhirnbündel verbindet diese Kerne mit wichtigen Zentren im Hypothalamus bis zum Mittelhirn doppelläufig, also septomesenzephal und mesenzephaloseptal. Diese Gebiete sind präoptische Regionen im Hypothalamus, laterale und mediale Kerne des Hypothalamus und limbische Kerngebiete des Mittelhirns. Zu den letzteren zählen ein anteriores Gebiet im Tegmentum mesencephali, Nucl. interpeduncularis sowie Nucl. raphes posterior und Nucl. tegmentalis posterior (Gudden). Über den Fasciculus mammillotegmentalis verläuft ebenfalls vom Corpus mammillare eine Verbindung zum Tegmentum des Mittelhirns. Eine weitere Verschaltung zwischen diesen Kerngebieten bis in die Medulla oblongata übernimmt der **Fasciculus longitudinalis posterior (Schütz).** Die Striae medullares thalami bilden einen Umgehungsweg des Hypothalamus von limbischen Gebieten zu den Nuclei habenulares. Von dort verläuft der Tr. habenulointerpeduncularis zum Nucl. interpeduncularis.

1 Periarchicortex, G. cinguli (balkennaher Anteil) (innerhalb der Scheibe)
2 Periarchicortex, G. cinguli (balkennaher Anteil)
3 Area subcallosa (teilweise innerhalb der Scheibe)
4 Nuclei septales (innerhalb der Scheibe)
5 Fornix (innerhalb der Scheibe)

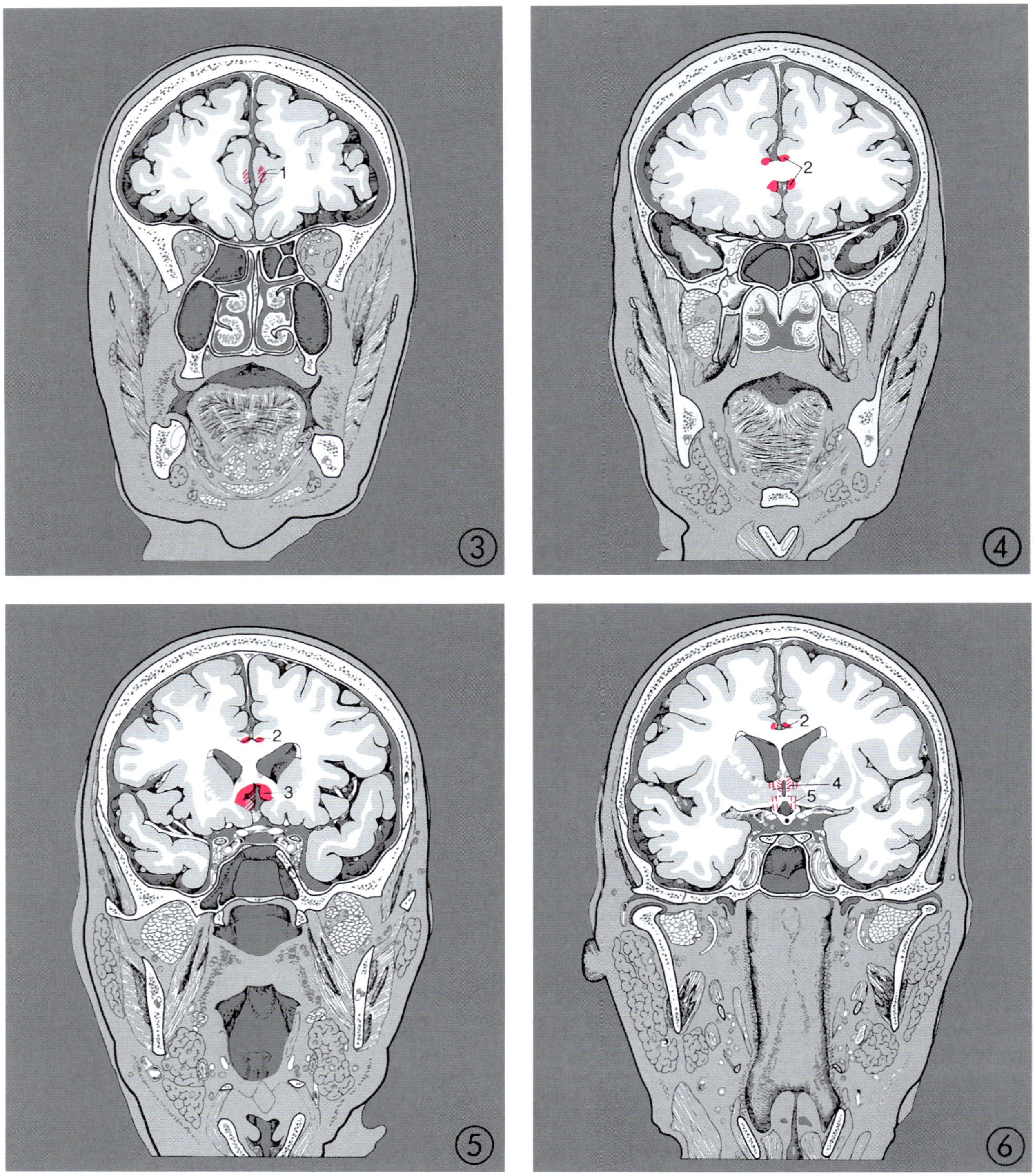

Abb. **148** Frontale Serienbilder der kortikalen Areale und wichtiger Kerngebiete des limbischen Systems mit Fornix und Corpus mammillare. Die Zahl im Kreis gibt die Nummer der jeweiligen Scheibe an (s. Abb. 1, 2a, 2b, 3).

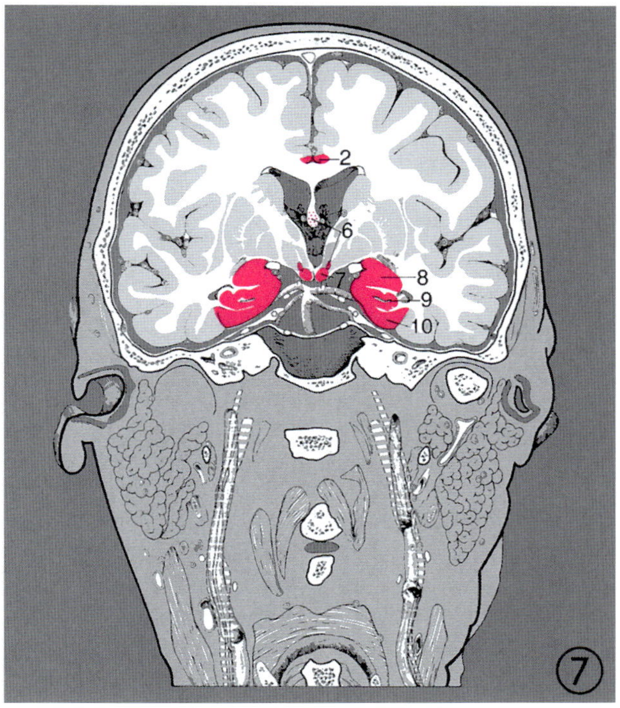

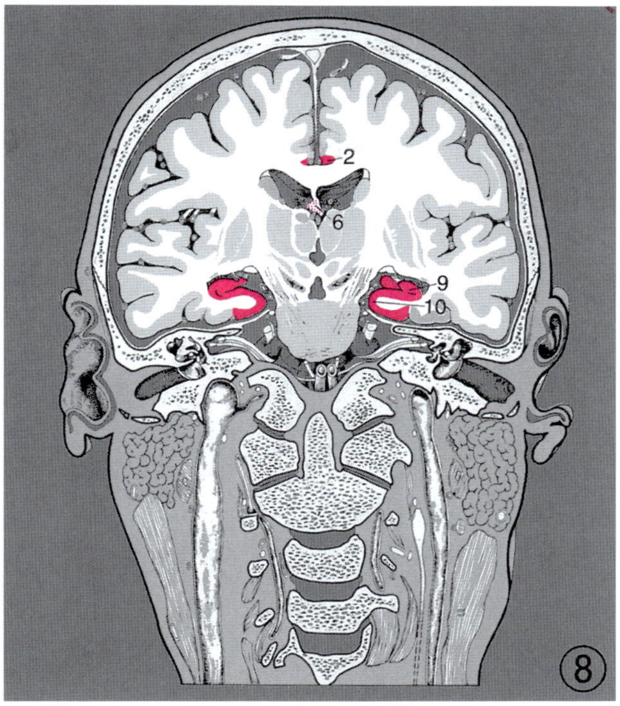

2 Periarchicortex, G. cinguli (balkennaher Anteil)
6 Fornix
7 Corpus mammillare
8 Corpus amygdaloideum (teilweise limbisch)
9 Hippocampusformation
10 G. parahippocampalis
11 Periarchicortex

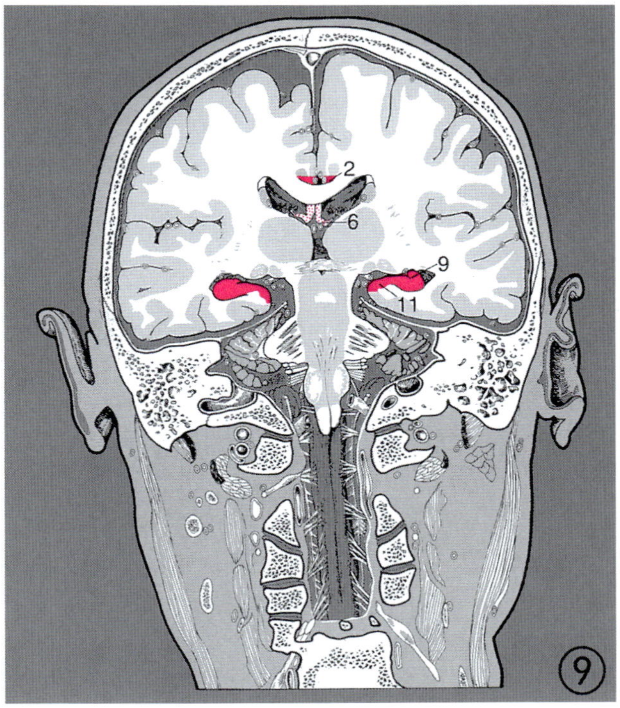

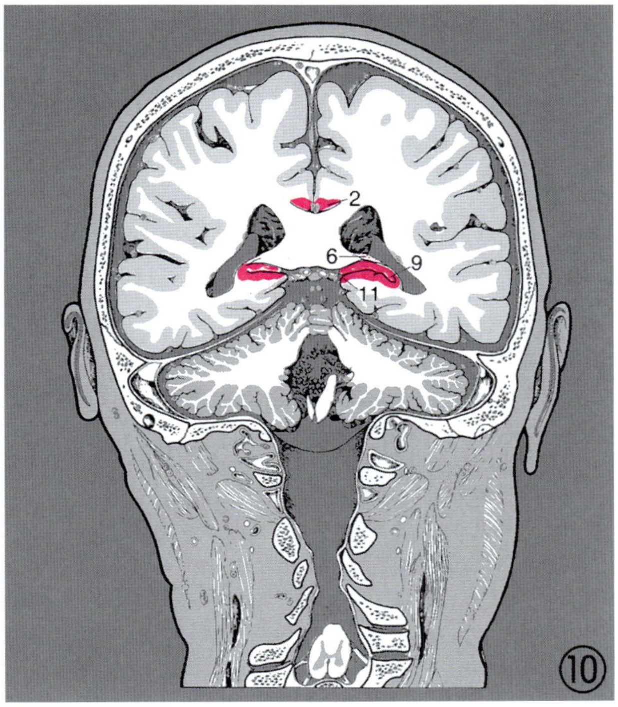

2 Periarchicortex, G. cinguli (balkennaher Anteil)

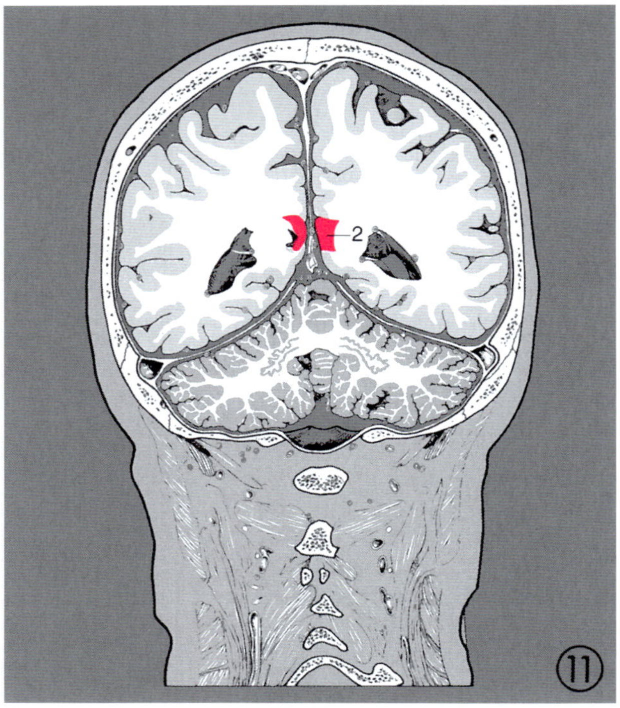

Abb. **148** Frontale Serienbilder der kortikalen Areale und wichtiger Kerngebiete des limbischen Systems mit Fornix und Corpus mammillare. Die Zahl im Kreis gibt die Nummer der jeweiligen Scheibe an (s. Abb. 1, 2a, 2b, 3).

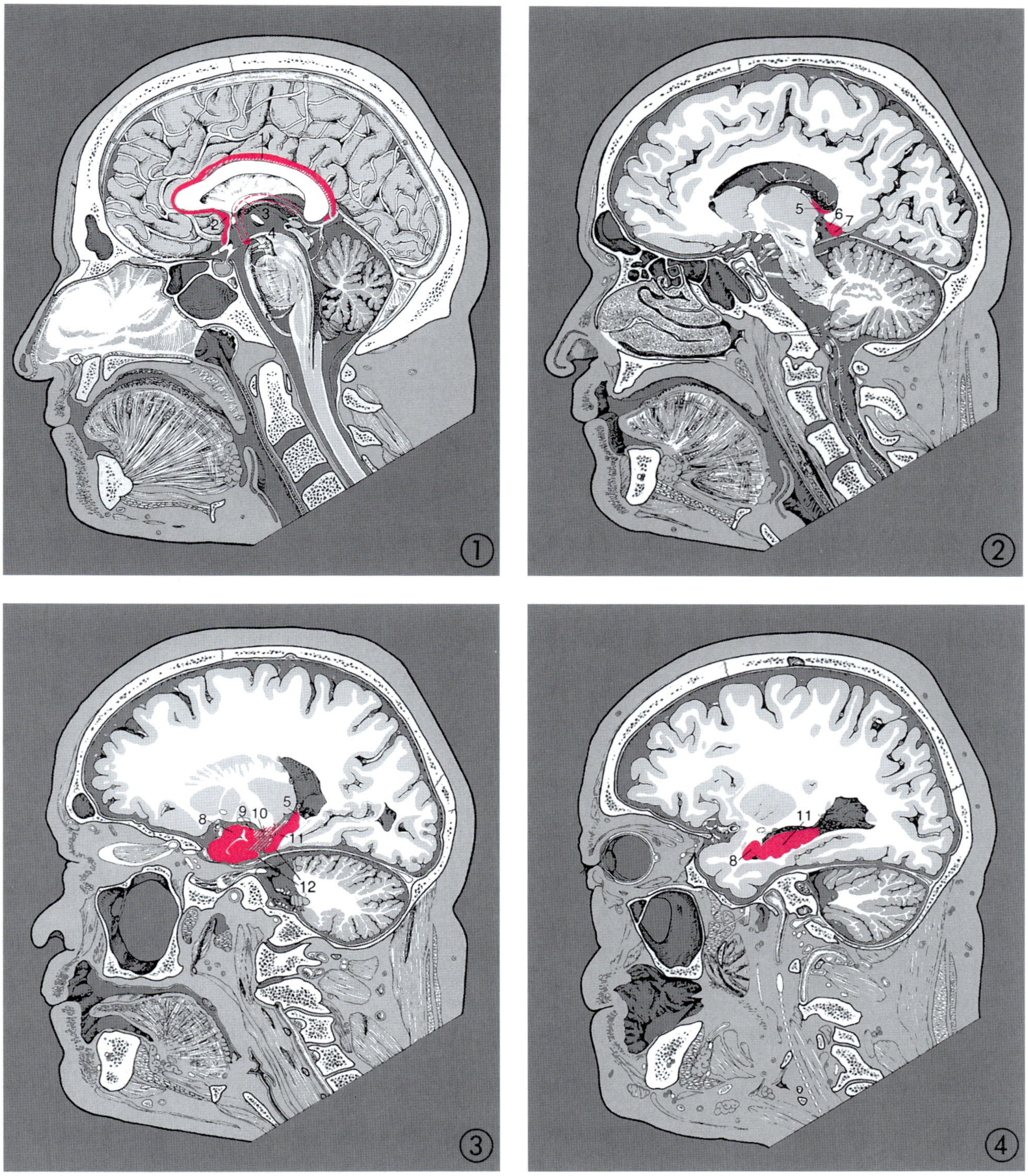

1 Periarchicortex, G. cinguli (balkennaher Anteil) (teilweise innerhalb der Scheibe)
2 Area subcallosa
3 Fornix (innerhalb der Scheibe)
4 Corpus mammillare
5 Fornix
6 G. fasciolaris
7 Isthmus gyri cinguli
8 Corpus amygdaloideum (teilweise limbisch)
9 Uncus des G. parahippocampalis
10 Hippocampusformation (im lateralen Teil der Scheibe)
11 Hippocampusformation
12 G. parahippocampalis

Abb. **149** Sagittale Serienbilder der kortikalen Areale und wichtiger Kerngebiete des limbischen Systems mit Fornix und Corpus mammillare. Die Zahl im Kreis gibt die Nummer der jeweiligen Scheibe an (s. Abb. 29, 30a, 30b, 31).

1 Periarchicortex, retrokommissural
2 Corpus amygdaloideum (nur teilweise limbisch)
3 Hippocampusformation
4 Area subcallosa
5 Corpus mammillare (innerhalb der Scheibe)
6 Uncus des G. parahippocampalis
7 G. parahippocampalis
8 Periarchicortex, G. cinguli (balkennaher Anteil)
9 Nuclei septales
10 Fornix

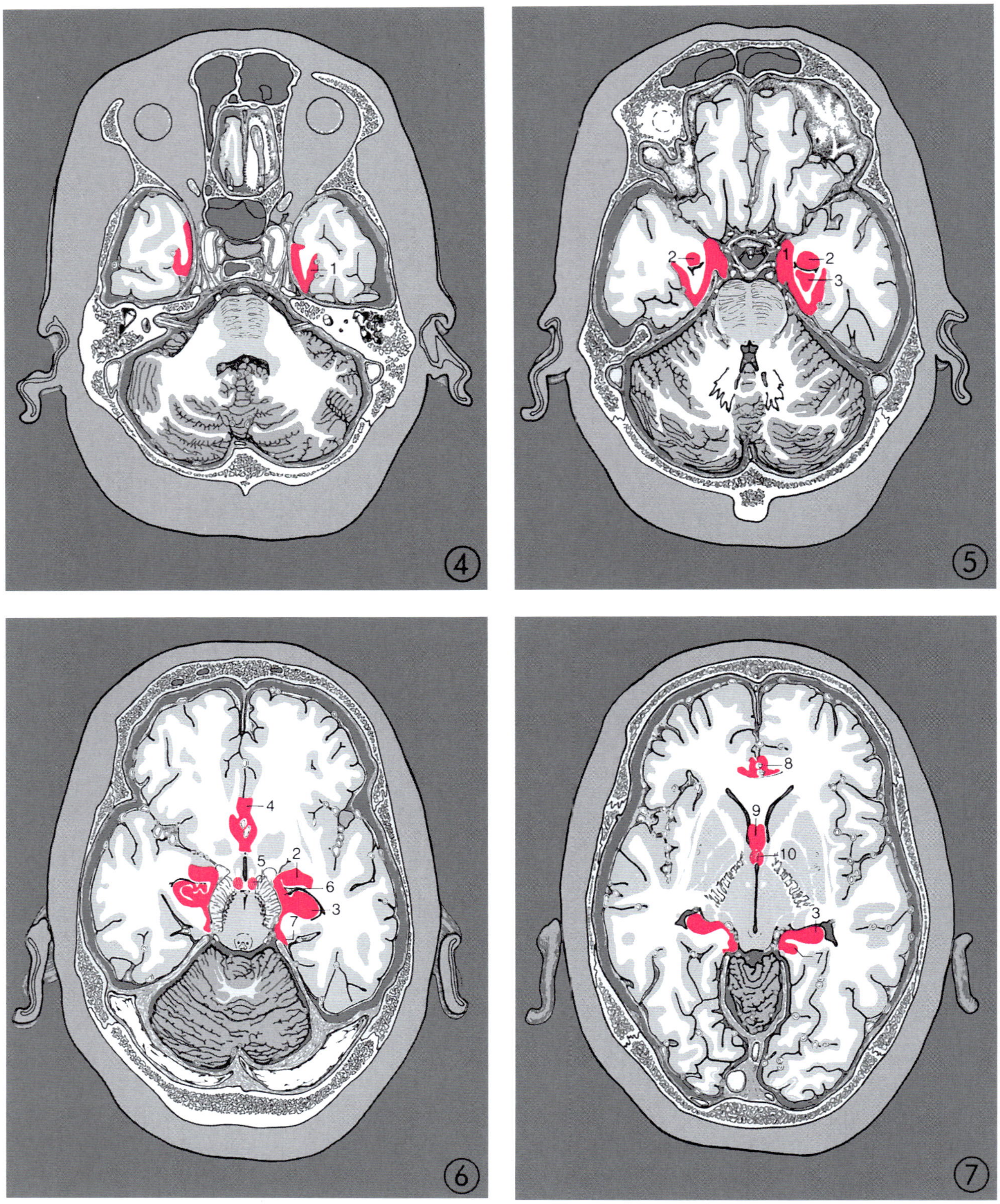

Abb. **150** Kanthomeatal orientierte Serienbilder der kortikalen Areale und wichtiger Kerngebiete des limbischen Systems mit Fornix und Corpus mammillare. Die Zahl im Kreis gibt die Nummer der jeweiligen Scheibe an (s. Abb. 44, 45a, 45b, 46).

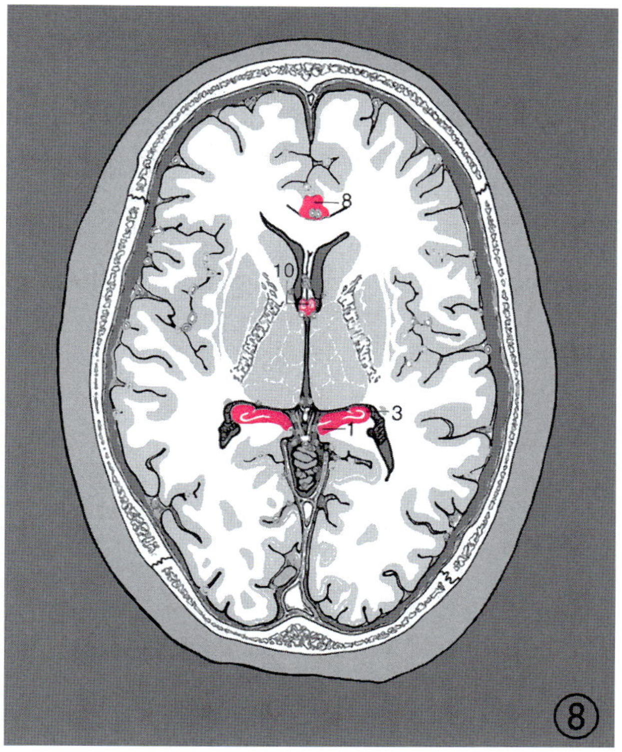

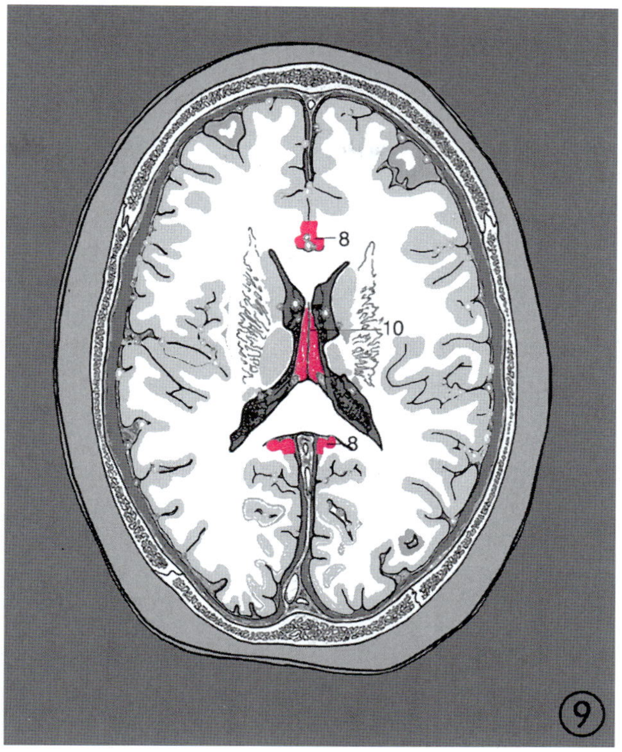

1 Periarchicortex, retrokommissural
3 Hippocampusformation
8 Periarchicortex, G. cinguli (balkennaher Anteil)
10 Fornix

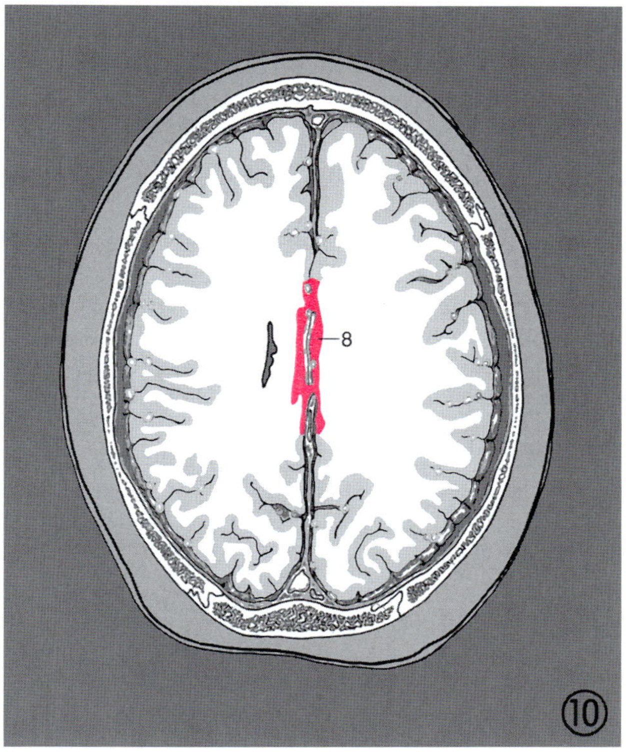

6.12 Vegetative Systeme

(Abb. 151)

Die vegetativen Systeme des Kopfes innervieren die glatten Muskelzellen des Auges und der Orbita, die Tränen- und Speicheldrüsen des Kopfes, die glatten Muskelzellen der Blutgefäße sowie die Schweißdrüsen der Kopfhaut und der glatten Muskelzellen der Kopfhaare. Diese efferente Innervation ist nach der klassischen Theorie bineuronal. Der Zellkörper des ersten Neurons liegt im Zentralnervensystem, das zweite Neuron befindet sich in Ganglien außerhalb des Zentralnervensystems. Die präganglionären Fasern treten aus dem Zentralnervensystem aus und sind synaptisch mit dem zweiten Neuron verschaltet. Die postganglionären Fasern erreichen das Erfolgsorgan. Wie im übrigen Körper, gliedert sich dieses efferente vegetative System in einen **parasympathischen Teil** mit trophotropen Aufgaben der Verdauung und des Energieaufbaus und einen **sympathischen Teil** mit den ergotropen Funktionen der körperlichen Aktivität im Sinne des „fight or flight" und der damit verbundenen größeren Energieabgabe. Das klassische Konzept des vegetativen Nervensystems ist durch die Entdeckung der synaptischen Wirkung bestimmter Neuropeptide erweitert worden (s. Kap. 7.7) (127, 333). **Neuropeptide** können die Wirkung der Transmittersubstanzen des Parasympathikus und Sympathikus modulieren.

Parasympathikus des Kopfes

Die Zellkörper des ersten Neurons des Parasympathikus des Kopfes liegen im Mittelhirn, im Pons und in der Medulla oblongata. Die präganglionären Fasern verlassen mit dem III., VII. und IX. Hirnnerv das Gehirn. Die parasympathischen Ganglien (Ganglia ciliare, pterygopalatinum, submandibulare und oticum) liegen in der Nähe ihrer Erfolgsorgane. Deshalb ist die postganglionäre Strecke beim Parasympathicus relativ kurz.

Die parasympathischen Ursprungskerne des Okulomotoriusanteils, **Nuclei accessorii nervi oculomotorii (Edinger-Westphal),** liegen im **Tegmentum des Mittelhirns** dicht anterolateral vom Aqueductus mesencephali. Die präganglionären Fasern schließen sich dem N. oculomotorius an und ziehen durch die Fissura orbitalis superior in die Orbita zum Ganglion ciliare (Abb. 151.9). Es liegt etwa 18 mm hinter dem Augapfel seitlich vom Sehnerv. Die postganglionären Fasern der Nervenzellen des Ganglion ciliare erreichen den M. sphincter pupillae (Pupillenverengung) und den M. ciliaris (Akkommodation des Auges). Der bineuronale Weg von den Nuclei accessorii nervi oculomotorii (Edinger-Westphal) zum M. sphincter pupillae ist auch die efferente Strecke des **Pupillenreflexes.**

Die Zellkörper des ersten **parasympathischen Neurons** des Fazialisanteils befinden sich im **Nucl. salivatorius superior** dicht am Boden der Rautengrube im inferioren Teil des Pons. Die präganglionären Fasern ziehen im N. intermedius des N. facialis zum inneren Gehörgang des Felsenbeins. Am Anfang des Fazialiskanals zweigt vom N. intermedius der N. petrosus major ab. Er verlässt das Felsenbein, verläuft unter der Dura mater der mittleren Schädelgrube und erreicht durch einen kleinen Knochenkanal das **Ganglion pterygopalatinum.** Dieses Ganglion liegt in der Fossa pterygopalatina (Abb. 151.10). Die postganglionären Fasern errei-

1 N. oculomotorius
2 Nuclei accessorii nervi oculomotorii (Edinger-Westphal)
3 Nucl. salivatorius superior
4 Nucl. salivatorius inferior
5 sympathische Fasern in der Wand der A. vertebralis
6 sympathische Fasern in der Wand der A. carotis interna
7 N. intermedius des N. facialis
8 N. glossopharyngeus

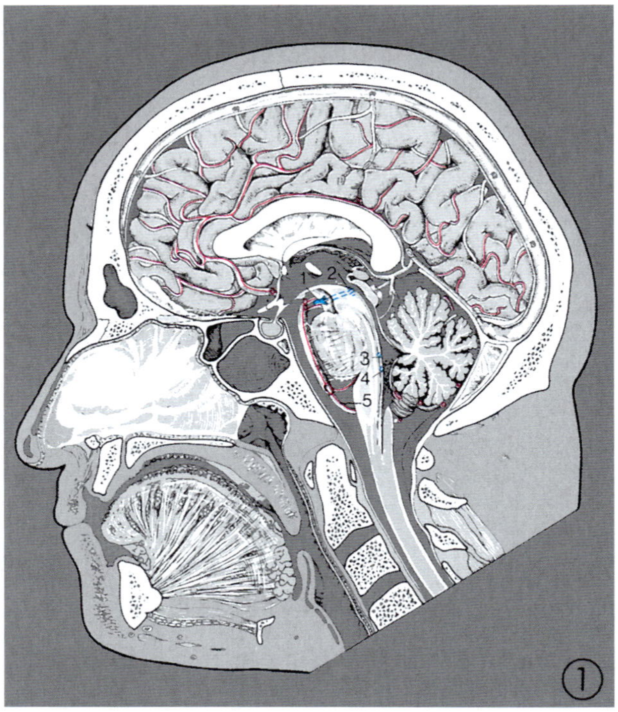

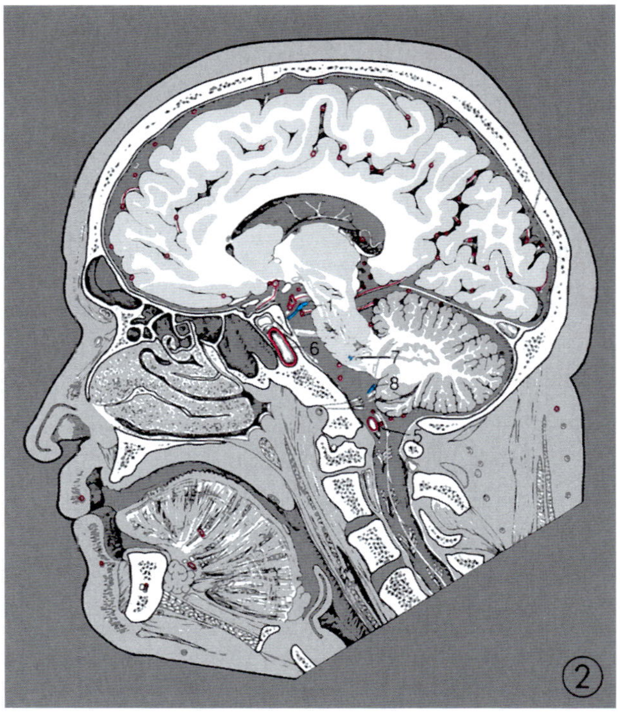

Abb. **151** Sagittale Serienbilder der vegetativen Systeme des Kopfes. Der parasympathische Teil ist blau, der sympathische Teil ist rot gekennzeichnet. Die Zahl im Kreis gibt die Nummer der jeweiligen Scheibe an (s. Abb. 29, 30a, 30b, 31).

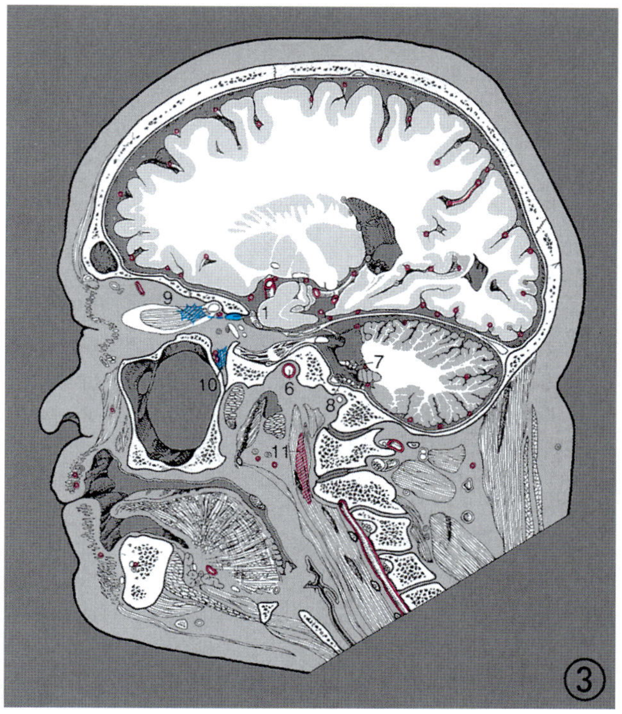

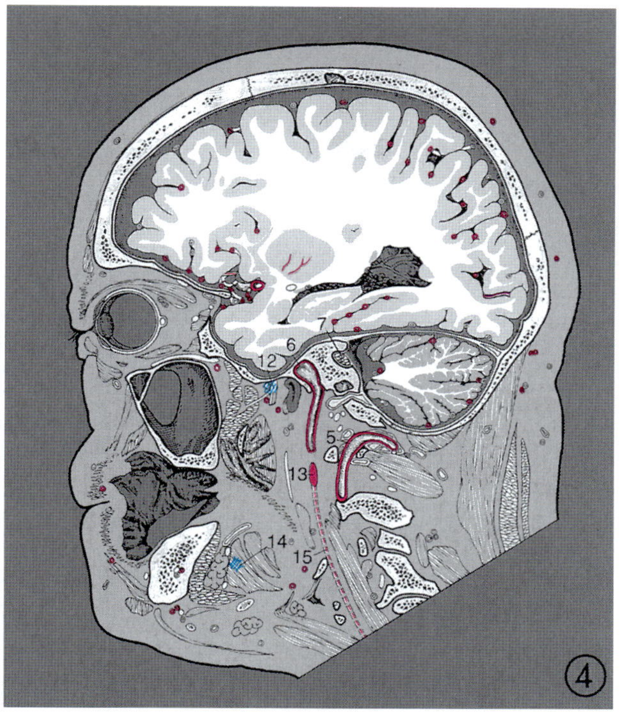

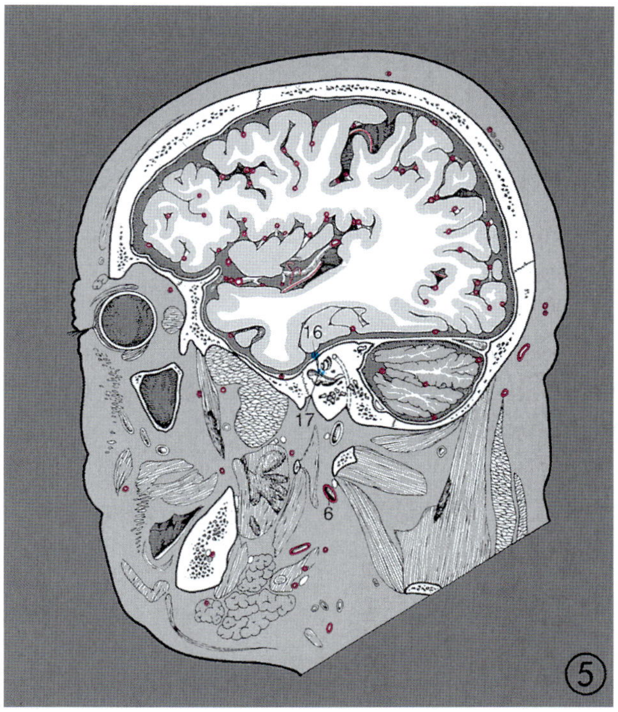

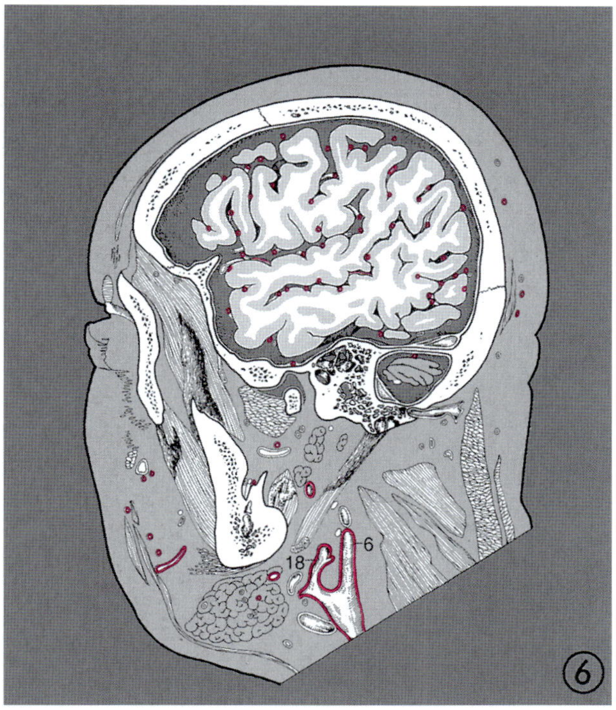

1 N. oculomotorius
5 sympathische Fasern in der Wand der A. vertebralis
6 sympathische Fasern in der Wand der A. carotis interna
7 N. intermedius des N. facialis
8 N. glossopharyngeus
9 Ganglion ciliare (im lateralen Teil der Scheibe)
10 Ganglion pterygopalatinum (innerhalb der Scheibe)
11 Ganglion cervicale superius (im lateralen Teil der Scheibe)
12 Ganglion oticum
13 Ganglion cervicale superius
14 Ganglion submandibulare (im lateralen Teil der Scheibe)
15 Truncus sympathicus
16 N. petrosus major
17 Chorda tympani
18 sympathische Fasern in der Wand der A. carotis externa

chen über den N. zygomaticus die Tränendrüse und über die Nn. nasales und die Nn. palatini die Drüsen der Nasenhöhle und des Gaumens. Am Ende des Fazialiskanals dicht vor dem Foramen stylomastoideum, zweigt die **Chorda tympani** vom N. intermedius des N. facialis ab. Sie verläuft unter der Schleimhaut der Paukenhöhle, zieht durch feine Knochenkanäle und tritt an der Schädelbasis mediodorsal des Kiefergelenks in die Fossa infratemporalis ein (s. Kap. 3.6). Dort lagert sich die Chorda tympani dem N. lingualis an. Die präganglionären Fasern erreichen das Ganglion submandibulare (Abb. 151.14) im Trigonum submandibulare an der hinteren Begrenzung des M. mylohyoideus. Die postganglionären Fasern ziehen zu der Glandula submandibularis, der Glandula sublingualis und den Zungendrüsen.

Die Perykarya des ersten parasympathischen Neurons des Glossopharyngeusanteils liegen im **Nucl. salivatorius inferior** dicht am Boden der Rautengrube im superioren Teil der Medulla oblongata. Ihre präganglionären Fasern verlaufen zuerst im N. glossopharyngeus durch das Foramen jugulare und treten dann in das Felsenbein ein. Aus einem Nervenfasergeflecht entsteht der kleine N. petrosus minor. Er verlässt das Felsenbein, verläuft in der mittleren Schädelgrube unter der Dura mater und erreicht durch einen feinen Kanal das **Ganglion oticum** (Abb. 151.12). Dieses Ganglion liegt dicht unter dem Foramen ovale an der medialen Seite des N. mandibularis. Die postganglionären Fasern schließen sich dem N. auriculotemporalis an und innervieren die Glandula parotidea.

Der **N. vagus** verlässt mit seinen parasympathischen Fasern die Medulla oblongata im lateralen Bereich (Abb. 68.X, 71b.18, 71c.7, 71d.7) und verläuft durch das Foramen jugulare (Abb. 70a.15, 70b.5). Im Halsbereich zieht der N. vagus im Gefäß-Nervenstrang zwischen der A. carotis interna und der V. jugularis interna (Abb. 11c.37). Die parasympathische Innervation des N. vagus liegt im Herzen und in der Lunge sowie im Magen-Darmbereich außerhalb des Kopfes. Deshalb wurde der N. vagus nicht in die Abb. 151 eingezeichnet.

Sympathikus des Kopfes

Die Zellkörper des ersten Neurons des Sympathikus des Kopfes liegen in den **Seitenhörnern des Rückenmarks** in den Segmenten C8, Th1–Th3 (333). Die präganglionären Fasern verlassen mit den entsprechenden Spinalnerven den Wirbelkanal und erreichen über den Halssympathikus aufsteigend vor allem das **Ganglion cervicale superius,** in dem das zweite Neuron liegt. Das Ganglion cervicale superius (Abb. 10a.41, 34a.36, 35a.34) ist eine spindelförmige Anschwellung, die im Mittel 28 mm lang ist (260). Dieses Ganglion liegt hinter der A. carotis interna in Höhe des ersten und zweiten Halswirbels und wird von der tiefen Halsfaszie umschlossen. Die postganglionären Fasern bilden periarterielle Geflechte um die Kopfarterien und innervieren die glatten Muskelzellen des M. dilatator pupillae (Pupillenerweiterung) und die der Tarsalmuskeln (Erweiterung der Lidspalte), die glatten Muskelzellen der Karotiden, die Schweißdrüsen der Kopfhaut (exzitatorisch) und die Tränen- und Speicheldrüsen des Kopfes (inhibitorisch).

Klinische Hinweise

Bei einseitiger Läsion des Halssympathikus wird der **Hornersche Symptomenkomplex** ipsilateral beobachtet: Die Pupille ist durch die Lähmung des M. dilatator pupillae verengt (Miosis). Das Lid hängt durch Ausschaltung des M. tarsalis herab (Ptosis). Durch Lähmung des M. orbitalis (Abb. 6c.20, 35c.22) oder durch Minderdurchblutung des retrobulbären Fettes kommt es zu einem Enophthalmus. Außerdem tritt eine vermehrte Gefäßzeichnung der Augenbindehaut auf. Weiterhin ist die Schweißsekretion ipsilateral im Gesicht, an Arm und Thorax reduziert oder versiegt (oberes vegetatives **Quadrantensyndrom.** Außerdem ist die Tränensekretion einseitig vermindert.

7 Topik der Neurotransmitter und Neuromodulatoren

Neurotransmitter wirken unmittelbar in den Synapsen zwischen Nervenzellen oder zwischen den Nervenzellen und den Effektoren (Muskelzellen, Drüsenzellen) im Sinne der Signalübertragung. Neuromodulatoren beeinflussen **präsynaptisch** die Menge der freigesetzten Transmittersubstanz oder die Wiederaufnahme der Transmittersubstanz in den Nervenzellen. Weiterhin regulieren die **Neuromodulatoren postsynaptisch** die Sensitivität des Transmitterrezeptors. Ein Transmitterrezeptor ist ein Protein in der Zellmembran einer Nervenzelle oder Gliazelle. Er ragt mit dem einen Ende in den Extrazellularraum und mit dem anderen Ende in den Intrazellularraum. Die Neuromodulatoren können also den Pegel der Erregbarkeit an der Synapse regulieren und/oder dort die Wirkung der Neurotransmitter verändern. Damit wird die Informationsverarbeitung auf der neuronalen Ebene an den Synapsen durch Regelungs- und Steuerungsvorgänge viel komplexer als früher angenommen. Neurotransmitter und Neuromodulatoren werden als neuroaktive Substanzen zusammengefasst.

Die Forschung über die neuroaktiven Substanzen entwickelte sich in den vergangenen 40 Jahren expansiv und ist noch längst nicht abgeschlossen. Die Bedeutung der neuroaktiven Substanzen ist jedoch schon heute besonders für die Neuropharmakologie groß (481). Weiterhin ermöglicht die Emissionstomographie das intravitale Studium der regionalen Verteilung und Konzentration der neuroaktiven Substanzen im makroskopischen Bereich (66, 193, 206, 209, 489). Deshalb wird eine Übersicht der Topik der Neurotransmitter und Neuromodulatoren gegeben, obwohl die Ergebnisse bislang hauptsächlich an Ratten und an wenigen Primaten gewonnen wurden und eine Übertragung dieser Resultate auf das menschliche Gehirn viele Unsicherheiten enthält.

Zum besseren Verständnis der neuroaktiven Substanzen soll ihre Entdeckungsgeschichte erwähnt werden. Vor 40 Jahren ging die Neuronentheorie von folgenden Voraussetzungen aus: jedes Neuron gibt nur einen und den gleichen Neurotransmitter an seine Synapsen ab. Jedes Neuron besitzt entweder exzitatorische oder inhibitorische Synapsen. Die Fortschritte der Elektronenmikroskopie und der Mikroelektroden ermöglichten eine stürmische Erforschung der Synaptologie. 1960 wurden in Handbüchern meistens nur 6 Neurotransmitter anerkannt: Acetylcholin, Noradrenalin, Dopamin, Adrenalin, Histamin und Serotonin. 1970 waren etwa 10 Neurotransmitter bekannt. In den letzten Jahrzehnten sind mehr als 30 Peptide im Nervensystem nachgewiesen worden, die auf Nervenzellen wirken können. Dabei wurden die Neuromodulatoren entdeckt.

Das Konzept der **Neuronentheorie** muss weiterhin erweitert werden: in vielen Neuronen ist mehr als eine neuroaktive Substanz enthalten (192, 291). Nervenzellen, die mehr als einen Neurotransmitter enthalten, geben auf einen Reiz nur einen Transmitter ab. Ein Neurotransmitter, beispielsweise Acetylcholin, kann exzitatorisch oder inhibitorisch wirken. Dies hängt von den Transmitterrezeptoren des postsynaptischen Neurons ab. Bei dem Dopamin wurde nachgewiesen, dass es als Neurotransmitter und Neuromodulator wirken kann (333). Diese unterschiedlichen Wirkungen der Überträgersubstanzen weisen auf ihre vielfältigen Funktionen im Zentralnervensystem hin. An den Leistungen eines neurofunktionellen Systems sind meistens mehrere neuroaktive Substanzen beteiligt. Eine neuroaktive Substanz beeinflusst in der Regel mehrere neurofunktionelle Systeme. Am Beispiel der differenten Wirkungsorte der dopaminergen Neuronengruppen soll dies erläutert werden. Die nigrostriatalen Neurone sind auf die motorischen Systeme der Basalganglien (s. Kap. 6.8.2), die mesolimbischen Neurone auf das limbische System (s. Kap. 6.11), die tuberoinfundibulären Neurone auf die hypothalamohypophysären Systeme und eine kleine Gruppe (A 15) auf das olfaktorische System ausgerichtet. Diese Neuronengruppen sind nur Teile der einzelnen neurofunktionellen Systeme. Für die Interpretation von pharmakologischen Wirkungen und Nebenwirkungen sind diese Kenntnisse wertvoll.

Nieuwenhuys (333) gibt eine lesenswerte Darstellung unserer heutigen Kenntnisse der Chemoarchitektur des Gehirns. Er konzipierte drei neue Begriffe, die die topische Ordnung einiger, in den folgenden Kapiteln erwähnten Nervenzellgruppen beschreiben:

- „Core",
- „medianer Paracore" und
- „lateraler Paracore".

Der **„Core"** ist eine periventrikuläre Zone im Hirnstamm und Vorderhirn, deren Nervenzellen reich an Neuromodulatoren sind. Diese Nervenzellen geben ihren Wirkstoff meistens parakrin über den Interzellularraum an ihre Nachbarzellen ab (also nicht über Synapsen). Wahrscheinlich besteht eine funktionelle Verbindung zu den zirkumventrikulären Organen, die keine Bluthirnschranke besitzen und deshalb für die endokrin-neuronale Regulation besonders geeignet erscheinen. Zum „Core" gehören: Nucl. posterior nervi vagi (Abb. 68.18, 70b.25), die oberflächliche Zone des spinalen Trigeminuskerns (Abb. 68.5, 69b.28, 70b.31), parabrachiale Kerne, zentrales Höhlengrau des Mittelhirns (Abb. 12a.24), kleine periventrikuläre Kerne des Hypothalamus, Septumkerne (Abb. 148.4) sowie Teile des limbischen Systems (s. Kap. 6.11).

Der **„mediane Paracore“** liegt dem „Core“ im medianen Bereich des Tegmentum des Hirnstamms an und besteht aus einer Serie von Raphekernen, die unter anderen die serotoninergen Nervenzellen enthalten (s. Kap. 7.2).

Der **„laterale Paracore“** schließt sich dem „Core“ im anterolateralen Bereich des Tegmentum des Hirnstamms an. Der „laterale Paracore“ enthält catecholaminerge Neurone und einige cholinerge Nervenzellen (s. Kap. 7.1, Kap. 7.4).

7.1 Catecholaminerge Neurone

Die catecholaminergen Neurone enthalten in ihren Perikarya und Zellfortsätzen die Transmittersubstanzen Dopamin, Noradrenalin und Adrenalin. Diese Moleküle leiten sich von der Aminosäure Tyrosin ab. Als Grundgerüst entsteht in der Biosynthese dieser Transmitter Dihydroxybenzol, das mit einer Seitenkette und einer Aminogruppe zu den Verbindungen der Catecholamine gehört. Dopamin, Noradrenalin und Adrenalin sind relativ kleine Moleküle. Sie diffundieren deshalb postmortal leicht aus den Nervenzellen und deren Fortsätzen, so dass auf den Ort ihrer Entstehung und ihrer Deponierung in der lebenden Zelle mit konventionellen histologischen Techniken nicht geschlossen werden kann.

Die Entdeckung der dopaminergen, noradrenergen und adrenergen Neurone vor 40 Jahren war an die technische Möglichkeit gebunden, lebende Nervenzellen in vivo einzufrieren, zu trocknen und fluoreszenzmikroskopisch aufzuarbeiten. 1962 gelang der histochemische Nachweis einer grünen Fluoreszenz von Dopamin und Noradrenalin (120). Immunhistochemische Methoden erlauben heute noch empfindlichere Nachweise der catecholaminergen Neurone. Die noradrenergen und dopaminergen Nervenzellen erhielten die Bezeichnung A1–A15 und die adrenergen C1–C3. Die Reihenfolge der Nummern ist im Hirnstamm in aufsteigender Ordnung gewählt worden, d. h. von inferior nach superior.

Bis heute ist die Topik der catecholaminergen Neurone noch Gegenstand weiterer Untersuchungen. Ergebnisse, die bislang an Ratten- und wenigen Primatengehirnen gewonnen wurden, müssen auf das menschliche Gehirn übertragen werden. Die dopaminergen, noradrenergen und adrenergen Nervenzellgruppen korrespondieren jedoch im erwachsenen menschlichen Gehirn gut mit den neuromelaninhaltigen Nervenzellen (42, 401), die damit eine erste Information über diese catecholaminhaltigen Zellpopulationen in neuropathologischen Präparaten geben. Bedeutung hat die dopaminerge nigrostriatale Nervenzellgruppe für die Parkinsonsche Erkrankung und deren Therapie. Wahrscheinlich sind einige catecholaminergen Neurone und Transmitterrezeptoren die Wirkorte für Antidepressiva und Neuroleptika (303).

7.1.1 Dopaminerge Neurone

Nervenzellen, die Dopamin bilden, liegen in Mittelhirn, Zwischenhirn und Endhirn. Die größte und auffälligste Gruppe von dopaminergen Nervenzellen ist die **Pars compacta der Substantia nigra** (A9) (Abb. 11a.28, 33a.20, 52a.29, 77b.21, 78b.15, 132.10, 138.2). Ihre Nervenzellfortsätze bilden eine aufsteigende Bahn, die durch den lateralen Teil des Hypothalamus verläuft und die Capsula interna durchquert. Diese **nigrostriatalen** Fasern ziehen dann zum Striatum (Nucl. caudatus Abb. 8a.9, 10a.9, 12a.20, 33a.7, 34a.5, 35a.11, 53a.16, 54a.34 und Putamen Abb. 9a.14, 11a.16, 34a.7, 35a.10, 53a.13, 54a.17). Zusammen mit einer kleinen Nervenzellgruppe A8 aus der mesenzephalen Formatio reticularis bildet die Nervenzellgruppe A9 die nigrostriatalen Neurone. Nach der synaptischen Verschaltung gehört die Substantia nigra zu den Basalganglien (s. Kap. 6.8.2).

Eine zweite dopaminerge Nervenzellgruppe zieht von der Nervenzellgruppe A10 im Mesencephalon zu Teilen des **limbischen Systems.** Es wird deshalb **mesolimbisch** genannt. Pharmaka sollen durch Wirkung auf dieses System psychische Effekte hervorrufen (303). Die Nervenzellgruppe A10 liegt als ventrale Kappe auf dem Nucl. interpeduncularis im mesenzephalen Tegmentum. Die Nervenzellfortsätze ziehen im medialen Vorderhirnbündel zu folgenden Strukturen des limbischen Systems (Abb. 147): Binnenkern der Stria terminalis, Tuberculum olfactorium, Nucl. accumbens, Nuclei septales und einige Teile des frontalen, zingulären und entorhinalen Cortex. Bestimmte Reize werden von diesem mesolimbischen System als Belohnung (Reward) empfunden. Substanzen wie Opiate, Kokain und Alkohol können den Reward-Mechanismus auslösen. Deshalb wird dieser Mechanismus als neurobiologische Grundlage für die Drogenabhängigkeit angesehen.

Eine dritte dopaminerge Nervenzellgruppe liegt im Zwischenhirn und wird **tuberoinfundibulär** genannt. Die Nervenzellen A12 liegen im Tuber cinereum und ziehen zum Infundibulum (Abb. 2b.28, 32a.25, 45b.30, 51a.9, 67.19, 76b.4). Die Funktion dieser Nervenzellen wird als neuroendokrin beschrieben. Auch die weiteren dienzephalen Zellgruppen A11, A13 und A14 befinden sich einschließlich ihrer Projektionsorte innerhalb des Hypothalamus.

Eine kleine Gruppe A15 liegt verstreut im Bulbus olfactorius (Abb. 2b.24, 5a.10, 45b.27, 50a.3, 76a.6) und ist die einzige telenzephale dopaminerge Neuronengruppe.

Die klinische Bedeutung des Dopamindefizits speziell in der Substantia nigra ergibt sich aus der heute therapeutisch möglichen Substitution beim Parkinson-Syndrom (s. Kap. 6.8.2). Dopamin und der Dopaminagonist Bromocriptin wirken als adenohypophysiotroper Prolaktin-Inhibiting-Faktor. Hieraus erklärt sich der klinische Einsatz von Bromocriptin zur konservativen Behandlung von Prolaktinomen neben seiner Anwendung als Parkinsontherapeutikum.

7.1.2 Noradrenerge Neurone

Die noradrenergen Nervenzellen liegen nur im Tegmentum der Medulla oblongata und des Pons in einer schmalen anterolateralen Zone. Die Nervenzellgruppen A1–A7 wurden vornehmlich bei Ratten beschrieben (86, 87), jedoch meistens in ähnlicher Anordnung bei Primaten gefunden (123, 144, 201, 202, 303, 336). Die von diesen Nervenzellgruppen ausgehenden Fasern verlaufen in mesenzephaler Richtung aufsteigend oder in spinaler Richtung absteigend. Weiterhin sind noradrenerge Nervenzellen mit dem Kleinhirn verbunden. Die noradrenergen Fasern verzweigen sich stärker als die dopaminergen Fasern. Dabei ist die Nachbarschaft der noradrenergen Fasern zu Hirnarteriolen und Kapillaren auffallend. Deshalb wurde den noradrenergen Fasern eine Funktion bei der Regulation des zerebralen Blutstromes zugeschrieben (175, 374).

Die größte noradrenerge Zellgruppe A6 liegt im **Locus caeruleus.** Sie enthält fast die Hälfte aller noradrenergen Zellen (449). Bei Erwachsenen enthält der Locus caeruleus melaninhaltige Nervenzellen, die im pontinen Bereich am Boden des 4. Ventrikels einen etwa 1 cm langen blauschwarzen Streifen bilden (Abb. 51a.20, 52a.34, 75b.22, 76b.23, 77b.28). Er reicht bis unter die Colliculi inferiores (Abb. 77b.34). Von dieser Nervenzellgruppe A6 geht das posteriore noradrenerge Bündel aus. Es zieht durch das Tegmentum des Mittelhirns in anterolateraler Lage zum zentralen Höhlengrau, tritt in den Hypothalamus ein, zieht zu den Septumkernen und verläuft dann im Cingulum. Auf diesem Weg gehen noradrenerge Fasern ab:

- **mesenzephal** zu den posterioren Raphekernen und zu den Colliculi superior und inferior (Abb. 2b.21, 2b.31, 32a.18, 32a.19, 78b.31, 77b.34),
- **dienzephal** zu den Nuclei anteriores des Thalamus und zu den Corpora geniculata mediale und laterale (Abb. 12a.18, 12a.19, 34a.15, 53a.31, 53a.32),
- **telenzephal** zum Corpus amygdaloideum (Abb. 10a.27, 35a.21, 51a.12, 52a.21), zur Hippocampusformation (Abb. 10a.30, 11a.31, 13a.15, 52a.24, 53a.36, 54a.37), zur zingulären, retrosplenialen, entorhinalen Rinde sowie zum ganzen Neocortex.

Andere Efferenzen der Zellgruppe A6 ziehen zum Kleinhirn über den Pedunculus cerebellaris superior (Abb. 51a.22, 75b.25, 76b.21, 144b.6). Absteigende Fasern aus dem Locus caeruleus werden durch Fasern aus einer benachbarten Zellgruppe A7 ergänzt. Sie versorgen den Nucl. posterior nervi vagi (Abb. 68.18, 70b.25, 71b.26), die untere Olive (Abb. 12a.38, 70b.16, 71b.14, 72b.14) und das Rückenmark. Die anterolaterale caeruleospinale Bahn gibt noradrenerge Fasern an Vorderhorn und Hinterhorn im Rückenmark ab (338). Im ganzen gesehen haben die wenigen noradrenergen Zellen des Locus caeruleus ein riesiges Projektionsfeld von einzelnen Regionen im Hirnstamm, Vorderhirn, Kleinhirn und Rückenmark.

Die Zellgruppen A1 und A2 liegen in der Medulla oblongata. Zusammen mit den pontinen Zellgruppen A5 und A7 bilden sie die anterioren noradrenergen aufsteigenden Neurone. Sie projizieren mesenzephal in die Substantia grisea centralis (Abb. 12a.24) und in die Formatio reticularis, dienzephal in den gesamten Hypothalamus (Abb. 52a.17, 53a.22, 67.11, 77b.9, 78b.5) und telenzephal in den Bulbus olfactorius. Von diesen Zellgruppen (A1, A2, A5, A7) gehen auch bulbospinale Fasern ins Rückenmark ab.

7.1.3 Adrenerge Neurone

Die Adrenalin bildenden Nervenzellen liegen nur in der Medulla oblongata in einem schmalen anterolateralen Bezirk (lateraler Paracore (333)). Die größte Zellgruppe C1 liegt posterior von den Nuclei olivares inferiores (Abb. 12a.38, 70b.16, 71b.14, 72b.14), die mittlere Zellgruppe C2 in der Nachbarschaft der Nuclei tractus solitarii (Abb. 68.8, 70b.23, 71b.23) und die Zellgruppe C3 dicht unter dem periventrikulären Grau. Die C1–C3-Efferenzen ziehen zum Nucl. posterior nervi vagi, den Nuclei tractus solitarii, dem Locus caeruleus, zum periventrikulären Grau des Pons, zum zentralen Höhlengrau des Mittelhirns, dem Hypothalamus und den Nuclei paraventriculares. Physiologische Experimente (91, 154) zeigten, dass das C1-Areal ein hochsensitives vasopressorisches Zentrum ist.

7.2 Serotoninerge Neurone

Die serotoninergen Nervenzellen wurden vor 40 Jahren gleichzeitig mit den catecholaminergen Nervenzellen fluoreszenzmikroskopisch entdeckt. Die serotoninergen Nervenzellen zeigen eine gelbe Fluoreszenz (120). Das Serotonin leitet sich von der Aminosäure Tryptophan ab.

Die serotoninergen Nervenzellen B1–B9 liegen in der Medulla oblongata, im Pons und im Mittelhirn (Nomenklatur nach 86, 87). Die meisten dieser Zellgruppen liegen in der Mittelzone des Hirnstammes („Nahtzone" = „Raphe") und wurden deshalb Raphekerne genannt. Die Raphekerne B1 (Nucl. raphes pallidus) und B2 (Nucl. raphes obscurus) liegen in der Medulla oblongata, B3 (Nucl. raphes magnus) im Grenzgebiet Medulla oblongata - Pons, B5 (Nucl. raphes pontis) im Pons und B7 (Nucl. raphes posterior) im Mittelhirn. Die Zellgruppen B6 und B8 (Nucl. centralis superior Bechterew) befinden sich im Tegmentum pontis et mesencephali. In den Raphekernen gibt es auch Nervenzellen, die andere Neurotransmitter wie Dopamin, Noradrenalin, GABA, Enkephaline und Substanz P enthalten. In serotoninergen Nervenzellen konnte auch die Substanz P nachgewiesen werden (333). Deshalb wurden die Raphekerne auch multiple Transmitterkomplexe genannt.

Die Projektionen der serotoninergen Nervenzellgruppen sind ebenso wie bei den noradrenergen Neuronenzellgruppen aufsteigend und absteigend. Die serotoninerge Hauptprojektion ist auf das **limbische System** gerichtet, weiterhin in die Formatio reticularis und ins Rückenmark. Eine enge Verbindung besteht zum Locus caeruleus, dem größten Zentrum der noradrenergen Nervenzellen.

Die große anteriore aufsteigende Bahn kommt von den Nervenzellgruppen B6, B8 und B7. Sie zieht anterior durch das Tegmentum des Mittelhirns und lateral durch den Hypothalamus und teilt sich dann in die Faserbahnen des Fornix und des Cingulum auf. Auf diesem Weg werden die Zellgruppen B6, B8 und B7 synaptisch verbunden:

- **mesenzephal** mit Nucl. interpeduncularis und Substantia nigra, (Abb. 11a.28, 33a.20, 52a.29, 77b.21, 78b.15)
- **dienzephal** mit Nuclei habenulares (Abb. 54a.27, 147.11), Thalamusunterkernen und Hypothalamuskernen,
- **telenzephal** mit Septumkernen (Abb. 148.4) und Bulbus olfactorius (Abb. 2b.24, 5a.10, 45b.27, 50a.3, 76a.6).

Reichliche Projektionen bestehen zu weiteren limbischen Gebieten wie Hippocampus (Abb. 10a.30, 11a.31, 13a.15, 52a.24, 53a.36, 54a.37), Subiculum, zingulärer und entorhinaler Rinde. Außerdem bestehen Verbindungen zu Striatum und frontalem Neocortex. Die kürzere, posteriore aufsteigende Bahn verbindet die Zellgruppen B3, B5 und B7 über den Fasciculus longitudinalis posterior (Schütz) mit dem mesenzephalen zentralen Grau und der Area posterior des Hypothalamus. Außerdem bestehen serotoninerge Projektionen ins Cerebellum (von B6 und B7) und ins Rückenmark (von B1–B3). Reichliche Faserverbindungen bestehen zur Formatio reticularis.

Aufsteigende serotoninerge Fasern sollen bei der Regulation des Schlafes mitwirken. Eine inhibitorische Wirkung der absteigenden serotoninergen Fasern auf das erste sympathische Neuron im Rückenmark wurde physiologisch nachgewiesen. Außerdem sollen die Raphekerne der Medulla oblongata die Schmerzleitung des anterolateralen Systems kontrollieren (333).

7.3 Histaminerge Neurone

Die histaminergen Nervenzellen liegen im inferioren Teil des Hypothalamus in der Nachbarschaft des Infundibulum. Sie bilden mithilfe der Histidindekarboxylase aus der Aminosäure Histidin das Histamin. Neurochemische, neurophysiologische und neuropharmakologische Befunde weisen das Histamin als Neurotransmitter aus. Immunzytochemisch werden die histaminergen Nervenzellen mithilfe von Antikörpern gegen die Histidindekarboxylase lokalisiert.

Von den histaminergen Nervenzellen im inferioren Teil des Hypothalamus gehen kurz- und weit verzweigte Fasern ab:

- **dienzephal** in den posterioren, lateralen und anterioren Teil des Hypothalamus. Das Corpus mammillare (Abb. 2b.22, 10a.25, 32a.15, 45b.22, 67.18, 77b.10) ist reich an histaminergen Fasern. Im Thalamus verzweigen sich histaminerge Fasern in den periventrikulären Kernen und im Corpus geniculatum laterale,
- **telenzephal** in das diagonale Band von Broca, Nucl. accumbens, Corpus amygdaloideum (Abb. 10a.27, 35a.21, 51a.12, 52a.21) und in die Großhirnrinde,
- **in den Hirnstamm** innerhalb der posterioren und periventrikulären Zone. Histaminerge Fasern erreichen das mesenzephale Höhlengrau, Nucl. raphes posterior, die medialen Vestibulariskerne, Nuclei tractus solitarii (Abb. 68.8, 70b.23, 71b.23), Nucl. posterior nervi vagi (Abb. 68.18, 70b.25, 71b.26), Nucl. nervi facialis (Abb. 68.15, 73b.21, 74b.23), die anterioren und posterioren Cochleariskerne (Abb. 68.7, 72b.26), Lemniscus lateralis (Abb. 74b.20, 75b.18, 76b.18, 77b.30) und Colliculus inferior (Abb. 2b.31, 32a.19, 77b.34). Diese Nachweise erfolgten an der Ratte (478).

7.4 Cholinerge Neurone

Seit 1914 ist das Acetylcholin als Neurotransmitter bekannt. Die ersten Nachweise von cholinergen Perikarya gelangen mithilfe der Acetylcholinesterase, jedoch waren die Ergebnisse unzuverlässig. Erst in den letzten 15 Jahren ließen sich die cholinergen Nervenzellen mit der Immunhistochemie unter Verwendung der Antikörper gegen die Cholinacetyltransferase sicher identifizieren.

Die **α- und γ-Motoneurone** des III., IV., V., VI., VII., IX., X., XI. und XII. Hirnnerven (Abb. 68) und der Spinalnerven sind cholinerg. Ihre Axone bilden die gemeinsame Endstrecke der motorischen Systeme (s. Kap. 6.8). Ihr Acetylcholin bewirkt die Kontraktion der Skelettmuskeln (513). Die präganglionären Neurone des vegetativen Systems sind cholinerg und erregen die postganglionären Neurone des vegetativen Nervensystems (513) (s. Kap. 6.12). Weitere cholinerge Nervenzellen erhielten eine alphanumerische Bezeichnung in superior-inferiorer Richtung (im Gegensatz zu den catecholaminergen und serotoninergen Zellgruppen). Die cholinerge Zellgruppe Ch1 bildet etwa 10 % der Zellen des medialen Septumkerns, die Zellgruppe Ch2 70 % der Zellen des vertikalen Schenkels des diagnonalen Bandes nach Broca und Ch3 1 % der Zellen des horizontalen Schenkels des diagonalen Bandes nach Broca. Alle drei Zellgruppen projizieren absteigend in den medialen Nucl. habenularis und in den Nucl. interpeduncularis. Die Zellgruppe Ch1 ist aufsteigend über dem Fornix mit dem Hippocampus verbunden (limbisches System (s. Kap. 6.11)). Die Zellgruppe Ch 3 ist synaptisch mit dem Bulbus olfactorius (Abb. 2b.24, 5a.10, 45b.27, 50a.3, 76a.6) verbunden.

Die Zellgruppe Ch 4 ist im menschlichen Gehirn relativ groß und entspricht dem **Nucl. basalis Meynert** (Abb. 10a.23). Sie liegt inferior vom Globus pallidus (Abb. 10a.15) in der Substantia innominata. 90 % der Zellen des Nucl. basalis Meynert sind cholinerg. Der Nucl. basalis Meynert erhält den afferenten Input aus subkortikalen dienzephalen-telenzephalen Regionen und aus der limbisch-paralimbischen Großhirnrinde. Die vorderen Zellen des Nucl. basalis Meynert projizieren ihre efferenten Signale in den frontalen und parietalen Neocortex und die hinteren Zellen in den okzipitalen und temporalen Neocortex. Der Nucl. basalis Meynert ist also eine Relaisstation zwischen limbisch-paralimbischen Gebieten und der Neuhirnrinde. Daher sind die Befunde besonders bewertet worden, dass bei der senilen Demenz vom Alzheimer Typ im Nucl. basalis die Cholinacetyltransferase reduziert und die Nervenzellen erhebliche Degenerationen zeigen (485, 486). Es ist aber noch nicht geklärt, ob dies eine primäre oder eine sekundäre Degeneration nach Ausfall der neokortikalen Nervenzellen ist (307). Außerdem zeigt sich bei Alzheimer-Erkrankungen von jungen Patienten im Locus caeruleus (A6) ein noch größerer Zellverlust als im Nucl. basalis Meynert (296).

Zwei kleine cholinerge Zellgruppen Ch 5 und Ch 6 liegen im Pons und werden als Teil des aufsteigenden retikulären Systems betrachtet (333).

Eine kleine Zellgruppe **(Nucl. periolivaris)**, die teilweise aus cholinergen Nervenzellen besteht, befindet sich am Rande des Corpus trapezoideum im unteren Ponsabschnitt. Ihre efferenten Fasern ziehen zu den sensorischen Rezeptoren des auditiven Systems (s. Kap. 6.5). Dieses cholinerge Subsystem beeinflusst die auditive Signalübertragung.

7.5 GABAerge Neurone

Die GABAergen Neurone enthalten als Neurotransmitter die Aminosäure γ-Aminobuttersäure (GABA). Sie entsteht biochemisch aus der Glutaminsäure durch das Enzym Glutaminsäuredecarboxylase. GABA lässt sich mit Antikörpern gegen dieses Enzym immunhistochemisch nachweisen. Im Zentralnervensystem ist GABA der wichtigste **inhibitorische Neurotransmitter** (513).

GABA kommt im Rückenmark in Interneuronen vor, die präsynaptisch und postsynaptisch afferente Systeme hemmen. Einzelne hypothalamokortikale Verbindungen sind GABAerg. GABAerge Nervenzellen, die lokal verschaltet sind, kommen im olfaktorischen System und im limbischen System (Korbzellen des Hippocampus) vor. Im motorischen System der Basalganglien enthalten folgende Efferenzen γ-Aminobuttersäure:

- striatonigrale Bahnen,
- pallidonigrale Bahnen und
- subthalamopallidale Bahnen.

In den zerebellären Systemen enthalten die Purkinjezellen (Abb. 144b.7) GABA, deren Efferenzen an den Kleinhirnkernen und am Nucl. vestibularis lateralis enden. In der Kleinhirnrinde sind die Golgi-, Stern- und Korbzellen intrakortikale GABAerge Nervenzellen.

7.6 Glutamaterge und aspartaterge Neurone

Die beiden ähnlichen Aminosäuren Glutamat (GLU) und Aspartat (ASP) sind elektrophysiologisch als **exzitatorische Neurotransmitter** klassifiziert worden. Immunhistochemisch und autoradiographisch werden sie meistens gemeinsam nachgewiesen. Deshalb werden sie in diesem Überblick auch zusammengefasst. Neurone mit GLU- und/oder ASP-Transmitter sind im auditiven System nachgewiesen. Aus diesen Nervenzellen besteht wahrscheinlich das 1. Neuron des auditiven Systems (Abb. 122). Im olfaktorischen System sind Neurone mit GLU-ASP-Transmittern die Nervenzellen, die den Bulbus olfactorius mit der präpiriformen Rinde verbinden. Im limbischen System ziehen die Axone der GLU/ASP-haltigen Pyramidenzellen des Hippocampus zu den Septumkernen. Im Neocortex enthalten die Pyramidenzellen Glutamat. In folgenden Bahnen, die von den Pyramidenzellen entspringen, wurde Glutamat nachgewiesen: Tr. corticostriatalis, corticothalamicus, corticotectalis, corticopontinus und corticospinalis (333).

7.7 Peptiderge Neurone

Zu den peptidergen Neuronen gehören

- hypothalamoneurohypophysäre Nervenzellen mit den Peptiden Oxytocin und Adiuretin (s. Kap. 5.7.4),
- Nervenzellen mit den hypophysiotropen Peptiden wie Somatostatin, Corticoliberin, Thyroliberin, Luliberin (s. Kap. 5.7.4),
- Nervenzellen mit den „Gut-brain“ Peptiden, wie Substanz P, VIP (vasoaktives intestinales Polypeptid) und Cholecystokinin,
- Nervenzellen, deren Peptide vom Proopiomelanocortin abstammen, wie Corticotropin und β-Endorphin und
- enkephalinerge Nervenzellen.

Bei vielen Peptiden ist ihre Wirkung als Neurotransmitter und/oder Neuromodulator noch umstritten (333). In diesem Rahmen sollen deshalb nur einige Substanzen exemplarisch erwähnt werden.

7.7.1 Substanz P

Vor etwa 25 Jahren wurde die chemische Struktur der Substanz P (SP) als ein 11-Aminosäure-Peptid aufgeklärt. Schon kurz nach der Synthese dieses Peptids konnte seine sich langsam entwickelnde, aber dann lang anhaltende exzitatorische Wirkung auf Nervenzellen nachgewiesen werden.

Etwa 1/5 der Nervenzellen der **Spinalganglien** und des **Ganglion trigeminale** (Abb. 9a.31, 34a.28, 73b.3, 114.4) enthalten SP-haltige Nervenzellen. Diese Nervenzellen sind klein und haben keine oder nur sehr dünne Markscheiden. Wahrscheinlich leiten sie Schmerzsignale. Im olfaktorischen System wurden im **Bulbus olfactorius** die Büschelzellen als SP-haltig nachgewiesen. Im Hirnstamm kommen besonders im periventrikulären Grau viele SP-haltige Nervenzellen vor. Von 3 Zentren verlaufen efferente Verbindungen ins Rückenmark: vom Nucl. raphes magnus, vom mesenzephalen Höhlengrau (Abb. 12a.24) und von den Nuclei accessorii nervi oculomotorii (Edinger-Westphal) (Abb. 68.9, 151.2).

Vom Zwischenhirn ziehen SP-haltige Neurone der Nuclei habenulares zum Nucl. interpeduncularis. Das

Striatum besitzt SP-haltige nigrostriatale Fasern, die dem motorischen System der Basalganglien zugerechnet werden können. Weiterhin ist die Substanz P in einzelnen Teilen des Neocortex vom Pavian in kleinen Zellen vorwiegend in der Schicht V und VI bestimmt worden.

7.7.2 VIP

Das vasoaktive intestinale Polypeptid (VIP) ist ein 28-Aminosäure-Peptid. Im Gastrointestinaltrakt erweitert es stark die Gefäße und stimuliert die Umwandlung von Glykogen in Glukose. Im Nervensystem soll das vasoaktive intestinale Polypeptid ein exzitatorischer Neurotransmitter und/oder Neuromodulator sein (333). Im Hirnstamm liegen VIP-haltige Neurone in den Nuclei tractus solitarii (Abb. 68.8, 70b.23, 71b.23), die lokal in diesem Kerngebiet verschaltet sind. Das **mesenzephale Höhlengrau** (Abb. 12a.24) enthält VIP-haltige Neurone, die aufsteigend mit dem Hypothalamus, Nucl. interstitialis der Stria terminalis und dem Corpus amygdaloideum (Abb. 10a.27, 35a.21, 51a.12, 52a.21) und dadurch mit dem limbischen System verbunden sind. Im Nucl. suprachiasmaticus finden sich viele VIP-haltige Nervenzellen, die mit Kerngebieten des Hypothalamus verschaltet sind. Wahrscheinlich sind sie an den zirkadianen Regulationen beteiligt. Die höchste Konzentration des VIP findet sich im **Neocortex,** meistens in bipolaren Zellen, die intrakortikal verschaltet sind. Vielleicht reguliert VIP den Energiestoffwechsel des Neocortex.

7.7.3 β-Endorphin

Das β-Endorphin ist ein 31-Aminosäuren-Peptid. Es wirkt inhibitorisch als Neuromodulator im Gehirn. Endorphinerge Perikarya kommen im mediobasalen Hypothalamus und im inferioren Teil der Nuclei tractus solitarii der Medulla oblongata (Abb. 68.8, 70b.23) vor. Aufsteigende Efferenzen der hypothalamischen, endorphinergen Nervenzellen ziehen zu den Nuclei paraventriculares, zur Area preoptica, zu den Septumkernen (Abb. 148.4) und zu Teilen des Corpus amygdaloideum (Abb. 10a.27, 35a.21, 51a.12, 76b.5), absteigende Efferenzen zum zentralen Höhlengrau des Mittelhirns (Abb. 12a.24), zum Locus caeruleus (Abb. 51a.20, 75b.22, 76b.23) und zur Formatio reticularis des Pons und der Medulla oblongata. Intraventrikuläre Gaben von β-Endorphin oder Injektionen dieser Substanz in das zentrale Höhlengrau des Mittelhirns führen zur Analgesie. Den endorphinergen Nervenzellen wird eine Rolle in der **zentralen Regulation der durch Stress** induzierten Analgesie zugeschrieben. Außerdem ist eine Wirkung der endorphinen Nervenzellen als Stimulator für die Wachstumshormone, für Prolactin und Vasopressin nachgewiesen worden.

7.7.4 Enkephalinerge Neurone

Das Enkephalin ist ein 5-Aminosäuren-Peptid. Elektrophysiologisch ist es als ein inhibitorischer Neurotransmitter identifiziert. Enkephalin wird in Interneuronen mit kurzen Fortsätzen und in Neuronen mit langen Projektionsfasern immunhistochemisch nachgewiesen. Das Enkephalin wirkt als endogener **Ligand für Opiatrezeptoren.**

Die oberflächliche dorsale Schicht der Hinterhörner des Rückenmarks und des spinalen Trigeminuskerns enthält einen dichten Plexus von enkephalinergen Fasern und ist reich an Opiat-Rezeptoren. Außerdem kommen in dieser Schicht zahlreiche kleine enkephalinerge Neurone vor. Sie inhibieren wahrscheinlich präsynaptisch die Freisetzung der Substanz P aus den synaptischen Endigungen des 1. Neurons der schmerzleitenden Systeme. Enkephalinhaltige Nervenzellen kommen auch im Nucl. periolivaris (auditives System) und im Bulbus olfactorius (Abb. 2b.24, 5a.10, 45b.27, 50a.3, 76a.6) (olfaktorisches System) vor. Weiterhin finden sich reichlich enkephalinhaltige Nervenzellen in den Raphekernen, besonders in den Nuclei raphes magnus und posterior. Das mesenzephale Höhlengrau (Abb. 12a.24) zeigt die höchste Konzentration von Opiat-Rezeptoren. Von hier aus kann durch eine elektrische Stimulation oder eine Opiatmikroinjektion eine Analgesie ausgelöst werden. Enkephalinerge Nervenzellen wirken auf die hypothalamohypophysäre Regulation von Oxytocin und Vasopressin, wie auch auf die von verschiedenen Liberinen und Statinen. Die Substantia innominata ist die enkephalinreichste Struktur des ganzen Gehirns. Das Striatum besitzt enkephalinhaltige Nervenzellen, die striopallidal projizieren. Im Neocortex und im Allocortex kommen enkephalinhaltige Nervenzellen vor, die intrakortikal verschaltet sind.

8 Untersuchungsgut und Arbeitstechnik

An dem Untersuchungsgut der Neuroanatomischen Sammlung der Medizinischen Hochschule Hannover haben die Autoren dieses Buches Erfahrungen mit der Schichtanatomie des Kopfes und der Variabilität neuroanatomischer Strukturen gewinnen können. Diese Sammlung umfasst 35 intrakraniell fixierte Gehirne von Verstorbenen, die sich der Forschung und Lehre des Zentrums Anatomie der Medizinischen Hochschule Hannover durch Vermächtnis zur Verfügung gestellt hatten. Außerdem enthält diese Sammlung neurohistologische Schnittserien von 34 extrakraniell fixierten Gehirnen.

Die **Atlaszeichnungen des Buches** wurden mithilfe von Originalpräparaten erstellt. Dieses Untersuchungsgut stammt von vier Verstorbenen, deren Lebensalter, Geschlecht, Körperlänge, Maße des Kopfes und die Todesursache in Tab. 2 angegeben sind. Die größte Breite des Kopfes wurde oberhalb des Porus acusticus externus, die größte Länge zwischen Glabella und Opisthion, die Gesichtshöhe zwischen Nasion und Gnathion und die Jochbogenbreite an dem lateralen Punkt des rechten und linken Jochbogens bestimmt.

Die anatomische Untersuchung der vier Köpfe zeigte einige Besonderheiten. Beim Kopf der **Frontalserie** S 63/86 ist die Sutura sagittalis im anterioren Bereich partiell verknöchert, ebenfalls die Sutura squamosa. Das Gehirn entspricht einem okzipitopetalen Typ (s. Kap. 1.2). Die Halsmuskulatur ist schwach entwickelt.

Beim Kopf der **Sagittalserie** S 58/86 sind die Processus alveolares des zahnlosen Ober- und Unterkiefers reduziert. Die Glandula submandibularis ist sehr groß. Es liegt eine geringe Protrusio bulbi vor. Die S. frontales sind asymmetrisch (Abb. 30a.3). Die Arterien sind partiell sklerotisch, streckenweise elongiert mit vermehrten Schlängelungen.

Beim Kopf der **Kanthomeatalserie** H 22/77 sind die Nasennebenhöhlen stark pneumatisiert, was an der Größe der Keilbeinhöhle (Abb. 49c.7, 50c.8) besonders deutlich wird. Die Glandula pinealis ist ungewöhnlich klein (Abb. 54c.18). Die Venen sind infolge der Strangulation erweitert. Das begleitende Hirnödem ist schwach ausgebildet, immerhin sind die Ventrikelräume sehr schmal. Das Gehirn entspricht einem frontopetalen Typ (s. Kap. 1.2).

Beim Kopf der **Hirnstammserie** S 66/87 sind auf der linken Seite die V. jugularis interna und der S. sigmoideus einschließlich dem Foramen jugulare hypoplastisch. Weiterhin liegt eine Deviation des Septum nasi vor. Diese morphologischen Kennzeichen sind gut in den Abbildungen zu erkennen.

Bei den Leichen wurde Liquor cerebrospinalis durch Subokzipital- und Lumbalpunktion abgelassen und die gleiche Menge 37 %iges Formalin Merck in den Subarachnoidalraum injiziert. Die Perfusion wurde mit einem Fixationsgemisch aus 86 Volumenteilen 96 %igem Alkohol, 8 Volumenteilen 37 %igem Formalin, 3 Volumenteilen Glyzerin DAB 7 und 3 Volumenteilen gesättigter Phenollösung DAB 8 über die A. femoralis ausgeführt. Der Kopf wurde im seitlichen und posterior-anterioren Strahlengang im Fernröntgenbild dargestellt.

Von den Köpfen der Frontalserie, der Sagittalserie und der Hirnstammserie wurden postmortale CT- und MR-Bilder erstellt, vom Kopf der Kanthomeatalserie nur CT-Bilder. Die Schnittebenen wurden nach stereotaktischen Prinzipien festgelegt. Die dafür verwendeten Koordinatenebenen sind im Kapitel 1.2 für das frontale, sagittale und kanthomeatal orientierte Koordinatensystem beschrieben. Ebenfalls findet sich dort die Beschreibung der Meynertschen Ebene, die für das Koordinatensystem der Hirnstammserie verwendet wurde.

Die entsprechenden **Koordinatenebenen** müssen an den einzelnen Kopfscheiben sichtbar sein, damit die Kopfscheiben im Koordinatensystem räumlich orientiert werden können. Deshalb wurden die entsprechenden Koordinatenebenen wie Medianebene, Deutsche Horizontalebene, Meatovertikale Ebene, Kanthomeatalebene und Meynertsche Ebene durch tiefe Hautschnitte zirkular am Kopf markiert. Diese Hautschnitte dienten später bei den einzelnen Kopfscheiben zur Orientierung, um die Kopfscheibe innerhalb des Koordinatenrahmens räumlich korrekt ausrichten zu können.

Anschließend wurden die Köpfe bei –26 °C 6 Tage lang tiefgefroren und mit einer Bandsäge KS 400 (Fa. Reich, Nürtingen) durchschnitten. Dann wurden mit ei-

Tabelle 2 Untersuchungsgut

	Protokoll-nummer	Alter in Jahren	Ge-schlecht	Körper-länge in cm	Kopf-breite in cm	Kopf-länge in cm	Breiten-Län-genindex in %	Gesichts-höhe in cm	Jochbogen-breite in cm	Gesichtsin-dex in %	Todesursache
Frontalserie	S 63/86	65	♀	163	15,5	18,9	82	11,0	13,7	80	Magenkarzinom
Sagittalserie	S 58/86	70	♂	175	17,0	20,2	84	12,6	16,6	76	Koronarinfarkt
Kanthomeatalserie	H 22/77	43	♂	176	17,1	23,4	73	12,5	16,6	75	Suizid durch Erhängen
Hirnstammserie	S66/87	62	♂	170	16,0	19,8	81	13,4	15,0	89	Magenkarzinom

ner speziellen Führung Scheiben im Abstand von 10 mm abgetrennt, bei der Hirnstammserie S 66/87 Scheiben im Abstand von 5 mm. Der Verschnitt beim Sägen reduzierte die Dicke jeder Scheibe um 1 mm.

Die **Schnittflächen der Scheiben** wurden photographiert und Photoabzüge im Maßstab 1:1 ausgeführt. Die Zeichnungen wurden mit Azetatfolien und anlösender Tusche direkt von den Photographien unter ständigem Vergleich mit den Originalpräparaten erstellt. Die Identifizierung einzelner Strukturen unterstützte ein Stereomikroskop Zeiss in Verbindung mit einer Volpi Kaltlichtquelle Intralux 150 H. Der Gennari-Streifen in der Area striata, die Corona radiata und der Alveus des Hippocampus lassen sich mit diesen optischen Hilfsmitteln an den mit Alkohol-Formalin fixierten Hirnschnitten gut erkennen. Kleine Blutgefäße wurden zur Unterscheidung zwischen Arterien und Venen histologisch kontrolliert. Zum neurohistologischen Vergleich standen Schnittserien der Sammlung der Abteilung Neuroanatomie der Medizinischen Hochschule Hannover zur Verfügung. Außerdem konnte der eine Autor (K.) mit der finanziellen Hilfe eines Vorhabens der Deutschen Forschungsgemeinschaft (Kr 289/15) die Gehirne der Yakovlev-Sammlung am Walter Reed Hospital in Washington D.C. zum Vergleich verwenden.

Die einzelnen **Windungen und Furchen** des Großhirns konnten erst sicher benannt werden, nachdem 1:1-Gehirnmodelle oder Rekonstruktionen mit Plexiglasplatten erstellt und mit makroskopischen Schnittserien von anderen Gehirnen und Köpfen verglichen wurden.

Gegen Ende unserer Untersuchungen setzten wir die Scheiben der Köpfe für die genaue Lokalisation der Schnittebenen im Röntgenbild zusammen. Zum Ausgleich des Sägeverlustes (bei 14 Scheiben etwa 14 mm) wurden Streifen im Röntgenbild, die den Scheiben entsprachen, ausgeschnitten und je mit 1 mm Zwischenraum neu montiert. Von diesen Vorlagen wurden die Abb. 2a, 30a, 45a erstellt. Für die Median- und Lateralansicht des Gehirns (Abb. 2b, 3, 30b, 31, 45b, 46) wurden die Schnitte der Hirnhälften nach einem Medianschnitt aus den Scheiben des Kopfes herauspräpariert und zu einer Hirnhälfte, bzw. zu einem Gehirn zusammengesetzt. Diese wurden photographiert, und die fehlenden 1 mm-Zwischenräume wurden entsprechend ausgeglichen. Die Lateralansicht des Ventrikelsystems (Abb. 83b, 86b) wurde auf einem Rechner (Programm Dr. B. Sauer) aus den Schnittebenen graphisch rekonstruiert und in die Umrisse des Röntgenbildes des Kopfes (Abb. 2a, 45a) topographiegerecht eingezeichnet.

Die kleinen **Hirnarterien** bilden zwischen den Furchen des Großhirns oft vielfach gewundene Schlingen und Verzweigungen. An den 1 cm dicken Scheiben war an einzelnen Stellen der Verlauf der feinen Arterien nicht sicher zu rekonstruieren. Bei diesen Ästen der A. cerebri anterior sprechen wir deshalb nur allgemein von der A. precunealis (Abb. 57c.13, 58c.8, 59c.8) und differenzieren nicht zwischen Aa. precunealis superior und inferior. Ebenfalls werden die parietalen und temporalen Äste der A. cerebri media nicht weiter unterteilt (Abb. 55c.17, 56c.11, 57c.12, 51c.8, 52c.8, 53c.10). Kleine Arterien, die im gesamten Verlauf parallel zu einer Schnittebene sowie innerhalb der Scheibe verlaufen und deshalb nicht angeschnitten sind, werden in den Zeichnungen nicht dargestellt.

Für den Druck wurden die **Zeichnungen der Atlasbilder** der Frontalserie (Abb. 4–17) auf 82 %, die der Sagittalserie (Abb. 32–37) auf 71 %, die der Kanthomeatalserie (Abb. 47–60) auf 78 % und die Übersichtsbilder der Hirnstammserie (Abb. 69a–78a) auf 79 % verkleinert. Der Maßstab in cm kann an dem entsprechenden Koordinatenrahmen der Atlasbilder der Frontalserie, der Sagittalserie und der Hirnstammserie abgelesen werden.

Die Zeichentechnik der Kanthomeatalserie war in der ersten Auflage dieses Buches für die Computertomographie der Gehirns konzipiert. Deshalb wurden die Weichteile des Gesichtsschädels und des kraniozervikalen Übergangs nicht abgebildet und nicht beschrieben. Die Zeichnungen in dieser 3. Auflage sollten den Fortschritten der kraniellen Bilddiagnostik gerecht werden. Für die drei neuen Serien wurden die extrakraniellen Weichteilstrukturen wie Muskulatur, Drüsengewebe, periphere Nerven und Blutgefäße detailgetreu gezeichnet.

Die MR- und CT-Bilder wurden in Annäherung an die anatomischen Atlaszeichnungen gewonnen. Die Ausrichtung der Schichtebenen der digitalen Bilddiagnostik zu den anatomischen Schnittserien war vorrangig. Von mehreren MR- und CT-Bildern wurde jeweils das am besten korrespondierende Bild neben die Atlaszeichnung positioniert. Die **MR-Bilder** stammen von einer 38 Jahre alten Frau. Die MR-Untersuchungen hierfür erfolgten an mehreren Tagen mit einem Magnetresonanztomographen Magnetom Sonata 1.5 T (Tesla) der Firma Siemens, Erlangen. Gewonnen wurden je 4 Serien (Frontal-, Sagittal-, Kanthomeatal- und Hirnstammserie) in T1- und T2-Gewichtung. Die Messparameter für die MR-Bilder wurden für die Erfassung und Beschreibung der Anatomie des Gehirns im Überblick ausgewählt. Aus der räumlichen Relation zu anatomisch benachbarten Strukturen in derselben Schicht und auch in den angrenzenden Schichten kann der Arzt die Morphologie der einzelnen Struktur erfassen.

Für die Wahl der Untersuchungssequenz und die Fenstereinstellung war die bestmögliche Darstellung neuroanatomischer Strukturen mit guter Differenzierung von grauer und weißer Substanz unser Leitgedanke. Knochen, Muskeln, Sehnen und Fett sollten optisch im Hintergrund bleiben.

Alle T1-gewichteten MR-Bilder wurden mit einer Turbo-Inversion-Recovery-Sequenz in Realteilrekonstruktion gewonnen. Die Wahl der Inversionszeit TI = 150 ms erfolgte in Hinblick auf die Unterdrückung des Fettes, damit der Verringerung von Artefakten und zur Erhöhung der Schichtanzahl für die Darstellung des gesamten Gehirns bei vertretbarer Messzeit. Hierzu wurden **im Wesentlichen** die in Tab. 3 gelisteten Parameter verwendet.

Die **T1-MR-Bilder** wurden mit einer Turbo-Inversion-Recovery-Sequenz und mit einigen geringfügigen Abweichungen von den folgenden Parametern gewonnen:

Parameter	Erläuterungen
tir1_11 180	**t**urbo **i**nversion **r**ecovery, 1 Echo, Turbofaktor 11, Refokussierungswinkel 180°
TI 150 ms	Inversionszeit
TR 6500 ms	**T**ime of **R**epetition, Repetitionszeit
TE 60 ms	**T**ime of **E**cho, Echozeit
TA 6–11 min	**T**ime of **A**cquisition, Gesamtmesszeit
AC 1–3	**Ac**quisition, Zahl der Mittelungen
FoV 201* 230 mm	**F**ield **o**f **V**iew, Messfeld
Ma 220* 256	**Ma**trix
SL 3 mm	**Sl**ice, Schichtdicke
Lücke 3 mm	

Tab. 3: Parameter für die T1-gewichteten MR-Bilder.

Für die **T2-MR-Bilder** wurden folgende Parameter gewählt (316):

Frontal- und Sagittalserie	Hirnstammserie	Erläuterungen
tseva 160	ts1_15 180	tseva = **T**urbo**s**pin**e**cho **V**olume **A**cquisition, Turbofaktor = 160, Flipwinkel = variabel, ts = **T**urbo**s**pinecho, 1 Echo, Turbofaktor = 15, Refokussierungswinkel 180°, 1SAT
1 SAT		transversale **S**ättigung
TR 2750 ms	TR 4600 ms	**T**ime of **R**epetition
TE 328/1 ms	TE 120/1 ms	**T**ime of **E**cho
TA 09:58 min/s	TA 3:59 min/s	**T**ime of **A**cquisition
AC 1	AC 3	**Ac**quisition
FoV 160*256 mm	FoV 201*230 mm	**F**ield **o**f **V**iew
Ma 160*2560	Ma 255*512	**Ma**trix
SL 1,0 mm	SL 3 mm	**Sl**ice
Lücke 2 mm	Lücke 0,9 mm	

Tab. 4: Parameter für die T2-gewichteten MR-Bilder.

Einige geringfügige Abweichungen zwischen den T1- und T2-MR-Bildern sind durch die Neupositionierung bedingt.

Zusätzlich wurden von der oben erwähnten Frau MR-Bilder in einem 3D-Block mit der T1-gewichteten MPRAGE-Sequenz (**M**agnetization **P**repared **Ra**pid **G**radient **E**cho) T1 gewichtet gewonnen. Die Workstation 3D Virtuoso von Siemens, Erlangen ermöglichte die Bestimmung anatomischer Strukturen auch dann, wenn einzelne Strukturen in einer Ebene allein nur unsicher zu lokalisieren waren. Bei der Kontrolle von Strukturen, die in allen 3 Ebenen sicher bestimmbar waren, konnten wir die Treffsicherheit dieser Workstation erkennen.

Für die Kanthomeatalserie wurden **CT-Bilder** an Stelle der T2-gewichteten MR-Bilder ausgewählt. Die CT-Bilder stammen von einer 70-jährigen Frau. Die Untersuchung erfolgte mit einem Computertomographen Somatom Volume Zoom der Firma Siemens, Erlangen in vier Parallelschichten (Multislice-Technik) im Spiralverfahren (Helical Technik). Aus diesen Datensätzen wurden für den infratentoriellen Raum 1,25 mm Schichten und für den supratentoriellen Raum 5 mm Schichten berechnet. Den anatomischen Atlasbildern wurden jeweils die bestkorrelierten CT-Bilder beigefügt. Die Untersuchungsparameter sind in Tab. 5 dargestellt:

im infratentorieller Raum	im supratentorieller Raum	Erläuterungen
kV 140	kV 140	**k**ilo**V**olt
mAs 380	mAs 300	**Milla**mpere**s**ekunden
TI 1,0 s	TI 1,0 s	**R**otationszeit im Spiralmodus
GT –4,5	GT –4,5	**G**antry **T**ilt, Gantry-Neigung
SL 1,25 mm	SL 5,0 mm	**Sl**ice, gerechnete Schichtdicke
1,0 mm	2,5 mm	kollimierte Schichtdicke
3,5 mm	8,8 mm	Vorschub pro Rotation

Tab. 5: Parameter für die **CT-Bilder**.

Der Leser sei darauf hingewiesen, dass das **Untersuchungsgut der anatomischen Atlasbilder** für die 4 Serien von vier Individuen stammt (Tab. 2). Alle **MR-Bilder** des Buches wurden von einem Individuum gewonnen, die **CT-Bilder** von einem anderen Individuum. Diese interindividuellen Abweichungen anatomischer Strukturen entsprechen der täglichen klinischen Praxis. Erhebliche anatomische Varianten und pathologische intrakranielle Massenverlagerungen wurden von uns nicht berücksichtigt. Unsere Aufgabe sahen wir in einer Darstellung der „normalen" Neuroanatomie als Voraussetzung für das Erkennen von pathologischen Veränderungen.

9 Literatur

1. Ackermann, H., Mathiak, K.: Symptomatologie, pathologisch-anatomische Grundlagen und Pathomechanismus zentraler Hörstörungen (reine Worttaubheit, auditive Agnosie, Rindentaubheit). Fortschr. Neurol. Psychiat. 67 (1999) 509–523
2. Ackermann, H., Wildgruber, D., Grood, W.: Neuroradiologische Aktivierungsstudien zur zerebralen Organisation sprachlicher Leistungen. Fortschr. Neurol. Psychiat. 65 (1997) 182–194
3. Adams, R.D., Victor, M., Ropper, A.H.: Principles of neurology. New York: McGraw Hill 1997
4. Afshar, F., Watkins, E.S., Yap, J.C.: Stereotaxic atlas of the human brainstem and cerebellar nuclei. A variability study. New York: Raven Press 1978
5. Alexander, K., Daniel, W.G., Diener, H.C., Freund, M. et al.: Thiemes Innere Medizin TIM. Stuttgart, New York: Thieme 1999
6. Alexander, M.P., LoVerme, S.R.: Aphasia after left hemispheric intracerebral hemorrhage. Neurology 30 (1980) 1193–1202
7. Allon, N., Yeshurun, Y., Wollberg, Z.: Responses of single cells in the medial geniculate body of awake squirrel monkeys. Exp. Brain Res. 41 (1981) 222–232
8. Alpers, B.J., Berry, R.G.: Circle of Willis in cerebral vascular disorders. Arch. Neurol. 8 (1963) 398–402
9. Ambrose, J.: Computerized transverse axial scanning (tomography). Part 2: Clinical application. Brit. J. Radiol. 46 (1973) 1023–1047
10. Amunts, K., Zilles, K.: Advances in cytoarchitectonic mapping of the human cerebral cortex. Neuroimaging Clinics of North America 11 (2001) 151–169
11. Andrew, J., Watkins, E.S. A stereotaxic atlas of the human thalamus and adjacent structures. Baltimore: Williams and Wilkins 1969
12. Angevine, J.B. (Jr.), Mancall, E.L., Yakovlev, P.I.: The human cerebellum. An atlas of cross topography in serial sections. Boston: Little and Brown 1961
13. Arlart, I.P., Bongartz, G.M., Marchal, G. (Eds.): Magnetic resonance angiography. Berlin, Heidelberg, New York: Springer 1996
14. Armington, W.G., Harnsberger, H.R., Smoker, W.R.K., Osborn, A.G.: Normal and diseased acoustic pathway: evaluation with MR imaging. Radiology 167 (1988) 509–515
15. Arning, C.: Farbkodierte Duplexsonographie der hirnversorgenden Arterien. Stuttgart, New York: Thieme 1999
16. Atlas, S.W.: Pocket atlas of cranial magnetic resonance imaging. Philadelphia: Lippincott, Williams and Wilkins 2001
17. Atlas, S.W.:Magnetic resonance imaging of the brain and spine. Philadelphia, Baltimore: Lippincott Williams and Wilkins Vol. 1, 2 2001
18. Babb, T.L., Wilson, C.L., Crandall, P.H.: Asymmetry and ventral course of the human geniculostriate pathway as determined by hippocampal visual evoked potentials and subsequent visual field defects after temporal lobectomy. Exp. Brain Res. 47 (1982) 317–328
19. Baloh, R.W., Furman, J.M., Yee, R.D.: Dorsal midbrain syndrome: Clinical and oculographic findings. Neurology 35 (1985) 54–60
20. Bancaud, J., Talairach, J.: Organisation fonctionelle de l'aire motrice supplémentaire (einseignements apportés par la S.E.E.G.). Neurochirurgie 3 (1967) 343–356
21. Barkovich, A. J.: MR of the normal neonatal brain: assessment of deep structures. Amer. J. Neuroradiol. 19 (1998) 1397–1403
22. Barkovich, A. J.: Pediatric Neuroimaging New York: Raven 1997
23. Bauer, A., Langen-Müller, U.de, Glindemann, R., Schlenck, C., Schlenck, K.-J., Huber, W.: Qualitätskriterien und Standards für die Therapie von Patienten mit erworbenen neurogenen Störungen der Sprache (Aphasie) und des Sprechens (Dysarthrie). Akt. Neurol. 29 (2002) 63–75
24. Bauer, B.L., Hellwig, D.: Minimal invasive endoskopische Neurochirurgie (MIEN). Dtsch. Ärztbl. 92 (1995) A 2816–2835
25. Bauer, R., Flierdt, v. de E., Mörike, K.: MR Tomography of the central nervous system. Stuttgart, New York: Urban und Fischer 1993
26. Baumgartner, G.: Funktion und Symptomatik einzelner Hirnregionen. 1.77–1.112 In: Hopf, H.C., Poeck, K., Schliack, H. II. (Hrsg.): Neurologie in Praxis und Klinik. Band 1. Stuttgart: Thieme 1983
27. Bear, M.F., Connors, B.W., Paradiso, M.A.: Neuroscience: Exploring the brain. Baltimore, Philadelphia: Williams and Wilkins 1996

27a. Becker, G., Berg, D.: Neuroimaging in basal ganglia disorders: perspectives for transcranial ultasound. Movement Disorders 16 (2001) 23–32

27b. Becker, G., Naumann, M., Schenbeck, M., Hofmann, E., Deimling, M., Lindner, A., Gahn, G., Reiners, C., Toyka, K., Reiners, K.: Comparison of transcranial sonography, magnetic resonance imaging and single photon emission computed tomography findings in idiopathic spasmodic torticollis. Movement Disorders 12 (1997) 79–88

28. Becker, H., Vonofakos, D.: Diagnostische Bedeutung von Hirntumorverkalkungen im Computertomogramm. Radiologe 23 (1983) 459–462
29. Beevor, C.E.: On the distribution of the different arteries supplying the human brain. Phil. Trans. B 200 (1909) 1–55
30. Benjamin, R.M., Burton, H.: Projection of taste nerve afferents to anterior opercular-insular cortex in squirrel monkey (Saimiri sciureus). Brain Res.7 (1968) 221–231
31. Benson, D.F.: Neurological correlates of aphasia and apraxia. 163–175. In: Matthews, W.B., Glaser, G.H. (Eds.): Recent advances in clinical neurology. Edinburgh, London, New York: Churchill Livingstone 1981
32. Bentivoglio, M.: The anatomical organization of corticospinal connections. 1–22 In: Non-invasive stimulation of brain and spinal cord: Fundamentals and clinical applications. New York: Liss 1988
33. Bergstrand, G., Bergström, M., Nordell, B., Ståhlberg, F., Ericsson, A., Hemmingsson, A., Sperber, G. Thuomas, K.-A., Jung, B.: Cardiac gated MR imaging of cerebrospinal fluid flow. J. Comput. assist. Tomogr. 9 (1985) 1003–1006
34. Berlit, P. (Hrsg.): Klinische Neurologie. Berlin, Heidelberg, New York: Springer 1999
35. Berman, S.A., Hayman, L.A., Hinck, V.C.: Correlation of CT cerebral vascular territories with function: 1. Anterior cerebral artery. Amer. J. Roentgenol. 135 (1980) 253–257
36. Berman, S.A., Hayman, L.A., Hinck, V.C.: Correlation of CT cerebral vascular territories with function: 3. Middle cerebral artery. Amer. J. Roentgenol. 142 (1984) 1035–1040
37. Berns, T.F., Daniels, D.L., Williams, A.L., Haughton, V.M.: Mesencephalic anatomy: Demonstration by computed tomography. Amer. J. Neuroradiol. 2 (1981) 65–67
38. Bierny, J.-P., Komar, N.N.: The sylvian cistern on computed tomography scanning. J. Comput. assist. Tomogr. 1 (1977) 227–230
39. Binder, J.R., Frost, J.A., Hammeke, T.A., Cox, R.W., Rao, S.M., Prieto, T.: Human brain language areas identified by functional magnetic resonance imaging. J. Neurosci. 17 (1997) 353–362
40. Blunk, R., Bleser, R. de, Willmes, K., Zeumèr, H.: A refined method to relate morphological and functional aspects of aphasia. Europ. Neurol. 20 (1981) 69–79
41. Bo, W.J., Wolfman, N.: Basic atlas of sectional anatomy with correlated imaging. Philadelphia, London, Toronto: Saunders 1998
42. Bogerts, B.: A brainstem atlas of catecholaminergic neurons in man, using melanin as a natural marker. J. comp. Neurol. 197 (1981) 63–80
43. Bonneville, J.-F., Cattin, F., Dietemann, J.-L.: Computed tomography of the pituitary gland. Berlin, Heidelberg, New York: Springer 1986
44. Bosch, D.A.: Stereotactic techniques in clinical neurosurgery. Wien, New York: Springer 1986
45. Bowsher, D.: Diencephalic projections from the midbrain reticular formation. Brain Res. 95 (1975) 211–220
46. Braak, H.: Architectonics of the human telencephalic cortex. Berlin, Heidelberg, New York: Springer 1980

47. Braak, H.: The pigment architecture of the human temporal lobe. Anat. Embryol. 154 (1978) 213–240
48. Braak, H.: Über die Kerngebiete des menschlichen Hirnstammes. I. Oliva inferior, Nucleus conterminalis und Nucleus vermiformis corporis restiformis. Z. Zellforsch. 105 (1970) 442–456
49. Braak, H.: Über die Kerngebiete des menschlichen Hirnstammes. II. Die Raphekerne. Z. Zellforsch. 107 (1970) 123–141
50. Bradley, W.G.: MR of the brain stem: a practical approach. Radiology 179 (1991) 319–332
51. Brandt, T., Dichgans, J., Diener, H.C. (Hrsg.): Therapie und Verlauf neurologischer Erkrankungen. Stuttgart, Berlin, Köln: Kohlmeyer 2000
52. Brassow, F., Baumann, K.: Volume of brain ventricles in man determined by computer tomography. Neuroradiology 16 (1978) 187–189
53. Bredberg, G.: Innervation of the auditory system. Scandinavian Audiology 13 Suppl. (1981) 1–10
54. Broca, P.: Anatomie comparée circonvolutions cerebrales. Le grande lobe limbique et la scissure limbique dans la serie des mammiferes. Rev. Anthropol. 1 (1878) 384–498
55. Brodal, A.: Neurological anatomy in relation to clinical medicine. New York, Oxford: Oxford University Press 1981
56. Brodmann, K.: Vergleichende Lokalisationslehre der Großhirnrinde – in ihren Prinzipien dargestellt auf Grund des Zellenbaues. Leipzig: Barth 1909
57. Bron, A.J., Tripathi, R.C., Tripathi, B.J.: Wolff's anatomy of the eye and orbit. London: Chapman and Hall 1997
58. Bruhn, H.: Untersuchungen physiologischer und pathophysiologischer Stoffwechselzustände und Hirnfunktionen des Menschen mit Hilfe neuer methodischer Entwicklungen zur ortsaufgelösten Magnetresonanzspektroskopie und funktionellen Magnetresonanztomographie. Habilitationsschrift der Medizinischen Fakultät der Humboldt-Universität Berlin 2001
59. Brust, J.C.M.: Stroke. Diagnostic, anatomical, and physiological considerations. 853–861 In: Kandel, E.R., Schwartz, J.H. (Eds.): Principles of neural science. New York: Elsevier Science Publishing 1985
60. Bruyn, R.P.M.: Thalamic aphasia. A conceptional critique. J. Neurol. 236 (1989) 21–25
61. Bucher, O., Wartenberg, H.: Cytologie, Histologie und mikroskopische Anatomie des Menschen. Bern, Stuttgart, Toronto: Huber 1997
62. Buchner, H., Adams, L., Müller, A., Ludwig, I., Knepper, A., Thron, A., Niemann, K., Scherg, M.: Somatotopy of human hand somatosensory cortex revealed by dipole source analysis of early somatosensory evoked potentials and 3D-NMR tomography. Electroencephalogr. Clin. Neurophysiol. 96 (1995) 121–134
63. Büdingen, H.-J. von, Reutern, G.-M. von: Ultraschalldiagnostik der hirnversorgenden Arterien. Stuttgart, New York: Thieme 2000
64. Buhmann, C., Kretschmann, H.-J.: Computer-assisted three-dimensional reconstruction of the corticospinal system as a reference for CT and MRI. Neuroradiology 40 (1998) 549–557
65. Buhmann, C.: Computergestützte 3D-Rekonstruktion des corticospinalen Systems als Referenz für die bildgebenden Verfahren CT, MRT und PET. Med. Dissertation, Med. Hochschule Hannover 1994
66. Büll, U., Schicha, H., Biersack, H.-J., Knapp, W.H., Reiners, C., Schober, O. (Hrsg.): Nuklearmedizin. Stuttgart, New York: Thieme 1999
66a. Burgener, F.A., Meyers, S.P., Tan, R.K., Zaunbauer, W.: Differenzialdiagnostik in der MRT. Stuttgart, New York: Thieme 2003
67. Burton, H., Benjamin, R.M.: Central projections of the gustatory system. 148–164 In: Autrum, H., Jung, R., Loewenstein, W.R., Mackay, D.M., Teuber, H.L. (Eds.): Handbook of sensory physiology. Vol. 4: Chemical senses, part 2. Berlin, Heidelberg, New York: Springer 1971
68. Butler, P. (Ed.): Imaging of the nervous system. Berlin, Heidelberg, New York: Springer 1990
69. Butler, P., Mitchel, A.W.M., Ellis, H.: (Eds.): Applied Radiological Anatomy. Cambridge: Cambridge University Press 1999
70. Büttner-Ennever, J.A. (Ed.): Neuroanatomy of the oculomotor system. In: Robinson, D.A., Collewijn, H. (Eds.): Reviews of oculomotor research. Vol. 2. Amsterdam, New York, Oxford: Elsevier 1988
71. Büttner-Ennever, J.A., Büttner, U., Cohen, B., Baumgartner, G.: Vertical gaze paralysis and the rostral interstitial nucleus of the medial longitudinal fasciculus. Brain 105 (1982) 125–149
72. Büttner-Ennever, J.A.: A review of otolith pathways to the brainstem and cerebellum. Ann. N.Y. Acad. Sci. 871 (1999) 51 – 64.
73. Büttner-Ennever, J.A.: Overview of the vestibular system: Anatomy. 3–24 In Anderson, J.H. and Beitz, A.J. (Eds.) Neurochemistry of the Vestibular System. Boca Raton, London, New York: CRC Press 2000
74. Carpenter, M.B.: Anatomy and physiology of the basal ganglia. 233–268 In: Schaltenbrand, G., Walker, A.E. (Eds.): Stereotaxy of the human brain. 2nd ed. Stuttgart, New York: Thieme 1982
75. Carpenter, M.B.: Core text of neuroanatomy. Baltimore, London, Sydney: Williams and Wilkins 1991
76. Carson, R.E., Herscovitch, P., Daube-Witherspoon, M.: Quantitative functional brain imaging with positron emission tomography. San Diego, London, Boston: Academic Press 1998
77. Casselman, J.W., Francke, J.-P., Dehaene, I.: Imaging of the upper cranial nerves. CD-ROM Nycomed Amersham Buchler GmbH Fraunhoferstr. 7 D 85737 Ismaning b. München 1999
78. Celesia, G.G.: Organization of auditory cortical areas in man. Brain 99 (1976) 403–414
79. Chaheres, D.W., Schmalbrock, P.: Fundamentals of Magnetic Resonance Imaging. Baltimore, Hong Kong, London, Munich, Philadelphia, Tokyo: Williams and Wilkins 1992
80. Chee, M.W.L., Tan, E.W.L., Thiel, T.: Mandarin and English single word procressing studied with functional magnetic resonance imaging. J. Neurosci. 19 (1999) 3050–3056
81. Chollet, F.: Pharmacologic modulation of human cerebral activity: contribution of functional neuroimaging. Neuroimaging Clinics of North America 11 (2001) 375–380
82. Citrin, C.M., Alper, M.G.: Computed tomography of the visual pathways. Comput. Tomogr. 3 (1979) 305–331
83. Citrin, C.M., Alper, M.G.: Computed tomography of the visual pathways. Int. Ophthalmol. Clin. 22 (1982) 155–180
84. Claus, D.: Die transkranielle motorische Stimulation. Stuttgart, New York: Fischer 1989
85. Crosby, E.C., Humphrey, T., Lauer, E.W.: Correlative anatomy of the nervous system. New York: Macmillan 1962
86. Dahlström, A., Fuxe, K.: Evidence for the existence of monoamine neurons in the central nervous system. II. Experimentally induced changes in the intraneuronal amine levels of bulbospinal neuron systems. Acta physiol. scand. 64, Suppl. 247 (1965) 1–36
87. Dahlström, A., Fuxe, K.: Evidence for the existence of monoamine-containing neurons in the central nervous system. I. Demonstration of monoamines in the cell bodies of brainstem neurons. Acta physiol. scand. 62, Suppl. 232 (1964) 1–55
88. Dallel, R., Raboisson, P., Auray, P., Woda, A.: The rostral part of the trigeminal sensory complex is involved in orofacial nociception. Brain Res. 448 (1988) 7–19
89. Damasio, H.: A computed tomographic guide to the identification of cerebral vascular territories. Arch. Neurol. 40 (1983) 138–142
90. Damasio, H.: Neuroimaging contributions to the understanding of aphasia. In: Boller, F., Grafman, J. (Eds.) Handbook of neuropsychology, vol. 2. Amsterdam: Elsevier Science Publ. 1989
91. Dampney, R.A.L., Moon, E.A.: Role of ventrolateral medulla in vasomotor response to cerebral ischemia. Amer. J. Physiol. 239 (1980) H349-H358
92. Dani, S.U., Hori, A., Walter, G.F.: Principles of neural aging. Amsterdam, Lausanne, New York: Elsevier 1997
93. Danielsen, E.R., Ross, B.: Magnetic resonance spectroscopy diagnosis of neurological diseases. New York, Basel: Marcel Dekker 1999
94. Davidoff, R.: The pyramidal tract. Neurology 40 (1990) 332–339
95. De Armond, S.J., Fusco, M.M., Dewey, M.M.: Structure of the human brain. A photographic atlas. New York: Oxford Press 1989
96. Dechent, P., Frahm, J.: Direct mapping of ocular dominance columns in human primary visual cortex. Neuro Report 11 (2000) 3247–3249
97. DeCoene, B., Hajnal, J.V., Pennock, J.M., Bydder, G.M.: MRI of the brain stem using fluid attenuated inversion recovery pulse sequences. Neuroradiology 35 (1993) 327–331
98. Deeg, K.-H., Peters, H., Schumacher, R., Weitzel, D.: Die Ultraschalluntersuchung des Kindes. Berlin, Heidelberg, New York: Springer 1997
99. Dejerine, J.: Anatomie des centres nerveux. Tome 1,2. Paris: Masson 1980
100. Delank, H.-W., Gehlen, W.: Neurologie. Stuttgart: Enke 1999
101. Demaerel, Ph.: Recent advances in diagnostic neuroradiology. Berlin, Heidelberg, New York: Springer 2001
102. Denny-Brown, D.: Relations and functions of the pyramidal tract. 131–139 In: Schaltenbrand, G., Walker, A.E. (Eds.): Ste-

reotaxy of the human brain, 2nd ed. Stuttgart, New York: Thieme 1982
103. Deschauer, M., Georgiadis, D., Lindner, A.: Hörverlust als Leitsymptom von Arteria cerebelli inferior anterior Infarkten. Forschr. Neurol. Psychiat. 66 (1998) 109–112
103a. Dettmers, C., Fink, G., Rijntjes, M., Stephan, K., Weiller, C.: Kortikale Kontrolle der Willkürmotorik: Funktionelle Bildgebung der motorischen Exekutive des ZNS. Neurol. Rehabil. 1 (1997) 15–27
104. Diehl, R.R., Berlit, P.: Funktionelle Dopplersonographie in der Neurologie. Berlin, Heidelberg, New York: Springer 1996
105. Dieterich, M., Brandt, T.: Vestibular system: anatomy and functional magnetic resonance imaging. Neuroimaging Clinics of North America 11 (2001) 263–273
106. Dieterich, M.: Ocular motor system: anatomy and functional magnetic resonance imaging. Neuroimaging Clinics of North America 11 (2001) 251–261
107. Donaghy, M. (Ed.): Brain's diseases of the nervous system. Oxford, New York: Oxford University Press 2001.
108. Drenckhahn, D., Zenker, W. (Hrsg.): Benninghoff: Makroskopische Anatomie, Embryologie und Histologie des Menschen. Band 2: Niere, Reproduktionsorgane, Nervensystem, Sinnesorgane, Haut. München, Wien, Baltimore: Urban und Schwarzenberg 1994
109. Dudel, J., Menzel, R., Schmidt, R.F.: Neurowissenschaft. Vom Mokekül zur Kognition. Berlin, Heidelberg, New York: Springer 2001
110. Duus, P.: Neurologisch-topische Diagnostik. Anatomie, Physiologie, Klinik. Stuttgart, New York: Thieme 1995
111. Duvernoy, H.M.: Human brain stem vessels. Berlin, Heidelberg, New York: Springer 1999
112. Duvernoy, H.M.: The human brain stem and cerebellum. Wien, New York: Springer 1995
113. Duvernoy, H.M.: The human hippocampus. Berlin, Heidelberg, New York: Springer 1998
114. Ebeling, U., Huber, P., Reulen, H.J.: Localization of the precentral gyrus in the computed tomogram and its clinical application. J. Neurol. 233 (1986) 73–76
115. Ebeling, U., Reulen, H.J.: Subcortical topography and proportions of the pyramidal tract. Acta Neurochir. (Wien) 118 (1992) 164–171
116. Economo, C. von, Koskinas, G.N.: Die Cytoarchitektonik der Hirnrinde des erwachsenen Menschen. Textband und Atlas. Wien, Berlin: Springer 1925
117. Edelman, R.R., Hesselink, J.R., Zlatkin, M.B.: Clinical magnetic resonance imaging. Philadelphia, London, Toronto: Saunders 1996
118. Englander, R.N., Netsky, M.G., Adelman, L.S.: Location of human pyramidal tract in the internal capsule: Anatomic evidence. Neurology 25 (1975) 823–826
119. Faerber, E.N.: Cranial computed tomography in infants and children. Clinics in development medicine no. 93. Spastics international medical publications (SIMP). Oxford: Blackwell Scientific 1991
120. Falck, B., Hillarp, N.-A., Thieme,G., Torp,A.: Fluorescence of catecholamines and related compounds condensed with formaldehyde. J. Histochem. Cytochem. 10 (1962) 348–354
121. Farruggia, S., Babcock, D.S.: The cavum septi pellucidi: Its appearance and incidence with cranial ultrasonography in infancy. Radiology 139 (1981) 147–150
122. Federative Committee on Anatomical Terminology (FCAT): Terminologia anatomica. International anatomical terminology. Stuttgart, New York: Thieme 1998
123. Felten, D.L., Laties, A.M., Carpenter, M.B.: Monoaminecontaining cell bodies in the squirrel monkey brain. Amer. J. Anat. 139 (1974) 153–166
124. Feneis, H.: Anatomisches Bildwörterbuch der internationalen Nomenklatur. Stuttgart, New York: Thieme 1998
125. Fischer, M.: Doppler-Sonographie und Doppler-Frequenzspektrumanalyse extrakranieller Hirngefäße. München, Wien, Baltimore: Urban und Schwarzenberg 1990
126. Fishman, E.K., Jeffrey, B.R.: Spiral-CT. Stuttgart, New York: Thieme 2000
127. FitzGerald, M.J.T, Folan-Curan, J..: Clinical Neuroanatomy and related neuroscience. Edinburgh, London: Saunders 2002.
128. Flechsig, P.: Zur Anatomie und Entwicklungsgeschichte der Leitungsbahnen im Grosshirn des Menschen. Arch. Anat. Entwicklungsgesch., Anat. Abt. (1881) 12–75
129. Foerster, O.: Motorische Felder und Bahnen. Sensible corticale Felder. In: Bumke, O., Foerster, O. (Hrsg.): Handbuch der Neurologie. Band 6. Berlin: Springer 1936 1–488
130. Fox, P.T., Fox, J.M., Raichle, M.E., Burde, R.M.: The role of cerebral cortex in the generation of voluntary saccades: a positron emission tomographic study. J. Neurophysiol. 54 (1985) 348–369
131. Frackowiak, R., Friston, K.J., Frith, C.D., Dolan, R., Mazziotta, J.C.: Human brain function. San Diego, London, Boston: Academic Press 1997
132. Freund, H.-J.: Premotor area and preparation of movement. Rev. Neurol. (Paris) 146 (1990) 543–547
132a. Freund, H.-J.: Motorische Störungen bei kortikalen Läsionen. Klin. Neurophysiol. 30 (1999) 113–119
133. Frick, H., Leonhardt, H., Starck, D.: Spezielle Anatomie, Band 2 Eingeweide, Nervensystem, Systematik der Muskeln und Leitungsbahnen. Stuttgart, New York: Thieme 1992
134. Fritsch, R., Hitzig, E.: Über die elektrische Erregbarkeit des Großhirns. Arch. Anat. Physiol. u. wissenschaftl. Med. 37 (1870) 300–332
135. Fritz, P., Lenarz, T., Haels, J., Fehrentz, D.: Feinstrukturanalyse des Felsenbeines mittels hochauflösender Dünnschicht-Computertomographie. Teil 1: Sensitivität der Strukturdarstellung bei einer standardisierten Untersuchungstechnik. Fortschr. Röntgenstr. 147 (1987) 266–271
136. Froriep, A.: Die Lagebeziehungen zwischen Großhirn und Schädeldach. Leipzig: Veit 1897
137. Gaa, J., Lehmann, K.-J., Georgi, M. (Hrsg.): MR-Angiographie und Elektronenstrahl-CT-Angiographie. Stuttgart, New York: Thieme 2000
138. Galaburda, A., Sanides, F.: Cytoarchitectonic organisation of the human auditory cortex. J. comp. Neurol. 190 (1980) 597–610
139. Galaburda, A.M., LeMay, M., Kemper, T.L., Geschwind, N.: Right-left asymmetries in the brain. Science 199 (1978) 852–856
140. Galaburda, A.M., Sanides, F., Geschwind, N.: Human brain. Cytoarchitectonic left-right asymmetries in the temporal speech region. Arch. Neurol. 35 (1978) 812–817
141. Galanski, M., Dickob, M., Wittkowski, W.: CT-Zisternographie der basalen Zisternen. Fortschr. Röntgenstr. 145 (1986) 149–157
142. Gallen, C.C., Sobel, D.F., Waltz, T., Aung, M., Copeland, B., Schwartz, B.J., Hirschkoff, E.C., Bloom, F.E.: Noninvasive presurgical neuromagnetic mapping of somatosensory cortex. Neurosurgery 33 (1993) 260–268
143. Garnett, E.S., Nahmias, C., Firnau, G.: Central dopaminergic pathways in hemiparkinsonism examined by positron emission tomography. Can. J. Neurol. Sci. 11 (1984) 174–179
144. Garver, D.L., Sladek, J.R. (Jr.): Monoamine distribution in primate brain. 1. Catecholamine-containing perikarya in the brain stem of Macaca speciosa. J. comp. Neurol. 159 (1975) 289–304
145. George, B., Laurian, C.: The vertebral artery. Wien, New York: Springer 1987
146. Gerke, M.: Computerunterstützte dreidimensionale Rekonstruktion des limbischen Systems als Referenz für die bildgebenden Verfahren (Computertomographie, Magnetische Resonanztomographie und Positronen-Emissionstomographie). Med. Dissertation, Med. Hochschule Hannover 1988
147. Geschwind, N.: Die Großhirnrinde. In: Gehirn und Nervensystem. Spektrum der Wissenschaft (1979) 127–136
148. Gillilan, L.A.: The correlations of the blood supply of the human brain stem with clinical brain stem lesions. J. Neuropath. Exp. Neurol. 23 (1964) 78–108
149. Gloger, A., Gloger, S.: Dreidimensionale Computerrekonstruktion der terminalen Äste der drei Großhirnarterien des Menschen als Referenz für die Magnetresonanztomographie (MRT), die Computertomographie (CT) und die Positronen-Emissionstomographie (PET). Med. Dissertation, Med. Hochschule Hannover 1993
150. Gloger, S., Gloger, A., Vogt, H., Kretschmann, H.-J.: Computer-assisted 3D reconstruction of the terminal branches of the cerebral arteries. 1. Anterior cerebral artery. Neuroradiology 36 (1994) 173–180
151. Gloger, S., Gloger, A., Vogt, H., Kretschmann, H.-J.: Computer-assisted 3D reconstruction of the terminal branches of the cerebral arteries. 2. Middle cerebral artery. Neuroradiology 36 (1994) 181–187
152. Gloger, S., Gloger, A., Vogt, H., Kretschmann, H.-J.: Computer-assisted 3D reconstruction of the terminal branches of the cerebral arteries. 3. Posterior cerebral artery and circle of Willis. Neuroradiology 36 (1994) 251–257
153. Gobel S., Binck J.M.: Degenerative changes in primary trigeminal axons in neurons in nucleus caudalis following tooth pulp extirpation in the cat. Brain Res. 132 (1977) 347–354
154. Goodchild, A.K., Moon, E.A., Dampney, R.A.L., Howe, P.R.C.: Evidence that adrenaline neurons in the rostral ventrolateral

medulla have a vasopressor function. Neurosci. Lett. 45 (1984) 267–272
155. Gouaze, A., Salamon, G. (Eds.): Brain anatomy and magnetic resonance imaging. Berlin, Heidelberg, New York, London, Paris, Tokyo: Springer 1988
156. Graham, D.I., Lantos, P.L. (Eds.): Greenfield's Neuropathology. London: Arnold Publishers 2002
157. Grand, W., Hopkins, L.N.: Vasculature of the brain and cranial base. New York, Stuttgart: Thieme 1999
158. Greenberg, J.O.: Neuroimaging. New York, St. Louis, San Francisco: McGraw-Hill 1995
159. Grehl, H., Reinhardt, F.: Checkliste Neurologie. Stuttgart, New York: Thieme 2000
160. Groot, J. de: Correlative neuroanatomy of computed tomography and magnetic resonance imaging. Philadelphia: Lea and Febiger 1991
161. Haaga, J.R., Alfidi, R.J. (Eds.): Computed tomography and magnetic resonance imaging of the whole body. St. Louis, Toronto, Princeton: Mosby 1994
162. Habel, U., Posse, S., Schneider, F.: Funktionelle Kernspintomographie in der klinischen Psychologie und Psychiatrie. Fortschr. Neurol. Psychiat. 70 (2002) 61–70
163. Hacke, W., Hennerici, M., Gelmers, H.J., Krämer, G.: Cerebral ischemia. Berlin, Heidelberg, New York: Springer 1991
164. Hacker, H., Kühner, G.: Die Brückenvenen. Radiologe 12 (1972) 45–48
165. Haddad, J., Christmann, D., Messer, J. (Eds.): Imaging techniques of the CNS of the Neonates. Berlin, Heidelberg: Springer 1991
166. Hagens, G. von, Whalley, A., Machke, R., Kriz, W.: Schnittanatomie des menschlichen Gehirns. Darmstadt: Steinkopff 1990
167. Haller, J.O.: Textbook of neonatal ultrasound. New York: Parthenon Publishing 1998
168. Hanaway, J.: The brain atlas a visual guide to the human central nervous system. Bethesda, MD: Fitzgerald 1998
169. Hanaway, J., Woolsey, T.A., Gado, M.H.: The brain atlas. Bethesda, Maryland: Fitzgerald Science Press 1998
170. Hanaway, J., Young, R., Netsky, M., Adelman, L.: Localization of the pyramidal tract in the internal capsule. Neurology 31 (1981) 365–367
171. Hanaway, J., Young, R.R.: Localization of the pyramidal tract in the internal capsule of man. J. Neurol. Sci. 34 (1977) 63–70
172. Hardy, T.L., Bertrand, G., Thompson, C.J.: The position and organization of motor fibers in the internal capsule found during stereotactic surgery. Appl. Neurophysiol. 42 (1979) 160–170
173. Harrison, J.M., Howe, M.E.: Anatomy of the afferent auditory nervous system of mammals. 283–336 In: Autrum, H., Jung, R., Loewenstein, W.R., Mackay, D.W., Teuber, H.L. (Eds.): Handbook of sensory physiology. Vol. 5: Auditory system, part 1. Berlin, Heidelberg, New York: Springer 1974
174. Hartje, W., Poeck, K.: Klinische Neuropsychologie. Stuttgart, New York: Thieme 2002
175. Hartman, B.K.: The innervation of cerebral blood vessels by central noradrenergic neurons. 91–96 In: Usdin, E., Snyder, S.H. (Eds.): Frontiers in catecholamine research. Oxford: Pergamon Press 1973
176. Hassler, R.: Architectonic organization of the thalamic nuclei. 140–180 In: Schaltenbrand, G., Walker, A.E. (Eds.): Stereotaxy of the human brain, 2nd ed. Stuttgart, New York: Thieme 1982
177. Haug, H.: The significance of quantitative stereologic experimental procedures in pathology. Path. Res. Pract. 166 (1980) 144–164
178. Haverling, M.: The tortuous basilar artery. Acta radiol. Diagn. 15 (1974) 241–249
179. Hayman, L.A., Berman, S.A., Hinck, V.C.: Correlation of CT cerebral vascular territories with function. II. Posterior cerebral artery. Amer. J. Radiol. 137 (1981) 13–19
180. Heidary, A., Tomasch, J.: Neuron numbers and perikaryon areas in the human cerebellar nuclei. Acta anat. (Basel) 74 (1969) 290–296
181. Heimer, L., Robards, M.J. (Eds.): Neuroanatomical tract-tracing methods. New York: Plenum 1989
182. Heimer, L.: The human brain and spinal cord. Functional neuroanatomy and dissection guide. New York, Berlin, Heidelberg, Tokyo: Springer 1995
183. Heindel, W., Kugel, H., Lackner, K. (Hrsg.): Rationelle MR-Untersuchungstechniken. Stuttgart, New York: Thieme 1997
184. Henry, J.M.: Anatomy of the brainstem. 37–59 In: Schaltenbrand, G., Walker, A.E. (Eds.): Stereotaxy of the human brain, 2nd ed. Stuttgart, New York: Thieme 1982
185. Hentschel, F., Heuck, F., Vogt, K., Bast, B.: Schädel-Gehirn Wirbelsäule-Rückenmark. Stuttgart, New York: Thieme 1999
186. Heym, C. (Ed.): Histochemistry and cell biology of autonomic neurons and paraganglia. Berlin, Heidelberg, New York, Tokyo: Springer 1987
187. Hirayama, K., Tsubaki, T., Toyokura, Y., Okinaka, S.: The representation of the pyramidal tract in the internal capsula and basis pedunculi. Neurology 12 (1962) 337–342
188. Hobson, J.A., Brazier, M.A.B. (Eds.): The reticular formation revisited. Specifying function for a nonspecific system. New York: Raven 1980
189. Hofer, M.: CT-Kursbuch. Düsseldorf: Hofer Verlag Didamed 2000
190. Hofer, M.: Sono-Grundkurs. Stuttgart, New York: Thieme 1999
191. Hökfelt, T., Fuxe, K., Goldstein, M., Johansson, O.: Immunohistochemical evidence for the existence of adrenaline neurons in the rat brain. Brain Res. 66 (1974) 235–251
192. Hökfelt, T., Johansson, O., Ljungdahl, A., Lundberg, J.M., Schultzberg, M.:Peptidergic neurones. Nature 284 (1980) 515–521
193. Holman, B.L., Hill, T.C., Magistretti, P.L.: Brain imaging with emission computed tomography and radiolabeled amines. Invest. Radiol. 17 (1982) 206–215
194. Honda, H., Watanabe, K., Kusumoto, S., Hoshi, H., Nishikawa, K., Kakitsubata, Y., Jinnouchi, S., Kodama, T., Nakayama, S., Ono, S.: Optimal positioning for CT examinations of the skull base. Europ. J. Radiol. 7 (1987) 225–228
195. Hopf, H.C., Deuschl, G., Diener, H.C., Reichmann, H. (Hrsg.): Neurologie in Praxis und Klinik. Band 1 und 2. Stuttgart, New York: Thieme 1999
196. Horn, A., Büttner-Ennever, J.A.: Neuroanatomie der okulomotorischen Kerne, Hirnstammzentren und -bahnen. 34–47 In Huber, A. and Kömpf, A. (Eds.) Klinische Neuroroophthalmologie. Stuttgart, New York: Thieme 1998.
197. Horn, A., Büttner-Ennever, J.A.: Premotor neurons for vertical eye movements in the rostral mesencephalon of monkey and human: histologic identification by parvalbumin immunostainig. J. comp. Neurology 392 (1998) 413–427
198. Hosten, N., Liebig, T.: Computertomographie von Kopf und Wirbelsäule. Stuttgart, New York: Thieme 2000
199. Hounsfield, G.N.: Computerized transverse axial scanning (tomography). Part 1: Description of system. Brit. J. Radiol. 46 (1973) 1016–1022
200. Howe, P.R.C., Costa, M., Furness, J.B., Chalmers, J.P.: Simultaneous demonstration of phenylethanolamine N-methyltransferase immunofluorescent and catecholamine fluorescent nerve cell bodies in the rat medulla oblongata. Neuroscience 5 (1980) 2229–2238
201. Hubbard, J.E., Carlo, V. di: Fluorescence histochemistry of monoamine-containing cell bodies in the brain stem of the squirrel monkey (Saimiri sciureus). III: Serotonin- containing groups. J. comp. Neurol. 153 (1974) 385–398
202. Hubbard, J.E., Carlo, V.di: Fluorescence histochemistry of monoamine-containing cell bodies in the brain stem of the squirrel monkey (Saimiri sciureus). II: Catecholamine- containing groups. J. comp. Neurol. 153 (1974) 369–384
203. Huber, A., Kömpf, D.: Klinische Neuroophthalmologie. Stuttgart, New York: Thieme 1998
204. Hufschmidt, A., Lücking, C.H.: Neurologie compact. Stuttgart, New York: Thieme 1999
205. Huk, W.J., Gademann, G., Friedmann, G.: Magnetic resonance imaging of central nervous system diseases. Berlin, Heidelberg, New York, London, Paris, Tokyo, Hong Kong: Springer 1990
206. Hundeshagen, H. (Hrsg.): Handbuch der medizinischen Radiologie. Band 15, Teil 1 B. Fitschen, J., Helus, F., Jordan, K., Junker, D., Meyer, G.-J., Schober, O., Stöcklin, G.: Emissions-Computertomographie mit kurzlebigen zyklotron-produzierten Radiopharmaka. Berlin, Heidelberg, New York, London, Paris, Tokyo, Hong Kong: Springer 1988
207. Isaacson, R.L.: The limbic system. New York, London: Plenum 1982
208. Iversen, S.D.: Do hippocampal lesions produce amnesia in animals? Int. Rev. Neurobiol. 19 (1976) 1–49
209. Jamieson, D., Alavi, A., Jolles, P., Chawluk, J., Reivich, M.: Positron emission tomography in the investigation of central nervous system disorders. Radiologic Clinics of North America 26 (1988) 1075–1088
210. Jannetta, P.J., Bennett, M.H.: The pathophysiology of trigeminal neuralgia. 312–315 In: Samii, M., Jannetta, P.J. (Eds.): The cranial nerves. Berlin, Heidelberg, New York: Springer 1981

211. Jannetta, P.J.: Hemifacial spasm. In: Samii, M., Jannetta, P.J. (Eds.): The cranial nerves. Berlin, Heidelberg, New York: Springer 1981 484–493
212. Jannetta, P.J.: Observations on the etiology of trigeminal neuralgia, hemifacial spasm, acoustic nerve dysfunction and glossopharyngeal neuralgia. Definitive microsurgical treatment and results in 117 patients. Neurochirurgia 20 (1977) 145–154
212a. Jansen, O., Schellinger, P.D., Fiebach, J.B., Sartor, K., Hacke, W.: Magnetresonanztomographie beim akuten Schlaganfall. Deutsches Ärzteblatt 99 (2002) 1065–1070
213. Jelgersma, G.: Atlas anatomicum cerebri humani. Amsterdam: Scheltema and Holkema N.V. 1931
214. Jinkins, J.R.: Encephalopathic cerebrovascular steal: Dynamic CT of arteriovenous malformations. Neuroradiology 30 (1988) 201–210
215. Jolesz, F.A., Kikinis, R.: Intraoperative imaging revolutionizes therapy. Diagnostic imaging 150 (1995) 62–68
216. Jones, E.G.: The thalamus. New York: Plenum 1985
217. Joseph, J.-P.: Communications: Le rôle fonctionnel du cortex auditif: comparaison homme–animal. Revue de Laryngologie 101 (1980) 327–334
218. Jueptner, M., Krukenberg, M.: Motor system: cortex, basal ganglia, and cerebellum. Neuroimaging Clinics of North America 11 (2001) 203–219
219. Kahle, W., Frotscher, M.: Taschenatlas der Anatomie. Band 3: Nervensystem und Sinnesorgane. Stuttgart: Thieme 2001
220. Kalender, W. A., K. Wedding, A. Polacin, M. Prokop, C. Schaefer-Prokop, M. Galanski: Grundlagen der Gefäßdarstellung mit Spiral-CT. Akt. Radiol. 4 (1994) 287–297
221. Kandel, E.R., Schwartz, J.H., Jessel, T.M. (Eds.): Principles of neural science. New York: McGraw Hill, Health Professions 2000
222. Kanski, J.J., Spitznas, M.: Lehrbuch der klinischen Ophthalmologie. Stuttgart, New York: Thieme 1996
223. Kassenärztliche Bundesvereinigung: Richtlinien über Kriterien zur Qualitätsbeurteilung der Kernspintomographie. Deutsches Ärzteblatt 98 (2001) 634–643
224. Kelter, S.: Aphasien. Hirnorganisch bedingte Sprachstörungen und kognitive Wissenschaft. Psychiatrie, Neurologie, Klinische Psychologie. Grundlagen – Methoden – Ergebnisse. In: Baumgartner, G., Cohen, R., Grüsser, O.-J., Helmchen, H., Schmidt, L.R. (Hrsg.) Stuttgart, Berlin, Köln: Kohlhammer 1990
225. Keyserlingk, D. Graf von, Niemann, K., Wasel, J.: A quantitative approach to spatial variation of human cerebral sulci. Acta anat. 131 (1988) 127–131
226. Kido, D.K., LeMay, M., Levinson, A.W., Benson, W.E.: Computed tomographic localization of the precentral gyrus. Radiology 135 (1980) 373–377
227. Kim, J.S., Lee, J.H., Choi, C.G.: Patterns of lateral medullary infarction. Vascular lesion – magnetic resonance imaging correlation of 34 cases. Stroke 29 (1998) 645–652
228. Kim, K.H.S., Reikin, N.R., Lee, K., Hirsch, J.: Distinct cortical areas associated with native and second languages. Nature 388 (1997) 171–174
229. Kleinschmidt, A., Nitschke, M.F., Frahm, J.: Somatotropy in the human motor cortex hand area. A high-resolution functional MRI study. Europ. J. Neuroscience 9 (1997) 2178–2186
230. Klingler, J.: Die makroskopische Anatomie der Ammonsformation. Denkschriften der Schweizerischen Naturforschenden Gesellschaft. Band 78, Teil 1. Zürich: Fretz 1948
231. Klötzsch, C., Mäurer, M., Seidel, G. Sliwka, U.: Stellenwert der transkraniellen Farbduplex-Sonographie. Deutsches Ärzteblatt 98 (2001) 548–552
232. Knaap, M.S. van der, Valk, J.: Magnetic resonance of myelin, myelination and myelin disorders. Berlin, Heidelberg, New York: Springer 1995
232a. Knecht, S., Ringelstein, E.-B.: Neuronale Plastizität am Beispiel des somatosensorischen Systems. Nervenarzt 70 (1999) 889–898
233. Knudsen, P.A.: Ventriklernes storrelseforhold i anatomisk normale hjerner fra voksne mennesker. Odense: Andelsbogtrykkeriet 1958
234. Koenig, M., E. Klotz, B. Luka, D. J. Venderink, J. F. Spittler, L. Heuser: Perfusion CT of the brain: diagnostic approach for early detection of ischemic stroke. Radiology 209 (1998) 85–93
235. Kömpf, D., Heide, W.: Zentralnervöse Strukturen – two goals, two modes, six systems. 48–57 In Huber, A. and Kömpf, D. (Eds.) Klinische Neuroroophthalmologie. Stuttgart, New York: Thieme 1998
236. Konitzer, M.: Pathologie und Klinik des posterioren Thalamus. Nervenarzt 58 (1987) 413–423
237. Köster, O.: Computertomographie des Felsenbeines. Stuttgart, New York: Thieme 1999
238. Krayenbühl, H., Yasargil, M.G.: Cerebral angiography. Stuttgart, New York: Thieme 1982
239. Kretschmann, H.-J., Kammradt, G., Krauthausen, I., Sauer, B., Wingert, F.: Growth of the hippocampal formation in man. Bibliotheca anatomica. Basel: Karger Band 28 (1986) 27–52
240. Kretschmann, H.-J., Schleicher, A., Grottschreiber, J.-F.,Kullmann, W.: The Yakovlev Collection. A pilot study of its suitability for the morphometric documentation of the human brain. J. neurol. Sci. 43 (1979) 111–126
241. Kretschmann, H.-J., Tafesse, U., Herrmann, A.: Different volume changes of cerebral cortex and white matter during histological preparation. Microscopica Acta 86 (1982) 13–24
242. Kretschmann, H.-J., Weinrich, W. Gerke, M., Wesemann, M., Fresen, T.: Dreidimensionale Computergraphik neurofunktioneller Systeme. Stuttgart, New York: Thieme CD-ROM 1998
243. Kretschmann, H.-J., Weinrich, W. Gerke, M., Wesemann, M., Fresen, T.: Neurofunctional systems. Stuttgart, New York: Thieme CD-ROM 1999
244. Kretschmann, H.-J., Weinrich, W., Fiekert, W., Gerke, M., Vogt, H., Weirich, D., Wesemann, M.: Dreidimensionale Computergraphik neurofunktioneller Systeme. Stuttgart, New York: Thieme 1996
245. Kretschmann, H.-J.: Localization of the corticospinal fibres in the internal capsule in man. J. Anat. 160 (1988) 219–225
246. Krieg, W.J.S.: Architectonics of human cerebral fiber systems. Evanston/Ill.: Brain Books 1973
247. Krieg, W.J.S.: Functional neuroanatomy. Bloomington/Ill.: Pantagraph Printing 1966
248. Krings, T., Coenen, V.A., Axer, H., Möller-Hartmann, W.,Mayfrank, L., Weidemann,J., Kränzlein, H., Gilsbach, J.M., Thron, A.: Three-dimensional visualization of motor cortex and pyramidal tracts employing functional and diffusion weighted MRI. Klin. Neuroradiol. 11 (2001) 105–121
249. Krönauer, A.: Computerunterstützte dreidimensionale Rekonstruktion der Basalganglien als Referenz für die bildgebenden Verfahren (Computertomographie, Magnetische Resonanztomographie und Positronen-Emissionstomographie). Med. Dissertation, Med. Hochschule Hannover 1987
250. Kuhn, M.J.: Atlas der Neuroradiologie. Weinheim: Chapmann & Hall 1994
251. Kummer, R. von, Bozzao, L., Manelfe, C.: Early CT diagnosis of hemispheric infarction. Berlin, Heidelberg, New York: Springer 1995
252. Kuni, C.C., DuCret, R.P.: Manual of nuclear medicine imaging. Stuttgart, New York: Thieme 1997
253. Kunze, K. (Hrsg.): Praxis der Neurologie. Stuttgart, New York: Thieme 1999
254. Kunze, K., Zangemeister, W.H., Arlt, A. (Eds.): Clinical problems of brainstem disorders. Stuttgart, New York: Thieme 1986
255. Künzle, H., Akert, K.: Efferent connections of cortical area 8 (frontal eye field) in Macaca fascicularis. A reinvestigation using the autoradiographic technique. J. comp. Neurol. 173 (1977) 147–164
256. Kuypers, H.G.J.M.: Anatomy of the descending pathways. 597–666 In: Brooks, V.B. (Ed.): Handbook of physiology. Sec. 1: The nervous system, vol. 2: Motor Control, part 2. (American physiological society. ser.) Baltimore: Williams and Wilkins 1981
257. Kuypers, H.G.J.M.: Central cortical projections to motor and somatosensory cell groups. Brain 83 (1960) 161–184
258. Kuypers, H.G.J.M.: Corticobulbar connexions to the pons and lower brain-stem in man. Brain 81 (1958) 364–388
259. Lanferann, H., Herminghaus, S., Pilatus, U., Raab, P., Wagner, S., Zanella, F.E.: Grundlagen der 1H-MR-Spektroskopie intrakranieller Tumoren. Klinische Neuroradiologie, 12 (2002) 1–17
260. Lang, J., Jensen, H.-P., Schröder, F.: Praktische Anatomie. In: Lanz, T. von, Wachsmuth W. (Hrsg.) Band 1, Teil 1 Kopf, Teil A Übergeordnete Systeme. Berlin, Heidelberg, New York, Tokyo: Springer 1985
261. Lang, J., Reiter, U.: Über die intrazisternale Länge der Hirnnerven VII-XII. Neurochirurgia 28 (1985) 153–157
262. Lang, J., Stefanec, P., Breitenbach, W.: Über Form und Maße des Ventriculus tertius, von Sehbahnteilen und des N. oculomotorius. Neurochirurgia 26 (1983) 1–5
263. Lang, J.: Klinische Anatomie der Nase, Nasenhöhle und Nebenhöhlen. Stuttgart, New York: Thieme 1988
264. Lang, J.: Klinische Anatomie des Kopfes. Neurokranium, Orbita, kraniozervikaler Übergang. Berlin, Heidelberg, New York: Springer 1981

265. Lang, J.: Kopf Gehirn- und Augenschädel. In: Lanz, T. von, Wachsmuth, W. (Hrsg.): Praktische Anatomie, Band 1, Teil 1B. Berlin, Heidelberg, New York: Springer 1979
266. Langer, T., Fuchs, A.F., Scudder C.A., Chubb, M.C.: Afferents to the flocculus of the cerebellum in the rhesus macaque as revealed by retrograde transport of horseradish peroxidase. J. Comp Neurol 235 (1985) 1–25
267. Lanz, T. von, Wachsmuth, W: Praktische Anatomie. Band 1, Teil 2: Hals. Berlin, Göttingen, Heidelberg: Springer 1955
268. Larsell, O.: The comparative anatomy and histology of the cerebellum. Minneapolis: University of Minnesota Press 1970
269. Lasjaunias, P., Berenstein, A., ter Brugge, K.G.: Surgial neuroangiography. Berlin, Heidelberg, New York: Springer 2001
270. Lassek, A.M.: The pyramidal tract. Springfield/Ill.: Thomas 1954
271. Last, R.J., Tompsett, D.H.: Casts of the cerebral ventricles. Brit. J. Surg. 40 (1953) 525–543
272. Laubenberger, Th., Laubenberger, J.: Technik der medizinischen Radiologie. Köln: Deutscher Ärzteverlag 1999
273. Leblanc, A.: Encephalo-peripheral nervous system. Berlin, Heidelberg, New York, London, Paris, Tokyo: Springer 2001
274. Leblanc, A.: The cranial nerves. Anatomy, imaging, vascularisation. Berlin, Heidelberg, New York: Springer 1995
275. Lee, S. H., Rao, K.C.V.G., Zimmerman, R.A.: Cranial MRI and CT. New York, St. Louis: McGraw-Hill 1999
276. Leigh, R.J., Zee, D.S.: The neurology of eye movements. Philadelphia: Davis 1999
277. Leischner, A.: Aphasien und Sprachentwicklungsstörungen. Klinik und Behandlung. Stuttgart: Thieme 1987
278. LeMay, M.: Asymmetries of the skull and handedness. J. neurol. Sci. 32 (1977) 243–253
279. Lemke, B.: Validierung eines Matching-Verfahrens zur Projektion anatomischer 3D-Modelle von zentralen Gehirnstrukturen auf MR-Bilder. Medizin. Dissertation der Medizinischen Hochschule Hannover 1996
280. Leonard, C.M., Martinez, P., Weintraub, B.D., Hauser, P.: Magnetic resonance imaging of cerebral anomalies in subjects with resistance to thyroid hormone. Am. J. Med. Genet. 60 (1995) 238–243
281. Leonhardt, H.: Ependym und circumventriculäre Organe. 177–666 In: Möllendorff, W. von, Bargmann, W., Oksche, A., Vollrath, L. (Hrsg.): Handbuch der mikroskopischen Anatomie des Menschen. Band 4: Nervensystem, Teil 10. Berlin, Heidelberg, New York: Springer 1980
282. Levin, D.N., Pelizzari, C.A., Chen, G.T.Y., Chen, C.-T., Cooper, M.D.: Retrospective geometric correlation of MR, CT, and PET images. Radiology 169 (1988) 817–823
283. Liegeois-Chauvel, C., Musolino, A., Chauvel, P.: Localization of the primary auditory area in man. Brain 114 (1991) 139–153
283a. Liepert, J., Bauder, H., Miltner, W.H.R., Taub, E., Weiller, C.: Therapie-induzierte kortikale Reorganisation bei Schlaganfallpatienten. Neurol. Rehabil. 6 (2000) 177–183
284. Lindenberg, R.: Die Gefäßversorgung und ihre Bedeutung für Art und Ort von kreislaufbedingten Gewebsschäden und Gefäßprozessen. 1071–1164 In: Lubarsch, O., Henke, F., Rössle, R., Uehlinger, E. (Hrsg.): Handbuch der speziellen pathologischen Anatomie und Histologie. Band 13: Nervensystem, Teil 1/B. Berlin, Heidelberg, New York: Springer 1957
285. Lippert, H.: Lehrbuch Anatomie. München, Wien, Baltimore: Urban und Schwarzenberg 2000
286. Lissner, J., Seiderer, M. (Hrsg.): Klinische Kernspintomographie. Stuttgart: Enke 1990
287. Lloyd, G.A.S.: Diagnostik imaging of the nose and paranasal sinuses. London, Berlin, Heidelberg, New York, Paris, Tokyo: Springer 1988
288. Lowitzsch, K., Hopf, H.C., Buchner, H., Claus, D., Jörg, J., Rappelsberger, P., Tackmann, W.: Das EP-Buch. Stuttgart, New York: Thieme 2000
289. Lübke, W.T.: Computerunterstützte dreidimensionale Rekonstruktion des Kleinhirns als Referenz für die bildgebenden Verfahren (Computertomographie, Magnetische Resonanztomographie und Positronen-Emissionstomographie). Med. Dissertation, Med. Hochschule Hannover 1994
290. Ludwig, E., Klingler, J.: Atlas cerebri humani. Basel: Karger 1956
291. Lundberg, J.M., Hökfelt, T.: Coexistence of peptides and classical neurotransmitters. Trends Neuro. Sci. 6 (1983) 325–333
291a. Lurito, J.T., Dzemidzic, M.: Determination of cerebral hemisphere language dominance with functional magnetic resonance imaging. Neuroimaging Clinics of North America 11 (2001) 355–363
292. Mai, J.K., Assheuer, J.K., Paxinos, G.: Atlas of the human brain. San Diego, London, Boston: Academic Press 1997
293. Mai, J.K., Stephens, P.H., Hopf, A., Cuello, A.C.: Substance P in the human brain. Neuroscience 17 (1986) 709–739
294. Mai, J.K., Triepel, J., Metz, J.: Neurotensin in the human brain. Neuroscience 22 (1987) 499–524
295. Maiden-Tilsen, M.: Computergestützte 3D-Rekonstruktion des 3. Neurons des intrakraniellen somatosensorischen Trigeminussystems als Referenz für die bildgebenden Verfahren (unveröffentlicht)
296. Mann, D.M.A., Yates, P.O., Marcyniuk, B.: A comparison of changes in the nucleus basalis and locus caeruleus in Alzheimers disease. J. Neurol. Neurosurg. Psychiatry 47 (1984) 201–203
297. Marino, R., Rasmussen, T.: Visual field changes after temporal lobectomy in man. Neurology 18 (1968) 825–835
298. Martin, E., Kikinis, R., Zuerrer, M., Boesch, C., Briner, J., Kewitz, G., Kaelin, P.: Developmental stages of human brain: An MR study. J. Comput. assist. Tomography 12 (1988) 917–922
299. Martin, J.H.: Neuroanatomy. Text and atlas. New York, Amsterdam, London: Elsevier 1996
300. Martin, W.R.W., Beckman, J.H., Calne, D.B., Adam, M.J., Harrop, R., Rogers, J.G., Ruth, T.J., Sayre, C.I., Pate, B.D.: Cerebral glucose metabolism in Parkinson's disease. Can. J. Neurol. Sci. 11 (1984) 169–173
301. Maurer, J.: Neurootologie. Stuttgart, New York: Thieme 1999
302. Mawad, M.E., Silver, A.J., Hilal, S.K., Ganti, S.R.: Computed tomography of the brain stem with intrathecal metrizamide. Part I: The normal brain stem. Amer. J. Roentgenol. 140 (1983) 553–563
303. McGeer, P.L., Eccles, J.C., McGeer, E.G.: Molecular neurobiology of the mammalian brain. New York, London: Plenum 1987
304. McGraw, P., Mathews, V.P., Wang Y., Phillips, M.D.: Approach to functional magnetic resonance imaging of language based on models of language organization. Neuroimaging Clinics of North America 11 (2001) 343–353
305. Meese, W., Kluge, W., Grumme, T., Hopfenmüller, W.: CT evaluation of the CSF spaces of healthy persons. Neuroradiology 19 (1980) 131–136
306. Meisenzahl, E.M., Schlösser, R.: Functional magnetic resonance imaging research in psychiatry. Neuroimaging Clinics of North America 11 (2001) 365–374
307. Mesulam, M.-M., Mufson, E.J., Levey, A.L., Wainer, B.H.: Cholinergic innervation of cortex by the basal forebrain: Cytochemistry and cortical connections of the septal area, diagonal band nuclei, nucleus basalis (substantia innominata), and hypothalamus in the rhesus monkey. J. comp. Neurol. 214 (1983) 170–197
308. Miller, D.H., Kesselring, J., McDonald, W.I., Paty, D.W., Thompson, A.J.: Magnetresonanz bei Multipler Sklerose. Stuttgart, Berlin, Köln: Kohlhammer 1998
309. Möller, Th.B., Reif, E.: Taschenatlas der Schnittbildanatomie. Bd 1 Computertomographie, Kernspintomographie Kopf, Hals, Wirbelsäule, Gelenke. Stuttgart, New York: Thieme 1997
310. Möller, Th.B., Reif, E.: Taschenatlas Einstelltechnik Röntgendiagnostik, Angiographie, Computertomographie. Stuttgart, New York: Thieme 1995
311. Moonen, C.T.W., Bandettini, P.A. (Eds.): Functional MRI. Berlin, Heidelberg, New York: Springer 2000
312. Moore, J.K., Karapas, F., Moore, R.Y.: Projections of the inferior colliculus in insectivores and primates. Brain Behav. Evol. 14 (1977) 301–327
313. Moore, R.Y., Bloom, F.E.: Central catecholamine neuron systems: Anatomy and physiology of the dopamine systems. Ann. Rev. Neurosci. 1 (1978) 129–169
314. Moore, R.Y., Bloom, F.E.: Central catecholamine neuron systems: Anatomy and physiology of the norepinephrine and epinephrine systems. Ann. Rev. Neurosci. 2 (1979) 113–168
315. Mori, K.: Anomalies of the central nervous system. In: Nadjmi, M., Harwood-Nash, D.E. (Eds.). Stuttgart, New York: Thieme 1985
316. Mugler III, J.P., Kiefer, B., Brookeman, J.R.: Three-dimensional T2-weighted imaging of the brain using very long spin-echo trains. Proceedings of the International Society for Magnetic Resonance in medicine 2000 Eighth meeting, Denver Abstract 687
317. Müller, D.: unveröffentlichtes Manuskript 1996
317a. Müller-Forell, W.: Bildgebende Diagnostik von Orbitaerkrankungen. Klin. Neuroradiol. 12 (2002) 101–126
318. Mumenthaler, M., Mattle, H.: Neurologie. Stuttgart, New York: Thieme 1997
319. Mumenthaler, M.: Neurologische Differentialdiagnostik. Stuttgart: Thieme 1997
320. Muramoto, O., Kuru, Y., Sugishita, M., Toyokura, Y.: Pure memory loss with hippocampal lesions. A pneumoencephalographic study. Arch. Neurol. 36 (1979) 54–56

321. Nadjmi, M., Piepgras, U., Vogelsang, H.: Kranielle Computertomographie. Stuttgart, New York: Thieme 1981
322. Naidich, P., Valavanis, G., Kubik, S.: Anatomic relationships along the low-middle convexity: Part I. Normal specimens and magnetic resonance imaging. Neurosurgery 36 (1995) 517–531
323. Naidich, T., Brightbill, T.C.: Systems for localizing frontoparietal gyri and sulci on axial CT and MRI. Int. J. Neuroradiol. 4 (1996) 313–338
324. Naidich, T.P., Daniels, D.L., Haughton, V.M., Pech, P., Williams, A., Pojunas, K., Palacios, E.: Hippocampal formation and related structures of the limbic lobe: Anatomic-MR correlation. Part 2. Sagittal sections. Radiology 162 (1987) 755–761
325. Naidich, T.P., Daniels, D.L., Haughton, V.M., Williams, A., Pojunas, K., Palacios, E.: Hippocampal formation and related structures of the limbic lobe: Anatomic-MR correlation. Part 1. Surface features and coronal sections. Radiology 162 (1987) 747–754
326. Naidich, T.P., Daniels, D.L., Pech, P., Haughton, V.M., Williams, A., Pojunas, K.: Anterior commissure: Anatomic-MR correlation and use as a landmark in three orthogonal planes. Radiology 158 (1986) 421–429
327. Naidich, T.P., Hof, P.R., Gannon, P.J., Yousry, T.A., Yousry, I.: Anatomic substrates of language: emphasizing speech. Neuroimaging Clinics of North America 11 (2001) 305–341
328. Naidich, T.P., Hof, P.R., Yousry, T.A., Yousry, I.: The motor cortex: anatomic substrates of function. Neuroimaging Clinics of North America 11 (2001) 171–193
329. Naidich, T.P., Leeds, N.E., Kricheff, I.I., Pudlowski, R.M., Naidich, J.B., Zimmerman, R.D.: The tentorium in axial section. Radiology 123 (1977) 631–648
330. Neuerburg-Heusler, D., Hennerici, M.G.: Gefäßdiagnostik mit Ultraschall. Stuttgart, New York: Thieme 1999
331. Nieuwenhuys, R., Voogd, J., Huijzen, C. van: Das Zentralnervensystem des Menschen. Ein Atlas mit Begleittext. Berlin, Heidelberg, New York: Springer 1980
332. Nieuwenhuys, R., Voogd, J., Huijzen, C. van: Das Zentralnervensystem des Menschen. Berlin, Heidelberg, New York, London, Paris, Tokyo: Springer 1991
333. Nieuwehuys, R.: Chemoarchitecture of the brain. Berlin, Heidelberg, New York: Springer 1985
334. Nitschke, M.F., Kleinschmidt, A., Wessel, K., and Frahm, J.: Somatotopic motor representation in the human anterior cerebellum. Brain 119 (1996) 1023–1029
335. Noback, C. R., Strominger, N.J., Demarest, R.J.: The nervous system. Baltimore: Williams and Wilkins 1996
336. Nobin, A., Björklund, A.: Topography of the monoamine neuron systems in the human brain as revealed in fetuses. Acta physiol. scand., Suppl. 388 (1973) 1–40
337. Novelline, R.A., Rhea, J.T., Rao, P.M., Stuk, J.L.: Helical CT in emergency radiology. Radiology 213 (1999) 321–339
338. Nygrèn, L.-G., Olson, L.: A new major projection from locus coeruleus: The main source of noradrenergic nerve terminals in the ventral and dorsal columns of the spinal cord. Brain Res. 132 (1977) 85–93
339. Ojemann, G.A.: The intrahemispheric organization of human language, derived with electrical stimulation techniques. Trends in Neuroscience 6 (1983) 184–189
340. Oldendorf, W.H.: Isolated flying spot detection of radiodensity discontinuities-displaying the internal structural pattern of a complex object. IRE Trans. biomed. electr. (N.Y.) 8 (1961) 68–72
341. Olszewski, J., Baxter, D.: Cytoarchitecture of the human brain stem. Basel, New York: Karger 1982
342. Ono, M., Kubik, S., Abernathey, C.D.: Atlas of the cerebral sulci. Stuttgart: Thieme 1990
343. Osborn, A.G.: Diagnostic cerebral angiography. Philadelphia, Baltimore, New York: Lippincott Williams and Wilkins 1999
344. Osborn, A.G.: Diagnostic neuroradiology. St. Louis, Baltimore, Boston: Mosby 1994
345. Osborn, A.G.: The medial tentorium and incisura: normal and pathological anatomy. Neuroradiology 13 (1977) 109–113
346. Palacios, E., Fine, M., Haughton, V.M.: Multiplanar anatomy of the head and neck for computed tomography. New York: Wiley 1980
347. Palay, .L., Chan-Palay, V.: Cerebellar cortex. Cytology and organization. Berlin, Heidelberg, New York: Springer 1974
348. Panofsky, W., Staemmler, M.: Untersuchungen über Hirngewicht und Schädelkapazität nach der Reichardtschen Methode. Frankfurt. Z. Path. 26 (1922) 519–549
349. Papeschi, R.: Dopamine, extrapyramidal system, and psychomotor function. Psychiat. Neurol. Neurochir. (Amst.) 75 (1972) 13–48
350. Parent, A.: Carpenter's human neuroanatomy. Baltimore: Williams and Wilkins 1996
351. Passingham, R.E.: Premotor cortex and preparation for movement. Exp. Brain Res. 70 (1988) 590–596
352. Patten, J.P.: Neurologische Differentialdiagnose. Berlin, Heidelberg, New York: Springer 1998
353. Paxinos, G. (Ed.): The human nervous system. New York, London: Academic Press 1990
354. Paxinos, G., Huang, X.-F.: Atlas of the human brainstem. San Diego, New York, Boston : Academic Press 1995
355. Penfield, W., Rasmussen, T.: The cerebral cortex of man. A clinical study of localization of function. New York: Hafner 1968
356. Penfield, W., Welch, K.: The supplementary motor area of the cerebral cortex. A clinical and experimental study. Arch. Neurol. Psychiat. (Chic.) 66 (1951) 289–317
357. Perenin, M.T., Jeannerod, M.: Subcortical vision in man. Trends in Neuroscience 2 (1979) 204–207
358. Peters, A., Palay, S.L., Webster, H.F. de: The fine structure of the nervous system: The neurons and supporting cells. Philadelphia, London, Toronto: Saunders 1991
359. Petit, L., Clark, V.P., Ingeholm, J., Haxby, J.V.: Dissociation of saccade-related and pursuit-related activation in human frontal eye fields as revealed by fMRI. J. Neurophysiol. 77(1997) 3386–3390
360. Pfeifer, R.A.: Myelogenetisch-anatomische Untersuchungen über das kortikale Ende der Hörleitung. Leipzig: Teubner 1920
361. Pfeifer, R.A.: Myelogenetisch-anatomische Untersuchungen über den zentralen Abschnitt der Sehleitung. Berlin: Springer 1925
362. Pfeifer, R.A.: Myelogenetisch-anatomische Untersuchungen über den zentralen Abschnitt der Taststrahlung, der Pyramidenbahn, der Hirnnerven und zusätzlicher motorischer Bahnen. Nova Acta Leopoldina (Neue Folge) 1 (1934) 341–473
363. Phillips, D.P.: Introduction to anatomy and physiology of the central auditory nervous system. 407–427 In: Jahn, A.F., Santos-Sacchi, J. (Eds.): Physiology of the ear. New York: Raven Press 1988
364. Piepgras, U.: Neuroradiologie. Stuttgart, New York: Thieme 1977
365. Platzer, W. (Hrsg.): Pernkopf: Atlas der topographischen und angewandten Anatomie des Menschen. Stuttgart, New York: Thieme 1994
366. Platzer, W.: Atlas der topographischen Anatomie. Stuttgart: Thieme 1982
367. Poeck, K., Hacke, W.: Neurologie. Berlin, Heidelberg, New York: Springer 2001
368. Pompeiano, O.: Reticular formation. 381–488 In: Autrum, H., Jung, R., Loewenstein, W.R., Teuber, H. (Eds.): Handbook of sensory physiology. Vol. 2: Somatosensory system. Berlin, Heidelberg, New York: Springer 1973
369. Pöppel, E., Held, R., Dowling, J.E.: Neuronal mechanisms in visual perception. Neurosci. Res. Program Bull. 15 (1977) 313–319, 323–353
370. Putz, R., Pabst, R.: Sobotta Atlas der Anatomie des Menschen. Bd 1 Kopf, Hals, obere Extremität. München, Jena: Urban und Fischer 2000
371. Quaknine, G.E.: Microsurgical anatomy of the arterial loops in the ponto-cerebellar angle and the internal acoustic meatus. 378–390 In: Samii, M., Jannetta, P.J. (Eds.): The cranial nerves. Berlin, Heidelberg, New York: Springer 1981
372. Raab, P., Pilatus, U., Lanfermann, H., Zanella, F.E.: Grundlagen und klinische Anwendung der MR-Spektroskopie des Gehirns. Akt. Neurol. 29 (2002) 53–62
373. Radü, E.W., Kendall, B.E., Moseley, I.F.: Computertomographie des Kopfes. Stuttgart, New York: Thieme 1994
374. Raichle, M.E., Hartman, B.K., Eichling, J.O., Sharpe, L.G.: Central noradrenergic regulation of cerebral blood flow and vascular permeability. Proc. nat. Acad. Sci. (Wash.) 72 (1975) 3726–3730
375. Ramsey, R.: Neuroradiology. Philadelphia: Saunders 1994
376. Ramsey, R.: Teaching atlas of spine imaging. Stuttgart, New York: Thieme 1999
376a. Reither, M.: Magnetresonanztomographie in der Pädiatrie. Berlin, Heidelberg, New York: Springer 2000
377. Rennie, J.M.: Neonatal cerebral ultrasound. Cambridge: Cambridge Univ. Press 1997
378. Retzius, G.: Das Menschenhirn. Studien in der makroskopischen Morphologie. Band 1. Stockholm: Norstedt 1896
379. Reynolds, A.F., Harris, A.B., Ojemann, G.A., Turner, P.T.: Aphasia and left thalamic hemorrhage. J. Neurosurg.48 (1978) 570–574
380. Riley, H.A.: An atlas of the basal ganglia, brain stem, and spinal cord. New York: Hafner 1960

381. Ring, A., Waddington, M.M.: Roentgenographic anatomy of the pericallosal arteries. Amer. J. Roentgenol. 104 (1968) 109–118
382. Rohen, J.W., Yokochi, C.: Anatomie des Menschen. Photographischer Atlas der systematischen und topographischen Anatomie. Stuttgart, New York: Schattauer 1993
383. Rohkamm, R.: Taschenatlas Neurologie. Stuttgart, New York: Thieme 2000
384. Roland, P.E., Skinhoj, E., Lassen, N.A.: Different cortical areas in man in organisation of voluntary movements in extrapersonal space. J. Neurophysiol. 43 (1980) 137–150
385. Roland, P.E.: Cortical organization of voluntary behavior in man. Human Neurobiol. 4 (1985) 155–167
386. Roland, P.E.: Metabolic measurement of the working frontal cortex in man. Trends in neurosciences 7 (1984) 430–435
387. Rosene, D.L., Hoesen, G.W. van: Hippocampal efferents reach widespread areas of cerebral cortex and amygdala in the rhesus monkey. Science 198 (1977) 315–317
388. Ross, E.D.: Localization of the pyramidal tract in the internal capsule by whole brain dissection. Neurology 30 (1980) 59–64
389. Röther, J., Gass, A., Busch, E.: Diffusions- und perfusionsgewichtete Magnetresonanztomographie bei der zrebralen Ischämie. Akt. Neurologie 26 (1999) 300–308
390. Röthig, W.: Korrelationen zwischen Gesamthirn- und Kleinhirngewicht des Menschen im Laufe der Ontogenese. J. Hirnforsch. 15 (1974) 203–209
391. Rubin, G.D., Shiau, M.C., Schmidt, A.J., Fleischmann, D., Logan, L., Leung, A.N., Jeffrey, R.B., Napel, S.: Computed tomographic angiography: historical perspective and new state-of-the-art using multi detector-row helical computed tomography. J. computer assisted tomography 23 (1999) 83 90
392. Rumeau, C., Tzourio, N., Murayama, N., Peretti-Viton, P., Levrier, O., Joliot, M., Mazoyer, B., Salamon, G.: Location of hand function in the sensimotor cortex: MR and functional correlation. Am. J. Neuroradiol. 15 (1994) 567–572
393. Rutherford, M. (Ed.): MRI of the neonatal brain. Londen, Edinburgh, New York: Saunders 2002
394. Sabattini, L.: Evaluation and measurement of the normal ventricular and subarachnoid spaces by CT. Neuroradiology 23 (1982) 1–5
395. Sadler, T.W.: Medizinische Embryologie. Stuttgart, New York: Thieme 1998
396. Salvolini, U., Cabanis, E.A., Rodallec, A., Menichelli, F., Pasquini, U., Iba-Zizen, M.T.: Computed tomography of the optic nerve. Part 1: Normal results. J. Comput. assist. Tomogr. 2 (1978) 141–149
397. Samii, M., Draf, W.: Surgery of the skull base. Berlin, Heidelberg, New York, London, Paris, Tokyo: Springer 1989
398. Samii, M., Jannetta, P.J. (Eds.): The cranial nerves. Berlin, Heidelberg, New York: Springer 1981
399. Sanides, F., Vitzthum, H.: Zur Architektonik der menschlichen Sehrinde und dem Prinzip ihrer Entwicklung. Dtsch. Z. Nervenheilkd. 187 (1965) 680–707
400. Sanides, F.: Representation in the cerebral cortex and its areal lamination patterns. In: Bourne, G.H. (Ed.): The structure and function of nervous tissue. New York, London: Academic Press 1972 329–453
401. Saper, C.B., Petito, C.K.: Correspondence of melanin-pigmented neurons in human brain with A1-A14 catecholamine cell groups. Brain 105 (1982) 87–101
402. Sarkisoff, S.A., Filimonoff, I.N.: Atlas du cerveau de l'homme et des animaux. Moscou: Institut du Cerveau de C.C.E. de-LURSS 1937
403. Sartor, K. (Hrsg.): Neuroradiologie. Stuttgart, New York: Thieme 2001
404. Sartor, K.: MR Imaging of the skull and brain. Berlin, Heidelberg, New York: Springer 1992
405. Savoiardo, M., Bracchi, M., Passerini, A., Visciani, A.: The vascular territories of the cerebellum and brainstem: CT and MR study. Am. J. Neuroradiol. 8 (1987) 199–209
406. Schaltenbrand, G., Walker, A.E. (Eds.): Stereotaxy of the human brain. Anatomical, physiological and clinical applications. Stuttgart: Thieme 1982
407. Schering: Lexikon der Radiologie. Bearbeitet von der Lexikonredaktion des Verlages. Berlin, Wien: Blackwell Wissenschaftsverlag 1996
408. Schiebler, T.H., Schmidt, W., Zilles, K. (Hrsg.): Anatomie. Berlin, Heidelberg, New York: Springer 1999
409. Schirmer, M.: Neurochirurgie. München: Urban und Schwarzenberg 1998
410. Schlegel, U., Westphal, M.: Neuroonkologie. Stuttgart, New York: Thieme 1998
411. Schliack, H., Hopf, H.C. (Hrsg.): Diagnostik in der Neurologie. Stuttgart, New York: Thieme 1988
412. Schmahmann, J.D.: Cerebellum and brainstem p. 207–259 in Toga, A.W., Mazziotta, J.C.: Brain Mapping. San Diego, San Francisco: Academic Press 2000
413. Schmamann, J.D., Doyon, J., McDonald, D., Holmes, C., Lavoie, K., Hurwitz, A.S., Kabani, N., Toga, A., Evans, A., and Petrides, M.: Three-dimensional MRI atlas of the human cerebellum in proportion stereotaxic space. NeuroImage. (1999) vol. 10, issue 3 233–260
414. Schmahmann, J.D., Loeber, R.T., Marjani, J., and Hurwitz, A.S.: Topographic organization of cognitive functions in the human cerebellum. A meta-analysis of functional imaging studies. NeuroImage 7 (1998) 5721
415. Schmalstieg, H., Becker, H.: 3D-CT der Schädelbasis. Klinische Neuroradiologie 5 (1995) 71–81
416. Schmidt, A. M.: Computergestützte 3D-Rekonstuktion des trigeminalen Systems – vom Hirnstamm bis zum Eintritt in den Thalamus – als Referenz für die bildgebenden Verfahren CT, MRT und PET. Dissertation der Medizinischen Hochschule Hannover 2002
417. Schmidt, A.M., Weber, B.P., Becker, H.: Functional magnetic resonance imaging of the auditory cortex as diagnostic tool in cochlear implant candidates. Neuroimaging Clinics of North America 11 (2001) 297–304
418. Schmidt, D., Malin, J.-P. (Hrsg.): Erkrankungen der Hirnnerven. Stuttgart, New York: Thieme 1995
419. Schmid, H.-M.: Über Größe, Form und Lage von Bulbus und Tractus olfactorius des Menschen. Gegenbaurs morph. Jb. (Lpzg.) 119 (1973) 227–237
420. Schmidt, R.F., Schaible, H.-G. (Hrsg.): Neuro- und Sinnesphysiologie. Berlin, Heidelberg, New York: Springer 2001
421. Schneider, J.S, Lidsky, T.L. (Eds.): Basal ganglia and behavior: Sensory aspects of motor functioning. Toronto, Lewiston, New York, Stuttgart: Huber 1987
422. Schnitzlein, H.N., Murtagh, F.R.: Imaging anatomy of the head and spine. Baltimore, Munich: Urban und Schwarzenberg 1990
423. Schnyder, H., Reisine, H., Hepp, K., Henn, V.: Frontal eye field projection to the paramedian pontine reticular formation traced with wheat germ agglutinin in the monkey. Brain Res. 329 (1985) 151–160
424. Schultze, W.H.: Über Messungen und Untersuchungen des Liquor cerebrospinalis an der Leiche. In: Schmidt, M.B., Berblinger, W. (Hrsg.): Centralblatt für allgemeine Pathologie und pathologische Anatomie. Ergänzungsheft zum Band 33. Jena: Fischer 1923 291–296
425. Schwartz, A., Kischka, U., Rihs, F.: Funktionelle bildgebende Verfahren 295–318 In Kischka, U., Wallesch, C.-W., Wolf, G. (Hrsg.) Methoden der Hirnforschung. Heidelberg, Berlin: Spektrum Akademischer Verlag 1997
426. Seeger, W.: Atlas of topographical anatomy of the brain and surrounding structures for neurosurgeons, neuroradiologists, and neuropathologists. Wien, New York: Springer 1985
427. Seifritz, E., Salle, F. Di, Bilecen, D., Radü, E.W., Scheffler, K.: Auditory System: functional magnetic resonance imaging. Neuroimaging Clinics of North America 11 (2001) 275–296
428. Silverman, S.G., Collick, B.D., Figuera, M.R., Khorasani, R., Adams, D.F., Newman, R.W., Topulos, G.P., Jolesz, F.A.: Interactive MR-guided biopsy in an open-configuration MR imaging system. Radiology 197 (1995) 175–181
429. Singer, M., Yakovlev, P.I.: The human brain in sagittal section. Springfield/Ill.: Thomas 1964
430. Singer, W.: Control of thalamic transmission by corticofugal and ascending reticular pathways in the visual system. Physiol. Rev. 57 (1977) 386–420
431. Skalej, M., Schiefer, U., Nägele, T., Grodd, W., Voigt, K.: Funktionelle Bildgebung des visuellen Kortex mit der MRT. Klin. Neuroradiol. 5 (1995) 176–183
432. Slegte, R.G.M. de, Valk, J., Lohman, A.H.M., Zonneveld, F.W.: Cisternographic anatomy of the posterior cranial fossa. Assen/Maastricht, Wolfeboro, New Hampshire: Van Gorcum 1986
433. Smith, C.G., Richardson, W.F.G.: The course and distribution of the arteries supplying the visual (striate) cortex. Amer. J. Ophthal. 61 (1966) 1391–1396
434. Smith, R.L.: Axonal projections and connections of the principal sensory trigeminal nucleus in the monkey. J. comp. Neurol. 163 (1975) 347–376
435. Snyder, E.Y.: Neural stem-like cells: developmental lessons with therapeutic potential. The Neuroscientist 4 (1998) 408–425
436. Soininen, H.S., Partanen, K., Pitkanen, A., Vainio, P., Hanninen, T., Hallikainen, M., Koivisto, K., Riekkinen, P.J.: Volumetric MRI analysis of the amygdala and the hippocampus in sub-

jects with age-associated memory impairment: correlation to visual and verbal memory. Neurology 44 (1994) 1660-1668
437. Spreer, J., Ziyeh, S., Wohlfahrt, R., Hammen, A., Schreiber, A., Hubbe, U., Schmider, K., Schumacher, M.: Vergleich verschiedener Paradigmen für die fMRT zur Bestimmung der Hemisphärendominanz für sprachliche Funktionen. Klinische Neuroradiologie 8 (1998) 173-181
438. Starck, D.: Die Evolution des Säugetier-Gehirns. Wiesbaden: Steiner 1962
439. Starck, D.: Vergleichende Anatomie der Wirbeltiere. Band 3. Berlin, Heidelberg, New York: Springer 1982
440. Stark, .D., Bradley, W.G.: Magnetic resonance imaging. St. Louis, Baltimore, Boston: Mosby 1999
441. Steinmetz, H., Furst, G., Freund, H.J.: Cerebral cortical localization: application and validation of the proportional grid system in MR imaging. J. Comput. Assist. Tomogr. 13 (1989) 10-19
442. Stensaas, S.S., Eddington, D.K., Dobelle, W.H.: The topography and variability of the primary visual cortex in man. J. Neurosurg. 40 (1974) 747-755
443. Stephan, H., Andy, O.J.: Anatomy of the limbic system. 269-292 In: Schaltenbrand, G., Walker, A.E. (Eds.): Stereotaxy of the human brain. Stuttgart, New York: Thieme 1982
444. Stephan, H.: Allocortex. In: Möllendorff, W. von, Bargmann, W., Oksche, A., Vollrath, L. (Hrsg.): Handbuch der mikroskopischen Anatomie des Menschen. Band 4: Nervensystem, Teil 9. Berlin, Heidelberg, New York: Springer 1975
445. Stoeter, P., Schumacher, M., Huk, W., Zanella, F., Grodd, W., Thron, A., Mödder, U.: Magnetresonanztomographie in der Neuroradiologie. Leitlinien herausgegeben von der Deutschen Gesellschaft für Neuroradiologie. Klin. Neuroradiol. 11 (2001) 1-5
446. Stöhr, M., Dichgans, J., Diener, H.C., Buettner, U.W.: Evozierte Potentiale SEP - VEP - AEP - EKP - MEP. Berlin, Heidelberg, New York, London, Paris, Tokyo, Hong Kong: Springer 1996
447. Stoppe, G., Hentschel, F., Munz, D.L. (Hrsg.): Bildgebende Verfahren in der Psychiatrie. Stuttgart, New York: Thieme 2000
448. Sunaert, S., Yousry, T.A.: Clinical application of functional magnetic resonance imaging. Neuroimaging Clinics of North America 11 (2001) 221-236
449. Swanson, L.W.: The locus coeruleus: a cytoarchitectonic, Golgi, and immunohistochemical study in the albino rat. Brain Res. 110 (1976) 39-56
450. Swartz, J.D., Harnsberger, H.R.: Imaging of the temporal bone. Stuttgart, New York: Thieme 1998
451. Swobodnik, W., Herrmann, M., Altwein, J.E. (Hrsg.): Atlas der internistischen Ultraschallanatomie. Stuttgart, New York: Thieme 1999
452. Takahashi, S. (Ed.): Illustrated computer tomography. Berlin, Heidelberg, New York: Springer 1983
453. Talairach, J., Szikla, G., Tournoux, P., Prossalentis, A., Bordas-Ferrer, M., Covello, L., Jacob, M., Mempel, E.: Atlas d'anatomie stéréotaxique du télencéphale. Paris: Masson 1967
454. Talairach, J., Tournoux, P.: Co-planar stereotaxic atlas of the human brain. Stuttgart, New York: Thieme 1988
455. Tamraz, J.C., Comair, Y.G.: Atlas of regional anatomy of the brain using MRI. Berlin, Heidelberg, New York: Springer 2000
456. Tatu, L., Moulin, T., Bogousslavsky, J., Duvernoy, H.: Arterial territories of the human brainstem and cerebellum. Neurology 47 (1996) 1125-1135
457. Taveras, J.M. (Ed.): Radiology. Vol. 3. Philadelphia: Lippincott - Raven 1996
458. Tei, H.: Monoparesis of the right hand following a localised infarct in the left „precentral knob". Neuroradiology 41 (1999) 269-270
459. Terr, L.I., Edgerton, B.J.: Surface topography of the cochlear nuclei in humans: Two- and three-dimensional analysis. Hearing Research 17 (1985) 51-59
460. Thier, P.: Das System der langsamen Augenfolgebewegungen. 65-74 In Huber, A. and Kömpf, D. (Eds.) Klinische Neuroophthalmologie. Stuttgart, New York: Thieme 1998
461. Thömke, F.:Augenbewegungsstörungen. Stuttgart, New York : Thieme 2001
462. Thurn, P., Bücheler, E.: Einführung in die radiologische Diagnostik. Stuttgart, New York: Thieme 1998
463. Tiedemann, K.: Anatomy of the head and neck: a multiplanar atlas for radiologists and surgeons. Weinheim, Basel, Cambridge: VCH 1993
464. Timmann, D., Kolb, F.P., Diener, H.C.: Klinische Pathophysiologie der Ataxie. Klin. Neurophysiol. 30 (1999) 128-144
465. Toga, A.W., Mazziotta, J.C. (Eds.): Brain mapping. The systems. San Diego, San Francisco, New York: Academic Press 2000
466. Toole, J.F.: Cerebrovascular disorders. Philadelphia: Lippincott, Williams and Wilkins 1999
467. Truwit, C.: High resolution atlas of cranial neuroanatomy. Philadelphia: Lippincott 1994
468. Uhlenbrock, D.: MRT und MRA des Kopfes. Stuttgart, New York: Thieme 1996
469. Unterharnscheidt, F., Jachnik, D., Gött, H.: Der Balkenmangel. Berlin, Heidelberg, New York: Springer 1968
470. Valvassori, G.E., Mafee, M.F., Carter, B.L.: Imaging of the head and neck. Stuttgart, New York: Thieme 1995
471. Vanier, M., Lecours, A.R., Ethier, R., Habib, M., Poncet, M., Milette, P.C., Salamon, G.: Proportional localization system for anatomical interpretation of cerebral computed tomograms. J. Comp. assist. Tomogr. 9 (1985) 715-724
472. Vogt, H.: Ein Algorithmus zur Oberflächenrekonstrukton von Großhirnarterien. Dissertation der Medizinischen Hochschule Hannover 1997
473. Voogd, J.: The cerebellum of the cat. Assen: Van Gorcum 1964
474. Waddington, M.M.: Atlas of cerebral angiography with anatomic correlations. Boston: Little and Brown 1974
475. Wahler-Lück, M., Schütz, T., Kretschmann, H.-J.: A new anatomical representation of the human visual pathways. Graefe's Arch. Clin. Exp. Ophthalmol. 229 (1991) 201-205
476. Walker, A.E.: Normal and pathological physiology of the thalamus. In: Schaltenbrand, G., Walker, A.E. (Eds.): Stereotaxy of the human brain, 2nd ed. Stuttgart, New York: Thieme 1982 181-217
477. Warabi, T., Miyasaka, K., Inoue, K., Nakamura, N.: Computed tomographic studies of the basis pedunculi in chronic hemiplegic patients: Topographic correlation between cerebral lesion and midbrain shrinkage. Neuroradiology 29 (1987) 409-415
478. Watanabe, T., Taguchi, Y., Shiosaka, S., Tanaka, J., Kubota, H., Terano, Y., Tohyama, M., Wada, H.: Distribution of the histaminergic neuron system in the central nervous system of rats: A fluorescent immunohistochemical analysis with histidine decarboxylase as a marker. Brain Res. 295 (1984) 13-25
479. Weirich, D.: Computergestützte 3D-Rekonstruktion des medialen Lemniscussystems als Referenz für die bildgebenden Verfahren CT, MRT und PET. Med. Dissertation der Med. Hochschule Hannover 1994
480. Weismann, M., Yousry, I., Heuberger, E., Nolte, A., Ilmberger, J., Kobal, G., Yousry, T.A., Kettenmann, B., Naidich, T.P.: Functional magnetic resonance imaging of human olfaction. Neuroimaging Clinics of North America 11 (2001) 237-250
481. Wellhöner, H.-H.: Allgemeine und systematische Pharmakologie und Toxikologie. Berlin, Heidelberg, New York: Springer 1997
482. Wessely, W.: Biometrische Analyse der Frischvolumina des Rhombencephalon, des Cerebellum und der Ventrikel von 31 adulten menschlichen Gehirnen. J. Hirnforsch. 12 (1970) 11-28
483. Westheimer, G., Blair, S.M.: Oculomotor defects in cerebellectomized monkeys. Invest. Ophtalmol. 12 (1973) 618-621
484. Westrum, L.E., Canfield, R.C., Black, R.G.: Transganglionic degeneration in the spinal trigeminal nucleus following removal of tooth pulps in adult cats. Brain Res. 101 (1976) 137-140
485. Whitehouse, P.J., Price, D.L., Clark, A.W., Coyle, J.T., DeLong, M.R.: Alzheimer disease: Evidence for selective loss of cholinergic neurons in the nucleus basalis. Ann. Neurol. 10 (1981) 122-126
486. Whitehouse, P.J., Price, D.L., Struble, R.G., Clark, A.W., Coyle, J.T., DeLong, M.R.: Alzheimer's disease and senile dementia: Loss of neurons in the basal forebrain. Science 215 (1982) 1237-1239
487. Wicke, L.: Atlas der Röntgenanatomie. München, Jena: Urban und Fischer 2001
488. Widder, B.: Doppler- und Duplexsonographie der hirnversorgenden Arterien. Berlin, Heidelberg, New York: Springer 1999
489. Wienhard, K., Wagner, R., Heiss, W.-D.: PET Grundlagen und Anwendungen der Positronen-Emissions-Tomographie. Berlin, Heidelberg, New York, London, Paris, Tokyo: Springer 1989
490. Wiesendanger, M.: The pyramidal tract recent investigations on its morphology and function. Ergebn. Physiol. 61 (1969) 72-136
491. Wilkins, R.H., Rengachary, S.S. (Eds.): Neurosurgery. New York, St. Louis, San Francisco: McGraw-Hill 1995
492. Williams, P.L., Bannister, L.H.: Gray's anatomy. New York: Livingstone1995
493. Williams, T.H., Gluhbegovic, N., Jew, J.Y.: The human brain [electronic resource]. Iowa City, Iowa: University of Iowa 2000

494. Willis, W.D. (Jr.): The pain system. Basel: Karger 1985
495. Winkler, P.: Localization of the motor hand area to a knob on the precentral gyrus. A new landmark. Brain 120 (1997) 141–157
496. Wise, S.P.: Frontal cortex activity and motor set. In: Ito, M. (Ed.): Neural programming. Basel: Karger 1989 25–38
497. Wolf, G.: Epiphysen- und Plexusverkalkungen in der Computertomographie. Med. Dissertation Medizinische Hochschule Hannover 1980
498. Wolf, K.-J., Fobbe, F.: Farbkodierte Duplexsonographie. Stuttgart, New York: Thieme 2000
499. Woolsey, C.N., Erickson, T.C., Gilson, W.E.: Localization in somatic sensory and motor areas of human cerebral cortex as determined by direct recording of evoked potentials and electrical stimulation. J. Neurosurg. 51 (1979) 476–506
500. Yagishita, A., Nakano, I., Oda, M., Hirano, A.: Location of the corticospinal tract in the internal capsule at MR imaging. Radiology 191 (1994) 455–460
501. Yasargil, M.G.. Smith, R.D., Young, P.H., Teddy, P.J.: Microneurosurgery. Vol. 1. Stuttgart, New York: Thieme-Stratton 1984
502. Youmans, J.R.: Neurological surgery. A comprehensive reference guide to the diagnosis and management of neurosurgical problems. Philadelphia, London, Toronto: Saunders 1996
503. Yousry, I., Naidich, T.P., Yousry, T.A.: Functional magnetic resonance imaging: factors modulating the cortical activation pattern of the motor system. Neuroimaging Clinics of North America 11 (2001) 195–202
504. Yousry, T., Schmidt, D., Alkadhi, H., Winkler, P., Schmid, U. Peraud, A.: New anatomic landmark for the identification of the precentral gyrus: validation and characterization. Radiology 197 (1995) 373
505. Yousry, T.A., Fesl, G., Büttner, A., Noachter, S., Schmid, U.D.: Heschl's gyrus: anatomic description and methods of identification in MRI. Int. J. Neurorad. 3 (1997) 2–12
506. Yousry, T.A., Schmid U.D., Schmidt, D., Hagen, T., Jassoy, A., Reiser, M.F.: The central sulcal vein: a landmark for identification of the central sulcus using functional magnetic resonance imaging. J. Neurosurg. 85 (1996) 608–617
507. Yousry, T.A., Schmid, U.D., Alkadhi, H., Schmidt, D., Peraud, A., Buettner, A., Yousry, T.A., Schmidt, D., Alkadhi, H. et al.: Localization of the motor hand area to a knob on the precentral gyrus. A new landmark. Brain 120 (1997) 141–157
508. Yousry, T.A., Yousry, I., Naidich, T.P.: Progress in neuroanatomy. in: Demaerel, P. Recent advances in diagnostic neuroradiology. Berlin, Heidelberg, New York: Springer 2001
509. Zanella, F.E.: Bildgebung. In Schlegel, U., Westphal, M. (Hrsg.) Neuroonkologie. Stuttgart, New York: Thieme 1998
510. Zeumèr, H., Hacke, W., Hartwich, P.: A quantitative approach to measuring the cerebrospinal fluid space with CT. Neuroradiology 22 (1982) 193–197
511. Zihl, J.: Zerebrale Sehstörungen. Akt. Neurologie 27 (2000) 13 – 21
512. Zihl, J., Cramon, D. von: Zerebrale Sehstörungen. Baumgartner, G., Cohen, R. Grüsser, O.-J., Helmchen, H., Schmidt, L.R. (Hrsg.): Psychiatrie, Neurologie, Klinische Psychologie. Grundlagen-Methoden-Ergebnisse. Stuttgart, Berlin, Köln, Mainz: Kohlhammer 1986
513. Zilles, K., Rehkämper, G.: Funktionelle Neuroanatomie. Berlin, Heidelberg, New York: Thieme 1998
514. Zilles, K.: The cortex. In: Paxinos, G. (Ed.): The human nervous system. 757–802 San Diego Academic Press 1990
515. Zimmerman, R.A., Gibby, W.A., Carmody, R.F.: Neuroimaging. Clinical and physical principles. Berlin, Heidelberg, New York: Springer 2000

10 Sachregister für Text und Abbildungen

Rein numerische Angaben verweisen auf **Seiten**. Alphanumerische Angaben, die mit dem Buchstaben A beginnen, geben die **Abbildungsnummer** an. Auf der Innenseite des vorderen Buchdeckels findet der Leser eine Liste mit den Seitenangaben der einzelnen Abbildungsnummern.

Beispiel: Der Angulus venosus A 97 a.8 ist auf der Seite 284 in Abb. 97 a unter Punkt 8 abgebildet.

A

B

C

G

H

N

O

P

Q

R

S

T

U

V

W

Z